LES

APPLICATIONS PRATIQUES

DU

LABORATOIRE A LA CLINIQUE

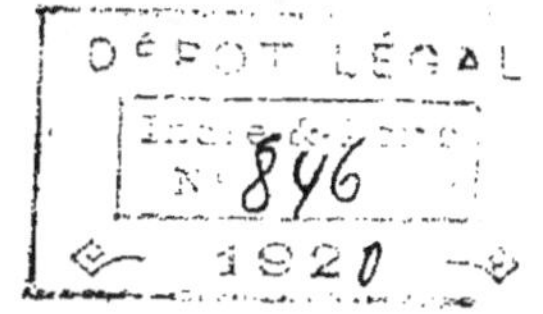

LES APPLICATIONS PRATIQUES

DU

LABORATOIRE

A LA CLINIQUE

PRINCIPES — TECHNIQUES — INTERPRÉTATIONS DES RÉSULTATS

PAR

Le Dʳ E. AGASSE-LAFONT

Préface par M. le professeur G. HAYEM

TROISIÈME ÉDITION

364 figures — 4 planches hors texte en couleurs

PARIS
VIGOT FRÈRES, ÉDITEURS
23, PLACE DE L'ÉCOLE-DE-MÉDECINE, 23

1920

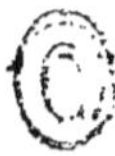

PRÉFACE

La technique s'est considérablement perfectionnée dans ces dernières années. Aux procédés relevant de l'examen clinique pur, dans lequel interviennent les instruments d'un maniement courant, tels que le stéthoscope, le thermomètre, le sphygmomanomètre, etc., sont venues s'adjoindre des méthodes d'étude plus délicates, qui nécessitent un outillage faisant partie des laboratoires annexés actuellement à tous les services des hôpitaux.

Il est indispensable que, pendant le cours de leurs études, les élèves soient familiarisés avec l'emploi de ces méthodes, qui jouent un rôle considérable dans la solution des problèmes relatifs au diagnostic des maladies.

A la vérité, quand l'étudiant est devenu praticien, les exigences professionnelles l'obligent souvent à recourir, dans l'emploi des procédés de laboratoire, à l'aide des spécialistes, et notamment des pharmaciens ou des chefs de laboratoires d'analyses, qui tendent à se multiplier dans les grands centres.

Mais il faut tout au moins que ces praticiens des villes sachent quelles sont les recherches à faire exécuter pour que l'étude des cas pathologiques soit complète, et que par suite ils aient une notion suffisante des méthodes propres à les éclairer.

Quant aux médecins de campagne ou de petits centres, qui n'ont pas la ressource de s'adresser à des officines ou à des laboratoires, force leur est de pratiquer par eux-mêmes les examens qui permettent seuls l'élucidation des cas pathologiques soumis à leurs soins. S'ils négligent ces examens, ils peuvent commettre de regrettables erreurs, ou voir leurs malades s'acheminer vers les grandes villes, pour s'adresser à des praticiens plus compétents et mieux informés.

Il est donc de toute évidence que, pour tous les étudiants et pour tous les jeunes praticiens, la connaissance des procédés de technique, dits de laboratoire, s'impose. Fort heureusement, la mise en pratique de ces procédés n'exige qu'un outillage restreint, peu dispendieux, pouvant prendre place aisément dans un coin du logement de tout médecin. Le plus difficile est d'être capable d'entreprendre des manipulations assez nombreuses, sinon très compliquées, qui, n'étant exécutées qu'à des intervalles plus ou moins éloignés, paraissent par ce fait d'une certaine difficulté.

L'ouvrage du docteur E. Agasse-Lafont, mon ancien Chef de clinique et de laboratoire, a précisément pour but de guider les débutants, d'abord dans l'installation du petit laboratoire d'examens cliniques, puis dans l'emploi des procédés les plus importants de diagnostic.

J'ai plaisir à le présenter et à le recommander, car il possède toutes les qualités que réclame ce genre d'ouvrages. Écrit dans un style clair et concis, il ne laisse cependant de côté aucun des détails pratiques pouvant servir à la bonne exécution des manœuvres. Il est très complet et parfaitement à la hauteur des progrès les plus récents. De nombreuses figures, d'une belle venue, en facilitent singulièrement la lecture et la compréhension.

Georges HAYEM.

INTRODUCTION

Comme l'exposait le professeur Hayem, en 1911, dans la préface qu'il nous fit l'honneur d'écrire pour la première édition de cet ouvrage, les recherches de laboratoire avaient acquis déjà, à cette date, même pour la pratique médicale courante, un rôle de premier plan.

Bien que peu d'années se soient écoulées depuis, combien cette vérité est encore plus éclatante aujourd'hui.

C'est que les circonstances de la guerre ont complètement bouleversé, et malheureusement sans doute pour longtemps, la Pathologie, la Thérapeutique, et, par suite, le concours précieux que le Laboratoire doit leur apporter.

Il est, en effet, à remarquer tout d'abord que les *maladies dites exotiques*, qui étaient jusqu'ici exceptionnelles sous nos climats, y sont devenues actuellement fréquentes, importées par les troupes coloniales, par les soldats et les travailleurs civils étrangers, ou rapportées par nos propres soldats revenus d'Orient. Quel médecin aujourd'hui n'est pas appelé à faire plus ou moins fréquemment le diagnostic de *paludisme*, de *dysenterie*, et parfois de *filariose*, de *bilharziose*, etc.? Or, pour toutes ces maladies, avec lesquelles nous sommes en général cliniquement peu familiarisés, il est logique et nécessaire que le laboratoire nous prête son appui.

D'autre part, dans la tragique période que nous avons traversée, les lois de l'*hygiène* ont été trop souvent involontairement violées : aussi voit-on, avec une fréquence beaucoup plus grande qu'avant la guerre, se développer et se propager les *maladies microbiennes et parasitaires* : affections épidémiques, suppurations, affections vénériennes, etc. C'est donc en plus grande abondance que se présentent actuellement ces cas, et que le laboratoire est appelé à les étudier.

Enfin, une dernière raison permet de prévoir que l'on fera désormais, et même pour les affections courantes, plus souvent que dans le passé appel au laboratoire et aux précisions qu'il peut nous donner.

Auparavant les médecins, surtout dans les grands centres, restaient d'ordinaire assez cantonnés dans la sphère créée par leur spécialisation et leurs habitudes. Mais, au cours de la guerre, leur conscience leur a fait, à tous, un devoir de s'adapter aux circonstances, de se remémorer leurs connaissances anciennes et de les compléter, de se familiariser avec toutes les branches de la médecine, de tout faire par eux-mêmes, ou du moins d'être préparés à tout. C'est ainsi que nécessairement toutes les notions de laboratoire, des plus simples aux plus complexes, se sont vulgarisées, et que leur incontestable utilité est apparue aux yeux même de ceux qui étaient les plus sceptiques.

Or cette expérience, acquise pendant la guerre, ne sera pas perdue.

Quelle meilleure preuve pourrions-nous en donner, que de citer le vœu émis à l'unanimité par le récent Congrès de Chirurgie de Paris :

« Le Congrès français de Chirurgie, réuni, le 9 octobre 1919, en assemblée générale,

Considérant :

1° Que les soins auxquels ont droit les malades indigents dans les formations hospitalières doivent présenter toutes les garanties matérielles de sécurité que comporte l'état actuel de la Science ;

2° Qu'un grand nombre de services de chirurgie sont encore installés de façon défectueuse et manquent des éléments indispensables à l'examen et aux soins des malades ;

Émet le vœu :

Que, dans toutes les formations hospitalières, les services de chirurgie soient pourvus :

. . . .

3° D'un laboratoire suffisamment outillé pour permettre de faire les les examens histologiques, chimiques et les recherches bactériologiques constamment indispensables à l'examen et au traitement des malades. »

Si l'on se rappelle le passé, et même un passé tout récent encore, on sentira quelle évolution heureuse s'est produite dans ce domaine en peu d'années. Rendons-en un juste hommage à tous nos chirurgiens français, qui y contribuèrent pour une si large part.

*
* *

Pour qu'une telle étude puisse être entreprise avec fruit, plusieurs conditions essentielles doivent être réalisées. Il convient d'abord — et c'est le but principal que nous nous sommes proposé, dans les éditions successives de cet ouvrage — de venir en aide à tous ceux, de plus en plus nombreux, qui débutent dans ces recherches de laboratoire, ou qui, tout en s'y intéressant vivement, ne peuvent consacrer à cette étude tout leur effort.

Pour eux, en effet, la multiplicité des procédés, la publication incessante de découvertes — qui parfois d'ailleurs, dans le domaine du diagnostic comme dans celui de la thérapeutique, naissent, soulèvent l'enthousiasme et meurent en quelques mois — en un mot la richesse de documentation crée souvent dans la pratique une insurmontable difficulté.

Aussi nous a-t-il semblé que ce serait faire œuvre utile que de sélectionner, dans ce champ très vaste, et de choisir ce qui est d'une application fréquente à la clinique, d'une technique simple, d'une certitude éprouvée.

Et de même que nous avons systématiquement omis, sans croire utile d'en donner un simple résumé, les procédés anciens auxquels d'autres plus perfectionnés sont venus se substituer, et, d'autre part, nombre de procédés encore à l'étude, dont la valeur est trop incertaine ou la technique trop compliquée, il nous a paru aussi que, lorsque plusieurs techniques existent, d'une valeur sensiblement égale, le mieux était d'en étudier une seule, ou un petit nombre, en nous efforçant de ne laisser dans l'ombre aucun détail. On ne devra donc voir, dans ces omissions, ni un oubli, ni une critique indirecte, mais une conséquence forcée de la nécessité où nous nous sommes souvent trouvés de choisir.

Ce Traité, par conséquent, s'adresse d'abord à ceux qui, voulant s'adonner aux recherches de laboratoire, désirent être guidés dans leurs premiers essais. Ils y trouveront la sélection des procédés les plus utiles et les plus fréquemment employés pour le diagnostic, sur lesquels il est naturel de porter en premier lieu tout son effort. Pour chacun d'eux nous donnons : les *principes* sur lesquels ils s'appuient ; — la *technique* qui nous a paru la meilleure et dans tous ses détails, insistant souvent sur des notions qui pourront paraître à certains un peu puériles, mais dont l'ignorance, chez beaucoup, est la cause de bien des découragements ou de bien des échecs ; — enfin nous indiquons la *valeur* du procédé et l'*interprétation des résultats*, en laissant systématiquement tout ce qui est trop exceptionnel de côté.

Mais plus nombreux peut-être sont les cliniciens qui ne veulent pas faire eux-mêmes ces recherches et désirent seulement en être instruits, pour savoir y faire appel au moment voulu, sous la forme qu'il convient, et pouvoir en interpréter judicieusement les résultats. Or, n'est-il pas fréquent de voir des malades qui ne bénéficient pas de telle ou de telle recherche de laboratoire, moins par la négligence de ceux qui les soignent, que par l'incertitude ou la méconnaissance des renseignements qu'ils pourraient en retirer ? S'il est, en effet, quelques procédés définitivement admis, tels que l'examen des urines ou la recherche du bacille tuberculeux, combien d'autres sont ignorés, aussi importants et parfois plus encore que ceux-là. C'est que, pour beaucoup, trop d'incertitudes les entourent encore.

Dans quelle circonstance faire appel à l'*examen du sang*, sous quelle forme, et que faudra-t-il déduire du résultat ?

Comment faire faire un *séro-diagnostic*, quelle quantité de sérum faut-il recueillir, et par quelle technique?

Le *diagnostic bactériologique de la diphtérie* est-il aisé, rapide, et ne faut-il pas, pour recueillir le produit suspect, s'entourer de la plus minutieuse asepsie?

Autant de questions que le clinicien, qui n'est pas familiarisé avec les travaux de laboratoire, se pose tous les jours, autant de surprises aux réponses qu'on lui fait.

L'examen du sang? Mais les circonstances sont nombreuses, dans lesquelles on y trouve un moyen sûr de diagnostic : suppurations profondes que l'on ne pouvait que soupçonner, pneumonie sans signes physiques, fièvre typhoïde au début, hypertrophie hépatique de cause indéterminée, splénomégalie, etc. Et souvent il suffira, pour que le diagnostic s'impose, de recueillir deux ou trois gouttes de sang, sur lames de verre, de les étaler, et, sans aucune autre manipulation, sans fixation, sans coloration, de les envoyer simplement dans un laboratoire où l'on pourra, en quelques minutes parfois (leucémies), en quelques heures toujours, donner les renseignements les plus complets.

Le *séro-diagnostic* de la fièvre typhoïde, des paratyphoïdes, etc. ? Mais il suffit de *quelques gouttes* de sang, recueillies *sans asepsie*, par exemple par piqûre du doigt ou par ventouse scarifiée, et mises dans un récipient quelconque même *non stérilisé*; et l'on n'a pas à s'inquiéter que le sérum soit ou non séparé des globules, que le sang soit ou ne soit pas desséché.

Le diagnostic bactériologique de la *diphtérie*? Un instrument quelconque (écouvillon, sonde cannelée, etc.) stérilisé à la flamme, pour détacher un fragment de l'exsudat ; un flacon propre, mais qui *peut n'être pas stérilisé*, pour le recueillir. Et cela suffit, quelque paradoxal que le fait paraisse, pour qu'on puisse faire, au laboratoire où parvient le produit suspect, non seulement l'examen direct, qui peut renseigner en quelques minutes, mais même la culture, qui, positive ou négative, donnera en 15 ou 20 heures une certitude absolue.

Quelles sont les limites dans lesquelles doit rester un ouvrage de ce genre ? C'est là un point assez difficile à résoudre, et sur lequel les opinions peuvent être à bon droit très partagées. Nous avions conçu notre première édition comme un ouvrage pour ainsi dire élémentaire, dans lequel ne se trouvaient que des notions classiques, définitivement acquises, et d'application courante à la clinique.

Cette façon de voir a pour avantage de simplifier l'étude du laboratoire, et de constituer une base solide sur laquelle le clinicien a journellement l'occasion d'étayer son diagnostic. Elle a l'inconvénient de négliger des faits plus rares, mais qui se rencontrent néanmoins en Clinique, et d'autre part de ne pas tenir compte de méthodes secondaires ou d'invention plus récente, dont l'emploi prudent et judicieux peut cependant n'être pas sans profit pour le malade.

Pour cette double raison, et pour éviter que le lecteur ne soit trop fréquemment forcé de chercher dans des ouvrages spéciaux des notions qu'il ne trouverait pas ici, nous avons cru devoir céder au désir qui nous a été le plus souvent exprimé sur ce sujet.

Ce Traité, destiné d'abord à être un ouvrage *d'enseignement* — c'est-à-dire à ne donner que des notions capitales, celles que tout médecin instruit doit et peut avoir facilement présentes à l'esprit — nous en avons fait aussi un ouvrage de *renseignements*, en indiquant des procédés et des recherches soit d'application plus rare, soit de technique plus délicate, soit d'interprétation parfois malaisée, soit enfin dont la valeur exacte n'est pas encore nettement déterminée.

Mais là encore nous avons fait une sélection, en choisissant parmi ces procédés, et nous avons eu soin, à propos de chacun d'eux, de dire jusqu'à quel point on est en droit de lui accorder confiance.

En outre nous ne saurions trop insister sur ce point, que tous ceux qui n'ont pas encore une habitude suffisante du laboratoire ne doivent faire appel à ces derniers procédés qu'avec une *extrême circonspection* : la difficulté fréquente de technique d'une part, d'autre part les généralisations parfois trop rapides et les conclusions prématurées qu'on en a tirées, ont pour conséquence souvent, quand on les emploie avec un enthousiasme aveugle ou une préparation insuffisante, soit des échecs de technique, soit des erreurs de diagnostic, qui suscitent envers le laboratoire en général une méfiance injustifiée.

Il est, et il doit rester bien entendu que certains procédés ont une valeur pour ainsi dire absolue et définitive (*diagnostic de la diphtérie par la culture, séro-diagnostics, étude du réticulum fibrineux, leucocytose et polynucléose des suppurations,* etc.).

Mais d'autres au contraire, plus récemment proposés (*recherche du pouvoir antitryptique du sérum, viscosité sanguine, étude des acides aminés, luéline-réaction, méthode d'Abderhalden,* etc.) doivent, avant d'être adoptés sans conteste, subir l'épreuve du temps. Ils ont déjà certainement permis des déductions importantes : la part exacte de confiance à leur donner doit être réservée. C'est dans cet esprit qu'il convient d'aborder leur étude et de les expérimenter.

*

Pour la rédaction de cette nouvelle édition, la première que nous ayons eu à écrire depuis la guerre, il est une autre question qui s'est posée pour nous, sous une forme particulièrement pressante : dans un ouvrage qui est destiné non seulement à renseigner des médecins déjà instruits, mais aussi à donner aux étudiants, au cours de leurs études, une juste notion de la science médicale, quelle place convient-il de faire à la science et aux auteurs allemands ? A la vérité ce problème, qui peut paraître pour nous, Français, très délicat à résoudre, nous semble en réalité fort simple, à la condition qu'il soit clairement et franchement posé. A le regarder de près, on constate en effet que deux points de vue, absolument distincts et nettement indépendants l'un de l'autre, doivent être successivement envisagés.

Si l'on considère tout d'abord le point de vue purement scientifique, et, puisque c'est le sujet qui nous intéresse ici, la science médicale en ce qui concerne les recherches de laboratoire, il ne viendrait certes à l'esprit de personne de nier que les savants allemands aient contribué à son développement pour une très large part. Quant à déterminer si cette part est inférieure ou supérieure à la nôtre, si notre richesse d'invention est préférable ou non à leur méthode et à leur facilité d'adaptation, reconnaissons que les deux thèses peuvent se défendre avec une égale vraisemblance. Nous serions d'ailleurs dans cette question, étant juge et partie, de mauvais juges : et si le problème doit être résolu, ce n'est pas à nous de le trancher. De toute façon, il suffit de reconnaître que la science allemande existe, que son passé est riche, et que son avenir n'est pas sans promesse, pour être amené à reconnaître également que nous devons lui faire, dans nos études, et dans nos ouvrages, la place qui lui est légitimement due.

Donc nous ne saurions songer un seul instant, ni à ignorer leurs publications, et à ne pas profiter de leurs découvertes comme ils profitent des nôtres, ni encore moins, bien entendu, à déformer la vérité au point d'attribuer à d'autres le mérite qui revient à leurs savants et à leurs inventeurs. De ces procédés, il serait facile de démontrer que nous avons été souvent les victimes dans le passé : combien de nos travaux, de nos découvertes, de nos inventions nous sont revenus de chez eux, estampillés d'un nom allemand, après avoir été à peine modifiés, ou démarqués tout simplement. Nous pouvons espérer — sans trop y compter — qu'un esprit meilleur empêchera qu'il en soit ainsi dans l'avenir. Mais ce n'est pas sur ces oscillations possibles que nous tracerons notre ligne de conduite; elle sera, comme par le passé, très simple et très droite : nous suivrons attentivement les progrès de la science allemande, et, lorsque nous jugerons utile de faire l'historique d'une question ou de citer l'inventeur d'une découverte, allemand, autrichien ou français, nous citerons indistinctement l'un ou l'autre, et la vérité ne sera par nous ni altérée, ni cachée.

Mais est-il raisonnable d'aller au delà? C'est le deuxième point qu'il convient maintenant de considérer. Or, que l'on regarde en toute sincérité ce qui se passait récemment, peut-être même ce qui se passe encore aujourd'hui ?

La bactériologie nous semble être une branche de la médecine de laquelle, depuis Pasteur, la France devrait tirer quelque gloire. Or, presque tous les microbes que l'on a cru devoir étiqueter d'un nom propre sont précisément des microbes découverts par des savants allemands. On dit très simplement : *streptocoque, vibrion septique, bacilles paratyphiques*, etc. Mais on dit emphatiquement : *bacille d'Eberth, bacille de Nicolaïer, bacille de Klebs-Lœffler, bacille de Koch*, etc.

La chimie organique, avec Wurtz, Berthelot, etc., ne nous a pas été tellement étrangère. Or quelle matière colorante, quelle réaction chimique porte un nom français? Nous lisons bien sur les flacons, qui sont constamment sous nos yeux dans nos laboratoires, les mots de *hionine, éosine, hématéine*, et nous comprenons parfaitement ce qu'ils désignent. Est-ce que nous ne comprendrions pas aussi bien les mots de *bleu polychrome, de triacide, d'azur-éosine*, sans qu'il soit nécessaire de tellement insister et de dire : *bleu polychrome de Unna, triacide d'Ehrlich, colorant de Giemsa* ?

Les travaux d'Hayem sur le sang sont à peine cités ; par contre, nos ouvrages sont encombrés d'une nomenclature allemande que des mots français peuvent remplacer sans inconvénient.

Ainsi donc, et sans qu'il soit utile de multiplier ces exemples, il nous paraît évident qu'il convient d'abandonner ce parti pris manifeste que nous avions de donner aux Allemands dans nos publications une place tellement prépondérante, que la science médicale actuelle, dans ses idées directrices, dans ses découvertes et ses inventions, et surtout dans ses applications pratiques, paraissait presque tout entière leur appartenir. Habitude devenue inconsciente pour nous, et que trop de raisons expliquent, sans d'ailleurs la justifier. N'était-elle pas imputable, en effet, d'abord à cette coquetterie de vouloir paraître bien renseignés, et mieux que les autres, qui nous poussait à enrichir nos textes et nos bibliographies de citations allemandes, comme nos pères croyaient remédier à la banalité d'une conversation courante, en citant en toute occasion des auteurs grecs ou latins ?

En second lieu, ne croit-on pas qu'il y avait certainement là une manifestation de notre esprit individualiste et frondeur, qui nous porte à trop remarquer les faiblesses et les défauts de ceux qui nous sont proches, et par suite à chercher au delà de nos frontières les hommes de science à qui nous prodiguerons notre admiration sans réserve, jusqu'au jour où une enquête approfondie, ou souvent le jugement impartial d'un étranger, nous montre jusqu'à l'évidence que nous avions auprès de nous, sans nous en douter, aussi bien, et même mieux.

Enfin l'on ne saurait trop remarquer, afin d'en tirer pour l'avenir d'utiles leçons, qu'à notre individualisme — qu'il ne faut peut-être pas trop regretter, car il peut contribuer à notre originalité — les Allemands opposent leur esprit d'organisation qui les groupe en vue d'un but unique : dans le domaine de la science, comme dans tous les autres, répandre, imposer au delà de leurs frontières tout ce qui peut contribuer à la gloire du nom allemand.

Reconnaissons que c'est leur droit strict d'agir ainsi. Mais gardons-nous de les seconder inconsciemment dans cette entreprise, qui nous est injustement préjudiciable. Peut-être même ferions-nous bien d'aller au delà, et de les imiter dans une mesure raisonnable. Citons-les moins, et citons davantage nos compatriotes. Pour les étrangers, qui lisent simultanément leurs ouvrages et les nôtres, l'équilibre se trouvera ainsi rétabli.

C'est dans cet esprit que nous avons remanié cette édition : elle heurtera sans doute des habitudes profondément enracinées. Nous avons cru cependant devoir le faire, nous refusant à contribuer à ce fait paradoxal, que, dans nos laboratoires, les noms de Koch, d'Ehrlich, d'Eberth, de Wassermann, de Giemsa, d'Ewald, etc., sont aussi, et peut-être même plus familiers à notre oreille, que ceux de Pasteur, de Claude-Bernard, de Wurtz, de Berthelot, de Roux, d'Hayem; et de tant d'autres de nos compatriotes, dont nous utilisons chaque jour les découvertes et les travaux (1).

*
* *

On le voit, cette troisième édition est un ouvrage entièrement refondu, et, pour ainsi dire, complètement nouveau : elle est augmentée de près de 300 pages et de 150 figures nouvelles. Elle aurait dû paraître plus tôt; ce retard a été nécessaire pour arriver au but que nous poursuivions, de l'améliorer autant que possible, en particulier au point de vue typographique, malgré les difficultés de la main-d'œuvre.

Les nombreuses additions qui ont dû être faites portent pour ainsi dire sur tous les chapitres de l'ouvrage. Nous citerons en particulier : les *techniques de coloration*, qui sont données en plus grand nombre, spécialement en ce qui concerne la coloration des *parasites* et du *sang;* — la *stérilisation*, exposée en détails ; — la *bactériologie*, et particulièrement les notions concernant les *plaies et suppurations de guerre ;* — la *parasitologie*, avec la description des parasites de découverte récente (*bronchites sanglantes, spirochétose ictéro-hémorragique*, etc.) ; — *l'hématologie*, avec de nouveaux chapitres sur la *coagulation*, la *réaction du sang*, et une mise au point entièrement nouvelle de toutes les *méthodes de séro-diagnostic de la syphilis;* — l'étude du *liquide céphalo-rachidien*, de sa teneur en *glucose*, etc.; — le *suc gastrique*, et en particulier l'exposé des *méthodes simplifiées d'analyse chimique ;* — les *fèces*, avec une importante étude de leur

---

(1) Pour éviter toute difficulté dans les recherches, nous avons mentionné, dans nos tables, dans nos annotations, ou dans le texte même, les appellations étrangères qu'il nous a paru inutile de conserver comme appellations usuelles : il sera donc aisé de trouver un renseignement cherché, quel que soit le nom, français ou étranger, que l'on envisage.

examen macroscopique et surtout microscopique (graisses, aliments divers, etc.) ; enfin les *urines*, avec un exposé détaillé des notions concernant les *chlorures* et leur rétention.

Nous avons fait une assez large place, que l'on trouvera peut-être trop grande, à des recherches qui nous sont personnelles. Pour certaines d'entre elles — la *chlorurimétrie, l'examen microscopique des graisses fécales* — nous avons eu la bonne fortune d'une collaboration précieuse : celle de notre ami le Professeur Douris, titulaire de la chaire de Chimie à la Faculté de Nancy. Pour d'autres — *phlegmons provoqués, étude de la pyoculture* — nous les avons étudiées avec le Professeur Pozzi, victime du devoir professionnel, dont nous ne rappelons pas le souvenir sans une émotion profonde : pour sa mémoire, peut-être plus que pour nous-mêmes, nous nous sommes crus autorisés à modifier, au cours des quelques pages sur la méthode de M. Delbet, l'allure impersonnelle qui convient mieux à ce genre d'ouvrage. La nécessité d'une réplique à ses affirmations récentes, qui nous paraissent injustifiées, et auxquelles nous restons seul à pouvoir répondre, est notre excuse. Cette courte explication nous semble nécessaire, pour ceux de nos lecteurs qui, mal informés, trouveraient que cette polémique n'est pas à sa place dans ce Traité.

*
* *

Puisque la part de personnalité de l'auteur, dans un Ouvrage de ce genre, doit être, en grande partie tout au moins, orientée vers le choix judicieux des procédés, la vérification des techniques, la méthode d'exposition de faits que des recherches antérieures ont établis et confirmés, on conçoit qu'il est nécessaire de faire aux ouvrages déjà publiés, aux monographies, à la riche documentation des Sociétés savantes, de larges emprunts. Mais ce serait surcharger inutilement le texte et en rendre la lecture malaisée, que d'indiquer constamment la source à laquelle les documents ont été puisés. Sans qu'il nous soit possible de les citer tous, nous devons signaler ici les auteurs et les ouvrages que nous avons le plus souvent consultés.

Pour l'Hématologie, les travaux du professeur Hayem, en particulier ses *Leçons sur le sang* et son Traité *Du sang et de ses altérations anatomiques :* œuvre considérable, qui a si puissamment contribué à donner aux études hématologiques leur importance actuelle ; qui est si riche de documentation précise et d'idées qu'on y trouve, quoiqu'elle remonte à de nombreuses années déjà beaucoup de notions que l'on croirait de découverte toute récente, et que les recherches ultérieures, aussi bien en France qu'à l'étranger, n'ont fait en réalité que confirmer. Parmi les travaux plus récents, le *Traité d'hématologie de* F. Bezançon et Marcel Labbé, les ouvrages de Gilbert et Weinberg, Rieux, etc. ; les recherches de Widal, Vaquez, Carnot, Jolly, Bensaude, Rist, Dominici, Sabrazès, Le Sourd, Pagniez, Aubertin, etc.

Pour la Bactériologie, le Précis de *Microbiologie clinique*, de F. Bezançon, et l'ouvrage de J. Courmont ; les publications de Wurtz, Macé, Roger, Thiroloix, Dopter, Bourges, Weinberg, etc.

Pour la Parasitologie, les recherches de Blanchard, Sabouraud, Gastou, Guiart, Neveu-Lemaire, l'important Traité de Brumpt, etc.

Notre examen du Contenu gastrique ne peut donner qu'un bref aperçu des notions renfermées dans l'ouvrage du professeur Hayem sur les *Évolutions pathologiques de la digestion stomacale*, et des recherches faites en particulier par Mathieu, Le Noir, Œttinger, J.-Ch. Roux, Bensaude, Parmentier, Lion, Winter, Carnot, Ramond, Enriquez, Delort, Meunier, etc.

Pour l'Urologie et la Coprologie, citons le récent *Traité des Urines* du professeur Gérard, de Lille, par qui les notions actuellement connues sont exposées avec précision et clarté ; les recherches de Robin, Widal, Achard, Lambling, Marcel Labbé et Henri Labbé, Gouget, Castaigne, Grimbert, Triboulet, Gaultier, Goiffon, Savignac, Kolbé, etc.

Mais à côté de ces ouvrages ou de ces travaux, volontairement limités à telle ou telle branche de la médecine, il en existe d'autres qui se sont précisément proposé le même but d'une étude d'ensemble et pratique que nous poursuivons ici. Malgré la valeur de ces Traités — que nous avons d'ailleurs souvent consultés avec fruit — nous pensons que celui-ci, conçu dans un esprit assez différent, ne fait pas avec eux double emploi.

Un tel guide ne saurait être fidèle et sûr que grâce à une riche documentation figurée. MM. K. Wagner, Crémieux, Bouisset ont bien voulu nous prêter l'appui précieux de leur talent : grâce à eux, les recherches seront grandement facilitées par ces nombreuses figures, assez schématiques pour se rapporter à la majorité des cas, mais qui, d'autre part, serrent la réalité d'assez près, pour qu'il soit aisé de reconnaître en elles l'image que le microscope mettra sous les yeux. Nous les remercions de leur très utile collaboration ; sans oublier d'ailleurs, si cet ouvrage a eu quelque succès, que nos Éditeurs, MM. Vigot, y ont contribué pour une large part, car ils ont mis tout leur soin à guider les minutieux détails de l'impression, et n'ont rien négligé, semble-t-il, pour le présenter sous l'aspect le plus favorable.

Nous espérons que, comme par le passé, l'esprit judicieux de ceux qui trouveront quelque utilité à consulter cet ouvrage nous servira de guide pour le perfectionner encore : de leurs critiques raisonnées nous essaierons de nouveau de faire notre profit.

Juin 1920.

E. Agasse-Lafont.

LIVRE PREMIER

ORGANISATION D'UN LABORATOIRE POUR LES RECHERCHES CLINIQUES

CHAPITRE PREMIER

CE QU'IL FAUT AVOIR. — INSTRUMENTS ET OBJETS NÉCESSAIRES

Le Local. L'Éclairage.

Laboratoire indépendant. Possibilité de s'en passer. — Une petite pièce, facile à nettoyer, spécialement réservée à ces manipulations, est utile.

On peut à la rigueur s'en passer ; mais l'on doit alors se priver des renseignements que fournissent la culture des microbes, et leur inoculation aux animaux. D'ailleurs, comme ces deux méthodes de recherches sont assez délicates, il sera prudent de ne pas les aborder tout d'abord.

Rien ne vous empêche donc, pour commencer tout au moins, d'organiser votre « laboratoire » dans le coin d'une pièce utilisée, dans le même temps, pour un autre usage.

Sur une table ordinaire, recouverte d'un imperméable ou d'une tablette de verre, ou de préférence sur une table en *lave* ou en *opaline*, vous aurez les lames de verre, les solutions et les récipients nécessaires, pour pouvoir faire, fixer, colorer et laver les préparations.

Une autre table plus petite portera le microscope.

Enfin une troisième petite table sera *exclusivement destinée* à recevoir, dès leur arrivée au laboratoire, les produits contagieux ou malpropres (crachats, flacons d'urine, de pus, de sérosités, pièces anatomiques, etc.). En réunissant ces produits en un endroit, *toujours le même*, au lieu de les disséminer au hasard dans le laboratoire, on réduit au minimum les inconvénients et les dangers qu'il peut y avoir à les manier.

Une vitrine ou une armoire renfermeront les collections de préparations, les instruments délicats, les solutions qui ne sont pas d'un usage courant, ou qu'il est nécessaire de conserver à l'abri de la lumière.

Lumière du jour ou lumière artificielle. — Il n'est nullement nécessaire, *même pour les examens microscopiques*, d'avoir l'éclairage extérieur : la lumière artificielle d'une lampe, *électrique ou autre, d'intensité moyenne*, à verre dépoli, vous permettra, si la lumière du jour vous fait défaut, d'y suppléer facilement.

Le microscope et ses accessoires immédiats.

Choix du microscope. — Le choix du microscope (fig. 13, p. 16) doit nous occuper tout d'abord. Exigez qu'il réalise les conditions suivantes (1) :

L'armature sera mobile sur le pied, pour pouvoir être inclinée plus ou moins, à volonté.

La *platine, ronde ou carrée, sera mobile*, ce qui facilite beaucoup les recherches.

Il sera muni d'un appareil condensateur pour l'éclairage.

Il aura au minimum :

2 *oculaires* : un faible et un fort ;

3 *objectifs* : deux objectifs *à sec*, un faible et un fort ; et un objectif *à immersion* (2).

(1) Nous décrivons plus loin (voir p. 15) le microscope et son maniement. En se reportant à ce chapitre, il sera plus facile de comprendre les indications que nous donnons ici.

(2) Ces indications suffisent pour l'achat du microscope ; et d'ailleurs il nous serait difficile de préciser davantage : en effet les grossissements respectifs et les façons de désigner les oculaires et les objectifs varient suivant les fabricants.

Disons simplement que, pour les recherches dont nous parlons ici, il est nécessaire et suffisant que les combinaisons d'oculaires et d'objectifs permettent des grossissements de *cinquante à douze cents diamètres* environ.

Inutile de dire que les uns et les autres doivent être en parfait état. Les objectifs, en des mains inexpérimentées, peuvent s'abîmer rapidement. Si donc les oculaires et les objectifs, dont vous allez vous servir, ne sont pas neufs, faites-les vérifier par un œil exercé : car, s'ils sont altérés, vous perdriez votre temps, tout examen serait impossible.

Accessoires indispensables. — Comme accessoires du microscope vous aurez :

De l'*huile de cèdre*, pour les examens avec l'objectif à immersion, placée dans un flacon avec bouchon à pointe ;

Une *peau de chamois*, pour essuyer objectifs et oculaires ;

Un flacon de *xylol*, qui vous permet de nettoyer les uns et les autres ; mais on devra en mettre une goutte à peine et essuyer rapidement, sinon le xylol s'infiltre entre les lentilles, réunies par du baume de Canada, et peut les décoller ;

Un *globe de verre* pour recouvrir le microscope, et le mettre à l'abri de la poussière.

Outillage nécessaire aux premières manipulations.

Pour la récolte et le transport des produits à examiner. — Plusieurs *seringues, en verre*, faciles à stériliser (1), du type

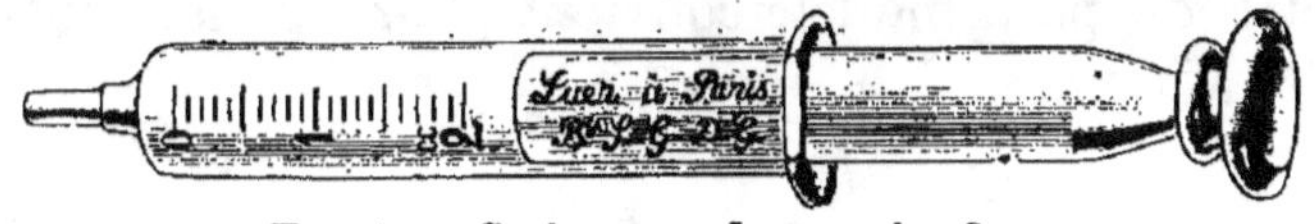

FIG. 1. — *Seringue « Luer » de 2 cc.*

seringue Luer, de volumes différents, 2, 5, 10 centimètres cubes (fig. 1).

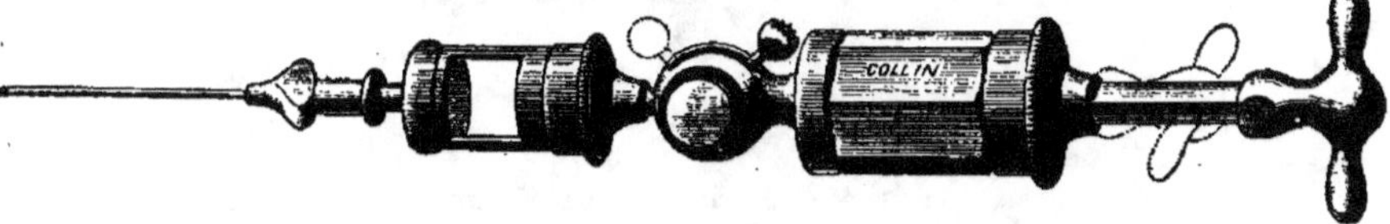

FIG. 2. — *Seringue de Wurtz pour ponction des ganglions.*

Il sera utile également d'avoir une *seringue de Wurtz* pour ponction des ganglions (fig. 2), une *seringue de Roux* (fig. 3),

(1) Quand le piston en verre d'une seringue mal nettoyée adhère et ne peut être mobilisé, un effort brusque risque de le briser. Il est préférable de la plonger dans l'eau pendant plusieurs heures, ou de la faire bouillir pendant quelques minutes.

enfin une seringue ou *rhéomètre de Vernes* (fig. 4). Ce dernier
appareil, extrêmement ingénieux, est constitué par une seringue

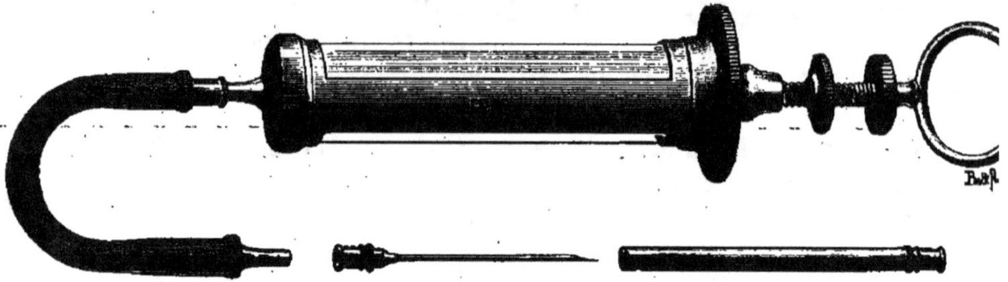

FIG. 3. — *Seringue de Roux, stérilisable.*

L'interposition d'un tube de caoutchouc entre la seringue et l'aiguille en rend
le maniement beaucoup plus facile, quand il est indispensable, comme dans
la ponction veineuse, que l'aiguille ne soit pas déplacée pendant toute la
durée de la manipulation.

en verre A, maintenue dans une armature métallique. Le piston
est manœuvré par la pression du doigt sur un bouton E et par
un ressort B, qui le ramène à sa position initiale. La course du
piston est limitée par le fond de la seringue, et par une butée,
dont le déplacement au moyen d'une vis permet de régler à
volonté la cavité libre de la seringue. On peut, grâce à ce dispositif, distribuer le liquide, que renferme la seringue, par
fractions égales, et dont on règle la valeur à volonté. Un
rhéomètre de petit modèle convient pour les distributions de

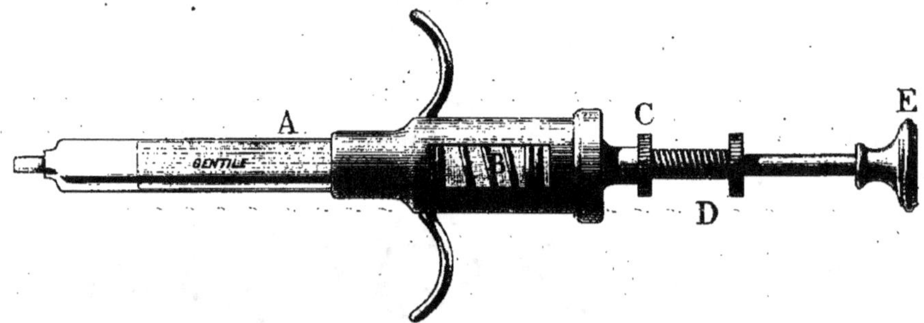

FIG. 4. — *Rhéomètre de Vernes.*

0 cm³ 1 à 0 cm³ 5. Un modèle plus grand permet les distributions de 0 cm³ 5 à 1 cm³ 2.

Plusieurs *aiguilles*, de préférence en platine, car elles ne se
cassent que rarement, et peuvent être stérilisées rapidement, en
les portant au rouge dans une flamme. Elles devront aussi être de
longueur et de diamètre assez différents. Deux, au moins, auront

8 à 10 centimètres de long et 1 millimètre de diamètre, pour la ponction lombaire. Les unes et les autres devront être toujours munies d'un fil d'argent, pour en assurer la perméabilité (1).

Des *pipettes de verre*, faciles à fabriquer. Dans ce but on prend des tubes de verre de 25 à 30 centimètres de long, et de 5 à 10 mm. de diamètre. On ferme les deux extrémités avec un tampon d'ouate, puis on les stérilise au four Pasteur. Cela fait, on porte sur un chalumeau, ou sur la flamme chauffante d'un bec de gaz, l'un de ces tubes, que l'on tient aux deux extrémités, et que l'on fait rouler lentement entre les doigts, pour chauffer ses différentes faces avec une égale intensité. Lorsque le milieu du tube commence à se ramollir, on *le porte vivement hors de la flamme*, et l'on tire sur les deux extrémités, très exactement suivant son axe. Le centre s'allonge et s'amincit. On laisse alors refroidir, puis on casse au milieu de la partie effilée. On obtient ainsi 2 pipettes, dont on doit fermer immédiatement l'extrémité effilée à la flamme, afin qu'elles restent stérilisées, comme l'était le tube de verre qui a servi à les fabriquer.

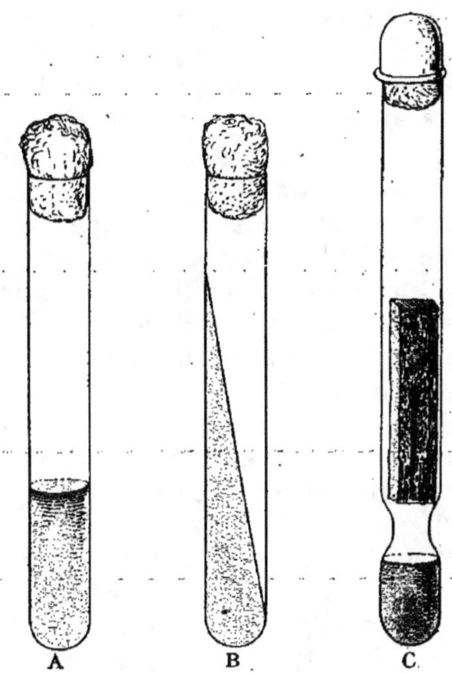

FIG. 5. — *Tubes pour cultures, avec différents milieux.*

A, milieu liquide (bouillon, eau peptonée, etc.). — B, milieu solide à surface inclinée (gélose, sérum coagulé, gélatine, etc...). — C, pomme de terre (à la partie inférieure, une couche de liquide, dont l'évaporation empêche la dessiccation de la pomme de terre).

---

(1) Les aiguilles en acier ont l'avantage de piquer mieux, mais l'inconvénient de ne pouvoir être stérilisées à la flamme et de se casser facilement. Celles en platine, qui peuvent être stérilisées à la flamme et se cassent rarement, piquent moins bien, et se plient facilement.

On fait aussi des aiguilles en nickel, qui paraissent remédier aux inconvénients des unes et des autres.

Il convient de remarquer que, si l'on veut faire flamber une aiguille pour la stériliser, il est nécessaire de retirer auparavant le fil d'argent, qui en assure la perméabilité : sinon ce dernier fond, et obstrue l'aiguille d'une façon définitive.

Pour utiliser la pipette, on en casse l'extrémité, puis on la stérilise extérieurement, en la passant rapidement à trois ou quatre reprises dans une flamme. On aspire à l'intérieur le liquide à examiner. Si l'examen ne doit pas être immédiat, on referme à la flamme, mais en ayant soin de chauffer très peu, pour ne pas brûler le produit qu'elle contient.

Quelques *pipettes à boule* (fig. 194, p. 353) seront aussi utiles. Elles sont un peu plus difficiles à fabriquer. Il faut souffler à l'une des extrémités du tube, au moment où la partie centrale est encore ramollie.

Des *flacons de verre*, de capacité variable, la plupart de 50 à 100 centimètres cubes, de préférence bouchés à l'émeri. Les uns, destinés à recueillir des liquides, pourront avoir un orifice étroit. Les autres devront être à large ouverture, pour permettre l'introduction facile de tumeurs, de fausses membranes, de crachats, etc.

Quelques *baguettes de verre*, et 1 ou 2 *fils de platine* montés sur manche de verre : ils serviront pour atteindre facilement un produit suspect, dans le fond d'un récipient ou dans une cavité.

Pour l'examen immédiat et la conservation. — Suivant le nombre et l'importance des recherches à faire, le laboratoire sera muni d'une quantité variable de récipients de verre :

Bocaux de dimensions diverses, pour les pièces à conserver ;

Cristallisoirs, cuvettes, entonnoirs de verre, conserves de Borel (fig. 9, p. 9) ;

Verres à expérience et éprouvettes graduées (fig. 6) ;

Des *godets de porcelaine* ;

Des *verres de montre*, dont nous verrons l'utilité en particulier pour le séro-diagnostic ;

Des *tubes à essai*, pour les recherches chimiques et les cultures, maintenus verticaux dans un *support* en bois ou en métal ;

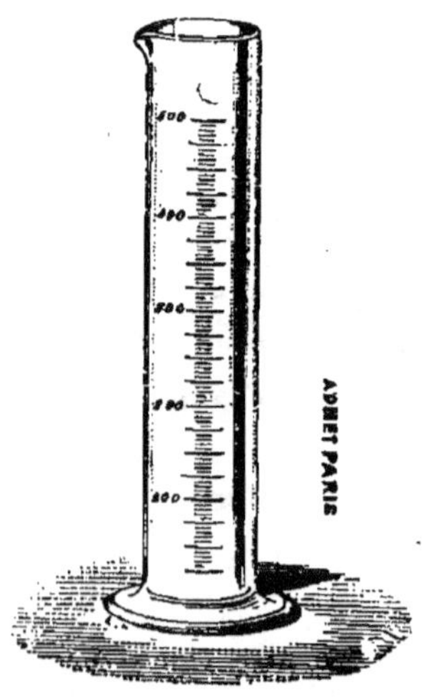

Fig. 6. — *Éprouvette graduée.*

Des *tubes à hémolyse*, dont on devra avoir au moins 2 à 3 douzaines, pour étudier la résistance globulaire, la séro-réaction de la syphilis, la réaction de déviation du complément, etc. : ils auront environ 1 centimètre de diamètre, et 5 à 6 centimètres de hauteur. Ils seront placés dans des *porte-tubes* de dimensions appropriées.

Une *source de chaleur* servira, entr'autres usages, à la stérilisation immédiate des instruments (aiguille, fil de platine, baguette de verre, etc.) souillés ou contaminés. Une simple *lampe à alcool* peut à la rigueur suffire. Il est bien préférable, si l'on a le gaz à sa disposition, d'avoir un *bec de gaz avec robinet d'air*. On sait que l'avantage de ce dispositif est d'obtenir, à volonté, une flamme *chauffante* ou *éclairante*, suivant que l'on permet ou non l'arrivée de l'air au contact du gaz. Il existe différents types de ces appareils (bec Bunsen, bec Bouchard, bec Berthelot, etc.).

Outillage nécessaire aux préparations microscopiques.

Utilité d'un centrifugeur. — L'examen microscopique des liquides exige très souvent, nous le verrons, qu'ils soient centrifugés : les éléments figurés qu'ils renferment en petit nombre se trouvent ainsi rassemblés. Aussi peut-on dire qu'il n'est guère possible de faire un examen microscopique d'urine, de sérosité ou de liquide céphalo-rachidien sans un *centrifugeur* (fig. 7).

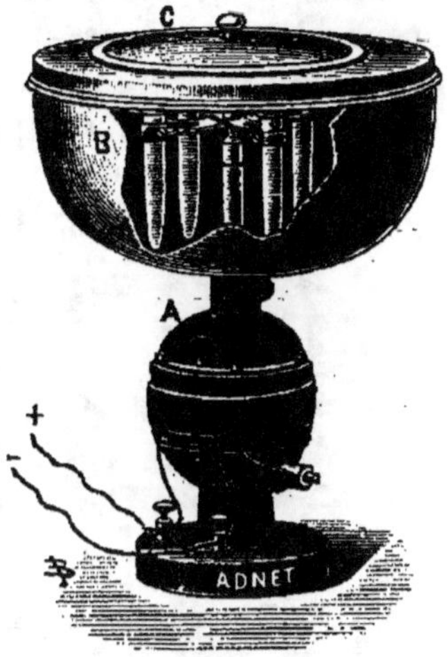

Les plus simples, mais évidemment moins commodes, sont les centrifugeurs à main ; il est donc préférable d'avoir un centrifugeur à eau ou à électricité.

Il est essentiel de savoir que les tubes qu'on y place doivent avoir le même poids, c'est à-dire renfermer la même quantité de liquide, pour que le mouvement de rotation soit horizontal et rapide.

Il faut se rappeler aussi que l'on peut être *grièvement blessé*,

FIG. 7. — *Centrifugeur avec appareil protecteur.*

Ce dispositif est utile pour éviter d'être blessé par le contact des tubes en mouvement, ou leur projection accidentelle. De légères modifications permettent de faire fonctionner l'appareil par la main, l'eau ou l'électricité.

A, support. — B, enveloppe protectrice, artificiellement échancrée pour montrer l'intérieur. — C, couvercle.

soit si la main entre en contact avec l'appareil en marche, soit si l'un des tubes mal placé se trouve violemment projeté au dehors. Pour ces raisons, les appareils avec grille ou tôle protectrice sont préférables.

Différentes variétés de lames et de lamelles. — Centrifugé ou non, le produit devra, pour être examiné au microscope, être placé sur *lame de verre*. On aura donc une provision de lames de 7 à 8 centimètres de long, sur 2 à 3 de large, de préférence à *bords rodés*, car elles sont mieux fabriquées et plus planes. Pour l'examen des liquides à voir sous une certaine épaisseur, on aura 2 ou 3 *lames à concavité centrale* (voir p. 67), et 2 ou 3 *cellules à rigole* (fig. 227. p. 450).

Enfin, pour recouvrir les préparations humides, et certaines préparations sèches et colorées, on aura des *lamelles* carrées, rondes ou rectangulaires (1).

Instruments et récipients pour les préparations sèches et colorées. — Le plus souvent les préparations seront examinées après dessiccation, fixation et coloration.

La dessiccation se fait généralement à l'air. On peut cependant, pour l'activer, avoir une *poire* ou une *soufflerie* (2).

La fixation par la chaleur, lorsqu'il s'agit d'éléments qui ont peu de tendance à se déformer (par exemple de microbes), peut se faire en passant la préparation trois à quatre fois lentement dans la flamme *chauffante* d'un bec de gaz ou dans celle d'une lampe à alcool. Il sera mieux d'avoir une *platine chauffante* (fig. 8), qui permet de porter la préparation exactement à la température voulue.

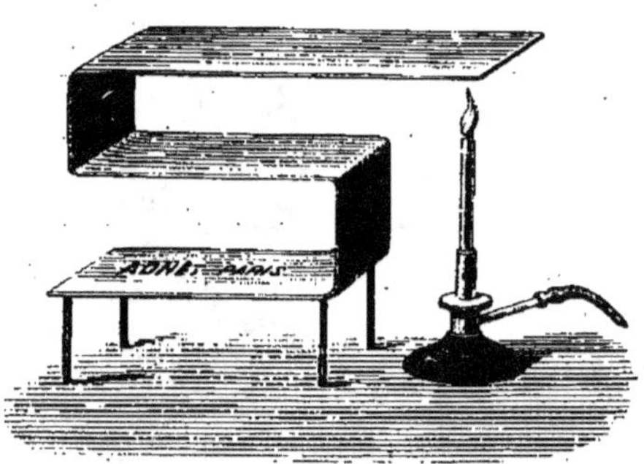

FIG. 8. — *Platine chauffante de Malassez.*
Elle permet d'obtenir, dans le même temps, des températures différentes : la température décroît au fur et à mesure que l'on est en contact avec un point plus éloigné de la flamme.

(1) Lames et lamelles seront nettoyées avec soin, pour les débarrasser des poussières et de la graisse. On les passera successivement à la potasse à 40 p 100, à l'acide chlorhydrique au quart, à l'alcool, à l'eau.

(2) Pour les liquides dangereux, tels que les produits microbiens, on aura à se méfier qu'une insufflation trop violente ou maladroite n'en projette des gouttelettes hors de la lame.

Si l'on fixe avec l'un des liquides que nous indiquons dans le chapitre suivant, on peut en verser quelques gouttes sur la lame. Mais il est préférable de plonger la préparation dans le liquide placé à cet effet dans une boîte de verre à large orifice (*conserve*) cylindrique, ovale ou rectangulaire (fig. 9).

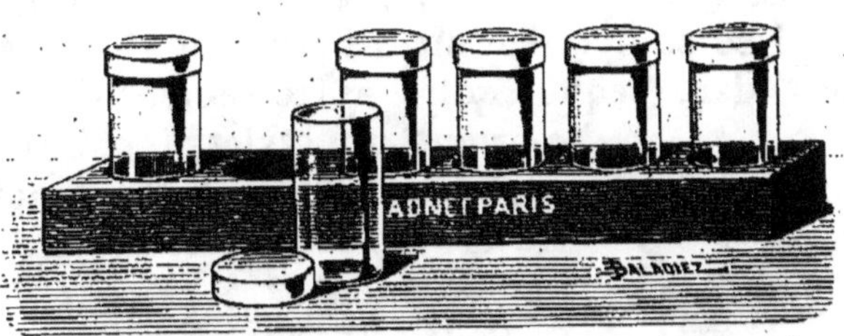

FIG. 9. — *Conserves de Borel.*

Quant aux matières colorantes, les unes, celles qui ne doivent pas être filtrées, seront enfermées dans des *flacons compte-gouttes* (fig. 18, p. 31), les autres dans des flacons ordinaires munis d'un entonnoir de verre et d'un filtre en papier.

Le lavage après coloration peut se faire à l'eau courante. Il est mieux d'avoir de l'*eau distillée* ou de l'*eau filtrée*, enfermée dans une *pissette* (fig. 19, p. 31), ou dans un *baril de verre*.

Fixateurs et colorants. — Nous donnons dans le chapitre suivant la liste des liquides fixateurs et colorants, la façon de les préparer, leur mode d'emploi (voir p. 27).

Ce qu'il faut avoir pour le montage et la conservation des préparations. — Les préparations colorées sont examinées le plus souvent directement, sans interposition d'une lamelle.

Cependant, quand on veut les conserver longtemps, ou quand elles sont particulièrement délicates, il est mieux de les monter comme des préparations histologiques. Il faut alors employer du *baume de Canada*, soigneusement conservé à l'abri de la poussière.

Les bonnes préparations, *étiquetées* et classées, seront enfermées dans des *boîtes à préparations* (fig. 23, p. 36). Celles qui ne sont pas montées dans le baume seront placées directement dans des boîtes à rainures verticales. Les autres, étant donné que le baume met plusieurs jours à sécher, seront maintenues pendant ce temps-là *à plat*, à l'abri de la poussière : on pourra utiliser les boîtes à étages superposés imaginées à cet effet.

Appareil marqueur pour retrouver les éléments rares sur préparation microscopique. — Il arrive souvent que, sur une préparation microscopique, un élément intéressant est unique ou rare : on a mis plusieurs minutes, parfois plusieurs heures à le trouver, et l'on désire, pour de nouveaux examens, le retrouver plus aisément. A cet effet on a imaginé un instrument spécial, un *marqueur*, dont voici la description.

Il se compose d'un disque métallique A muni d'un pas de vis, dans lequel entre à frottement doux une tige pleine B, portant un stylet à pointe de diamant C. Le stylet peut être plus ou moins écarté de l'axe, au moyen d'une petite vis de commande placée latéralement D.

Pour se servir de cet appareil, on met la préparation sous le microscope, on l'examine avec l'objectif qui convient, et l'on place, *bien au centre du champ microscopique*, l'élément intéressant que l'on veut retrouver.

Cela fait, en ayant bien soin de ne pas déplacer la préparation, on remonte l'objectif, on le dévisse, et on le remplace par l'appareil marqueur, qui se fixe sur le revolver du microscope comme un objectif.

Au moyen de la vis D, on écarte plus ou moins du centre le stylet C, suivant que l'on veut décrire un cercle plus ou moins grand autour de l'objet à repérer. On fait descendre alors la pointe de diamant au contact de la lame sur laquelle elle appuie ; on fait décrire à la partie inférieure de l'instrument un tour complet : la pointe de diamant trace un cercle sur le verre.

Pour retrouver l'élément marqué, on examine la préparation à un grossissement faible ; on cherche le trait décrit par le diamant, c'est-à-dire le cercle au centre duquel se trouve cet élément.

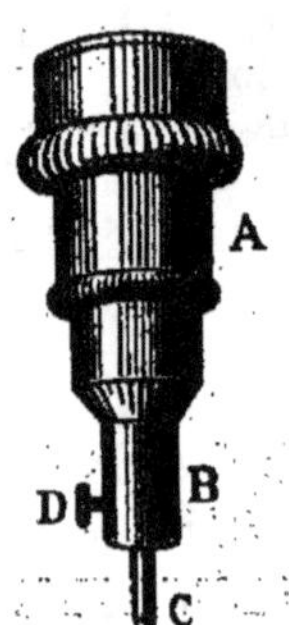

Fig. 10 — *Appareil marqueur.* Il est destiné à repérer les points intéressants dans les préparations microscopiques.

Instrumentations spéciales.

En outre de l'outillage et des solutions qui sont d'un usage courant, quelles que soient les recherches, nous avons à donner quelques indications spéciales pour l'étude du sang, des urines, et pour la bactériologie.

Pour l'hématologie. — En hématologie, on ne pourra guère se passer, nous le verrons, des objets suivants :

Une lancette (fig. 11).

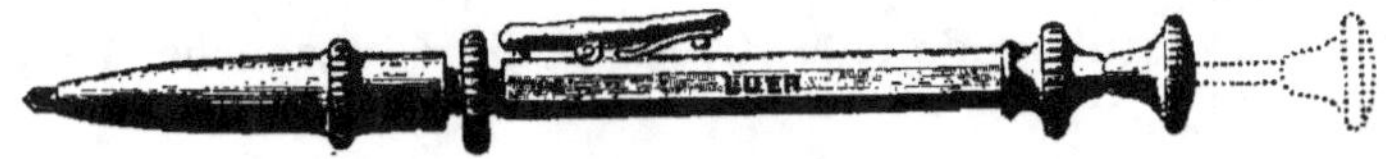

FIG. 11. — *Lancette à curseur de Bensaude.*
Son emploi permet de limiter à volonté la profondeur de la piqûre.

Un *hématimètre* ou *compte-globules*. Différents types ont été proposés : nous les décrivons plus loin, p. 268. Celui que nous avons imaginé permet de numérer les éléments cellulaires du sang, et ceux des autres liquides organiques, en particulier du

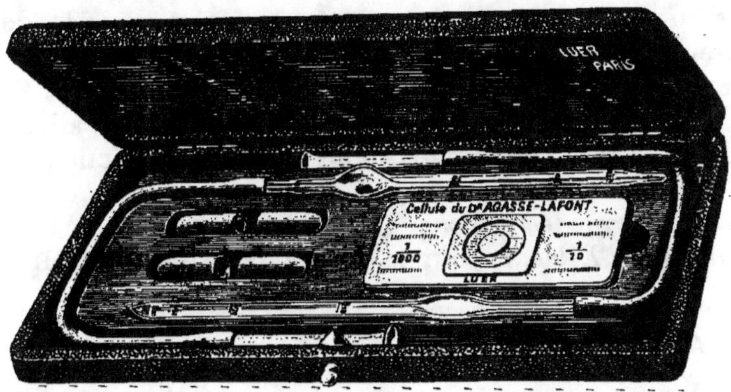

FIG. 12. — *Hématimètre du docteur Agasse-Lafont* avec cellule à *double quadrillage.*

liquide céphalo-rachidien. A lui seul il remplace donc deux appareils : *l'hématimètre* proprement dit et la *cellule de Nageotte.*

Un appareil pour l'appréciation de la quantité d'hémoglobine : *Chromomètre* Hayem, *Hémoglobinimètre* de Gowers, etc.

Un *spectroscope* (voir p. 47).

Pour la numération des globules rouges, la *solution A de Hayem :*

Eau distillée	200 grammes
Chlorure de sodium pur.	1 —
Sulfate de soude pur	5 —
Bichlorure de mercure	0 gr. 50

Pour la numération des globules blancs, la solution :

Acide acétique	3 cc.
Eau distillée	100 —
Solution alcoolique de bleu de méthylène. .	1 —

Pour l'étude de la résistance globulaire :

1) Eau distillée ;
2) Solution stérilisée de chlorure de sodium desséché à 9 p. 1.000, très exactement titrée.

Pour l'urologie. — Un tube gradué pour doser cliniquement l'albumine : le *chlorurimètre d'Agasse-Lafont et Douris*, que nous décrivons plus loin (voir Chlorures urinaires) est en réalité un *albumino-chlorurimètre* ; il sert donc au même usage que le tube d'Esbach et que les différents albuminimètres, et permet en outre de doser les chlorures, ce qui est pour ainsi dire indispensable chez les albuminuriques.

Un *densimètre*.

Une burette à robinet, ou burette de Mohr, pour le dosage rigoureux du sucre, etc.

Comme liquides :

De l'*acide acétique* glacial, pour la recherche de l'albumine.

De l'*acide azotique* fumant, pour différentes réactions.

De l'*ammoniaque*, pour la recherche du pus.

De l'*eau oxygénée fraîche* (1).

Le *liquide d'Esbach*, pour le dosage de l'albumine, ainsi formulé :

Acide picrique.	10
Acide citrique	20
Eau	Q. S. pour 1 litre.

La *liqueur* cupropotassique, pour la recherche et le dosage du sucre. La formule est la suivante :

Sulfate de cuivre pur.	40 grammes.
Potasse caustique	80 —
Soude caustique	130 —
Acide tartrique pur	105 —
Eau distillée	quantité suffisante.

Faire dissoudre le sulfate de cuivre dans 200 centimètres cubes d'eau distillée, et les autres éléments dans 400 centimètres cubes. Mêler. Porter à l'ébullition pendant 10 minutes. Laisser refroidir, et compléter le volume total à 1 litre.

---

(1) L'eau oxygénée doit être fraîche pour la recherche de différentes réactions (recherche du sang, etc.) Aussi a-t-on soin de la conserver dans des flacons soigneusement bouchés. Mais il convient de ne pas exagérer cette précaution, et en particulier *de ne pas maintenir le bouchon, comme on le fait parfois, avec une armature métallique.* Il arrive en effet que, sous l'influence de la chaleur, l'oxygène se dégage et fait sauter le bouchon : si ce dernier est trop solidement maintenu, le flacon éclate, et peut provoquer de graves accidents.

Les deux solutions A et B pour la diazoréaction :

Solution A.		Solution B.	
Acide sulfanilique . . .	1 .	Nitrite de soude. . .	0 gr. 50
Acide chlorhydrique . .	10	Eau distillée	100 —
Eau distillée . . *. . .	200		

Ou bien la solution unique suivante pour l'*aldéhyde-réaction* :

Diméthylamidobenzolaldéhyde. . . .	1 gramme.
Acide chlorhydrique pur.	25 —
Eau distillée	25 —

Pour l'*épreuve de la perméabilité rénale au bleu de méthylène* :

Bleu de méthylène chimiquement pur.	1 gramme.
Eau.	20 —

Pour la bactériologie. — Quant à la bactériologie, l'examen direct des microbes, vivants ou fixés et colorés, n'exige pas d'instrumentation et de solutions autres que celles que nous avons indiquées jusqu'ici, ou que nous donnons plus loin (voir fixateurs et colorants, p. 27).

Mais si l'on veut faire des inoculations et surtout des cultures, l'installation du laboratoire devra être complétée.

Un *four Pasteur* (p. 55) sera nécessaire pour la stérilisation rigoureuse à sec des instruments (seringues, pipettes, tubes, etc.), destinés à recueillir les produits suspects.

Un *autoclave* (p. 58) pour stériliser les milieux de culture.

Une *étuve à culture*, de préférence se régularisant elle-même (étuve auto-régulatrice). Elle sera chauffée par le gaz, l'électricité, l'huile, le pétrole ou l'alcool (voir fig. 42, p. 76).

Quant aux *milieux de culture*, nous verrons que leur préparation est parfois délicate. Comme, d'autre part, ils ne se conservent pas indéfiniment, le mieux est de se procurer, dans un laboratoire de bactériologie, les tubes ou les ballons renfermant les milieux frais stérilisés que, suivant les circonstances, on croit devoir utiliser. Cependant, pour le cas où l'on voudrait les préparer soi-même, nous donnons, page 78, la formule et le mode de préparation des principaux.

Le diagnostic, particulièrement important, de la diphtérie est facilité par l'emploi d'une trousse spéciale (fig. 67, p. 106).

Pour l'inoculation aux *animaux*, on aura, dans des *cages* (fig. 48, p. 86) aménagées à cet effet, ceux dont l'usage est le plus courant, c'est-à-dire *souris blanches, cobayes, lapins.*

Possibilité de suppléer à l'absence de gaz
pour la stérilisation et les cultures.

Dans les notions précédentes, nous avons dû faire appel plusieurs fois à la chaleur (platine chauffante, appareils à stériliser, étuves, etc.). Pour nos laboratoires, c'est le gaz qui est encore le plus souvent employé. Mais il faut bien savoir que le gaz n'est nullement indispensable, et que l'on peut assez facilement le remplacer.

L'*électricité* permet de faire parfaitement fonctionner une étuve, adaptée à cet effet, avec température constante. On peut aussi l'employer pour les plaques chauffantes, les appareils à stériliser, etc.

L'*acétylène* permet d'arriver au même résultat : il suffit que les appareils aient des brûleurs modifiés.

Le *pétrole,* un peu moins pratique, demande une surveillance plus attentive, en particulier quand on veut avoir une température constante pour les cultures. Les étuves à culture seront chauffées avec des lampes à pétrole ; les appareils à stériliser, par un fourneau à pétrole sans mèche.

Une étuve peut encore être maintenue à une température convenable et constante, par une série de veilleuses alimentées avec de l'*huile à brûler.*

Une simple lampe à *alcool* suffira pour un chauffage momentané : aiguille, fil de platine ou pipette à flamber, préparation à fixer, plaque chauffante à faire fonctionner.

Enfin, dans le cas où l'on voudrait un perfectionnement plus grand, on pourrait se procurer un *appareil à fabriquer le gaz* par la condensation de la vapeur de *gazoline.* Cet appareil ne demande pas d'installation spéciale. Le gaz peut être conduit par de simples tuyaux de caoutchouc. On peut ainsi faire fonctionner, comme avec le gaz de houille, les chalumeaux, becs, étuves à cultures, appareils à stériliser.

CHAPITRE II

CE QU'IL FAUT SAVOIR
NOTIONS GÉNÉRALES INDISPENSABLES

Le Microscope. Sa description.
Son maniement.

Ses différentes parties. — Sans entrer dans le détail de la structure intime du microscope, disons simplement qu'il se compose essentiellement de deux parties. La partie supérieure est destinée à la vision des objets qu'elle grossit. Elle est formée d'un *tube* noirci à l'intérieur, et portant, à chaque extrémité, un système de lentilles : l'un des systèmes, placé à l'extrémité supérieure du tube, et contre lequel s'applique l'*œil*, porte le nom d'*oculaire*; l'autre, placé à la partie inférieure du tube, et qui s'applique sur l'*objet*, est appelé *objectif*.

Quant à la partie inférieure du microscope, elle comprend un appareil de support, pour le tube et pour l'objet à examiner (*pied* et *platine*), et un *système d'éclairage* (fig. 14, p. 19).

Considérons maintenant, au point de vue pratique, chaque partie du microscope; voyons quelle est son utilité et son rôle, et comment on doit la manier.

Les oculaires. — Tout microscope est accompagné de plusieurs oculaires, qui donnent un grossissement variable. Il faut bien remarquer que, comme il est naturel, c'est avec l'oculaire le plus grossissant (toutes les autres conditions restant les mêmes) que la partie de la préparation visible est la plus restreinte.

En d'autres termes, et pour prendre un exemple, si vous examinez une préparation de globules du sang avec l'oculaire le plus faible, les éléments seront plus petits, mais plus nombreux dans chaque champ du microscope. Au contraire, avec l'oculaire le plus fort, les globules seront plus gros, mais, dans chaque champ, vous en verrez un nombre beaucoup plus restreint.

Tube et collier. — Le tube est mobile, et peut être plus ou moins tiré ou enfoncé dans le collier. Plus le tube est tiré hors du collier, c'est-à-dire plus la distance entre l'objectif et l'oculaire est grande, plus le grossissement est fort. Il est bien évident qu'ici aussi, un plus fort grossissement n'est obtenu qu'avec le même inconvénient que pour l'oculaire (champ microscopique plus restreint).

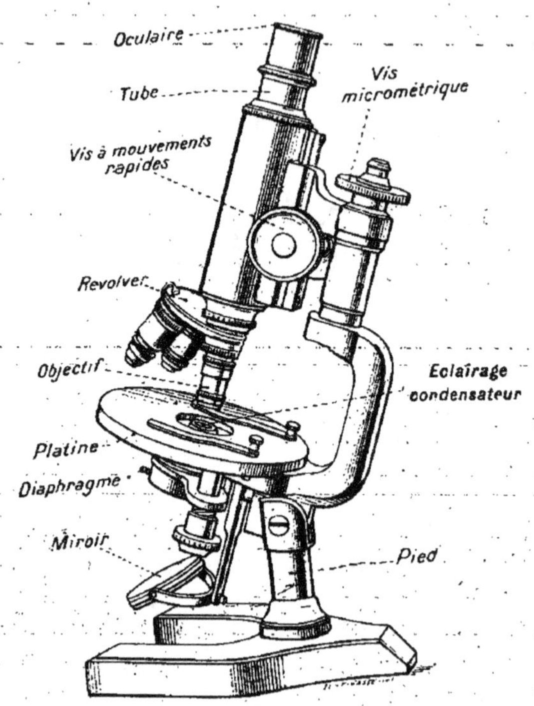

Fig. 13. — *Les différentes parties d'un microscope.*

Objectifs à sec et à immersion. — Comme les oculaires, les objectifs donnent des grossissements variables. Les plus forts sont ceux dont la lentille terminale est la plus petite. Les objectifs sans mention spéciale sont destinés à l'examen à sec, c'est-à-dire qu'aucun liquide ne doit être interposé entre la préparation et l'objectif. Cela, bien entendu, ne veut pas dire que l'on ne peut pas examiner avec eux un liquide; mais, dans ce cas, il faut que le liquide soit recouvert d'une lamelle, et ne vienne pas en contact direct avec l'objectif.

Il existe d'autre part une variété d'objectifs, désignés sous le nom d'*objectifs à immersion*, qui, au contraire, ne permettent la vision, que s'ils plongent dans un liquide de densité déterminée, les mettant en contact avec la lame sans interposition d'air : ce liquide est généralement de l'huile de cèdre. L'objectif à immersion donne les grossissements les plus forts. Il est indispensable pour la plupart des examens, et surtout pour la bactériologie.

Insistons sur ce point, parce que c'est une maladresse souvent commise dans les débuts, que, si l'on emploie à sec l'objectif à immersion, ou au contraire les objectifs à sec en interposant une goutte d'huile de cèdre, l'erreur, aussi bien dans un cas que dans l'autre, empêche la vision nette de l'objet.

Grossissement maximum. — On voit que, pour un microscope donné, son grossissement maximum sera obtenu en employant l'oculaire le plus fort, l'objectif à immersion, et en tirant le tube autant qu'il est possible hors du collier.

Entretien des oculaires et des objectifs. — On comprend sans peine que ces deux systèmes de lentilles, oculaires et objectifs, doivent être soigneusement tenus à l'abri de la poussière. Il est facile de les nettoyer avec une peau de chamois et une goutte de xylol; on aura soin d'essuyer rapidement, pour que le xylol ne pénètre pas à l'intérieur et ne décolle pas les lentilles, en dissolvant le baume de Canada qui les unit.

Vis à mouvements rapides et vis micrométrique. Mise au point. — La préparation n'étant visible que lorsque l'objectif se trouve à une distance déterminée, et variable suivant les cas, il est nécessaire de pouvoir le rapprocher plus ou moins.

En même temps que vous regardez dans l'oculaire, vous faites donc mouvoir la vis à mouvements rapides, jusqu'au moment où la préparation apparaît à peu près nette. Pour éviter, dans ces mouvements, de casser la lame en appuyant trop fortement l'objectif contre elle (accident qui a le double inconvénient de vous priver de la préparation et d'abîmer l'objectif), il est indispensable de suivre le conseil suivant : *sans regarder dans l'oculaire*, faites descendre l'objectif jusqu'au contact de la préparation; puis, mettant maintenant votre œil sur l'oculaire, faites *remonter* lentement l'objectif jusqu'au moment où la préparation vous apparaîtra, sans qu'il soit d'ailleurs utile de pouvoir en préciser les détails.

Cela fait, avec la vis micrométrique, que vous prenez entre le pouce et l'index, et que vous faites osciller par de très petits mouvements de va-et-vient, vous obtenez facilement une exacte *mise au point*.

D'ailleurs, vous arriverez très rapidement à connaître votre microscope, et à savoir à quelle distance approximativement l'objectif doit être tenu de la préparation, pour avoir une vision nette dans un cas donné : cette distance est d'autant plus petite que le grossissement est plus fort; pour l'objectif à immersion, il doit y avoir presque contact.

Les variations obtenues par la vis micrométrique sont nécessairement, bien entendu, de très peu d'étendue. Il faut donc réserver son emploi pour *achever la mise au point d'une préparation que l'on voit déjà*. L'employer auparavant est d'une *très mauvaise technique*, car on perd beaucoup de temps à vouloir obtenir, avec elle, des déplacements un peu étendus.

Par contre, quand la préparation paraît déjà parfaitement mise au point et qu'on l'examine, il faut avoir *constamment* la main sur la vis micrométrique, et lui faire faire de petites oscillations : ces minimes déplacements permettent toujours de préciser certains détails, et d'apercevoir des éléments nouveaux, que l'on n'avait pas vus tout d'abord.

Support et sa charnière. — Il est très utile que le support du microscope ait une charnière, qui permette de l'incliner plus ou moins. On peut ainsi mettre l'oculaire à portée de son œil, et, étant assis, faire sans fatigue un examen prolongé.

Il est bien entendu que cet avantage ne peut être utilisé que pour les préparations sèches. S'il s'agit au contraire d'un liquide (culture microbienne vivante, dilution de sang pour la numération avec l'hématimètre, etc.), le microscope doit être maintenu très rigoureusement horizontal.

Platine. — La platine, percée d'un orifice, est destinée à porter l'objet à examiner. Ronde ou carrée, elle doit être mobile, et munie d'un système qui permette de la faire glisser dans plusieurs sens. On arrive ainsi à déplacer la préparation à volonté, d'un mouvement beaucoup plus lent et beaucoup plus régulier que l'on ne ferait avec la main. Certains appareils même portent des divisions sur la platine : on peut ainsi repérer les points les plus intéressants d'une préparation et les retrouver aisément.

Appareil d'éclairage et diaphragme. — Immédiatement au-dessous de la platine se trouve un premier appareil d'éclairage, destiné à donner une plus ou moins grande lumière (fig. 14).

Il comprend d'abord le condensateur. Suivant un mécanisme

simple, et qui varie avec le modèle du microscope, on peut le rapprocher plus ou moins de la platine, et même l'enlever ou le rejeter complètement hors de l'axe. C'est quand l'appareil est en place, et rapproché le plus possible de la platine, que l'on a le maximum de lumière. Quand on le fait descendre, et surtout quand on le met hors de l'axe, l'éclairage devient moindre.

Le diaphragme-iris a un but analogue : on peut, par un mécanisme qui diffère suivant l'appareil, mais qui est toujours fort simple, en agrandir ou en diminuer le diamètre, et, par suite, régler la quantité de lumière qui arrive sur la préparation. D'une façon générale, il convient d'en rétrécir l'orifice quand on examine des préparations peu ou pas colorées, et aussi quand on examine avec un objectif *très fort* des préparations colorées.

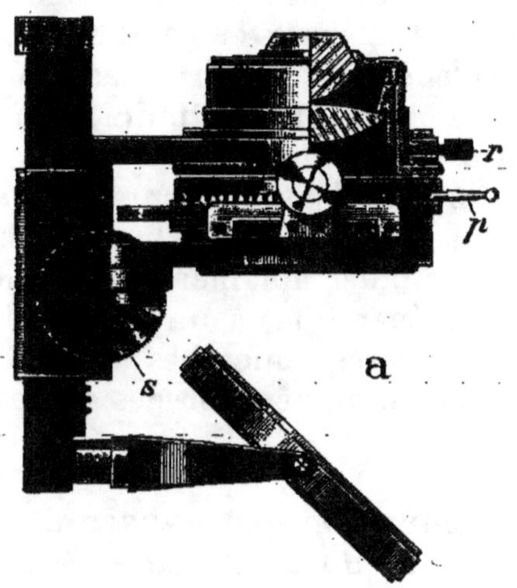

Fig. 14. — *Appareil d'éclairage du microscope.*

a, miroir ; p, diaphragme-iris ; r, condensateur ; s, mécanisme pour déplacer le condensateur.

Le miroir. — Au-dessous enfin est le miroir, mobile dans tous les sens. Il est destiné à recueillir les rayons lumineux et à les envoyer, par réflexion, sur l'orifice de la platine, c'est-à-dire sur le point de la préparation que l'on examine. Il est à double face : l'une, plane, est à employer avec les forts grossissements et l'éclairage condensateur ; l'autre, concave, avec les grossissements faibles, et sans condensateur.

Pour donner au miroir la position convenable, qui varie suivant le point d'où vient la lumière, le mieux est de procéder ainsi. L'objectif à employer étant en place et *à peu près à la distance voulue de la platine* (distance que vous arrivez très rapidement à connaître), avant de mettre la préparation sur la platine vous regardez à travers l'oculaire, tout en faisant mouvoir le miroir en différents sens. Après quelques secondes de tâtonnements, vous trouvez aisément la situation qui donne le maximum de lumière. Il suffit alors de mettre la préparation sur la platine, en ayant soin de ne rien déplacer.

Maximum d'éclairage. — D'après ces notions, on voit que, pour un système de lentilles déterminé (tel oculaire et tel objectif), et pour une lumière également déterminée, on aura le maximum d'éclairage en combinant les trois moyens suivants : un condensateur remonté aussi haut que possible, diaphragme-iris ouvert au maximum, miroir exactement placé dans la direction voulue.

Nous verrons d'ailleurs qu'il n'est pas désirable d'avoir toujours le maximum de lumière, et qu'il est même *indispensable* de diminuer notablement l'éclairage, quand on examine, soit des préparations à un grossissement faible, soit des éléments non colorés (microbes vivants, séro-diagnostic de la fièvre typhoïde, numération des globules du sang, etc.).

Tâtonnements et causes d'insuccès dans le maniement du microscope. Moyens d'y remédier.

Rareté de l'insuffisance de lumière. — Si vous ne voyez pas votre préparation, si elle vous paraît uniformément sombre, mal éclairée, ou encore indistincte, ou obscure dans l'une de ses parties, ou pleine de taches :

Gardez-vous d'incriminer *d'abord*, comme on a tendance à le faire, ou la mauvaise qualité de l'instrument, ou la défectuosité de la préparation, ou encore l'insuffisance de lumière.

Cette dernière hypothèse est celle que l'on est le plus porté à émettre. La préparation paraît très sombre : c'est évidemment, pense-t-on, que le jour est insuffisant, ou que la lumière artificielle n'est pas assez forte.

En réalité, notez-le bien, la cause n'est presque jamais celle-là. Un temps très couvert, un jour de pluie, ou même la simple clarté d'une lampe à pétrole, à huile, ou d'une lampe électrique ordinaire de 10 bougies vous permettent de voir parfaitement.

C'est donc à vous-même qu'il faut vous en prendre, si vous voyez mal, et rechercher la cause pour y remédier.

Marche à suivre pour découvrir le point défectueux. — Pratiquement, voici comment vous aurez avantage à procéder. Pour trouver le défaut, envisagez successivement les différentes pièces de votre microscope, en allant par exemple de haut en bas (la préparation étant en place, bien entendu, et mise au point aussi exactement qu'il vous a été possible).

Considérez d'abord l'*oculaire*. N'est-il pas couvert de poussière ? ou encore de vapeur d'eau, si vous avez respiré trop près de lui ? Il est facile de vous en assurer en l'essuyant avec un linge fin. D'autre part, si vous craignez qu'il renferme des poussières à l'intérieur, en même temps que vous regardez à travers l'oculaire, faites-le tourner dans le tube : vous verrez alors les taches se déplacer par un mouvement circulaire, et vous serez averti qu'il doit être soigneusement nettoyé.

Après l'oculaire, l'*objectif*.

Très souvent on a négligé de le mettre rigoureusement à sa place, c'est-à-dire exactement dans l'axe du microscope. Déplacez-le de 1 à 2 millimètres à droite ou à gauche, et vous aurez la surprise de voir, par cette simple modification, votre préparation devenir immédiatement nette et parfaitement éclairée.

Souvent aussi l'on se trompe d'objectif. On emploie par exemple l'objectif à immersion, mais on oublie d'interposer de l'huile ; ou au contraire c'est un objectif à sec, avec lequel on emploie, ou l'on a employé, de l'huile, qui adhère encore à la lentille et vous empêche de voir.

Je ne cite que pour mémoire, et parce que c'est un accident beaucoup plus rare, les cas dans lesquels l'objectif est abîmé d'une façon définitive : ce qui peut arriver en particulier si on le nettoie avec une trop grande quantité de xylol, qui pénètre à l'intérieur et va dissoudre le baume de Canada, par lequel sont réunies les lentilles. Vous n'auriez, bien entendu, dans ce cas, rien à essayer que de le faire réparer.

Signalons aussi les cas exceptionnels dans lesquels, l'*huile de cèdre* étant de mauvaise qualité ou altérée, la préparation, vue à l'immersion, ne présente pas, comme d'habitude, une parfaite netteté.

Après l'objectif, la *préparation* elle-même.

Ne nous attardons pas aux cas dans lesquels elle est mauvaise, c'est-à-dire insuffisamment colorée ou renfermant trop peu d'éléments : le simple examen à l'œil nu vous en avertit, car vous ne voyez pas ou vous voyez à peine la matière colorante. En cas de doute d'ailleurs il suffit de lui substituer une bonne préparation antérieurement faite, pour reconnaître que la cause est bien celle-là.

Mais demandez-vous si vous n'avez pas placé la préparation à l'envers, c'est-à-dire la surface colorée appliquée sur la platine mobile, et la face libre vers l'objectif. Dans ce cas, toute

l'épaisseur de la lame sépare l'objectif des éléments colorés ;
avec un faible grossissement, peu importe, puisque la distance
de l'objectif à la préparation est toujours assez grande, et vous
voyez tout de même. Mais avec un grossissement plus fort, et
surtout avec l'immersion, l'épaisseur de la lame suffit à vous
empêcher d'arriver assez près, même quand l'objectif est appliqué sur elle : vous ne voyez rien, et si vous voulez faire descendre l'objectif davantage, vous brisez la préparation.

C'est la cause inverse qui intervient quand on emploie de
l'*huile de cèdre trop épaisse*. La lame se colle à l'objectif à immersion et s'élève avec lui : vous n'arrivez pas à obtenir l'intervalle nécessaire, jusqu'au moment où, vous en apercevant, vous
maintenez la lame sur la platine avec la main, ou plutôt avec
les deux griffes mobiles disposées à cet effet.

Au-dessous de la lame, l'*éclairage*.

Comment est disposé l'éclairage condensateur ?

Rappelez-vous que, si vous regardez une préparation colorée,
et particulièrement à l'immersion, le condensateur doit être en
place, et remonté aussi haut que possible. Souvent il est arrêté
au milieu de sa course, et c'est la raison pour laquelle on voit
mal.

Mais d'autre part, si vous examinez une préparation non colorée (microbes vivants — en particulier dans le séro-diagnostic — réticulum fibrineux, lame de sang non coloré, cylindres
urinaires, etc.), souvenez-vous qu'il faut peu d'éclairage, car
c'est l'ombre portée qui vous permettra de voir les éléments.

Vous enlevez donc le condensateur, qui vous donne beaucoup
trop de lumière et suffit seul pour vous empêcher de voir.

Au-dessous, le *diaphragme* est-il ouvert ?

Enfin le *miroir*. On se rappellera que le miroir plan convient
quand on fait un examen avec l'objectif à immersion, le miroir
concave quand on se sert des objectifs à sec. Vous devrez en
outre, en ayant l'œil sur l'oculaire, faire varier les mouvements
du miroir que vous aurez choisi, et l'arrêter dans la position
qui vous donnera la lumière que vous désirez : c'est-à-dire le
maximum de clarté, quand vous regardez des préparations
colorées et à un fort grossissement ; au contraire une lumière
plus discrète pour les petits grossissements, et surtout pour les
éléments non colorés, ceux pour lesquels vous avez dû déjà
supprimer le condensateur.

La récolte et le transport des produits à examiner. Maniement des produits virulents.

Règles générales. — La technique de récolte d'un produit, les précautions à prendre, pour le transporter au laboratoire et l'examiner, varient avec chacun d'eux, et ces notions trouveront mieux leur place au début des chapitres qui les concernent.

Donnons simplement ici quelques règles générales qui s'appliquent à tous les cas.

Un produit que l'on doit examiner immédiatement n'a nullement besoin d'être recueilli d'une façon aseptique. Il suffit que le récipient (flacon, tube, pipette, etc.) soit rigoureusement propre, et que les poussières de l'air ne puissent le souiller.

Mais si l'on a l'intention de faire un ensemencement, une inoculation à l'animal, ou même si l'examen doit être retardé de plusieurs heures, il faut, en suivant toutes les règles de l'asepsie, éviter que des germes étrangers ne viennent s'y développer. Si, par exemple, vous laissez pendant quelques heures dans un flacon non stérilisé des urines recueillies sans asepsie, il s'y développe un très grand nombre de germes qu'elles ne renferment pas à l'émission, et le diagnostic bactériologique, si l'on ne songe pas à cette cause d'erreur, peut en être totalement faussé.

Danger du maniement de certains produits. — On ne saurait prendre trop de précautions dans le maniement des produits suspects, crachats, pus, fausses membranes, cultures microbiennes, etc.

Les cas d'infection de laboratoire, souvent mortels, ne se comptent plus (fièvre typhoïde, morve, peste, fièvre méditerranéenne, etc.). Nous y insisterons particulièrement dans l'étude du séro-diagnostic.

Moyens d'y remédier. — On aura donc toujours à sa disposition une flamme, pour flamber immédiatement le fil de platine, l'aiguille, la pipette contaminés. Et aussi un liquide fortement antiseptique (sublimé au 1/1000, mélange de 10/100 d'acide chlorhydrique ou azotique avec 90/100 d'eau, etc.), dans lequel on pourra plonger les doigts contaminés, les lames, les flacons souillés, ou par lequel les produits virulents seront rapidement stérilisés.

Les conseils suivants, donnés par Gastou, ne sauraient être trop médités par les débutants.

Toute personne qui fait partie du laboratoire doit s'astreindre à certaines règles d'hygiène et de prophylaxie ; se rappeler qu'elle peut s'inoculer des maladies graves ou mortelles ; se rappeler qu'elle peut les transmettre au dehors.

1° Tout travail de laboratoire doit être précédé de la vérification des mains ; un lavage à l'alcool camphré détermine une brûlure dans tous les points où il y a des érosions ou plaies. Se méfier toujours des érosions péri-unguéales. Dans ces cas, mettre du collodion riciné sur la petite plaie, ou mieux user de gants en caoutchouc souples.

2° Il faut toujours avoir une blouse pour éviter le transport au dehors de germes nocifs.

3° Ne pas fumer vaut mieux.

4° Ne jamais se toucher le visage, le nez, la bouche autrement qu'avec le dos des doigts ou des mains. On a, en effet, souvent des démangeaisons réflexes : instinctivement on se gratte, on se contamine.

5° Le mouchoir ne doit jamais traîner sur les tables.

6° Ne jamais mettre à la bouche une pipette non flambée.

7° Flamber les fils de platine, les aiguilles. Stériliser tout de suite tout instrument qui a servi, pour éviter que soi-même ou un autre travailleur ne se pique et ne s'infecte avec l'instrument malpropre.

8° Mettre de côté toute la verrerie, tous les ustensiles sales ou ayant servi. Détruire par le feu les animaux, les objets infectés ; passer à l'étuve ce qui ne peut être détruit.

9° Les fuites de gaz, les émanations délétères sont dangereuses. Il faut aérer, quand elles se produisent.

10° La moindre plaie doit être immédiatement pressée, doit saigner, doit être touchée à la teinture d'iode, brossée, frottée énergiquement à l'eau et au savon, puis touchée à nouveau à la teinture d'iode, même à l'acide phénique pur ; puis, après avoir été séchée (pour éviter la brûlure produite par l'acide phénique mélangé d'eau) pansée au sublimé au millième.

11° Dès qu'il y a piqûre, il faut bien déterminer les conditions dans lesquelles elle s'est faite, et surveiller les suites afin d'agir au plus vite.

12° Dès le travail fini, il faut quitter sa blouse, changer de local si possible, puis se désinfecter avec soin les mains. Lavages et brossages à l'eau et savon ; au permanganate au millième, puis au bisulfite de soude à 2 p. 100.

L'envoi, par la poste, des produits dangereux. — Une circulaire du Ministre de l'Intérieur, datée du 2 février 1912, précise les conditions auxquelles on doit se soumettre, en France, si l'on veut confier à la poste un produit destiné à un examen bactériologique, et par suite susceptible d'être plus ou moins dangereux.

1° Les matières et liquides prélevés devront être renfermés dans un flacon en verre épais, fortement bouché et cacheté à la cire.

2° Ce flacon sera inséré dans une boîte en métal solide, après avoir été entouré d'une épaisse couche d'ouate.

3° Cette boîte métallique sera elle-même placée dans une seconde boîte en bois, parfaitement close.

4° Chaque envoi devra porter d'une manière apparente, du côté de l'adresse, la mention : *Matières destinées à un examen bactériologique.*

5° Les envois de cette nature ne seront acceptés qu'à destination de laboratoires se chargeant d'examens bactériologiques.

L'examen direct, sans coloration.

Examen macroscopique. — Un examen à l'œil nu soigneux est toujours indispensable. Il permet de noter les caractères physiques, et souvent de découvrir un élément sur lequel se concentrera tout l'intérêt : débris de tumeur, grain jaune d'actinomycose, fragment d'hydatide, etc.

Examen microscopique des éléments vivants. — On devra ensuite faire un examen microscopique, sans coloration, avec divers grossissements. S'il s'agit d'un liquide, on en mettra une goutte entre lame et lamelle. Mais il est mieux d'employer la *cellule à rigole* (fig. 227, p. 450), qui évite le débordement du liquide sur les bords de la lame et sur la platine du microscope.

On peut encore faire l'examen en goutte pendante : il suffit de mettre une goutte sur lamelle, que l'on retourne ensuite brusquement, le liquide étant placé en dessous, sur une *lame à concavité centrale* (p. 67).

Ces examens sont particulièrement utiles pour les microbes, dont ils permettent de voir la vie et les mouvements.

Examen des préparations sèches non colorées. — Il faut jeter aussi un coup d'œil sur les préparations sèches, avant de les avoir fixées et colorées. Nous verrons que certains éléments ne sont visibles qu'ainsi (cristaux, etc.) ; et que, d'autre part, pour le sang en particulier, on peut en tirer immédiatement des renseignements d'un grand intérêt (fig. 15).

Technique générale de ces examens. — Mais il est essentiel de se rappeler que tous ces examens de préparations non colorées, humides ou sèches, doivent se faire avec un *éclairage modéré* (suppression de l'éclairage con-

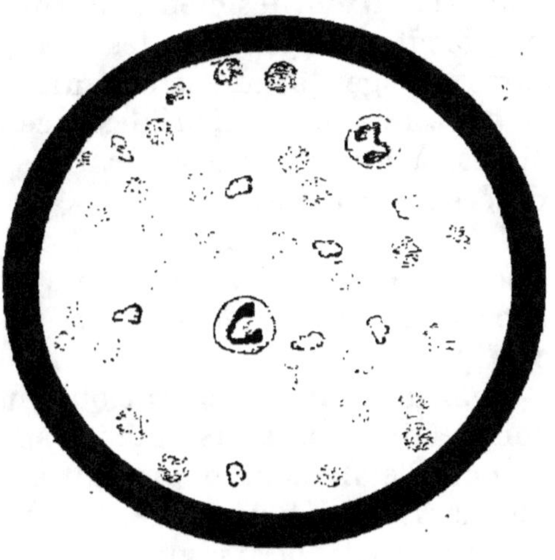

Fig. 15. — *Préparation de sang sec, ni fixé, ni coloré.*

Les éléments y sont parfaitement reconnaissables (globules rouges, globules blancs, hématoblastes).

densateur) : avec une lumière trop intense, il est impossible de rien voir.

Sauf exception, on emploiera les objectifs à sec, et non l'objectif à immersion.

L'examen avec coloration.

Cet examen exige au préalable des manipulations qui se font généralement en 4 temps successifs :

1° L'*étalement* sur lame, destiné à disposer le produit de la façon la plus convenable pour le mieux voir. Aussi comprend-on que, suivant les circonstances, suivant la nature, les dimensions, le nombre des éléments que l'on veut étudier, l'étalement sera fait de façon différente : tantôt en couche mince, tantôt en couche épaisse, tantôt en couche d'inégale épaisseur.

2° La *dessiccation*, qui donne aux éléments une forme immuable.

3° La *fixation* par les moyens *physiques* (chaleur) ou *chimiques*, qui fixent les éléments sur la lame, et empêchent qu'ils ne soient enlevés dans les manipulations ultérieures (colorations, lavages, examens à l'immersion, etc.);

4° Enfin la *coloration*, destinée à rendre les éléments plus visibles, à les différencier les uns des autres, à discerner leurs différentes parties.

La nature de ces manipulations diffère suivant les produits que l'on examine et les éléments que l'on recherche. Nous allons cependant en donner ici les règles générales et une vue d'ensemble.

Avantage des préparations sur lames. — Autrefois l'on conseillait, et certains auteurs adoptent encore cette technique, de faire l'étalement du produit à examiner sur une lamelle, qui est ensuite posée sur lame, après coloration.

Cette technique n'a guère d'avantages. Mais, par contre, elle présente un inconvénient : l'emploi des lamelles demande de grandes précautions, pour éviter de les briser dans les manipulations successives, dessiccation, fixation, coloration, lavage.

Il est donc préférable d'étaler directement sur lame, en une couche aussi uniforme que possible.

Dessiccation. — Pour obtenir la dessiccation complète, qui est en général indispensable avant de fixer, il faut laisser la préparation quelques minutes à l'air libre, à l'abri de la poussière. On peut avoir un résultat plus rapide en agitant la lame, ou en soufflant avec une poire, ou en la mettant à la chaleur douce d'une étuve (30° à 40°). *Mais il ne faudrait pas la porter à une chaleur trop vive :* toute préparation *encore humide*, exposée à une température élevée, est irrémédiablement brûlée et perdue.

Fixation. — Parmi les agents physiques, la chaleur est le seul qui soit couramment employé pour la fixation. Dans quelques cas, pour les éléments qui ne sont pas fragiles (microbes, etc.), on peut fixer à la flamme (voir p. 70). Pour les autres il convient d'employer une température fixe de 110° environ : on l'obtient, soit au moyen d'une étuve, soit sur la platine chauffante.

D'ailleurs, la fixation par les agents chimiques est plus simple et d'un usage plus courant.

On ne doit généralement fixer une préparation que quand elle est déjà complètement sèche, bien que cette règle ne soit pas absolue.

Voici la liste des principaux fixateurs, leur formule et leur mode d'emploi (1) :

Alcool absolu.

L'alcool absolu, très bon fixateur, à l'inconvénient de s'hydrater rapidement. On y remédie par le procédé suivant, indiqué par Bensaude.

On met dans un flacon à large ouverture (fig. 9 p. 9) une couche de sulfate de cuivre anhydre de 2 à 3 centimètres de hauteur, que l'on recouvre d'une feuille d'ouate, puis on remplit d'alcool absolu ; le flacon n'est débouché qu'au moment d'y plonger la préparation. Grâce à ce sel, très avide d'eau, l'alcool reste absolu. On reconnaît que le sulfate de cuivre est saturé d'eau, et doit être changé, lorsque, de blanc, il est devenu *totalement* bleu.

On laisse la préparation à fixer en contact avec l'alcool absolu pendant une durée variable suivant les cas : de 1 à 15 minutes et même plus. Nous préciserons ailleurs, pour chaque genre de préparation, la durée nécessaire.

Puis on la sèche à l'air libre.

---

(1) Un certain nombre de ces liquides, alcool, alcool-éther, éther, sont *très inflammables*. Nous ne saurions donc trop conseiller de leur choisir dans un coin du laboratoire *une place spéciale et immuable*, éloignée de tout contact possible avec une flamme (bec de gaz, lampe, etc.)

D'autre part il est bien préférable de n'en avoir dans le laboratoire que *la quantité strictement nécessaire* pour quelques semaines, et de les renouveler au fur et à mesure de leur emploi.

On se rappellera enfin que ces liquides, quand ils sont enflammés, *ne s'éteignent pas par l'eau ; au contraire une poignée de sable en a facilement raison :* il est donc utile d'en avoir à l'avance une petite provision.

Alcool-éther.

C'est un mélange à parties égales d'alcool absolu et d'éther, que l'on conserve dans un flacon bien bouché pour éviter l'évaporation.

On peut en faire tomber quelques gouttes sur la préparation et attendre l'évaporation complète.

Il est mieux de plonger la préparation dans le mélange : on l'y laisse un temps variable, de quelques secondes à quelques minutes, suivant les éléments à fixer.

Il suffit ensuite de laisser sécher à l'air libre.

Acide chromique au 1/100.

C'est une solution de 1 gramme d'acide chromique dans 100 grammes d'eau distillée.

On plonge la préparation dans le mélange, pour la ressortir *aussitôt*.

On lave *très soigneusement* à l'eau.

On laisse sécher.

Vapeurs de sublimé-iodé (Dominici, Lenoble).

La préparation en est simple. On fait une solution *saturée* de sublimé dans l'alcool absolu. À 20 grammes de cette solution on ajoute 3 grammes de teinture d'iode fraîche.

Le mélange, d'abord coloré, se décolore après quelques jours ; il peut tout de même être utilisé. On le conservera de préférence dans une demi-obscurité.

On en met 4 à 5 gouttes dans un godet ou un verre de montre ; on pose la lame à fixer par-dessus, *sans contact avec le liquide*, pour l'exposer aux vapeurs, qui se dégagent *spontanément* à la température ambiante. La face sur laquelle se trouvent les éléments à fixer doit, bien entendu, être en dessous, tournée vers le liquide.

On laisse ainsi pendant 2 minutes. *On ne lave pas.*

Les manipulations sont terminées. Il suffit d'attendre 8 à 10 minutes pour que la préparation, qui était devenue légèrement humide, soit sèche de nouveau, et puisse être colorée.

Matières colorantes. — La coloration exige des matières colorantes bien préparées, et leur préparation est souvent délicate. Aussi a-t-on avantage, pour certaines tout au moins, à se procurer les solutions prêtes dans le commerce (1).

Voici la liste des matières colorantes les plus couramment employées (nous ne parlons pas de la coloration des coupes his-

---

(1) Les matières colorantes sont vendues le plus souvent en *solutions* immédiatement utilisables. Mais pour un transport ou un envoi plus facile, de même que pour les climats très chauds, sous lesquels les solutions se dessèchent vite, il est préférable d'avoir des *colorants en tablettes, pastilles ou en poudre :* on peut ainsi préparer au moment voulu une très petite quantité de la solution colorante, en la dissolvant dans les conditions indiquées sur l'étui ou le tube qui la contient.

Mais il est à remarquer que lorsque, pour faire ces solutions, l'alcool méthylique doit être employé, il convient d'utiliser de *l'alcool méthylique pur*, et non l'alcool méthylique du commerce non purifié.

tologiques, qui n'entre pas dans le cadre de cet ouvrage), leur formule de préparation et leur mode d'emploi :

Solution d'hématéine.

La formule est la suivante.
Faire dissoudre d'abord l'hématéine dans l'alcool, suivant la proportion :

Hématéine	1 gramme.
Alcool à 90°	100 cc.

Verser cette solution dans la suivante :

Alun de potasse	50 grammes.
Eau distillée bouillante	1.000 —

Ajouter un cristal de thymol. Filtrer après refroidissement. Con-

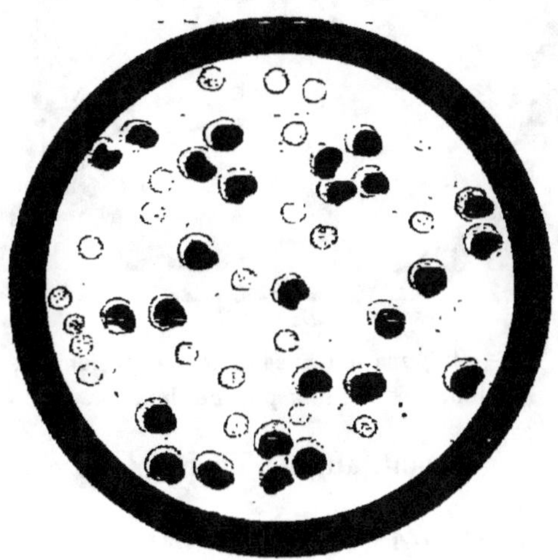

Fig. 16. — *Préparation colorée par l'hématéine-éosine.*
Pleurésie à lymphocytes (tuberculose probable).

server à l'obscurité. Cette solution colorante devient meilleure en vieillissant.
On filtre de nouveau au moment même de l'employer. Elle colore en 3 à 5 minutes. On lave soigneusement à l'eau.
C'est un bon colorant des cellules, et en particulier de leurs noyaux.

Solution d'éosine à l'eau.

Eosine.	1 gramme.
Eau	200 —

Filtrer au moment de s'en servir.
Colorer pendant 1 à 2 minutes. Laver soigneusement à l'eau.

Elle permet de compléter la coloration précédente, en colorant le protoplasma, les globules rouges du sang, certaines granulations, etc.

Solution de thionine phéniquée.

La formule est la suivante :

    Thionine. . . . .   0 gr. 50
    Alcool absolu . . . .   10 —

Ajouter, peu à peu, après dissolution :

    Eau phéniquée à 1 p. 100 . . . .   100 gr.

Filtrer au moment de s'en servir. Colorer pendant 2 à 5 minutes.
Laver soigneusement à l'eau.

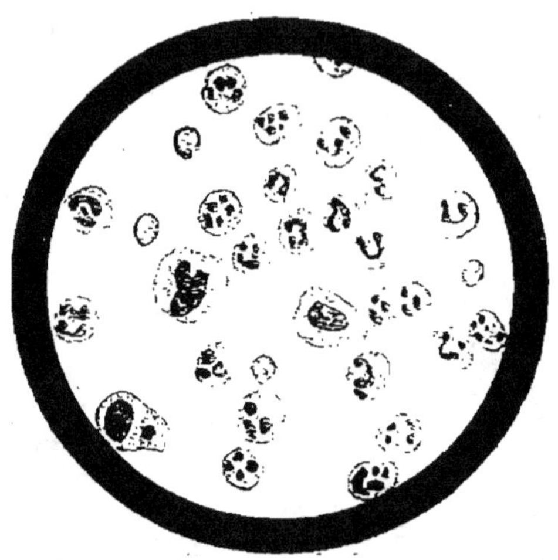

Fig. 17. — *Préparation fixée et colorée (thionine).*
Pleurésie aiguë à polynucléaires.

C'est un excellent colorant, aussi bien pour les cellules que pour
les microbes.

Solution de violet de méthyle.

Sa formule est :

    Solution saturée de violet de méthyle dans
        l'alcool . . . .   5 cc.
    Eau distillée . . . .   100 cc.

On fixe par la chaleur ou l'alcool absolu. La solution filtrée colore
en quelques secondes. On lave abondamment à l'eau.
Ce colorant est employé surtout en bactériologie.

Solution de violet de gentiane phéniqué.

Voir méthode de Gram-Nicolle en bactériologie (p. 72).

Solution de bleu de méthylène.

La formule et le mode de préparation sont les mêmes que pour la
thionine.

Bi-éosinate de Tribondeau.

Ce colorant, proposé par Tribondeau, Fichet et Dubreuil en 1916,
est très précieux, car il est d'un emploi facile et d'applications fré-

quentes, en bactériologie, parasitologie, hématologie et cytologie, pour la recherche et le diagnostic de nombreux éléments. Citons, en particulier, la coloration du tréponème de la syphilis, des parasites du sang, des granulations des globules blancs.

Il remplace avec avantage le *colorant* et la *méthode de Romanowsky-Leishman :* le mode d'emploi de ce colorant est d'ailleurs semblable à

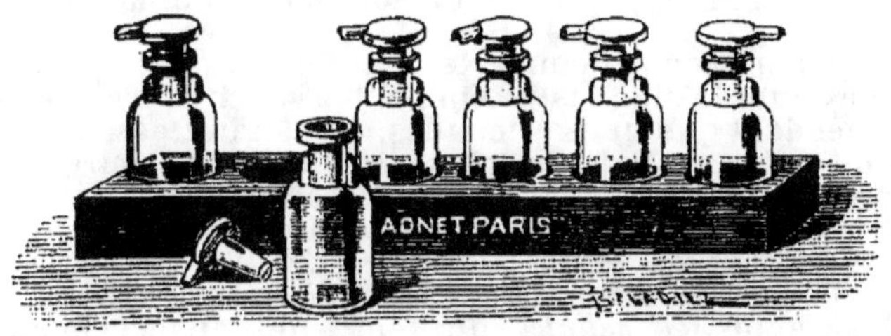

FIG. 18. — *Flacons compte-gouttes.*
Pour les matières colorantes ou les liquides qui ne doivent pas être filtrés.

celui du Tribondeau ; il est donc inutile que nous le décrivions aussi.

Sa formule. — Le bi-éosinate est un mélange d'éosinate de bleu Borrel (bleu de méthylène à l'argent) et d'éosinate de bleu ordinaire, en solution dans l'alcool éthylique absolu glycériné. Sa préparation est délicate. On le trouve tout préparé dans le commerce.

Son mode d'emploi. — Le bi-éosinate de Tribondeau *fixe et colore en même temps*. Par conséquent, la préparation à colorer doit être simplement séchée à l'air libre : elle ne doit être ni chauffée, ni fixée d'aucune façon.

La coloration se fait en deux temps :

1° Poser la lame à plat, et mettre à sa surface, au moyen d'une pipette ou d'un compte-gouttes, quelques gouttes du colorant. La pipette doit être très propre et surtout très sèche.

On laisse ainsi deux minutes, en abritant la lame sous un couvercle de verre, pour éviter une trop grande évaporation de l'alcool.

2° On ajoute alors de l'eau *distillée, pure* et *neutre :* ces propriétés de l'eau sont essentielles pour obtenir un résultat convenable (1). On met 2 fois moins de gouttes d'eau que l'on avait mis de gouttes du colorant. Rapidement, en inclinant légèrement la lame, alternativement de gauche à droite, et réciproquement, on assure le mélange du colorant et de l'eau, et la répartition sur toute la surface à colorer.

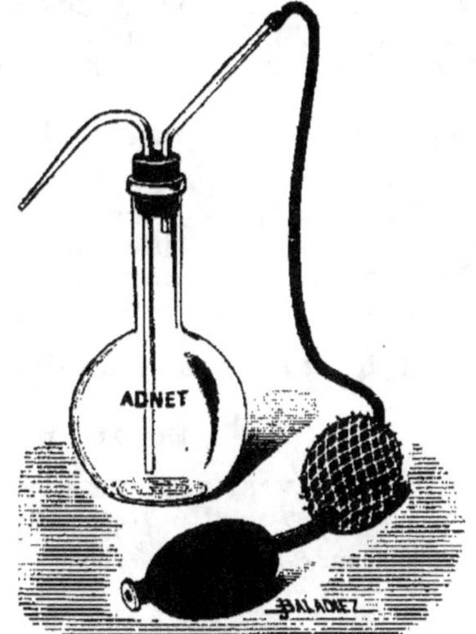

FIG. 19. — *Pissette à eau.*
Pour lavage des préparations.

(1) Tribondeau insiste avec raison sur la nécessité d'avoir, pour obtenir de bonnes préparations, une eau distillée réunissant toutes ces qualités : or les eaux distillées commerciales sont souvent défectueuses. (Pour la vérification et la purification, en cas de doute, voir : Soc. de Biologie, 21 avril 1917.)

On doit laisser alors la lame à plat, sans y toucher, pour éviter que le précipité qui se forme ne soit trop rapide.

On laisse agir le colorant 10 minutes pour les éléments qui se colorent aisément. Pour les autres, et en particulier si l'on recherche le tréponème de la syphilis, 20 minutes sont nécessaires.

Après ce temps on lave à l'eau distillée, on essuie les bords de la lame, puis on la sèche par agitation ou par insufflation avec une poire.

Parfois la préparation est couverte d'un fin précipité, qui la dépare, et peut même gêner le diagnostic. On peut essayer de s'en débarrasser en mettant, pendant quelques secondes, 4 à 5 gouttes d'alcool à 70°, puis en lavant à l'eau. Mais le plus simple est de faire, avec une technique plus rigoureuse, d'autres préparations.

Résultats. — Par cette coloration on peut déceler les *microbes*, qui sont colorés en bleu. ou violet.; les *parasites* (filaires, etc.), dont on distingue les détails de structure ; les *spirilles* et *spirochètes*, qui sont roses ou lilas ; enfin les *cellules* du sang, des épanchements et du pus, avec leurs différentes *granulations* ou *inclusions*.

Solution de triacide.

C'est un mélange d'orange, de fuchsine acide et de vert de méthyle. Il est d'une fabrication compliquée et difficile. On achètera ce colorant tout préparé, par petite quantité à la fois, car il s'altère au bout de quelques mois.

On l'emploie sans filtration.

Nous donnons, dans l'étude du sang, auquel il est particulièrement destiné (p. 266), la technique assez délicate de son emploi.

Il est désigné aussi sous le nom de *triacide d'Ehrlich.*

Solution de bleu polychrome.

C'est une spécialité que l'on trouve dans le commerce.

Au moment de s'en servir, diluer dans l'eau : mettre environ un quart de la solution de bleu dans trois quarts d'eau. Ne pas filtrer.

Colorer en 1 à 2 minutes.

C'est un colorant utile pour les éléments cellulaires et les microbes.

Il est désigné aussi sous le nom de *bleu de Unna.*

Solution d'azur 2-éosine.

Elle est souvent appelée *liquide de Giemsa.*

La formule de cette solution colorante est :

Azur 2-éosine	3 gr. »
Azur 2.	0 gr. 80
Glycérine.	250 gr »
Alcool méthylique	250 gr. »

Elle est employée surtout pour la recherche du tréponème de la syphilis et des différents parasites.

Elle est utile aussi en hématologie.

Elle a le grand avantage (c'est une supériorité sur d'autres colorants du même genre, mais plus fragiles), de pouvoir être conservée longtemps sans s'altérer.

Solution de Gram-Nicolle.

(Voir : bactériologie, p. 72).

Solution de fuchsine phéniquée.

C'est la solution également dénommée *liquide de Ziehl*
(Voir : bactériologie, p. 70).

L'examen à l'encre de Chine.

Signalons enfin une méthode d'examen commode, et dont l'emploi
tend à se généraliser : l'examen à l'encre de Chine. Elle diffère du
tout au tout des précédentes, puisqu'elle est destinée à donner une
image négative des éléments que l'on examine : ils se montrent, en
effet, incolores sur un fond coloré, comme dans les recherches à
l'ultramicroscope (voir p. 41). Lagriffoul préconise les techniques suivantes :

1° **Examen à l'état frais.** — On dépose sur une lame une goutte
d'encre de Chine, et on met dans cette goutte une goutte du liquide
contenant les éléments à étudier. On recouvre d'une lamelle, et on
examine en diaphragmant de façon appropriée.

2° **Examen après dessiccation.** — A l'une des extrémités d'une lame,
on dépose une petite goutte d'encre de Chine, et dans cette goutte on
met une petite goutte du liquide à examiner. Quand il s'agit d'une
culture en milieu solide, on fait au préalable une émulsion de cette
culture dans l'eau distillée. On étale le mélange sur la lame comme
une goutte de sang, soit avec une lame rodée, soit avec une lamelle
(voir p. 260). On étale la goutte en couche mince et uniforme; il faut
le faire *d'un seul coup*, sans s'arrêter ni se reprendre. Puis on dessèche rapidement le frottis, en agitant la lame, *sans chauffer*. Cette
dessiccation rapide est indispensable pour la bonne conservation de
la forme des éléments cellulaires et des parasites.

Une fois la dessiccation obtenue, on peut examiner immédiatement la préparation, en
déposant une goutte d'huile
de cèdre sur la lame.

La méthode est applicable
à la recherche des spirochètes
et spirilles, à l'examen des
bactéries, à la mise en évidence des cils et des capsules
des bactéries.

**Règles générales de co-
loration.** — Les matières
colorantes doivent être soigneusement tenues à l'abri
de la poussière. Nous avons
vu que la plupart seront
filtrées au moment de les
mettre sur la lame. La durée d'application varie, mais

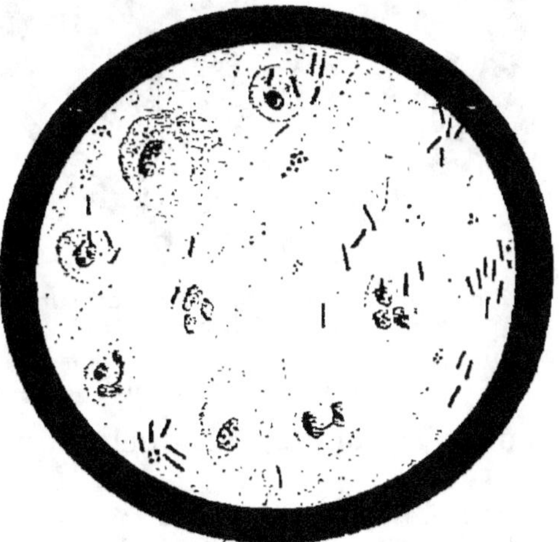

Fig. 20. — *Coloration par la fuchsine
phéniquée et la thionine*
(bacilles de la lèpre et microbes divers).

pour chacune on peut donner une moyenne, qui s'applique à la
majorité des cas. Il ne faudrait pas cependant considérer ces
renseignements comme rigoureux : de nombreux facteurs in-

terviennent (mode de préparation de la matière colorante, son ancienneté et sa concentration possible par évaporation, mode

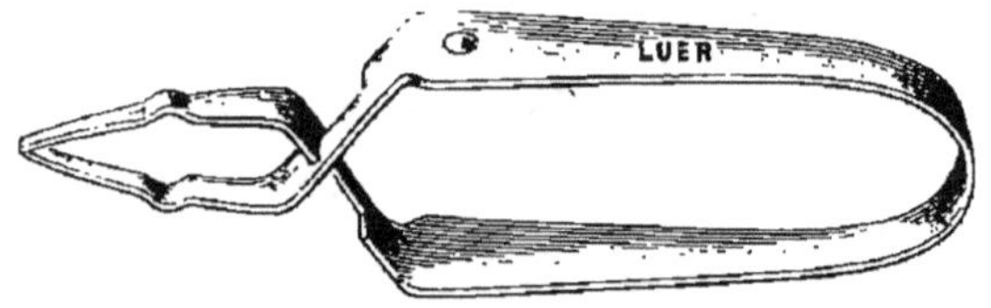

Fig. 21. — *Pince porte-lames.*

Elle permet de maintenir les lames et lamelles immobiles, pendant la coloration. Elle est utile en particulier pour la coloration à chaud, sur une flamme.

de fixation employé, etc.), qui forceront d'en allonger ou d'en abréger la durée (1).

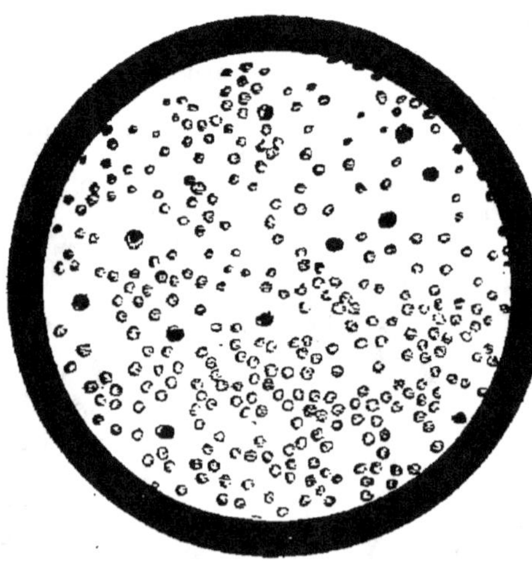

Fig. 22. — *Préparation colorée examinée à un faible grossissement* (250).

Cette vue d'ensemble permet de juger que la préparation est bonne.

D'ailleurs, plusieurs procédés permettent d'arriver aisément au degré de coloration désirable.

L'aspect macroscopique de la préparation colorée, par comparaison avec d'anciennes préparations, que l'on sait avoir l'intensité de coloration voulue, commence à vous renseigner.

Vous pouvez, en outre, une fois que la préparation est lavée, la porter sous le microscope, l'examiner avant qu'elle soit sèche, et voir si les éléments sont suffisamment teintés (on emploiera un objectif quelconque, sauf bien entendu l'objectif

(1) Il n'est pas rare que des solutions colorantes, que l'on prépare soi-même, ou *même que l'on achète toute préparées,* soient mauvaises : elles colorent soit trop lentement, soit d'une façon inégale ou insuffisante. Quelques essais permettent de juger rapidement qu'elles sont défectueuses. Vouloir s'obstiner à les employer, c'est perdre inutilement un temps précieux, et surtout courir le risque d'enregistrer des renseignements inexacts. Le plus simple est donc de s'en débarrasser immédiatement, comme d'instruments inutilisables et sans valeur.

D'autre part les matières colorantes peuvent s'altérer à la longue. Autant que possible on évitera de les laisser exposées à la *lumière* et surtout au *soleil.*

Il semble en outre que le voisinage de certains liquides dégageant des vapeurs, acide azotique, chlorhydrique, etc., peut avoir le même résultat. Il convient donc de les en séparer.

à immersion) : si la coloration est insuffisante, on colore de nouveau.

Enfin, une fois la préparation lavée et séchée, si la teinte est trop intense, on peut facilement la décolorer avec quelques gouttes d'alcool à 90° : on lave ensuite à l'eau courante, et l'on sèche de nouveau.

Les préparations colorées sont examinées d'abord directement, sans être montées et sans interposition d'une lamelle. On fera l'examen soit à sec, soit à l'immersion, soit successivement l'un et l'autre. C'est après ce premier examen, si la préparation est jugée bonne, qu'il convient de la monter au baume de Canada (voir page suivante).

Conservation des préparations.

Préparations humides. — Les préparations humides n'ont, bien entendu, qu'une durée éphémère. On peut cependant les conserver plus ou moins longtemps, en lutant les bords de la lamelle avec de la vaseline ou de la paraffine.

Préparations sèches non colorées. — *Les préparations sèches, ni fixées, ni colorées, peuvent être gardées ainsi, sans aucune précaution, pendant des mois et des années.* Il suffira, lorsque plus tard on voudra les colorer, de leur faire subir les manipulations nécessaires. En vieillissant, non seulement elles ne s'altèrent pas, mais elles se fixent spontanément, de telle sorte qu'elles peuvent être immédiatement colorées.

Préparations sèches et colorées. Montage. — Quant aux préparations colorées, il n'est pas nécessaire non plus de leur faire subir d'autres manipulations. Les examine-t-on simplement avec les objectifs à sec, elles peuvent être utilisées pendant des années : tout au plus verra-t-on leur teinte pâlir légèrement.

Les préparations pour lesquelles on a dû employer l'objectif à immersion doivent, bien entendu, après chaque examen, être débarrassées de l'huile de cèdre qui les salit. Faites tomber sur l'huile quelques gouttes de xylol ; avec le doigt, légèrement, *sans craindre d'abîmer la préparation*, assurez le mélange, puis essuyez doucement avec un linge fin : le xylol dissout et entraîne l'huile ; la préparation, aussi belle qu'avant ces manipulations, peut être conservée ainsi et traitée de la même façon aussi souvent que vous voudrez.

Cependant, pour des préparations particulièrement délicates ou précieuses, on assurera mieux leur conservation en les mettant définitivement à l'abri par le montage dans le baume de Canada. Il suffit de mettre sur la lame une goutte de baume de Canada, dissous dans le xylol, et de recouvrir d'une lamelle. Il sera bon, avant de l'examiner à l'immersion, d'attendre quelques jours, afin que le baume soit desséché. Après chaque examen à l'immersion, on devra enlever l'huile qui salit la lamelle, par le procédé que nous venons d'indiquer. On aura soin cependant de ne mettre qu'une petite quantité de xylol et d'éviter qu'il diffuse entre la lame et la lamelle, car il irait dissoudre le baume de Canada, et la préparation devrait être montée de nouveau.

Il convient d'ailleurs de remarquer que certaines préparations colorées, montées dans le baume, perdent peu à peu leur coloration, par exemple celles qui sont teintées par les bleus basiques, par le bi-éosinate de Tribondeau, par le colorant de Romanowsky-Leishman, etc. Par conséquent, pour celles-là, le montage au baume n'est pas indiqué, si l'on veut les conserver longtemps, à moins cependant d'employer un *baume rigoureusement neutre*, spécialement préparé pour cet usage.

Classement. — Nous avons déjà parlé des boîtes spéciales

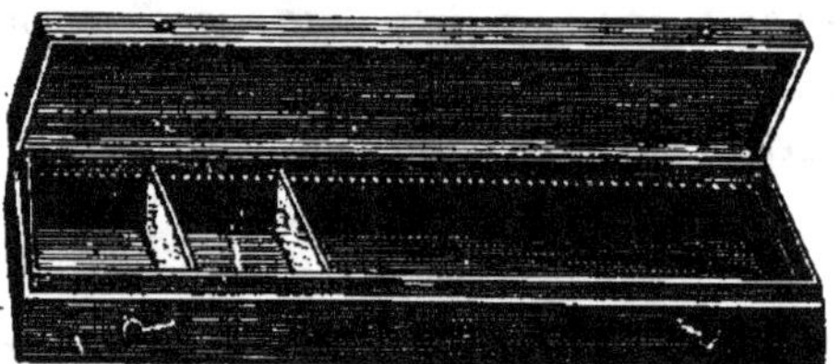

FIG. 23. — *Boîte à préparations.*

(fig. 23) dans lesquelles les bonnes préparations, étiquetées, peuvent être conservées et classées (voir p. 9).

Études spéciales (Bactériologie, Parasitologie, Hématologie, Cytologie, Urologie, Coprologie).

Nous n'avons pas à donner ici d'autres notions générales sur ces recherches.

Les principes sont ceux que nous venons d'indiquer.

Quant au maniement des instruments et aux techniques particulières, les notions qui les concernent seront mieux placées au début des différents chapitres qui traitent de ces sujets.

CHAPITRE III

LA DIMENSION DES ÉLÉMENTS MICROSCOPIQUES

(Importance pour le diagnostic. Manière de l'apprécier.)

Nécessité de connaître ce caractère pour faire un diagnostic microscopique. — Le diagnostic des éléments vus au microscope est basé sur la constatation de différents caractères : forme, structure, affinité pour les matières colorantes, etc. Or, parmi ces caractères, l'un des plus importants est constitué par les dimensions de l'élément que l'on veut reconnaître. Ces éléments étant souvent de structure et de forme très simples, il est fréquent que leur dimension soit le principal, ou même le seul caractère par lequel on puisse affirmer le diagnostic.

Par exemple tel élément, arrondi ou ovale, sera diagnostiqué ou microbe, ou levure, ou globule du sang, ou œuf de parasite d'après les dimensions qu'on lui reconnaîtra.

Or il est bien évident que, dans les examens microscopiques, les dimensions que présentent les éléments n'ont rien d'absolu : elles varient du tout au tout suivant le grossissement que l'on emploie. Tout microscope en effet présente un jeu d'objectifs et d'oculaires qui permettent d'obtenir des grossissements très différents : le même élément sera vu par exemple 2, 10 et 20 fois plus gros avec les uns qu'avec les autres.

Il en résulte que les figures données dans ce Traité, et dans tout ouvrage parlant de recherches microscopiques, ne représentent qu'une dimension, et par suite un seul des nombreux aspects qu'un élément microscopique peut présenter.

Il faut donc, pour tirer parti de la connaissance de ce caractère, c'est-à-dire de la dimension de l'élément que l'on veut diagnostiquer, d'une part connaître la dimension réelle des éléments microscopiques, qui a été établie par des recherches antérieures, et d'autre part savoir apprécier la dimension réelle de l'élément que l'on a sous les yeux.

Quelques dimensions d'éléments microscopiques. — Ces dimensions sont appréciées en *millièmes* de millimètre, que l'on désigne par la lettre μ. Dire par conséquent qu'une cellule a 10 μ, c'est dire qu'elle a 10 millièmes de millimètre comme diamètre : par suite, pour faire un millimètre il faudrait mettre bout à bout 100 de ces cellules.

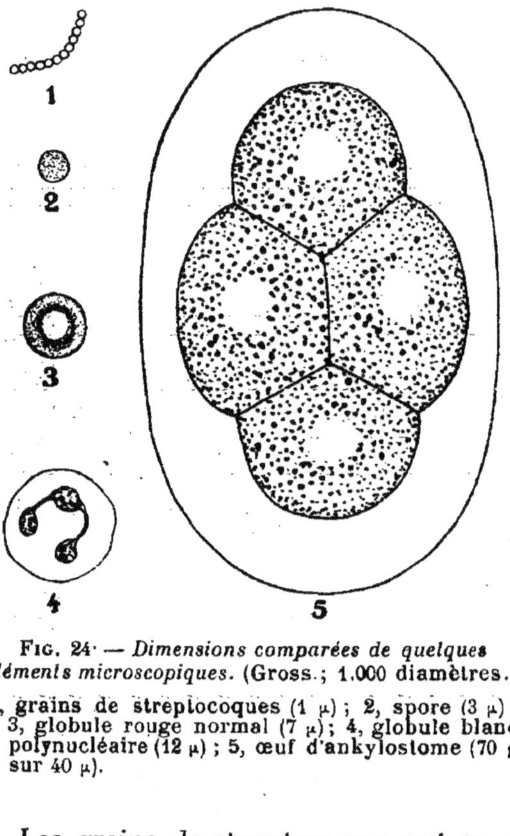

Chaque élément microscopique a des dimensions qui généralement varient peu. Nous les indiquerons dans la description de chacun d'eux, quand il sera intéressant de les connaître.

Ici nous allons simplement prendre quelques exemples pour mieux faire comprendre l'intérêt de ces notions.

Fig. 24 — *Dimensions comparées de quelques éléments microscopiques.* (Gross.; 1.000 diamètres.)

1, grains de streptocoques (1 μ) ; 2, spore (3 μ) ; 3, globule rouge normal (7 μ) ; 4, globule blanc polynucléaire (12 μ) ; 5, œuf d'ankylostome (70 μ sur 40 μ).

Les grains de streptocoque ont en moyenne chacun 1 μ de diamètre, les spores de la sporotrichose 3 à 5 μ de long, un globule rouge normal a 7 μ, un globule blanc polynucléaire 10 à 15 μ, un œuf d'ankylostome 70 μ.

Si nous supposons par conséquent ces éléments vus au même grossissement, par exemple un grossissement de 1.000 diamètres, leur volume comparé répondra au tableau ci-joint (fig. 24).

Mensuration approximative des éléments microscopiques.
— Quand on n'a besoin que de renseignements approximatifs
(et ils suffisent généralement), il n'est pas nécessaire d'employer
des instruments spéciaux. Il suffit de procéder de la façon suivante. On met l'élément à mesurer sous le microscope en employant un grossissement quelconque, bien entendu autant que
possible le grossissement qui permet de le mieux voir.

Cela fait, on tâche d'apprécier en millimètres les dimensions
que l'objet ainsi vu paraît réellement avoir. Est-ce 1, 3, 10 millimètres, etc. ? Il est très
facile de se faire une idée
sensiblement juste. On y
arrive plus facilement encore en mettant près de soi
une règle divisée en millimètres et en regardant alternativement la règle et la
préparation même.

Supposons donc que les
éléments que nous voyons
paraissent avoir 5 à 7 millimètres de diamètre, c'est-
à-dire 5.000 à 7.000 μ. Pour
connaître leur dimension
réelle, il suffit de connaître
le grossissement employé.
Or tout microscope est accompagné d'un tableau, qui
indique le grossissement

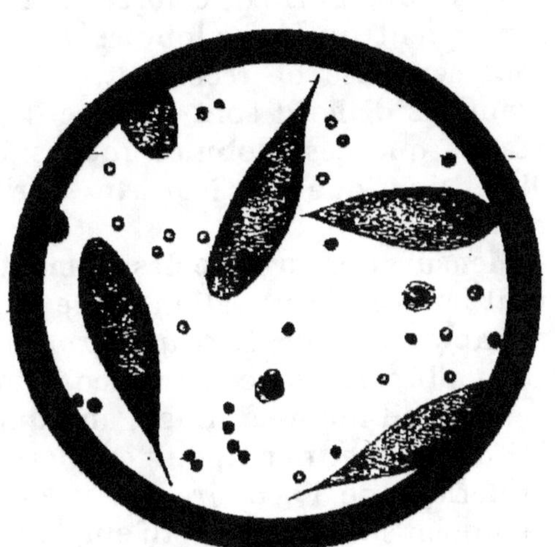

FIG. 25. — *Œufs de Bilharzie dans l'urine.*
Grossiss. : 150 diamètres.

On voit la différence de dimensions, au
même grossissement, de globules rouges,
de globules blancs et d'œufs de ce parasite

donné par la combinaison de tel oculaire et de tel objectif.
Reportons-nous à ce tableau et supposons qu'il nous indique
que, dans le cas particulier, le grossissement est de 500 diamètres. Nous dirons donc que la dimension réelle des éléments
que nous examinons est de 5.000 μ à 7.000 μ divisés par 500,
soit de 10 μ à 14 μ de diamètre.

Et si nous consultons les exemples et la figure que nous
avons donnés plus haut, on voit que ce seul renseignement
nous permet d'affirmer qu'il ne s'agit ni de microbes, ni de
spores, ni de globules rouges (qui seraient plus petits), ni d'œufs
de parasites et en particulier d'œufs d'ankylostome (qui seraient
beaucoup plus gros). Nos éléments ont la dimension, et par

conséquent un des caractères importants des globules blancs polynucléaires.

Ajoutons ce détail : dans les premiers essais, et si l'on doute de l'exactitude des appréciations que l'on porte, il est bien simple de les vérifier. Après avoir examiné des éléments dont vous ignorez les dimensions, et en avoir fait l'approximation, mettez immédiatement sous le microscope, avec le même grossissement, une préparation d'éléments dont les dimensions vous sont connues : le plus simple est de prendre une préparation de sang normal, colorée ou non, dans laquelle on sait par conséquent que les globules rouges ont sensiblement 7 μ. Il vous sera aisé de reconnaître si les éléments que vous avez examinés d'abord sont plus petits, d'un volume égal, ou plus grands que ces globules rouges, et par suite de juger si les dimensions que vous leur avez attribuées répondent ou non à la réalité.

Mensuration précise des éléments microscopiques. — Si l'on veut faire la mensuration d'une façon plus précise, il convient d'employer un *oculaire à micromètre*.

La plupart des constructeurs munissent cet oculaire d'un verre d'œil monté à tirage, afin que chaque observateur puisse lui-même mettre au point exactement les divisions placées dans l'intérieur de l'oculaire. La valeur de ces divisions varie évidemment suivant l'objectif employé pour l'examen : aussi chaque constructeur donne-t-il, en même temps que cet oculaire, un tableau des valeurs respectives des divisions, par rapport aux différents objectifs et aux différentes longueurs du tube (voir p. 16). On peut encore procéder de la façon suivante : sans s'inquiéter ni de l'objectif, ni de la longueur du tube, on substitue à l'objet examiné un micromètre-étalon, un micromètre-objectif par exemple, et l'on note combien le nombre de divisions trouvées représente de μ.

Il existe aussi des oculaires à vis micrométrique qui permettent une sensibilité plus grande encore : la mesure de l'objet est faite au moyen du déplacement d'une vis, déplacement qui est mesuré sur la division d'un tambour placé sur le côté de l'oculaire.

CHAPITRE IV

L'ULTRAMICROSCOPE

Définition. — L'ultramicroscope permet de voir dans leur état, naturel, c'est-à-dire sans manipulations préalables, avec leur forme et leurs mouvements, et à un très fort grossisse-

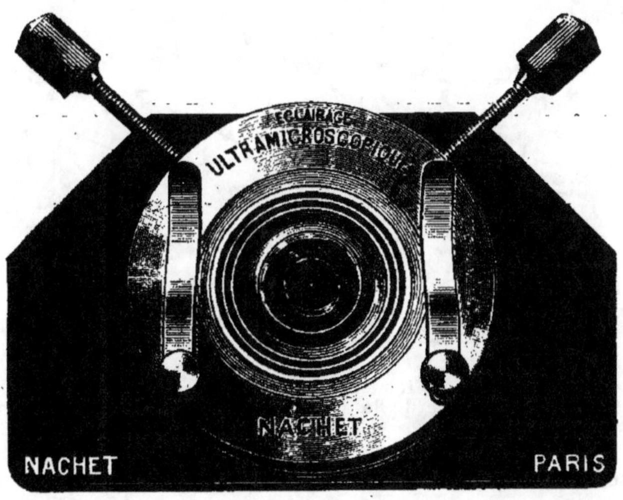

Fig. 26. — Appareil ultramicroscopique, muni d'une petite platine mobile au moyen de deux vis, ce qui permet de déplacer la préparation sans décentrer l'appareil.

ment, les éléments microscopiques, cellules, microbes, parasites. Mais il permet en outre, et c'est l'origine de son nom, d'apercevoir des éléments infiniment plus petits, que l'on n'arrive pas à distinguer, même avec les microscopes les plus puissants.

Les recherches de Gastou ont puissamment contribué à vulgariser son emploi en clinique (1).

Principe. — Le principe de l'ultramicroscope est le suivant : éclairer avec une lumière intense et fixe, par réfraction, les éléments que l'on veut voir, et sous une incidence telle qu'aucun des rayons lumineux ne puisse pénétrer dans l'objectif : ces éléments émettent alors par eux-mêmes des rayons lumineux, qui les rendent visibles, sur un fond noir, dans leur forme et leurs mouvements.

Instrumentation. — Pour réaliser ces conditions, plusieurs types d'appareils ont été imaginés.

Tous comprennent les éléments suivants (fig. 27) :

1° Une *source de lumière* intense, blanche et fixe, et d'aussi petite étendue que possible.

On peut employer à cet effet une lampe à incandescence au gaz ou à l'essence, l'arc électrique, une lampe électrique à filament ramassé, la lumière solaire, etc.

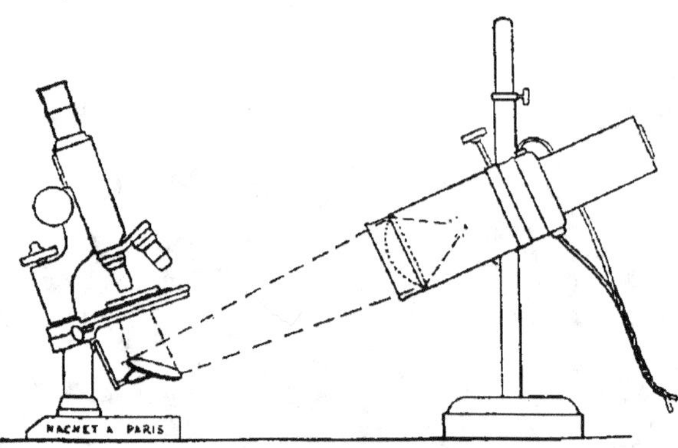

Fig. 27. — Installation pour les examens ultramicroscopiques, telle qu'elle peut être faite quand on dispose de la lumière électrique (lampe d'éclairage avec condensateur).

2° Une *lentille condensatrice* ou une *boule de verre*, interposée entre la lampe et le miroir du microscope, afin que celui-ci reçoive un faisceau de lumière légèrement convergent.

La lentille condense les rayons de la lampe sur le miroir.

La boule de verre, qui est remplie d'eau, a l'avantage, en outre, de préserver la préparation contre l'action de la chaleur.

Il existe des lampes d'éclairage électrique à condensateur

(1) *L'Ultramicroscope dans le diagnostic clinique et les recherches de laboratoire*, par P. GASTOU.

(fig. 27), qui permettent de réaliser, sans tâtonnements, le réglage et l'orientation du faisceau lumineux.

3° Un *microscope*.

4° L'*appareil à fond noir*, qui, par son dispositif optique, donne aux rayons lumineux l'incidence convenable pour l'éclairage de la préparation.

5° Un *banc optique* n'est pas indispensable, mais utile. Il est destiné à permettre de repérer, une fois pour toutes, la situation exacte que doivent occuper, par rapport les uns aux autres, le microscope, la lentille ou la boule, et la source éclairante ; on évite ainsi, dans les recherches ultérieures, les tâtonnements et les pertes de temps. Son emploi est inutile quand on utilise une lampe électrique à condensateur.

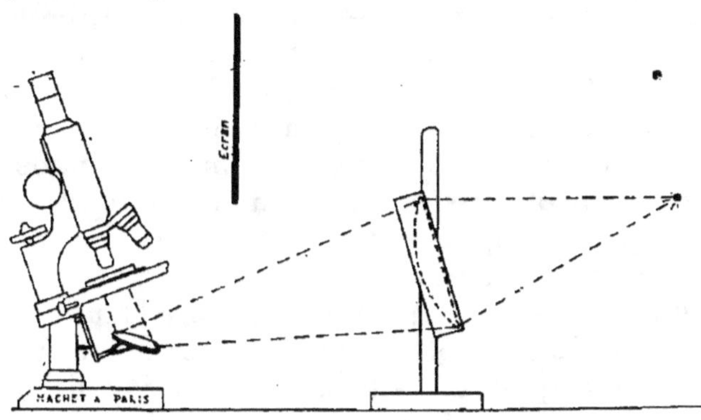

Fig. 28. — Installation pour examens ultramicroscopiques, lorsque l'on ne dispose que du gaz d'éclairage : grande lentille collectrice, interposée entre la source lumineuse et le microscope.

Les accessoires suivants sont indispensables pour un bon fonctionnement :

Des *lames* et des *lamelles*, d'épaisseur invariable pour chaque appareil. Elles doivent être parfaitement planes, exemptes de défauts, et d'une propreté absolue. On aura donc soin de les laver dans un liquide acide, et de les conserver dans l'alcool.

Quand on emploie l'objectif à immersion, l'*huile à immersion* doit être très fluide, très homogène et sans bulles d'air.

Technique de son emploi. — *Centrage de l'appareil.* — Dans les débuts, et si l'on n'a pas à sa disposition une lampe électrique à condensateur, on éprouve une certaine difficulté à régler l'appareil d'une façon convenable. Il faut en effet que les trois parties, source lumineuse, lentille ou boule et microscope, soient placées à la distance convenable, et en particulier que le miroir du microscope soit parfaitement éclairé. On y arrive aisément en employant le moyen suivant : avec une feuille de papier blanc on détermine le foyer optique de la lentille, c'est-à-dire le point où se forme l'image de la lampe, et l'on place le miroir du microscope à dix centimètres environ en avant de ce point, et sur l'axe du faisceau lumineux. Par contre, en employant la lampe électrique à condensateur, il suffit de diriger le faisceau lumineux sur le miroir plan du microscope.

D'autre part, l'appareil à fond noir étant placé sur la platine du microscope, on le déplace par de petits mouvements antéro-postérieurs ou latéraux, jusqu'à ce que son centre soit parfaitement éclairé, sans ombres ni halos.

La préparation à examiner. — Suivant les cas, les éléments, que l'on veut voir à l'ultramicroscope, sont examinés directement à sec, entre lame et lamelle ; ou bien, et c'est le cas le plus habituel, dans un liquide. On emploie l'eau distillée, le sérum artificiel, le sérum sanguin, l'huile à immersion, le xylol, etc. On peut aussi se servir d'un liquide coloré, pour étudier le mode d'imprégnation, par les matières colorantes, des tissus ou des parasites.

Mise au point. — La préparation est portée sur l'appareil à fond noir : elle doit lui être réunie par une goutte d'huile à immersion, afin qu'il n'y ait aucune solution de continuité entre la lentille de l'éclairage et la préparation.

On abaisse alors l'objectif, et l'on voit d'abord un éclairage diffus. En l'abaissant davantage, le fond devient complètement noir. Puis, si l'on continue lentement ce mouvement de descente, on voit, sur le fond obscur, des points lumineux immobiles ou mobiles : la mise au point est obtenue.

Il est essentiel que l'objectif d'observation soit muni d'un diaphragme spécial, dont le rôle est d'empêcher l'introduction dans l'objectif de rayons lumineux directs, qui empêcheraient la vision sur le fond noir.

Il peut, d'autre part, arriver que l'observation soit gênée par la présence de cellules, globules graisseux ou corps étrangers, qui forment des taches lumineuses trop brillantes : il convient alors de les éliminer en déplaçant la préparation.

Aspect normal du champ ultramicroscopique. — Il est bon, dans un premier essai, pour éviter de grossières causes d'erreur, d'examiner à l'ultramicroscope une préparation comprenant simplement une lame et une lamelle entre lesquelles on interpose, *sans éléments figurés*, une goutte d'huile à immersion. On voit alors des taches immobiles, ovalaires ou en rosace, segmentées ou non, qui sont dues aux défauts du verre.

L'ultramicroscope en clinique. — Grâce à son double avantage, de déceler des éléments invisibles par les autres moyens d'investigation, et de montrer des éléments vivants, l'ultramicroscope a ouvert la voie à d'importantes recherches de laboratoire.

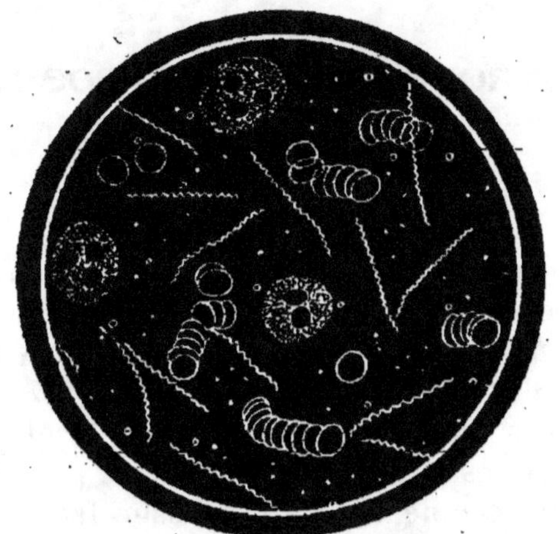

Fig 29 — *Examen à l'ultramicroscope* (d'après Gaslou).

Sérosité de chancre induré. On voit des spirochètes, des globules rouges, des globules blancs, des grains colloïdaux.

Au point de vue purement clinique, c'est surtout au diagnostic des infections microbiennes et parasitaires, particulièrement de la syphilis, que l'ultramicroscope est actuellement employé (voir p. 239). Mais il peut en outre, entre des mains expérimentées, permettre d'étudier les différents liquides organiques, sang, pus, sérosités, etc.

CHAPITRE V

SPECTROSCOPES. SPECTROSCOPIE

L'emploi de la spectroscopie est un moyen utile, sinon indispensable, pour reconnaître certaines substances, telles que *l'urobiline, les pigments biliaires, l'hémoglobine, l'oxyhémoglobine*, etc.

Sans doute ces éléments peuvent être décelés par d'autres procédés, chimiques ou microscopiques.

Mais la spectroscopie étant d'un usage facile, et le spectroscope à vision directe un instrument suffisant quoique fort simple, il est utile que nous en disions ici quelques mots.

Le principal inconvénient est que cette recherche exige que la substance soit dans un état de dilution suffisante : sa concentration trop grande peut induire en erreur, en modifiant du tout au tout les résultats.

Principe. — La lumière blanche est formée d'un certain nombre de rayons colorés, qu'il est possible de dissocier avec un prisme de verre. On obtient alors un *spectre* formé de teintes fondues les unes dans les autres (voir Pl. I, p. 51).

Si l'on interpose, entre la lumière et le prisme, certaines substances, sous forme liquide ou gazeuse, le spectre se trouve modifié par l'existence de bandes noires, qui le voilent en partie, et que l'on désigne sous le nom de *bandes* ou *raies d'absorption*.

La largeur, la situation et le nombre de ces bandes étant différents suivant les substances, on peut, par les constatations variables que l'on fait, affirmer l'existence de telle ou telle substance dans le liquide interposé.

L'instrument, son réglage. — *Le spectroscope à vision directe* est composé de 2 tubes qui s'emboîtent l'un dans l'autre.

L'un renferme un système de prismes et de lentilles, pour la production et la vision du spectre lumineux.

L'autre tube est destiné à recevoir le premier, et porte à son extrémité une fente, dont l'ouverture variable peut être agrandie ou rétrécie par le mouvement de la vis.

On peut employer :

Soit le *spectroscope de poche* ou *spectroscope à main*, qui est l'instrument le plus simple (fig. 30) ;

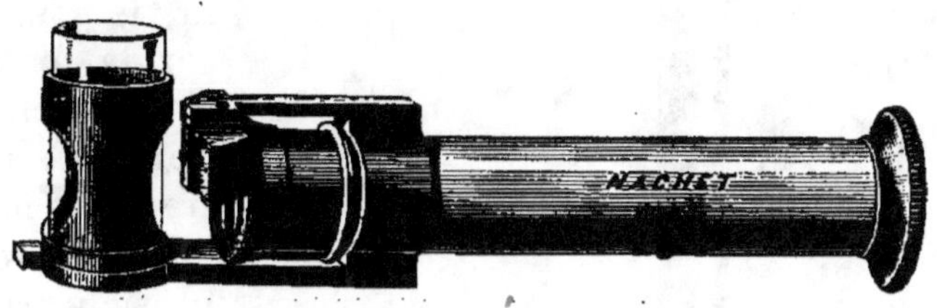

FIG. 30. — *Spectroscope de poche ou spectroscope à main.*

Soit le *spectroscope à vision directe à pied*, appareil un peu plus onéreux, mais qu'il est préférable d'avoir, surtout si l'on doit faire des examens nombreux, prolongés, et dans son laboratoire même, sans que l'appareil ait besoin d'être déplacé (fig. 31).

Pour mettre le liquide à examiner, on peut se servir d'un simple tube à essai. Il est préférable d'avoir une cuve à faces parallèles.

Avant de se servir de l'appareil, on doit le régler.

On enfonce donc autant que possible le premier tube dans le second, et on ouvre au maximum la fente, au moyen de la vis.

Cela fait, tenant l'appareil horizontal, on applique l'œil au niveau de l'extrémité du premier tube.

On regarde ainsi, à travers le spectroscope, la lumière du jour. On a soin de fixer un nuage ou un mur blanc, pour avoir des rayons réfléchis, et non les rayons directs de la lumière solaire.

On voit alors les différentes teintes du spectre, que l'on doit orienter de telle sorte que le rouge soit à gauche, et le violet à droite.

Mais, en tirant le tube plus ou moins, l'on constate qu'à une certaine distance, variable pour chaque observateur, la vision du spectre est plus nette. On doit rechercher cette distance en tâtonnant : c'est la première manœuvre pour le réglage de l'appareil.

Il faut ensuite, tout en regardant le spectre, tourner la vis pour resserrer la fente, jusqu'au moment où l'on voit apparaître, dans leur plus grande netteté, plusieurs raies noires, verticales, qui coupent le spectre, et dont nous allons donner plus loin la description.

L'appareil est alors définitivement réglé.

Vision de la lumière solaire et des lumières artificielles à travers le spectroscope. — Le spectre fourni par une lumière

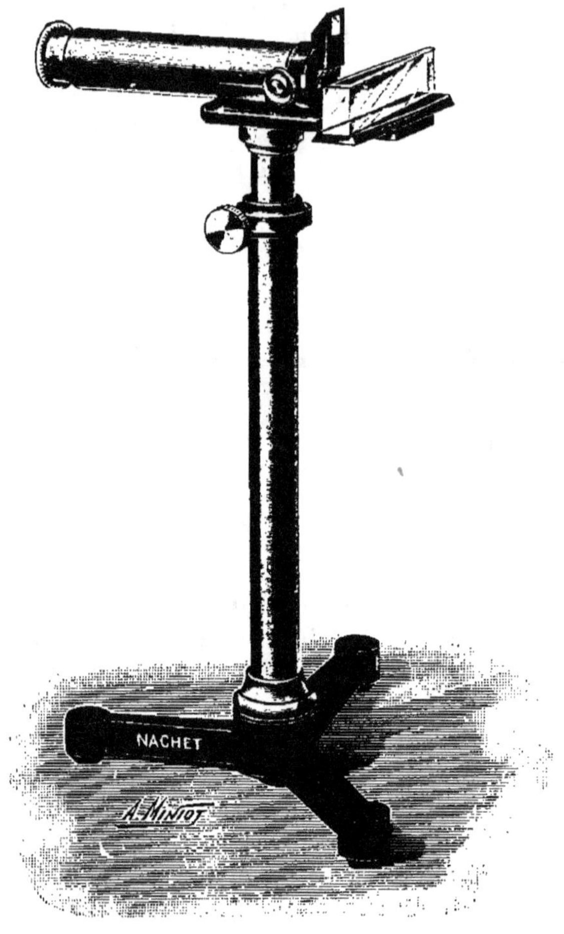

Fig. 31. — *Spectroscope à pied, ou à vision directe.*

blanche, lumière solaire, gaz, électricité, etc., est formé de teintes fondues les unes dans les autres. On peut les rapporter à sept types principaux. En tenant le spectroscope correctement, on voit, en allant de gauche à droite, les teintes suivantes : rouge, orangé, jaune, vert, bleu, indigo, violet (voir les différentes parties de la planche I).

Ces teintes existent seules, sans interruption, pour la lumière blanche *artificielle*.

Au contraire, pour la lumière *solaire*, le réglage de la vis permet à un moment donné d'apercevoir les raies noires, dont nous avons déjà parlé.

Ces *raies spectrales* sont nombreuses. Elles occupent toujours la même place. Elles sont commodes pour repérer les différentes portions du spectre. Les principales sont désignées sous le nom de raies B, C, D, E, *b*, F, G, *h*, H (voir leur situation, planche I, p. 51).

Quelle est l'explication de la présence de ces raies dans le spectre solaire seul? Elles sont dues à l'existence autour du noyau solaire d'une atmosphère gazeuse, renfermant des métaux en fusion, sodium, etc. : métaux dont chacun absorbe (il est facile de le constater expérimentalement) une partie du spectre lumineux.

Emploi clinique du spectroscope. — Le liquide à examiner doit remplir plusieurs conditions.

Il doit être *transparent* : il faudra donc le filtrer au besoin.

En outre il est nécessaire qu'il soit *peu coloré*, sinon son opacité arrêterait tous les rayons lumineux. En présence par conséquent d'un liquide trop fortement teinté, il faut, par addition d'eau distillée, l'amener à l'état de dilution convenable. Il n'est pas possible de donner ici des règles précises : c'est par des essais successifs que l'on arrivera à la dilution nécessaire. On sera averti que l'on est à l'état voulu, quand on verra apparaître le spectre qu'une concentration plus grande empêchait de voir.

Passons maintenant en revue les cas dans lesquels la spectroscopie peut être cliniquement utilisée.

Recherche spectroscopique de l'hémoglobine. — Deux questions se posent à propos de cette recherche.

1° Y a-t-il de l'hémoglobine dans le liquide que l'on examine ?

2° Quelle est la *variété* d'hémoglobine ?

Les spectres des différentes variétés d'hémoglobine étant *très différents*, les deux problèmes sont résolus du même coup.

Quel que soit le liquide examiné, sérum sanguin, sérosité pathologique, liquide céphalo-rachidien, urine, dilution artificielle quelconque, les conditions à réaliser sont celles que nous avons déjà indiquées : liquide limpide et peu coloré.

a) *L'oxyhémoglobine* est la variété d'hémoglobine du sang pur, et des liquides non putréfiés qui renferment du sang. Elle donne 2 bandes d'absorption dans le jaune, entre les raies D et E.

b) *L'hémoglobine réduite* dérive de l'oxyhémoglobine privée de son oxygène.

Cette réduction peut être spontanée : l'hémoglobine existe, mêlée à de l'oxyhémoglobine, dans le sang veineux ; — et seule dans le sang des cadavres. Mais lorsque ce sang est exposé et surtout agité à l'air, l'oxyhémoglobine reparaît. La réduction d'autre part peut être artificielle : il suffit d'ajouter à la solution d'oxyhémoglobine un corps réducteur, par exemple quelques gouttes de sulfhydrate d'ammoniaque.

Le spectre de l'hémoglobine réduite est caractérisé par une large bande d'absorption, dite *bande de Stokes*, entre les raies D et E.

La facilité de transformer l'oxyhémoglobine en hémoglobine réduite, et réciproquement, permet de passer aisément de l'une à l'autre, de voir l'un et l'autre spectre, et de vérifier ainsi le premier diagnostic que l'on a porté.

c) *Hémoglobine oxycarbonée.* — C'est la forme que l'on trouve en particulier dans l'intoxication par l'oxyde de carbone, le gaz d'éclairage, etc.

Le spectre est presque identique à celui de l'oxyhémoglobine. Mais l'adjonction d'un corps réducteur, par exemple du sulfhydrate d'ammoniaque, est sans effet : la bande unique de l'hémoglobine réduite n'apparaît pas.

d) *Méthémoglobine.* — Elle apparaît sous l'influence de certains toxiques : hydrogène arsénié, chlorate de potasse, nitrite d'amyle, sous-nitrate de bismuth retenu dans l'intestin (1), etc. ; mais aussi quand on abandonne à l'air, pendant un certain temps, du sang normal.

En solution acide ou neutre, elle donne 3 bandes d'absorption : l'une entre C et D, dans le rouge orangé ; les deux autres, entre D et E, comme celles de l'oxyhémoglobine.

e) *L'hématine* est un pigment ferrugineux dérivé de l'oxyhémoglobine, qui a perdu sa substance albuminoïde.

Elle peut être trouvée dans des foyers hémorragiques et des tumeurs, mais plus souvent dans l'urine. On peut l'obtenir artificiellement, en dédoublant l'oxyhémoglobine par l'action d'un acide faible ou de la chaleur.

---

(1) Voir : *Les intoxications par le sous-nitrate de bismuth administré à l'intérieur*, par R. BENSAUDE et E. AGASSE-LAFONT, Société médicale des hôpitaux, 22 janvier 1909. Archives des maladies de l'appareil digestif, janvier 1909. Société de l'Internat des hôpitaux de Paris, juillet 1909.

En solution *acide* elle donne 4 bandes d'absorption : l'une entre C et D; 2 autres entre D et E; la dernière en F, dans le vert bleu, moins visible que les 3 premières.

#		Rouge	C	Orangé	D	Jaune	E	b	Vert	F	Bleu
1	Oxyhémoglobine					▉ ▉					
2	Hémoglobine réduite					▉					
3	Hémoglobine oxycarbonée					▉ ▉					
4	Méthémoglobine (Solution acide ou neutre)		▉		▉ ▉						
5	Hématine (acide)		▉		▉ ▉	▉				▉	
6	Hématine (Alcaline en solution alcoolique)				▉		▉				
7	Hémochromogène					▉			▉		
8	Hématoporphyrine				▉	▉					
9	Pigments biliaires									▉▉▉▉▉▉▉▉	▉▉▉▉
10	Urobiline (dans l'urine acide)								▉		

FIG. 32 — *Tableau schématique des différents spectres d'absorption.*
Pour la description et l'explication, voir le texte ci-joint.

En solution alcoolique et *alcaline* (par la soude ou la potasse) elle donne 2 bandes, l'une en D, l'autre au delà de E.

Transformée en *hémochromogène* par l'ammoniaque, elle présente encore 2 bandes, l'une entre D et E, l'autre au delà de E.

f) *L'hématoporphyrine*, ou hématine privée de fer, peut être trouvée dans l'urine, etc. On l'obtient aussi par l'action sur l'hématine d'un acide fort, tel que l'acide chlorhydrique fumant.

Elle présente 2 bandes, l'une entre C et D, l'autre entre D et E.

RECHERCHE SPECTROSCOPIQUE DES PIGMENTS BILIAIRES. — On a à les rechercher dans le sérum sanguin, les sérosités, le liquide céphalo-rachidien, l'urine, etc.

Ils donnent une absorption complète du spectre dans toute sa partie droite, depuis la raie F, c'est-à-dire pour tout le bleu et le violet.

RECHERCHE SPECTROSCOPIQUE DE L'UROBILINE. — On la recherche dans le sérum sanguin et dans l'urine : l'examen doit porter sur l'urine récemment émise et filtrée. Pour l'urine, deux cas doivent être envisagés :

a) S'il n'y a *pas de pigments biliaires*, on cherche directement la présence de l'urobiline. Le spectroscope montre une large bande obscure, entre la raie *b* et la raie F, entre le vert et le bleu.

b) Si l'urine *renferme des pigments biliaires*, la recherche directe de l'urobiline est impossible, parce que ces pigments absorbent toute la partie droite du spectre.

On doit alors utiliser le procédé indiqué par Hayem.

On met l'urine dans un tube étroit, et l'on y ajoute goutte à goutte de l'eau acidulée par l'acide acétique.

L'urobiline diffuse plus vite que les pigments biliaires; on examine donc au spectroscope la partie supérieure du liquide, et l'on y constate la bande d'absorption de l'urobiline.

La bande d'absorption varie légèrement de siège, si la solution est ammoniacale ou acide :

En *solution ammoniacale*, la bande d'absorption est un peu plus à gauche.

En *solution acide* (urine acidifiée avec quelques gouttes d'acide acétique), elle est un peu plus à droite (voir Pl. I, 5 et 6).

CHAPITRE VI

STÉRILISATION

Nous avons dû déjà faire de nombreuses allusions à la *stérilisation* dans les pages qui précèdent. D'autre part elle constitue la base même de la bactériologie et de la parasitologie, que nous étudions dans le livre suivant. Nous allons, en une étude d'ensemble, en préciser le but, les indications et les techniques.

La stérilisation consiste à détruire ou à rejeter du milieu qui les contient des germes vivants, microbes et parasites.

Elle est utilisée dans deux buts différents :

1° Tantôt elle est destinée à détruire des germes dangereux, pour les empêcher de nuire.

2° Tantôt elle est destinée à détruire ou à éliminer tous les germes vivants, dangereux ou inoffensifs, qui se trouvent dans des récipients, des cavités, des substances quelconques, que l'on veut utiliser pour étudier le développement de tel ou tel germe particulier. Évidemment la présence antérieure de germes, autres que ceux que l'on y introduit, troublerait et fausserait les résultats.

La technique et les moyens d'action pouvant différer dans les deux cas, nous allons les envisager successivement.

1° *Stérilisation pour la destruction des germes dangereux.*

Nous possédons, contre les germes vivants, deux modes d'action : la chaleur et les agents chimiques. Par contre le froid, même très intense, est souvent sans action : les microbes peuvent être paralysés, en état de mort apparente; mais, si les circonstances redeviennent favorables, ils retrouvent leur vitalité.

A. Stérilisation par la chaleur. — Le degré de chaleur nécessaire pour tuer un germe est très variable. Certains ne résistent pas à 50° ou 60°. Pour d'autres au contraire l'ébullition à 100° ne suffit pas.

Mais on peut établir *qu'aucun d'eux ne résiste à la chaleur sèche à 150°, ou à la chaleur humide à 120°.*

Pratiquement par conséquent tout produit dangereux sera rendu inoffensif, si on le soumet à l'une des 2 conditions ci-dessus. Mais il est encore plus simple, s'il s'agit de produits que l'on ne doit pas conserver, de les incinérer. De même quand il s'agit d'un instrument souillé et que la chaleur n'abîme pas (baguette de verre, tige de métal, sonde cannelée, stylet, aiguille de platine, etc.), on peut se contenter de le flamber, en le portant au rouge dans une flamme de lampe à alcool ou de bec de gaz.

B. Stérilisation par les agents chimiques. — Comme la chaleur, certains agents chimiques peuvent détruire les germes : c'est le principe de toute désinfection. Le nombre des désinfectants est innombrable. On peut diviser en 2 catégories les circonstances de leur emploi.

a) Tantôt on veut détruire les germes vivants enfermés dans un récipient inaltérable par les agents chimiques. Le produit dangereux se trouve par exemple dans un bocal de verre, une seringue, un tube à essai, etc. Rien n'est alors plus facile. Il suffit d'employer un désinfectant fort.

Dans les laboratoires on a généralement sous la main de l'acide chlorhydrique ou de l'acide azotique. Le prix de revient en est faible. Une dilution de l'un ou de l'autre au 1/10 (10 grammes d'acide pour 90 grammes d'eau) détruit immédiatement les germes qui y sont plongés.

On peut employer également tous les antiseptiques, en tenant compte du taux de dilution qui convient pour assurer leur efficacité (*sublimé* à 1/1.000 ; *acide phénique* à 5/100, etc.). *L'oxycyanure* à 1/1.000 est un bon désinfectant : il n'attaque pas les instruments, comme fait le sublimé; d'autre part il ne précipite pas l'albumine, et par suite atteint aisément les microbes, même quand ils sont dans un milieu liquide albumineux.

b) Tantôt on veut détruire les germes, mais sans altérer ce qui est souillé par eux, livres, linges, etc..

Dans ce cas, bien entendu, il faut faire un choix judicieux du désinfectant et de son mode d'emploi.

La projection de vapeurs de formol est habituellement utilisée pour les grandes surfaces à désinfecter.

2° Stérilisation en vue d'études bactériologiques.

Comme nous le verrons, les études bactériologiques exigent que l'on ait à sa disposition des récipients, des instruments et des produits absolument débarrassés de tout germe vivant.

On arrive à ce but par 4 moyens différents : chacun d'eux répond à des indications particulières.

A. Stérilisation par la chaleur sèche. — Elle repose sur la notion que nous avons donnée : aucun germe ne résiste à une chaleur de 150°.

On utilise généralement dans ce but le *four Pasteur.*

Le Four Pasteur (fig. 33) consiste en un cylindre de tôle, à parois doubles. Une cheminée latérale sert au dégagement des gaz de la combustion. Un couvercle en tôle, muni d'un bouton, ferme l'ouverture supérieure. Ce couvercle est percé d'un orifice pour le passage du thermomètre, fixé par un bouchon en liège dans lequel il glisse à frottement. La chaleur est fournie par une couronne à gaz placée

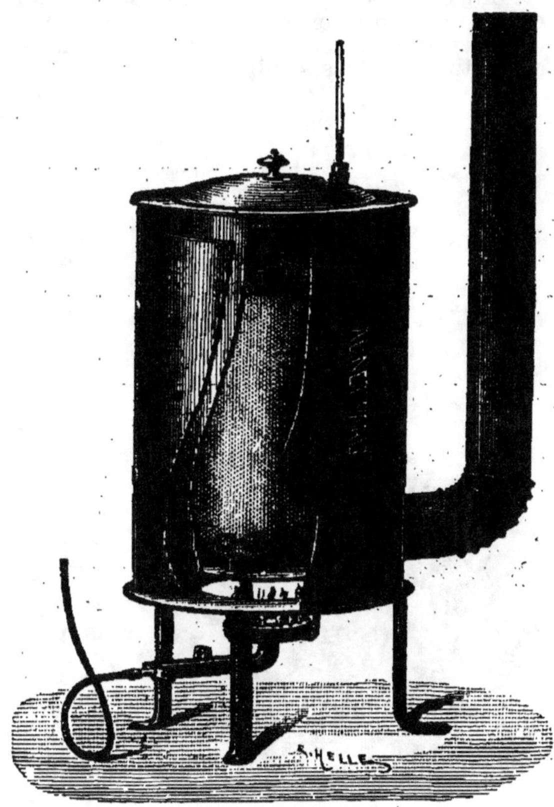

Fig 33. — *Four Pasteur.*

Pour stériliser à sec la verrerie, seringues, ballons, tubes, etc.

sous le fond. Un panier en toile métallique, de la dimension du four, muni d'une anse, contient les objets à stériliser.

Le tout en place, on allume le gaz. *On aura soin de présenter l'allumette enflammée avant d'ouvrir le robinet à gaz, pour éviter la formation d'un mélange détonant et une explosion très dangereuse.* On laisse monter la température à + 150° ou + 160°. On règle alors par tâtonnement en ouvrant et en fermant le robinet à gaz pour obtenir une flamme qui chauffe à + 150° environ. *Une demi-heure* de chauffage à + 150° suffit en général à stériliser les objets contenus dans le four Pasteur.

Il faut laisser refroidir la verrerie dans le four même : 1° pour éviter un brusque changement de température, capable de briser les objets en verre ; 2° pour que le rayonnement des parois, continuant pendant un certain temps, complète la stérilisation et roussisse l'ouate du centre du panier.

Le four Pasteur sert à stériliser les objets en verre, l'ouate, le papier, les instruments métalliques. Bien entendu, on ne peut y introduire aucun liquide.

Pour que les objets que l'on stérilise puissent être conservés sans contamination ultérieure, on doit prendre les dispositions suivantes : boucher avec du coton ou du papier à filtrer tous les récipients, flacons, tubes à essais, pipettes, etc. ; envelopper de papier à filtrer, tous les autres objets, verres de montre, seringues, boîtes de verre, instruments, etc..

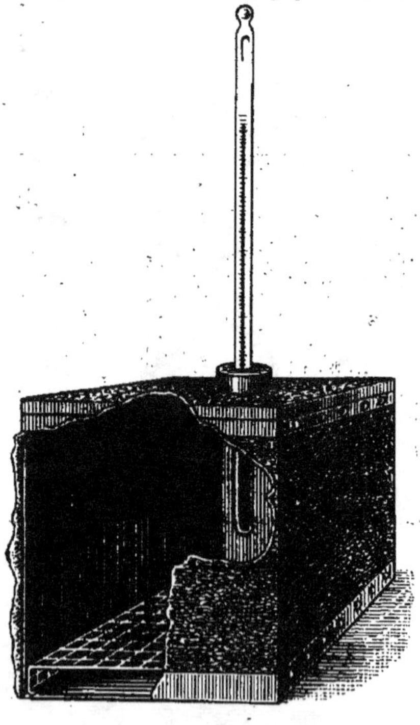

L'ouate non hydrophile et le papier à filtrer blanc changent de coloration de + 140° à + 150° : ils deviennent *jaune clair*. Cette teinte est donc l'indice d'une bonne stérilisation : un tampon resté blanc n'a pas été porté à + 140° ; un tampon trop roussi indique une température supérieure à + 150°. Il y a inconvénient à trop roussir les tampons d'ouate qui perdent leur homogénéité, et laissent échapper des produits huileux dans les flacons. Ces huiles sont antiseptiques, et en outre font aux récipients des taches très difficiles à enlever. Un objet ainsi souillé est devenu inutilisable.

La température des appareils stérilisateurs à air chaud n'est pas la même dans toute la chambre à air ; elle est beaucoup plus élevée vers le bas et le long des bords. On mettra donc la verrerie au fond et l'ouate par dessus : les tubes de verre bouchés au coton ou au papier seront *placés verticalement*, l'orifice en haut.

Fig. 34. — Stérilisateur improvisé.
Constitué au moyen d'une simple boîte de métal, cet appareil peut suppléer le four Pasteur.

On peut suppléer à l'absence de four Pasteur par un appareil que l'on fabrique à peu de frais. On prend une grande boîte métallique, telle que les boîtes à biscuits. Le couvercle est percé d'un orifice pour laisser passer un thermomètre gradué jusqu'à + 200°. Plusieurs petits trous sont faits dans les parois latérales, près du fond et près du couvercle, pour assurer la ventilation. On met au fond de la boîte un grillage dont les côtés sont repliés en dessous de 2 centimètres environ : on obtient ainsi une sorte de banc, qui sépare les objets à stériliser du fond de l'appareil. La boîte est recouverte de feutre, substance mauvaise conductrice de la chaleur, fixé par des tours de fil de fer. Le quart inférieur des parois latérales et la paroi inférieure sont libres de feutre, pour éviter tout danger d'incendie. Les orifices à ventilation sont respectés. On place la boîte sur un trépied en fer et on chauffe au gaz. Une lame de fer-blanc interposée empêche que le fond de la boîte soit détérioré par la flamme. Un petit fourneau à pétrole peut remplacer le gaz. On manie cette étuve comme le four Pasteur.

B. **Stérilisation par la chaleur humide.** — Lorsqu'il y a association d'humidité et de chaleur, la stérilisation est obtenue à une température moindre. On sait qu'en clinique la simple ébullition est le plus souvent employée dans ce but, et paraît pratiquement suffisante. Mais il n'en est pas de même quand on envisage la rigueur nécessaire aux recherches bactériologiques. Même en chaleur humide, pour certaines spores, très résistantes, il faut encore au moins un chauffage à 120°. On l'obtient en employant la stérilisation par la vapeur sous pression. Les appareils employés dans ce but répondent au principe de la *marmite de Papin*.

Ce mode de stérilisation est employé surtout pour les milieux liquides ou susceptibles d'évaporation (en particulier pour les milieux de culture), du moins pour ceux que cette température élevée n'altère pas. Pour les autres, on emploie les méthodes dont nous parlons plus loin.

L'appareil le plus employé est *l'autoclave de Chamberland*. Il se compose d'une marmite de métal cylindrique, munie d'un couvercle très solide en bronze, fermant hermétiquement par l'interposition d'une rondelle de caoutchouc ; le couvercle est solidement amarré par une série d'écrous mobiles, qu'on peut serrer à volonté. Le couvercle porte, en outre : un manomètre indiquant la pression à l'intérieur et par suite la température ; un robinet permettant l'échappement de l'air, et une soupape de sûreté pour éviter les explosions. Sous le fond de la marmite se trouve une double couronne de becs de gaz. On place les objets à stériliser à l'intérieur de l'autoclave, dans un panier métallique, maintenu par des pieds à une petite distance du fond de l'appareil.

Pour faire fonctionner l'autoclave, on verse un ou deux litres d'eau dans la marmite (il faut toujours une couche d'eau suffisante : 10 centimètres au moins) ; on place le panier ; on visse le couvercle. On allume la rampe à gaz (approcher l'allumette enflammée avant d'ouvrir le robinet à gaz pour éviter une explosion), et on ouvre le robinet jusqu'au moment où il s'en échappe un jet de vapeur. Ce robinet sert à purger l'autoclave d'air ; sans cette précaution, l'air se dilatant actionnerait l'aiguille du manomètre, concurremment à la vapeur d'eau, et la température donnée, calculée pour la vapeur seule, serait bien supérieure à la température réelle du mélange d'air et de vapeur de l'autoclave. Au moment où la vapeur s'échappe en jet du robinet, la température de l'autoclave atteint + 100° ; on ferme alors le robinet et on visse sa soupape. L'appareil entre en pression, et l'aiguille du manomètre monte. On pratique alors deux ou trois *détentes de vapeur*, c'est-à-dire qu'on ouvre le robinet pendant quelques instants. Lorsque l'aiguille marque la pression qui correspond à la température cherchée (0 atmosphère répond à 100° ; 1 l'atmosphère à 120° ; 2 atmosphères à 134°), on règle l'arrivée du gaz par tâtonnement (flamme de un ou deux travers de doigt) et on dévisse la soupape à la limite où elle retient le jet de vapeur, d'où le réglage de la pression qui ne peut monter plus haut. On ne compte le temps de la stérilisation qu'à partir du moment où l'aiguille du manomètre est immobile.

Après 20 à 30 minutes d'attente, on éteint le gaz, et l'on attend que la pression soit retombée à 0. On ouvre alors seulement le robinet : l'air rentre avec un léger sifflement. Sans attendre le refroidissement complet, qui entraînerait une adhérence marquée du caoutchouc au couvercle, on dévisse les écrous et on retire les objets du panier.

On doit toujours se méfier d'un changement brusque de pression qui pourrait entraîner une explosion, si la soupape de sûreté ne fonctionnait pas : l'appareil sera donc surveillé attentivement pendant sa marche.

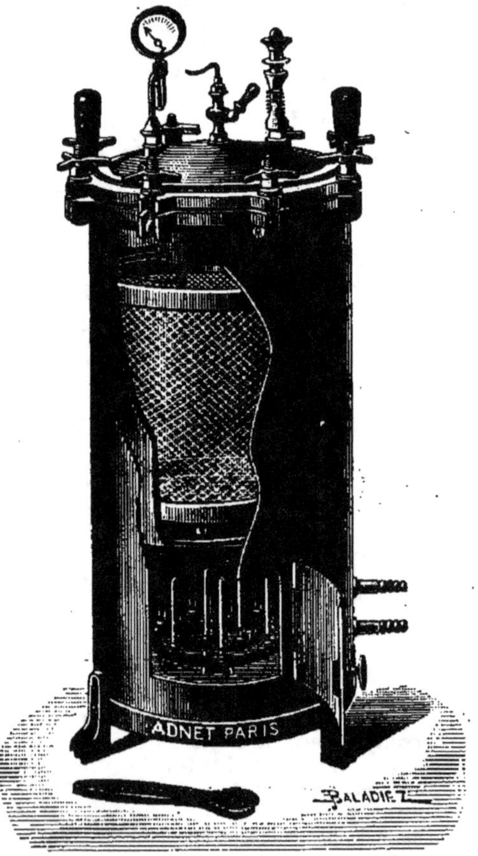

FIG. 35. — *Autoclave de Chamberland.*
Pour stérilisation dans la vapeur, à 120-130°.

C. Stérilisation par le chauffage discontinu (Méthode de Tyndall).

— Certains produits ne peuvent supporter sans altération la haute chaleur nécessaire à la stérilisation. La gélatine, qui est employée comme milieu de culture, ne peut être portée à 120°, ni même trop longtemps à 100° : trop chauffée, elle ne se reprend plus en masse par refroidissement.

De même le sérum sanguin, très albumineux, se coagule à 70° : si donc on veut l'employer liquide comme milieu de culture, il est nécessaire de le stériliser sans atteindre cette température.

C'est en raison de ces faits que l'on emploie la technique imaginée par Tyndall. Elle repose sur cette constatation que les microbes sont plus faciles à stériliser que leurs spores. On fait donc une première stérilisation, à température modérée, qui tue les microbes, mais non leurs spores. On met alors le milieu, partiellement stérilisé, dans des conditions favorables pour que les spores se développent; et quand on suppose que leur développement est achevé, et qu'elles se sont transformées en microbes, on stérilise de nouveau.

Pratiquement l'expérience a montré que l'on peut considérer la stérilisation comme obtenue dans les conditions suivantes :

Pour la *gélatine*, on lui fait subir deux jours de suite une séance de chauffage à 100°, en chaleur humide, chaque séance étant de 20 minutes.

Pour le *sérum sanguin*, les *liquides de pleurésie* et *d'ascite*, on les chauffe 5 jours de suite, pendant une demi-heure chaque jour. S'ils doivent être employés liquides, on ne dépasse pas 58° à 60°. S'ils doivent être employés solides, pour qu'ils conservent une transparence suffisante, on ne dépasse pas 70°.

D. **Stérilisation par filtration.** — Elle consiste à faire passer les liquides dans un filtre à pores très étroits. Si leur emploi n'est pas en bactériologie aussi généralisé qu'il semblerait à priori devoir l'être, c'est que les meilleurs filtres s'altèrent à la longue et deviennent perméables aux microbes.

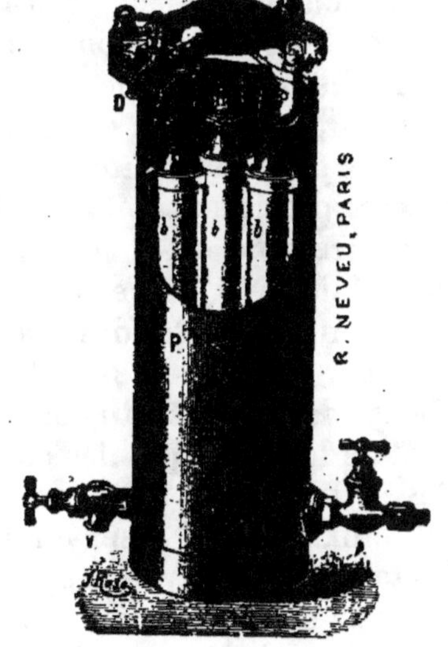

Fig. 36. — Filtre multiple.

D'autre part, quand on filtre un milieu liquide de composition complexe, on constate que *les filtres ne laissent pas passer la totalité des substances solubles dissoutes, et peuvent même en changer les propriétés.*

CHAPITRE VII

DIAGNOSTIC HISTOLOGIQUE DES TUMEURS

(Biopsie et premières manipulations.)

Difficultés de la technique et des diagnostics histologiques. — Nous n'avons nullement l'intention de parler ici des examens histologiques, du diagnostic microscopique des affections organiques et des tumeurs.

Sans doute la connaissance de ces notions est souvent d'un intérêt pratique capital. Tel fragment que l'on vient d'enlever par curettage est-il purement inflammatoire, ou au contraire néoplasique ? Que penser de tel débris, trouvé dans des urines, des vomissements, des crachats ? Ce nodule cutané, enlevé par biopsie, est-il de la syphilis, de la tuberculose, de la sporotrichose, de la lèpre, du cancer, etc. ?

Mais la technique des coupes histologiques, — à la différence des notions que nous avons données jusqu'ici, — est délicate et demande une assez longue expérience. D'autre part l'interprétation est souvent des plus malaisées.

Aussi supposerons-nous que l'on s'en tiendra à la première étape, c'est-à-dire que l'on se contentera d'enlever ou de recueillir le fragment suspect, laissant à d'autres le soin de faire les coupes et de les interpréter.

Encore faut-il que l'on sache comment ce fragment doit être recueilli, conservé et envoyé.

Ablation du produit à examiner. Biopsie : technique et contre-indication. — S'il s'agit d'une lésion facilement accessible, et qui ne paraisse pas nécessiter une ablation totale immédiate, il peut être utile, en cas de diagnostic douteux, d'en enlever un fragment par *biopsie*.

La technique est des plus simples.

On fait l'anesthésie locale : au niveau de la peau, par une injection intradermique d'une solution faible de stovaïne ; au niveau d'une muqueuse, par application, pendant deux ou trois minutes, d'un tampon imbibé d'une solution forte. Puis on enlève, au point qui paraît le plus caractéristique, un fragment de dimensions variables. On a souvent intérêt, pour la précision de l'examen ultérieur, à faire la biopsie en empiétant à la fois sur le tissu malade et sur le tissu sain : les coupes montrent alors l'apparition brusque ou graduelle de la lésion. On agit ensuite comme pour toute petite plaie : on fait un ou deux points de suture s'il est nécessaire, ou l'on met une agrafe, puis un pansement aseptique compressif.

Bien entendu la biopsie n'est pas toujours autorisée. On se méfiera des tissus fortement vascularisés, et des tumeurs chez les hémophiles. *On s'abstiendra de toucher aux tumeurs mélaniques* : on sait que, pour elles, une intervention chirurgicale est trop souvent le signal d'une rapide généralisation.

Dans un deuxième groupe de faits, le tissu malade n'est pas fourni par biopsie, mais est enlevé dans le cours d'une intervention chirurgicale, ou trouvé dans les urines, les vomissements, les crachats, les matières fécales, etc.

Biopsie par ponction exploratrice des tumeurs solides. — Cette méthode, qu'il faut, bien entendu, employer avec une extrême prudence, peut être utilisée pour le diagnostic d'affections du *sein*, du *foie*, du *testicule*, des *ganglions*, et même du cerveau après trépanation. Elle est de date ancienne. Voici la technique récemment préconisée par Mauté.

On emploie une aiguille de 1 millimètre environ de diamètre intérieur et de longueur variable ; le bec de flûte de la pointe en est très peu incliné et les bords en sont coupants. Ils doivent même être toujours d'un tranchant absolu pour ne pas dilacérer les tissus. Un mandrin intérieur, pointu, permet l'introduction à travers la peau.

Après antisepsie et anesthésie locales, l'aiguille est enfoncée à travers la peau, munie de son mandrin. Celui-ci est retiré dès que la peau est traversée, et l'aiguille elle-même est montée sur une seringue et enfoncée dans la tumeur ou l'organe à biopsier. Une légère aspiration suffit pour détacher le petit cylindre du tissu coupé par l'aiguille. Aussitôt l'instrument retiré, le fragment est projeté directement, en refoulant le piston de la seringue, sur une lame de verre, où il

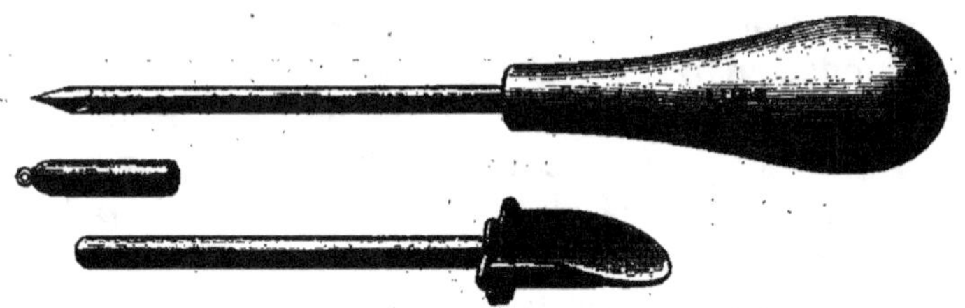

Fig. 36 *bis*. — Trocart histologique de Duchenne de Boulogne.

s'étale généralement au milieu d'un peu de sang. La lame est immédiatement portée dans le liquide fixateur, où le tout, parties solides ou semi-liquides, est fixé en bloc, et débité en coupes sériées après inclusion.

Conservation. Liquides fixateurs. — Le produit à examiner doit être toujours placé *le plus tôt possible* dans un liquide conservateur. On comprend en effet que la fixation rapide empêche l'altération des tissus, et facilite le diagnostic.

S'agit-il d'une MASSE VOLUMINEUSE, d'une tumeur que l'on a enlevée : il est utile de la garder tout entière, et, dans ce cas, le mieux est de la plonger dans une solution de formol faible, par exemple à 3 p. 100.

Mais auparavant on détache, aux endroits qui paraissent les plus caractéristiques, deux ou trois FRAGMENTS d'environ 1 centimètre cube.

Ces fragments de tumeur, de même que les petits débris expulsés par l'organisme, ou les petites masses enlevées par biopsie, seront conservés de façons différentes.

Si l'on n'a qu'un fragment, on le mettra dans l'un des liquides que nous allons énumérer.

Mais si l'on a plusieurs fragments de même nature, il vaudra mieux mettre chacun d'eux dans un liquide différent. Parmi les plus employés, et qui *conviennent à presque tous les cas*, citons :

1° Le *mélange de Bouin* :

Aldéhyde formique à 40 p. 100.	20 cc.
Acide picrique à saturation dans l'eau. . .	75 —
Acide acétique cristallisable.	5 —

très bon fixateur des glandes.

2° L'*alcool absolu*, qui convient à la plupart des tissus, et surtout au système nerveux.

3° Le *formol acétique* :

Aldéhyde formique à 40 p. 100	10 cc.
Eau	90 —
Acide acétique cristallisable	10 gouttes

4° Le *mélange de Zenker* :

Bichlorure de mercure.	5 grammes
Bichromate de potasse.	2 gr. 50
Sulfate de soude	1 gr.
Eau distillée.	100 cc.

Autant que possible, le volume du liquide sera environ 30 fois le volume du fragment à fixer.

Renseignements à fournir pour les recherches ultérieures. — Ajoutons ce détail essentiel. Quand on envoie un fragment pour un examen, il est indispensable d'indiquer très exactement le liquide fixateur que l'on a choisi, la durée du séjour de la pièce dans ce liquide, et surtout *l'origine du fragment que l'on envoie*.

En effet les manipulations, fixations, colorations, etc., seront conduites de façon différente suivant les renseignements donnés.

Mais surtout il faut bien savoir que *c'est rendre le problème fort difficile, et parfois même impossible à résoudre, que d'envoyer un fragment de tissu pour un examen sans dire quelle en est approximativement l'origine*. On s'expliquera sans peine cette difficulté, si l'on se rappelle que les tumeurs sont formées de tissus, dont les types se trouvent, *à l'état normal*, disséminés dans l'organisme de tout individu.

LIVRE II

NOTIONS DE BACTÉRIOLOGIE ET DE PARASITOLOGIE APPLICABLES A LA CLINIQUE

CHAPITRE PREMIER

PRINCIPES ET TECHNIQUES

GÉNÉRALITÉS

Les deux aspects du problème — En clinique, les problèmes de bactériologie ou de parasitologie se posent de deux façons différentes.

Tantôt on décèle des microbes ou des parasites dans un examen de pus, de crachats, d'urine, etc., et l'on veut les identifier.

Tantôt, soupçonnant leur existence dans une humeur de l'organisme ou dans un produit pathologique, on veut les rechercher, soit que l'on pense à tel ou tel en particulier, soit que l'on n'ait aucune idée préconçue.

Les deux problèmes d'ailleurs peuvent être facilement ramenés l'un à l'autre.

Notions préalables. — Mais, avant de montrer comment on peut les résoudre, nous devons donner quelques notions capitales.

1º *Recherche et identification des microbes et parasites.* — Elles se font au moyen de trois groupes de procédés, qui sont, par ordre de complexité croissante :

L'examen direct ;

La culture ;

L'inoculation aux animaux (1).

Or il est essentiel de se rappeler que les parasites, et les microbes surtout, sont trop nombreux et offrent entre eux trop de ressemblances, pour qu'un seul caractère suffise à les différencier. De même qu'en clinique il n'y a guère de signe pathognomonique, de même ici il est rare que l'on puisse se baser sur un seul caractère pour affirmer son diagnostic.

2º *Déduction à tirer des résultats.* — Tout résultat, positif ou négatif, doit être interprété avec une grande prudence. Quand la recherche a été *positive,* avant de conclure au rôle pathogène de l'agent que l'on a mis en évidence, il faut se demander :

a) S'il n'a pas été *accidentellement introduit* au cours des manipulations elles-mêmes (instruments ou milieux de culture mal stérilisés, contamination par l'air, etc.) ;

b) S'il ne s'agit pas de *microbes ou de parasites associés*, dont la présence est réelle, mais qui n'ont pas de rôle dans l'infection actuelle.

Quand la recherche a été *négative,* il peut s'agir :

a) D'agents pathogènes qui ne sont *pas colorables ou cultivables par les moyens usuels* (microbes anaérobies, tréponème de la syphilis, etc.) ;

b) D'agents pathogènes *trop rares,* ou *qui ont disparu* au moment de l'examen.

Ce que nous nous proposons d'étudier. — Nous allons donc d'abord donner les notions générales sur l'examen direct des microbes et des parasites, sur les cultures et les inoculations.

Puis, considérant successivement ceux qui jouent un rôle dans la pathologie humaine, nous indiquerons les caractères sur lesquels s'appuie leur diagnostic, les organismes voisins avec lesquels on peut les confondre, et comment on arrive à les différencier.

On le voit, nous n'avons nullement l'intention de donner, même en résumé, toutes les notions de bactériologie et de pa-

---

(1) **Toutes ces recherches doivent être faites** avec une extrême prudence ; destruction, par les antiseptiques ou la chaleur, des préparations de microbes vivants, des cultures, des animaux inoculés.

rasitologie. Les constatations, fort importantes souvent, mais qui n'intéressent que le bactériologiste, tout ce qui n'est pas applicable au diagnostic et à la pathologie humaine, nous n'en parlerons pas.

TECHNIQUE DES RECHERCHES

1° *Examen direct des organismes vivants non colorés.*

Importance. — Pour les *microbes* cet examen peut être utile dans certains cas. Il permet de constater leur *immobilité* ou au contraire leur *mobilité*, et le *degré* de cette mobilité. C'est, nous le verrons, un caractère différentiel important des microbes pourvus de cils, vibrion cholérique, bacille typhique, etc.

Pour les *parasites*, et en particulier les parasites animaux, ce mode d'examen peut souvent suffire au diagnostic.

Technique. — La technique en est très simple. Prenez une lame de verre ordinaire, ou mieux une cellule à rigole, ou une lame à concavité centrale (fig. 37). Placez au milieu l'élément à examiner (pus, sérosité, urines, culture liquide, colonie prise sur une culture en milieu solide et diluée dans une goutte d'eau distillée, etc.). Recouvrez d'une lamelle. Et, puisqu'il s'agit d'éléments non colorés, regardez avec un éclairage modéré, pas trop intense, en ayant soin en particulier de supprimer l'éclairage condensateur (voir les raisons p. 22). N'employez pas l'immersion, mais prenez un grossissement fort.

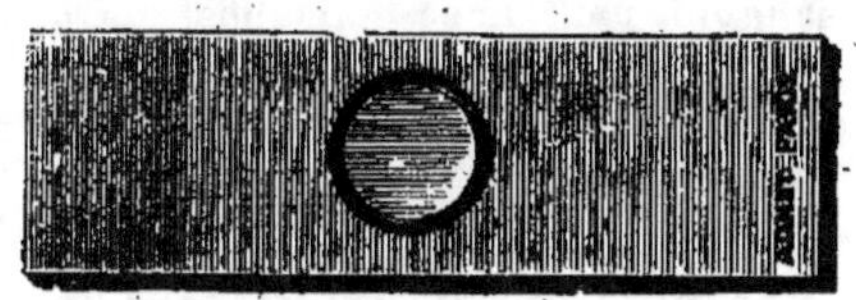

Fig. 37. — *Lame à concavité.*
Pour l'examen des liquides sous une certaine épaisseur, ou en goutte pendante.

L'examen à *l'ultramicroscope* (voir p. 41) peut ausi être employé, en particulier pour le tréponème de la syphilis (voir p. 45).

Ce que l'on voit. — Les *microbes* se montrent alors comme de petites masses, arrondies ou allongées, réfringentes, isolées ou en amas (fig. 38).

Nous avons à considérer successivement : leur *forme*; leurs *mouvements*.

Forme et classification morphologique des microbes. — Non seulement les différents microbes diffèrent entre eux, mais un même microbe peut prendre, suivant les circonstances, des aspects différents : il faut noter, en particulier, l'influence de l'âge du microbe, et du milieu dans lequel il est cultivé.

Il n'en reste pas moins que la forme du microbe est un caractère important pour le diagnostic. La classification suivante est généralement adoptée.

Les microbes sont divisés en 3 classes :

1° *Le bacille.* C'est un bâtonnet, droit, plus ou moins long, à extrémités arrondies, allongées ou coupées à angle droit.

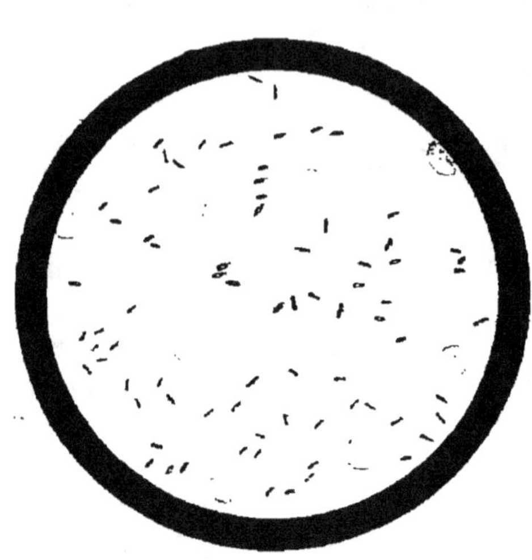

Fig. 38. — *Examen des microbes vivants non colorés.*

Entre lame et lamelle, avec un objectif à sec et un éclairage modéré. On voit ici des bacilles typhiques mêlés à du sérum sanguin, pour le séro-diagnostic. Quelques globules rouges légèrement jaunâtres. Grossiss : 500.

Le bacille peut se ramifier (*streptothrix*), ou se cloisonner (*cladothrix*).

Les bacilles peuvent être isolés, ou se mettre en chaînettes (*strepto-bacille*).

Les bacilles courts, ovoïdes, intermédiaires entre cette forme et la suivante, portent le nom de *cocco-bacilles*.

2° *Le coccus.* Le coccus est un élément arrondi ou ovoïde, de dimensions variables.

Les cocci sont caractérisés surtout par la façon dont ils se groupent entre eux.

Ils peuvent se disposer par 2 (*diplocoques*), par 4 (*tétragènes*), en chaînettes (*streptocoques*), en amas semblables à une grappe de raisins (*staphylocoques*).

3° Le *spirillum*, bâtonnet plus ou moins incurvé. On distingue : les *vibrions*, bâtonnets courts, à extrémités recourbées en forme de virgule ; les *spirilles*, bâtonnets longs, minces, enroulés en spirale.

Mouvements des microbes vivants. — Tantôt vous aurez

à faire à des microbes immobiles (streptocoques, staphylocoques, pneumocoques, etc.). Tantôt ils seront peu mobiles (colibacilles, etc.). Certains enfin (vibrions cholériques, bacilles typhiques, etc.) sont doués d'une très grande mobilité : vous les voyez traverser le champ du microscope avec une rapidité vertigineuse, tourbillonner sur place, s'enfoncer dans la profondeur et revenir à la surface tour à tour.

Cause d'erreur à éviter. — Il ne faut confondre les mouvements individuels des microbes, — les seuls mouvements réels et dont on doit tenir compte, — ni avec les *mouvements browniens* (1), ni avec des mouvements apparents, dus simplement à un déplacement du liquide qui les contient : dans ce dernier cas on les voit se déplacer tous en masse, *dans le même sens*, comme feraient dans une rivière des poissons morts emportés par le courant.

2° Examen des organismes fixés et colorés.

Étalement sur lames. — Nous avons vu, p. 26, que certains auteurs conseillent, de faire l'étalement sur lamelles. Très fragiles, elles ont l'inconvénient d'être difficiles à manier.

Prenez donc simplement quelques lames, sur lesquelles vous posez une goutte ou un fragment du produit à examiner. Avec une lame rodée, comme pour le sang (voir p. 260), ou bien avec un fil de platine, une tige de verre ou de métal, vous l'étalez en une couche à peu près uniforme.

On conseille parfois l'écrasement entre deux lames que l'on sépare ensuite : c'est un mauvais procédé. Sans doute les microbes ne sont pas altérés et sont parfaitement reconnaissables. Mais, par contre, les cellules qui les accompagnent (globules du pus, globules rouges, cellules endothéliales, etc.) sont complètement défigurées : or il est utile de les voir parfaitement, en particulier pour savoir si les microbes sont intra-cellulaires ou libres.

Dessiccation et fixation. — La dessiccation est obtenue à l'air libre, en quelques minutes, ou à une *chaleur très modérée*

---

(1) R. Brown a montré que des corps inertes (poussières de pierre, de charbon, etc.), quand ils sont de taille suffisamment petite, et placés dans un liquide, peuvent présenter des mouvements qui les feraient prendre pour des êtres vivants. Les granulations peuvent se déplacer de 4 à cinq fois leur diamètre, dans un sens ou dans l'autre, sans qu'il y ait progression. Ces mouvements sont désignés sous le nom de *mouvements browniens* ou *moléculaires*.

(les préparations *humides*, soumises à une chaleur *trop forte*, sont brûlées et méconnaissables).

Vous pouvez fixer simplement en passant 3 à 4 fois lentement la préparation *sèche* au milieu de la flamme d'un bec de gaz ou d'une lampe à alcool.

Il est mieux de la mettre pendant 1 à 2 minutes dans l'alcool absolu, ou dans un mélange à parties égales d'alcool absolu et d'éther (voir p. 28).

Colorations. — La plupart des microbes se colorent parfaitement par les matières colorantes usuelles (par exemple la thionine phéniquée). Mais elles ne suffisent pas à tous les cas.

Il faut en effet employer parfois une méthode de différenciation, — dite méthode de Gram, — très utile pour le diagnostic.

D'autre part quelques microbes exigent une coloration spéciale (bacilles tuberculeux, bacille de la lèpre, etc.).

Il faut aussi employer des techniques particulières quand on veut colorer les *cils* et les *capsules* : nous les donnons plus loin (voir pp. 73 et 74).

1° Coloration par la thionine phéniquée.

Voir la formule de la solution p. 30.
Fixer par la chaleur, ou l'alcool absolu, ou l'alcool-éther.
Mettre sur la préparation quelques gouttes de la solution filtrée, pendant 1 à 5 minutes suivant la force du colorant.
Laver soigneusement à l'eau. Sécher à l'air libre.
Les préparations sont généralement très belles. Les microbes attirent immédiatement l'attention, colorés en bleu foncé, presque noirs. Les autres éléments figurés forment un fond plus clair : le protoplasma des cellules est bleu pâle ou incolore, leur noyau bleu foncé, les globules rouges sont bleus ou verts.

2° Coloration par le violet de gentiane phéniqué

On fixe par la chaleur ou l'alcool absolu.
On colore avec la solution de violet de gentiane, que l'on doit avoir de toute façon, car elle est nécessaire pour colorer par la méthode de Gram (voir p. 72).
La coloration est rapide, en quelques secondes.
On lave soigneusement à l'eau. On sèche.
La coloration est généralement plus massive, moins fine qu'avec la thionine phéniquée.

3° Coloration par la fuchsine phéniquée.

C'est un colorant que l'on doit toujours avoir, étant donné qu'il est le plus couramment employé pour la coloration du bacille tuberculeux.
On le désigne aussi sous le nom de *colorant de Ziehl.*

Sa composition est la suivante :

Fuchsine ou rubine.	1 gramme.
Acide phénique neigeux	5 —
Alcool absolu	10 —
Eau distillée	100 —

Pour qu'il colore bien le bacille tuberculeux, il faut, pour sa préparation, suivre très rigoureusement la technique suivante :

Broyer dans un mortier 1 gramme de fuchsine basique dans 10 centimètres cubes d'alcool absolu. Ajouter 5 grammes d'acide phénique neigeux ; puis, par petites portions, en continuant de remuer, 60 centimètres cubes environ d'eau distillée. On verse dans un flacon ; on rince le mortier avec 40 centimètres cubes d'eau distillée, que l'on ajoute au liquide précédent; on laisse reposer 24 heures et on filtre.

Quand on l'emploie pour le bacille tuberculeux, la technique est très spéciale (voir p. 174).

Pour les autres microbes, il suffit de fixer comme précédemment (chaleur ou alcool absolu); de mettre quelques gouttes du colorant, à froid, pendant quelques secondes ; de laver et de sécher. Il doit être employé surtout pour la coloration des cultures, car le phénol détermine des grumeaux dans les préparations de sang, de pus, d'exsudats.

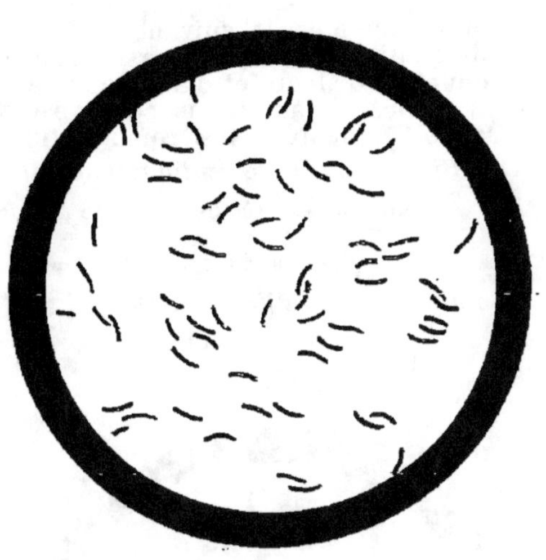

Fig. 39. — *Bacille du choléra.*

Grossiss. : 1.200. Coloration par la solution de fuchsine phéniquée.

Il est utile surtout pour certains microbes qui se colorent un peu difficilement par la thionine ou le violet, tels que le bacille du choléra (voir p. 94).

4°Coloration par le bi-éosinate de Tribondeau.

Ce colorant, dont nous avons donné la formule et le mode d'emploi, est un des meilleurs pour colorer non seulement les éléments cellulaires, mais aussi les microbes et les parasites (voir p. 30).

5° Coloration par la solution d'azur 2-éosine.

Cette méthode est surtout utile pour les parasites, trypanosomes, spirochètes, etc.

Elle est désignée aussi sous le nom de *méthode de Giemsa.*

Fixer pendant une demi-heure dans l'alcool absolu.

Nous avons donné la formule du colorant p. 32.

Pour la coloration, on doit employer le produit dilué *au moment même de s'en servir.* La dilution perd en quelques heures son pouvoir colorant. Généralement il convient de faire une solution au 1/10 (1 centimètre cube par exemple de colorant pour 10 centimètres cubes d'eau distillée), et de faire agir le colorant pendant 1 heure.

On peut verser le colorant sur la lame maintenue horizontale.

Il est mieux de le placer dans un flacon Borrel (voir p. 9) et d'y plonger la lame verticalement.

Après coloration, laver à grande eau et sécher.

6° Coloration par la méthode de Gram (1)
(modifiée par Nicolle).

Son principe est le suivant. Si l'on colore des microbes par le violet de gentiane, et que l'on fasse agir ensuite une solution iodée, puis un mélange d'alcool et d'acétone : certains microbes sont plus fortement colorés ; d'autres, au contraire, sont décolorés et invisibles.

On doit donc avoir les trois solutions suivantes :

Solution de violet de gentiane phéniqué :

Solution saturée de violet de gentiane dans l'alcool à 95°.	10 cc.
Eau phéniquée à 1 p. 100	90 cc.

Solution iodée ou liquide de Lugol (2) fort :

Iodure de potassium.	2 grammes.
Iode	1 —
Eau distillée	100 —

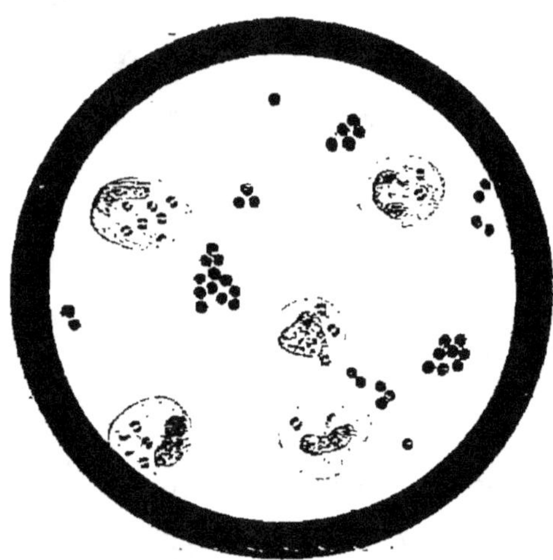

Fig. 40. - *Coloration par la méthode de Gram.*

Grossiss. : 1.200. Les éléments qui prennent le Gram (staphylocoques) sont colorés en violet. Ceux qui ne prennent pas le Gram (globules du pus et gonocoques) ont été décolorés, puis recolorés en rouge par la fuchsine

Alcool-acétone :

Alcool absolu	90 cc.
Acétone	30 cc

Voici la technique à suivre :

Fixer la lame par la chaleur ou par l'alcool-éther. Colorer par quelques gouttes de la solution de violet de gentiane filtrée : pendant un temps variable suivant la force du colorant. En général 1 à 2 minutes suffisent, parfois même moins. Rejeter le colorant, *sans laver*, ajouter quelques gouttes de la solution iodo-iodurée. Laisser 10 à 15 secondes, jusqu'à coloration brun-noir.

Rejeter alors la matière colorante qui est sur la lame, et mettre de l'alcool-acétone jusqu'à ce que la préparation soit décolorée. Laver.

On peut recolorer ensuite par la solution de fuchsine :

Solution saturée de fuchsine dans l'alcool à 95°	5 cc.
Eau distillée	100 cc.

Les microbes qui *prennent le Gram* sont colorés en violet ; les cel-

---

(1) Gram (H.-Chr.-J.), bactériologiste danois.
(2) Lugol (I. G. A.), médecin français (1786-1851).

lules et les microbes qui *ne prennent pas le Gram* ont été décolorés par l'alcool-acétone, mais recolorés par la fuchsine : on les voit donc en rouge (fig. 40).

On peut encore recolorer, au lieu d'employer la fuchsine, par la safranine, suivant la formule :

Safranine . . . . 1 gr.
Eau distillée . . . . 100 cc.

Les microbes ne prenant pas le Gram et les cellules sont recolorés en rouge.

Voici comment se comportent les principaux microbes traités par la méthode de Gram.

Principaux microbes qui prennent le Gram. (Colorés en violet.)	*Principaux microbes qui ne prennent pas le Gram.* (Incolores ou recolorés en rouge par la fuchsine.)
Bacille de la diphtérie.	Colibacille.
Tétragène.	Bacille typhique.
Bacille du tétanos.	Bacille de la peste.
Pneumocoque.	Bacille du chancre mou.
Streptocoque.	Gonocoque.
Staphylocoque.	Méningocoque.
Bactéridie charbonneuse, etc.	Vibrion cholérique.
	Pneumobacille, etc.

7° Coloration des cils.

Les micro-organismes mobiles possèdent des cils ou flagelles, de situation, de longueur et de nombre variables. Ce sont des prolongements protoplasmiques, hyalins.

Leur nombre n'est pas fixe pour chaque espèce. Leur présence constitue cependant un caractère utile au diagnostic.

Malheureusement, sauf pour les grandes bactéries, ils ne peuvent pas être vus sans coloration ; et, de toute façon, leur coloration est très délicate.

C'est donc une recherche pour laquelle il est indispensable de suivre une *technique très rigoureuse*, et l'on ne doit pas s'étonner d'avoir dans les premiers essais de nombreux échecs.

Certaines conditions doivent être réalisées, concernant le microbe, son mode d'étalement et de fixation, sa coloration.

1° La recherche doit être faite sur une *culture*, solide

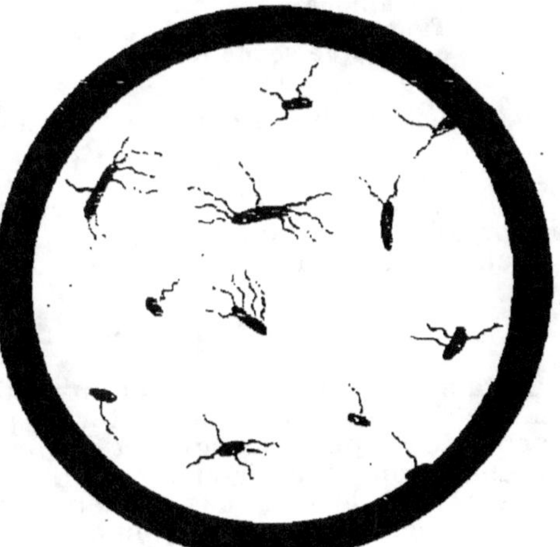

FIG. 41. — *Colibacilles avec leurs cils.*

Grossiss : 1.500.

(et non en bouillon), et suffisamment diluée pour que les microbes soient espacés. On prend donc une petite quantité de culture *récente* (quelques heures) sur gélose fraîche et *humide*. Après s'être assuré que les microbes ont des mouvements actifs, on la dilue dans un verre de montre rempli d'eau ordinaire (non distillée) de façon à obtenir un trouble léger et homogène.

2° La lame doit être scrupuleusement propre et très sèche : on la passe successivement à l'alcool, à l'acide chlorhydrique, à l'eau, à un mélange d'alcool et de benzine, puis on la fait sécher à la flamme.

3° La culture une fois étalée sur la lame, on laisse sécher à la température ordinaire, à l'abri des poussières.

Après dessiccation, on fixe sur la flamme d'une lampe à alcool, car une flamme trop intense altère les cils.

4° De très nombreux procédés de coloration ont été décrits. En voici deux, qui sont relativement simples, et donnent généralement de bons résultats.

Procédé I. — Mettre sur la lame quelques gouttes de la solution :

Tannin à 50 p. 100 (filtrer)	100 cc.
Solution saturée de sulfate ferreux	50 cc.
Sol. alcoolique saturée de fuchsine	10 cc.

et chauffer, *à quatre reprises différentes*, sur la flamme, jusqu'à dégagement de vapeurs. Laver à l'eau. Colorer à la fuchsine phéniquée (voir p. 70). Laver. Suivant que le microbe a une sécrétion alcaline ou acide, on neutralise avec quelques gouttes d'une solution à 10 p. 100 de soude ou d'acide chlorhydrique.

Procédé II. — Mettre la préparation 30 minutes à froid dans le bain fixateur suivant :

A. osmique à 2 p. 100	1 cent. cube	
Tannin à 10 p. 100	2	—
A. acétique	4 gouttes.	

Laver *soigneusement* à l'eau. Passer 5 à 10 secondes dans du *nitrate d'argent* à 0,5 p. 100. Mettre, sans laver, dans le bain réducteur :

A. gallique	5 grammes.	
Tannin	5	—
Acétate de soude fondu	10	—
Eau	350	—

Passer de nouveau dans le nitrate d'argent, puis dans le bain réducteur.

Laver et sécher.

La coloration est obtenue par réduction d'un sel d'argent sur les cils préalablement fixés.

A chaud, à 60°, la coloration est obtenue en 5 minutes.

8° Coloration des capsules.

Certains microbes sont entourés d'une capsule, plus ou moins épaisse. Il est utile de constater sa présence, en particulier pour le diagnostic du pneumocoque et du pneumo-bacille.

D'une façon générale elle est plus nette et plus facile à mettre en évidence dans le sang des animaux inoculés (par exemple le sang de souris inoculée avec du pneumocoque).

Souvent la capsule est visible, sans technique spéciale, par les colorations usuelles, par exemple la thionine phéniquée : on voit alors les microbes nettement colorés en bleu foncé, entourés d'une zone incolore, qui les sépare du fond de la préparation coloré en bleu clair. Dans ce cas, on le voit, on a une image *négative* de la capsule.

Lorsqu'on ne l'aperçoit pas ainsi, on peut recourir aux procédés suivants. Mais il convient de noter qu'il est parfois nécessaire de faire des essais sur plusieurs lames avant d'obtenir une bonne préparation.

1° *Coloration par le violet de gentiane et décoloration.* — On fixe par la chaleur ou l'alcool absolu.

On emploie la solution de violet de gentiane phéniqué, qui est utilisée pour la méthode de Gram (voir p. 72).

On colore en 4 à 6 secondes.

On décolore légèrement par l'alcool absolu.

On lave et on sèche.

Les capsules sont en violet clair, autour des microbes violet noir.

2° *Coloration par le violet de gentiane et l'éosine.* — On procède comme dans la méthode précédente.

Mais on décolore pendant quelques secondes dans l'alcool-acétone au tiers, utilisé pour la méthode de Gram (voir p. 72).

Puis on lave et on recolore rapidement par une solution d'éosine :

Eosine.	0 gr. 50
Alcool à 95°.	100 gr. »

Les microbes sont violets et les capsules roses.

3° *Coloration par le bleu polychrome et décoloration.* — On fixe par la chaleur ou l'alcool absolu. On colore pendant quelques secondes par le bleu polychrome. On décolore légèrement par l'alcool absolu. On lave et on sèche.

Quand cette technique réussit, les capsules sont rouges et les microbes violets.

9° Coloration des spores.

Les spores sont très résistantes à la coloration. Avec les méthodes ordinaires elles ne se colorent pas, et se montrent sous forme de petites taches incolores, à l'intérieur ou à l'extrémité des bacilles colorés.

Parmi les moyens préconisés pour les mettre en évidence, l'emploi de la fuchsine phéniquée est un des meilleurs.

10° Autres méthodes spéciales de coloration.

Les autres méthodes de coloration, spéciales à certains microbes, bacille tuberculeux et bacille lépreux, bacille diphtérique, etc., seront étudiées à propos de chacun d'eux.

3° Culture.

Si l'examen direct est d'une technique simple, il n'en est pas de même de la culture. Elle demande en effet une instrumentation plus compliquée (milieux de culture, étuves, etc.) et un plus long apprentissage.

Aussi, se contente-t-on souvent de recueillir soi-même le produit suspect ; pour la culture, on l'envoie dans un laboratoire.

Comment recueillir le produit suspect. — Sans qu'il soit possible d'envisager tous les cas particuliers, disons seulement, en règle générale, que le produit doit être *recueilli d'une façon aseptique*, et mis immédiatement dans un *récipient stérilisé*.

Prenons quelques-uns des exemples les plus courants.

Voici une cavité dans laquelle on veut faire une ponction, pour s'assurer de la présence de liquide et pour l'ensemencer (pleurésie, liquide articulaire, abcès, etc.). Il faut d'abord faire l'asepsie de la peau avec un soin particulier : le mieux est, soit d'appliquer une pointe de feu, soit de mettre de la teinture d'iode. Il y a en effet sur les téguments de nombreux microbes saprophytes, et en particulier des staphylocoques : leur présence est une cause d'erreur fréquente, quand on ne prend pas les précautions voulues.

Vous veillerez aussi à ce que les instruments de la ponction (seringue de verre et aiguille) aient été soigneusement stérilisés. Pour les aiguilles en platine, le mieux est de les flamber. Quant aux seringues, *l'ébullition n'est pas suffisante,* car certaines spores résistent à une température de 100° : il faut qu'elles aient été stérilisées à l'autoclave (chaleur humide, fig. 35, p. 58), ou au four Pasteur (chaleur sèche, fig. 33. p. 55).

La ponction une fois faite, et le liquide recueilli, le mieux est de le laisser dans la seringue, et, si c'est possible, de l'envoyer

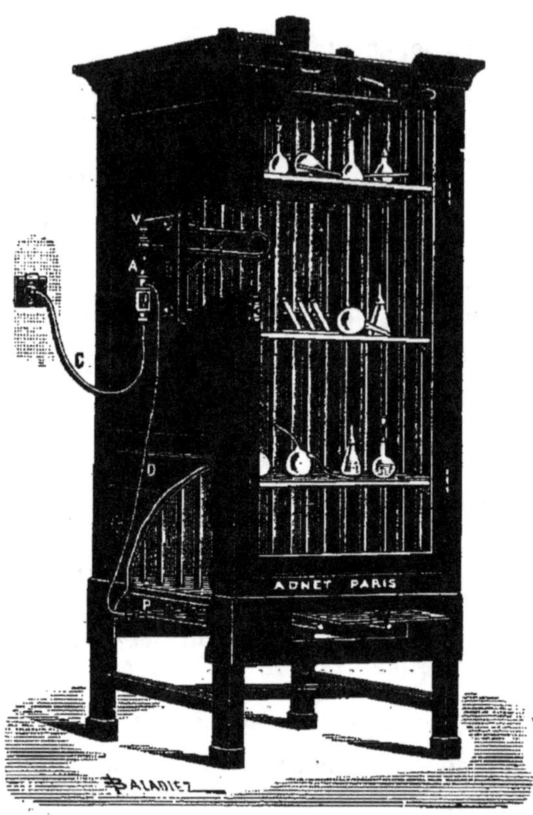

FIG. 42. — *Étuve de Schribaux auto-régulatrice.*

Pour fermentations et cultures. Un régulateur permet d'obtenir des températures uniformes et invariables jusqu'à 50°.

P, Brûleur ; — T, Tuyau conduisant la chaleur du brûleur à la partie supérieure de l'étuve : les gaz chauds se réunissent dans la boîte B ; — C, tuyau de caoutchouc conduisant les gaz au régulateur ; D, tuyau de caoutchouc conduisant les gaz du régulateur au brûleur ; — A, Piston commandant la soupape du régulateur ; — V, Vis pour régler la température de l'étuve.

ainsi. Sinon on le mettra dans un récipient, un tube à essai ou une pipette, soigneusement stérilisés.

Il vous arrivera parfois de pouvoir recueillir le liquide directement dans une pipette, par exemple s'il s'agit d'un abcès que l'on vient d'ouvrir. Vous plongez alors l'extrémité flambée de la pipette stérilisée dans la profondeur de l'abcès, et vous aspirez quelques centimètres cubes de liquide. On referme la pipette aussitôt à la flamme, en ayant soin de n'en chauffer que l'extrémité : sinon le pus qu'elle renferme est stérilisé par la chaleur, et devient impropre aux cultures et aux inoculations. Employée rapidement, dès que l'abcès vient d'être ouvert, cette technique est suffisante, et permet d'éviter les contaminations secondaires.

Enfin s'il s'agit d'un fragment de tumeur, il doit passer directement des mains du chirurgien dans un flacon stérilisé.

Milieux de culture. — Si vous voulez aller plus loin, c'est-à-dire faire vous-même l'ensemencement et

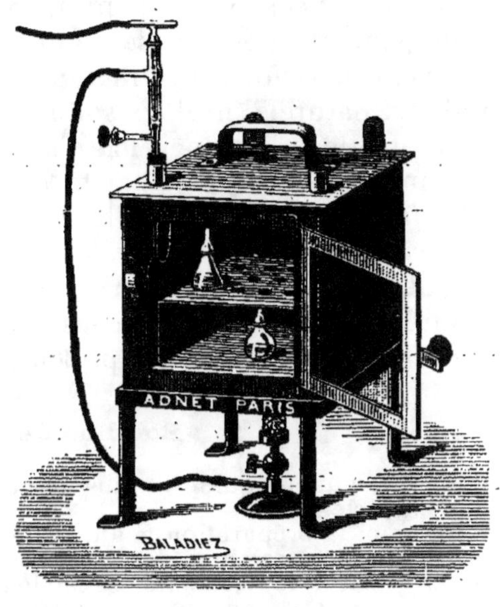

FIG. 43. — *Étuve.*

Elle peut être employée pour cultures, pour inclusions à la paraffine, et aussi pour chauffage jusqu'à 110° (préparations à fixer, etc).

examiner la culture, vous vous procurerez dans un laboratoire les milieux qui conviennent, et qui varient d'ailleurs suivant le microbe que l'on étudie. C'est qu'en effet la préparation de ces milieux, leur stérilisation, leur distribution dans les tubes à essai ou les ballons, est un travail assez compliqué. Et comme leur conservation n'est pas indéfinie, si vous ne devez être appelé qu'accidentellement à faire des cultures microbiennes, il est bien préférable de vous adresser à un laboratoire, qui vous fournira un produit bien préparé et toujours frais.

Cependant, pour le cas où l'on croirait devoir faire cette préparation soi-même, nous allons donner les formules et les techniques. Mais nous nous en tiendrons aux milieux *les plus usuels,* car les autres sont en nombre trop considérable pour qu'il soit possible de les étudier ici.

Tout milieu de culture doit répondre à deux conditions : être *nutritif,* c'est-à-dire permettre la vie et le développement des micro-organismes, ce qui exige des qualités différentes suivant les germes, et c'est pourquoi les milieux que l'on utilise sont si variés ; — et d'autre part être *stérilisé,* c'est-à-dire ne renfermer avant l'ensemencement aucun germe vivant, dont le développement ultérieur viendrait fausser les résultats.

Les milieux forment différents groupes : milieux artificiels et milieux naturels, milieux solides et milieux liquides.

Nous allons résumer ici, d'après Courmont, la préparation des milieux constitués par le *bouillon de viande,* la *gélose,* la *gélatine,* l'*eau peptonée,* le *sérum sanguin,* les *sérosités,* la *pomme de terre.*

Quelques milieux spéciaux sont étudiés d'autre part avec les micro-organismes pour lesquels on les emploie : *liquide de Raulin* (voir aspergillose, p. 200), *sang gélosé* (p. 147), etc.

Bouillon de viande.

C'est le milieu liquide le plus employé, et qui convient à la plupart des bactéries.

En voici la préparation la plus habituelle.

Prendre 500 grammes de viande de bœuf ou de veau, débarrassée de la graisse, des tendons, et hachée finement. La faire macérer à froid, pendant 24 heures, dans un litre d'eau distillée. Exprimer alors sur un linge mouillé, et ramener à 1 litre la quantité du liquide qu'on a obtenu. Ajouter 10 grammes de chlorure de sodium et 20 grammes de peptone pure. Faire bouillir pendant une demi-heure, ce qui précipite les albuminoïdes. Écumer, dégraisser, filtrer à chaud sur papier Chardin.

Ce liquide, qui est acide, doit être neutralisé, car les bactéries s'y développeraient mal. Il faut donc y ajouter goutte à goutte une solution de carbonate de soude au 1/10, mais sans excès, et s'arrêter dès que le papier de tournesol montre que la réaction est devenue neutre ou légèrement alcaline.

Le bouillon doit enfin être stérilisé par chauffage à l'autoclave à 120°, pendant 15 minutes.

La répartition dans les ballons ou dans les tubes à essai, qui serviront aux ensemencements, peut être faite immédiatement ou plus tard.

Quoi qu'il en soit, après cette répartition, il faut stériliser de nouveau à l'autoclave, pendant 20 minutes, à 115° : la température de la deuxième chauffe ne doit donc pas atteindre celle de la première, afin d'éviter que le bouillon ne reste trouble.

Enfin, ballons et tubes à cultures seront mis, avant tout ensemencement, à l'étuve à 38°, pendant 24 heures : le bouillon doit rester clair, et l'on s'assure ainsi que la stérilisation a été parfaite.

Après quelques mois, le bouillon perd peu à peu ses qualités nutritives.

Gélose (1).

Le milieu solide à la gélose, qui est des plus usuels, est obtenu par un mélange de gélose et de bouillon.

Faire macérer pendant 24 heures 10 grammes de gélose ou agar-agar, coupé en petits morceaux, dans un demi-litre d'eau. On exprime sur un linge. La gélose gonflée qui est restée sur le linge est jetée dans 500 grammes de bouillon peptoné, neutre ou alcalin, préparé comme nous l'avons indiqué, et maintenu à l'ébullition au bain-marie. On s'assure que le mélange est neutre ou alcalin (sinon on neutralise avec une solution de carbonate de soude), et l'on fait bouillir pendant 10 minutes, en agitant sans cesse. Puis, quand le liquide est refroidi à 60° environ, on y ajoute un blanc d'œuf dilué dans 50 centimètres cubes d'eau : cette opération a pour but de clarifier le milieu en précipitant les sels. On stérilise à l'autoclave à 120°, pendant 15 minutes. On filtre, à chaud, car le mélange se solidifie au-dessous de 50°. On répartit en tubes ou en ballons. On stérilise, de nouveau, par chauffage à l'autoclave à 115°, pendant 20 minutes.

Pendant le refroidissement, les tubes seront maintenus inclinés, pour augmenter la surface de culture.

Gélatine.

Ce milieu solide est obtenu par un mélange de gélatine et de bouillon.

Il a l'avantage d'être *très transparent*, ce qui permet de voir facilement les colonies qui s'y développent ; et aussi de *se liquéfier* sous l'influence des diastases sécrétées par quelques microbes (vibrion cholérique, etc.), ce qui est un moyen de diagnostic.

Mais il a l'inconvénient de *fondre à une température relativement peu élevée* (à partir de 21°). On ne peut donc pas cultiver sur ce milieu les microbes qui ne poussent bien qu'à une température plus élevée, tels que le pneumocoque, le streptocoque.

Pour le préparer, on prend les plaques minces de la gélatine du commerce, que l'on coupe en petits morceaux. On fait fondre 100 gr. de gélatine dans un litre de bouillon, préparé comme nous l'avons indiqué : il faut pour cela chauffer au bain-marie, à 100°, pendant 10 minutes environ, en remuant. Puis, si le mélange est acide, on neutralise avec une solution de carbonate de soude, et l'on chauffe de nouveau à 100°, pendant quelques minutes. Il ne faut pas dépasser 105°, sinon la gélatine ne se solidifierait plus par refroidissement.

Le mélange très chaud est filtré, et réparti dans les tubes ou les ballons.

Pour la raison que nous venons de donner, on ne peut, pour la stérilisation, dépasser une température de 100°. On remédie à cet inconvénient par la *méthode de stérilisation discontinue de Tyndall* (v. p. 58). On sait qu'elle a pour principe l'emploi de chauffages modérés, mais multiples, séparés par des intervalles assez longs pour que les spores, plus résistantes, puissent germer, et se transformer ainsi en formes adultes, plus aisément tuées par la chaleur. Il suffit, pour la gélatine, de chauffer à 100°, pendant une demi-heure, deux jours de suite.

Pendant le refroidissement un certain nombre des tubes sont maintenus inclinés, et serviront aux cultures en surface ; les autres sont placés verticalement, pour l'ensemencement par piqûre en profondeur.

----

(1) Matière gélatineuse retirée d'une algue appelée *agar-agar*. En pratique, les deux expressions sont souvent confondues.

Les surfaces des milieux solides se desséchant assez vite, ce qui les rend impropres aux cultures, il est bon de fermer les tubes non seulement avec un tampon d'ouate, mais aussi avec un bouchon de caoutchouc.

Eau peptonée.

La formule est la suivante :

Eau distillée	1.000	grammes.
Peptone	10	—
Chlorure de sodium	10	—
Gélatine	20	—

Alcaliniser fortement.

La technique de stérilisation, de répartition et de vérification est la même que pour le bouillon.

C'est le milieu qui convient à la recherche du *vibrion cholérique*.

Sérum sanguin et sérosités à l'état liquide.

Nous verrons que pour certains microbes il est indispensable ou utile d'employer le sérum sanguin, humain ou animal, ou les sérosités pathologiques (liquide pleural, ascitique, etc.).

La récolte et la répartition dans les tubes ou les ballons doivent être faites avec les précautions d'asepsie habituelles.

Mais la stérilisation est indispensable. Or ces milieux doivent souvent être employés liquides, et comme ils sont albumineux ils coagulent par le chauffage au delà de 65°. Il faut donc employer la méthode de stérilisation discontinue de Tyndall, dont nous avons déjà parlé, suivant la technique que voici : chauffer le sérum ou les sérosités, 5 jours de suite, pendant une demi-heure chaque jour, à 60° (voir p. 58).

Sérum sanguin et sérosités à l'état solide.

Pour obtenir la coagulation, il faut atteindre 65°. Mais on ne doit pas dépasser 75°, pour que le milieu ne devienne pas absolument opaque. On coagule donc et l'on stérilise en même temps par chauffage à 70°, 5 jours de suite, pendant une demi-heure chaque jour, d'après le même principe que nous avons donné pour le sérum liquide.

Comme pour la gélose, quand la répartition est faite en tubes à essai, il faut les maintenir inclinés pendant la coagulation, pour avoir une plus grande surface de culture, et recouvrir l'orifice d'un capuchon de caoutchouc, pour éviter une trop rapide dessiccation.

Pomme de terre.

C'est un très bon milieu de culture.

On emploie des tubes spéciaux, munis d'un étranglement, pour que la pomme de terre soit séparée du liquide, qui, par évaporation constante, est destiné à entretenir son humidité (fig. 5, p. 5).

Ce liquide, que l'on met au fond du tube, est un mélange d'eau et de glycérine, à 15 p. 100.

Quant aux fragments de pomme de terre, ils sont coupés en forme de masses rectangulaires, ayant une surface plane étendue, et de dimensions appropriées à celles du tube.

Les tubes, avec le liquide et le milieu de culture, sont stérilisés à l'autoclave, pendant une demi-heure à 120°.

Technique de l'ensemencement. — Elle consiste à porter le produit suspect dans le récipient qui renferme le milieu de culture, en employant, suivant les cas, la seringue, la pipette ou le fil de platine qui a permis de le recueillir. On opérera rapidement, et l'on tiendra le récipient incliné pour éviter qu'au moment où on le débouche les poussières de l'air ne viennent le contaminer (fig. 45).

Nous ne donnerons pas ici d'indications sur le choix du milieu de culture. A propos de chaque microbe en particulier, quand la culture sera utile au diagnostic, nous dirons le milieu qu'il faut employer. En cas de doute, on commence par employer les milieux aérobies les plus usuels, gélose, bouillon, etc., et une température voisine de 37°.

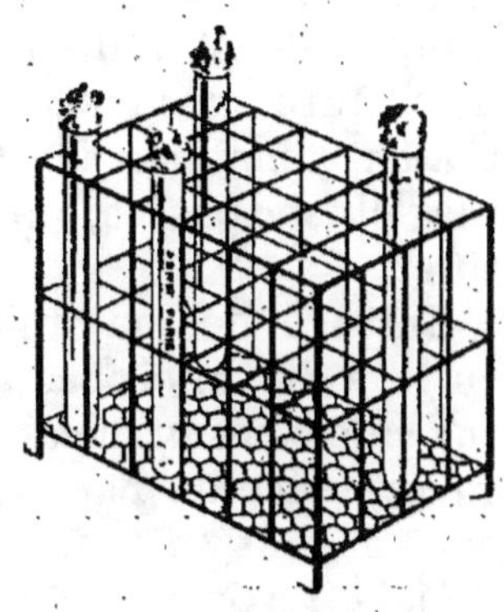

FIG. 44. — *Porte-tubes avec tubes à culture.*

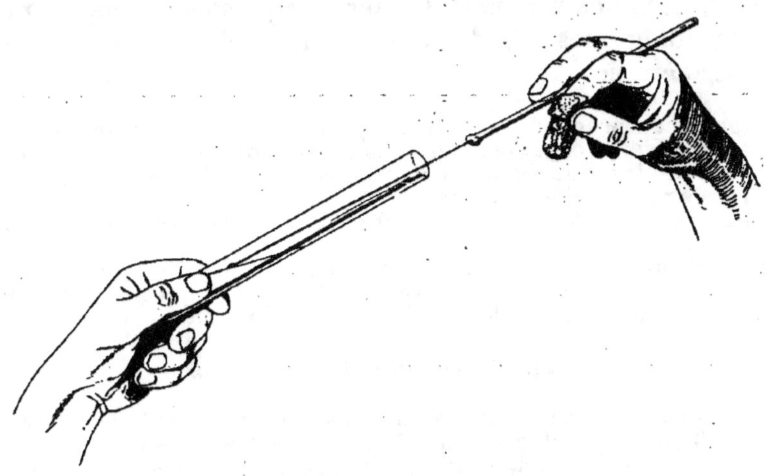

FIG. 45. — *Ensemencement sur milieu solide à surface inclinée* (gélose, gélatine. sérum coagulé, etc.).

Le tube est maintenu incliné pour que son orifice ne laisse pas pénétrer de poussières pendant l'ensemencement. Le fil de platine trace des stries avec le produit suspect. Le bouchon d'ouate sera flambé avant d'être remis en place.

Isolement des germes associés. — Quand on croit à la possibilité de plusieurs agents pathogènes associés, il faut faire une culture en milieu solide à large surface : dès leur apparition les colonies d'aspect différent sont examinées au microscope, et au besoin réensemencées.

Quand on suppose que le produit suspect est riche en microbes, il est indispensable d'ensemencer plusieurs milieux de culture *sans recharger* le fil de platine ou la pipette : on obtient ainsi, sur les tubes ensemencés les derniers, des colonies plus espacées, plus rares, et par suite plus faciles à identifier.

Culture des microbes anaérobies. — Les notions sur la culture des microbes, que nous venons de donner, s'appliquent aux microbes *aérobies*, c'est-à-dire qui vivent et se développent en présence de l'air. Ce sont les plus nombreux, et ceux que nous aurons surtout à étudier.

Mais il existe à côté d'eux des microbes *anaérobies*, pour lesquels l'oxygène est un véritable poison, et qui ne se développent que dans un milieu dépourvu de ce gaz. Il est donc nécessaire de savoir les cultiver, d'abord pour le cas où l'on veut étudier quelqu'un d'entre eux (vibrion septique, bacille du tétanos, etc.), et ensuite pour déceler leur présence dans les produits pathologiques, qui les renferment seuls, ou associés aux microbes aérobies.

De nombreux procédés ont été proposés pour obtenir des milieux de culture privés d'oxygène. Les plus perfectionnés exigent une instrumentation et une technique compliquées (culture dans le vide, culture en présence d'un gaz inerte, etc.).

Il en est de plus simples, qui suffisent pour les recherches courantes de la bactériologie.

Comme pour les microbes aérobies, deux groupes de circonstances doivent être envisagés : 1° on veut cultiver un germe anaérobie isolé ; 2° on veut dissocier des anaérobies qui sont ou que l'on suppose réunis.

1° Culture d'une variété d'anaérobie.

Les milieux de culture sont les mêmes que ceux employés pour les aérobies. Tout le problème consiste à mettre le milieu de culture à l'abri de l'oxygène. Voici, entre plusieurs autres, les procédés les plus simples et les plus courants.

Procédé de l'isolement par l'huile. — Il consiste à *recouvrir d'une couche d'huile de vaseline ou d'huile stérilisée* de 2 centimètres de hauteur le milieu nutritif liquide ou solide. Il faut faire stériliser l'huile dans le récipient en même temps que celui-ci, vide ou déjà chargé du bouillon, de la gélatine ou de la gélose: ces milieux, privés d'air pendant le chauffage, ne peuvent le reprendre pendant le refroidissement, l'huile surnageant à la surface.

Procédé à la lanoline de G. Rosenthal. — Il est désigné par son auteur sous le nom de procédé du *tube cacheté*. Des tubes de lait, de bouillon ou de tout autre milieu, liquide sont privés d'air par une ébullition de 30 minutes, ainsi qu'un ballon renfermant de la lanoline. On verse alors dans chaque tube de la lanoline, de façon que le milieu nutritif soit surmonté d'une hauteur de 1 centimètre et demi de cette substance. De nouveau on soumet à une ébullition d'un quart d'heure. Après ce temps, le tube doit être refroidi le plus rapidement possible. On peut encore plus simplement additionner de lanoline fondue des tubes tout préparés de milieux liquides, et les porter dans l'autoclave à 120° pendant une demi-heure. Pour faire un ensemencement ou une prise, il suffit de faire fondre dans la flamme le bouchon de lanoline. Dès lors le tube cacheté devient un milieu liquide, et l'on fait l'ensemencement ou la prise à travers la lanoline liquide, qui, pendant l'opération, protège le milieu du contact de l'air. L'opération terminée, on replace le tube dans un vase d'eau froide ; la lanoline se prend et le tube peut être porté à l'étuve.

Procédé de l'absorption de l'oxygène par des substances très oxydables. — Tantôt ces substances sont unies au milieu de culture. On ajoute à la gélose peptonée des substances très oxydables, telles que : le formiate de soude, le sulfindigotate de soude, la glucose. Le milieu le plus employé est ainsi fabriqué :

Gélose peptonée. . . . . 1.000 grammes.
Glucose. . . . . 20 —
Sulfindigotate de soude . . . . . 1 —

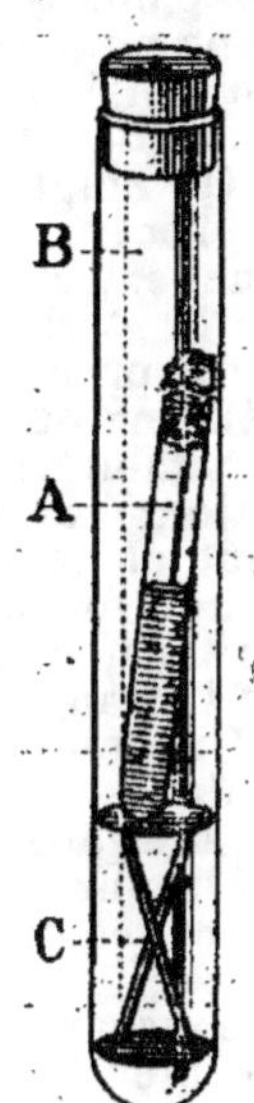

FIG. 46. — (d'après Courmont). — *Dispositif simple pour la culture des anaérobies dans une atmosphère confinée, dont l'oxygène est absorbé par une substance très oxydable.*

Cette gélose, de couleur bleu-noir, est écoulée dans un tube à essai jusqu'à quelques centimètres du bord. L'ensemencement se fait par piqûre aussi profonde que possible, avec une longue aiguille de platine. Les tubes ensemencés sont mis à l'étuve à + 38°. Au bout de quelques heures, des gaz abondants se produisent, qui peuvent même faire sauter le bouchon d'ouate. La gélose se décolore ; la glucose et le sulfindigotate s'oxydent sous l'influence du développement microbien (le même phénomène se produirait à la longue sans culture) et s'emparent de l'oxygène dissous ; le tube bleunoir passe au jaune foncé, l'indigo bleu s'étant transformé en indigo blanc.

On peut également se servir, dans le même but, de gélose ordinaire additionnée de 0, 5 p. 1000 de formiate de soude, ou colorée en violet par quelques gouttes de teinture de tournesol.

Tantôt la substance oxydable n'est pas mélangée au milieu nutritif, comme dans la méthode précédente, mais est déposée autour de lui, dans l'atmosphère restreinte d'un tube clos qui enveloppe le tube à culture.

On peut par exemple faire absorber l'oxygène par l'acide pyrogallique (fig. 46). Le petit tube (A) chargé de gélose ensemencée avec l'anaérobie, bouché à l'ouate, est soutenu dans le grand tube (B) par un support en fil de fer (C). Une solution alcaline d'acide pyrogallique (1 gramme d'acide pyrogallique dans 10 centimètres cubes d'une solution de potasse caustique à 10 p. 100) est versée dans le tube B dont elle occupe la partie inférieure. Le grand tube B est fermé à frottement par un bouchon de caoutchouc. Le tout est mis dans une étuve à + 37°. De légères secousses imprimées fréquemment au tube activent l'absorption de l'oxygène.

2° Isolement des anaérobies par culture.

Lorsqu'il existe, ou si l'on suppose qu'il existe une association de germes (aérobies et anaérobies ou anaérobies multiples), l'isolement par culture exige des procédés différents des précédents.

Il convient d'abord, pour que les germes ne soient pas trop nombreux, de faire *des dilutions* : on ensemence un tube de culture liquide avec une goutte du produit suspect ; on prend une goutte du premier tube pour en ensemencer un second, et une goutte de ce second pour un troisième. Un autre procédé consiste à diluer le produit à analyser dans de l'eau stérilisée.

On emploie alors, parmi les plus courants, le procédé de Vignal.

Procédé de Vignal. — On prend une longue pipette mince, effilée à une extrémité, étranglée et munie d'un tampon de coton à l'autre; on la stérilise (fig. 47, p. 85).

On prend d'autre part un tube à essai renfermant une quantité de gélatine ou de gélose suffisante pour remplir la pipette. On fait fondre le milieu de culture, on le prive d'air par ébullition après l'avoir additionné de sulfo-indigotate de soude. Lorsque le milieu est refroidi tout en restant encore liquide, on l'ensemence ; on brise l'extrémité effilée du tube de Vignal, on la flambe, on aspire le milieu nutritif ; on ferme à la lampe l'extrémité effilée et l'autre extrémité, au niveau de l'étranglement. Le tube est alors mis à l'étuve

On doit avoir soin de remplir le tube, sans interposition de bulles d'air.

Lorsque l'on veut dans la suite prélever une colonie qui se montre, on sectionne le tube à une faible distance de celle-ci avec un couteau à verre, et on va cueillir la colonie avec un fil de platine ou une pipette.

L'inconvénient du tube de Vignal consiste en ce que, après le prélèvement, le tube est hors d'usage ; il ne peut donc servir à séparer des germes qui donnent lieu à la formation de colonies apparaissant à des époques différentes.

On y remédie en ensemençant plusieurs tubes que l'on examine après des temps variables.

Examen des cultures. — L'aspect macroscopique d'une culture renseigne sur la nature du microbe qui a poussé, mais ce renseignement n'est généralement qu'approximatif : il permet d'émettre une hypothèse, rarement d'avoir une certitude.

Aussi est-il presque toujours nécessaire de faire un examen microscopique.

Dans ce but, on prélève, avec toutes les précautions d'asepsie nécessaires, une goutte de la culture, si elle est en milieu liquide, ou un fragment, si c'est une colonie sur milieu solide. Ce prélèvement est fait avec un fil de platine stérilisé, ou avec une pipette flambée.

Pour éviter que les éléments ne soient trop rapprochés, il est utile de diluer la colonie, recueillie sur milieu solide, dans une goutte d'eau distillée.

On étale sur lame, et l'on examine, soit entre lame et lamelle (culture vivante non colorée), soit après fixation et coloration. Les techniques sont celles que nous avons données plus haut.

4° Inoculation aux animaux.

L'inoculation aux animaux offre, sinon les mêmes difficultés de technique que les cultures microbiennes, du moins une complexité assez grande d'outillage (animaux, locaux) et de surveillance. Aussi vous conviendra-t-il généralement mieux de faire faire l'inoculation dans un laboratoire spécial, où vous aurez envoyé le produit suspect.

Par contre, pour faire l'inoculation soi-même, les notions suivantes doivent être bien présentes à l'esprit.

But des inoculations. — Le but poursuivi est différent suivant les cas.

Tantôt il s'agit de *déceler* un agent pathogène dans un produit, pour lequel les examens directs et les cultures n'ont donné que des résultats négatifs (recherche du bacille tuberculeux dans les sérosités, etc.).

Tantôt il s'agit de chercher un nouveau caractère différentiel pour un microbe dont le *diagnostic* est incertain (bactéridie charbonneuse, bacille de la morve, etc.).

Tantôt enfin l'inoculation est destinée à *isoler* un agent pathogène, dans les produits où les germes sont associés (isolement du pneumocoque des crachats, etc.).

Le produit à inoculer : quantité et préparation préalable. — Le produit doit être recueilli avec des instruments stérilisés et toutes les précautions d'asepsie, et mis dans des récipients stérilisés.

L'inoculation sera faite aussitôt que possible.

Les liquides sont inoculés directement. Les produits consistants (liquides coagulés, débris de tumeur, culture en milieu solide) sont broyés ou délayés dans un liquide aseptique (eau, sérum physiologique, bouillon stérilisés). Dans certains cas on inocule des fragments tels quels, en les insérant sous la peau, après incision.

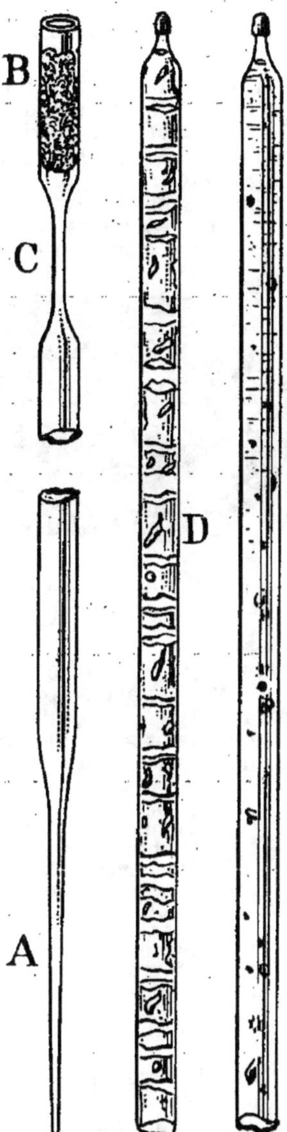

FIG. 47. — *Tube de Vignal.*

A, extrémité effilée par laquelle on aspire le liquide ensemencé ; — B, extrémité munie d'un tampon d'ouate, pour l'aspiration buccale ; — C, étranglement que l'on fermera à la lampe quand le tube sera rempli; — D, fragments du tube, avec des colonies plus ou moins développées.

La quantité à inoculer est variable. On se contente de quelques gouttes ou d'un fragment s'il s'agit d'un produit que l'on suppose très virulent (pus, débris de tumeur). On emploie un ou plusieurs centimètres cubes quand la virulence est supposée moindre (sérosités, urines, etc.).

Pour ne pas injecter des quantités trop considérables de liquide (ce qui peut avoir des inconvénients à cause des toxines qu'ils renferment) il est bon, dans certains cas, de centrifuger, pour rassembler les micro-organismes et d'inoculer une dilution faite avec le culot de centrifugation.

Cette quantité à inoculer varie aussi suivant l'animal et le siège de l'inoculation.

Choix de l'animal à inoculer. — Différentes considérations guident ce choix. Dans un laboratoire modeste, les animaux de petite taille (souris, cobaye, lapin) sont d'un emploi plus commode. Mais il faut évidemment se baser surtout sur la nature du germe que l'on recherche ou que l'on soupçonne. A propos de chaque cas particulier, nous aurons à signaler aussi les conditions d'âge de l'animal les plus favorables à l'inoculation. On ne devra pas d'autre part s'étonner de rencontrer des animaux anormalement réfractaires à tel ou tel virus.

Le tableau suivant donnera une idée du choix qu'il convient en général de faire.

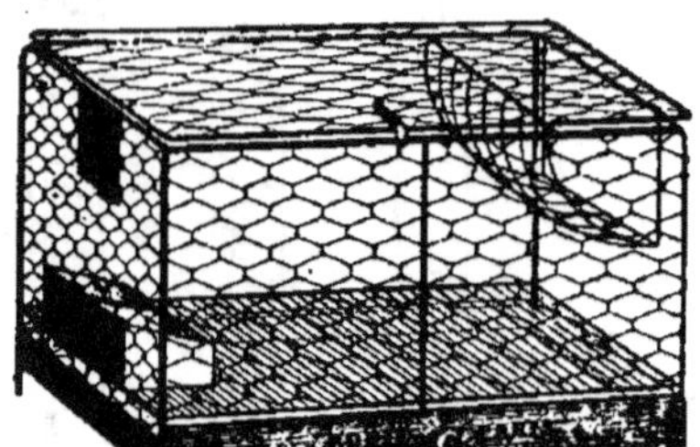

Fig. 48 — *Cage pour animaux inoculés.*

Tuberculose	Cobaye.
Tétanos	Souris. Cobaye.
Diphtérie	Cobaye
Pneumocoque	Souris. Lapin.
Vibrion septique	Chien. Cobaye.
Choléra	Cobaye.
Staphylocoque pyogène	Lapin.
Streptocoque pyogène	Lapin.
Morve	Cobaye.
Charbon	Souris. Cobaye.
Peste	Souris. Cobaye.
Syphilis	Singe.

Instruments, sièges, techniques d'inoculation. — Ils varient non seulement suivant le microbe que l'on recherche, suivant l'animal inoculé, mais encore suivant d'autres considérations que nous aurons à signaler pour chaque microbe. C'est ainsi que pour le bacille tuberculeux l'inoculation sous-cutanée donne des résultats lents mais sûrs ; l'inoculation intra-péritonéale est plus rapide, mais peut échouer si l'animal meurt, avant le développement du bacille tuberculeux, par le fait d'infections secondaires, dues aux autres germes qui lui sont si souvent associés.

Voici, résumés d'après Courmont, les principaux modes d'inoculation et leur technique :

Inoculation épidermique. — Raser et *scarifier* la peau. Promener, sur la surface scarifiée, une aiguille de platine trempée dans le liquide virulent. C'est ainsi que l'on inocule le *pneumocoque* à la souris sur la peau du dos, à la racine de la queue.

Inoculation sous-cutanée. — Faire un pli à la peau, et introduire l'ai-

guille d'une seringue ou une pipette chargée du produit à inoculer dans
le grand axe de ce pli, en ayant soin de ne pas ressortir de l'autre
côté. Cautériser la petite plaie avec une aiguille de platine rougie. Si
on veut inoculer un produit solide (un tubercule, par exemple), faire
une boutonnière au bistouri, un long tunnel avec la sonde cannelée,
et introduire le virus avec une pince. Il est en général inutile de suturer.

Chez le lapin et le cobaye, on fait cette inoculation à la face interne
de la cuisse, au niveau de l'abdomen.

Chez le chien, qui se gratte, il est préférable d'inoculer sous la
peau du dos. Pour la souris, à la base de la queue.

Inoculation intra-péritonéale. — Ponctionner sur la ligne blanche, en
enfonçant l'aiguille perpendiculairement à la peau qui est maintenue
tendue par un aide. Cautériser légèrement l'orifice.

Inoculation intra-veineuse. — Pour éviter toute embolie, on ne doit,

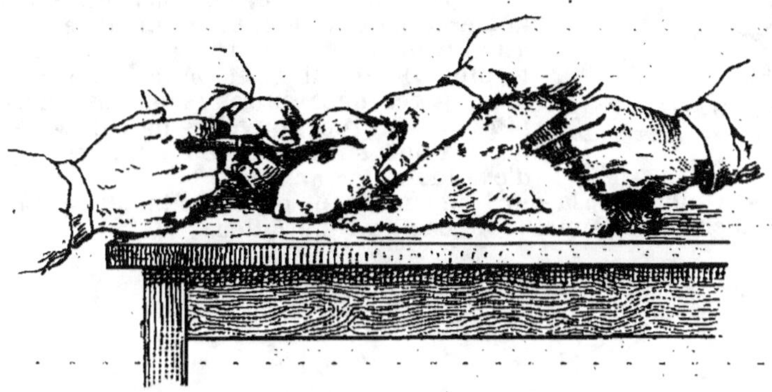

Fig. 49. (D'après Courmont).

Dispositif pour l'injection dans la veine marginale de l'oreille du lapin.

bien entendu, injecter que des liquides sans bulles d'air ni particules
solides.

On peut choisir une veine quelconque. Mais il est préférable de se
laisser guider par les données suivantes, expérimentalement établies.

Chez le *lapin* on choisit la veine marginale de l'oreille. Elle est située le long du bord externe de l'oreille, du côté mince et garni de
poils. Un aide maintient le train de derrière avec la main gauche et
le cou avec la main droite. On coupe les poils le long de la veine et
on désinfecte. On fait une petite boutonnière à la peau, exactement
au-dessus de la veine, à la partie moyenne de l'oreille. Si la veine ne
fait pas une saillie suffisante, on fait un peu de compression à la base
de l'oreille. Prenant alors l'oreille de la main gauche et la faisant
tendre sur l'index, on introduit l'aiguille de la seringue dans la veine,
la pointe dirigée vers la base ; on place le pouce gauche sur la plaie
de façon à serrer l'aiguille entre le pouce et l'index, et on pousse lentement l'injection avec la main droite (fig. 49). L'injection terminée, on
retire vivement la seringue et son aiguille, sans lever le pouce gauche
qui empêche l'hémorragie et la sortie possible du liquide injecté. On
fait chauffer avec la main droite l'extrémité d'un agitateur, et on cau-
térise la petite plaie ; il n'y a pas d'hémorragie.

L'injection intra-veineuse n'est pas douloureuse, le lapin ne bouge
pas ; on voit le liquide gonfler la veine et s'écouler. Si l'on a manqué

la veine, il se forme une boule d'œdème, et l'animal, qui souffre, s'agite violemment.

Chez le *chien*, on choisit la veine saphène. Elle se trouve sur la face externe de la patte postérieure (fig. 50). L'animal fixé, on la dénude au-dessus du jarret, en (*a*), sur une longueur de 2 centimètres. On passe un double fil avec une aiguille. On fait l'injection. On enserre le point piqué entre deux ligatures et on fait un point de suture à la peau. On met sur la plaie une petite couche de collodion.

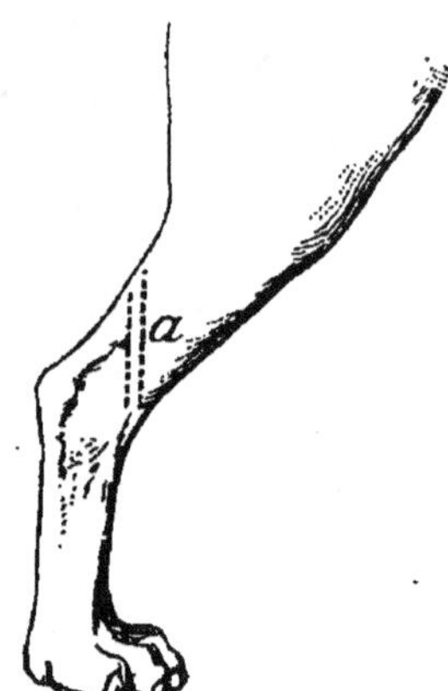

Fig. 50. (D'après Cour-mont.) — *Veine saphène du chien*.

Pour le *cobaye*, on fait une incision latérale le long de la trachée et l'on opère sur la *jugulaire externe*.

Constatation des résultats. — L'animal inoculé doit être isolé, mis à l'abri de toute autre contamination, bien nourri, et observé attentivement. S'il meurt, l'autopsie sera faite le plus tôt possible, et on fera tous les examens jugés nécessaires (examens microscopiques, cultures, nouvelles inoculations) avec les lésions suppurées ou non, les liquides d'exsudats, le sang, etc.

Dans certains cas, la mort ne survenant pas ou étant trop tardive, on doit sacrifier l'animal (voir bacille tuberculeux, etc.).

CHAPITRE II

DIAGNOSTIC DES PRINCIPAUX MICROBES PATHOGÈNES (1)

Association fuso-spirillaire
(Bacille fusiforme et Spirille de Vincent.)

Manifestations cliniques. — Cette association, découverte et décrite par Vincent en 1896, provoque tantôt des *angines, des laryngites* ou des *stomatites pseudo-membraneuses*, simulant plus ou moins la diphtérie ; tantôt des *abcès buccaux* ; tantôt des *lésions ulcéro-membraneuses* qui ressemblent au chancre syphilitique. Les cas de ces différentes affections se sont beaucoup multipliés au cours de la dernière guerre, et l'on a signalé en particulier la fréquence de l'angine de Vincent et de sa forme récidivante (Courcoux et Debré).

Le diagnostic bactériologique a une grande importance, étant donné la résistance de cette affection aux traitements habituels, et au contraire l'efficacité de traitements récemment proposés : le *galyl* ou le *novarsenobenzol* (Achard et Flandin), que l'on emploie soit en *injections intra-veineuses*, soit surtout en *applications locales* ; le *nitrate d'argent* en solution au 1/50 ; le *bleu de méthylène*.

Diagnostic par examen direct. — Le diagnostic se fait exclu-

---

(1) Étant donné les difficultés de classification des micro-organismes, le plus simple nous a paru, pour la commodité des recherches, de les ranger par ordre alphabétique, d'après leur nom ou celui de l'affection spécifique qu'ils déterminent.

sivement par frottis sur lames, et coloration, par exemple, par la thionine phéniquée.

Deux cas se présentent.

1° Tantôt on voit le *bacille fusiforme seul*, en particulier dans les lésions pseudo-membraneuses. C'est un bâtonnet, plus ou moins long, renflé au centre, à extrémités effilées, en *fuseau*.

Il a 4 à 8 μ. de long, et 1 μ. d'épaisseur, dans sa partie la plus large.

Il ne prend pas le Gram, différence importante avec le bacille diphtérique avec lequel on pourrait parfois le confondre, bien que leur aspect soit assez différent (1).

2° Tantôt, dans les lésions ulcéro-membraneuses et les abcès, on trouve, associés aux bacilles, des spirilles assez minces, mais plus volumineux cependant que le tréponème de la syphilis, qui d'ailleurs n'est pas visible par ces colorations usuelles. Ces spirilles peuvent être très nombreux et groupés en un mélange inextricable. Ils sont très mobiles et ne prennent

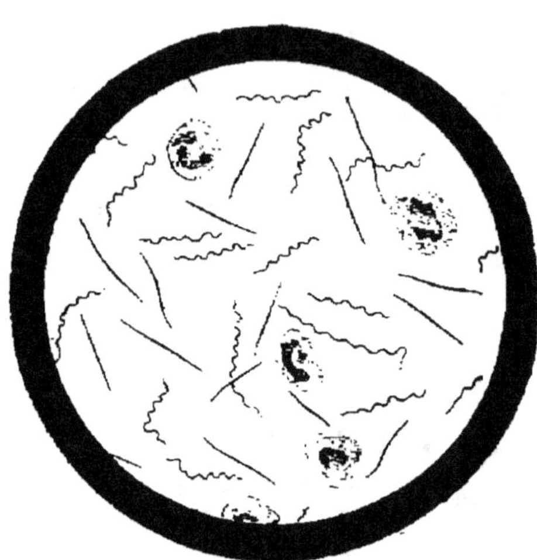

Fig. 51. (D'après Nicolle et Remlinger.) — *Bacilles fusiformes et spirilles, dans l'exsudat de l'angine de Vincent, à forme ulcéro-membraneuse.*

Coloration par la thionine. Grossiss. : 800. On voit les bacilles fusiformes longs, minces, droits ou incurvés. Dans la forme ulcéro-membraneuse, les spirilles leur sont toujours associés en grand nombre, comme ici. Les globules du pus, polynucléaires et mononucléaires, sont altérés, à noyau mal délimité.
L'aspect des bacilles et des spirilles peut être un peu différent de celui que nous montrons ici.

pas le Gram. Cette association de bacilles fusiformes et de spirilles impose le diagnostic : mais il convient de savoir que l'on peut les rencontrer dans la bouche à l'état normal.

Le degré de parenté entre le bacille et le spirille n'est pas exactement déterminé.

(1) Il peut arriver, d'ailleurs, qu'il y ait association de fuso-spirillaires et de bacilles diphtériques : l'examen direct et les cultures permettent de préciser le diagnostic.
On a de même signalé la coexistence possible d'association fuso-spirillaire avec la syphilis, le chancre mou, les cancers, les affections broncho-pulmonaires chroniques, etc. Par conséquent la constatation de bacilles fusiformes et de spirilles n'est pas suffisante pour permettre d'écarter le diagnostic de toute autre affection.

Insuccès des essais de culture et d'inoculation. — Le spirille ne peut être ni cultivé, ni inoculé. Le bacille ne peut pas être cultivé à l'état pur.

Bacille et spirille de la pourriture d'hôpital. — L'examen bactériologique de la pourriture d'hôpital montre l'existence d'une même symbiose fuso-spirillaire, dont les éléments présentent avec les précédents une grande analogie d'aspect. Comme eux ils ne prennent pas le Gram.

Chancre mou (Bacille de Ducrey).

Diagnostic par l'examen direct. — Dans le pus étalé sur lame et coloré à la thionine, on voit le *bacille d'aspect caractéristique*. C'est un court bâtonnet, à extrémités arrondies, dont le centre se colore moins que les extrémités. Il est en chaînettes, qui peuvent être de 15 à 20 éléments. Chacun de ces éléments a 1 à 2 µ de long sur 1/2 µ de large.

Il ne prend pas le Gram.

Cette recherche est loin d'être toujours positive, même quand il s'agit réellement de chancre mou. On doit donc, en cas de résultat négatif, se demander d'abord s'il ne s'agit pas d'un défaut de technique. On trouve en effet souvent, à la surface du chancre, du pus, dans lequel sont exclusivement développés les microbes habituels des infections secondaires. Il faut donc

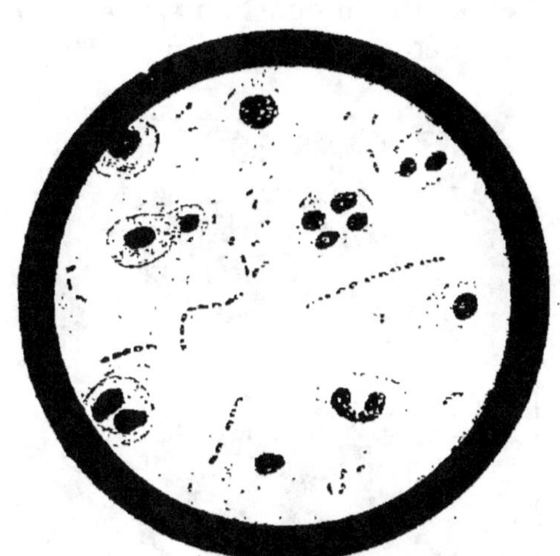

FIG. 52. — *Bacille de Ducrey dans du pus de chancre mou.*

Coloration par la thionine. Grossiss. : 800. On voit, au milieu des globules du pus (polynucléaires et mononucléaires), les bacilles, à centre peu coloré, souvent disposés en chaînettes.

déterger cette première couche, et par raclage enlever le liquide qui est plus directement en contact avec le chancre : on trouve alors généralement le bacille en grande abondance. Par contre on ne le trouve que rarement dans le pus des bubons.

**Vérification par réinoculation au porteur du chancre primitif. — L'inoculation aux animaux est généralement négative, et les cultures sont difficiles à obtenir (nécessité de milieux spéciaux, obstacle apporté par la présence d'infections secondaires). Aussi a-t-on proposé, quand on veut vérifier le résultat de l'examen direct, de faire une réinoculation au porteur même du chancre, sur la surface externe du bras, comme pour une vaccination. On recouvre d'un verre de montre, que l'on fixe avec du collodion. Le chancre caractéristique se montre au bout de 4 à 6 jours. Le diagnostic fait, il faut détruire ce dernier chancre au thermo-cautère.

Cette réinoculation, qui peut offrir quelques dangers, ne doit être qu'exceptionnellement pratiquée.

Charbon (Bactéridie charbonneuse).

Ses localisations chez l'homme et les animaux infectés. — Le bacille du charbon est le premier microbe pathogène qui ait été découvert (Davaine, 1850). Pasteur a fait, à son sujet, d'importantes recherches.

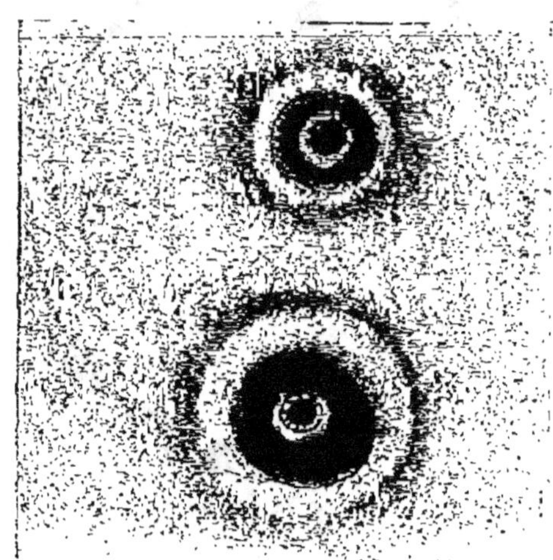

Fig. 53. — *Pustule maligne (charbon).*

Chez l'homme, il ne passe dans le sang qu'aux dernières heures de la vie ; il reste d'abord localisé au niveau de la *pustule maligne ;* c'est donc là que l'on doit le rechercher. Il s'y trouve en abondance.

Il est à remarquer au contraire que, chez les animaux infectés, on le trouve presque constamment dans le sang.

Diagnostic par examen direct. — On prend donc, chez l'homme, une goutte de sérosité au niveau de la pustule maligne, et on l'étend sur une lame. Ou bien, on fait une biopsie d'un fragment de la pustule, et un frottis sur lame du morceau excisé.

Pour les animaux, on peut se contenter d'étaler une goutte de sang.

L'examen direct du microbe coloré suffit généralement au diagnostic. Il se colore bien par les couleurs ordinaires, par exemple par la thionine phéniquée ; il prend le Gram.

C'est un bâtonnet caractéristique, assez long (5 à 10 μ) et épais, isolé ou en courtes chaînettes. Ses extrémités ne sont pas arrondies, mais rectilignes, nettement coupées à angle droit.

Souvent, dans les produits provenant directement de l'organisme (et non dans les cultures) on voit autour des bâtonnets une mince zone claire, constituant une véritable capsule.

Les spores, agents principaux de la dissémination à cause de leur résistance, ne se montrent jamais chez l'individu vivant : on ne les trouve que dans les cultures, ou après la mort.

Vérification par inoculation au cobaye. — En cas de doute, l'inoculation sous-cutanée au cobaye est un procédé plus simple, plus rapide et plus sûr que la culture.

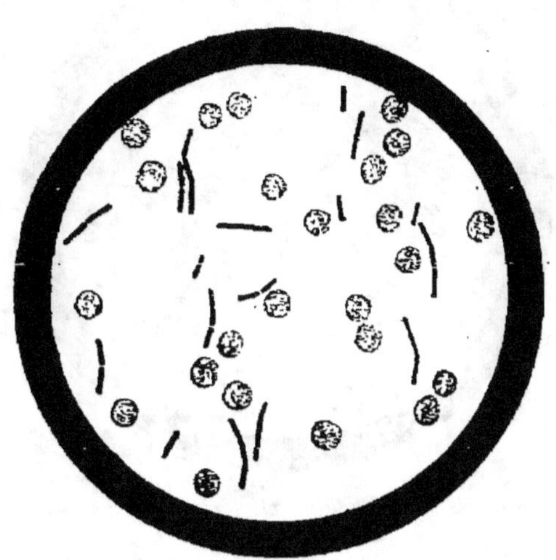

Fig. 54. — *Bactéridies charbonneuses dans le sang du cobaye.*

Grossiss. : 700. Coloration par la thionine (les globules rouges du sang sont colorés en vert ou bleu pâle).

Après 12 à 15 heures, on constate de l'œdème local, de l'engorgement ganglionnaire, de la fièvre, puis de la dyspnée, de l'hypothermie, et la mort en 24 à 36 heures. Les bactéridies fourmillent dans les organes et dans le sang (fig. 54).

Choléra (Vibrion cholérique ou bacille virgule).

Siège d'élection. — Le vibrion cholérique est presque exclusivement localisé dans l'intestin du malade. Il sera par conséquent recherché dans les selles, et dans ce qui peut avoir été souillé par elles : eaux, linges, aliments (par l'intermédiaire des mouches), etc.

Ses principaux caractères. — Le vibrion cholérique est très polymorphe, le plus souvent sous forme de bâtonnets légèrement incurvés. Il est extrêmement mobile grâce à ses cils de nombre variable. Il se colore par les méthodes ordinaires, quoiqu'assez difficilement. Aussi emploie-t-on volontiers la solution de fuchsine qui sert à la coloration du bacille tuberculeux (voir p. 70). Il ne prend pas le Gram.

Quant à ses *cils*, leur technique de coloration est délicate (voir p. 73). Leur nombre et leur disposition sont variables : tantôt il n'y a qu'un cil, tantôt 3 à 4 à chaque extrémité.

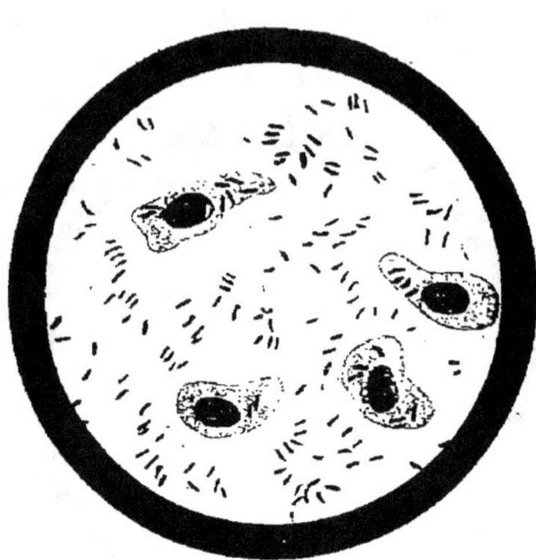

FIG. 55. — *Vibrions cholériques dans les selles riziformes.*

Coloration par la solution de fuchsine phéniquée. sans décoloration. Grossiss. : 800.

Facilité des constatations négatives. — Il est facile de faire une constatation négative, c'est-à-dire d'affirmer que les produits suspects ne renferment pas de vibrions cholériques, et cela est déjà pratiquement fort important. Il suffit en effet d'ensemencer en *eau peptonée* (voir p. 80).

On met à l'étuve à 37°. Le vibrion cholérique pousse très rapidement, et donne dès la septième heure à la surface un voile mince et blanchâtre. *Si ce voile ne se produit pas, c'est que le produit suspect ne renferme pas le vibrion cholérique.*

Difficultés de l'identification du vibrion cholérique. — Mais si la culture donne un résultat positif (1), de même que si l'on

(1) Si ce voile se produit, pour isoler le bacille des autres microbes qui peuvent lui être associés, on doit réensemencer sur *gélose de Dieudonné*, dont voici la préparation :

On mélange parties égales de sang de bœuf défibriné et de solution normale de potasse (56 p. 1.000) ; on chauffe à 100° pendant une demi-heure. On prépare de la gélose ordinaire à 3 p. 100, neutre au tournesol. On mélange 7 parties de gélose pour 3 parties de sang potassé. On coule en boîtes de verre.

Sous l'influence du chauffage du mélange sang-potasse, il se forme de l'ammoniaque, qui rend le milieu alcalin.

En raison de la proportion assez grande d'ammoniaque qui s'est formée, le milieu ne peut être utilisé immédiatement. On laisse les boîtes ouvertes pendant quarante-huit heures à la température du laboratoire. Pendant ce temps, la surface de la gélose se dessèche et l'ammoniaque s'évapore en partie. Ce

constate par l'examen direct la présence d'un microbe répondant à la description que nous allons donner, le problème devient très délicat, pour pouvoir affirmer qu'il s'agit vraiment de l'agent pathogène du choléra : en effet les *vibrions pseudocholériques* sont innombrables.

Or, parmi les nombreux caractères diagnostiques qui ont été donnés, les seuls qui soient pathognomoniques sont : *l'agglutination du bacille*, dont on veut déterminer la nature, par le sérum d'un animal immunisé, et d'autre part le *phénomène de Pfeiffer.*

1° *Recherche de l'agglutination.* — Pour cette recherche, on doit avoir d'une part une culture de véritables vibrions cholériques, pour faire des comparaisons nécessaires, d'autre part du sérum d'animal immunisé contre le choléra.

D'après Orticoni et Sartory il faut, pour affirmer le diagnostic de vibrion cholérique, que le vibrion que l'on veut identifier agglutine au moins à 1/2.000 avec un sérum

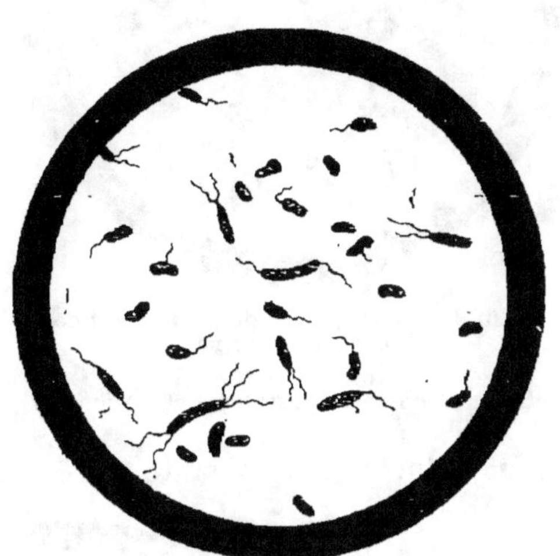

FIG. 56. — *Vibrions cholériques avec leurs cils.*

Coloration par la fuchsine phéniquée (sans décoloration). Grossiss. : 1 500.
Plusieurs types, à nombre variable de cils, ont été ici artificiellement réunis.

ayant un pouvoir agglutinant moyen de 1/5.000.

2° *Phénomène de Pfeiffer.* — Le principe de cette recherche est le suivant : chez les cobayes immunisés contre le vibrion cholérique, les vibrions cholériques injectés dans la cavité péritonéale subissent rapidement une transformation en *granules sphériques.* Le phénomène ne se produit pas s'il s'agit de vibrions non cholériques.

On fait donc la recherche de la façon suivante. On prend un

milieu peut donc être utilisé quarante-huit heures après sa répartition en plaques ; par contre, il ne peut plus l'être cinq à six jours après, car l'ammoniaque et l'alcalinité qui résulte de sa présence sont fortement diminuées.

Sur ce milieu, les vibrions se développent rapidement en 12 à 14 heures, à la différence de la plupart des autres micro-organismes.

On prélève donc les colonies qui ont poussé et on les identifie.

cobaye immunisé, et l'on injecte dans son péritoine deux centimètres cubes d'une émulsion de la culture à identifier. Après 15 minutes on prélève un peu de l'exsudat péritonéal à l'aide d'un tube effilé. On dépose une goutte entre lame et lamelle. S'il ne s'agit pas de vibrions cholériques, les bacilles gardent leur aspect et leur mobilité. Au contraire, si la culture est bien une culture de vibrions cholériques, les bacilles perdent leur mobilité, s'agglutinent et se transforment en granules sphériques. Si l'on fait des préparations colorées, on constate que les granules ne fixent que diffi-

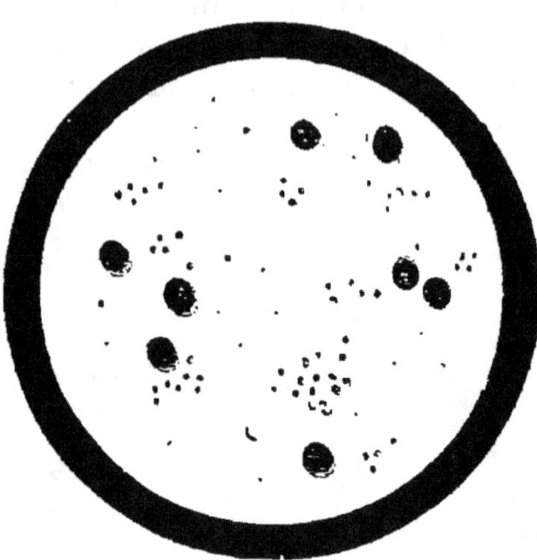

FIG. 57. — *Recherche du phénomène de Pfeiffer : résultat positif.*

Grossiss. : 300
Les microbes sont ratatinés et en amas.

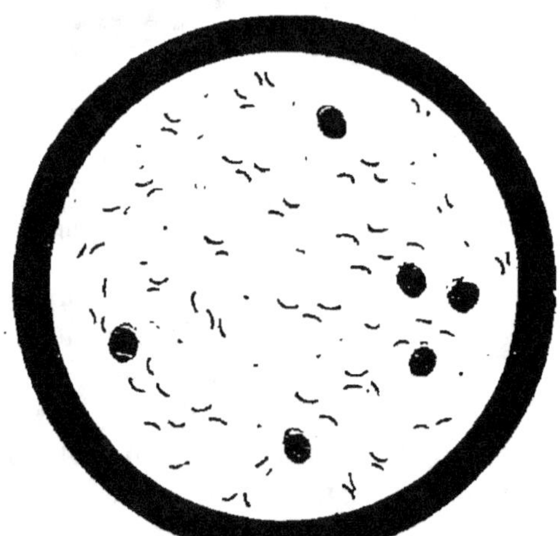

FIG. 58. — *Recherche du phénomène de Pfeiffer : résultat négatif.*

Grossiss. : 300. Coloration par la fuchsine phéniquée. On voit quelques lymphocytes. Quant aux bacilles, ils ont conservé leur aspect normal. et ne sont ni ratatinés, ni agglutinés.

cilement la matière colorante.

Si l'on n'a pas à sa disposition des cobayes vaccinés, l'épreuve peut être effectuée avec le même succès de la façon suivante. A un cobaye sain, et qui n'a pas été encore inoculé, on injecte, dans le péritoine, l'émulsion microbienne additionnée de 1/10 de centimètre cube de sérum anticholérique. L'exsudat, retiré quinze à vingt minutes après, montre la même transformation en granules que dans l'expérience précédente, si le microbe est bien un vibrion cholérique.

On voit qu'il est indispensable, surtout si l'on est en présence d'un cas isolé d'affection à allure cholériforme, de ne se prononcer qu'avec une extrême prudence, et le plus souvent de faire résoudre le problème dans un laboratoire de bactériologie spécialement bien outillé à cet effet.

Colibacille (Bacterium coli).

Rôle pathogène du colibacille. — Le colibacille, hôte normal de l'intestin dès les premières heures de la vie, peut devenir, dans des circonstances qu'il est difficile d'expliquer, un des microbes pathogènes les plus redoutables. Parmi les très nombreuses affections qu'il provoque, citons, comme les plus fréquentes ou les plus graves : certaines *entérites*, *appendicites*, *péritonites* ; des *infections urinaires* (*cystite, pyélite*) ; des *septicémies* ; des *endocardites* et des *péricardites* ; des *méningites* ; des *suppurations*, etc.

Principaux caractéres sur lesquels s'appuie le diagnostic. — Le diagnostic, assez délicat, est basé sur les caractères de forme, de culture et d'inoculation.

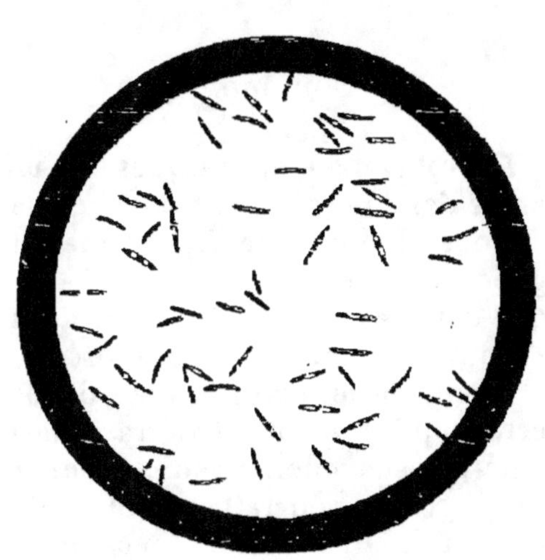

Fig. 59. — *Colibacilles*
Culture en bouillon. Grossiss. : 1.000.
Coloration par la thionine.

Ce sont des bacilles généralement mobiles, mais moins que le bacille typhique. Ils se colorent par les colorants ordinaires, mais souvent avec plus d'intensité en certains points (fig. 59). Ils ne prennent pas le Gram.

La coloration de leurs cils est d'une technique délicate (voir p. 73).

Ces cils sont au nombre de 4 à 6, moins nombreux, moins flexueux et moins longs que ceux du bacille typhique.

Les colibacilles se cultivent bien sur les différents milieux, et généralement poussent avec plus d'abondance que le bacille typhique.

L'inoculation intrapéritonéale au cobaye provoque une péritonite, avec passage de colibacilles dans le sang.

Existence de plusieurs types de colibacilles. — Le colibacille n'est pas toujours identique à lui-même. Il existe en réalité plusieurs variétés de colibacilles. Leur différenciation, le degré de parenté qui les unit est un problème encore à l'étude.

On a décrit de même toute une série de microbes s'écartant plus ou moins du colibacille, et qui le relient, par des chaînes ininterrompues, au bacille typhique, aux bacilles dysentériques, au pneumobacille, etc.

Conjonctivites (Les microbes des).

Microbes non spécifiques et microbes spécifiques. — En outre des microbes habituels de la suppuration que nous décrivons ailleurs (staphylocoque, streptocoque, pneumocoque, gonocoque, etc.), il en est trois que l'on n'a retrouvé jusqu'ici que dans les conjonctivites, et dont le diagnostic est facile par l'examen direct sur lame colorée.

Avant de les étudier, nous devons signaler, pour éviter une erreur qui pourrait être grave, la présence constante dans les culs-de-sac conjonctivaux, *même à l'état sain*, d'un bacille saprophyte qui pourrait être confondu avec le bacille diphtérique : c'est le *bacille massué* ou *pseudo-diphtérique*. Il a l'aspect en cornichon du bacille diphtérique, et prend le Gram. Il prolifère dans toutes les conjonctivites, et s'y trouve en abondance, associé aux agents pathogènes que nous venons de signaler, ou à ceux dont nous allons parler.

1) **Le bacille de Koch-Weeks.** — Ce bacille est une cause fréquente de conjonctivites catarrhales (1/5 des cas).

Sur une préparation faite avec une goutte de pus, étalée sur lame et colorée à la thionine, on voit des bacilles courts, fins, rectilignes. Ils sont groupés par deux ou trois, intra ou extra-cellulaires (fig. 60). Ils ne prennent pas le Gram.

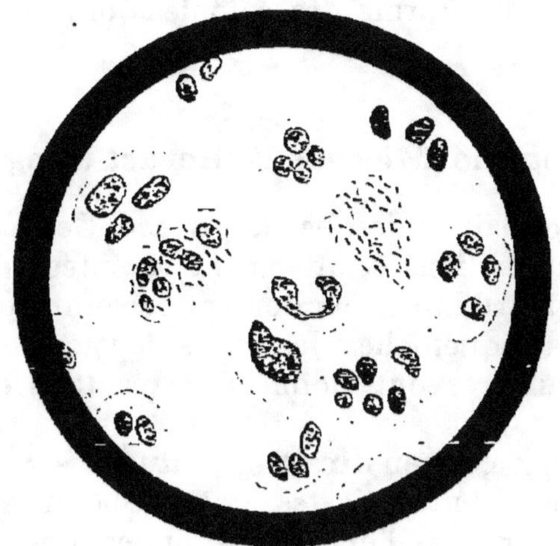

Fig. 60. — *Bacilles de Koch-Weeks, dans un exsudat de conjonctivite aiguë.*
Coloration par la thionine. Grossiss. : 1.000. On voit les bacilles fins, courts, rectilignes, intra ou extra-cellulaires.

2) **Le bacille de Morax-Axenfeld.** — Agent pathogène de nombreuses conjonctivites chroniques, ce bacille est facilement reconnaissable à l'examen direct (fig. 61).

L'exsudat conjonctival, coloré par la thionine, le montre généralement en grande abondance.

C'est un gros bacille, presque toujours couplé. Chacun des éléments dont se compose le diplobacille a des extrémités arrondies, et souvent au centre un très léger étrangle-ment. Il n'est pas rare de voir de courtes chaînettes, constituées par 2 ou 3 di-plobacilles. Il ne prend pas le Gram.

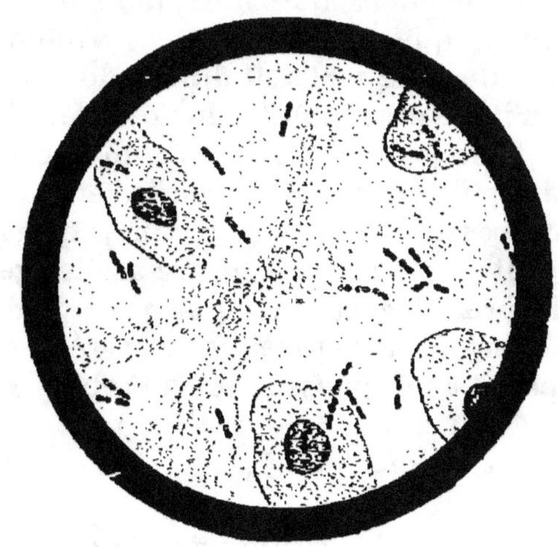

Fig. 61. — *Diplobacilles de Morax-Axenfeld.*
Coloration à la thionine.

3) **Le diplobacille de Petit.** — Dans certains *ulcères de la cornée* on trouve un diplobacille (diplobacille liquéfiant de

Petit), qui présente de grandes analogies avec celui de Morax-Axenfeld, mais qui s'en différencie par des caractères de culture : sur gélatine, il forme des colonies qui liquéfient rapidement le milieu.

Coqueluche (Microbe de Bordet-Gengou).

La découverte du microbe de Bordet-Gengou figure au nombre des acquisitions relativement récentes de la bactériologie. Il est aujourd'hui généralement reconnu comme l'agent spécifique de la coqueluche : les essais de vaccinothérapie tentés avec ses cultures ont donné des résultats qui paraissent favorables.

Diagnostic par examen direct et culture. — Sa recherche et son identification sont délicates. Pour l'obtenir à l'état pur, il faut le rechercher dans l'expectoration des premières quintes. Plus tard il est masqué par les nombreux microbes associés.

Pour l'examen direct, on étale sur lames, on fixe et on colore par les colorants usuels. Il est nécessaire de forcer un peu la coloration, car il prend mal les colorants ordinaires. Il ne prend pas le Gram.

C'est un bacille court, dont les deux extrémités se colorent mieux que le centre. Il est ovoïde. Il est assez semblable au *bacille de la peste*. Il diffère du *cocco-bacille de la grippe* en ce qu'il est plus grand, plus ovoïde, plus régulier.

Il ne pousse pas sur les milieux usuels, ce qui le distingue du *micrococcus catarrhalis*, et de la plupart des autres microbes décrits à tort comme les agents de la coqueluche. On peut le cultiver sur gélose-ascite (gélose 2/3, ascite 1/3 : mais la première culture est peu apparente. Aussi, après 2 jours de séjour à l'étuve, on doit réensemencer, même si rien ne paraît avoir poussé : le microbe s'étant acclimaté à ce milieu, on obtient sur le deuxième tube une couche blanche, opaque, assez visible.

Diphtérie (Bacille diphtérique).

Importance du diagnostic bactériologique de la diphtérie. — On a souvent, et avec raison, fait remarquer combien le diagnostic clinique est insuffisant pour la diphtérie. Tantôt ce sont des angines ou des laryngites à fausses-membranes, qui simulent la diphtérie et cependant ont une toute autre origine. Tantôt ce sont des manifestations, coryza, angine, etc., qui paraissent dues à une infection banale, alors que le bacille diphtérique est en cause, et qui deviennent l'origine d'épidémies meurtrières, parce que le diagnostic bactériologique n'a pas été fait. Enfin ce sont seuls les procédés de laboratoire qui permettent de dire à quel moment un sujet ayant eu la diphtérie est débarrassé de ses bacilles, c'est-à-dire n'est plus contagieux (1).

Facilité de cette recherche. — Or ce diagnostic bactériologique, nous allons le voir, est facile.

En effet, s'il s'agit de diphtérie, le bacille existe en grande abondance dans les fausses membranes (dans une couche sous-jacente à la surface libre), à la surface des muqueuses, dans l'écoulement nasal.

On affirme sa nature d'après les données de l'examen direct, sur lame colorée, et les caractères spéciaux des cultures.

Pour ces recherches (examen microscopique et cultures) il est bon, si l'on ne fait pas les préparations sur lames ou les cultures auprès du malade, que le produit suspect soit emporté dans des récipients (tubes à essai, flacons, pipettes) stérilisés.

Mais *cette condition n'est pas indispensable*. Par conséquent, en présence d'un cas douteux, si vous n'avez pas ces récipients stérilisés sous la main, ne perdez pas un temps précieux. Emportez le produit à examiner dans un flacon ou un tube rigou-

---

(1) Les bacilles diphtériques peuvent persister dans les cavités nasales et pharyngées d'un sujet ayant eu la diphtérie, et s'y trouver encore alors qu'il paraît depuis longtemps guéri. Pour éviter de prolonger son isolement, il convient de l'en débarrasser au plus vite. Dans ce but, on a proposé d'employer un traitement local par le sérum antidiphtérique. Voici les précisions que donne Carnot sur ce sujet.

« Le sérum antidiphtérique usuel pourra être employé. Mais sa valeur est, avant tout, antitoxique et il n'a qu'une faible action bactéricide : aussi son effet local sera-t-il le plus souvent nul. Par contre, il y aura lieu d'utiliser le *sérum antibactérien* de L. Martin, obtenu par injection au cheval, non plus de toxine, mais de corps microbiens (bacilles chauffés à + 100° pendant une heure), susceptibles de provoquer des anticorps dirigés contre les bacilles eux mêmes. Louis Martin incorpore ce sérum à de la gomme et en fait des pastilles que l'on donne à sucer, à raison d'une par heure (soit 10 par jour) : la bouche, les amygdales et le pharynx sont ainsi imprégnés en permanence de sérum, dont l'action directe peut s'exercer à leur niveau.

Louis Martin a obtenu ainsi la disparition de bacilles diphtériques au bout de cinq jours au plus. Dopter a utilisé des pulvérisations de ce sérum, afin de le mettre également en contact avec les fosses nasales, conjointement à l'absorption de pastilles, et il a obtenu la disparition complète des bacilles en douze jours.

Les délais sont, naturellement, différents, et peuvent être plus longs, suivant la ténacité même du germe, dont la disparition spontanée est si variable. »

reusement propre : étant donnés les caractères très spéciaux du bacille diphtérique, les contaminations secondaires possibles ne fausseront, ni le résultat de l'examen microscopique, ni même celui des cultures (voir plus loin).

Possibilité de se prononcer affirmativement par l'examen direct sur lame colorée. — Prenez un fil de platine, une pince, une sonde cannelée ou un tampon d'ouate monté sur une tige ; ce dernier procédé est le meilleur pour les enfants indociles, qui peuvent faire des mouvements et être blessés par un instrument rigide. Prélevez sur le malade un fragment de fausse membrane ou de mucus suspect. Étalez immédiatement sur lames, en couches uniformes et minces.

Si l'étalement ne peut être fait aussitôt, et que le produit à examiner soit desséché, il suffit de le ramollir dans un peu d'eau.

Fixez en passant dans une flamme (voir p. 70).

Mettez comme colorant

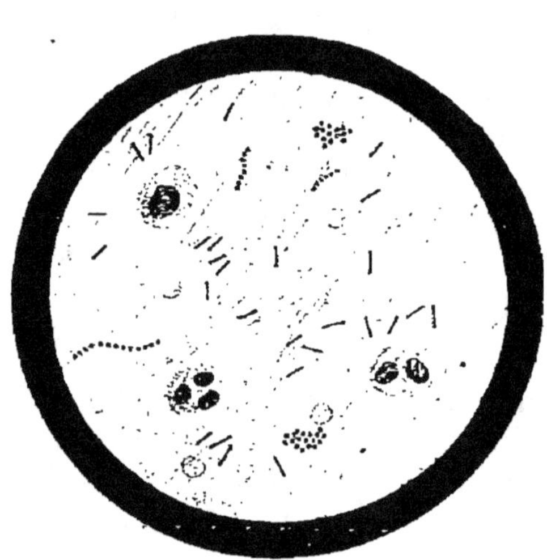

Fig. 62. — *Frottis d'un exsudat diphtérique.*

Coloration par la thionine ou le bleu de Roux. Grossiss : 800. On voit : les bacilles diphtériques en bâtonnets ; quelques chaînettes de streptocoques ; quelques amas de staphylocoques. En outre de nombreux filaments de fibrine, 3 globules du pus (2 polynucléaires et 1 mononucléaire), et 4 globules rouges colorés en bleu pâle.

une goutte de *bleu de Roux* (1).

Puis, *sans attendre*, posez par-dessus une lamelle et examinez *aussitôt* à l'immersion. C'est donc une technique différente de celle que l'on emploie pour la plupart des autres microbes. En voici la raison : le bacille diphtérique se colore *plus vite* et d'une façon plus intense que les autres. C'est un premier caractère que ce procédé seul nous permet d'apprécier.

(1) Pour obtenir le *bleu de Roux*, préparer séparément les deux solutions suivantes :

A		B	
Violet dahlia . . . . . . 1 gr.		Vert de méthyle . . . . . 2 gr.	
Alcool absolu . . . . . 10 —		Alcool absolu . . . . . . 20 —	
Eau distillée . . . . 90 cc.		Eau distillée . . . . . . 180 cc.	

Après 24 heures, les mélanger, filtrer, conserver en flacon bien bouché.

On voit des bâtonnets de caractères variables. On en décrit trois variétés.

1° *Bacilles courts*, (2 µ de long sur 0,8 µ. de large) presque

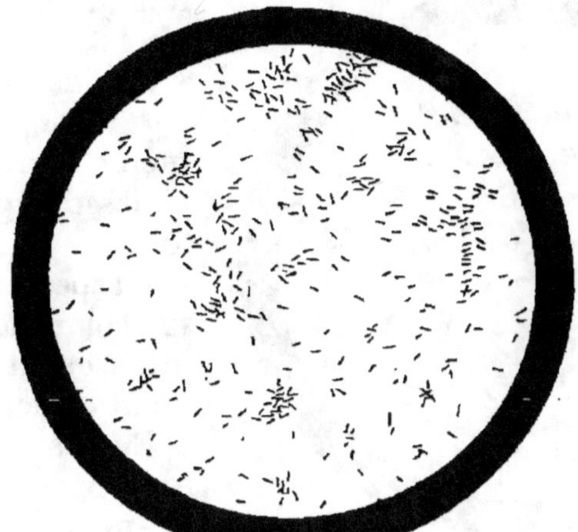

FIG. 63. — *Bacille diphtérique, type court.*
Culture sur sérum coagulé. Coloration par la thionine. Grossiss : 600.

cocciformes, groupés presque toujours deux par deux, parallèlement, ou accolés en amas.

2° *Bacilles longs* (de 4 à 5 µ. de long sur 0,8 µ de large). Ils sont

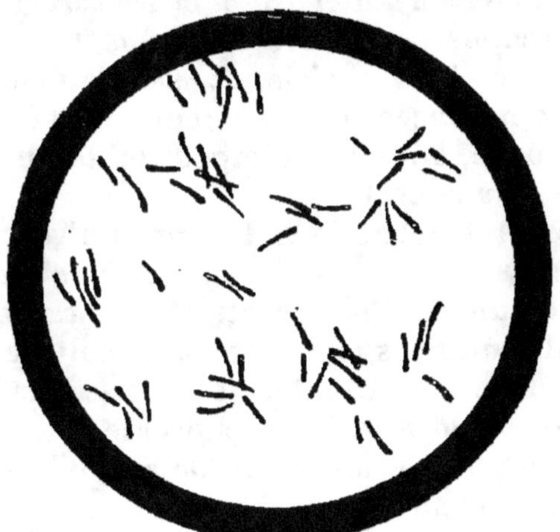

FIG. 64. — *Bacille diphtérique, type long.*
Culture sur sérum coagulé. Coloration par la thionine. Grossiss. : 1.000 .

les plus fréquents et les plus caractéristiques. Ces bacilles sont en amas, enchevêtrés ou accolés côte à côte en forme de palis-sades ; certains sont soudés par une de leurs extrémités, deux par deux, en V. Quelquefois une de leurs extrémités est un peu renflée.

3° *Bacilles moyens* (3 à 4 µ de long) présentant le même arrangement en palissades que les bacilles longs.

L'aspect du bacille et sa coloration rapide et intense sont déjà suffisamment caractéristiques.

En cas de doute on colore par la méthode de Gram *sans trop décolorer* (voir p. 72). S'il ne garde pas le Gram, ce n'est pas le bacille diphtérique ; s'il reste coloré, c'est un argument de plus, car ainsi se trouvent éliminés tous les ba-cilles qui ne prennent pas le Gram (voir p. 72).

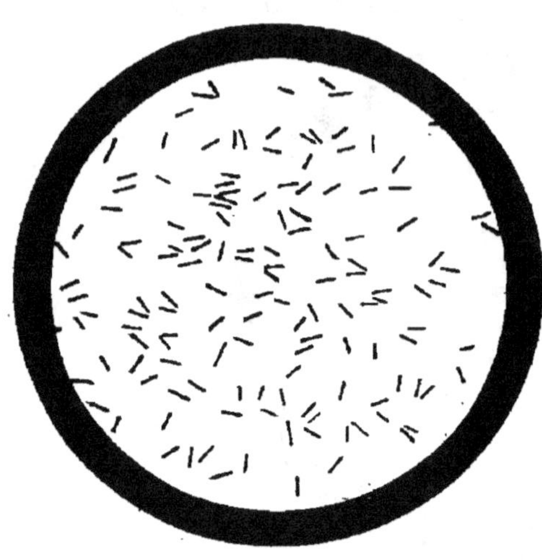

Fig. 65. — *Bacille diphtérique, type moyen.*
Culture sur sérum solidifié. Grossiss. : 800.
Coloration par le bleu de Roux.

Lorsque les bacilles ayant l'*aspect* et les *caractères de colora-tion* que nous venons de décrire sont *nombreux*, on peut pra-tiquement affirmer la diphtérie, et, sans attendre le résultat des cultures, commencer le traitement sérothérapique : mais il est toujours utile, à moins d'impossibilité absolue, de faire une vérification par la culture.

En cas de résultat négatif par l'examen direct, nécessité de faire une culture. — Mais *si l'examen direct permet d'affir-mer la diphtérie, un résultat négatif de cet examen n'autorise pas à la nier.* Il faut alors faire appel à la culture.

Les cultures du bacille diphtérique sont caractéristiques.

On emploie (c'est le milieu de choix) le sérum de bœuf, de cheval ou de mouton, coagulé. A défaut, on peut employer l'albumine d'œuf coagulée.

Avec une spatule ou un fil de platine chargé d'une parcelle du produit suspect, on trace, sur le milieu de culture, 3 à 4 stries longitudinales. On ensemence ainsi un deuxième, puis un troisième tube, *sans prendre de nouveau du produit vir u lent :* par suite les colonies, dans ces deux derniers tubes, sont plus espacées, moins nombreuses, plus caractéristiques.

Les gargarismes antiseptiques pouvant empêcher la culture, on aura soin de ne pas faire la récolte immédiatement après un gargarisme, ou bien d'ensemencer de préférence avec la partie la plus profonde du produit suspect.

Les tubes sont mis ensuite à l'étuve à 37°. Il faut faire un examen précoce, au bout de 16 à 18 heures, 24 heures au plus tard. S'il n'y a pas de colonies apparentes, après 48 heures, la diphtérie peut être éliminée. Mais si l'on voit de petites colonies grisâtres, plus opaques et plus épaisses au centre, en *taches de bougie*, la diphtérie est probable : sur ce milieu de culture en effet les autres microbes de la bouche ne se développent qu'avec peine et plus tard (fig. 66).

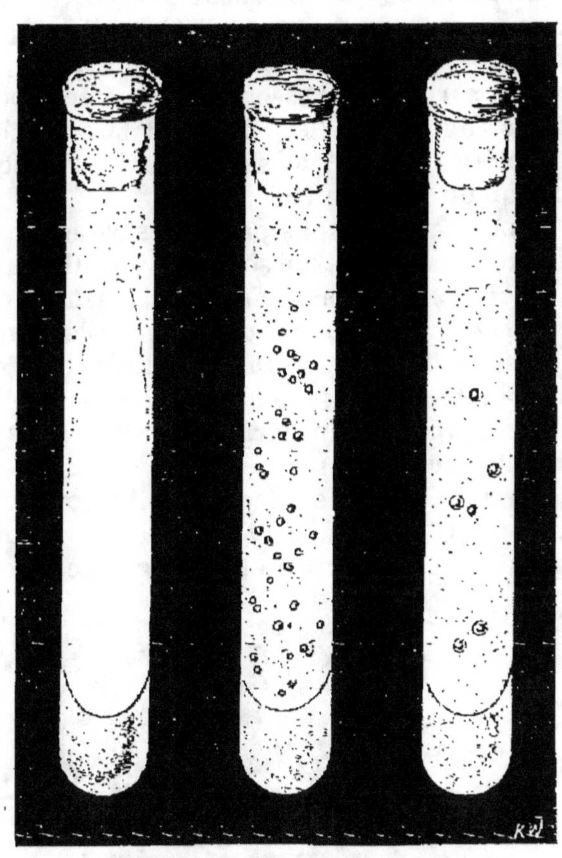

Fig. 66. — *Culture du bacille diphtérique sur sérum solidifié.*

L'ensemencement avec la même spatule permet d'obtenir des colonies en nombre décroissant, et par suite plus volumineuses et plus typiques sur le dernier tube.

Il en est quelques-uns cependant (un coccus en particulier) dont les colonies peuvent apparaître vers la vingtième heure. Il faut donc prendre l'une de ces colonies avec la pointe du fil de platine, l'étaler sur lame, et la colorer. Si l'on trouve des bacilles ayant l'aspect morphologique du bacille diphtérique (parfois granuleux), et gardant le Gram, la certitude est presque absolue. Il convient cependant de tenir compte de l'existence de *bacilles pseudo-diphtériques*, que nous étudions plus loin (v. p. 107).

Importance des microbes associés. — On profitera de l'examen direct sur lames, et de la culture, pour voir s'il y a des microbes associés au bacille diphtérique, et lesquels. On sait qu'en particulier l'association du streptocoque est très redoutable (fig. 62, p. 102). Elle est la cause la plus fréquente des diphtéries graves, le sérum antidiphtérique n'ayant dans ce cas qu'un rôle limité.

Nous ne donnerons pas ici les caractères différentiels de ces microbes associés, qui sont étudiés ailleurs. Faisons simplement remarquer qu'*il ne suffit pas de constater par examen direct ou par culture la présence de quelques rares microbes, pour parler d'association microbienne :* l'association n'est caractéristique et redoutable que lorsque le microbe associé est en grande abondance, prédominant largement sur les autres espèces, le bacille diphtérique excepté.

Trousse pour le diagnostic bactériologique de la diphtérie. — Étant donnée l'importance du diagnostic bactériologique de la diphtérie et la fréquence de cette recherche, il est

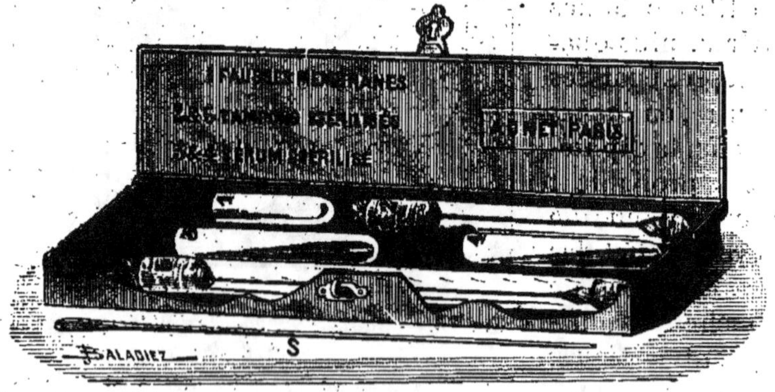

Fig. 67. — *Trousse du docteur Miquel pour le diagnostic bactériologique de la diphtérie*

1 : Tube pour emporter la fausse membrane qui servira à l'examen direct ou aux cultures.
2 et 5 : Tampons stérilisés }
S : Spatule } pour recueillir les produits suspects.
3 et 4 : Tubes de sérum coagulé pour l'ensemencement immédiat.

utile d'avoir à sa disposition une trousse dans le genre de celle imaginée par le docteur Miquel (fig. 67). On y trouve ce qu'il

est nécessaire d'avoir au lit du malade : spatule et tampons
stérilisés pour recueillir les fausses membranes ou le mucus,
tube vide pour enfermer les produits que l'on doit examiner au
microscope, tubes de sérum coagulé pour faire un ensemencement immédiat.

Bacilles pseudo-diphtériques. — Existe-t-il des bacilles, ayant
l'aspect et les principaux caractères de culture du bacille diphtérique, mais qui en différeraient par une innocuité absolue?

Cette question, depuis la découverte du bacille diphtérique,
a été l'objet d'importantes recherches ; elle a soulevé de nombreuses discussions, et l'accord est loin d'être fait.

Nous ne pouvons en donner ici tous les détails. Mais il convient de savoir que cliniquement et pratiquement le problème
se pose de deux façons différentes.

1° *Le problème des pseudo-diphtériques chez les malades porteurs de lésions suspectes.* — Quand un sujet présente une
manifestation qui cliniquement peut être considérée comme
diphtérique, si l'examen bactériologique décèle des bacilles
ayant les caractères morphologiques et culturaux que nous
avons donnés, une seule ligne de conduite doit être adoptée :
l'application énergique de la sérothérapie.

La majorité des auteurs s'accorde sur ce point : pratiquement, chez les malades porteurs de lésions en activité, la question du pseudo-diphtérique ne se pose guère d'emblée.

2° *Le problème des pseudo-diphtériques chez les convalescents
ou les sujets d'apparence sains.* — Par contre, lorsqu'un sujet
est cliniquement guéri d'une manifestation qui a paru d'origine diphtérique, ou lorsqu'un sujet d'apparence sain est examiné bactériologiquement en vue de la prophylaxie : dans ce
cas, étant donné que la question d'urgence ne se pose plus,
étant donné d'autre part que l'on ne peut pas isoler pendant
des semaines et des mois un sujet qui ne ferait courir aux
autres aucun danger, on comprend que la question des pseudo-
diphtériques mérite d'être envisagée et d'être examinée dif-
féremment.

Voici le résumé d'un exposé récent de Lesieur sur cette question.

Deux théories se trouvent en présence. Les *dualistes* soutien-
nent que le bacille diphtérique a un « sosie », le bacille pseudo-
diphtérique, incapable de virulence malgré les ressemblances
morphologiques et culturales. Les *unicistes* pensent que le ba-

cille pseudo-diphtérique n'est qu'un bacille diphtérique atténué, capable de récupérer sa virulence et de propager la diphtérie.

Les recherches personnelles de Lesieur, expérimentales et cliniques, l'ont conduit à une *opinion mixte.*

Il n'admet nullement l'identité absolue des deux bacilles. Il pense que, parmi les bacilles dits pseudo-diphtériques, quelques-uns n'ont aucun rapport avec la diphtérie et sont incapables de virulence ; mais que d'autres, pratiquement plus nombreux, sont des bacilles diphtériques vrais devenus avirulents *et pouvant redevenir dangereux.*

En d'autres termes, parmi les bacilles présentant tous les caractères du bacille dit pseudo-diphtérique : il en est qui sont en effet totalement différents du bacille diphtérique au point de vue pathogène, et qui végètent dans le nez en simples saprophytes ; et il en est qui procèdent du bacille diphtérique vrai devenu avirulent, mais capable de récupérer sa virulence. Le retour de ces derniers à l'état pathogène, souvent observé en clinique, a été obtenu expérimentalement.

Donc, il convient de maintenir la division en :

1° *Bacilles diphtériques évidemment virulents ;*

2° *Bacilles diphtériques apparemment avirulents, mais capables de redevenir virulents (B. diphtériques atténués).*

3° *Bacilles pseudo-diphtériques, non virulents et non toxiques.*

Est-il possible de différencier rapidement et sûrement ces bacilles si semblables d'aspect et de propriétés culturales ? Leur virulence ou leur innocuité peut-elle être décelée *facilement et vite ?*

En d'autres termes, le problème qui se pose en pratique, en présence de bacilles diphtéroïdes, c'est-à-dire d'une culture sur sérum positive en vingt heures. et gardant le Gram, est le suivant : s'agit-il d'un bacille virulent pour l'homme, capable de transmettre la diphtérie, et comment faire pour déceler rapidement cette virulence ?

Différents procédés ont été proposés dans ce but : méthodes de coloration, et en particulier recherche de granulations de Babès ou polaires acidophiles (1) ; méthodes de culture et re-

___

(1) La recherche des granulations polaires acidophiles peut être faite par le procédé suivant de Tribondeau et Dubreuil.

Emulsionner sur lame une parcelle de colonie de bacilles diphtériques dans une gouttelette d'eau distillée : étaler ; laisser sécher ; fixer à l'alcool absolu. — Colorer pendant environ 5 minutes au cristal violet phéniqué. — Laver à l'eau ordinaire. — Faire agir une solution de vésuvine à 1 p. 500 jusqu'à ce que la

cherche du pouvoir fermentatif pour les sucres (1) ; culture en gélose profonde (2) ; etc. Mais aucun d'eux ne donne une certitude. Aussi faudrait-il recourir à des méthodes lentes, et d'ailleurs critiquables elles-mêmes, telles que l'inoculation au cobaye.

Le mieux est dans ce cas de tenir compte à la fois des données cliniques et bactériologiques. Généralement les bacilles pseudo-diphtériques sont du type court, n'ont pas de granulations polaires acidophiles, et ne font pas fermenter les sucres.

Si le bacille trouvé présente ces caractères, d'autre part si le porteur n'a pas eu de contact avec un diphtérique authentique, ou avec un foyer épidémique, on est fondé à se demander si l'on n'est pas en présence d'un bacille pseudo-diphtérique, c'est-à-dire d'un saprophyte purement et simplement.

En pareil cas, on est autorisé au début à prendre pendant huit ou quinze jours, des mesures d'isolement relatif, de désin-

---

coloration du frottis passe du violet au brun (une à 2 minutes suivant son épaisseur). — Laver à l'eau ordinaire ; sécher.

Examiner à l'immersion. Les granulations polaires, d'un beau violet noir, tranchent vigoureusement sur le corps jaunâtre des bacilles.

Cette réaction est un des moyens pratiques pour différencier le bacille diphtérique du bacille pseudo-diphtérique.

Quelle en est la valeur exacte ? L'accord n'est pas nettement établi sur ce point. Pour les uns elle n'a pas une valeur absolue, puisqu'on peut trouver 20 p. 100 de bacilles non virulents avec des granulations et 20 p. 100 de bacilles virulents sans granulation. Par contre d'autres auteurs pensent que la seule cause d'erreur se trouve dans l'existence de granulations chez le *bactérium cutis commune*, qui est un pseudo-diphtérique : mais il ne se trouve pour ainsi dire jamais dans le pharynx.

(1) La recherche du pouvoir fermentatif des sucres peut être faite par l'emploi du milieu suivant, proposé par S. COSTA, TROISIER et DAUVERGNE :

    Sérum de cheval . . . . 100 cc.
    Solution de glycose à 30 p. 100 stérilisée . . 10 —
    Teinture de tournesol concentrée et stérilisée de l'Institut Pasteur. . . . . . . 30 gouttes.
    Solution d'acide sulfurique à 10 gr. p. 1.000 . 3 cc.

Ce mélange est réparti en boîtes de Pétri.

Les prélèvements doivent être effectués au moyen d'écouvillons d'ouate stérilisée que l'on doit éviter de mouiller avec de la salive. Après ensemencement pratiqué au laboratoire, les boîtes sont mises à l'étuve à 37° et examinées au bout de vingt-quatre heures. A ce moment, les colonies de bacille diphtérique, en tête d'épingle, plus ou moins enfoncées dans le milieu, apparaissent légèrement rouges au centre et roses à la périphérie. Vues à la loupe, contre une fenêtre, elles sont généralement assez transparentes pour donner l'image des travées sous forme d'une petite croix.

Les colonies de faux diphtérique, plus opaques, plus irrégulières, n'attaquent pas le glycose et ne font pas virer le tournesol.

Telle est du moins la règle générale, mais qui souffre des exceptions dans les deux sens.

(2) Cette méthode a été préconisée par L. Martin et G. Loiseau. Ils pensent qu'on peut nettement différencier les bacilles diphtériques des microbes voisins en étudiant le mode de développement. Le bacille de la diphtérie pousse dans toute la hauteur des tubes (il est aérobie et anaérobie), tandis que les autres microbes ne poussent qu'en surface (ils sont strictement aérobies).

fection des cavités, de sérophylaxie locale, comme s'il s'agissait sûrement du bacille diphtérique. Mais on est autorisé également, ment, après deux ou trois examens bactériologiques à huit jours d'intervalle, lorsque le bacille ne disparaît pas et ne manifeste aucunement sa virulence, à lever relativement l'interdiction prononcée, à permettre par exemple le retour en classe, sous bénéfice d'examens fréquents, de la gorge et du nez, et de persistance des mesures d'antisepsie locale, d'éviction au premier symptôme morbide, etc.

Cuti-réaction à la toxine diphtérique pour reconnaître les individus immunisés (Schick-test). — Cette épreuve est très analogue à la cuti-réaction à la tuberculine : elle a pour but de rechercher les individus immunisés contre la diphtérie, ou au contraire ceux susceptibles d'en être atteints. Ce test a rencontré en Amérique un très chaud accueil et on l'emploie actuellement d'une manière courante dans les hôpitaux, dans de nombreuses institutions et dans la pratique privée.

On y délivre, pour la recherche du test, des doses de toxine diphtérique qui, diluées d'une manière convenable, peuvent être injectées.

Résultats. — Voici les principales constatations faites jusqu'ici au moyen de cette réaction.

L'immunité, qu'un enfant hérite de sa mère, atteinte de diphtérie pendant sa grossesse, persiste six mois après la naissance : si la mère a un test positif, l'enfant, en général, en aura également un positif durant les six mois qui suivent l'accouchement.

Le plus grand nombre de cas positifs se rencontre chez les nourrissons entre 6 et 18 mois. C'est l'époque favorable non seulement pour rechercher le test, mais aussi pour essayer d'immuniser ceux dont la réaction est positive.

Cause d'erreur : pseudo-réaction. — Il existe des pseudo-réactions qui rendent l'interprétation de la réaction difficile. La *pseudo-réaction* dépend de la sensibilité de l'organisme pour les protéines autolysées des bacilles diphtériques : elle a donc toute la valeur d'une réaction anaphylactique locale.

Pour reconnaître toujours les pseudo-réactions, Abraham Zingher chauffe la solution dont on se sert pour le test à 75° pendant cinq minutes : la toxine soluble est détruite, tandis que les protéines autolysées qui produisent les pseudo-réactions ne le sont pas ; on pratique ainsi une épreuve de contrôle à l'autre bras et on voit facilement, par comparaison des deux bras, si l'on a une réaction négative, ou combinée, ou positive, ou encore une pseudo-réaction.

Le nombre des pseudo-réactions varie selon l'âge ; il est plus considérable après la huitième année de la vie.

Dysenterie (Bacilles, Amibe, etc.).

Le syndrome dysentérique peut être dû à de nombreux agents pathogènes. Mais l'importance qu'il convient de donner à leur étude — au point de vue diagnostic par les recherches de laboratoire — est très inégale, et deux formes surtout méritent d'être particulièrement étudiées : la *dysenterie bacillaire* et la *dysenterie amibienne.* Leur fréquence, la certitude que l'on a sur leur pathogénie, enfin la découverte du traitement spécifique de l'une et de l'autre donnent un intérêt considérable à la précocité et à la précision de leur diagnostic.

Il convient de savoir d'ailleurs, et de nombreux cas ont été récemment publiés, que ces deux formes peuvent être associées chez un même individu.

1° Dysenterie bacillaire.

L'agent pathogène de la dysenterie bacillaire a été découvert par Chantemesse et Widal en 1888, et définitivement identifié par Shiga en 1898.

Mais de très nombreux types ont été décrits, surtout depuis que les recherches se sont multipliées sur cette affection au cours de la dernière guerre : ils diffèrent plus ou moins du type primitif ; cependant on retrouve, chez les principaux d'entre eux (type Shiga, type Flexner, type Hiss, type Strong, etc.), les caractères que nous allons donner (1).

L'affection, à marche généralement aiguë et fébrile, parfois chronique, est endémique dans les pays chauds, épidémique dans les climats tempérés. Déjà, en temps de paix, elle n'était pas rare en France, en été, surtout en Bretagne, et dans certaines garnisons (Lyon, Vincennes, etc.). Mais elle est devenue beaucoup plus fréquente depuis quelques années, atteignant aussi bien les armées en campagne que la population civile.

Elle est très contagieuse.

Les différents sérums, et en particulier le sérum de Vaillard et Dopter, ont dans un grand nombre de cas une action vraiment spécifique, atténuant les symptômes, et diminuant considérablement la mortalité. Malheureusement la sérothérapie ne réussit pas toujours : elle est plus ou moins efficace suivant que le sérum répond plus ou moins exactement à la variété de bacille dysentérique qui est en jeu. Quoiqu'il en soit, il n'en est pas moins indispensable, aux points de vue prophylaxie et thérapeutique, de faire rapidement le diagnostic bactériologique de cette affection.

____

(1) Citons, à titre d'exemple, une statistique de FLORAND, BEZANÇON et PARAF portant sur 250 cas : c'est le bacille de Shiga qui fut le plus souvent constaté dans les formes graves ; mais à côté de lui furent isolés *vingt* germes rentrant dans le groupe des bacilles dysentériques et de classification difficile. (*Soc. méd. Hôp. de Paris*, 18 janvier 1918).

Nécessité, pour le diagnostic, de commencer par la culture. — Le bacille, comme celui du choléra, ne se trouve que dans l'intestin : il ne passe pas dans le sang.

Comme il n'a pas d'aspect caractéristique, et ne peut être différencié, par simple examen, des nombreux germes de l'intestin, il est nécessaire de l'isoler par la culture.

Pour distinguer rapidement les colonies de bacille dysentérique de celles des autres micro-organismes, et en particulier des colibacilles, on se base sur le fait suivant : à la différence du colibacille, le bacille dysentérique ne fait pas fermenter la lactose, et par suite ne produit pas d'acide. Donc, si l'on ajoute au milieu de culture lactosé de la teinture de tournesol, celle-ci restera bleue au niveau des colonies de bacilles dysentériques, tandis qu'elle virera au rouge au niveau des colonies de colibacilles.

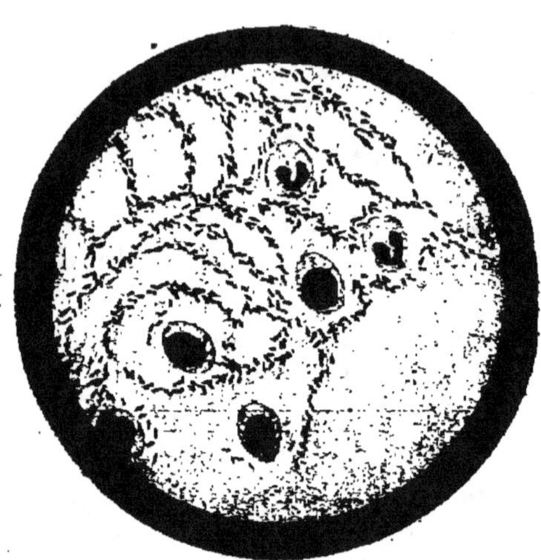

Fig. 68. — *Bacilles de la dysenterie dans la muqueuse du gros intestin.*

Coloration par la thionine. Grossiss. : 800.

Voici la formule de préparation de la *gélose lactosée tournesolée de Drigalski.*

A 1 litre de gélose ordinaire liquéfiée, on ajoute une solution de 13 grammes de lactose dans 130 centimètres cubes de teinture de tournesol. La teinture de tournesol est d'abord chauffée 10 minutes à 100°, puis on y ajoute la lactose. On laisse le mélange 10 minutes à 100°. On laisse refroidir à + 40° le mélange lactose-tournesol, et on l'incorpore à la gélose liquéfiée et refroidie à + 70°.

Ce milieu est acide. On ajoute de la solution normale de soude stérile et chaude jusqu'à réaction neutre. A ce moment, on y ajoute 0,4 p. 100 d'une solution normale de soude. Le milieu est réparti, sur une épaisseur de 2 millimètres, dans des boîtes de verre.

Sur ce milieu, on ensemence une parcelle d'un flocon glaireux des selles suspectes, après l'avoir lavé dans de l'eau salée à 7 p. 1.000. On doit opérer avec des selles fraîches. Le bacille s'y montre dès le début de la maladie.

On met à l'étuve à 37°, et on examine après 24 heures.

Sur le fond bleu constitué par ce milieu tournesolé, les colonies de bacilles dysentériques sont petites, de 1 millimètre de diamètre, transparentes, bleues, analogues à des gouttes de rosée. Celles de colibacilles sont volumineuses, rouges, opaques.

Vérification des caractères du bacille obtenu par culture. — Si l'on obtient des colonies paraissant caractéristiques, il convient de faire les recherches suivantes.

1° *Examen direct du microbe coloré et non coloré.* — Ce sont des bâtonnets courts, arrondis à leurs extrémités, semblables au bacille typhique, mais un peu plus épais. Ils ont de 1 à 3 μ de long. Ils se colorent aisément par les colorants usuels. Ils ne prennent pas le Gram.

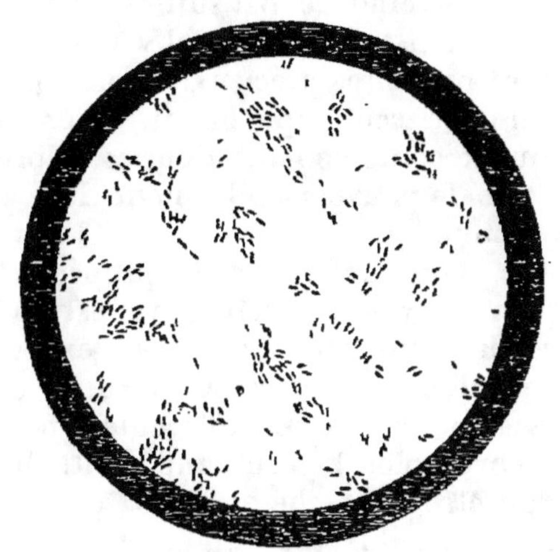

FIG. 69. — *Bacille dysentérique.*

Bacilles obtenus par culture sur gélose, de 24 heures. Coloration par la thionine. Grossiss. : 800.

Examinés vivants, ils ne se déplacent pas, comme les bacilles typhiques ; mais ils ont des mouvements d'oscillation, et tournoient sur place. D'ailleurs ils n'ont pas de cils.

2° *Recherche de l'agglutination.* — Les caractères précédents ne suffisent pas. Aussi, pour affirmer qu'il s'agit du bacille dysentérique, faut-il rechercher si ce bacille est agglutiné par le sérum d'un animal immunisé. On procède comme pour tout séro-diagnostic (voir p. 444), avec cette différence que l'on cherche à déterminer cette fois, non pas si un sérum douteux est agglutinant, mais si des bacilles de nature incertaine sont agglutinés.

Séro-diagnostic de la dysenterie bacillaire. — Pour la dysenterie bacillaire, est-il possible, comme pour la fièvre typhoïde par exemple, de suppléer à la recherche par culture du bacille dans les selles, et de se contenter de l'examen du sérum du malade, en employant la méthode du séro-diagnostic ?

Le séro-diagnostic de la dysentrie bacillaire est possible et utile, mais il convient de tenir compte des notions suivantes :

1° La propriété agglutinante du sérum est tardive, ne se montre que vers le 8° jour. Le résultat peut donc être négatif dans les débuts, et par suite, si l'on se contentait de ce seul signe, avant d'instituer la prophylaxie et la thérapeutique, l'on perdrait un temps précieux. D'autre part, dans les formes légères, qui guérissent rapidement, le séro-diagnostic est négatif dans tout le cours de l'affection, et la prophylaxie peut en souffrir. Enfin le pouvoir agglutinant dure peu, quand la guérison est obtenue.

2° Dans chaque cas la propriété agglutinante n'existe que pour le type de bacilles qui est en jeu, et non pour les types voisins (type Shiga, ou type Flexner, ou type Hiss, etc.). On ne peut donc considérer un résultat comme négatif qu'après des essais faits avec ces différents types.

On emploie la technique habituelle (v. p. 446). L'agglutination doit être recherchée au 1/20, avec une attente de 2 heures, pour le bacille du type Shiga, peu agglutinable ; au 1/100 pour le bacille du type Flexner, qui s'agglutine plus facilement (et qui même, à un taux plus faible, peut être agglutiné par un sérum normal) (1).

2° Dysenterie amibienne.

Elle est due à une amibe, désignée sous le nom d'*Entamæba dysenteriæ* (2).

La dysenterie amibienne est endémique dans les pays chauds, rare sous les climats tempérés, mais les circonstances actuelles en ont multiplié les cas parmi les troupes en campagne et les populations civiles.

---

(1) Les chiffres classiques que nous donnons ici conviennent à la plupart des cas, mais sont trop faibles si l'on veut avoir une certitude absolue. En effet le sérum de certains sujets non dysentériques (sujets normaux, et surtout sujets atteints d'autres affections, typhoïde, paratyphoïde, etc.) peut agglutiner à un taux élevé. D'autre part le bacille de telle souche peut être plus agglutinable que celui de telle autre. Par conséquent une technique rigoureuse exige que l'on détermine au préalable expérimentalement pour chaque bacille son taux minimum d'agglutinabilité, en le mettant en présence de sérums non dysentériques, de provenances diverses.

(2) L'*entamœba dysenteriæ* présente deux états différents : la forme *E. histolytica*, qui est de beaucoup la plus caractéristique, et qui est celle que nous décrirons en détails ; la forme *E. tetragena*, beaucoup moins typique, et dont le diagnostic avec l'*Amœba coli* est très délicat.

Elle se complique assez souvent d'abcès du foie.

Sa marche est habituellement chronique. Mais elle peut avoir une évolution rapide et parfois suraiguë, simulant une fièvre typhoïde ou une péritonite.

Manifestations intestinales et complications cèdent souvent rapidement à l'emploi de l'émétine, médicament vraiment spécifique de cette affection (1). Dans les cas rebelles, l'arsenic, et en particulier le novarsénobenzol, lui est associé avec succès.

Etant donné le grand nombre de cas de dysenterie amibienne constatés actuellement même sous nos climats tempérés, la fréquence et la gravité des complications hépatiques qu'un diagnostic précoce permet d'éviter ou de traiter avec succès, nous allons donner tous les détails utiles pour la recherche et l'identification de l'amibe de la dysenterie.

Localisation et recherche des amibes. — Dans le cas d'entérite, les amibes doivent être recherchées dans les glaires sanglantes. On aura soin que les selles n'aient pas été en contact avec de l'urine.

Si les selles sont peu caractéristiques, ou si leur examen est négatif, on a intérêt à faire porter l'examen sur le muco-pus que l'on prélève *directement* par rectoscopie au niveau de la muqueuse recto-colique.

Dans l'un et l'autre cas, les amibes sont de nombre variable, disséminées ou plus souvent groupées en amas ; tantôt rares, tantôt innombrables.

Par contre, dans le *pus* des abcès dysentériques, les amibes sont tantôt absentes, tantôt rares et mortes, et par suite immobiles ; il est plus rare de les y rencontrer vivantes. Elles abondent dans la paroi des abcès ; on les obtient par raclage.

Signalons d'autre part ce fait sur lequel ont insisté récemment Ravaut et Charpin : quand une dysenterie se complique d'abcès du foie, il arrive souvent que les symptômes intestinaux sont latents, et que la recherche des amibes dans les selles est négative. Par conséquent on n'est pas autorisé à éliminer le diagnostic d'hépatite dysentériforme, en se basant sur les résultats négatifs de l'exploration de l'intestin.

---

(1) C'est à Rogers, de Calcutta, que revient le mérite d'avoir montré la grande supériorité de l'émétine sur l'ipéca, employé depuis longtemps contre la dysenterie, et d'avoir découvert un traitement qui donne des résultats inespérés.

Examen des amibes vivantes : caractères et diagnostic. — Pour faire la recherche des amibes vivantes, on doit mettre entre lame et lamelle un fragment des selles suspectes, en ayant soin de l'écraser légèrement pour que *l'étalement soit en couche mince* : s'il en est autrement, les éléments disposés en plusieurs plans sont moins reconnaissables.

Quand il est possible de pratiquer l'examen des selles immédiatement après leur évacuation, les amibes se présentent avec leur aspect le plus caractéristique. Cet examen d'emblée a pour but d'éviter, surtout en hiver, le refroidissement des amibes, qui leur donne l'aspect de grandes cellules rondes plus difficiles à différencier.

Quand les selles ne peuvent être examinées immédiatement, on peut mettre le récipient qui les renferme dans une étuve à 37°.

Si le refroidissement a été prolongé, les mouvements de l'amibe sont définitivement arrêtés. S'il est récent, on peut réactiver ces mouvements en réchauffant la lame. Mathis conseille de faire cette opération sous le microscope même, et sans déplacer la préparation : il suffit d'abaisser le système d'éclairage condensateur et de passer sous la lame soit une allumette, soit la flamme d'un petit tampon imbibé d'alcool. On peut susciter par le chauffage des mouvements, très actifs parfois, chez une amibe que l'on tient en observation.

Ravaut et Krolunitsky proposent, pour obtenir le même résultat, d'utiliser un insufflateur de dentiste dont la tige, préalablement chauffée, permet de diriger un jet d'air chaud à l'endroit choisi. Si c'est la face inférieure de la lame, il suffit d'abaisser l'éclairage comme dans le procédé de l'allumette de Mathis ; si c'est la face supérieure, la vague d'air chaud sera dirigée vers l'extrémité inférieure de l'objectif : ils préfèrent cette dernière technique, car elle permet de ne rien déplacer sur le microscope, et de pouvoir continuer l'observation de l'amibe pendant qu'un aide se charge de la réchauffer.

Bien entendu, ce procédé ne réussit que si l'amibe conserve encore un peu de vitalité : ce suprême effort l'épuise rapidement. Pour saisir ces derniers mouvements, l'œil ne doit pas quitter l'oculaire.

Quoi qu'il en soit, que l'on examine des selles récemment émises, ou des selles réchauffées, on fait un examen direct sans coloration.

On prend d'abord un faible grossissement, et un éclairage modéré.

Les amibes de la dysenterie se présentent comme des disques, clairs et brillants, qui émettent des pseudopodes et sont très mobiles, mais sur place. Leur volume et leurs mouvements permettent de les distinguer des autres éléments, globules rouges, globules blancs, cellules épithéliales. Elles ont 12 à 50 μ de diamètre.

On constate en outre que certaines ont englobé des globules rouges : c'est un caractère très important à constater, car l'amibe de la dysenterie est la seule qui ait cette propriété.

Quels sont les autres moyens pour distinguer

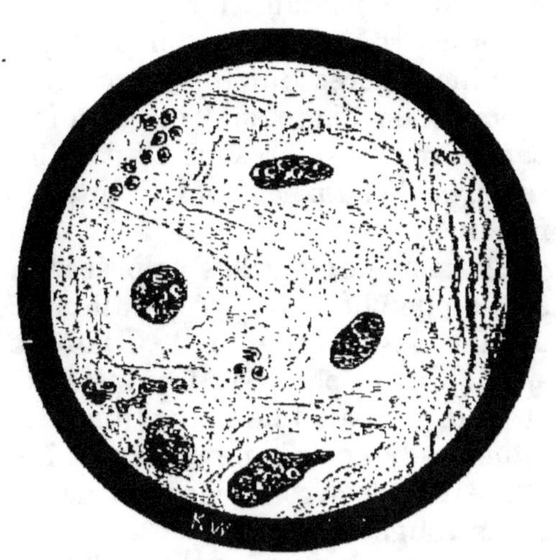

Fig. 70. — *Amibe de la dysenterie* (*Entamœba dysenteriæ*), dans des selles fraîches.
Grossiss. : 300.

l'*Amœba dysenteriæ* de l'*Amœba coli*, qui est inoffensive et se trouve souvent dans l'intestin normal ? A l'état frais l'*Amœba dysenteriæ* a un ectoplasme distinct et bien réfringent ; son endoplasme, sombre, granuleux, renferme un noyau périphérique, peu visible, des microbes, et, en outre, comme nous l'avons indiqué, des hématies phagocytées, qui sont souvent en quantité considérable. L'*Amœba coli* a un ectoplasme peu différencié de l'endoplasme et peu réfringent ; son noyau est central, bien limité.

Les pseudopodes de l'*Amœba dysenteriæ* ont des mouvements plus vifs, et sont transparents, distincts de l'endoplasme ; ceux de l'*Amœba coli* ont des mouvements plus lents, se confondent et font pour ainsi dire corps avec l'endoplasme.

Examen des amibes immobiles non colorées. — Le diagnostic des amibes immobiles est beaucoup plus délicat. En effet, suivant la description de Ravaut et Krolunitsky, quelques heures après leur issue de l'intestin, les amibes perdent leur mobilité, puis s'arrondissent. A ce moment, il devient assez difficile de les différencier entre elles, ou de les distinguer de certaines cellules endothéliales, car les caractères tirés de leur mobilité, de l'aspect de leurs mouvements protoplasmiques, de la différenciation entre l'ectoplasme et l'endoplasme ont disparu. Cependant, lorsque l'*amœba dysenteriæ* contient des globules rouges dans son protoplasma, ou même de l'hémoglobine digérée qui lui donne une teinte jaune verdâtre toute spéciale, le diagnostic est encore possible. Mais, dans le cas contraire, il est presque impossible de distinguer l'*amœba dysenteriæ* de l'*amœba coli*. Il faut avoir recours alors à la coloration.

Examen des amibes colorées. — Les amibes peuvent aussi être recherchées sur préparations colorées, mais les méthodes usuelles les colorent mal. Il faut donc employer des méthodes spéciales. On peut par exemple fixer par le liquide de Bouin, et colorer par l'hématoxyline ferrique-éosine. Dans ce cas l'*amœba dysenteriæ* ne présente plus ses deux parties distinctes : elle est alors arrondie, renfermant noyau, vacuoles, et des globules rouges.

Ses caractères sont plus difficiles à reconnaître dans les coupes : les amibes y sont arrondies, *rétractées*, sans détails nets.

Recherche de kystes d'amibes. — Pour aider au diagnostic si important de la dysenterie amibienne, la recherche des *kystes* d'amibes dans les selles offre un grand intérêt. L'attention a été récemment attirée sur ce point. Ces kystes peuvent se trouver seuls, dans les selles, et leur présence permet d'affirmer le diagnostic.

Technique. — Les kystes ont l'avantage de pouvoir être recherchés dans les selles plusieurs heures et même plusieurs jours après leur émission.

Pour augmenter les chances de découverte des kystes, il est bon de recueillir les selles après production d'une légère entérite artificielle, provoquée par une purgation saline, un lavement purgatif ou iodo-iodurée. Mauté conseille le lavement d'eau iodée à 1 p. 1000 (1 gramme d'iode et 2 grammes d'iodure pour un lavement de 1 litre). On le donne le matin. Deux ou trois heures après l'avoir rendu, le malade expulse au prix de quelques coliques des mucosités glaireuses. On trouve d'ailleurs assez rarement le parasite dans ces mucosités où abondent pourtant des cellules de toutes sortes, des globules blancs et quelques globules rouges. Il faut le rechercher dans les selles diarrhéiques ou simplement molles, quelquefois même moulées, que le malade expulse dans la soirée ou dans la journée du lendemain. On est alors tout étonné de trouver non seulement des kystes, mais même des amibes, chez des malades qui, depuis plusieurs semaines, avaient des selles absolument normales, et dans lesquelles de multiples examens microscopiques ne révélaient plus rien.

Les selles sont conservées, surtout si elles doivent être envoyées dans un laboratoire un peu éloigné, dans une solution formolée. Voici les détails que donnent à ce sujet Ravaut et Krolunitsky.

On emploie le formol au taux de 5 p. 100. Une solution trop forte abîme les kystes amibiens qui se ratatinent et deviennent granuleux. Dans cette dilution relativement faible au contraire, non seulement les kystes de protozoaires se conservent très bien, mais les éléments qui les constituent, ainsi fixés, deviennent beaucoup plus nets.

Pour que la conservation se fasse bien, il faut avoir soin de bien émulsionnner les matières dans la solution Dans ce but on mélange dans un tube à essai 5 centimètres cubes de solution et un volume de matières équivalent à celui d'un pois ; on bouche le tube avec du coton non hydrophile et on agite vigoureusement. Tous les éléments se conservent parfaitement pendant des mois. Les kystes à la longue diminuent un peu de volume, mais restent toujours très nets.

L'émulsion ainsi préparée peut être envoyée par la poste dans des tubes fermés à la lampe. L'examen peut être fait longtemps après, et pendant ce temps, loin de s'altérer, les kystes ont pris, au contraire, des caractères plus précis.

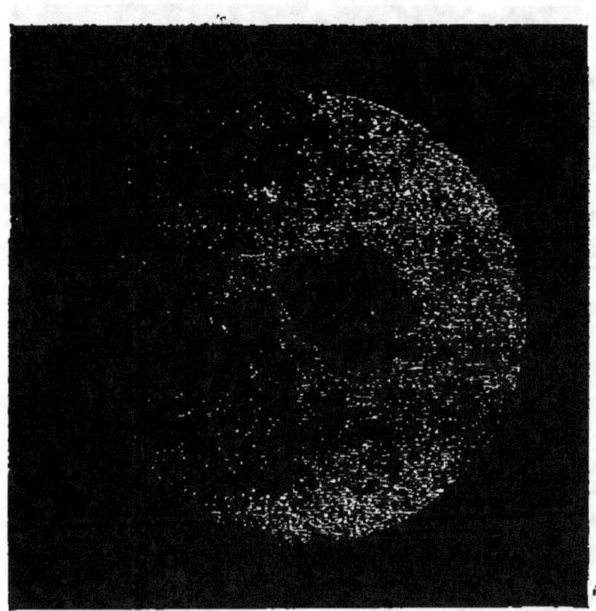

FIG. 71. — *Kystes d'Amœba coli* (d'après Barthélemy).

Grossiss. : 380. Ils ont une double membrane, et huit noyaux visibles dans certains kystes à la loupe.

Pour rassembler les kystes dans le cas où ils seraient rares, on peut recourir, comme l'ont recommandé Carles et Barthélemy à une méthode de tamisage et de simili-homogénéisation. On fait ainsi porter les recherches sur 20 et 30 grammes de matières, au lieu de quelques parcelles habituellement utilisées. Cela permet de multiplier dans de très importantes proportions les chances de découverte (1).

(1) L'excellent *procédé de Carles et Barthélemy*, destiné à rassembler les œufs de parasites et les kystes. après les avoir séparés de la plupart des débris et résidus alimentaires, comporte les manipulations suivantes :

Prélever 20 à 25 grammes de selles.

Les délayer dans une solution formolée à 10 p. 100, afin d'obtenir une émulsion liquide homogène.

Filtrer sur un premier tamis de laiton, pour se débarrasser des débris volumineux.

Recueillir le liquide qui a filtré, et le filtrer de nouveau sur un tamis de soie.

D'autre part il faut savoir que la différenciation des kystes amibiens contenus dans les matières fécales n'est pas toujours aisée.

Pour faciliter ce diagnostic, les colorations vitales entre lame et lamelle peuvent être très utiles.

Wenyon a conseillé l'emploi du réactif suivant :

Iode	0 gr. 50
Iodure de potassium.	1 gramme.
Eau distillée	50 —

L'usage de ce dernier réactif rend parfois de grands services. Il suffit d'en déposer une goutte sur une lame, puis de la mélanger, au moyen d'une pipette fermée ou d'un fil de platine rigide, avec une parcelle des matières que l'on veut examiner. On recouvre ensuite avec une lamelle, et l'on aplatit bien la préparation pour éviter les courants de liquide.

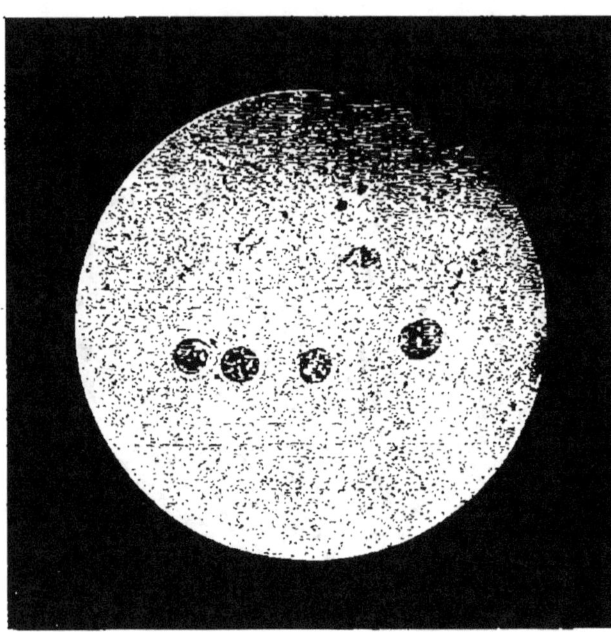

FIG. 72. — *Kystes d'Amœba dysenteriæ* (d'après Carles et Barthélemy).

Grossiss. : 380. Ils ont double membrane, noyaux et chromidium très visibles à la loupe.

L'imprégnation se fait très rapidement. Le protoplasma des kystes prend une teinte dorée et les granulations qui limitent les noyaux deviennent très apparentes ; ces derniers sont alors très visibles. En même temps la double paroi des kystes augmente également de netteté aussi bien que la substance chromidiale contenue dans les kystes de l'*A. Dysenteriæ*.

placé, comme un filtre sans plis, dans un entonnoir cannelé.

Quand on veut rechercher simultanément les kystes et les œufs de parasites, on emploie la toile de soie à tamis pour bluterie, n° 32, c'est-à-dire ayant 32 fils au centimètre.

Le liquide ainsi recueilli est centrifugé, à environ 1.800 tours par minute, pendant une minute : une vitesse plus grande peut déformer les éléments.

On rejette le liquide ; on conserve le culot ; et on ajoute, jusqu'à la moitié de la hauteur du tube, un liquide composé d'un mélange d'une solution aqueuse d'acide citrique à 12 p. 100, et d'une solution acqueuse de formol à 2 p. 100, mélange effectué de telle sorte que la densité soit de 1.047.

Puis on ajoute une quantité égale d'éther sulfurique ; on agite énergiquement ; on centrifuge à environ 1.800 tours par minute, pendant 30 secondes ; on dilacère le voile qui s'est produit à la surface ; on centrifuge de nouveau pendant 30 secondes.

On rejette alors le liquide qui surnage, et le culot de centrifugation est mis sur lames et examiné au microscope.

Caractères et diagnostic des kystes de l'A. dysenteriæ. — On peut rencontrer dans les selles des kystes de l'amœba dysenteriæ et des kystes de l'amœba coli. Ces kystes présentent un certain nombre de caractères communs, que nous allons décrire d'abord ; puis nous verrons les caractères qui permettent de distinguer les uns des autres.

Dans les selles de l'homme, examinées à l'état frais, les kystes des deux variétés d'amibes se présentent sous l'aspect de petites sphères d'aspect granuleux et de teinte légèrement grisâtre. Parfois, au cours des manipulations, ils se déforment et deviennent ovalaires. Ils sont entourés par une membrane d'enveloppe lisse et à double contour. A un fort grossissement, on voit à leur intérieur, suivant le stade de leur évolution, un ou plusieurs noyaux, dont le contour apparaît comme un léger trait gris contre lequel sont accolés de fins granules réfringents. Notons qu'en général, il est beaucoup plus facile d'apercevoir les noyaux dans les kystes d'*A. coli* que dans ceux d'*A. dysenteriæ*.

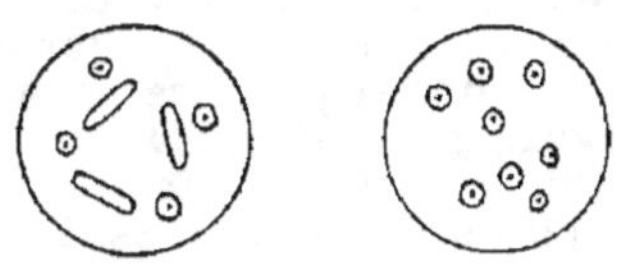

Fig. 73.

1 *Kyste d'amœba dysenteriæ.* Ils ont de 12 à 14 μ; leurs noyaux ont de 1 μ 5 à 2 μ 5. Présence de chromidium.

2. *Kyste d'amœba coli.* Ils ont de 16 a 20 μ; leurs noyaux ont de 2 μ 5 à 3 μ 5. Ces kystes ne renferment pas de chromidium.

Les deux variétés de kystes se distinguent par les caractères suivants. Les kystes typiques de l'amibe de la dysenterie ont de 12 à 14 μ de diamètre. Ils ont quatre noyaux, ayant 1 μ 5 à 2 μ 5 de diamètre. Ils présentent une ou plusieurs masses allongées d'une substance très réfringente (chromidium).

Les kystes typiques de l'amœba coli ont de 16 à 20 μ de diamètre. Ils ont 8 noyaux de 2 μ 5 à 3 μ. Ils n'ont pas de chromidium.

Les deux variétés d'amibes peuvent d'ailleurs donner naissance à des kystes atypiques, qui s'écartent plus ou moins du type normal. Leur diagnostic peut être très délicat. Il est

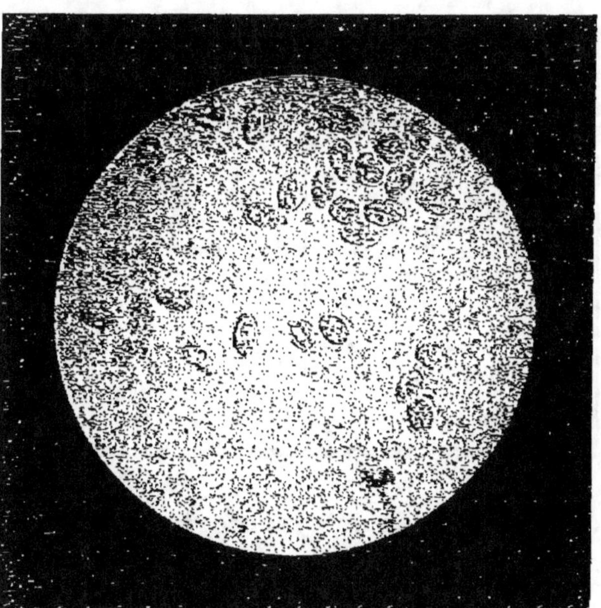

Fig. 74.   *Kystes de Lamblia intestinalis* (d'après Carles et Barthélemy).

Grossiss. : 380. On voit leur double membrane et des débris de flagelles ; on distingue quelques kystes de forme ronde.

donc préférable, à moins d'avoir une très grande expérience de ces recherches, de ne baser son diagnostic que sur la présence de kystes typiques nettement caractérisés.

On aura soin de songer aussi à quelques causes d'erreur que voici. On pourrait prendre pour des kystes amibiens, soit des *gouttelettes de graisse* ou *d'huile ;* soit un champignon très fréquent dans les selles, le *blastocystis hominis* (éléments arrondis, avec grande vacuole centrale) ; soit des kystes d'autres protozoaires, en particulier des kystes de *lamblia* (mais ils ont 15 µ sur 8, et des flagelles reconnaissables).

Vérification par inoculation. — On peut vérifier le résultat de l'examen direct des selles ou du pus par expérimentation sur le jeune chat. En lui injectant dans le rectum 4 à 5 centimètres cubes de selles du malade, ou encore du pus d'abcès hépatique, on voit apparaître, en 48 heures, dans les cas positifs, une dysenterie aiguë, avec présence de nombreuses amibes dans les déjections.

Tableau différentiel des 2 principales variétés de dysenteries.

	DYSENTERIE AMIBIENNE	DYSENTERIE BACILLAIRE
Fièvre	Rare	Constante
Abcès hépatiques	Fréquents	Absents
Séro-diagnostic	Négatif	Positif
Inoculation au chat	Positive	Négative
Examen des selles	Présence d'*Amœba dysenteriæ*	Présence du bacille
Ulcérations	Limitées et profondes	Étendues et superficielles
Distribution géographique	Surtout endémique dans les pays chauds	Endémique dans les pays chauds, épidémique dans les régions tempérées
Thérapeutique	Émétine, arsenic, etc.	Sérum antidysentérique

3° Les autres variétés de dysenteries.

Dysenterie spirillaire. — Elle a été décrite par Le Dantec en 1900. Elle est bénigne, non fébrile. Elle est assez fréquente dans le Sud de la France (Le Dantec, Rispal, etc.).

Le mucus des selles, étalé sur lame, fixé par l'alcool-éther, coloré par la fuchsine phéniquée diluée au 1/10, montre un véritable feutrage de spirilles. Ils sont fins, longs de 8 à 12 µ, généralement spiralés avec deux ou trois ondulations.

Le rôle exact du spirille, dans la pathogénie des accidents, n'est pas encore exactement déterminé. On le rencontre fréquemment dans des cas d'entérite banale.

Dysenteries dues à des protozoaires flagellés. — Deux protozoaires de la classe des flagellés ont été également considérés comme agents possibles de dysentcrie.

Le *trichomonas vaginalis* que nous décrivons plus loin, comme parasite rencontré dans les urines (voir *Urines, parasites*). On peut trouver le parasite adulte ou enkysté, associé à d'autres protozoaires : il paraît n'avoir qu'une action secondaire, sans rôle pathogène important.

Le *lamblia intestinalis* ou Giardia, est un organisme piriforme, très effilé en arrière ; sa longueur est de 10 à 20 μ, sa largeur varie entre 6 et 10 μ.

Sa partie antérieure présente, sur la face ventrale, une dépression réniforme, autour de laquelle on peut compter 6 flagelles dirigés en arrière. Il existe encore une paire de flagelles à l'extrémité postérieure de l'animal (fig. 75).

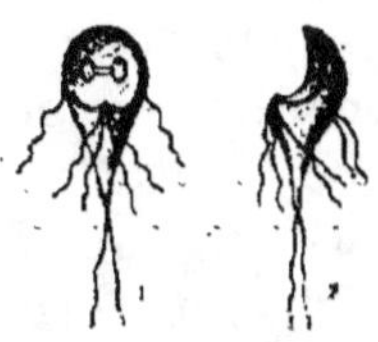
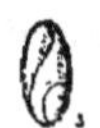
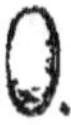

Fig. 75. — *Lamblia intestinalis.*

1. Parasite adulte vu de face — 2. Parasite adulte vu de profil. — 3, 4. Kystes. Grossiss. : 500.

Ses kystes de reproduction ont environ 10 à 13 μ de long sur 8 à 9 μ de large (fig. 75).

Ce parasite peut se trouver associé à l'amibe dysentérique, ou se montrer indépendamment d'elle dans l'intestin. Dans les pays chauds on le rencontre souvent chez des individus n'ayant pas d'accidents intestinaux caractérisés. Mais il est possible que, lorsqu'il est particulièrement abondant, il détermine une variété spéciale de dysenterie. Cette opinion a trouvé récemment de nombreux défenseurs (Wenyon, Orticoni et Nepveux, Deglos, J.-Ch. Roux et Goiffon, Carles, M. Labbé, Cade et Hollande, etc).

Dysenterie à Balantidium coli. —. Le *Balantidium coli* est un infusoire facile à reconnaître. Il est ovale, a 80 à 200 μ de long sur 20 à 60 μ de large. Son ectoplasme est cilié. Son endoplasme granuleux renferme des gouttelettes de graisse et des vacuoles alimentaires

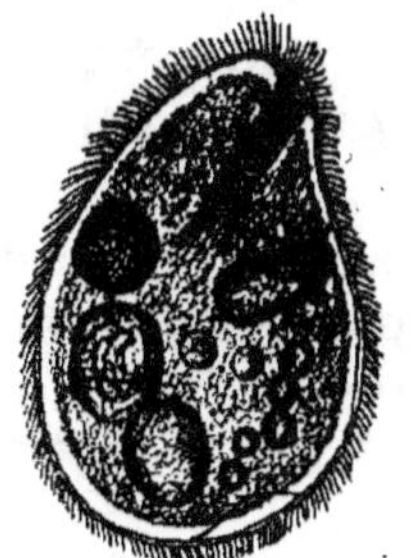

Fig. 76. (D'après Neveu-Lemaire). — *Balantidium coli.* Grossiss. : 200.

Hôte normal de l'intestin du porc (on peut l'y rencontrer

une fois sur cinq, en particulier chez les jeunes animaux), on ne le trouve en abondance chez l'homme qu'associé à des symptômes dysentériques.

Trois hypothèses sont émises à son sujet :

1° La dysenterie favoriserait son développement ;

2° C'est lui qui inoculerait l'agent pathogène de la dysenterie ;

3° Il serait lui-même la cause des troubles dysentériques. Cette dernière hypothèse est généralement admise aujourd'hui : il existe donc une dysenterie balantidienne. Des observations récentes en ont été rapportées par Payan et Ch. Richet fils (*Soc. Méd. Hop. de Paris*, 19 janvier 1917), par M. P. Weil et Bergouignan (*Paris Médical*, 25 janvier 1919), etc.

Dysenterie bilharzienne. — Les œufs de bilharzie, traversant, grâce à leur éperon acéré, les parois des vaisseaux et les tuniques de l'intestin, peuvent provoquer une dysenterie bilharzienne.

L'examen des selles permet le diagnostic (voir *Fèces*).

Dysenteries déterminées par des vers intestinaux. — Des diarrhées persistantes et des accidents dysentériformes peuvent être attribués à la présence de vers intestinaux : on a signalé par exemple des entéritiques porteurs de trichocéphales, que le thymol a guéri.

Entérocoque de Thiercelin.

Rôle pathogène. — L'entérocoque produit un certain nombre d'*entérites infantiles*, d'*infections* et de *suppurations*. On le trouve d'ailleurs dans l'intestin normal.

Caractères morphologiques et réactions colorantes. — Il est d'aspect très polymorphe, ressemblant au streptocoque et au pneumocoque. Il est encapsulé : c'est dans le pus que les capsules sont le plus nettes.

Il se colore facilement. Il prend le Gram.

Différenciation par les cultures. — Pour différencier l'entérocoque du streptocoque, avec lequel il est aisément confondu, Weissenbach a récemment conseillé la culture en eau peptonée glucosée, additionnée de bile. En 18 à 24 heures d'étuve à 37° l'entérocoque cultive abondamment dans ce milieu. Au contraire, dans le même temps, les streptocoques pyogènes ne donnent naissance à aucune culture. Le milieu de culture est ainsi préparé :

Eau 100 grammes, peptone 4 grammes, chlorure de sodium 0 gr. 50, glucose 0 gr. 20, additionné de un dixième de son volume de bile de bœuf, préalablement précipitée par chauffage à l'autoclave à 120° pendant 15 minutes, et filtrée sur papier Chardin. Le mélange est réparti à raison de 5 centimètres cubes par tube, et stérilisé 15 minutes à 110°.

La bile de bœuf utilisée dans les essais contenait après précipitation et filtration 107 grammes d'extrait sec par litre. Insistons sur ce point : les biles qu'on pourrait employer ayant une teneur variable en extrait sec, l'expérience a montré que la teneur en bile du milieu d'épreuve doit toujours être ramenée au taux que nous indiquons pour que les résultats soient valables. L'emploi de la bile en nature est préférable à celui des sels biliaires, taurocholate ou glycocholate de soude, qui n'ont donné que des résultats inconstants.

Fièvre méditerranéenne (Micrococcus Melitensis).

Confusion, sans doute fréquente, de la fièvre méditerranéenne avec la fièvre typhoïde. — Lorsque vous serez en présence d'une affection fébrile offrant une certaine ressemblance avec la fièvre typhoïde, mais sans troubles intestinaux, avec pas ou peu de taches rosées, avec de grandes crises sudorales, une fièvre à type ondulant (c'est-à-dire montant peu à peu à 40° pour redescendre et remonter ensuite) : vous devrez songer à la fièvre méditerranéenne (1), surtout si votre malade a séjourné dans la région méditerranéenne, ou s'il a pu être contagionné en buvant du lait cru de chèvres, ou en consommant des fromages faits avec ce lait.

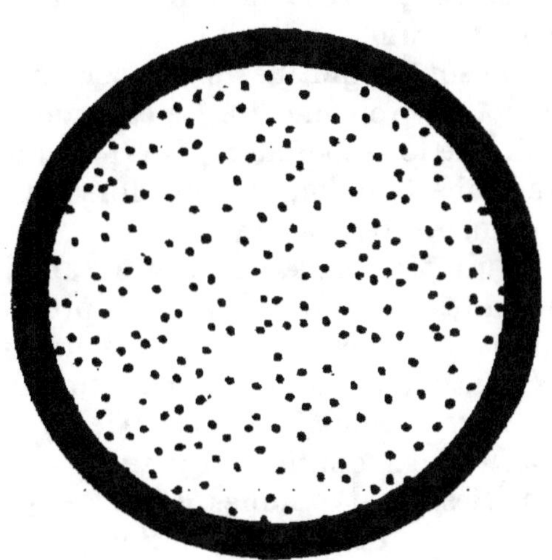

Fig. 77. — *Micrococcus Melitensis.*
Culture sur gélose. Coloration par la thionine. Grossiss. : 1.000

(1) La fièvre méditerranéenne était autrefois appelée *fièvre de Malte*, dénomination trop particulière, étant donné le domaine étendu de cette affection. Le terme de *fièvre méditerranéenne*, proposé par les auteurs anglais, est préférable. Il est à remarquer cependant que ce sont les chèvres de Malte qui sont le plus souvent atteintes, et que c'est de Malte que la maladie semble avoir rayonné dans les autres pays.

Depuis que l'attention a été attirée sur cette affection, on a d'ailleurs constaté qu'elle est répandue dans l'Europe entière. Il est probable qu'un certain nombre de cas décrits autrefois comme *typhoïde à forme sudorale* doivent lui être rapportés. Nous en avons, avec Gouget et A. Weil, publié une observation typique (1).

Diagnostic par culture, coloration et agglutination. — Pour faire le diagnostic bactériologique, il faut ensemencer le sang pendant une période fébrile (2 à 3 centimètres cubes de sang dans 200 à 300 centimètres cubes de bouillon).

Le développement est très lent : c'est seulement après 3 à 5 jours que l'on constate l'apparition d'un trouble, et la présence de cocci.

Ce sont de petits grains ovales, isolés, en diplocoques, ou en courtes chaînettes. Ils sont très petits, ayant 1/3 de μ de diamètre. Ils n'ont pas de cils, et sont immobiles.

Ils se colorent facilement (thionine, etc.). Ils ne prennent pas le Gram.

Ils sont agglutinés par le sérum de malades atteints de cette affection (voir p. 460). Ce caractère est important : il est nécessaire de le rechercher pour pouvoir identifier avec certitude le microbe que l'on obtient, lorsque l'on est en présence d'une hémoculture positive.

Multiplicité des races et paramélitococcie. — Les recherches récentes ont montré que les problèmes bactériologiques concernant la fièvre méditerranéenne ne sont pas aussi simples à résoudre que l'on avait pensé tout d'abord. Il existe en effet *plusieurs races de Micrococcus melitensis*, et d'autre part des *paramelitensis*, comme il existe, à côté du bacille typhique, des bacilles paratyphiques. C'est ce qui explique les difficultés de recherche de l'agglutination et du séro-diagnostic de cette affection (voir p. 460).

Nécessité de le manier avec prudence. — On se rappellera que le *Micrococcus melitensis* est dangereux à manier; il existe plusieurs cas non douteux d'infection de laboratoire.

(1) Un cas de fièvre de Malte, contracté en France et observé à Paris, par MM. Gouget, Agasse-Lafont et A. Weil (*Bull. de la Soc. méd. des hôp. de Paris*, 10 décembre 1909).

Fièvre typhoïde et fièvres paratyphoïdes.
B. typhique et b. paratyphiques.

Complexité d'une étude d'ensemble du bacille typhique. — L'étude du bacille typhique est complexe, sa recherche et son identification sont souvent très délicates. C'est qu'il présente de nombreux caractères communs avec plusieurs autres bacilles, en particulier avec les colibacilles et les bacilles paratyphiques ; et que d'autre part aucun de ses caractères d'aspect, de coloration ou de culture, n'est pathognomonique.

Or, l'identification du bacille typhique et des bacilles paratyphiques est devenue pratiquement très importante, depuis que l'on a reconnu la fréquence des infections paratyphiques, et que s'est posée la question de la vaccination préventive contre ces différentes infections, aussi bien pour les populations civiles que pour les troupes en campagne.

Nous allons donc étudier successivement :

1° Le bacille typhique ;

2° Les bacilles paratyphiques ;

3° Les moyens de diagnostic entre les uns et les autres, et avec les bacilles voisins.

1° Bacille typhique.

Principaux caractères distinctifs du bacille typhique. — Voici ses principaux caractères, ceux qu'il est nécessaire, et qu'il suffit pratiquement de connaître, pour trancher les problèmes que peut poser la clinique au cours de la fièvre typhoïde.

1° *Bacille vivant, non coloré.* — Examiné vivant, sans coloration, c'est-à-dire en milieu liquide, entre lame et lamelle, avec un grossissement fort, et un éclairage modéré (voir p. 25), le bacille typhique est déjà assez caractéristique. C'est un bâtonnet, en général petit et court, bien qu'on voie toujours quelques éléments très allongés (fig. 78 et 79). Mais on est surtout frappé de son extrême mobilité (due à de nombreux cils, 8 à 20, que cet examen, bien entendu, ne permet pas de voir) : les bacilles se meuvent, traversent le champ du microscope, tournent sur eux-mêmes, plongent dans la profondeur, reviennent à la surface avec une grande rapidité.

2° *Examen du bacille fixé et coloré*. — Une goutte de cul-

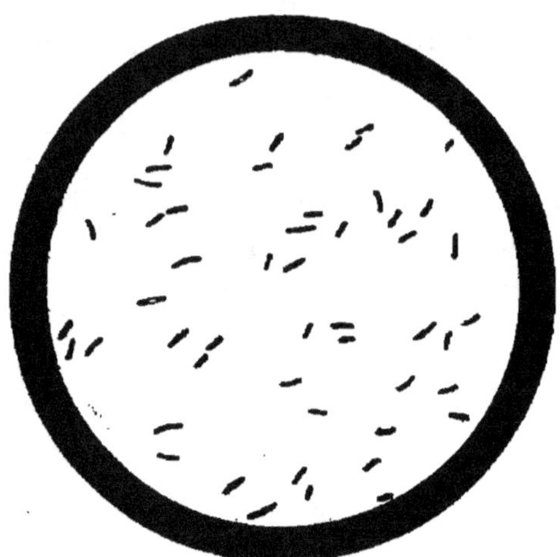

FIG. 78. — *Bacilles typhiques, type court (culture sur gélose)*.
Grossiss. : 800. Coloration par la thionine.

ture, étalée sur lame, séchée, fixée par la chaleur ou l'alcool absolu, colorée par l'une des solutions ordinaires, par exemple

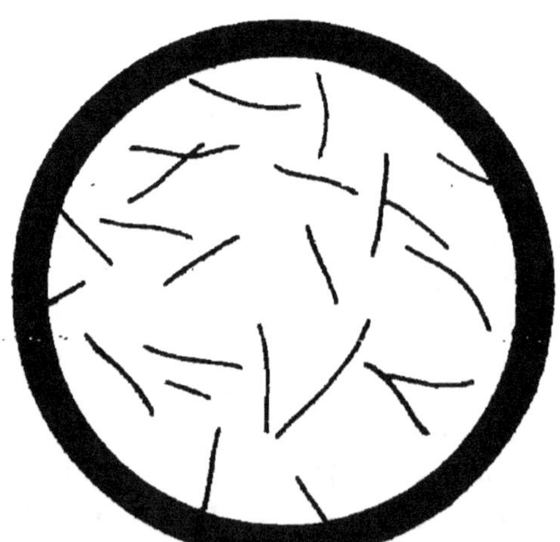

FIG. 79. — *Bacilles typhiques, type long*.
Culture en bouillon, de 48 heures. Coloration par la thionine. Grossiss. : 800.

de thionine phéniquée, montre de fins bacilles droits, à extrémités arrondies, colorés d'une façon uniforme, généralement très courts dans les cultures jeunes. Dans les cultures anciennes, il devient long et très polymorphe.

Il ne se colore pas par la méthode de Gram.

La coloration des cils du bacille typhique est d'une technique très délicate (voir p. 73 les conditions spéciales qui doivent être réalisées, pour avoir des chances d'obtenir un résultat positif). On constate alors que ses cils, répartis sur toute sa surface, sont nombreux (8 à 20), flexueux et très longs : ils peuvent dépasser 8 μ de longueur. Ceux du colibacille sont généralement moins nombreux

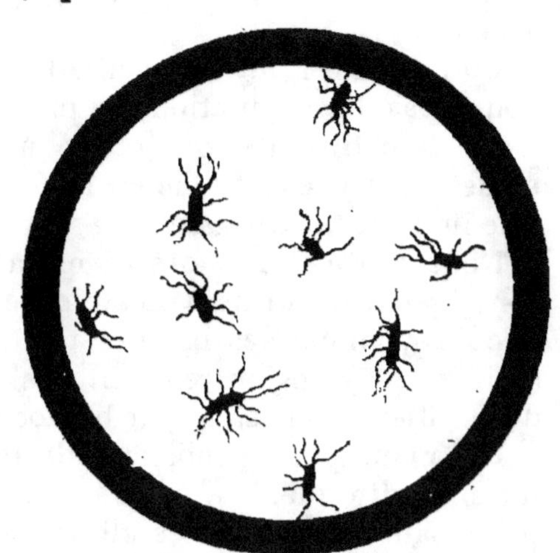

FIG. 80. — *Bacilles typhiques, avec leurs cils.* Coloration par la fuchsine phéniquée (sans décoloration). Grossiss. : 1.500.

(4 à 6), moins flexueux, moins longs.

3° *Aspect des cultures.* — Sur *gélose*, on a de petites colonies blanches, crémeuses, sans caractères spéciaux.

Si c'est une culture en *bouillon* (c'est celle que l'on emploie souvent pour le séro-diagnostic) et si c'est une culture jeune, de 24 à 48 heures, son aspect macroscopique est assez caractéristique : elle est uniformément trouble, sans voile à sa surface ou présentant une mince pellicule moirée ; lorsqu'on l'agite, en la regardant par transparence, on constate des ondulations irisées.

Pour le diagnostic, il est utile de faire la culture sur un milieu spécial, le *bouillon lactosé et tournesolé*. Sa préparation est la même que celle du bouillon ordinaire (voir p. 78). On doit y ajouter 2 p. 100 de lactose, et 10 p. 100 de teinture de tournesol, et stériliser par filtration. Le but de ces additions est le suivant : lorsque le lactose fermente, le milieu qui était alcalin devient acide, et par suite la teinture bleue de tournesol vire au rouge. Or le bacille typhique ne fait pas fermenter le lactose, comme le fait le colibacille. Il y a donc là un important moyen de diagnostic : si la fermentation se produit, il ne s'agit pas de bacilles typhiques. Il faut noter cependant que la proposition inverse n'est pas rigoureusement exacte, car certains colibacilles, peu actifs, peuvent ne pas entraîner le virage.

Cultivé dans le *lait*, le bacille typhique végète bien. Il ne provoque pas de coagulation, ne produisant pas d'acides. Au contraire le colibacille, qui provoque l'apparition de substances acides aux dépens du lactose, entraîne la coagulation. Ce fait a une importance capitale.

Nous verrons plus loin divers autres milieux de culture qui sont également utilisés. Les uns ont pour but de différencier le bacille typhique des bacilles paratyphiques et des colibacilles (voir p. 136), les autres sont destinés à faciliter la recherche du bacille dans le sang par hémoculture (voir p. 377).

Les principaux problèmes de laboratoire à trancher, dans un but clinique. — Nous allons maintenant envisager les principales circonstances cliniques qui peuvent se présenter, et les problèmes de laboratoire qui se posent à leur sujet. Nous verrons qu'ils sont généralement assez aisés à résoudre.

Ils peuvent être ramenés aux 3 cas que voici :

1. Recherche et identification du bacille dans un produit qui le renferme probablement à *l'état de pureté* ;

2. *Séro-diagnostic*, c'est-à-dire recherche des propriétés du sérum d'un malade que l'on suppose être atteint de fièvre typhoïde ; épreuve qui nécessite l'emploi d'une culture pure et vérifiée de bacilles typhiques ;

3. Recherche et identification du bacille *quand il y a associations microbiennes.*

1° Recherche et identification du bacille à l'état pur. — Cette recherche est faite pour les sérosités, la bile, le pus, et le plus souvent le sang.

Recherche dans le sang. — Le bacille se trouve dans le *sang* dès les premiers jours de l'infection, presque constamment, alors que le séro-diagnostic est encore souvent négatif. L'hémoculture est donc de la plus grande importance pour un diagnostic précoce. Nous étudions ailleurs, en détails, la technique de l'hémoculture (voir p. 377). Aussi nous nous contenterons de résumer ici quelques indications qui concernent spécialement le bacille typhique.

Comme les bacilles sont trop peu nombreux dans le sang pour qu'on puisse les voir directement, le seul moyen de les y découvrir est de faire la culture. Or, pour obtenir un résultat positif, il est essentiel de savoir que deux conditions doivent être réalisées :

a) Ensemencer une *quantité suffisante de sang*, puisque les bacilles sont rares. En général on met, dans chaque ballon, de 10 à 20 centimètres cubes de sang. Ce sang doit donc être recueilli par *ponction veineuse*, avec toutes les précautions voulues pour éviter les infections secondaires.

b) Ensemencer dans une *grande quantité du milieu de culture*. On choisit généralement le bouillon ou l'eau peptonée et l'on met 10 à 20 centimètres cubes de sang dans un demi-litre à un litre du milieu. En effet le sérum du malade est bactéricide et, si on ne le dilue pas d'une façon suffisante, il empêche ou retarde la végétation des bacilles. Les milieux à base de bile permettent d'obtenir de bons résultats en en employant une quantité beaucoup moindre. Nous donnons la formule de ces différents milieux, eau peptonée et milieux à base de bile, dans notre étude d'ensemble sur l'hémoculture (voir p. 377).

Il est bon d'ensemencer 2 à 3 ballons.

Dès que le sang a été mis dans le milieu de culture, il faut agiter le ballon, pour éviter que le sang ne se coagule, et que les microbes qu'il renferme ne soient emprisonnés dans le caillot.

Parfois, lorsque le sérum du malade est très agglutinant, les bacilles qui se développent sont en même temps agglutinés et précipités au fond du ballon : le bouillon paraît clair et l'on peut croire que la culture est stérile. Il suffit, pour éviter cette cause d'erreur, de regarder le fond du ballon et d'agiter la culture.

D'autre part le bacille peut ne se développer qu'après cinq à six jours d'attente. Dans certains cas enfin la première culture est très maigre, et ce n'est que par réensemencement du premier milieu dans un second, que l'on obtient un développement caractéristique du microbe.

Quand on constate un trouble, il convient, bien entendu, de vérifier la nature du microbe qui a poussé. Pratiquement il suffit généralement de constater la mobilité du microbe vivant, et ses caractères de forme et de coloration (bacille fin, grêle, ne prenant pas le Gram) pour affirmer qu'il s'agit d'un microbe du groupe des bacilles typhiques. — Mais pour l'identifier avec précision, on devra rechercher les caractères différentiels avec les paratyphiques et le colibacille (voir p. 135).

Il est à remarquer que les bacilles typhiques obtenus par hémoculture, qui ont bien entendu tous les caractères classiques, sont *souvent peu agglutinables, et parfois pas du tout.* Ils ne le deviennent qu'après plusieurs passages sur des milieux de culture. C'est donc un caractère que l'on ne doit pas rechercher pour vérifier la nature du microbe qui a poussé.

Quelle est la proportion des résultats positifs de l'hémoculture, et quel est le moment d'apparition du bacille ?

Certains auteurs l'ont *toujours* rencontré dans le sang des typhiques. Peut-être peut-il manquer, exceptionnellement, dans les formes légères.

Il y existe de très bonne heure. Dès la première semaine, le résultat de l'hémoculture est positif dans environ 90 p. 100 des cas.

On le trouve encore jusqu'à la fin de la troisième semaine de la maladie.

Dans les rechutes, il peut manquer ou reparaître.

Sang obtenu par ponction de la rate. — L'examen direct peut y montrer le bacille en grande abondance. Mais il convient de se rappeler que la ponction de la rate ne doit être qu'exceptionnellement pratiquée, à cause du danger qu'il y a de léser cet organe très friable chez les typhiques.

Pus, bile. — L'examen direct peut y montrer le microbe en grande abondance. La culture se fait comme pour le sang.

Sérosités. — Les liquides de pleurésie, etc., sont ensemencés comme le sang.

2° Vérification préalable d'une culture pour un séro-diagnostic. — Nous étudions ailleurs, en hématologie, la technique générale du séro-diagnostic (voir p. 444).

Nous n'en parlerons donc pas ici. Mais sa recherche exige évidemment une condition préalable, c'est que l'on dispose d'une culture de bacilles typhiques, et que l'on ait une certitude absolue sur la nature du microbe et sa pureté.

En cas de doute on doit donc vérifier, en recherchant les caractères fournis par l'examen des microbes vivants, et au besoin la coloration et les cultures.

3° Recherche du bacille dans un milieu qui ne le renferme pas à l'état de pureté. — Cette recherche est surtout utile pour la prophylaxie. Elle porte sur les urines, les matières fécales, les eaux contaminées, etc.

Elle est *délicate* : l'examen direct ne permet pas de se prononcer. La culture donne naissance au développement d'un grand nombre d'autres microbes, dont la présence peut cacher et même entraver le développement du bacille typhique. C'est une recherche qui sera confiée aux laboratoires outillés à cet effet, et dont on trouvera la technique dans les traités de bactériologie.

2° Bacilles paratyphiques et bacilles voisins.

Importance actuelle des paratyphoïdes. — On sait qu'il existe un certain nombre d'infections dont les symptômes cliniques et les agents pathogènes sont assez voisins de la fièvre typhoïde et de son bacille, mais qui en diffèrent cependant. Les travaux d'Achard et Bensaude, en 1896, attirèrent l'attention sur ces faits importants.

Mais on peut dire cependant que, jusqu'ici, les cliniciens se préoccupaient peu de cette distinction entre la typhoïde et les infections paratyphiques, ces dernières paraissant bénignes ou exceptionnelles, et faisant l'objet de communications éparses dans les bulletins de Sociétés savantes, plutôt que d'études d'ensemble. Mal connues et peu étudiées, c'est là sans doute la cause qui faisait croire à leur rareté.

Il en est actuellement tout autrement. Depuis l'année 1915 on a constaté, non seulement dans les armées en campagne, mais aussi parmi les populations civiles, de fortes épidémies d'infections paratyphiques, et la question s'est alors posée, comme pour la typhoïde même, d'en préciser l'étiologie et la symptomatologie, d'en faciliter le diagnostic, enfin d'en instituer la prophylaxie par des vaccinations appropriées.

Ces questions sont d'autant plus importantes que l'une de ces infections n'immunise nullement contre les autres. Nous avons en particulier attiré l'attention sur le danger qu'il y a à traiter en commun typhiques et paratyphiques, en publiant l'observation d'un malade hospitalisé pour paratyphoïde B, et qui, soigné au milieu de typhiques, présenta ensuite une infection typhique vraie (1).

Rappelons enfin que l'on a récemment décrit chez les chevaux des affections à allure typhique, dont le microbe est voisin des bacilles paratyphiques humains. Il y a là l'explication de paratyphoïdes contractées par les hommes au pansage des che-

(1) Du danger de traiter en commun typhiques et paratyphiques. JEANSELME et AGASSE-LAFONT, *Soc. méd. des hôp. de Paris*, 14 mai 1915.

vaux. On voit aussi la nécessité de surveiller l'origine de la viande de cheval crue donnée à certains malades, en particulier aux tuberculeux.

L'étude des bacilles paratyphiques offre donc pratiquement un grand intérêt.

Agents pathogènes et affections qu'ils déterminent. — Ces infections sont dues à des microorganismes appartenant à plusieurs variétés, qui forment une chaîne reliant le bacille typhique au colibacille, et qui participent des caractères de ces deux microbes. Ce fait explique que l'on puisse en multiplier ou en restreindre les types, suivant que l'on tient compte ou non de certains caractères différentiels.

Le plus habituellement l'on se contente de décrire et de caractériser les trois types suivants :

1° Le *bacille paratyphique A* paraît être l'agent le plus fréquent des paratyphoïdes atteignant les armées en campagne. L'affection qu'il provoque, à allure clinique variable, est souvent bénigne. Mais elle peut se prolonger longtemps et les rechutes ne sont pas rares.

2° Le *bacille paratyphique B* provoque une septicémie, souvent très semblable à la fièvre typhoïde, et de pronostic assez grave. La plupart des statistiques montrent que la mortalité, moindre que pour la fièvre typhoïde, est en général plus élevée que pour la paratyphoïde A.

3° Le *bacillus enteritidis ou bacille de Gärtner* provoque généralement des infections intestinales à type d'intoxication alimentaire.

Mais en réalité s'il est possible, en étudiant un grand nombre de cas, de constater que ces différents microbes ont tendance à provoquer des affections assez dissemblables entre elles, et distinctes aussi de la véritable infection typhique, il convient de noter que les cas ne sont pas rares dans lesquels le simple examen clinique ne permet pas de se prononcer, ou même fait soupçonner la présence d'un agent pathogène différent de celui que les recherches de laboratoire permettent d'incriminer.

Caractères de ces différents microbes et moyens de diagnostic. — Leur morphologie est semblable à celle du bacille typhique et du colibacille : ce sont des bacilles courts, mobiles, ciliés, prenant facilement les colorants usuels et ne prenant pas le Gram.

On voit par conséquent que l'on ne peut compter, — aussi

bien pour distinguer ces microbes entre eux que pour les différencier du bacille typhique et des colibacilles, — ni sur leurs caractères de forme, de dimensions et d'aspect, ni sur leurs affinités colorantes.

C'est ce qui explique que le diagnostic en soit difficile. Il faut en effet s'adresser à la constatation des différences que présentent leurs cultures sur divers milieux, et d'autre part à la façon dont ils sont agglutinés par tel ou tel sérum

Nous allons, dans le chapitre suivant, résumer la marche à suivre pour les identifier.

3º Moyens de diagnostic entre le bacille typhique, les bacilles paratyphiques et les colibacilles.

Après avoir étudié individuellement le bacille typhique, les bacilles paratyphiques et les colibacilles, nous allons voir maintenant comment, en présence d'un cas donné, on arrive à l'identification exacte du germe que l'on a rencontré.

De très nombreuses méthodes ont été proposées dans ce but, surtout dans le cours de ces dernières années : elles s'adressent à des milieux de culture très différents, et à des combinaisons diverses dans l'emploi de ces milieux. Malgré leur intérêt nous ne pouvons les décrire toutes, ni même les principales d'entre elles.

Qu'il nous suffise d'indiquer que les unes, très simples, laissent une part assez grande à l'erreur, que les autres, qui donnent une certitude absolue, sont complexes et pratiquement difficilement applicables.

En suivant la technique que nous allons donner, on arrivera, sauf exception, à une identification complète et sans trop de difficultés.

1º **Examen microscopique.** — Il a pour but de reconnaître s'il s'agit : d'un microbe du groupe typhique-paratyphiques (bacille court, mobile, ne restant pas coloré par la méthode de Gram) ; — d'un microbe n'ayant pas ces caractères ; — ou d'une association.

Mais cet examen microscopique ne permet pas de pousser plus loin le diagnostic, c'est-à-dire de distinguer entre eux typhiques, paratyphiques et colibacilles.

2° **Cultures**. — Pour la culture, on peut s'adresser à l'un des procédés que voici.

Procédé du gélo-gluco-plomb de P. P. Lévy et Pasteur-Valléry-Radot. — Voici la *technique* de préparation du milieu.

Les produits suivants sont nécessaires :

Gélose : Il est de toute nécessité d'employer une gélose préparée avec une bonne peptone. La gélose à la peptone Chapoteaut donne de bons résultats, tandis qu'une gélose préparée avec une peptone de qualité inférieure a pu entraver et fausser complètement la réaction.

Solution de glucose à 30 p. 100, stérilisée.

Dilution à 5 p. 100 de la solution de sous-acétate de plomb du Codex, stérilisée.

Dans un tube à essai contenant de 8 à 10 centimètres cubes de gélose liquéfiée au bain-marie, on ajoute IV gouttes de la solution de glucose à 30 p. 100 et II gouttes de la solution de sous-acétate de plomb à 5 p. 100. On agite fortement.

Pour simplifier les manipulations, on peut mettre dans des tubes un mélange de deux parties de la solution de glucose et d'une partie de la dilution de sous-acétate. Le tout est stérilisé à l'autoclave à 120°. Dans un tube à essai de gélose fondue, il suffira d'ajouter VI gouttes de la solution gluco-plombée (il est nécessaire d'agiter soigneusement cette solution avant l'emploi).

Cependant le procédé qui consiste à utiliser des solutions de glucose et de sous-acétate conservées dans des tubes distincts donne de plus beaux résultats.

Ensemencement. — On peut ensemencer *à froid*, en piqûres, le milieu étant solidifié (le milieu peut être préparé plusieurs semaines d'avance) ou *à chaud*, à une température voisine de 40°. Pour faire l'ensemencement à chaud, il faut avoir soin de bien vérifier à la main la température de la gélose fondue. En serrant à pleine main le tube et en l'agitant de façon à ce que les parties centrales de la masse en fusion viennent au contact du verre, la sensation ne doit pas être brûlante. S'il en est autrement, on risque de stériliser les germes. Il faut déposer la semence sur les parois du tube, puis en opérer une dilution avec la spatule, enfin mélanger et répartir soigneusement en faisant rouler le tube tenu verticalement entre les paumes des deux mains.

Résultats. — Après 24 heures d'étuve on constate l'un des résultats suivants :

Constatation de bulles gazeuses et de fragmentation du milieu. Il s'agit alors d'un paratyphique. Si le milieu a bruni c'est le paratyphique B ; s'il n'a pas bruni, c'est le paratyphique A.

Pas de bulles gazeuses, ni de fragmentation du milieu, ni de brunissement : c'est le bacille typhique.

Cette méthode ne permet ni d'identifier le coli-bacille, ni de distinguer le paratyphique B du bacille de Gärtner.

Procédé de R. J. Weissenbach et C. Gautier. — Le procédé adopté par ces auteurs consiste à ensemencer en eau peptonée lactosée, carbonatée ; et d'autre part, par piqûre, en gélose glucosée au rouge neutre et en gélose à l'acétate neutre de plomb.

Voici les formules de ces milieux.

Gélose au rouge neutre. — A de la gélose ordinaire, mais à 0,4 p. 100 de gélose, ajouter 2 grammes de glucose par litre et la quantité de rouge neutre nécessaire pour donner au milieu une teinte rosée bien homogène. Stériliser trois fois à 100°.

Gélose au plomb. — A 5 centimètres cubes de gélose ordinaire fondue et très chaude ajouter 0 cc. 1 d'une solution au dixième de sous-acétate de plomb. Mélanger intimement.

On peut préparer ce milieu d'avance, le répartir, le stériliser (vingt minutes à 115°) ; il se conserve bien.

Après 24 heures d'étuve les constatations sont les suivantes :

Si l'eau peptonée lactosée carbonatée présente des bulles gazeuses par fermentation du lactose, il s'agit du coli-bacille, sinon de l'un des 3 autres germes.

Si la gélose glucosée au rouge neutre n'a pas viré et n'est pas fragmentée, il s'agit du bacille typhique, sinon d'un paratyphique.

Si la gélose à l'acétate neutre de plomb n'a pas noirci en 24 heures, c'est le paratyphique A, si elle a noirci en 24 heures, le paratyphique B.

Procédé de Tribondeau. — Nous le donnons dans l'étude de l'hémoculture, p. 378.

3° **Recherche de l'agglutinabilité.** — L'identification par l'un des procédés de culture que nous venons de décrire peut pratiquement suffire. Mais lorsqu'il sera nécessaire d'avoir une certitude absolue, par exemple pour juger de la valeur exacte de la vaccination préventive, l'identification devra être complétée par la recherche de l'agglutinabilité.

Voici sur les précisions à apporter à cette recherche et sur sa valeur les indications précises que donnent Weissenbach et Gautier (*Revue de pathologie de guerre*, n° 4, 1917, Vigot, éditeur) :

« On complètera toujours l'identification des germes isolés par *la recherche de l'agglutinabilité* par les sérums expérimentaux spécifiques, recherche qui constitue par sa sensibilité et sa stricte spécificité, du moins dans des conditions expérimentales précises, l'épreuve de contrôle des réactions de culture. Les sérums employés doivent, comme l'a montré Sacquépée, avoir un pouvoir agglutinant élevé, au 1/1000 au moins, mais l'usage de sérum dépassant le 1/10000 est sans avantage. Le sérum ne devra pas posséder un pouvoir agglutinant trop marqué pour d'autres espèces (coagglutinines). Pour être valable l'agglutination du germe à identifier doit se faire à un taux égal ou peu inférieur au taux limite d'agglutination du germe type.

Le plus souvent les bacilles du groupe typho-paratyphique sont agglutinés à un taux suffisant dès la première génération pour que l'épreuve ait toute sa signification. Parfois cependant, dans un peu moins de 5 0/0 des cas, comme l'ont montré depuis longtemps Sacquépée, Rodet et d'autres auteurs, certains germes isolés des fèces ou du sang de typhoïdiques, ayant d'autre part tous les caractères du bacille typhique, ne sont pas ou sont très peu agglutinables par le sérum agglutinant typhique. Ces germes n'acquièrent la propriété d'être agglutinés à un taux valable par les sérums spécifiques qu'après plusieurs repiquages ou après vieillissement des cultures.

D'ordinaire de cinq à dix repiquages ou quelques semaines de vieillissement suffisent à leur faire acquérir une agglutinabilité valable. Pour l'identification des germes par la recherche de l'agglutinabilité, c'est la culture en bouillon qui constitue le milieu le plus sensible et qui doit être utilisée de préférence aux autres.

La recherche de l'agglutinabilité devra être pratiquée, pour chaque germe, simultanément avec les quatre sérums expérimentaux agglutinant les bacilles typhique, Para A, Para B et de Gärtner.

Un germe qui présente les caractères culturaux et biochimiques d'un des 4 types, et est agglutiné à un taux voisin du taux limite par le sérum correspondant, est identifiable à ce type.

Un germe qui présente les caractères culturaux ou biochimiques d'un des 4 types, mais n'est pas agglutiné, ou seulement à un taux faible, par le sérum correspondant, ne peut être identifié à ce type. Il faut pratiquer les réensemencements successifs pour vérifier l'apparition d'une agglutination suffisante, et dans ce cas seulement le germe peut être identifié. Si l'agglutanibilité reste nulle ou faible, l'identification n'est pas possible ».

Gonocoque.

Importance du diagnostic bactériologique des infections à gonocoques. — Souvent la clinique permet de soupçonner la nature gonococcique d'une affection survenant au cours ou à la suite d'une blennorragie. Mais, en dehors de l'orchite et des cas typiques d'arthrite, le plus souvent seules les recherches de laboratoire apportent une certitude absolue. Or les progrès de la vaccinothérapie antigonococcique donnent à ce diagnostic une grande importance.

Siège et rôle pathogène. — On recherche le gonocoque ordinairement dans du pus d'*urétrite*, de *vaginite*, de *cystite*, de *métrite*; parfois dans d'autres localisations plus rares, *arthrites, pleurésie, endocardite, rectite, ophtalmie*, etc. Il peut provoquer une septicémie (1). La vulvo-vaginite des petites filles lui est souvent attribuable. Exceptionnellement il est l'agent causal de chancres simulant le chancre mou ou le chancre syphilitique (Jullien, Burnier).

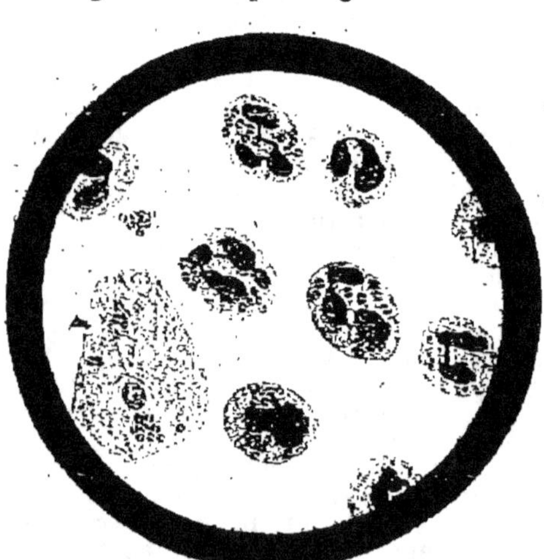

Fig. 81. — *Gonocoques dans du pus de blennorragie aiguë.*

Coloration par la thionine. Grossiss. : 900. Les gonocoques sont intra ou extra-cellulaires. On voit des globules du pus, polynucléaires peu altérés, et une grande cellule épithéliale.

Diagnostic par examen direct. — L'examen direct, sur lames colorées, suffit presque toujours.

S'il s'agit de pus, on l'étale directement sur lames.

(1) Voir sur ce sujet : Goy, De l'infection générale par le gonocoque, *Th. Paris*, 1917.

Il convient de faire l'étalement dès que le pus a été mis sur la lame, *étalement en nappe*, comme pour le sang (voir p. 260), avec le premier objet que l'on a sous la main (une lame de verre, une baguette de verre, une carte de visite). Cet étalement peut par conséquent très bien être fait par le malade lui-même. Puis on doit laisser *sécher à l'air libre jusqu'à dessiccation complète*. Par contre, l'écrasement d'une goutte de pus entre deux lames est un très mauvais procédé : les globules du pus éclatent, sont difficilement reconnaissables, et il est souvent impossible de juger si les microbes sont intra ou extra-cellulaires.

Si c'est de l'urine ou un liquide séro-fibrineux (pleurésie, arthrite), il est utile de centrifuger pour condenser les éléments (1).

On colore d'abord par une coloration usuelle (thionine, violet, etc.).

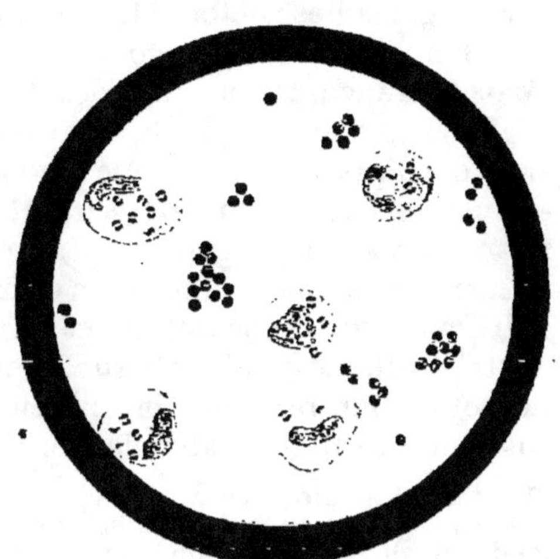

Fig. 82. — *Gonocoques dans du pus de blennorragie aiguë.*

Coloration par la méthode de Gram. Grossiss. : 1.000. En violet : staphylocoques (prennent le Gram). En rouge : globules du pus et gonocoques. Les gonocoques sont ici intra-cellulaires, en grains de café, disposés par deux, ne prennent pas le Gram.

Les gonocoques se montrent comme des éléments *intra-cellulaires le plus souvent*, parfois extra-cellulaires, en forme de *grains de café, disposés* par 2, *et se regardant par leur surface plane*. Ils sont *généralement en amas* plus ou moins nombreux ; *jamais en chaînettes* (fig. 81).

Leur aspect caractéristique empêche de les confondre avec les autres microbes de la suppuration, auxquels ils peuvent être associés (staphylocoques, streptocoques, etc.). Cependant, en cas de doute, il suffit de colorer par le Gram. A la différence des microbes que nous venons de citer et de la plupart des diplocoques (mais non de tous), le gonocoque *ne prend pas le Gram* (fig. 82). Ce caractère, ajouté aux précédents, est suffisant

(1) D'ailleurs, dans les épanchements séro-fibrineux, il est exceptionnel de le trouver.

pour affirmer le diagnostic, surtout dans le cas *d'infection aiguë*.

Par contre, dans les *infections chroniques*, on peut être plus embarrassé. Nous ne parlons pas, bien entendu, des autres micro-organismes (bâtonnets, cocci arrondis) qui ont un aspect très différent de celui du gonocoque.

Mais on rencontre souvent des diplocoques, assez semblabes au gonocoque pour que la confusion soit possible, surtout quand ces diplocoques, comme le gonocoque lui-même, ne prennent pas le Gram. On se basera alors sur les deux caractères suivants : ces pseudo-gonocoques sont *généralement plus volumineux* que le gonocoque, et en outre ils sont *extra-cellulaires*.

Difficulté de l'inoculation et des cultures. — Les cultures son ttrès difficiles à obtenir sur les milieux usuels. Lumière et Chevrotier ont proposé un milieu sur lequel le gonocoque pousse aisément et en abondance. Il est ainsi composé :

On porte à l'autoclave à 115° une solution de 6 grammes d'albumine dans 1.000 centimètres cubes de moût de bière ; après filtration chaude et alcalinisation, on stérilise de nouveau à 110° pendant dix minutes. Il est avantageux d'ajouter 1 cc., 5 de sérum de cheval ou d'âne pour 15 centimètres cubes de moût ainsi préparé, mais cette addition n'est pas indispensable. Il est important de maintenir les tubes de culture dans une position très inclinée, pendant leur séjour à l'étuve.

Les inoculations aux animaux sont généralement négatives.

La grippe.

L'étude de la bactériologie de la grippe a pris une importance extrême au cours de l'épidémie mondiale, qui sévit surtout depuis 1917, et n'est pas encore éteinte aujourd'hui. Les recherches ont été innombrables. et l'accord est bien loin d'être fait.

Nous allons donner un aperçu des notions les plus importantes sur ce sujet.

Il convient d'envisager deux groupes de faits : d'une part la bactériologie de la grippe elle-même ; et d'autre part celle de ses complications, et en particulier de ses complications pulmonaires.

On peut en effet considérer comme vraisemblable que les faits se passent de la façon suivante. Sous l'influence d'un premier microorganisme, le sujet présente une attaque de grippe. Et d'autre part, l'organisme ayant été affaibli, et peut-être *sen-*

sibilisé d'une façon spéciale par ce premier microbe, la porte est ouverte aux infections secondaires, c'est-à-dire au développement de microorganismes qui se trouvaient en nous-mêmes ou sont venus du dehors. Il se passerait en somme ici ce qui se passe au cours des fièvres éruptives compliquées (rougeole, variole, etc.), la maladie initiale étant due à un microorganisme encore inconnu, et les complications au contraire relevant de microbes classés, streptocoque, pneumocoque, etc.

1° Agent pathogène de l'attaque de grippe.

Deux théories sont en présence.

Pour les uns, l'agent pathogène de l'attaque de grippe n'est pas unique, et varie suivant les pays et les épidémies.

Pour les autres au contraire la grippe est une affection nettement individualisée, comme la typhoïde ou la peste, et qui ne peut relever que d'un seul microbe.

Ce microbe quel est-il ?

Cocco-bacille de Pfeiffer. — Pour les uns, c'est le cocco-bacille de Pfeiffer, décrit par cet auteur, au moment de l'épidémie mondiale de 1892, et dont voici les caractères et les moyens de diagnostic

Diagnostic du cocco-bacille par examen direct et par culture. — On le recherche dans les sécrétions nasales et les crachats, en faisant des frottis. On le colore par la thionine ou mieux par la solution de fuchsine phéniquée diluée au 1/10, et que l'on laisse agir quelques minutes, car il se colore assez difficilement.

Il ne prend pas le Gram.

C'est un cocco-bacille, extrêmement petit, à extrémités arrondies. Les éléments sont isolés, ou en courtes chaînettes de 2 à 4.

Il se cultive difficilement, et ne pousse guère que sur les milieux renfermant de l'hémoglobine. On emploie par exemple le sang gélosé (voir p. 147). En 24 à 48 heures on obtient de fines colonies, en gouttelettes de rosée, visibles seulement à la loupe (1).

---

(1) Au lieu d'employer le mélange gélose-sang tel que nous en donnons la formule, on peut employer la *gélose sanglante*, qui se prépare de la façon suivante : prendre un tube ou une boîte de verre renfermant de la gélose, verser à la surface une ou deux grosses gouttes de sang (de lapin, de pigeon ou humain), et par des mouvements appropriés obtenir un étalement du sang sur toute la surface de la gélose.

Discussion sur son rôle dans la grippe. — Bezançon et de Jong ne l'ayant pas trouvé dans tous les cas de grippe, et l'ayant décelé en dehors de la grippe, l'ont considéré, au cours de l'épidémie de 1904-1905, non comme l'agent spécifique de la grippe, mais comme un agent d'infection secondaire. Pfeiffer lui-même avoue qu'il n'a pas pu le mettre en évidence chez tous les grippés. Netter, en 1918, considère son action spécifique comme probable.

D'autre part sa recherche dans le sang par hémoculture a donné des résultats tout à fait discordants : certaines statistiques affirment sa présence dans plus de la moitié des cas de grippe ; d'autres, au contraire, son absence dans tous les cas.

Virus filtrant. — D'autres auteurs pensent qu'il s'agit d'un microbe extrêmement ténu, invisible aux plus forts grossissements de nos microscopes, capable de passer à travers les filtres, d'un virus filtrant. C'est en particulier l'opinion soutenue par Nicolle et Lebailly (Acad. des Sciences, 21 oct. 1918). Ils ont réussi à produire une véritable grippe chez le singe et chez l'homme, par inoculation sous la peau de mucosités respiratoires filtrées de grippés.

2° Agents pathogènes des complications.

Les microbes les plus divers ont été trouvés dans les complications de la grippe. On a même signalé la présence de *spirochètes.*

Mais parmi eux prédominent *le pneumocoque, les streptocoques, le micrococcus catarrhalis, le pneumobacille.*

Aussi les vaccins préventifs ou curatifs contre cette affection sont-ils généralement constitués par des associations de cultures de différents microbes, cultures dont on atténue la virulence par les procédés habituels (chaleur, antiseptiques, etc.). C'est ainsi que le vaccin G de l'Institut Pasteur comprend des cultures de pneumocoques, de cocco-bacilles de Pfeiffer et de micrococcus aureus.

Lèpre (Bacille de Hansen) (1).

Sièges. — On cherche le bacille de la lèpre soit dans une *lésion cutanée* enlevée par biopsie (voir p. 60), soit dans les *mucosités nasales :* on sait en effet que les lésions lépreuses des fosses nasales sont fréquentes, et c'est là souvent, semble-t-il, la porte d'entrée de la maladie. La proportion des cas dans lesquels on trouve le bacille dans les fosses nasales varie, suivant la forme et l'âge de la maladie, entre 40 et 90 p. 100 des cas examinés.

On peut aussi le trouver dans l'*urine* des lépreux, surtout dans les formes tuberculeuses, au moment des poussées évolutives aiguës, ou lorsqu'il y a fonte de tubercules.

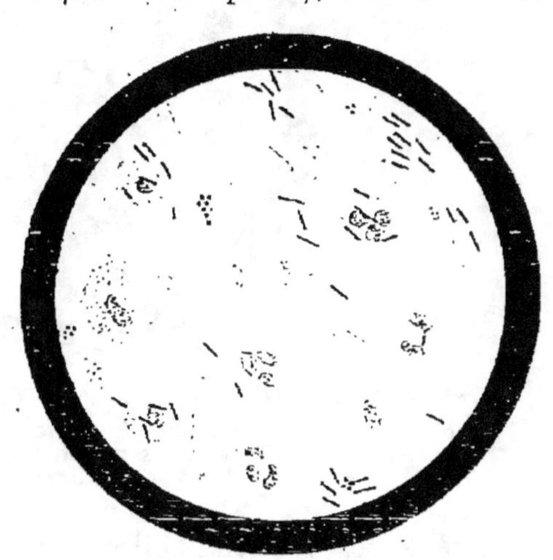

FIG. 83. — (D'après Nicolas et Favre).
Rhinite lépreuse : frottis de mucosités.

Coloration par la fuchsine phéniquée, avec décoloration et recoloration par le bleu. Grossiss. : 1.100 Les bacilles de Hansen sont rouges ; les cellules épithéliales. les globules du pus et les autres microbes sont bleus.

Diagnostic par examen direct. — Le bacille de la lèpre est très difficile à cultiver, et l'inoculation en est généralement négative (2).

C'est à l'examen direct que l'on s'adresse pour le diagnostic. Il offre les plus grandes ressemblances de forme et de coloration avec le bacille tuberculeux. On doit donc colorer soit les frottis de mucosités nasales, soit les coupes, par la méthode que nous donnons plus loin (voir p. 174).

Si le résultat est positif, on voit de fins bâtonnets, colorés

(1) HANSEN, médecin norvégien.
(2) Les discussions du Congrès de Londres d'août 1913 ont montré que les recherches ne sont pas encore concordantes sur la question des cultures et des inoculations du bacille de Hansen.

en rouge. Ils ont 5 à 6 µ de long, 1/2 µ d'épaisseur, et sont fréquemment granuleux (fig. 83 et 84).

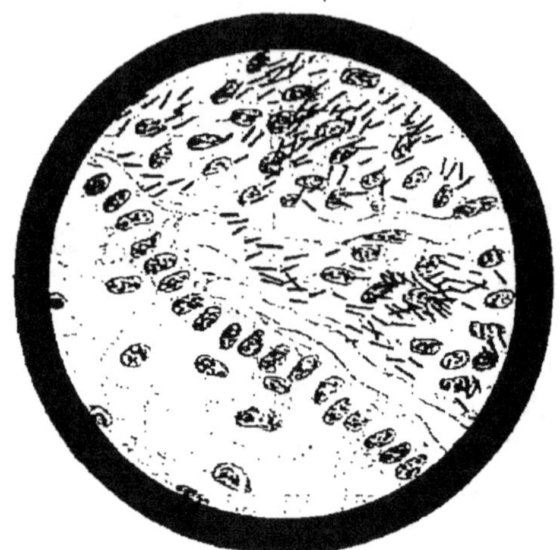

Fig. 84. — (D'après Nicolas et Favre). — *Coupe de tubercule cutané lépreux.*
Coloration par la fuchsine phéniquée avec recoloration par le bleu.
Grossiss. : 1 100. On voit les bacilles de Hansen, en touffes serrées,
dans les cellules du derme.

Différences avec le bacille tuberculeux. — Pour éliminer la tuberculose, on se basera sur les données suivantes :

1) La différence d'aspect clinique des lésions ;

2) Ce fait que, dans la lèpre, les bacilles sont plus abondants, en touffes plus serrées, *dans l'intérieur des cellules* dermiques, nerveuses, etc. (*cellules lépreuses*) voir fig. 84 ;

3) Leur coloration plus rapide que celle du bacille tuberculeux ;

4) Enfin l'inoculation au cobaye est négative dans le cas de lèpre, positive s'il s'agit de tuberculose.

La *rhinite lépreuse* peut manquer alors que cependant la muqueuse nasale est déjà habitée par le bacille. Dans ce cas, un simple examen sera négatif. Mais l'artifice suivant, proposé par Leredde et Pautrier, permet de tourner la difficulté. On fait prendre au malade 4 grammes d'iodure de potassium par jour, pendant deux jours. Puis on recueille le mucus pour l'examen au cours de la seconde journée. Sous l'influence du catarrhe nasal provoqué par le médicament, le bacille est balayé des couches profondes de la muqueuse, où il était logé, et vient se déverser à la surface.

Avec un petit tampon d'ouate monté sur un stylet, on frictionne la cloison nasale et la muqueuse du vestibule. Puis on étale sur quelques lames de verre le mucus ainsi obtenu. Le mucus, étalé en couche mince, fixé à la flamme ou à l'alcool-éther, est coloré suivant la méthode que nous avons indiquée. Les bacilles de Hansen se trouvent en nombre plus ou moins grand sur les lames examinées, suivant l'intensité des lésions nasales. Quand celles-ci n'existent absolument pas, tout bacille peut faire défaut.

Il existe une cause d'erreur : c'est la présence possible, à l'état normal, dans le mucus nasal, d'un bacille acido-résistant, le bacille de Karlinski. Il s'en différencie toutefois par sa culture facile sur les milieux ordinaires, et parce qu'il est pathogène pour le cobaye, en injection intra-péritonéale.

Méningocoque et Paraméningocoques.

Pluralité des germes. Leurs rôles pathogènes. — Le méningocoque est l'agent habituel de la méningite cérébro-spinale.

Son étude présente une importance, mais aussi une complexité croissante, depuis que les faits suivants ont été découverts et mis en pleine lumière.

1° Il existe plusieurs variétés de germes qui appartiennent au même type. On les désigne sous le nom de méningocoque vrai et de paraméningocoques (voir la note p. 148).

2° Ces différents germes et les affections qu'ils déterminent doivent être combattus par la *sérothérapie ;* mais à chaque germe doit répondre un sérum spécial, à moins que l'on n'emploie un sérum divalent ou un sérum polyvalent.

On peut également s'adresser à la *bactériothérapie* ou inoculation de cultures mortes (Boidin et Weissenbach).

De toute façon, on voit que l'identification exacte du germe est nécessaire.

3° La pathogénie de la méningite cérébro-spinale n'est pas celle que l'on avait cru tout d'abord. On considérait en effet que les méningocoques, partis du rhinopharynx, cheminant le long des gaines des rameaux olfactifs, arrivaient ainsi jusqu'aux méninges. Mais *les recherches actuelles ont montré, comme le soutenait depuis longtemps Dopter, que l'agent pathogène parvient, dans la plupart des cas, dans l'espace sous-arachnoïdien par la voie sanguine.* Les étapes de l'infection sont les suivantes : 1° étape d'adénoïdite postérieure ; 2° étape d'infection sanguine ; 3° étape méningée. Autrement dit, *la méningite cérébro-spinale est la détermination locale d'une septicémie à point de départ rhino-pharyngé.*

Différents auteurs ont insisté sur ce fait, et montré la possibilité de *méningococcémie* et de localisations du méningocoque ailleurs que sur les méninges. Sainton insiste en particulier sur les *localisations articulaires* (rhumatisme méningococcique), et sur l'importance du diagnostic étiologique, en vue de la prophylaxie et du traitement.

On aura donc à rechercher le méningocoque le plus souvent dans le *liquide céphalo-rachidien* ou dans les *mucosités du rhino-pharynx*. Mais aussi dans le sang, les liquides articulaires, etc.

Nous allons indiquer d'abord, en une étude d'ensemble, les principaux caractères du microbe et son diagnostic ; puis nous envisagerons les différents cas particuliers (recherche dans le liquide céphalo-rachidien ou dans le pus ; recherche dans le mucus du rhino-pharynx ; recherche dans le sang).

Caractères et diagnostic. — Le méningocoque offre de grandes ressemblances avec d'autres microbes, en particulier le gonocoque, le micrococcus catarrhalis, le pneumocoque, etc., sans parler des paraméningocoques. Nous allons voir comment on peut les différencier.

1° *Caractères microscopiques.* — Le pus ou l'exsudat, traité par les colorants usuels, par exemple la thionine phéniquée, montre les méningocoques sous forme de cocci, de volume inégal, qui sont parfois isolés et arrondis, le plus souvent en *diplocoques*, aplatis au niveau de leur surface de contact. Ils forment des *amas, plus ou moins nombreux,* mais pas de chaînettes.

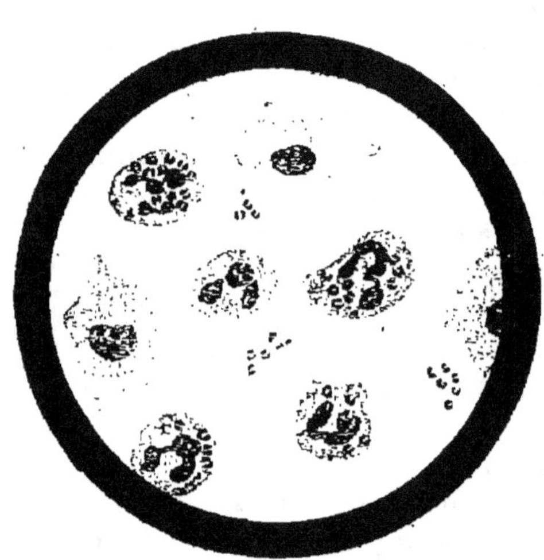

FIG. 85. — *Méningocoques.*

Liquide céphalo-rachidien, de méningite cérébro-spinale. Coloration par la thionine. Grossiss. : 1.000. Les capsules, bien visibles dans les cultures en sérum de lapin, sont dans l'organisme généralement peu visibles.

Une capsule, que l'on voit parfois dans les cultures, n'est que rarement visible dans les produits pathologiques.

Ils *ne prennent pas le Gram.*

Ils sont *le plus souvent intracellulaires*, et les globules du pus peuvent en renfermer des amas importants, semblables aux amas de gonocoques dans les globules du pus blennorragique.

Mais il n'est pas rare qu'ils soient extracellulaires, surtout dans les formes graves.

Ces caractères le différencient déjà nettement du *pneumocoque*, que l'on peut rencontrer dans les mêmes circonstances cliniques.

Par contre ils sont assez semblables à ceux du *gonocoque*, et ne le distinguent en rien des *paraméningocoques*.

2° *Cultures.* — Il pousse difficilement sur les milieux usuels : c'est une différence importante avec le *micrococcus catarrhalis* qui s'y développe abondamment.

On doit employer la *gélose-ascite* ou le *sang gélosé*. Ces milieux solides se préparent par un mélange de 3 parties de gélose avec 1 partie de liquide d'ascite ou de sang. Le méningocoque ensemencé y donne en 24 à 48 heures des colonies translucides, surélevées, arrondies, de 1 à 3 millimètres : elles sont grises, avec un centre plus foncé, jaunâtre.

Il se développe aussi dans des milieux liquides spéciaux : *sérum non coagulé de lapin jeune* ou *bouillon-ascite* (deux tiers de bouillon et un tiers de liquide ascitique). Dans le sérum du lapin il pousse nettement encapsulé.

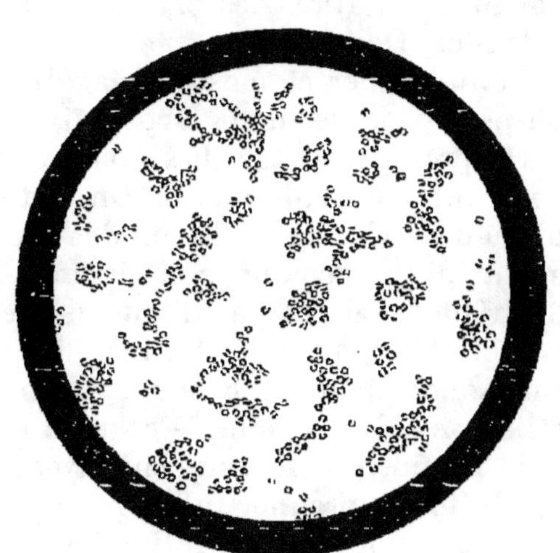

Fig. 86. — *Méningocoque, culture.*
Grossiss. : 800.
Coloration par la thionine.

Pour le liquide céphalo-rachidien, un excellent moyen consiste à cultiver le microbe dans le milieu même dans lequel on l'a recueilli. Il suffit donc de retirer le liquide céphalo-rachidien avec toute l'asepsie nécessaire, de le recevoir dans un tube stérilisé, et de mettre le tout à l'étuve, sans rien ajouter. En 24 heures on a une pullulation très abondante du microbe.

De toute façon, il convient de se rappeler que le méningocoque est *tué rapidement par le froid*. Il convient donc que le tube renfermant le produit à ensemencer, ou que le milieu de culture ensemencé, soit mis rapidement et laissé à l'étuve à 37°.

3° *Inoculation*. — La *souris* est l'animal de choix.

En inoculation sous-cutanée, le résultat est négatif, et c'est encore une différence importante avec le *pneumocoque* (voir p.160).

L'inoculation intrapéritonéale de fortes doses entraîne la mort en un à deux jours, avec péritonite purulente et présence de méningocoques dans le sang. Le *gonocoque* ne produit pas les mêmes effets.

4° *Agglutination*. — Un caractère fort important du méningocoque, c'est son agglutination par le sérum des malades, et *surtout par le sérum antiméningococcique*. Ce sérum est obtenu par immunisation des chevaux, suivant différentes techniques (Flexner, Dopter, etc.).

Pour vérifier et mesurer l'agglutination du méningocoque, on peut procéder de la façon suivante :

On prend 4 petits tubes, comme ceux qui servent pour l'étude de la résistance globulaire. On met dans le premier 50 gouttes d'eau distillée. Dans chacun des 3 autres, une goutte de sérum antiméningococcique non chauffé, diluée respectivement dans 50, 100 et 200 gouttes d'eau distillée. On ajoute à chacun des 4 tubes une goutte de culture liquide (ou de dilution de culture solide) du méningocoque. On émulsionne. On met 24 heures à l'étuve à 37°. Le simple examen macroscopique suffit alors : si le liquide est devenu clair, avec dépôt, l'agglutination s'est produite. Le premier tube, qui ne renfermait pas de sérum, ne doit pas montrer d'agglutination. Par contre, on doit la constater *au moins* dans les deux autres, où la dilution était la plus faible, à 1/50 et à 1/100.

Le *gonocoque* et les *pseudoméningocoques* ne sont pas agglutinés dans les mêmes conditions.

Quant aux *paraméningocoques*, — dont il existe plusieurs variétés, — ils ne sont pas non plus agglutinés par ce sérum. Mais les sérums antiparaméningococciques les agglutinent à un taux élevé, de même que le sérum des sujets qui sont infectés par eux (1).

(1) Actuellement on décrit habituellement 4 types : le méningocoque vrai et 3 paraméningocoques. Ces derniers sont désignés par les lettres α, β, ç. Une autre nomenclature désigne le méningocoque vrai par la lettre A, et les 3 paraméningocoques par les lettres B (= forme α), C (= forme β), D (=forme ç). Ces termes sont importants à connaître en particulier pour la sérothérapie : on voit que le sérum A correspond au méningocoque vrai, les sérums B, C, D aux 3 variétés de paraméningocoques. Les formes A et B étant les plus fréquentes, il existe un *sérum divalent* qui répond à lui seul à ces 2 microbes.

5° *Précipito-réaction*. — Le liquide céphalo-rachidien d'une infection à méningocoque donne encore avec le sérum antiméningococcique une réaction spéciale, utilisable pour le diagnostic. Le principe de cette réaction est celui du séro-diagnostic par précipitation, que nous étudions en détails en hématologie (voir p. 488).

Le précipito-diagnostic de la méningite cérébro-spinale a été imaginé par Vincent et Bellot. Il est recherché avec le liquide céphalo-rachidien clarifié par centrifugation.

On mélange 50 à 100 gouttes de ce liquide à 1 à 5 gouttes de sérum antiméningococcique non chauffé. On place à l'étuve à 37° avec un tube témoin renfermant le liquide céphalo-rachidien seul. On examine après 8 à 15 heures. Si le tube témoin est resté limpide, et que l'autre présente un léger louche, le diagnostic de méningite cérébro-spinale à méningocoques est confirmé.

Cette réaction a l'avantage de pouvoir être positive dès les premiers jours de l'affection.

Un résultat positif a une grande valeur.

Un résultat négatif doit être interprété : la réaction peut manquer dans une méningite à méningocoques, en particulier après le traitement par le sérum, ou si l'affection a débuté depuis plus de deux semaines.

Recherche et diagnostic dans le liquide céphalo-rachidien. — Des notions précédentes. il est facile de déduire la marche à suivre pour le diagnostic d'une méningite cérébrospinale.

Ponction lombaire. Étalement sur lames du liquide, centrifugé ou non, suivant qu'il est plus ou moins purulent. Fixation et colorations habituelles : thionine, Gram. Examen microscopique.

1° *Si le résultat paraît positif*, c'est-à-dire si l'on trouve des microbes ayant les caractères microscopiques du méningocoque, *sans tarder*, faire la sérothérapie intra-rachidienne.

Mais, de toute façon, faire ensuite les vérifications par : la précipito-réaction, qui est d'une technique si simple ; — la culture sur gélose-ascite, et avec elle le séro diagnostic ; — enfin au besoin l'inoculation intra-péritonéale à la souris.

De toutes ces recherches, c'est la séro-agglutination seule qui permettra de reconnaître les *paraméningocoques*, contre lesquels on a préparé des sérums spéciaux, d'une grande efficacité, tandis que le sérum antiméningococcique est sur eux sans aucun effet (1).

2° *Si le résultat est douteux, ou même paraît négatif*, c'est-à-dire si l'on ne trouve que de rares microbes peu caractéristiques, ou même si l'on constate l'absence de microbes, malgré une réaction polynucléaire nette, il convient de ne pas s'en tenir là : comme dans le cas précédent, il faut faire appel à la précipito-réaction, aux cultures, *en ensemençant largement* ou en cultivant le liquide céphalo-rachidien lui-même (voir p. 147), et enfin à l'inoculation.

Recherche dans le rhino-pharynx. — Elle est d'une *importance capitale au point de vue prophylactique*, le méningocoque se propageant moins par les objets souillés que par les malades et les porteurs latents du microbe. On trouve le méningocoque dans le rhino-pharynx : chez les convalescents, pendant une quinzaine de jours ; chez les sujets ayant approché les malades, dans la proportion importante de 25 p. 100 des cas; enfin chez les malades mêmes, dès le début des accidents. Il peut provoquer une légère pharyngite.

On prélève le mucus dans le rhino-pharynx, *derrière le voile du palais*, en introduisant par la bouche un tampon d'ouate stérilisée, monté sur une pince courbe.

La multiplicité des germes ne donne que peu d'intérêt à l'examen direct.

Il convient de s'adresser surtout aux cultures sur gélose-ascite : autant que possible, on fera l'ensemencement immédiatement après le prélèvement, pour éviter que le mucus ne soit desséché.

Un résultat positif ne sera enregistré qu'avec prudence, à cause des pseudoméningocoques et des paraméningocoques : la nature de toute culture suspecte sera donc vérifiée par la séro-agglutination.

Recherche dans le sang. — Cette recherche, qui a donné parfois des résultats positifs, se fait par culture en milieu solide ou liquide (voir Hémoculture, p. 372).

---

(1) On ne saurait trop insister sur l'importance pratique de cette notion. Lorsqu'une méningite est attribuée, après recherches bactériologiques, au méningocoque, et que la sérothérapie est inefficace, il faut considérer comme probable qu'il s'agit d'un paraméningocoque. Le tableau clinique est identique, et c'est seulement en constatant que la culture obtenue n'est pas agglutinée par le sérum antiméningococcique que l'on peut se prononcer. L'emploi du sérum antiparaméningococcique de Dopter guérit ces malades d'une infection qui, abandonnée à elle-même, est mortelle.

D'ailleurs, étant donnée la fréquence actuelle des cas de méningites à paraméningocoques, on peut employer d'emblée un sérum polyvalent.

Diagnostic microscopique des colonies de méningocoques et de para-méningocoques : le piqueté précoce. — Il est nécessaire de pouvoir identifier le plus rapidement possible les colonies qui ont poussé sur les milieux de culture. Or l'examen de ces colonies à l'œil nu ou à la loupe est insuffisant. La vérification de chacune d'elles par étalement sur lame, coloration et examen microscopique demande un temps très long. Papin et Stévenin conseillent d'examiner les colonies elles-mêmes au microscope, et de rechercher un signe caractéristique, un piqueté de traits noirs.

Pour pratiquer l'examen, on pose sur la platine du microscope la boîte de verre fermée et retournée, le milieu de culture étant en haut. Il faut évidemment que la mise au point puisse se faire : on y arrive en prenant un grossissement qui ne soit pas trop fort.

On fait passer successivement dans le champ du microscope toutes les colonies développées à la surface du milieu de culture.

La colonie jeune du méningocoque, vue au microscope, est absolument transparente, d'un jaune clair. Elle peut présenter encore cette apparence lorsqu'elle est âgée de 24 heures, mais le plus souvent, à ce moment, on aperçoit dans l'épaisseur de la colonie un fin pointillé d'abord très discret. Ce pointillé augmente, forme des traits noirs, tranchant nettement sur le fond toujours aussi transparent de la colonie.

Au bout de quarante-huit heures, dans la majorité des cas, celle-ci est absolument caractéristique : d'un jaune clair, transparente, plus épaisse d'ordinaire sur les bords, où elle semble en général se relever, elle est parsemée de petits traits noirs, bien nets, disposés sans ordre, les uns isolés, les autres réunis donnant lieu à des sortes d'étoiles. Ces petits traits noirs qui ressemblent à des aiguilles cristallines sont parfois très discrets, d'ordinaire leur nombre est très considérable.

C'est à cet aspect que les auteurs ont donné le nom de piqueté de la colonie de méningocoques.

Le méningocoque n'est pas le seul microbe susceptible de former dans les milieux de culture ces éléments : certaines bactéries, parmi lesquelles le bacille typhique, dans certains cas le bacille diphtérique, peuvent produire des cristallisations. D'autre part, il est banal de constater l'apparition de cristaux dans l'épaisseur de la gélose même, lorsque celle-ci est desséchée.

Mais pour les microbes il faut des semaines pour que le phénomène se produise. Ce qui particularise le piqueté du méningocoque et permet son utilisation pour le diagnostic, c'est son apparition précoce.

L'apparence que présentent les colonies semble due à la formation de cristaux dans leur épaisseur.

Les cristaux apparaissent sur tous les milieux de culture employés d'ordinaire : gélose-ascite, que le liquide d'ascite soit conservé tel quel au sortir de l'organisme, ou qu'il soit additionné de soude et chauffé ; gélose-albumine ; et enfin gélose ordinaire, quand le méningocoque y pousse après un certain nombre de passages sur gélose-ascite.

Quelle est exactement la valeur de la constatation du piqueté pour le diagnostic ? De leurs recherches, Papin et Stévenin ont tiré les conclusions suivantes :

1° Tous les méningocoques retirés du liquide céphalo-rachidien et identifiés par l'agglutination, ont, sans exception, présenté dans leurs colonies le piqueté caractéristique.

2° Sur boîte de Pétri ensemencée avec le mucus du rhino-pharynx, toute colonie présentant le piqueté est formée de cocci inégaux ne prenant pas le Gram : tous les germes dont l'étude a pu être achevée étaient des méningocoques ou des paraméningocoques.

3° Les colonies de paraméningocoques ont un aspect identique à celui des colonies de méningocoques.

4° Le gonocoque, si voisin du méningocoque à certains égards, ne donne pas de piqueté.

5° Le méningocoque peut-il donner des colonies sans piqueté ? Il semble que non.

Donc l'examen au microscope, dans ces conditions, permet, par la constatation du piqueté, de reconnaître les colonies de méningocoques en quarante-huit heures, trois jours au plus. En outre cet examen a l'avantage de montrer un grand nombre de colonies trop petites pour être vues à la loupe, de traînées pâles, de plages claires formant un liséré autour de colonies sombres, enfin des colonies modifiées dans leur aspect par des taches ou des stries foncées : sous ces aspects variés le méningocoque se révèle par l'existence du piqueté.

Micrococcus catarrhalis.

C'est un microbe fréquemment rencontré dans les affections des voies respiratoires, et qui paraît jouer un rôle important dans les associations microbiennes et les complications de la grippe.

Le diagnostic s'appuie sur ses caractères d'aspect et de coloration, et sur ses propriétés culturales.

Dans les crachats, il se présente sous l'aspect de diplocoques, se regardant par leur hile, isolés parfois, parfois en amas, libres ou contenus dans les leucocytes polynucléaires. Jamais on ne rencontre d'aspects en chaînettes. *La préparation ressemble à une préparation de pus blennorragique.* Par le Gram il se décolore complètement et constamment.

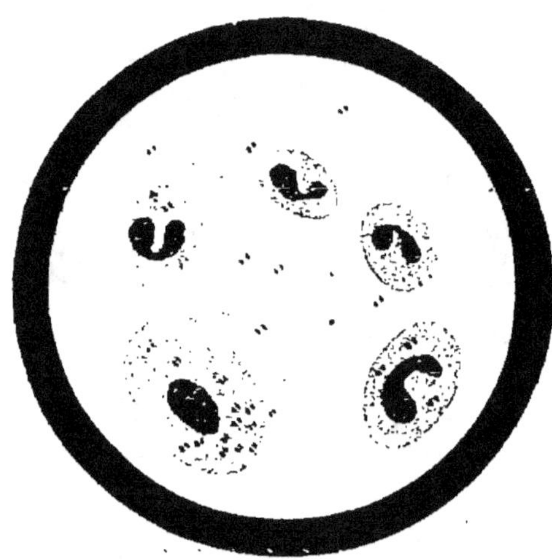

Fig. 87. — *Micrococcus catarrhalis dans les crachats.*

Coloration par la thionine. Grossiss.

Les cultures sont surtout caractéristiques sur gélose : après vingt-quatre heures à l'étuve à 37°, apparaissent des colonies ressemblant aux colonies de streptocoques, rondes, avec un bord irrégulier, lorsqu'on les regarde à la loupe, et granuleuses ; après quelques jours le centre se soulève, la circonférence devient onduleuse, puis bientôt le centre devient brunâtre, et le bord déchiqueté, moiré à la loupe.

Il pousse sur tous les milieux solides à 37°. Il ne liquéfie pas la gélatine, sur laquelle il se développe lentement.

En bouillon il donne un dépôt pulvérulent, et trouble le milieu. Dans les cultures il conserve son aspect en diplocoques, aplatis dans le sens longitudinal, en grains de café, rarement en tétrades, jamais en chaînettes, souvent en réseaux comme le staphylocoque.

C'est la culture qui permet de le différencier du méningocoque : ce dernier en effet ne se cultive pas aussi aisément sur les milieux usuels. D'autre part, à la différence du méningocoque, il n'est pas agglutiné par le sérum antiméningococcique.

Morve (Bacille de la).

Lorsque l'apparition de pustules sur les muqueuses du nez et

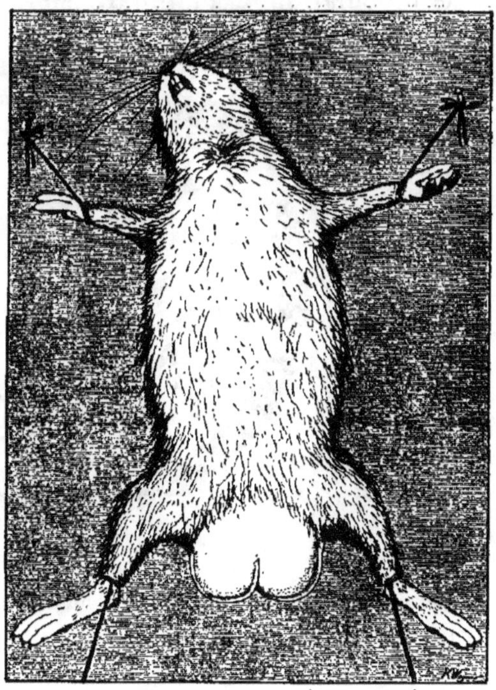

Fig. 88. — *Cobaye atteint de vaginalite morveuse (orchite morveuse), par inoculation intrapéritonéale.*

Aspect à partir du 4ᵉ jour jusqu'à la mort (vers le 13ᵉ jour)

de la gorge et sur les téguments, ou d'abcès accompagnés de lymphangite, manifestations qui s'ulcèrent, donnant issue à d'abondantes sécrétions muco-purulentes et fétides, au milieu des symptômes habituels aux septicémies, feront penser à la possibilité de la morve, la confirmation bactériologique devra être recherchée au plus tôt.

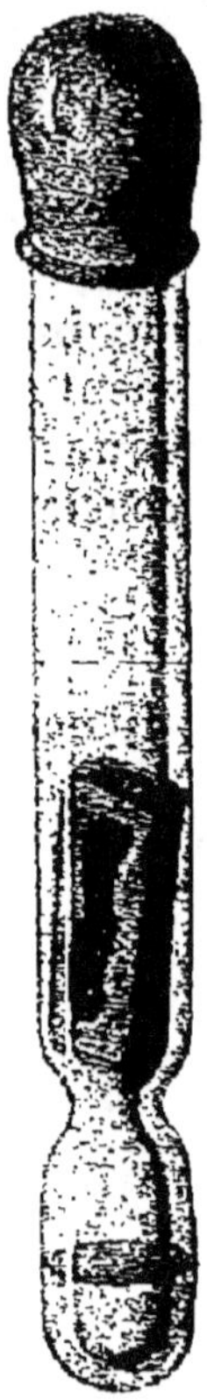

Dangers de son étude. — La morve étant une maladie extrêmement contagieuse, son bacille *très dangereux à manier*, l'affection rare chez l'homme, il est préférable, si l'on est par hasard appelé à en faire le diagnostic bactériologique, de confier ces recherches à des mains très expérimentées.

Diagnostic par examen direct, inoculation et culture. — 1. *Produit impur.* — Si le produit est impur (jetage nasal, etc), on fait d'abord une inoculation à l'animal, par exemple une inoculation intrapéritonéale au cobaye mâle : elle provoque une orchite ou plutôt une vaginalite caractéristique, mais qui n'est pas absolument pathognomonique fig. 88).

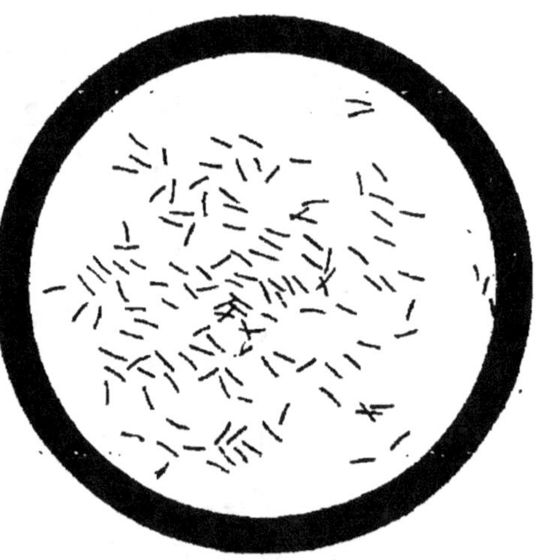

Fig. 90. — *Bacille de la morve (culture sur gélose).* Coloration par la thionine. Grossiss. : 900.

Fig. 89. — *Culture du bacille de la morve sur pomme de terre.* Après 4 jours de séjour à l'étuve à 37°.

Aussi faut-il, en outre, cultiver le pus de la vaginale sur la pomme de terre, qui est le milieu de choix. On a, dès le deuxième jour, un enduit épais, visqueux, jaune ; puis le milieu de culture devient verdâtre et la colonie marron foncé (fig. 89).

L'examen microscopique et la coloration (thionine, etc.)

montrent des bâtonnets droits ou légèrement incurvés, qui ne prennent pas le Gram (fig. 90). Ils ont en moyenne 2 à 5 μ de long et 1 μ de large. Ils se colorent souvent inégalement, les deux extrémités étant plus foncées.

2. *Produit pur.* — Si l'on a d'emblée un produit pur (pus d'un abcès, suc ganglionnaire), il est inutile de faire l'inoculation. On se contente de la culture et de l'examen sur lame colorée.

Perfringens.

Le bacillus perfringens est un des germes les plus fréquemment rencontrés dans les pus gangréneux (appendicite, etc.) et dans les processus gangréneux des plaies de guerre. Il est très répandu dans la nature et très abondant dans l'intestin.

On le reconnaît à ses caractères morphologiques, de coloration et de culture

C'est un gros bacille, à bouts carrés, ressemblant à la bactéridie charbonneuse.

Il est *immobile*, à la différence du vibrion septique, avec lequel il est aisément confondu sur les préparations colorées.

Il se colore bien par les colorants usuels. Il prend le Gram, mais perd cette propriété quand il devient sporulé.

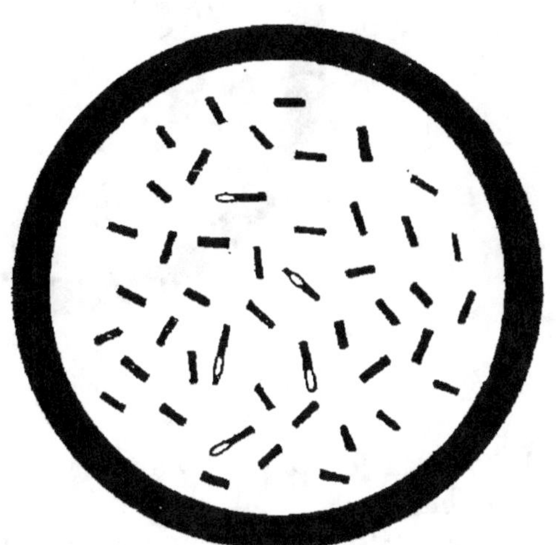

Fig. 91. — *Bacillus perfringens.*
Grossiss. : 800

Dans les exsudats et le pus, il est souvent entouré d'une capsule, d'où le nom de *bacillus aerogenes capsulatus*, qui lui a été également donné.

Il présente parfois des spores, terminales ou subterminales.

Culture. Inoculation. — C'est un microbe anaérobie, mais qui pousse aussi à l'air libre.

Son action pathogène expérimentale est très variable. L'inoculation est parfois inoffensive. Il semble qu'il ne produit la gangrène que lorsque certaines conditions sont réalisées (attrition des tissus, association de certains germes anaérobies).

Peste (Bacille de Yersin).

Habitat. — Le bacille se trouve dans les phlyctènes et les bubons *non suppurés* de la *forme bubonique*, dans les cra-

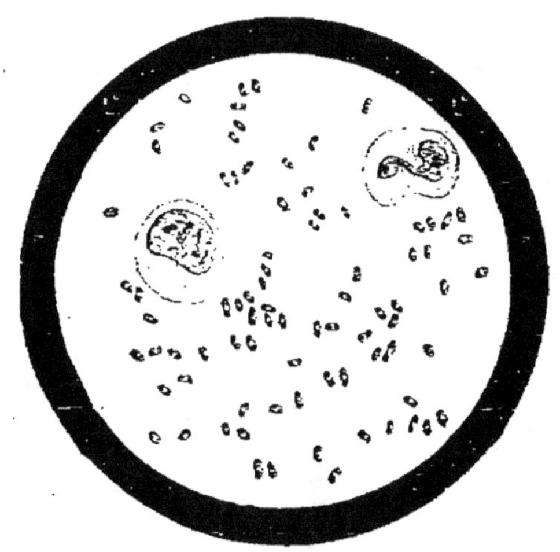

Fig. 92. — *Suc de bubon pesteux.*
Coloration par la thionine. Grossiss. : 1.100.

chats de la *forme pneumonique*, dans le sang de la *forme septicémique*.

Diagnostic par examen direct et par inoculation. — On peut baser le diagnostic sur les caractères de forme et d'inoculation.

C'est un bacille court, trapu, à extrémités arrondies (fig. 92). Il est immobile.

Il se colore facilement (thionine, etc.) : les extrémités sont plus foncées que le centre. Il ne prend pas le Gram.

L'inoculation sous-cutanée à la souris ou au cobaye amène la mort en deux à cinq jours, avec le tableau clinique de la peste bubonique, et présence de nombreux bacilles dans le sang (fig. 93).

Danger de ces recherches. — Le maniement des produits suspects, des cultures et des animaux inoculés, exige une

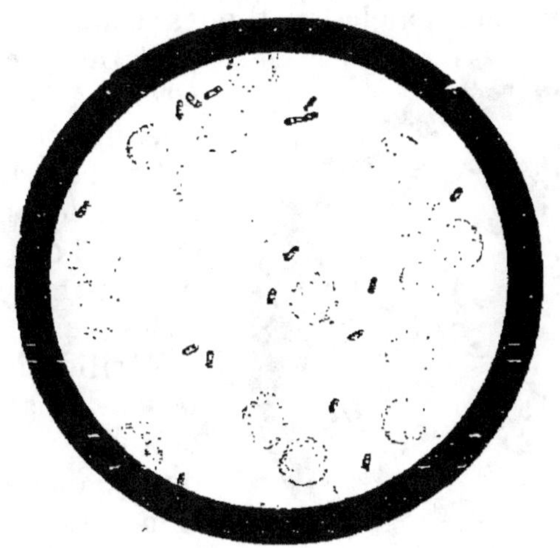

FIG. 93. — *Bacille de la peste dans le sang du cobaye.*
Coloration par la thionine. Grossiss. : 1.100.

extrême prudence. La contagion peut se faire par l'intermédiaire des mouches et des puces.

Pneumobacille.

Rôle pathogène. — Le pneumobacille est, comme le pneumocoque avec lequel il a été d'abord confondu, l'agent de nombreuses affections inflammatoires et suppurées, pneumonie, broncho-pneumonie, pleurésies séreuses ou suppurées, abcès du poumon, endocardites et péricardites, otites, méningites, suppurations urinaires, etc. On a pu l'incriminer dans un certain nombre de cas d'angines pseudo-membraneuses.

La *pneumonie à pneumobacilles*, — parfois identique à la pneumonie à pneumocoques, — est le plus souvent caractérisée par les crachats plus hémorragiques, avec une abondance de pneumobacilles, la tendance à la suppuration et à la formation d'abcès pulmonaires, la gravité de l'état général, le pronostic souvent fatal du 3e au 5e jour.

Diagnostic par examen direct. — L'aspect du pneumobacille permet souvent de faire le diagnostic par examen direct sur lame colorée, avec un frottis du produit suspect, pus, crachats, etc.

On voit des bacilles généralement courts et trapus. Ils sont isolés ou souvent par deux.

Ils se colorent bien par les méthodes usuelles, thionine, etc.

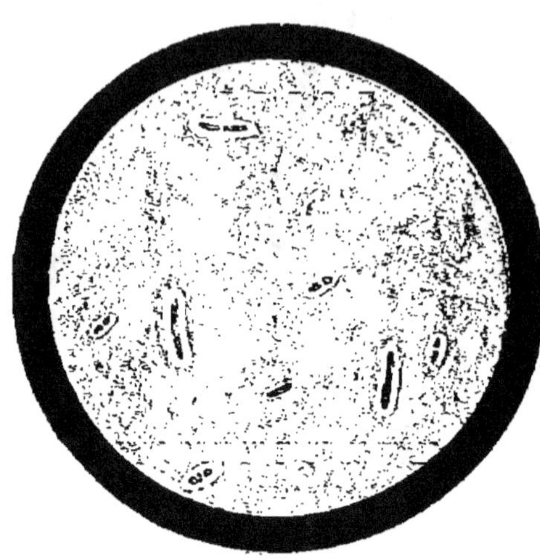

FIG. 94.— *Pneumobacille dans des crachats.*
Coloration par la thionine. Grossiss.: 1.000.

Ils ne prennent pas le Gram, à la différence du pneumocoque.

Ils ont une *capsule*, comme le pneumocoque, et que l'on met en évidence par les mêmes procédés (voir p. 74).

Vérification par inoculation et au besoin par culture. — En cas de doute, on fait l'inoculation sous-cutanée à la souris ou au cobaye. Il se forme au point d'inoculation un abcès à pus crémeux, où fourmille le pneumobacille. Si la dose inoculée est suffisante, la mort survient en quelques jours, par généralisation, avec présence de bacilles dans le sang et les organes.

Ajoutons enfin, qu'à la différence du pneumocoque, il pousse *abondamment* sur les milieux usuels, bouillon, gélose, pomme de terre, etc. La culture est surtout visible dans les milieux albumineux.

Pneumocoque.

Habitat et rôle pathogène. — Il est extrêmement important, surtout depuis les résultats encourageants donnés par la sérothérapie antipneumococcique, d'identifier le pneumocoque dans les crachats, dans le sang, et dans toutes les manifestations de la pneumococcie, secondaires à une pneumonie, ou primitives (pleurésie, péritonite, arthrite, méningite, otite, abcès, péricardite, etc.).

Diagnostic par examen direct sur lame colorée. — Quand on le recherche dans le *pus*, qui le renferme le plus souvent à l'état de pureté, ou dans le *sang*, il suffit de faire un simple étalement sur lames.

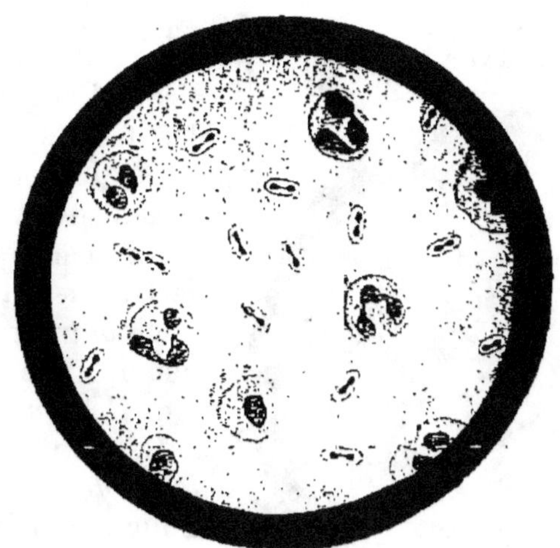

FIG. 95. — *Pneumocoques dans un épanchement séro-fibrineux, centrifugé.*
Coloration par la thionine. Grossiss. : 1.000. On voit, au milieu des polynucléaires, les pneumocoques, diplocoques lancéolés, encapsulés. L'épanchement est séro-fibrineux et récent : les pneumocoques sont en diplocoques et les polynucléaires sont peu altérés.

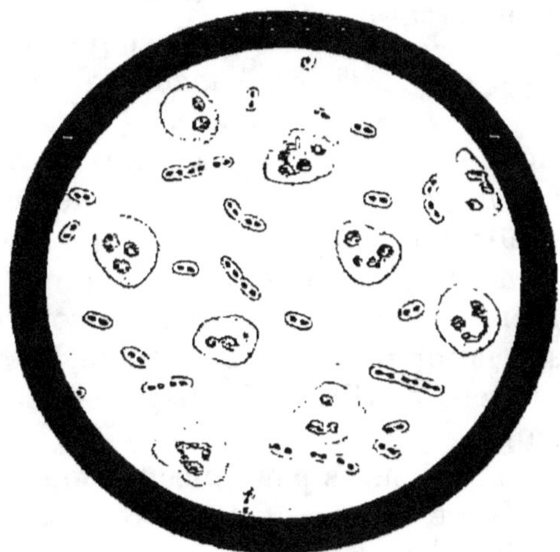

FIG. 96. — *Pneumocoques dans un épanchement purulent ou dans du pus.*
Coloration par la thionine Grossiss. : 900. On voit les éléments caractéristiques, diplocoques lancéolés, encapsulés. Ils ont tendance à se mettre en courtes chaînettes. Les globules du pus sont altérés (épanchement purulent)

Pour les *crachats*, leur surface est recouverte de salive et d'exsudats des voies respiratoires supérieures, dans lesquels pullulent les microbes les plus variés. Au contraire, la partie centrale des crachats, qui vient des bronches ou des poumons, peut renfermer le pneumocoque presque à l'état de pureté. Il est donc bon de laver le crachat, tenu avec une pince, dans de

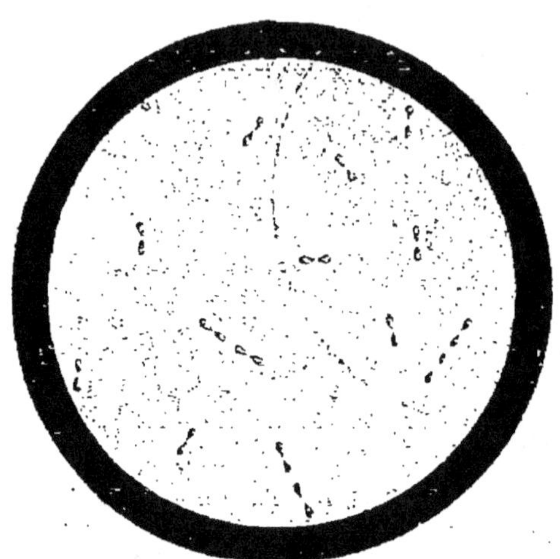

FIG. 97. — *Pneumocoques* (culture en sérum de lapin jeune).
Grossiss. : 1.200. Coloration par la thionine.

l'eau distillée, et de faire les frottis avec sa partie centrale.

L'aspect du microbe coloré est déjà très caractéristique. *Il se colore facilement* par les méthodes usuelles, thionine, violet, etc. *Il prend le Gram.*

Ce sont des éléments *lancéolés*, en flamme de bougie, généralement *par deux*, et *le plus souvent se touchant par leur partie effilée.*

Parfois, c'est un fait essentiel à retenir, les diplocoques se mettent en courtes chaînettes, de 4, 6, 8 éléments : surtout dans le pus (fig. 96).

Éléments isolés, diplocoques, chaînettes sont enveloppés d'une *capsule*, qui ne se colore pas par les méthodes usuelles, de telle sorte qu'elle forme un halo incolore autour des cocci colorés. *Elle est parfois peu visible.* Nous avons donné (p. 74), les méthodes spéciales qui permettent de la colorer.

La forme, l'association par deux, la capsule, les caractères de coloration, permettent d'affirmer le diagnostic avec une certitude presque complète.

Confirmation en 24 heures par l'inoculation à la souris. — Cependant, en cas de doute, et si l'on veut une certitude absolue, *l'inoculation à la souris* est un moyen facile.

Cette inoculation doit aussi être tentée quand on soupçonne la présence du pneumocoque, et que l'examen direct ne permet pas de le déceler : il est fréquent en effet qu'une inoculation soit positive, alors que l'examen microscopique a été négatif.

La souris est inoculée à la base de la queue, dans le tissu cellulaire sous-cutané, avec un fil de platine ou une pipette chargée d'un peu du produit suspect ; elle meurt, généralement, *en 24 heures, avec pullulation de pneumocoques dans le sang.* On les voit aisément, sur lame colorée, avec leurs caractères nets de diplocoques lancéolés, encapsulés.

Un autre avantage de l'inoculation est qu'elle donne les mêmes résultats précis, si l'on emploie un produit dans lequel le microbe n'est pas à l'état de pureté (crachats, pus qui n'a pas été recueilli d'une façon aseptique, etc.).

L'inoculation cependant est parfois négative, alors pourtant que le produit inoculé renferme du pneumocoque : dans ce cas, c'est que le pneumocoque, microbe de vitalité généralement faible, est déjà mort dans le liquide qui le contient.

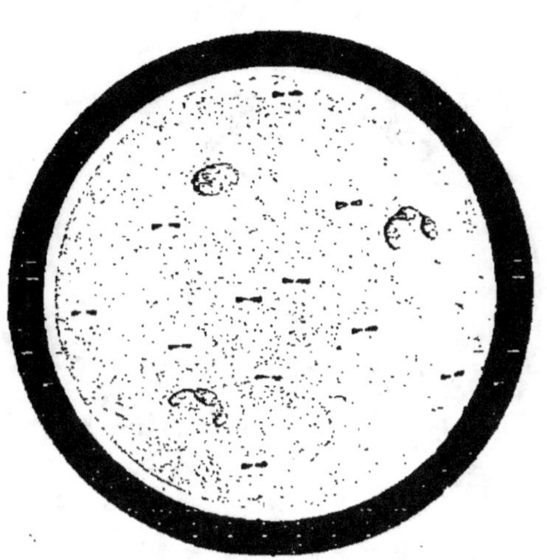

FIG. 98. — *Pneumocoques colorés par le Gram.*

Grossiss. : 800. Les pneumocoques, qui prennent le Gram, sont colorés en violet-noir. On voit leur capsule non colorée. Le mucus et les globules du pus sont teintés en rose par l'éosine.

Différenciation possible par les cultures, et séro-diagnostic. — A défaut d'inoculation, les cultures sur certains milieux sont typiques. Mais il faut un produit dans lequel le microbe soit à l'état de pureté (sang, pus recueilli aseptiquement) ; sinon on devra l'isoler par cultures successives.

Il est *aérobie*, et se *cultive assez difficilement* sur les milieux usuels (gélose, bouillon, etc.) ; d'ailleurs il est inutile de les employer, son aspect y est peu caractéristique, et les résultats obtenus ne pourraient que dérouter.

Les milieux spéciaux qui donnent les meilleurs résultats sont les suivants : la gélose-ascite, le sang-ascite, le bouillon sanglant.

On peut employer aussi le milieu proposé par Truche, Cramer et Coloni, dont la formule est la suivante :

<pre>
Peptone Chapoteaux. . . . . 40 gr.
Glucose . . . .   2 gr.
NaCl. . . . .   5 gr.
Eau . . . . . Quantité suffis. pour 1 litre.
</pre>

Préparer le milieu comme le bouillon ordinaire, alcaliniser : on n'ajoute le glucose qu'après la première stérilisation.

Ce milieu, couramment désigné sous le nom de *milieu T*, conserve très bien la *vitalité* du microbe. Pour obtenir les premières cultures, en partant d'un produit suspect, cultures parfois difficiles à obtenir, on a intérêt à modifier le milieu T en y ajoutant 1/3 d'ascite.

On peut choisir en outre le sérum de lapin très jeune, recueilli aseptiquement, et que l'on emploie non coagulé. On a, en 24 heures, une culture abondante, trouble, avec précipité, et le pneumocoque s'y montre avec sa forme typique de diplocoque encapsulé (fig. 97) (1).

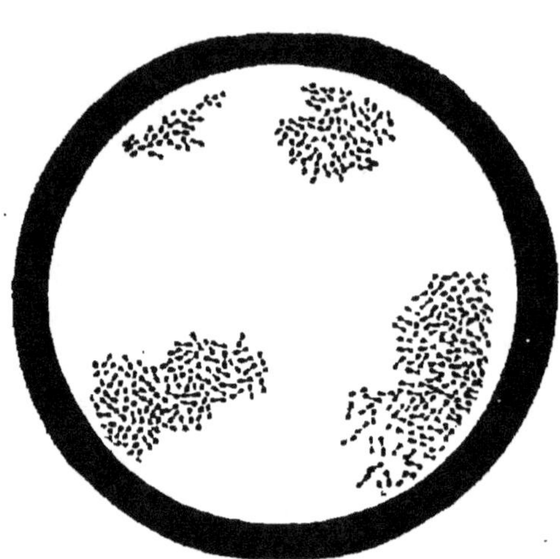

Fig. 99. — (D'après **Griffon**.) *L'agglutination du pneumocoque.*

Grossiss.: 700. Obtenue par culture de pneumocoques d'un malade dans son propre sérum.

On peut encore prendre, comme milieu de culture, du sérum d'un malade atteint de pneumococcie, par exemple celui du malade même dont on examine le produit suspect. En 24 heures on obtient une culture abondante. Mais cette fois les diplocoques sont en amas, c'est une véritable *agglutination* (fig. 99). C'est le principe du séro-diagnostic des pneumococcies (Bezançon et Griffon) (2).

(1) D'une façon générale, suivant la remarque de Bezançon et Griffon, les milieux de culture albumineux donnent des pneumocoques encapsulés : au contraire dans les milieux non albumineux la capsule n'est pas visible, et l'aspect du pneumocoque est moins caractéristique.

(2) V. GRIFFON, l'*Agglutination du pneumocoque* (Thèse, Paris, 1900).

Nous devons dire cependant que le séro-diagnostic des infections à pneumocoques, par la recherche de l'agglutination, n'est guère passé dans la pratique, pour les raisons suivantes :

a) Il ne peut être utile *que pour le diagnostic des infections subaiguës,* et non des infections aiguës : dans ces dernières en effet le pouvoir agglutinatif ne se montre que tardivement au moment de la convalescence.

b) La technique est *plus compliquée* que celle du séro-diagnostic de la typhoïde par exemple : en effet, d'une part on ne peut obtenir l'agglutination directe sous le microscope, mais seulement l'*agglutination en culture;* — d'autre part il peut arriver que le sérum du malade n'agglutine que son propre pneumocoque ; il faut donc ensemencer, dans le sérum même du malade, soit le pus suspect, soit sa propre salive (qui le plus souvent renferme du pneumocoque): les pneumocoques sont ainsi, du même coup, cultivés, isolés et agglutinés

Proteus vulgaris.

Le proteus vulgaris est un microbe très répandu. On le trouve dans l'eau, les détritus, les aliments putréfiés.

Hôte habituel de l'intestin normal, il joue un rôle important dans les entérites, les infections alimentaires, les infections des voies biliaires.

Il peut aussi déterminer certaines infections putrides (mastoïdites, phlegmons, pleurésies, etc.).

Diagnostic par examen direct, culture et inoculation. — C'est un bâtonnet mobile, doué de mouvements assez vifs.

Il a 1/2 µ d'épaisseur. Tantôt il est court, en forme de cocco-bacille ; tantôt il est en filaments allongés, plus ou moins incurvés.

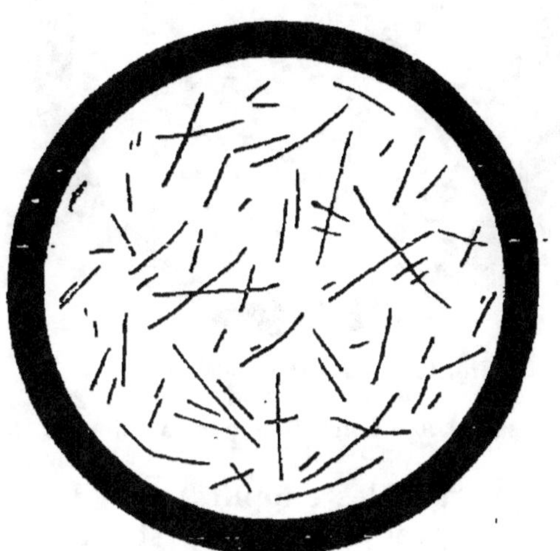

Fig. 100. — *Proteus vulgaris*.
Grossiss. : 800.

Il garde le Gram, à la condition de ne pas trop pousser la décoloration.

Il est aérobie facultatif et se cultive bien sur les différents milieux.

La culture sur gélatine est caractéristique : il la liquéfie rapidement.

Il est pathogène pour le cobaye et le lapin : inoculé sous la peau, il provoque chez eux des abcès putrides.

Pyocyanique (Bacille).

Le pyocyanique, particulièrement étudié par Gessard, Charrin, est l'agent pathogène du pus bleu. Il provoque aussi des septicémies, généralement très graves, et des affections localisées, appendicites, cystites, entérites, otites, conjonctivites, etc.

Il a pris une importance nouvelle, depuis que l'on a reconnu que ses cultures stérilisées, administrées en particulier par ingestion, constituent expérimentalement un traitement curatif du *choléra* et du *charbon*, et vaccinent les animaux contre ces affections. Des observations récentes ont montré que ces faits sont applicables aussi à la thérapeutique humaine.

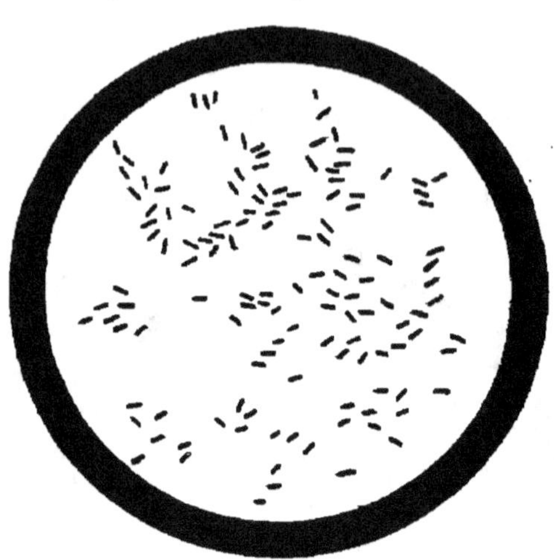

Fig. 101. — *Bacille pyocyanique (culture en bouillon).*

Grossiss : 700. Coloration par la thionine.

Ce fait est peut-être à rapprocher d'une remarque que l'on a eu fréquemment l'occasion de faire à propos des plaies de guerre : les suppurations dans lesquelles se développe le bacille pyocyanique ont souvent une allure bénigne.

Diagnostic essentiellement basé sur la couleur du pus et des cultures. — Le simple aspect du pus, sa couleur *bleue* font soupçonner la présence du bacille pyocyanique.

C'est un petit bâtonnet qui se colore par les colorants usuels, et ne prend pas le Gram. Il est généralement court, à extrémités arrondies, mais il est très polymorphe, et peut présenter les aspects les plus différents (fig. 101).

Aussi le diagnostic est-il fait surtout par les cultures, soit en milieu solide (gélose, etc.), soit en milieu liquide (bouillon, etc), qui prennent une teinte verte caractéristique (fig. 102). Parfois le pouvoir chromogène n'apparaît qu'après plusieurs passages sur les milieux de culture.

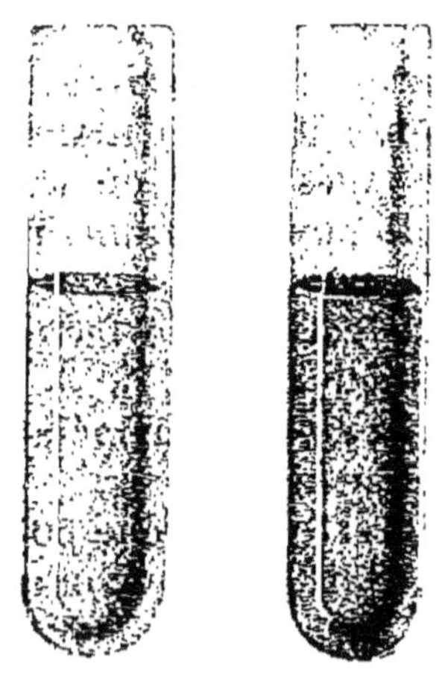

Fig. 102. — *Culture du bacille pyocyanique en bouillon.*

A gauche, bouillon normal ; à droite, la culture après 3 jours de séjour à l'étuve à 37°.

Sporogènes.

Ce microbe anaérobie, producteur de gangrène, a pris une grande importance dans la bactériologie des plaies de guerre (v. ce chapitre).

Il ressemble au vibrion septique. C'est un bacille allongé, formant des spores centrales ou subterminales.

Il est très mobile dans les sérosités, moins dans les cultures.

Il prend le Gram.

Il se cultive dans les conditions habituelles des microbes anaérobies.

Staphylocoque pyogène.

Microbe banal et souvent associé. — Le staphylocoque pyogène est l'agent le plus habituel de la suppuration (furoncle, anthrax, phlegmon circonscrit, ostéomyélite, arthrite, etc.). Il peut provoquer une infection généralisée, une véritable septicémie.

Mais il est *très souvent associé*, et sa présence ne doit pas faire éliminer systématiquement la possibilité d'autres infections : tuberculose, etc.

Aspect dans le pus. — L'examen direct du pus à staphylocoques montre des cocci qui se colorent facilement et *prennent le Gram*. Les éléments sont isolés, par 2, par 4, en très courtes chaînettes, ou en amas. C'est à ce

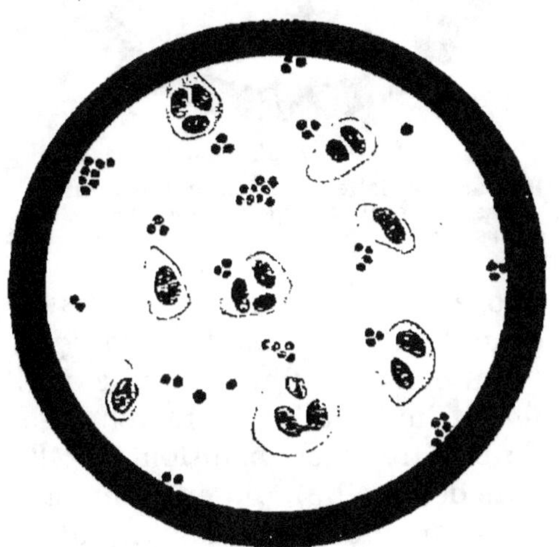

Fig. 103. — *Pus à staphylocoques*. Coloration par la thionine. Grossiss. : 1.000.

dernier aspect qu'est dû son nom, par comparaison avec une grappe de raisin (cet aspect est surtout net dans les cultures). Les cocci sont enfermés dans les globules du pus, ou disséminés en dehors d'eux (fig. 103).

Cet examen direct est loin de suffire pour affirmer le diagnostic. Il permet de le distinguer du *micrococcus catarrhalis*, qui ne prend pas le Gram. Mais on peut se demander s'il ne s'agit pas du *tétragène*, ou d'un *staphylocoque saprophyte* non pyogène.

On doit donc s'adresser aux autres méthodes.

Confirmation du diagnostic par la culture, et au besoin par l'inoculation au lapin. — D'une part on ensemence sur gélose : en 24 heures apparaissent des colonies arrondies, épaisses. Elles sont blanches, ou jaunes, mais cette différence ne permet pas d'établir des variétés de staphylocoques, car tous les autres caractères leur sont communs.

Les préparations sur lames, que l'on fait avec les cultures, montrent les amas caractéristiques, qui différencient le staphylocoque du *tétragène* (fig. 104). D'autre part on cultive sur gélatine, par piqûre, et l'on constate, avec le staphylocoque pyogène, une liquéfaction plus ou moins rapide (en un à plusieurs jours) que les *staphylocoques saprophytes* ne donnent pas.

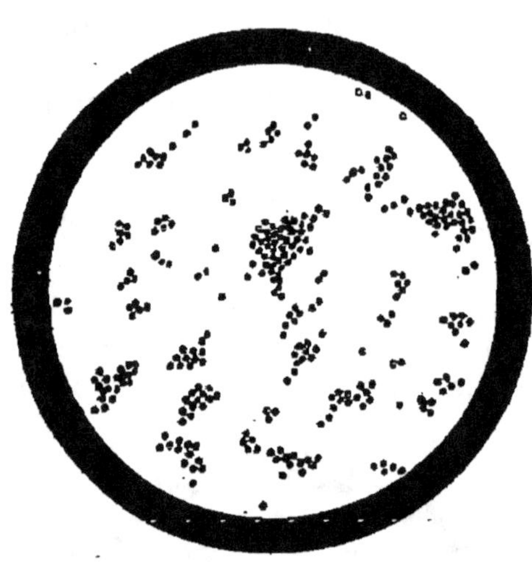

Fig. 104. — *Staphylocoque pyogène*

Préparation faite avec une culture sur gélose. Coloration par la thionine. Grossiss. : 800.

Au besoin enfin, pour une certitude plus grande encore, on ferait l'inoculation intra-veineuse au lapin (quelques gouttes d'une culture en bouillon, de 48 heures, dans la veine marginale de l'oreille), qui entraîne la mort par septicémie en un ou plusieurs jours, avec abcès multiples, et fourmillement de staphylocoques dans le sang.

Streptocoque.

Habitat et rôle pathogène. — Le streptocoque produit de nombreuses *suppurations et infections* (*phlegmons, pleurésies purulentes, angines, méningites, fièvre puerpérale, septicémies,* etc.).

Il est aussi l'agent pathogène de certaines lésions cutanées, telles que *l'impétigo* et *l'ecthyma*, dont le diagnostic bactériologique est particulièrement important, étant donnée l'efficacité contre ces dermo-épidermites streptococciques des *sels de cuivre*, en applications locales ou en injections intra-veineuses : cette efficacité, pratiquement connue depuis longtemps, a été expérimentalement démontrée récemment, en particulier par les recherches de A. Mauté.

On sait d'autre part que le streptocoque a un rôle essentiel dans l'évolution des *plaies de guerre* : c'est une question que nous étudions plus loin (voir Plaies de guerre).

Nous verrons d'ailleurs qu'il existe plusieurs races ou plusieurs variétés de streptocoques de virulence très différente : notion dont il faut tenir grand compte, quand on veut fixer le pronostic et la thérapeutique des suppurations dans lesquelles il est rencontré.

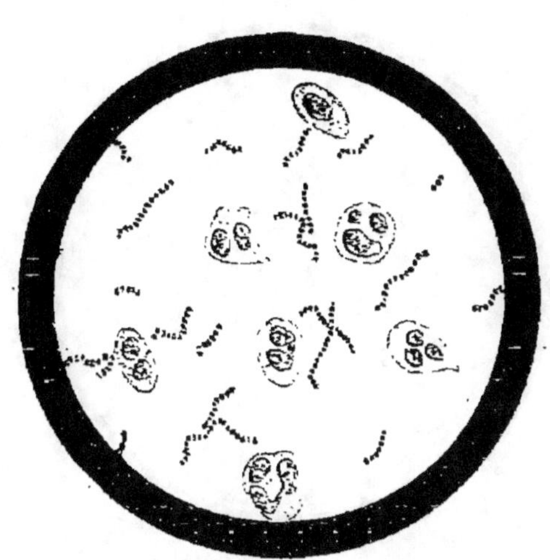

Fig. 105. — *Streptocoques dans un épanchement séro-purulent.*

Coloration par la thionine. Grossiss. : 1.000. On voit les chaînettes caractéristiques, longues, flexueuses, formées de cocci nettement arrondis, sans capsule. Les polynucléaires sont encore peu altérés, parce que l'épanchement est de date récente, encore séro-purulent.

Diagnostic par examen direct de préparations colorées. — On fait un étalement direct sur lame, s'il s'agit de pus ou de sang; si c'est du liquide séro-purulent, il est mieux de centrifuger. Les colorants usuels (thionine, etc.) montrent facilement des chaînettes flexueuses de cocci nettement arrondis. Cet aspect est assez typique pour que l'on puisse faire immédiatement le diagnostic presque à coup sûr (fig. 105).

Cependant il faut bien se rappeler qu'*il ne suffit pas qu'un microbe soit en chaînettes pour affirmer qu'il s'agit du streptocoque.* Tantôt, et alors l'erreur serait grossière, ce sont des chaînettes de *bacilles* plus ou moins longs : il suffit donc de remarquer que chaque élément n'a pas la forme de cocci. Mais parfois les éléments sont arrondis ou presque : il en est ainsi par exemple du pneumocoque, qui a, en effet, dans le pus, tendance à se mettre en chaînettes de 4, 6, 8 éléments : on le reconnaît à ce fait que les chaînettes sont courtes, formées d'éléments lancéolés, souvent encapsulées (voir p. 160).

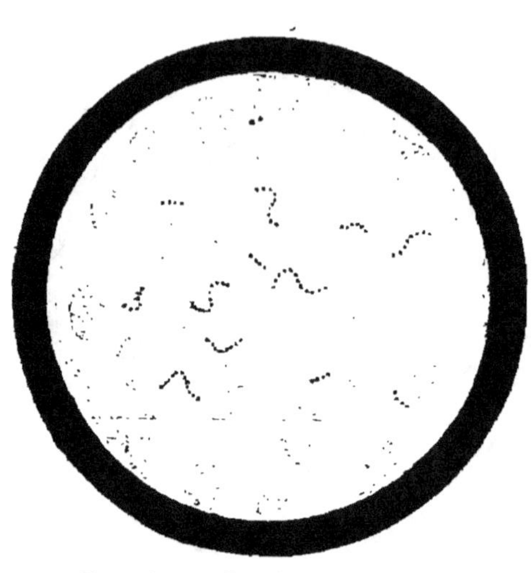

FIG. 106. — *Pus à streptocoques.*

Grossiss. : 800. Coloration par le Gram. Les streptocoques, qui prennent le Gram, sont colorés en bleu-noir ; les globules du pus, qui ne prennent pas le Gram, sont colorés en rose par l'éosine.

Ajoutons, comme autre caractère différentiel du streptocoque, qu'il *prend généralement le Gram, mais pas toujours :* l'inconstance de ce caractère est un des nombreux arguments donnés pour démontrer l'existence de plusieurs variétés de streptocoques pyogènes.

Utilité des cultures et de l'inoculation pour préciser le diagnostic. — En cas de doute, on fera des cultures. Sur les différents milieux liquides ou solides (bouillon, gélose, etc.) il pousse bien. Mais il s'y montre sous les aspects les plus divers. Le volume des grains est variable. Au lieu d'être arrondis, comme dans le pus, ils peuvent être aplatis, ovalaires, ou même en *courts* bacilles. La disposition des éléments varie également : isolés, en diplocoques, en chaînes, en amas informes, d'où partent quelques chaînettes.

Pour obtenir des streptocoques conservant bien leur vitalité et leur virulence, on peut également employer le milieu suivant :

Bouillon
Sérum de sang humain } mélange à parties égales.

Le sérum sanguin peut être remplacé par du liquide d'ascite ou de pleurésie.

Comme bon moyen de diagnostic, on peut employer la culture en sérum de lapin jeune : le streptocoque s'y montre en chaînettes, le pneumocoque en diplocoques, etc.

Un autre milieu très intéressant est le *bouillon Sacquepée,* constitué par 4 parties de bouillon ordinaire et 1 partie d'albumine à la soude, dont voici la formule : mélanger peu à peu un volume d'albumine d'œuf liquide à 3 volumes d'eau distillée (agiter constamment sans provoquer de mousse). A 1.000 centimètres cubes du mélange bien homogène, ajouter 10 centimètres cubes de solution de soude à 10 p. 100. Stériliser à 110° pendant vingt minutes. Le milieu doit être limpide, de couleur jaune paille.

Dans ce milieu, le streptocoque pousse en chaînettes qui peuvent apparaître dès la quatrième heure après l'ensemencement. Les chaînettes sont très caractéristiques ; et d'autre part le milieu est électif pour le streptocoque, qui y pousse seul, tout au moins dans les premières heures.

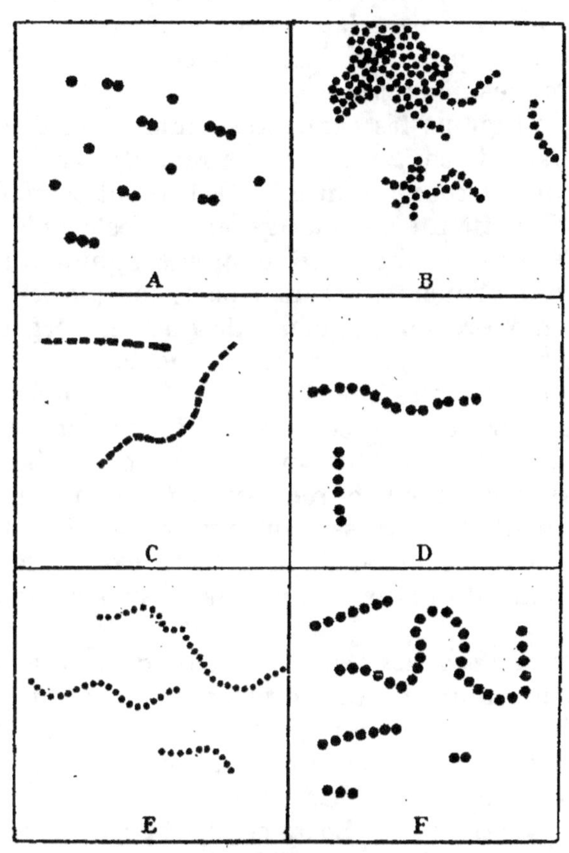

Fig. 107. — *Streptocoque pyogène* (d'après Courmont). Différents types de culture liquide.

A, Cocci et très courtes chaînettes. — B, arrangement staphylococcique, d'où partent des chaînettes. — C, streptobacilles. — D, chaînes de diplocoques. — E, chaînes très fines. — F, chaînes très grosses.

Quant à l'inoculation, l'animal de choix est le lapin. L'inoculation sous-cutanée, au niveau de l'oreille, d'une dose faible, provoque un érysipèle ; l'inoculation intra-veineuse le tue par infection généralisée, avec streptocoques dans le sang.

Variétés de streptocoques. — La question de l'unité ou de la pluralité des types de streptocoques est une des questions les plus discutées de la bactériologie.

Pratiquement on peut retenir que le streptocoque se montre tantôt comme un agent extrêmement virulent et redoutable, tantôt comme relativement inoffensif ; et que les germes paraissent présenter quelques caractères différentiels assez nets dans les deux cas.

Indiquons les caractères cliniques et bactériologiques principaux de ces 2 formes de streptococcies.

Streptococcies graves. — Elles sont caractérisées par une profonde atteinte de l'état général. C'est que le microbe « qui aime le sang » envahit la circulation sanguine : il y a à la fois septicémie et anémie. D'autre part, comme le fait remarquer Policard à propos des plaies de guerre, l'organisme ne paraît pas se vacciner contre le germe morbide, qui conserve sa vitalité dans les plaies infectées et leur donne une durée interminable. Le blessé à streptocoques a des poussées fébriles répétées, témoins d'accès plus ou moins accentués de septicémie, qui naissent, cèdent et renaissent à la moindre occasion. En outre il peut se localiser au niveau des os, des articulations, y persister même après la fermeture de la plaie, et provoquer des pseudo-rhumatismes infectieux, dont l'étiologie reste souvent ignorée.

Streptococcies légères. — Par contre il arrive souvent qu'une plaie est infectée de streptocoques, sans atteinte appréciable de l'état général, et même sans complications locales graves. On a pu, dans de telles circonstances, faire la suture de ces plaies sans provoquer d'accidents.

Les germes. — Entre ces deux groupes de germes, quels sont les caractères distinctifs ?

Il semble démontré que les *streptococcies graves* relèvent de germes qui présentent les caractères que voici :

a) Chaînes très longues, ayant, en bouillon, au moins 20 éléments.

b) Microbe ayant la propriété, non seulement d'hémolyser les globules rouges (pouvoir hémolysant), mais de détruire l'hémoglobine libérée (pouvoir hémoglobinilysant). Sur gélose au sang, il décolore en jaune le milieu.

c) Il pousse en milieu vacciné : une culture de streptocoque sur gélose est soigneusement grattée ; sur la gélose imprégnée des produits solubles de la culture, le streptocoque est capable de pousser de nouveau. Ce phénomène ne se produit pas pour d'autres microbes.

d) Les sérums préparés ont une action spécifique sur lui.

Ces trois derniers caractères sont désignés sous le nom de *trépied de Marmoreck*, cet auteur ayant montré qu'ils sont fondamentaux.

Au contraire les streptococcies bénignes montrent des germes assez différents, dont voici les caractères :

Dans les frottis, les chaînettes sont très courtes, fréquemment réduites à deux éléments souvent inégaux (formes en besaces).

D'autres fois ces streptocoques affectent tout à fait l'allure du pneumocoque : certains auteurs ont été amenés ainsi à décrire des pneumocoques dans les plaies.

En culture sur bouillon, les chaînes sont assez courtes : au lieu de 20 éléments, on n'en observe en général que 8, 10 ou 12.

En gélose, les cultures sont un peu plus florissantes que celles du précédent milieu.

Le plus souvent ces germes ne sont pas hémolysants, ils ne décolorent pas les milieux préparés avec du sang.

Tétanos.

Il est rare que l'on fasse appel, dans un but clinique, à la recherche du bacille du tétanos chez un malade.

C'est d'abord parce que les symptômes seuls suffisent généralement au diagnostic.

C'est ensuite et surtout parce que le bacille *reste localisé* au point d'inoculation, et n'y pullule généralement pas. Il arrive même qu'au moment où se montrent les contractures (dues à sa toxine), *il ait disparu.*

Résumé des caractères différentiels du bacille du tétanos. — Cependant si l'on voulait le rechercher dans une plaie ou dans un produit

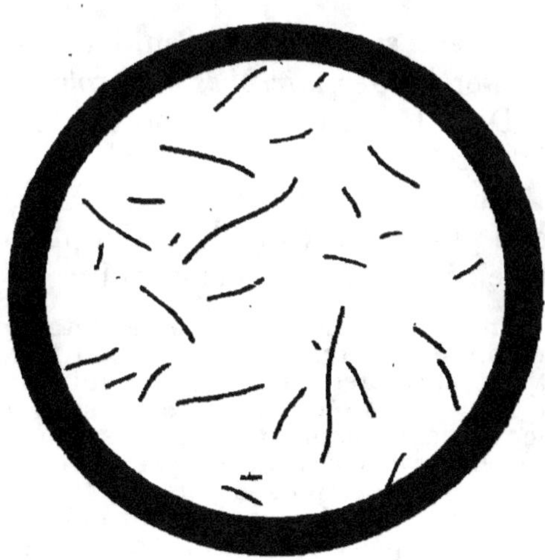

Fig. 108. — *Bacilles du tétanos (culture anaérobie en gélatine glucosée).*

Grossiss. : 700. Coloration par la thionine.

suspect, il faudrait employer l'examen direct, l'inoculation et la culture.

L'examen direct du pus, coloré par la thionine, peut montrer assez rarement d'ailleurs) au milieu des leucocytes, associés à un grand nombre d'autres microbes (on sait en effet que les associations microbiennes favorisent le développement du bacille du tétanos, sans doute en détournant sur ces microbes associés le pouvoir phagocytaire dès leucocytes, comme l'a montré Vaillard), quelques bacilles allongés et fins. Ils sont assez souvent sporulés, ressemblant à un clou ou à une baguette de tambour.

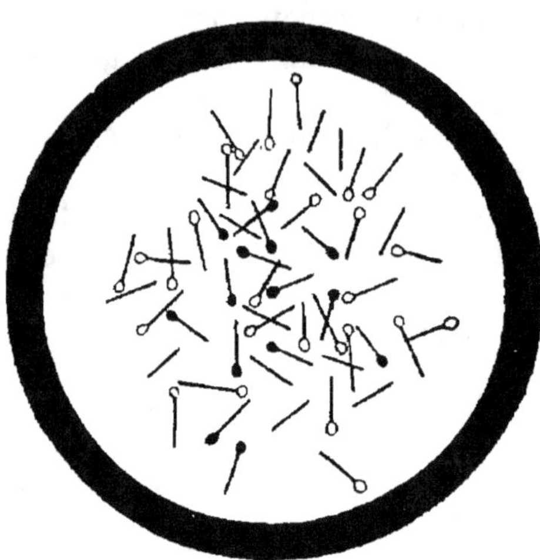

Fig. 109. — *Bacilles du tétanos (culture anaérobie vieille en gélose).*

Grossiss. : 900. Le plus grand nombre des bacilles présentent une spore à leur extrémité.

Ces bacilles prennent le Gram.

La *culture* du bacille s'obtient sur différents milieux, en employant la technique de recherche des *microbes anaérobies* (voir p. 82).

Dans les cultures, la sporulation est plus fréquente que dans le pus.

Quant à *l'inoculation*, faite à la souris blanche ou au cobaye, elle provoque les mêmes symptômes que le tétanos humain : essentiellement, des contractures localisées, puis généralisées.

Vitalité prolongée des spores tétaniques dans les plaies. — L'apparition tardive du tétanos chez un blessé s'explique par les constatations suivantes de Vaillard, qui sont d'un grand intérêt pratique. « Les spores tétaniques (forme sous laquelle le virus ambiant souille les plaies) comptent parmi les plus résistantes. Les antiseptiques usuels ne les détruisent pas. Elles ne disparaissent qu'après avoir été absorbées, puis digérées par les leucocytes. Or, l'expérimentation sur les animaux démontre que, même après plusieurs mois (six mois), on peut trouver incluses dans des leucocytes quelques spores, immobilisées sans doute, mais aptes encore à germer si on réalise les conditions favorables à leur mise en liberté et à leur développement. La clinique humaine confirme ce fait : une blessure infectée peut, à échéance plus ou moins lointaine, devenir tétanigène, parce qu'elle recèle encore une ou quelques spores tétaniques non détruites et capables de germer. »

Bacilles pseudo-tétaniques. — L'ensemble des caractères fournis par l'examen direct, la culture *et l'inoculation* est nécessaire pour pouvoir affirmer avec certitude le diagnostic. On a signalé en effet récemment, surtout dans l'étude des plaies de guerre, la présence de bacilles sporulés, offrant tous les caractères du bacille tétanique, mais *inoffensifs pour les animaux;* ce sont des *bacilles pseudo-tétaniques* (Adamson et Cutler.)

Tétragène.

Siège et rôle pathogène. — Le tétragène est assez souvent rencontré dans des lésions suppuratives : *pleurésie purulente, péritonites, méningite, adénites,* etc.

On a signalé aussi sa présence dans le sang chez des malades atteints de *septicémie.* Il est à remarquer cependant que le tétragène étant très répandu dans l'organisme et se trouvant fréquemment sur les téguments, il convient, quand on obtient une hémoculture positive en tétragène, de se demander s'il n'y a pas eu contamination accidentelle par une erreur de technique (voir p. 376), et de faire au besoin les vérifications nécessaires.

Examen direct sur lame colorée. — L'aspect sur lame colorée est assez caractéristique. Ce sont des cocci, isolés, ou par deux, ou assez souvent par quatre, d'où le nom qui leur a été donné. Les tétrades sont fréquemment enveloppées d'une capsule. Il se colore facilement et *prend le Gram.*

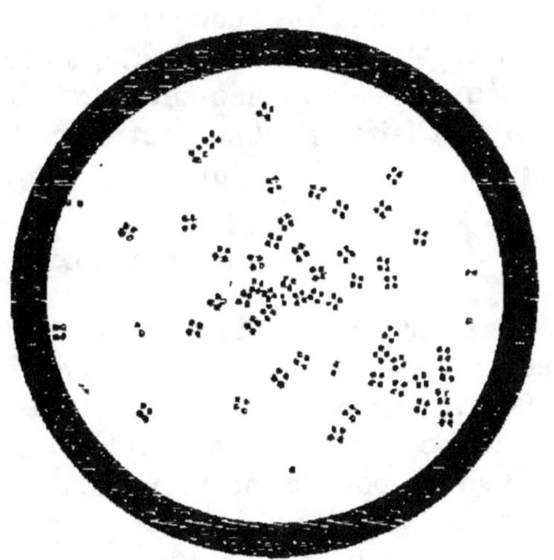

Fig. 110. — *Tétragène.*
Culture. Coloration par la thionine.
Grossiss. : 700.

Inoculation et culture. — Si vous ne trouvez pas de tétrades par examen direct, faites, comme pour le pneumocoque, une inoculation sous-cutanée à la souris. Elle meurt en 24 à 36 heures, et des tétrades caractéristiques fourmillent dans les organes et dans le sang.

La culture en sérum de lapin jeune donne, en vingt-quatre heures, des tétrades typiques, nettement encapsulées (fig. 110).

Tuberculose *(Bacille tuberculeux)*.

Localisations. — Le bacille tuberculeux est recherché surtout dans les crachats, mais aussi dans certaines suppurations subaiguës ou chroniques (abcès froids, adénites suppurées, pleurésies purulentes, etc.). En outre, on peut avoir à déceler sa présence dans des épanchements séro-fibrineux, dans le liquide céphalo-rachidien, dans les urines et dans le sang.

Diagnostic par examen direct sur lame colorée. — Lorsque dans le produit que l'on examine les bacilles sont suffisamment nombreux, — et c'est le cas presque toujours pour les crachats et les suppurations, — le diagnostic se fait pour ainsi dire avec une certitude absolue par l'examen direct sur lame colorée. Il en est souvent de même pour le liquide céphalo-rachidien des méningites tuberculeuses (70 p. 100 des cas, en faisant une recherche **attentive** et **prolongée**).

Ce n'est qu'en cas de doute, ou lorsque les bacilles sont trop disséminés (épanchement séro-fibrineux, sang, urines) que l'on doit faire appel aux autres méthodes plus complexes, culture et surtout inoculation.

1º COLORATION. — ASPECT.

Principes de la coloration très spéciale du bacille tuberculeux. — Pourquoi, à la différence de beaucoup d'autres microbes pathogènes, le bacille tuberculeux peut-il être diagnostiqué d'une façon sûre par la simple inspection d'une lame colorée ?

Il suffit, pour le comprendre, de savoir qu'il diffère des autres microbes en ce qu'il est enveloppé ou pénétré de substances grasses, qui lui forment une véritable gaine protectrice.

De la présence de cette enveloppe (qui n'a rien de commun avec la capsule du pneumocoque par exemple), vous tirez facilement *a priori* les trois déductions suivantes, qui sont vérifiées dans la pratique :

1º Si l'on prend un produit tuberculeux quelconque, un crachat par exemple, il renferme des bacilles tuberculeux, d'autres microbes et des éléments cellulaires (cellules du pus, cellules endothéliales, cellules pavimenteuses de la bouche, etc.). Or si l'on colore une préparation de ce crachat par l'une des méthodes ordinaires (thionine, violet de gentiane, etc.), les cellules et les autres microbes seront colorés. Seuls les bacilles tuberculeux, défendus par leur enveloppe protectrice, ne seront pas pénétrés par la matière colorante : donc on ne les verra pas.

Par conséquent, si nous voulons colorer aussi les bacilles tuberculeux, il faut employer une matière colorante plus active et trouver moyen de lui faire traverser l'enveloppe protectrice : nous verrons qu'on y arrive en employant la solution colorante de fuchsine phéniquée, et en la faisant agir à chaud.

Donc le bacille tuberculeux *se colore difficilement.*

2° Mais, si nous sommes maintenant arrivés à colorer les bacilles tuberculeux, il est bien évident qu'avec cette méthode les autres microbes et les cellules doivent être aussi colorés.

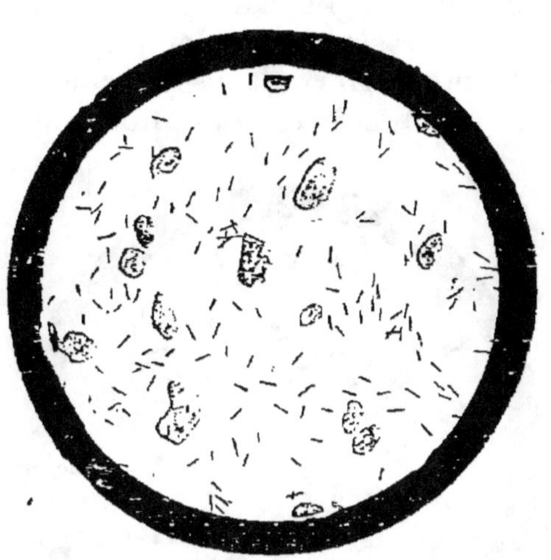

Fig 111. — *Bacilles tuberculeux dans des crachats de tuberculose ouverte.*

Coloration par la fuchsine phéniquée, *sans recoloration.* Grossiss.: 1 000. Les bacilles tuberculeux sont seuls colorés Les autres microbes sont invisibles. Les cellules sont décolorées, grisâtres, à peine visibles.

Donc nous verrons bien les bacilles tuberculeux : mais ils seront noyés dans un amas d'éléments figurés et de microbes colorés comme eux ; et comme ils n'ont pas une forme qui leur appartienne en propre, rien ne permettra d'affirmer que c'est du bacille tuberculeux qu'il s'agit.

L'enveloppe protectrice va nous servir de nouveau pour les différencier.

Quand on plonge une préparation colorée dans une solution acide (par exemple de l'acide azotique au 1/3), la préparation se décolore très rapidement.

Mais s'il y a des bacilles tuberculeux, il est probable que leur enveloppe s'opposera, au moins pour un temps, à la pénétration de l'acide, de telle sorte qu'ils resteront seuls colorés. Cette hypothèse est vérifiée par les faits : *les bacilles tuberculeux sont acido-résistants.*

Il suffira donc de regarder la préparation après décoloration : s'il y a des bacilles, ils seront encore colorés. et seuls colorés (fig. 111).

3° Allons plus loin, et sur cette préparation colorée par la fuchsine phéniquée, puis décolorée par un acide, faisons agir une coloration banale, le bleu de méthylène par exemple. Les bacilles resteront évidemment colorés en rouge comme ils l'étaient auparavant, et pour une double raison. D'abord, parce que leur première coloration empêcherait la seconde ; et surtout parce que nous avons vu que les colorants usuels ne les pénètrent pas. Mais il n'en est pas de même des autres microbes et des cellules que nous avons successivement colorés en rouge par la fuchsine, puis décolorés par l'acide azotique : rien ne les empêche de se colorer de nouveau par le bleu.

Nous aurons donc maintenant une préparation parfaitement colorée et prête pour le diagnostic : cellules et microbes ordinaires formeront un fond coloré en bleu, sur lequel les bacilles tuberculeux, seuls colorés en rouge, se détacheront dans la perfection, faciles à voir et à identifier (fig. 112).

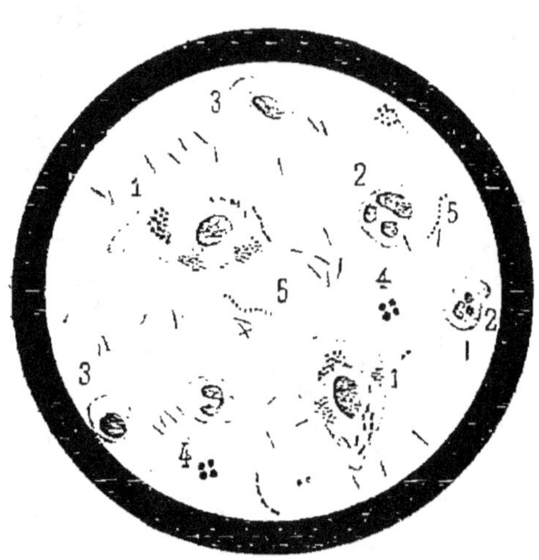

Fig. 112. — *Bacilles tuberculeux dans des crachats de tuberculose ouverte.*

Coloration par la fuchsine phéniquée, et *recoloration par le bleu.* Grossiss. : 800. En rouge : les bacilles tuberculeux. En bleu : deux grandes cellules pavimenteuses de la bouche, chargées de microbes (1) ; des globules du pus, polynucléaires (2) et mononucléaires (3) ; des levures et des microbes extra-cellulaires (4 et 5).

Technique de la méthode colorante par la fuchsine phéniquée. — Les notions que nous venons de donner vont nous permettre d'indiquer, sans explication, la technique de la coloration du bacille tuberculeux.

Le produit suspect est recueilli dans un récipient rigoureusement propre, ne renfermant ni antiseptique, ni liquide quelconque.

Il est bon que l'examen soit fait dans la journée même, bien que cette condition ne soit pas indispensable.

On étale sur lame et on fait sécher à l'air libre.

On aura soin de ne pas faire l'écrasement entre deux lames, procédé qui altère les cellules épithéliales et les globules du pus

La fixation est obtenue en passant la lame trois fois lentement dans la flamme d'une lampe à alcool ou d'un bec de gaz donnant une chaleur modérée. Pour éviter de griller les éléments, la face enduite de la lame doit être en dessus. Il est préférable d'autre part de la tenir avec les doigts plutôt qu'avec une pince : on est sûr ainsi de ne pas l'exposer à une chaleur excessive.

Nous avons déjà indiqué (p. 71) la formule et le mode de préparation de la fuchsine phéniquée.

Mais nous devons encore insister sur ce point que, pour bien préparer le liquide, il est *de toute importance* de suivre là technique que nous avons donnée. Mal préparé, il n'agit plus comme colorant *énergique :* les bacilles tuberculeux se colorent mal, et se décolorent très facilement.

Elle se conserve indéfiniment. On filtre au moment de s'en servir.

On en met quelques gouttes sur la lame, et on chauffe légèrement, soit en mettant sur une platine chauffante, soit en maintenant la lame (tenue avec une pince) au-dessus d'une flamme.

On doit chauffer assez pour que des vapeurs se dégagent, pas trop pour qu'il n'y ait ni ébullition, ni dessiccation rapide.

On chauffe ainsi pendant 1 minute environ. Puis on jette l'excès du liquide, et on constate que la préparation est colorée en rouge foncé.

On doit maintenant décolorer.

La solution acide décolorante peut être ainsi composée :

      Acide azotique . . . . 25 gr.
      Eau . . . . 50 —

Elle est mise dans un flacon à large ouverture. On y plonge la lame colorée par la fuchsine, *sans la laver au préalable :* puis on la retire aussitôt. Vous faites cette manœuvre plusieurs fois de suite, et vous voyez la préparation se décolorer peu à peu. Vous vous arrêtez quand l'ensemble de la préparation est devenu presque incolore, légèrement gris violacé. Le plus souvent, surtout quand il s'agit de crachats, la couche est plus épaisse en certains points qui restent colorés en rouge. N'insistez pas pour les décolorer aussi : vous y arriveriez sans doute, mais alors le reste serait trop décoloré.

Une fois la décoloration obtenue, lavez à l'eau abondamment pour enlever l'acide. Si ce lavage fait apparaître de nouveau la couleur rouge sur la totalité ou la plus grande partie de la préparation, plongez de nouveau dans l'acide. Cette double manœuvre est recommencée jusqu'au moment où l'on a obtenu une décoloration suffisante : c'est donc une question de tâtonnements et d'habitude. Après un dernier lavage abondant, à l'eau, la préparation est abandonnée à l'air libre jusqu'à dessiccation.

On peut s'en tenir là, et c'est même le mieux quand on a un peu l'habitude du microscope. Les bacilles, colorés en rouge vif, se détachent seuls sur un fond uniformément décoloré, grisâtre, à peine visible (fig. 111, p. 175).

Mais si l'on veut avoir une préparation plus agréable à l'œil et plus facile à mettre au point, on recolore la préparation, encore humide, par une solution de bleu de méthylène ou de thionine phéniquée.

Puis on lave, on sèche, on regarde à l'immersion.

Recherche du bacille et son aspect sur lame colorée. — Les bacilles tuberculeux sont de petits bâtonnets, assez longs et grêles, droits ou incurvés, isolés ou en petits amas. Tantôt ils sont uniformément colorés sur toute leur longueur, tantôt au contraire granuleux : dans ce dernier cas, ils présentent de petits espaces clairs, de telle sorte qu'ils

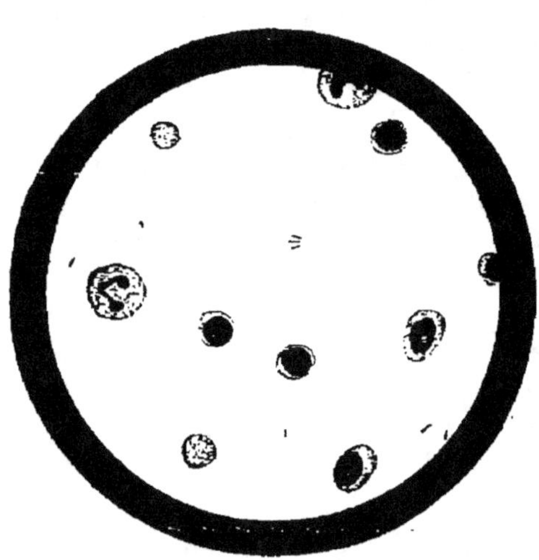

Fig 113. — *Bacilles tuberculeux dans du liquide céphalo-rachidien centrifugé (méningite tuberculeuse).*

Coloration par la fuchsine, avec décoloration et recoloration par le bleu. Grossiss. : 800. Les bacilles tuberculeux seuls sont rouges. Tout le reste est recoloré par le bleu (lymphocytes, mononucléaires, polynucléaires, globules rouges).

paraissent formés de petits bâtonnets très courts et placés bout à bout.

Leurs petites dimensions les rendent assez difficiles à voir.

On emploiera donc un bon éclairage et un fort grossissement (objectif à immersion, oculaire fort).

On met la préparation au point, soigneusement, en se basant soit sur les éléments colorés en bleu si on a recoloré, soit sur ces amas informes et épais dont nous avons parlé, qui restent colorés en rouge quand la décoloration de l'ensemble est obtenue.

Les bacilles tuberculeux sont alors faciles à voir, avec les caractères que nous leur avons décrits, et que les figures ci-jointes, mieux que toute explication, permettront de rechercher.

Erreurs à éviter. — Les erreurs peuvent se produire dans deux sens différents.

1° *On ne trouve pas de bacilles et cependant il s'agit de produits tuberculeux.*

a) Parfois c'est parce que les bacilles sont vraiment *trop peu nombreux* : pleurésie séro-fibrineuse, sang, liquide céphalo-rachidien, etc. D'où ce principe de ne pas éliminer la tuberculose en se basant sur des examens négatifs sur lame. Cependant, pratiquement, *pour les crachats,* deux ou trois examens attentifs sur lame permettent de dire, s'ils sont négatifs, qu'il ne s'agit pas de tuberculose ouverte.

D'ailleurs, dans le cas de résultat négatif, on peut donner à l'examen une précision plus grande, en faisant porter la recherche sur une plus grande quantité du produit suspect, et essayer de rassembler les rares bacilles qui pourraient s'y trouver. Différents procédés ont été imaginés à cet effet : nous en parlons plus loin (voir p. 181).

On peut enfin, chez les sujets qui ne crachent pas, tout en étant suspects d'un début de tuberculose pulmonaire, avoir recours à l'artifice de *l'expectoration provoquée* (Philibert). Il ne paraît pas y avoir d'inconvénient à le faire, en donnant au malade une potion renfermant 0 gr. 50 d'oxyde blanc d'antimoine, qu'il doit prendre dans le courant d'une journée.

b) D'autres fois, c'est que la *matière colorante est mal préparée,* ou que l'on n'a pas suffisamment chauffé, ou que l'on a trop décoloré. Aussi est-il d'une bonne méthode, du moins pour les premiers examens, de faire toujours une contre-épreuve.

Prenez des crachats d'un malade atteint de tuberculose avé-rée, et qui doivent contenir des bacilles en abondance (tuberculose cavitaire), et voyez si votre matière colorante et la technique que vous employez y décèlent des microbes : dans ce cas seul vous pourrez considérer comme certain le résultat que vous obtiendrez avec un produit suspect.

c) Parfois enfin c'est que l'*on ne sait pas les voir* sur la lame, à cause de la difficulté de la mise au point : la contre-épreuve précédente en avertit.

2° *On prend pour bacilles tuberculeux des éléments qui n'en sont pas.*

a) Tantôt l'erreur est grossière et facile à éviter : il s'agit d'éléments, de corps étrangers, de débris de cellules, qui, pour des raisons diverses, sont restés colorés en rouge, malgré une décoloration convenable. Mais ce sont alors des masses plus ou moins irrégulières, à contours imprécis, qui ne rappellent que par leur couleur le bacille tuberculeux, et qui n'ont ni son aspect, ni ses dimensions, ni ses limites nettement marquées. L'on peut dire pratiquement que quand on voit un élément dont le diagnostic paraît incertain, ce n'est pas d'un bacille tuberculeux qu'il s'agit.

Ici comme toujours il est utile d'avoir une préparation type de bacilles dûment diagnostiqués, pour pouvoir, avant l'examen, se remettre en mémoire l'image exacte du vrai bacille tuberculeux.

b) Tantôt la difficulté est beaucoup plus grande. C'est qu'il existe en effet quelques microbes qui ont l'aspect du bacille tuberculeux et qui, comme lui, résistent à la décoloration. Ces *acido-résistants*, dont l'existence est une grosse cause d'erreur, sont heureusement relativement rares dans les crachats. On les trouve cependant dans les cas de *gangrène pulmonaire* et de *dilatation des bronches*. Ils sont fréquents dans le *lait* et le *beurre*. A ce groupe appartiennent aussi le *bacille du cérumen* et celui du *smegma* prépucial. Il n'est pas rare d'en trouver dans l'*urine*.

Comment distinguer ces acido-résistants du vrai bacille tuberculeux ?

Quoique résistant à la décoloration par les acides, ils résistent généralement moins que des bacilles tuberculeux. La modification de technique suivante, proposée par Bezançon et Philibert, diminue les chances d'erreur. Il convient cependant de remarquer qu'elle ne donne pas, elle non plus, une certitude absolue. Aussi dans certains cas, si l'on a des doutes, et surtout pour les urines, faut-il faire une inoculation.

Modification de la méthode : technique de Bezançon et Phili-

bert. — Dans les cas de diagnostic difficile, et pour éliminer en particulier un certain nombre d'acido-résistants, ces auteurs préconisent le procédé rigoureux que voici :

Colorer à chaud avec la fuchsine phéniquée *pendant dix minutes.*

Décolorer dans la solution d'acide azotique au tiers *pendant deux minutes.*

Enfin décolorer dans l'alcool à 60° *pendant cinq minutes.*

Autres méthodes de coloration. — Ce serait une erreur de penser que seule la méthode que nous venons d'indiquer permet de colorer les bacilles tuberculeux. Plusieurs autres procédés ont été proposés, dont on trouverait au besoin la description dans les ouvrages de bactériologie. Mais il est bien préférable, dans la pratique courante, de s'en tenir à une seule technique : or celle que nous avons décrite en détails est la plus employée, la plus simple, et qui expose le moins à l'erreur.

2° PROCÉDÉS SPÉCIAUX POUR LA RECHERCHE
DES BACILLES PEU NOMBREUX.

Dans certains liquides organiques ou produits pathologiques les bacilles tuberculeux, quand il s'en trouve, ne sont jamais qu'en petit nombre : il en est ainsi du sang, des liquides séro-fibrineux (pleurésie, ascite, etc.), du liquide céphalo-rachidien. D'autre part dans les urines, les matières fécales, les crachats, les bacilles peuvent être abondants ou au contraire très rares.

Par conséquent, lorsqu'un premier examen a été négatif, on peut toujours se demander si l'on ne finirait pas par découvrir quelques bacilles tuberculeux en multipliant les recherches.

Mais des examens prolongés sont fastidieux : aussi s'est-on ingénié à découvrir différents procédés pour y remédier.

Ils ont tous pour principe de faire porter l'examen sur une grande quantité du produit suspect, en essayant de rassembler les bacilles que ce produit peut renfermer.

Nous allons décrire les principaux de ces procédés. Mais nous devons faire remarquer que leur application pratique soulève des objections, et les causes d'erreur sont nombreuses *entre des mains peu expérimentées.*

Il convient donc de n'enregistrer les réponses ainsi obtenues qu'avec réserve, et d'en faire une critique serrée : au besoin on renouvellera les examens et l'on fera des inoculations aux animaux.

Ces procédés peuvent être divisés en deux groupes.

1° **Procédé destiné à empêcher la coagulation.** — Il s'applique aux liquides séro-fibrineux, dont la coagulation rapide met obstacle à l'examen, en emprisonnant dans ses mailles les éléments figurés et les microbes que l'on recherche.

On prépare une solution de fluorure de sodium à 1/100. On en met dans un récipient une certaine quantité (par ex. 20 à 50 centimètres cubes) et l'on y fait tomber, immédiatement après l'avoir recueilli, une quantité égale de liquide séro-fibrineux à examiner. On agite. On laisse au repos pendant 24 heures. On décante alors la partie supérieure. Le dépôt est étalé directement sur lame, s'il est abondant. Sinon on peut le centrifuger.

2° **Procédés destinés à détruire les éléments autres que les micro-organismes.** — Ces procédés sont multiples.

A. **Hémolyse.** — Quand il s'agit du sang, l'examen étant surtout gêné par les globules rouges, on peut s'adresser aux procédés très simples de destruction de ces globules, c'est-à-dire à l'un des procédés d'*hémolyse*.

Hémolyse par l'eau (Nattan-Larrier et Bergeron). — On prélève 10 centimètres cubes de sang par ponction veineuse. Le sang est mis directement dans un flacon contenant 200 grammes d'eau stérilisée ; on agite le mélange. Le liquide obtenu est centrifugé pendant dix minutes.

Hémolyse par l'alcool (Lœper et Louste). — On met dans un tube de l'alcool à 80°, une quantité environ 20 fois plus grande que celle du sang que l'on veut y ajouter. Après l'adjonction du sang on mélange soigneusement, on centrifuge et l'on étale sur lames le culot obtenu.

B. **Homogénéisation.** — Le but de l'homogénéisation est de transformer le produit à examiner (crachats, pus, matières fécales, urines) en un liquide fluide et homogène : on y recherche ensuite les bacilles, soit par centrifugation, soit par simple sédimentation.

Différents procédés ont été proposés.

Procédé par la soude. — La technique recommandée par Bezançon et Philibert est la suivante : elle s'applique aux différents produits suspects, et en particulier aux crachats.

1° Mesurer la quantité de crachats que l'on a à sa disposition dans une éprouvette graduée. Mesurer une quantité d'eau dix fois supérieure. Mettre le crachat et la moitié de l'eau dans une capsule de porcelaine, et ajouter autant de gouttes de lessive de soude qu'il y a de centimètres cubes de crachats.

2° Porter la capsule sur la flamme d'un bec de gaz et chauffer doucement en agitant constamment. Ajouter petit à petit le reste des 100 centimètres cubes d'eau. Chauffer environ dix minutes.

3° Laisser refroidir.

4° Prendre la densité.

5° Si la densité dépasse 1,004, ajouter un peu d'alcool à 50°, jusqu'à ce que la densité soit retombée à 0,999-1,000.

6° Prélever deux ou quatre tubes à centrifuger de l'homogénéisation et centrifuger trois quarts d'heure à une heure dans un centrifugeur électrique.

7° Décanter et mettre tout le culot sur lames, sans étaler ; laisser sécher.

8° Colorer suivant la méthode indiquée précédemment (voir p. 180). Si le résultat est positif, il faut s'assurer qu'il ne s'agit pas de pseudo-bacilles tuberculeux acido-résistants.

En suivant bien exactement la technique précédente, on possède déjà l'un des meilleurs procédés de différenciation, car la plupart des bacilles acido-résistants que l'on peut trouver dans le parenchyme pulmonaire ne sont pas « alcoolo-résistants » : donc, ils se décolorent dans le dernier temps de la réaction.

Procédé par l'antiformine (1). — On sait que l'antiformine est un mélange d'hypochlorite de soude et de lessive de soude. On emploie une solution à 20 p. 100. A 1 volume du produit à examiner, on ajoute 5 à 6 volumes de cette solution, suivant la consistance de ce produit. Le mélange est introduit dans une éprouvette cylindrique de 100 centimètres cubes qu'on bouche soigneusement. On agite énergiquement et fréquemment. Après une à deux heures, l'homogénéisation est achevée. Le liquide présente alors une coloration jaune grisâtre. On centrifuge et l'on cherche les bacilles dans le culot.

Si le poids spécifique élevé du mélange gêne la centrifugation, on ajoute au liquide une certaine quantité d'alcool. Pour dissoudre les cristaux, on lave le culot à l'eau distillée et, le cas échéant, on ajoute 2 à 3 gouttes d'acide acétique.

C. **Digestion.** — On peut se débarrasser des éléments qui gênent l'examen par une digestion artificielle. Tel est par exemple *le procédé de l'inoscopie de Joussel*, spécialement employé pour le sang et les épanchements séro-fibrineux.

On prépare le suc gastrique artificiel suivant :

Pepsine	3 gr.
Glycérine pure	} de chaque 10 cc.
Acide chlorhydrique à 22° Réaumur.	}
Fluorure de sodium	3 cc.
Eau distillée	1.000 gr.

D'autre part, on recueille le liquide séro-fibrineux ou le sang par ponction en prenant les précautions les plus rigoureuses d'asepsie ; on le laisse au repos jusqu'à ce que le coagulum soit formé. Dès que la coagulation est achevée, on décante le liquide en le filtrant sur une compresse stérilisée et bouillie dans de l'eau alcaline. On exprime la compresse pour chasser le sérum, et, pour se débarrasser de toute trace de celui-ci, on lave le caillot à l'eau distillée.

On fait agir ensuite sur le caillot le suc gastrique artificiel.

Dans ce but, le caillot est mis dans un flacon de 50 centimètres cubes à large embouchure, on y verse de 10 à 30 centimètres cubes de suc gastrique artificiel ; on porte à l'étuve à 38°. La digestion est terminée en 2 ou 3 heures, si l'on a soin d'agiter de temps en temps le flacon ; la digestion se fait plus rapidement si celui-ci a été placé dans une étuve à 50°. On centrifuge le liquide, on décante et on prélève une parcelle du dépôt obtenu par centrifugation ; puis on l'étale, on le fixe et on recherche le bacille par les procédés de coloration usuels.

D. **Procédé de Bernard, Debré et Baron.** — Ce procédé, qui associe

(1) Voir Tecon, *Thèse de Genève*. 1911. Recherche du bacille de Koch dans l'expectoration par l'antiformine.

deux des méthodes précédentes, est spécialement destiné à déceler la bacillémie tuberculeuse.

On recueille 10 centimètres cubes de sang par ponction intraveineuse dans un tube stérilisé contenant 20 centim. cubes d'alcool à 30° : la coagulation du sang est ainsi empêchée. Le laquage des globules rouges commence aussitôt. On obtient un laquage complet par l'addition progressive de 30 centimètres cubes environ d'alcool à 40°. Puis on agite énergiquement le mélange.

On centrifuge ce liquide à grande vitesse, une demi-heure environ. On décante la partie liquide, qui surmonte le culot de centrifugation.

Celui-ci est alors redissous dans 40 centimètres cubes d'alcool à 40° ; on agite énergiquement, puis on ajoute une ou deux gouttes de lessive de soude en solution alcoolique au 1/10. Le liquide est clair et peu visqueux (à condition de ne pas ajouter un excès de soude). Le culot minime obtenu par centrifugation est étalé sur deux ou trois lames et coloré suivant la technique habituelle.

Cette méthode a pour avantages, outre sa simplicité, la possibilité d'examiner une quantité relativement grande de sang, grâce à un laquage et à une homogénéisation parfaits. En outre, la densité des mélanges employés étant inférieure à celle du bacille tuberculeux, la centrifugation permet de recueillir dans le culot les bacilles, s'il en est dans le liquide. Enfin on remédie à la viscosité des liquides homogénéisés par la méthode des alcalis, en employant une très petite quantité de lessive de soude ou en se servant de solutions alcooliques et, au besoin, en modifiant la réaction par l'adjonction (pour le reste inoffensive) de 1 ou 2 gouttes d'une solution d'acide acétique au 1/10.

Sur 41 examens que les auteurs ont pratiqués, 37 ont fourni un résultat négatif. Dans 4 cas, ils ont obtenu un résultat positif.

3° INOCULATIONS. — CULTURES.

Inoculation aux animaux. — *Indications.* — Lorsque la recherche sur lame a été négative malgré les probabilités cliniques, ou lorsque l'on hésite à affirmer que les bacilles rencontrés sont bien des bacilles tuberculeux, on emploie l'inoculation au cobaye, ou au lapin (1).

Technique. — S'il s'agit de produits (crachats, etc.) qui ont des chances de renfermer avec le bacille tuberculeux d'autres microbes très virulents, on fait une inoculation sous-cutanée, pour n'avoir pas, du fait de ces infections surajoutées, une septicémie rapidement mortelle. On fait d'ordinaire l'injection à la racine de la cuisse ou à la base de l'oreille.

---

(1) Le cobaye est plus sensible, le lapin plus résistant à l'inoculation de la tuberculose humaine. Par conséquent, pour faire ou confirmer un *diagnostic*, il est préférable de s'adresser à l'animal le plus sensible, le cobaye.

Mais l'inoculation simultanée au cobaye et au lapin offre l'avantage de permettre en outre de juger de la virulence du produit inoculé, et par conséquent, jusqu'à un certain point, du *pronostic*. Si le cobaye seul est atteint, il s'agit de tuberculose, mais de tuberculose sans doute peu virulente, puisque le lapin a résisté. Au contraire, si ce dernier est également atteint, on peut en déduire que le produit est très virulent.

Sinon, et surtout s'il s'agit de produits probablement peu virulents (fongosités, sérosités), on les introduit dans le péritoine. Nous avons vu, page 87, la technique générale des inoculations intra-péritonéales. D'autre part, dans l'étude des sérosités nous verrons la marche particulière à suivre, pour avoir chance d'obtenir, sans accidents toxiques, un résultat positif (p. 525) (1).

Constatation des résultats. — On peut : soit attendre la mort de l'animal, qui, si l'inoculation est positive, survient généralement en un à deux mois ; soit le sacrifier auparavant, ou plus tard, si la survie paraît définitive.

En général voici les effets de l'un et l'autre modes d'inoculation.

L'inoculation intrapéritonéale est la plus sensible et celle qui donne les effets les plus rapides. Il se produit, d'ordinaire en quinze jours, une granulie généralisée du péritoine, avec envahissement bilatéral des ganglions, et tuberculisation plus ou moins complète des organes abdominaux. Des fausses-membranes péritonéales agglutinent les anses intestinales, formant des amas caséeux. La mort survient vers la quatrième ou la sixième semaine, parfois avant. En sacrifiant l'animal au bout de quinze jours, on peut rejeter le diagnostic de tuberculose, si le péritoine est resté sain.

Cependant, le cobaye, inoculé avec des liquides pleurétiques bacillaires, peut ne présenter que des lésions peu accusées et chroniques, avec mort très tardive.

Pour *l'inoculation sous-cutanée,* voici le résumé des constatations d'Arloing, qui a étudié avec le plus grand soin la marche des lésions.

L'envahissement des lésions est *progressif,* et se fait *par la voie lymphatique,* avec une telle *régularité* que l'on peut, à l'autopsie de l'animal, savoir où a été faite l'inoculation, et à quelle date elle remonte. Bien plus, la tuberculisation *unilatérale* des ganglions lymphatiques permet d'affirmer le diagnostic de tuberculose avant la mort du cobaye, et sans sacrifier celui-ci.

Si l'inoculation a été pratiquée sous la peau de la face interne

---

(1) L'inoculation intra-mammaire, chez une femelle en pleine lactation, amène en 5 à 10 jours, s'il s'agit d'un produit tuberculeux, l'apparition de bacilles dans le lait (Nattan-Larrier). On doit, bien entendu, ne tenir compte que des bacilles typiques : d'ailleurs un résultat positif devra toujours être confirmé par la généralisation ultérieure des lésions.

de la cuisse, il se produit localement un peu d'empâtement ; plus tard, l'abcès s'ouvrira et donnera naissance à un ulcère à granulations tuberculeuses, qui ne se fermera plus. Du douzième au quinzième jour, les ganglions inguinaux et cruraux *du côté inoculé* s'empâtent, durcissent et roulent sous le doigt ; ils ont le volume d'un gros pois. Vers le vingtième jour, le ganglion lombaire, *du même côté*, se prend à son tour. Vers le vingt-cinquième jour le ganglion rétro-hépatique s'indure, et les tubercules commencent à apparaître dans la rate, puis dans le foie. A partir du début du deuxième mois, le virus traverse le diaphragme et sa dissémination ne conserve plus son caractère unilatéral ; les deux poumons et les ganglions bronchiques se prennent indistinctement. A la fin du deuxième mois, la tuberculose est généralisée et les ganglions inguinaux et lombaires du côté opposé peuvent même finir par s'indurer.

Il n'est pas très rare d'observer des pleurésies tuberculeuses, de l'ascite.

La mort survient au bout de deux mois en général, rarement plus tard.

Si l'inoculation a été faite *à la base de l'oreille*, les ganglions auriculaires, puis ceux du cou, du même côté, se prennent successivement ; ensuite les deux poumons se tuberculisent avant les organes abdominaux : la marche est descendante.

Difficulté des cultures pour le diagnostic. — Quant aux cultures de bacilles tuberculeux, il est difficile de les obtenir en partant directement des lésions tuberculeuses naturelles. Les raisons en sont nombreuses. C'est d'abord qu'il ne se cultive que sur des milieux spéciaux. C'est ensuite qu'il ne pousse que lentement (minimum une semaine). C'est enfin la présence d'autres microbes, qui lui sont presque toujours associés dans les crachats, les urines, les sérosités, etc., et qui, poussant d'une façon plus rapide, étouffent et empêchent son développement.

Jusqu'à présent la cuture du bacille tuberculeux est un procédé d'étude, mais non un procédé de diagnostic.

4° Ophtalmo-Cuti-Intradermoréaction.

L'emploi de la tuberculine dans le diagnostic de la tuberculose. — On sait que la *tuberculine*, extrait de cultures pures de bacilles tuberculeux, a été préconisée pour le traitement de la tuberculose, mais abandonnée bientôt à cause des graves accidents qu'elle occasionnait (1).

Les réactions provoquées chez les tuberculeux par la tuberculine sont en effet de deux ordres : réactions générales (élévation thermique, abattement, etc.); et réactions locales au niveau du point d'inoculation (rougeur, induration, pustule).

Les réactions générales, obtenues avec des doses plus fortes, présentent trop de dangers pour que l'on soit autorisé à les provoquer chez l'homme dans un simple but de diagnostic. Aussi ne les recherche-t-on qu'en médecine vétérinaire.

Les réactions locales offrent moins d'inconvénients, et sont employées chez l'homme en vue du diagnostic : on peut les constater au niveau de la muqueuse oculaire ou de la peau.

Dangers de l'ophtalmo-diagnostic. — Sur *l'ophtalmo-réaction* à la tuberculine, nous n'insisterons pas. Obtenue en instillant dans l'œil une goutte de tuberculine diluée au 1/100, elle est d'une technique et d'une constatation simples. Mais elle peut provoquer des accidents oculaires très graves et parfois persistants.

Cutiréaction et intradermoréaction. — La recherche des réactions cutanées n'offre pas les mêmes dangers.

Plusieurs procédés sont employés. Nous décrirons en détail celui imaginé par Mantoux, sous le nom d'*intradermoréaction* : il permet de n'introduire dans l'organisme qu'une quantité extrêmement minime de tuberculine, et qui est en outre très exactement dosée.

La solution. — On emploie une solution de tuberculine à 1/5.000. On la prépare d'après la formule suivante :

Tuberculine solide purifiée du Codex. . .	deux dixièmes de milligr.
Stovaïne.	cinq milligr.
Soluté de chlorure de sodium du Codex .	1 cent. cube.

La solution doit être préparée au moment de s'en servir, car elle s'altère rapidement.

La technique. — On injecte une goutte, soit 1/20 de centimètre cube, contenant *un centième de milligramme de tuberculine*, dans l'épaisseur du derme. Les régions d'élection sont la face externe de la cuisse et la région deltoïdienne.

---

(1) Cependant de nouveaux essais sont faits. C'est ainsi que Mantoux, de Cannes, appliquant à la thérapeutique la technique qu'il a proposée pour le diagnostic (injection intradermique) et que nous exposons plus loin, a préconisé la *tuberculinothérapie intradermique ;* elle aboutirait à l'immunisation de l'organisme, sans provoquer les réactions générales qui sont toujours dangereuses.

Voir aussi, sur le même sujet, une importante étude de Jaquerod (de Leysin) sur *la Valeur de la tuberculine dans le traitement de la tuberculose pulmonaire* (*Revue Suisse de médecine*, 8 septembre 1917).

On doit se servir d'une seringue de Pravaz de 1 centimètre cube, stérilisable, à tige graduée en vingt divisions et munie d'un curseur. L'aiguille d'acier, ou mieux de platine iridié, sera très fine, et la seringue absolument étanche : la résistance du derme fait en effet refluer le liquide derrière le piston, si son ajustement au corps de pompe n'est pas parfait. On doit toujours vérifier la seringue avant de s'en servir.

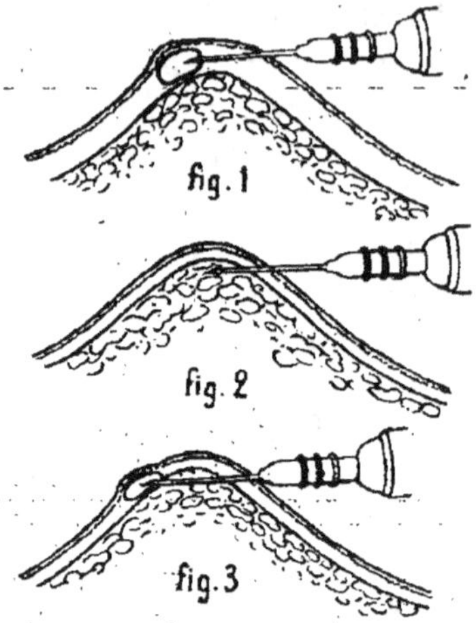

Après avoir plissé la peau (que l'on peut auparavant insensibiliser par un jet de chlorure d'éthyle assez léger pour ne pas la congeler), on enfonce l'aiguille presque parallèlement à sa surface; on a soin que le côté biseauté de la pointe soit tourné vers l'extérieur et regarde par conséquent l'épiderme, quand l'aiguille est en place (fig. 1).

Chez les sujets à peau très fine, il arrive que l'aiguille pénètre d'emblée dans l'hypoderme (fig. 2). Il suffit alors, sans la retirer, de relever légèrement sa pointe et d'aborder le derme par sa face profonde (fig. 3). L'aiguille bien fixée, on pousse le liquide qui forme une petite boule d'œdème rapidement résorbée.

FIG. 114. — *Technique de l'intra-dermoréaction.*

Les résultats. — *Réaction positive.* — Elle est d'une extrême netteté. Elle apparaît au bout de quelques heures sous forme d'une infiltration seulement perceptible au palper, ou déjà visible et de couleur blanche ou rosée. Au bout de vingt-quatre heures, l'infiltration, très accrue, est rose ou rouge vif, parfois blanche, œdémateuse avec une surface légèrement granitée, très rarement piquetée de deux ou trois points purpuriques. Tout autour apparaît un halo rosé d'érythème. Au bout de quarante-huit heures, la réaction atteint son acmé : nodule central et halo périphérique se sont encore développés ; parfois une zone intermédiaire les sépare et accentue encore l'aspect en cocarde de la réaction. Les dimensions de la région infiltrée, rarement inférieures à une pièce de 50 centimes, sont souvent celles d'une pièce de 2 francs. Avec le halo périphérique, la réaction peut atteindre la surface de la paume de la main. A son niveau, la peau est chaude, un peu douloureuse à la pression. La réaction régresse dès le deuxième jour : le halo disparaît vite ; le nodule induré prend une teinte violacée ou bistrée et se résorbe lentement. Toujours perceptible pendant quelques jours, il est souvent encore visible au bout de plusieurs semaines.

L'épiderme desquame à son niveau.

Il est cependant des malades chez lesquels la réaction est beaucoup plus légère et se borne à une papule urticarienne à peine rosée, ne dépassant pas parfois les dimensions d'un gros pois ; le toucher autant que la vue permet alors de la limiter en faisant constater l'infiltration dermique.

C'est d'ordinaire chez les sujets résistants que l'on observe les plus belles réactions, et chez les cachectiques les plus atténuées.

L'ingestion des bromures ou des iodures rend généralement la réaction plus accusée.

Les phénomènes généraux sont habituellement nuls.

Réaction négative. — Dans ce cas, le léger traumatisme dermique provoque souvent, pendant les premières heures, une vaso-dilatation limitée, un petit point d'induration, allongé comme l'est le trajet de l'aiguille. Ces phénomènes minimes s'atténuent rapidement et ont presque toujours disparu au bout de deux jours, alors que la véritable réaction serait à son acmé. Il est impossible de les confondre avec la réaction positive même la moins accentuée.

Valeur pratique de l'intradermoréaction. — Elle peut être ainsi résumée :

a) Réaction négative. — Elle a une certaine valeur, car elle permet de considérer comme probable l'absence de tuberculose, en activité ou même latente.

Cependant il faut noter les exceptions suivantes : elle peut manquer dans les tuberculoses aiguës (granulie, méningite tuberculeuse), dans la cachexie tuberculeuse profonde, enfin chez les tuberculeux qui sont atteints de rougeole, de variole ou en évolution de vaccine, et dans le cours de quelques infections aiguës, typhoïde, pneumonie, etc.

b) Réaction positive. — Son interprétation est discutée.

Pour les uns, elle signifie toujours tuberculose avérée ou latente, mais son intérêt pratique est très différent suivant l'âge :

Chez le nourrisson elle offre une grande utilité (Paisseau et Tixier, *Paris Méd.*, 2 janvier 1912).

Chez l'adulte, elle est d'une utilité plus restreinte. En effet elle est positive non seulement dans le cas de tuberculose en évolution, mais même dans la tuberculose éteinte : or on sait la fréquence, chez l'adulte, de foyers de tuberculose cicatrisée.

Pour d'autres auteurs d'ailleurs, elle pourrait être positive même en dehors de toute lésion tuberculeuse (syphilis aux différentes périodes, etc.).

Si l'accord sur ces différents points n'est pas complètement fait, c'est peut-être parce que les doses employées par les expérimentateurs ne sont pas toujours les mêmes.

Son degré d'innocuité. — Les nombreux essais qui ont été faits permettent de considérer la méthode comme inoffensive. Une exception est cependant toujours possible. C'est ainsi que Comby a rapporté le cas d'une fillette de 21 mois, chez qui l'intradermoréaction détermina une escarre profonde ; peu après l'enfant contracta la rougeole au cours de laquelle l'escarre prit un grand développement, et elle périt d'accidents septicémiques.

De même Brocq a constaté chez un malade une éruption de tuberculides autour d'une intradermoréaction (*Soc. Méd. Hôp. de Paris* 8 juin 1917.)

Tuberculose zoogléique (cocco-bacille tuberculeux).

Action pathogène du pseudo-bacille tuberculeux. — Il existe un certain nombre de microbes, qui n'ont aucune ressemblance, ni par leur forme, ni par leurs affinités colorantes, avec le bacille tuberculeux, et qui sont cependant capables de donner naissance à de véritables lésions tuberculeuses, c'est-à-dire à des *nodules avec cellules géantes réinoculables en série.*

Le cocco-bacille, agent de la tuberculose zoogléique de

l'homme. — Ces microbes, que l'on désigne sous le nom de *bacilles pseudo-tuberculeux*, sont assez nombreux. Chez l'homme, on a mis en évidence une forme bien différenciée : c'est le *cocco-bacille tuberculeux.*

Il est l'agent pathogène de la *tuberculose zoogléique.*

Son aspect et ses réactions colorantes. — C'est un bacille court, disposé en chaînettes, mobile (fig. 115).

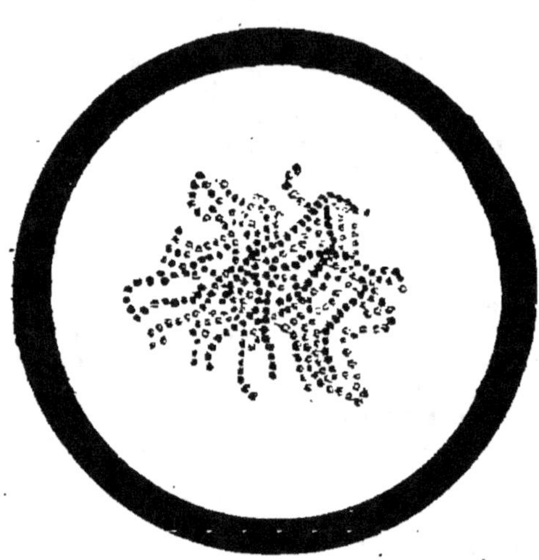

Fig. 115. (D'après Malassez et Vignal.)
Tuberculose zoogléique (cocco-bacille)
Coloration par la thionine. Grossiss. : 1.500.

A la différence du vrai bacille tuberculeux, il se colore bien par les matières colorantes usuelles, et au contraire se décolore par la méthode que nous avons indiquée pour le bacille tuberculeux.

Culture et inoculation. — Il se cultive facilement, et pousse abondamment sur les différents milieux.

Inoculé au cobaye, il provoque une *tuberculose à marche très rapide* (mort en 4 à 5 jours), généralement sans adénopathies. Ce fait est essentiel.

Aussi *lorsque l'on inocule un produit que l'on croit tubercúleux au cobaye, et que la mort est très rapide, il faut considérer qu'il s'agit probablement d'un bacille pseudo-tuberculeux,* et non pas du vrai bacille tuberculeux : l'examen direct et les cultures permettent de se prononcer.

Vibrion septique.

Le vibrion septique a été découvert et étudié expérimentalement par Pasteur en 1876. A. Chauveau et S. Arloing ont montré, en 1880, son action pathogène chez l'homme, et son rôle dans la production de la *gangrène gazeuse,* et de la *septicémie gangréneuse ;* mais il a été reconnu depuis que toutes les gangrènes gazeuses ne doivent pas lui être attribuées. Il joue cependant un rôle important dans l'évolution des plaies de guerre.

Moyens de diagnostic. — 1° On fera d'abord l'*examen direct* de la sérosité des phlyctènes et de l'œdème, sans coloration. On y verra des bacilles plus ou moins longs, très mobiles.

Ils se colorent facilement par les colorants usuels, thionine, etc. (fig. 116).

Le vibrion septique *garde le Gram*, mais à la condition de colorer fortement par le violet phéniqué.

Les spores, qui constituent un renflement terminal ou médian, se montrent rapidement dans les cultures, et dans l'organisme après la mort. Pendant la vie, on ne les trouve que dans la sérosité locale de l'œdème, et d'ailleurs d'une façon inconstante.

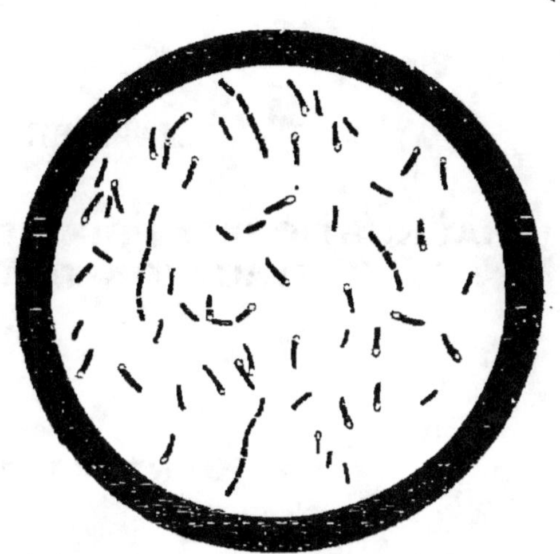

Fig. 116. — *Vibrion septique (Bacillus septicus)*. Son aspect dans l'œdème local. Grossiss. : 900. Coloration par la thionine.

Sa grande mobilité, que l'on peut constater à l'examen direct de la sérosité, ou des cultures, en préparations humides, sans coloration, est un des caractères différentiels les plus importants ; il permet en particulier de le distinguer du *bacillus perfringens*. Au contraire, sur les frottis colorés, ces deux germes sont presque identiques.

2° L'*inoculation* sous-cutanée au cobaye de quelques gouttes de cette sérosité amène rapidement un œdème crépitant considérable, et la mort en quelques heures, avec pullulation de bacilles dans la sérosité et les organes.

3° Les *cultures*, qui se font en milieux anaérobies (gélose, gélatine, bouillon, sérum, etc.), produisent des gaz à odeur fétide.

CHAPITRE III

DIAGNOSTIC DES PRINCIPAUX PARASITES VÉGÉTAUX (CHAMPIGNONS) (1)

GÉNÉRALITÉS

Importance des mycoses. — En dehors des bactéries, les seuls végétaux que l'on ait rencontrés comme parasites chez l'homme appartiennent au groupe des *champignons*.

Les maladies qu'ils provoquent sont désignées sous le nom de *mycoses*.

L'importance en pathologie humaine des mycoses s'est accrue dans le cours de ces dernières années. C'est que, d'une part, on a découvert que le nombre des malades qui en sont atteints est beaucoup plus considérable que l'on ne croyait ; et que, d'autre part, des procédés nouveaux de laboratoire en rendent le diagnostic plus facile et plus rigoureux.

L'heureux résultat des recherches qui ont été entreprises, en particulier à la suite des importants travaux de de Beurmann et de Gougerot sur la sporotrichose, montre bien que l'on est actuellement inexcusable de se baser sur les données cliniques seules, en présence d'une infection chronique dont la thérapeutique ne triomphe pas. N'affirmez la tuberculose que lorsque vous avez constaté, pour des lésions directement ou indirectement accessibles aux recherches de laboratoire, la présence du

---

(1) Rangés par ordre alphabétique, d'après leur nom ou celui de l'affection spécifique qu'ils déterminent.

bacille tuberculeux par examen direct ou par inoculation ; la syphilis que lorsque vous avez pu suivre ou retrouver l'évolution classique de la maladie, ou constater soit le tréponème, soit une réaction du sang positive, soit l'efficacité du mercure ou de l'arsenic. Et encore, dans les cas douteux, demandez-vous s'il ne s'agit pas d'une mycose associée à la tuberculose ou à la syphilis. De même, il faut qu'une suppuration chronique, qu'un cancer ne soit considéré comme inguérissable, qu'après les recherches de laboratoire par lesquelles le diagnostic de mycose sera absolument éliminé.

C'est qu'en effet les exemples se multiplient chaque jour de malades considérés comme tuberculeux, syphilitiques, cancéreux, abandonnés à eux-mêmes ou mal traités, et qui étaient atteints d'une mycose (actinomycose, sporotrichose, etc.) guérissable par le traitement iodé. Cliniquement, les spécialistes les plus autorisés s'y sont trompés. Ulcérations et gommes cutanées, lésions muqueuses isolées (par exemple pharyngites), lésions viscérales, lésions articulaires, ostéites subaiguës ou chroniques, affections médicales aussi bien qu'affections qui paraissent du domaine de la chirurgie seule, tous ces aspects cliniques peuvent être tributaires des mycoses.

Il convient aussi de signaler l'importance des mycoses dans les plaies de guerre : le développement, primitif ou secondaire, des champignons parasites ayant pour conséquence d'empêcher la cicatrisation, jusqu'au moment où la vraie cause étant reconnue on applique un traitement approprié.

Étude générale des champignons parasites (1). — *Définition et parasitisme des champignons.* — Les champignons, végétaux inférieurs, sont dépourvus de chlorophylle. Ils se procurent les substances nécessaires à leur alimentation dans les matières organiques en décomposition, ou dans le corps des êtres qu'ils infestent.

L'absence de chlorophylle explique qu'ils n'aient pas besoin de lumière pour croître, et puissent se développer dans les cavités de l'organisme et dans les tissus végétaux ou animaux.

Morphologie. — Le thalle ou appareil digestif des champignons est formé de filaments grêles (*filaments mycéliens* ou *hyphes*) présentant une paroi résistante, entourant une masse

---

(1) La plupart de ces notions sont empruntées aux travaux de R. Blanchard, de Guiart, de Langeron, de de Beurmann, de Gougerol, de Roger, de Bory, et à l'important *Traité de Parasitologie* de Brumpt.

protoplasmique riche en noyaux. Tantôt la masse protoplasmique se continue indivise dans les filaments, tantôt il se produit des cloisons transversales qui isolent des cellules plus ou moins nombreuses.

Les filaments mycéliens sont pourvus d'une croissance terminale, leurs ramifications qui sont soit dichotomiques, soit latérales, s'enchevêtrent et forment souvent un réseau. Ces filaments, souvent accolés les uns aux autres, peuvent, dans certains cas, s'anastomoser.

Le mycélium est pourvu parfois de *rhizoïdes*, de *suçoirs*, de *massues* qui jouent un rôle dans la fixation du végétal et surtout dans sa nutrition.

Chez certains champignons, les cellules formées s'isolent les unes des autres (*mycélium bourgeonnant*) ; ces cellules, pourvues généralement d'un pouvoir de fermentation, se nomment *levures* ou *blastospores* dans le groupe des Blastomycètes, et *oïdies* ou *arthrospores* dans les autres groupes (Mucorinées, etc.).

Certains champignons possèdent un mycélium fragile qui, sous certaines influences, se décompose en fragments, véritables boutures, que l'on désigne à tort sous le nom de *spores mycéliennes*. On observe surtout ce phénomène chez les Champignons des teignes et de l'actinomycose, dans les vieux filaments.

Reproduction. — Les champignons se reproduisent le plus souvent par *spores*.

Procédés d'étude et de diagnostic. — Les champignons parasites se présentent le plus souvent sous l'aspect de filaments, dont la détermination directe est difficile ou impossible.

Aussi doit-on procéder pour eux comme pour les microbes.

On fait d'abord l' *examen direct* du parasite non coloré ou coloré. Pour chacun d'eux nous indiquons la technique la meilleure.

Puis on fait la *culture* sur les milieux appropriés.

Enfin on procède à l'*inoculation* aux animaux.

Nomenclature et classification des champignons et des mycoses. Synonymies. — Nous allons donner un résumé de la classification des champignons. Mais il convient auparavant de faire remarquer que la plupart des champignons sont désignés sous des noms différents par les auteurs. Il en résulte une synonymie très riche, aussi bien au point de vue des parasites mêmes que des affections qu'ils déterminent. C'est là une cause de difficultés et de confusions fréquentes, et dont il faut être prévenu : un nom nouveau rencontré dans une étude d'ensemble ou dans une observation clinique peut faire croire à un parasite et à une mycose récemment découverts, alors que l'affection est déjà classée et anciennement connue.

Nous donnons plus loin, à titre d'exemple, tous les termes employés pour désigner un seul genre, le genre actinomyces, et les maladies qu'il provoque.

D'autre part, pour les affections que nous étudions, nous indiquerons les principaux synonymes.

La classe des champignons se divise en cinq ordres. Trois de ces ordres renferment des parasites rencontrés chez l'homme, et nous intéressent seuls.

Ce sont les *Phycomycètes*, les *Ascomycètes*, les *Hyphomycètes*.

L'ordre des *Phycomycètes* ne renferme qu'un petit nombre de parasites, et qui ont été rarement rencontrés chez l'homme. Nous n'en parlerons pas.

L'ordre des *Ascomycètes* comprend des champignons très différenciés, pourvus d'un mycélium cloisonné. Ils ont la propriété de produire des *asques*. Les asques sont constitués par les extrémités renflées de certains filaments dits fertiles. Ce sont des cellules dans lesquelles se différencient des spores, appelées *ascospores*. Il y a généralement 8 spores par asque ; mais leur nombre peut descendre à 2, ou monter à 32. A cet ordre appartiennent *l'endomyces albicans* ou *oïdium albicans*, champignon du *muguet* ; les champignons des *teignes* ; *l'aspergillus*.

L'ordre des *Hyphomycètes* comprend les champignons à thalle filamenteux semblant se reproduire exclusivement par conidies. A cet ordre appartient le genre *Sporotrichum*, qui a pris en pathologie humaine une grande importance ; le genre *Trichosporum*, qui renferme le *trichosporum giganteum*, auquel est dû la *piedra de Colombie* ; le genre *Malassezia*, auquel appartient le *microsporon furfur* ou *malassezia furfur*, champignon du *pityriasis versicolor*. A cet ordre appartient également le genre *Actinomyces*, dont nous avons signalé plus haut la riche synonymie. Voici cette synonymie, avec en regard le nom donné aux mycoses :

actinomyces	*actinomycoses*
discomyces	*dyscomycoses*
oospora	*oosporoses*

nocardia	*nocardoses*
microsiphon	*microsiphonoses*
micromyces	*micromycoses*
streptothrix	*streptothricoses*

Aucune de ces dénominations n'a pu encore s'imposer : dans les observations publiées on trouve tantôt l'une, tantôt l'autre. Il est bon d'être prévenu qu'elles s'appliquent à des parasites et à des affections identiques.

Marche à suivre pour l'étude d'une mycose. — Comment devons-nous user du laboratoire pour faire le diagnostic ? Les procédés, nous l'avons vu, sont multiples, et l'importance de chacun d'eux varie suivant la mycose qui est en jeu. Nous renvoyons donc aux détails que nous donnons plus loin. Nous avons d'ailleurs décrit seulement les mycoses les plus fréquentes et dont le diagnostic est relativement facile. Mais il convient de savoir que leur nombre total est très considérable, et qu'on apporte chaque jour des cas de mycoses nouvelles, pour lesquelles, en l'absence de documents antérieurs, l'identification du parasite exige de multiples recherches, et ne peut être faite que par ceux qui sont spécialisés sur ce sujet.

Pratiquement donc, quand on soupçonne une mycose, on doit tâcher d'avoir cliniquement une idée préconçue sur sa nature. Puis, comme pour toutes les recherches de bactériologie, on oriente ses premiers essais dans tel ou tel sens : examen direct pour les teignes, l'actinomycose, le muguet ; culture pour la sporotrichose ; séro-agglutination ou recherche de la déviation du complément quand la lésion n'est pas accessible aux essais précédents, etc. Tout résultat qui paraît positif est suivi des vérifications nécessaires.

S'il arrive d'autre part que la clinique ne fournisse pas de données suffisamment caractéristiques, on doit multiplier les recherches, examen direct, cultures, inoculation, recherche de l'agglutination, recherche de la déviation du complément, etc.

Lorsque l'on croira enfin avoir décelé une mycose, mais dont les caractères ne concorderont pas avec ceux des mycoses fréquentes que nous décrivons ici, il conviendra soit de prendre un avis compétent, soit de se reporter aux ouvrages spéciaux.

Il est bien entendu d'autre part qu'il ne faut pas tomber dans un excès contraire, et faire trop rapidement le diagnostic de mycose : il est fréquent, en particulier chez les sujets cachectiques, que, sur une lésion réellement tuberculeuse, syphilitique ou cancéreuse, un champignon vienne se développer à titre de simple saprophyte.

Actinomycose *(Actinomyces bovis)* (1).

Confusion clinique fréquente avec d'autres affections. — En présence d'une affection pulmonaire chronique, d'une suppuration chronique osseuse ou cutanée, il faut songer toujours à la possibilité de l'actinomycose. Car le nombre est sans doute considérable de malades considérés comme tuberculeux et qui meurent du fait même de leur suppuration et des complications qu'elle entraîne, qu'un diagnostic exact et un traitement approprié (iodure, intervention chirurgicale, radiothérapie) auraient ermis de guérir.

Siège des lésions. — Déjà le siège de la lésion et l'aspect maroscopique du pus permettent de prévoir que c'est bien d'actiomycose qu'il s'agit. C'est le plus souvent une tumeur ulcérée t suppurante de la *mâchoire*, de la *langue* ou de la *peau*. Mais lle peut atteindre aussi les autres parties du *squelette* et les ifférents organes, *poumons, tube digestif, cœur*, etc.

Le grain jaune : aspect macroscopique. — Le pus renferme e petits grains, visibles à l'œil nu, de 0 mm. 01 à 1 milliètre de diamètre, et qui sont opaques, jaunes le plus souvent, essemblant à des grains d'iodoforme. Ils sont parfois cepenant blancs, verts ou noirs. *Examinez le pus à l'état frais, car es grains se déforment rapidement et bientôt ne sont plus reconaissables.* S'il s'agit d'une collection ouverte, cherchez-les proondément, dans les anfractuosités osseuses de l'abcès.

On peut aussi les trouver dans les crachats, les urines, les atières fécales, les fongosités.

Diagnostic par l'examen microscopique. — On doit donc, en résence d'un cas probable d'actinomycose, rechercher dans le us des grains jaunes pour les examiner à l'œil nu et au miroscope. Si l'on n'en trouve pas, on se contente d'examiner le us d'aspect banal, qui s'écoule de la plaie. Dans les deux cas examen doit être fait sans coloration, puis en colorant.

Mais il est important de se rappeler que cette recherche est uvent négative, et qu'il est parfois nécessaire de faire un

(1) Voir la synonymie, p. 195.

grand nombre de préparations avant de trouver le parasite. D'autre part, si l'on a commencé le traitement ioduré avant l'examen, sous l'influence de ce médicament les parasites, abondants auparavant, peuvent avoir-totalement disparu.

1° *Examen sans coloration.* — On ajoute à un grain jaune dissocié, ou à un peu du pus suspect, une goutte d'acide acétique au 1/10, ou de glycérine.

On recouvre d'une lamelle ; on regarde avec un grossissement faible et un éclairage modéré.

On aperçoit alors des globules du pus et le parasite, qui est essentiellement formé de deux parties :

1) Au centre, l'élément principal, un enchevêtrement de filaments, le *mycélium* : il existe seul dans les lésions jeunes.

2) Autour, on peut voir des filaments renflés en *massues* ou *crosses volumineuses.* Ces massues sont rangées en rayons, en *étoiles :* d'où le nom d'*actinomyces* donné au parasite. Elles ont de 10 à 20 μ de long sur 8 à 10 de large (fig. 117). La nature exacte des crosses ou massues est mal connue. Mais comme on les trouve dans les lésions actinomycosiques, tandis qu'elles ne se montrent qu'exceptionnellement dans les cultures, il semble que ce sont des *formes de défense,* résultant de la lutte du parasite contre les réactions des tissus envahis.

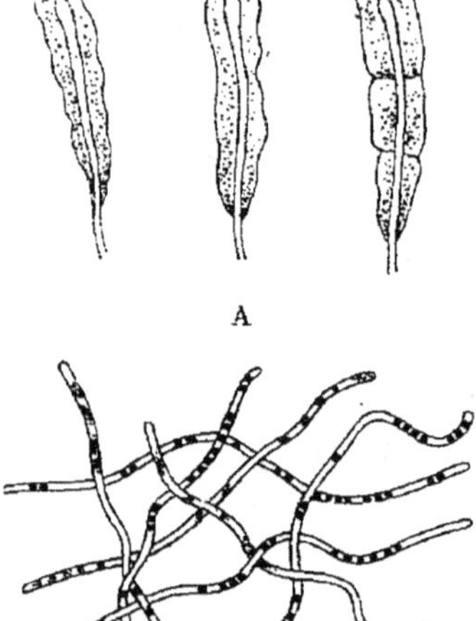

FIG. 117. — *Actinomyces bovis* (schématique).

Grossiss. : 1.200. A : Massues. B. : Mycélium et spores intra-mycéliennes.

2° *En colorant.* — Pour colorer, on étale sur lame, on fixe par la chaleur ou l'alcool. La méthode de Gram (p. 72), avec recoloration par l'éosine, donne les meilleurs résultats. Les spores et le mycélium, qui prennent le Gram, sont colorés en violet. Les crosses, qui ne prennent par le Gram et ne se colorent bien que par les couleurs acides, sont roses par l'éosine (fig. 119).

Difficultés de la culture. Inoculation. — Le diagnostic se fait exclusivement par l'examen microscopique.

La culture est possible, en particulier sur gélose glycérinée, sur graines de céréales fraîches, etc. : mais, comme l'isolement du parasite est difficile, c'est un procédé compliqué.

Par inoculation du pus, on peut reproduire l'affection chez les animaux.

Séro-diagnostic. — Dans le cas de diagnostic difficile, quand on soupçonne par exemple des lésions profondes qui ne sont pas encore extériorisées, on peut recourir au séro-diagnostic. Un obstacle réside dans ce fait que le champignon même de l'actinomycose ne peut fournir les éléments agglutinables. Mais on peut se servir, comme l'a montré Widal, des spores d'un champignon voi-

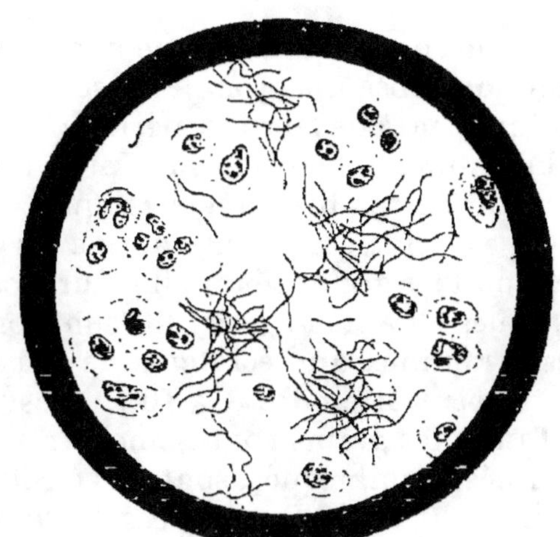

Fig. 118. (D'après Achard et Lœper.) — *Pus d'actinomycose.*
Coloration par la thionine. Grossiss. : 700. On voit le mycélium de l'actinomyces, et des globules du pus.

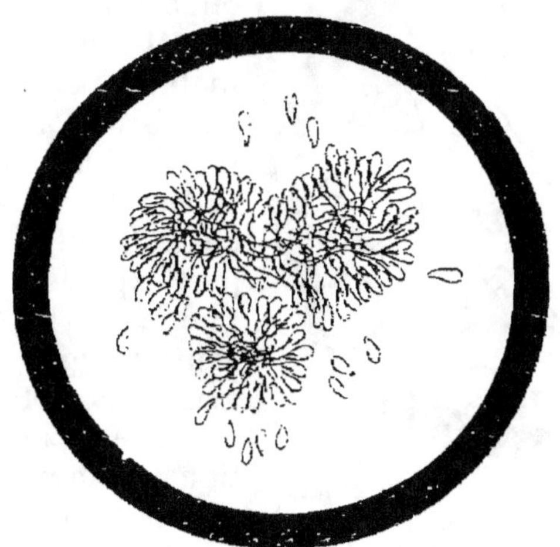

Fig. 119. (D'après Courmont.) — *Grain jaune d'actinomycose.*
Coloration par le violet et l'éosine. — Grossiss. : 400. Les filaments mycéliens sont violets, les crosses roses.

sin, le sporotrichum Beurmanni (Voir séro-diagnostic de la sporotrichose, p. 460).

Pied de Madura (ou Mycetome).

Le pied de Madura est une affection parasitaire qui offre avec l'actinomycose une grande ressemblance. Elle est fréquente en Afrique, en Asie et en Amérique.

Les tumeurs fistulisées du pied laissent écouler du pus renfermant des grains caractéristiques.

On examine ces grains comme les grains d'actinomycose.

Tantôt les grains sont noirs, durs, cassants, hérissés de saillies pointues (*Mycetome noir*). Ils sont formés de filaments cloisonnés et ramifiés, qui sécrètent une substance brune, et dont le diamètre peut atteindre 8 à 10 μ (c'est le *Madurella mycetomi*).

Tantôt les grains sont blanchâtres ; les filaments mycéliens, ramifiés et imbriqués, sont très étroits ; ils ont à peine 1 à 2 μ de diamètre (c'est le *Dyscomyces Maduræ*) (1).

Aspergillose (Aspergillus fumigatus).

Siège et rôle pathogène. — On cherche à reconnaître et à identifier le champignon de l'aspergillose dans deux circonstances différentes : tantôt en présence d'un malade paraissant atteint de tuberculose pulmonaire, mais qui n'a pas de bacilles tuberculeux dans ses crachats ; tantôt chez les sujets exposés à manier les graines et les farines, gaveurs de pigeons, meuniers, grainetiers, etc.

En dehors de sa localisation pulmonaire, l'aspergillose peut se développer au niveau du conduit auditif externe, dans la caisse du tympan, dans les fosses nasales, sur les plaies.

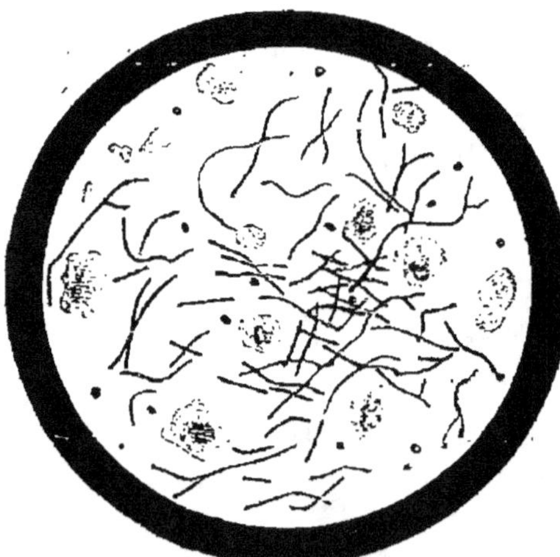

Fig. 120. — *Aspergillose dans les crachats.*
Grossiss.: 1.000. Coloration par la thionine. On voit, au milieu des globules du pus, les filaments mycéliens caractéristiques.

(1) Pour Brumpt ces affections seraient dues non seulement aux deux champignons que nous citons ici, mais aussi parfois à d'autres espèces différentes, quoique capables de donner un aspect clinique identique.

Parfois, et dans ce cas le problème est plus délicat à résoudre, aspergillose et tuberculose sont associées.

Premier renseignement fourni par l'examen direct avec coloration. — Les crachats suspects sont étalés sur lame, séchés, fixés par la chaleur ou l'alcool absolu, colorés par la thionine phéniquée. On voit des filaments mycéliens caractéristiques (fig. 120).

Il prend le Gram.

Il faut *faire cet examen immédiatement après l'expectoration :* en effet il n'est pas rare qu'il y ait dans les poussières de l'air des spores d'aspergillus, qui, tombant dans les crachats, peuvent y germer.

Nécessité de vérifier par la culture. — Mais, pour affirmer qu'il s'agit bien de *l'aspergillus fumigatus,* moisissure dont le

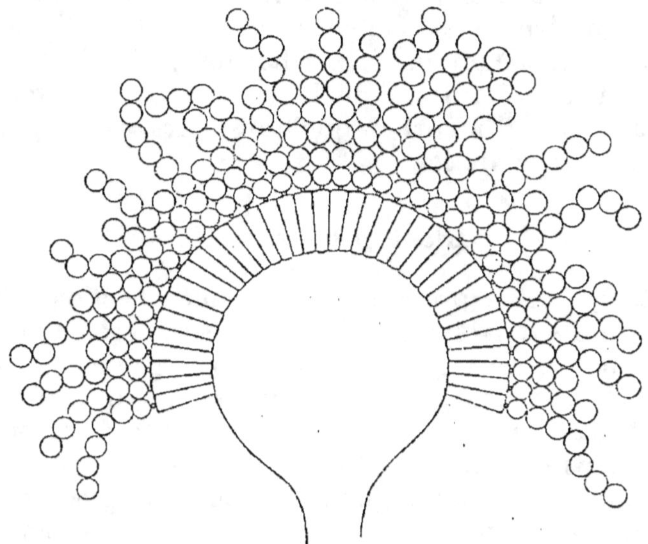

Fig. 121 (D'après Guiart.) — *Un rameau fructifère d'aspergillus fumigatus, cultivé sur liquide de Raulin*
Grossiss. : 1.200.

développement produit l'aspergillose, et pour éliminer en particulier l'actinomyces bovis (agent de l'actinomycose), il faut recourir aux cultures.

On emploie un milieu spécial, le *liquide de Raulin,* de formule complexe, mais dans lequel l'aspergillus se développe parfaitement.

En voici la formule :

Eau	1.500	Carbonate de magnésie . .	0,40
Sucre candi	70	Sulfate d'ammoniaque . .	0,25
Acide tartrique.	4	Sulfate de fer.	0,07
Nitrate d'ammoniaque . .	4	Sulfate de zinc	0,07
Phosphate d'ammoniaque	0,60	Silicate de potasse. . . .	0,07
Carbonate de potasse . .	0,60	Carbonate de manganèse .	0,07

On ensemence une parcelle du crachat, on met à l'étuve à 37°. En 24 heures on voit apparaître un voile blanchâtre, qui devient caractéristique au bout de quelques jours, par la formation de spores, vertes d'abord, puis brunes et enfin couleur noir de fumée.

L'examen microscopique de cette culture montre un mycélium formé de filaments, d'où s'élèvent des rameaux aériens qui portent des chapelets de spores arrondies (fig. 121).

Possibilité de vérifier par inoculation. — L'ensemencement et l'aspect caractéristique de la culture suffisent au diagnostic. Si l'on voulait cependant en vérifier l'action pathogène. il suffirait d'injecter une émulsion de la culture dans la veine de l'oreille d'un lapin. Il meurt en quelques jours, avec une pseudo-tuberculose généralisée.

Blastomycose.

La blastomycose se présente comme une affection à foyers multiples simulant la syphilis ou la tuberculose. Elle peut avoir un début osseux ou articulaire, puis gagner les téguments et produire des gommes douloureuses, qui s'ulcèrent ou se résorbent. La maladie a une évolution lente, avec poussées successives, fièvre et atteinte de l'état général.

Elle est due à un champignon du genre cryptococcus, se multipliant par bourgeonnement, et ne présentant pas d'asques.

La présence fréquente de blastomycètes dans les cancers a permis d'émettre l'hypothèse qu'ils seraient les agents pathogènes des tumeurs : cette théorie soulève de nombreuses objections.

Erythrasma (Microsporoïdes minutissimus).

Sièges et rôle pathogène. — Les plaques d'érythrasma, qui siègent au niveau du scrotum, de la face interne des cuisses, des plis sous-mammaires, etc., sont dues à un champignon, le *microsporoïdes minutissimus* (1).

Diagnostic par examen direct. — Sabouraud indique la mé-

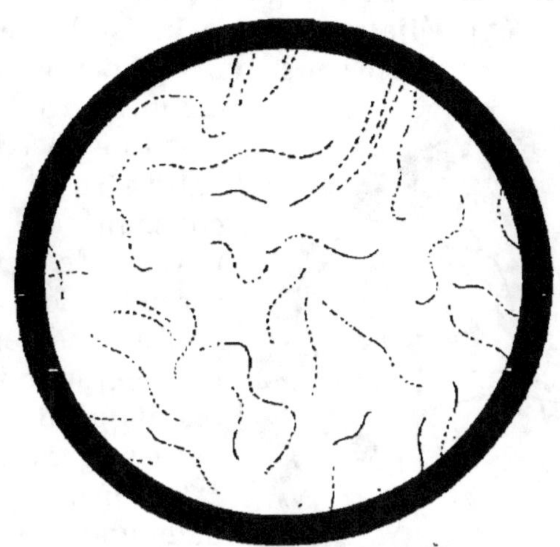

Fig. 122. — *Microsporoïdes minutissimus, dans les squames de l'érythrasma.*

Grossiss. : 700. On voit les éléments disposés en filaments flexueux et grêles.

thode suivante pour la recherche du parasite : laver les squames à l'éther, dissocier dans une goutte d'acide acétique, laisser sécher, puis laver à l'alcool. On peut colorer par la thionine phéniquée.

On voit des filaments très grêles. flexueux, formés d'éléments courts, semblables à des bacilles (fig. 122).

Muguet : Endomyces albicans (2).

Localisations multiples. — Le muguet peut siéger non seulement au niveau de la bouche et du pharynx, mais aussi sur les autres segments de l'appareil digestif (œsophage, estomac, intestin grêle, cœcum, anus). En dehors de l'appareil digestif, il se développe sur la vulve, le vagin, le prépuce et le gland ; plus rarement dans les différents organes, vessie, rein, rate, poumons, cerveau, et dans le sang.

(1) Encore appelé *discomyces minutissimus* : appartient donc à l'ordre des Hyphomycètes, au genre discomyces ou actinomyces.
(2) Synonymie : *oïdium albicans, saccharomyces albicans, monilia albicans*, etc.

Diagnostic par examen direct. — Le diagnostic microscopique du champignon du muguet est facile.

On prend un fragment de l'enduit blanchâtre, on le met sur lame, et on le dissocie dans une goutte d'acide acétique. L'acide rend les cellules épithéliales presque invisibles, et le parasite apparaît nettement : il est constitué par des filaments cylindriques, droits ou incurvés, ayant de 50 à 60 μ de long sur 3 à 5 μ de large. Ils sont cloisonnés et ramifiés. Ils portent de petites cellules arrondies ou ovoïdes, que l'on a considérées pendant longtemps comme des spores, et qui sont en réalité des asques de levures (fig. 123).

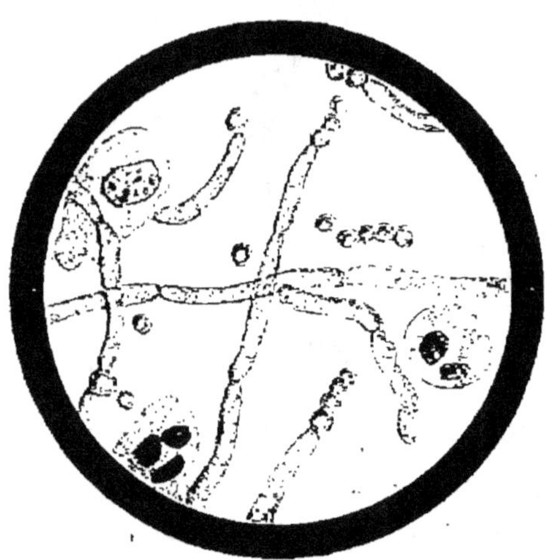

FIG. 123. — *Muguet, examiné sans coloration.*

Grossiss. : 1.000. On voit le parasite avec ses filaments cloisonnés portant de petites cellules arrondies ou ovoïdes. On aperçoit en outre une grande cellule épithéliale, et deux polynucléaires.

On peut aussi dissocier dans une goutte d'eau distillée, étaler, sécher, fixer par la chaleur ou l'alcool absolu, et colorer par exemple par la thionine.

Filaments et levures ne sont pas toujours associés en même proportion : c'est ainsi que, dans les parties superficielles de l'enduit buccal, les levures prédominent sur les filaments.

Vérification et isolement par culture. — Pour vérifier le diagnostic et pour isoler le parasite, on peut ensemencer sur gélatine, et maintenir à une température basse (15 à 20°). Le développement se fait mieux en milieu légèrement acide : on ajoute à la gélatine 1 à 2 gouttes d'acide lactique pour 20 centimètres cubes du milieu. Après 48 heures, avant que les microbes ordinaires de la bouche aient pu se développer, on voit apparaître des colonies blanches, crémeuses : elles sont constituées par le champignon du muguet à l'état de pureté (1).

(1) Pour Castellani l'étiologie du muguet n'est pas unique ; il y a pluralité de champignons qui peuvent produire cette affection, et qui diffèrent en particulier par leur façon de se comporter dans les cultures.

Mycoses broncho-pulmonaires.

La plupart des champignons parasites peuvent se fixer et se développer en différents points de l'organisme, à sa surface, dans ses cavités, ou même dans la profondeur des tissus. Mais chacun d'eux à des localisations plus fréquentes. Parmi ces localisations, l'envahissement de l'appareil respiratoire mérite une place spéciale : en effet les mycoses broncho-pulmonaires sont particulièrement fréquentes, et peuvent simuler la tuberculose. On comprend l'importance d'un diagnostic précis, aussi bien au point de vue de la prophylaxie que de la thérapeutique.

Ces affections ont été particulièrement étudiées, au cours de ces dernières années, par Roger, Castellani, Pinoy, Sartory, Garnier, Bory, Flurin, François, Artault de Vevey, Linossier.

Voici le résumé des notions acquises sur ce sujet.

L'actinomyces bovis peut se localiser primitivement au niveau des voies respiratoires, par inhalation de poussières végétales : les ouvriers y sont particulièrement exposés au moment de la moisson et du battage des récoltes. L'affection peut revêtir exceptionnellement la forme purement bronchitique. Le plus souvent il s'agit de lésions pleuro-pulmonaires ou broncho-pulmonaires, avec cavernes.

L'aspergillus le plus habituellement se localise au niveau des voies respiratoires : nous en avons donné une étude détaillée.

Le muguet peut, surtout chez le nourrisson, envahir le larynx et pénétrer jusqu'aux alvéoles pulmonaires. Mais ces faits sont exceptionnels.

La bronchite sporotrichosique, démontrée expérimentalement par Gougerot et Vaucher, n'a été rencontrée qu'exceptionnellement en clinique. Les parasites que l'on rencontre parfois dans l'expectoration paraissent venir habituellement du pharynx.

Castellani signale la fréquence des bronchites légères ou graves (avec hémoptysie et simulant la tuberculose) dues à des champignons appartenant aux genres *oïdium, monilia, hémispora*.

Certains champignons, de la famille des *mucorées*, ont été également rencontrés dans des affections pulmonaires ou bronchiques.

Il en est de même de différentes espèces, appartenant au

genre actinomyces, mais plus généralement désignées sous le nom de *oospora*, adopté par les auteurs qui les ont particulièrement étudiées au point de vue clinique. Signalons en particulier *l'oospora pulmonalis*, qui végète sur bouillon maltosé, et se présente sous la forme de minces filaments, parfois fragmentés en spores mycéliennes ou en conidies. *L'oosporose pulmonaire* qu'il détermine peut se présenter sous la forme broncho-pulmonaire simulant la tuberculose. D'après Sartory le parasite peut parfois présenter à l'examen direct des caractères assez semblables à ceux du bacille tuberculeux pour être confondu avec lui.

Piedra de Colombie.

Description. — Cette affection, qui est caractérisée par des nodosités très dures (piedra, pierre), échelonnées le long des

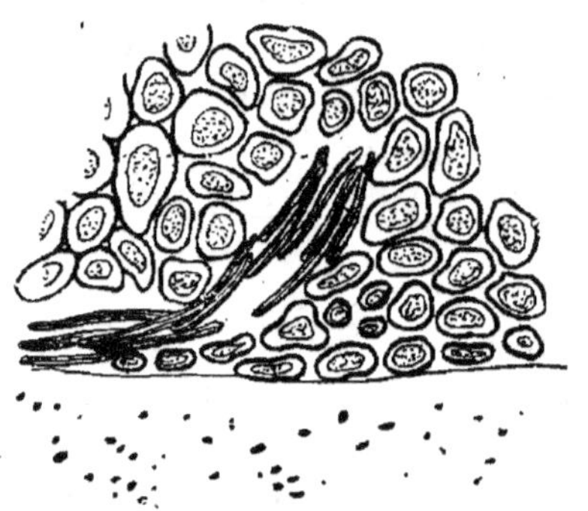

Fig. 124. (D'après Vuillemin). — *Coupe transversale d'un poil envahi par le trichosporum giganteum (Piedra de Colombie)*

Grossiss. : 600. On voit les cellules polygonales volumineuses, développées à la surface du cheveu.

cheveux, est très commune en Colombie, surtout chez la femme.

Diagnostic par examen direct. — Elle est due à un champignon, le *Trichosporum giganteum*, qui se présente, au niveau de la lésion, sous forme de cellules polygonales de 12 à 15 μ de diamètre. Ces cellules se développent autour du cheveu qui reste sain (fig. 124).

Pityriasis versicolor (Microsporon furfur).

Localisation et rôle pathogène. — Les lésions que produit le *Microsporon furfur* (1) sont essentiellement caractérisées par des taches variant du jaune au brun, le plus souvent couleur café au lait, localisées en général au thorax. Les transpirations abondantes et le port de la flanelle y prédisposent, conditions souvent réalisées chez les tuberculeux : d'où la coïncidence apparente des deux affections.

Diagnostic par coloration. — Pour rechercher le parasite, on recueille une

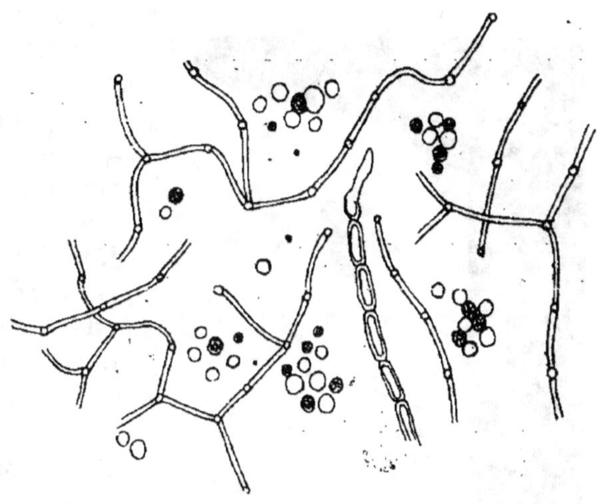

Fig. 125. (D'après Sabouraud.) — *Microsporon furfur dans une squame de pityriasis versicolor.*

Grossiss. : 400. On voit les tubes mycéliens flexueux et les spores.

squame épidermique, on la reçoit dans une goutte d'alcool absolu, et on la dissocie sur une lame. Puis on colore par l'éosine.

On voit, en grande abondance, des filaments flexueux, non ramifiés, continus ou cloisonnés, d'environ 3 μ de large (fig. 125). Au milieu d'eux, isolés ou en amas, se trouvent des corpuscules arrondis, de diamètre variable (de 3 à 5 μ).

Les sporotrichoses.
(Sporotrichum Beurmanni, S. Schenkii, S. Dori, S. Jeanselmei, etc.)

Importance. Variétés. — La sporotrichose passait pour une simple curiosité dermatologique, d'une extrême rareté, car on n'en avait publié que quelques cas isolés en Amérique et en France, et par suite elle paraissait dépourvue de toute impor-

(1) Synonymie : *Malassezia furfur, sporotrichum furfur, épidermophyton furfur, oïdium furfur, etc.*

tance pratique, jusqu'au moment de la publication des importants mémoires de de Beurmann et Gougerot (1906-1907). Depuis cette date les travaux se multiplient, les observations s'accumulent. On a reconnu combien fréquemment elle se dissimule sous le masque de la syphilis et de la tuberculose. Pour le praticien, c'est une des affections qu'il est le plus utile de savoir diagnostiquer.

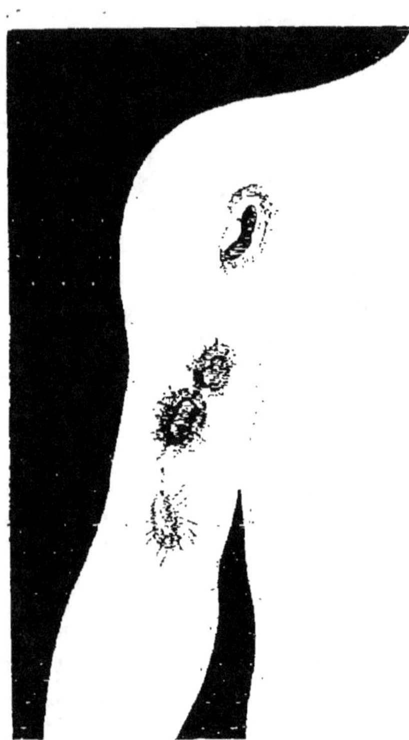

Fig. 126. — *Gommes sporotrichosiques du bras, ulcérées et non ulcérées (d'après Gaston).*

Le parasite le plus habituellement rencontré est le sporotrichum Beurmanni. C'est le seul que nous décrirons ici. Mais il convient de savoir que l'on a décrit des cas isolés dus à des parasites voisins (Sporotrichum Schenkii, S. Dori, S. Jeanselmei, etc.). Ils ont d'ailleurs un aspect peu différent, et sont reconnus par les mêmes caractères de culture et d'agglutination.

Habitat. Rôle pathogène. — Le sporotrichum peut se trouver, rarement d'ailleurs, chez un sujet sain, comme saprophyte de la cavité buccale.

Les lésions qu'il provoque sont extrêmement variées.

Forme cutanée : tantôt localisée, avec chancre initial d'inoculation, lymphangite et adénite ; tantôt disséminée sous forme de gommes multiples, ulcérées ou non, avec ou sans abcès.

Forme muqueuse : pharyngite, laryngite, conjonctivite, etc.

Forme interne : musculaire, articulaire, osseuse, testiculaire, rénale, pulmonaire, intra-oculaire, etc.

Marche à suivre pour le diagnostic. — Les éléments parasitaires sont rares dans le pus : il est difficile de les trouver, et d'ailleurs leur aspect y est peu caractéristique. Au contraire, le simple aspect macroscopique des cultures peut permettre d'affirmer le diagnostic.

Il est donc logique de conduire les recherches dans l'ordre suivant :

1° Ensemencement pour *cultures*. Ce procédé doit avoir la première place, puisque, sans laboratoire ni microscope, il peut donner une certitude presque absolue.

2° De toute façon, quand on peut le faire, il est utile d'y associer l'*examen microscopique du pus*, et surtout l'*examen microscopique des cultures*.

3° En cas de résultats douteux par les moyens précédents, ou si l'on soupçonne une sporotrichose viscérale, impossible à atteindre par l'examen direct ou la culture, il convient de faire le *séro-diagnostic*.

4° Plus rarement, et en dernier lieu, on s'adressera à l'*inoculation*, à l'*intradermoréaction*, à la *recherche de la déviation du complément*.

1° Cultures.

Le sporotrichum ne pousse pas ou pousse mal sur les milieux usuels ; mais il pousse bien sur les milieux sucrés.

Milieux de culture. — On peut employer différents milieux de culture.

1° Le meilleur est la *gélose-glucosée-peptonée de Sabouraud*. Certains laboratoires en mettent en vente des tubes prêts pour l'ensemencement. Il est d'ailleurs facile de la préparer. En voici la technique résumée d'après son auteur.

I. *Mélange*. — Dans un grand ballon à fond plat, verser 1 litre d'eau pure. Elle peut être filtrée, mais *non distillée*, car les sels calcaires de l'eau naturelle favorisent la culture. Ajouter :

18 grammes de gélose coupée en menus morceaux ; 10 grammes de peptone granulée ; enfin 40 grammes de glucose brute. Cette dernière est préférable à la glucose pure, et coûte beaucoup moins cher.

II. *Stérilisation*. — Boucher le ballon avec de l'ouate hydrophile ; mettre à l'autoclave. On doit monter la température sans aller trop vite, avec une seule couronne de gaz. Il est bien entendu qu'on laisse ouvert le robinet d'échappement de vapeur jusqu'à dégagement d'un jet continu de vapeur d'eau. On le ferme ensuite et on laisse monter la température à 120°. On éteint le gaz aussitôt et on laisse redescendre à 100°.

Alors on ouvre l'autoclave, on débouche le grand ballon, on remue son contenu avec un agitateur, puis on agite le ballon en tous sens pour bien mélanger tout ce qu'il contient. On doit laisser le milieu tel quel, sans l'alcaliniser ni l'acidifier.

La filtration, conseillée parfois, est inutile.

III. *Distribution*. — On fait immédiatement la répartition dans des tubes à essai, au moyen d'un entonnoir. On ne verse dans l'entonnoir qu'une petite quantité du milieu, et on replace le grand ballon dans l'autoclave ouvert et chaud, pour que la gélose reste liquide. On aura soin aussi d'éviter que quelques gouttes de gélose ne viennent se déposer sur l'orifice du tube : elles provoqueraient l'adhérence du bouchon d'ouate.

IV. *Dernière stérilisation.* — Pour la stérilisation des tubes ainsi préparés et bouchés avec un bouchon d'ouate non hydrophile, l'important est de *monter très lentement* la température de l'autoclave. On monte avec une seule couronne de gaz, et très lentement, jusqu'à 120°. Et, comme la première fois, on éteint aussitôt. La stérilisation du milieu nutritif, des vases et des bouchons d'ouate est faite ainsi d'un seul coup et complète.

Lorsque la température sera descendue, on étalera et on inclinera les tubes sur des baguettes de verre. La gélose ainsi faite sera prête à servir quelques heures plus tard ; elle doit être bleutée (la teinte marron indiquerait qu'elle a été brûlée par une température trop haute).

2° D'autres milieux peuvent être employés, moins bons, mais qu'il est utile de connaître en cas d'urgence. Par exemple la *betterave ou la carotte glycérinées* (elles sont préférables à la pomme de terre qui est moins sucrée).

En voici la préparation : couper des tranches fines de carotte ou de betterave. Ajouter de l'eau glycérinée à 4 p. 100. Mettre en tubes. On peut, à défaut d'autoclave, stériliser par ébullition au bain-marie, dans un récipient quelconque, en maintenant le haut des tubes hors de l'eau.

Prélèvement du produit à ensemencer. — La technique varie avec la nature des lésions.

Pour une *gomme non ulcérée*, on prélève le pus par ponction avec une aiguille un peu grosse, après asepsie de la peau. Si on fait l'asepsie par la teinture d'iode, on aura soin de n'en mettre qu'une couche légère, et de l'enlever par l'alcool.

Pour une *lésion ulcérée*, sans asepsie préalable, ou après simple lavage à l'eau bouillie, on recueille avec une pipette le pus ou la sérosité que l'on fait sourdre, par pression. Au besoin on arrache la croûte qui peut la recouvrir.

Pour une *lésion muqueuse, verruqueuse,* ou *osseuse*, on en arrache, avec le bistouri ou la pince, quelques fragments, que l'on dépose sur le milieu de culture.

Ensemencement et soins aux cultures. — L'ensemencement du pus et des sérosités doit être *abondant :* par exemple pour chaque tube 1 centimètre cube de pus, que l'on fait couler sur toute la surface. Il est bon d'ensemencer plusieurs tubes.

Les tubes ne recevront pas de bouchon de caoutchouc.

Il convient d'autre part de ne pas les mettre à une température trop élevée. Si la pièce est chauffée, il suffit de les y laisser : la température de 25 à 30° est celle qui convient le mieux. Il ne doit pas se dégager dans la pièce de vapeurs antiseptiques (formol, etc.).

Si l'ensemencement ne peut être fait immédiatement, peu importe ; recueillez le pus dans un récipient stérile : il conserve sa virulence pendant des semaines et des mois.

Constatation des résultats. — Le diagnostic, sur le milieu spécial que nous avons donné, peut être fait à l'œil nu, car les colonies ont un aspect pathognomonique. Elles apparaissent du 4e au 12e jour, suivant la température de la pièce.

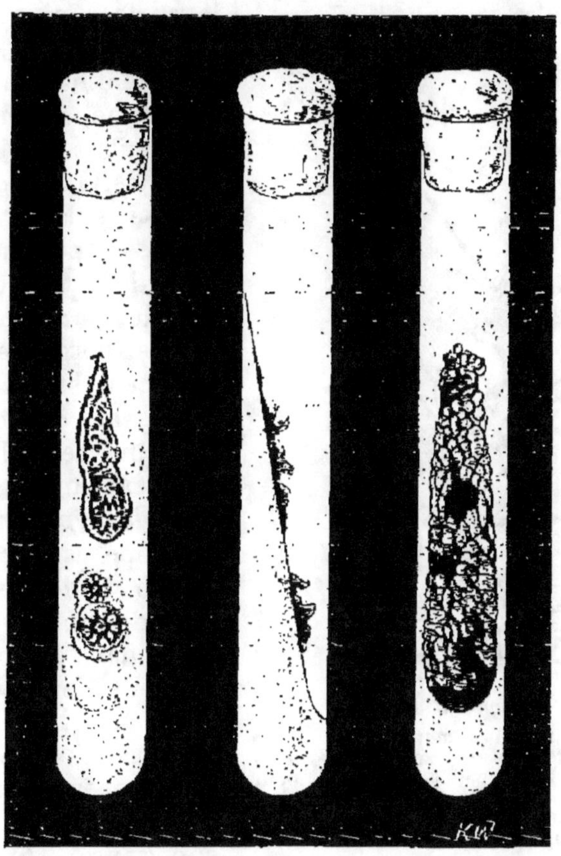

Fig. 127. — *Culture de sporotrichum* (d'après Gastou).

Culture sur gélose glucosée (milieu de Sabouraud). Les deux premiers tubes représentent une culture récente (de face et de profil). Le troisième une culture ancienne.

Ce sont des colonies blanches, puis brunes, enfin brun-chocolat. Elles sont caractérisées par leur *teinte*, leur *plissement* analogue au relief des montagnes ou aux circonvolutions cérébrales, *l'auréole* qui les entoure (fig. 127).

Procédé de Gougerot. — Le procédé de Gougerot permet d'obtenir, toujours par la culture, un diagnostic plus rapide.

Son auteur le désigne sous le nom d'*artifice de la coulée du pus sur le verre sec*. En voici la technique : « Au moment de l'ensemencement, on a eu soin, avec l'aiguille ou la pipette, de faire couler une première goutte de pus sur le verre sec en face de la gélose, et deux autres gouttes dans les angles que limite la surface plane de la gélose. Le tube est laissé comme d'habitude non capuchonné, autant que possible dans une chambre chauffée. Le *Sporotrichum* déposé sur le verre sec germe rapidement, donnant de petites étoiles grises ; les parasites qui sont sur les bords de la gélose grimpent sur le verre sec. Bien avant d'être visibles à l'œil nu, ces colonies sont visibles au microscope, *sans faire de préparation*. Le microscope est incliné en arrière à 45 degrés, afin que l'eau de condensation, contenue dans le tube de culture, ne vienne pas mouiller le bouchon d'ouate. Le tube est donc posé sur la platine, en ayant soin de tenir élevée son extrémité supérieure. On le cale à droite et à gauche avec des boulettes de cire ou de mastic. On examine avec un grossissement fort, sans condensateur et avec le miroir concave. On cherche la traînée de pus sur le verre sec, en guidant le tube avec les doigts. Dès que l'on a repéré cette traînée, on finit de caler le tube, et on le mobilise alors avec les vis latérales de la platine, afin d'explorer méthodiquement de haut en bas la traînée de pus sur le verre sec ».

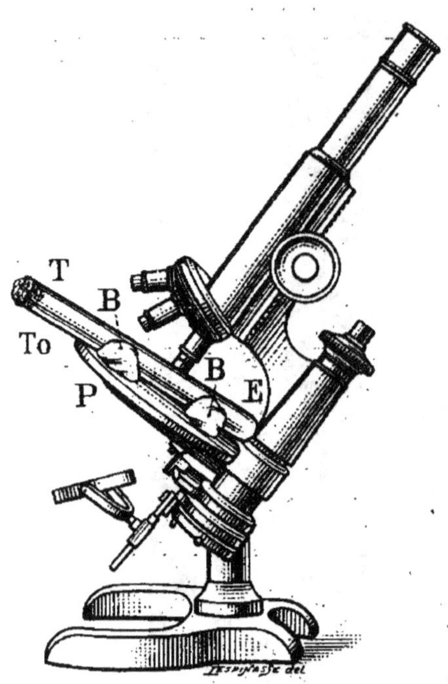

Fig. 128. — *Dispositif de Gougerol.*

On peut faire ainsi l'examen microscopique direct de la culture, sans préparation sur lames. Le tube (T) est incliné, pour que l'eau de condensation reste dans son extrémité inférieure (E). Il est maintenu sur la platine (P) par deux boulettes de cire (B)

Suivant la température de la pièce, les colonies se développent plus ou moins rapidement. Elles sont caractéristiques au microscope, sans aucune préparation. On y voit le parasite avec ses longs filaments, de 2 µ environ de large, cloisonnés, irrégulièrement ramifiés. Les spores ovoïdes ou piriformes, de 3 à 4 µ sur 5 à 6 µ, s'attachent *une à une*, isolément, sur le filament, par un pédicule court : tantôt elles sont rares et tantôt nombreuses (fig. 129).

Une variante pratique du procédé de Gougerot est la suivante : on met la gélose dans les tubes larges (plus larges qu'une lame à préparation). Sur cette gélose on implante des lames sèches, que l'on humidifie, au moment de l'ensemencement, en inclinant le tube et en faisant couler sur elles le liquide de condensation qui est au fond. Puis, en

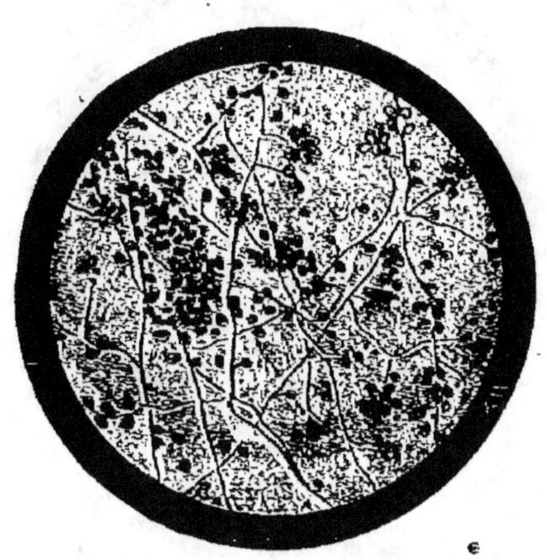

Fig. 129. — *Culture de sporotrichum* (d'après Gougerot),

Artifice de la coulée du pus sur le verre sec. Aspect de la culture après le 4ᵉ jour. Grossiss. : 250.

ensemençant, on fait couler un peu de pus sur les lames. On retire les lames après 2 à 3 jours, et on les examine au microscope : comme sur les parois du tube dans le cas précédent on y voit de fines colonies.

2° Examen exclusivement microscopique.

L'examen microscopique des lésions (pus, coupe, produits de grattage, etc.) ne donne guère de renseignements. Il n'est pas exact de dire qu'on ne peut pas y trouver le parasite, mais il y est rare, et difficile à déceler. Il s'y présente sous forme de masses courtes, oblongues, de 3 à 5 µ de long sur 2 à 3 µ de large, que l'on distingue mal des débris de leucocytes et de protoplasma. Ces masses, qui se colorent bien par les bleus basiques (voir p. 70), sont finement granuleuses, encerclées d'une très fine membrane incolore. Parfois elles gardent le Gram, mais il n'en est pas toujours ainsi.

Au contraire l'examen microscopique des cultures montre le parasite sous un aspect très différent. On peut faire cet examen soit directement, sans coloration, soit en colorant par un bleu basique, thionine ou bleu polychrome.

On voit un mycélium fin, de 2 µ de diamètre, cloisonné, ramifié. Les spores naissent solitaires sur le mycélium, et sont disposées sans ordre apparent. Elles sont de couleur brune. Celles qui sont encore fixées au mycélium sont piriformes, petites, de 1 à 2 µ de long. Celles qui se sont détachées sont ovales, de 3 à 6 µ de long (fig. 130).

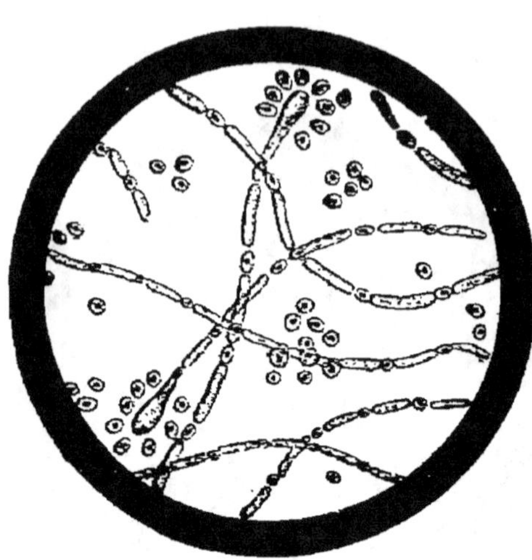

Fig. 130. — *Sporotrichum : aspect en culture.* Coloration par la thionine. Grossiss. : 600. On voit les filaments mycéliens et les spores isolées ou en amas.

3° Séro-diagnostic.

Nous décrivons ce séro-diagnostic après celui de la fièvre typhoïde, dans l'étude du sang (voir p. 460).

4° Autres recherches.

Inoculation. — L'inoculation est un procédé plus compliqué. Un produit pur (culture, etc.), inoculé dans le péritoine du rat mâle, donne une orchite caractéristique, dans laquelle le parasite est très abondant et très facile à reconnaître.

Un produit impur, en inoculation sous-cutanée chez le rat, donne en 15 jours un abcès sporotrichosique qui se ramollit et s'ulcère.

Épreuve des réactions cutanées. — Cette épreuve, faite avec la *sporotrichosine*, que l'on obtient par culture du parasite en milieux liquides, a le même principe que les épreuves à la tuberculine (voir p. 186).

Le résultat positif peut être un argument en faveur de sporotrichose, mais il ne donne nullement la certitude. En effet, d'autres mycoses peuvent donner la même réaction, et même la simple présence de levures saprophytes dans la gorge (présence qui est fréquente).

Réaction de fixation du complément. — Sa technique est la technique habituelle. Comme antigène on emploie le champignon pathogène.

La valeur à attribuer à cette réaction, au point de vue du diagnostic des sporotrichoses, n'est pas encore exactement déterminée.

Teignes.

L'étude des champignons des teignes est assez complexe.

Nous allons donner d'abord la technique de leur recherche, qui est la même pour tous ; puis nous verrons les caractères distinctifs des principaux d'entre eux.

Technique générale de leur recherche. — *Cheveux ou poils.* Préparer la solution suivante :

    Potasse caustique. 40
    Eau distillée 60

Mettre sur une lame le cheveu à étudier. Si le cheveu est suffisamment long, on l'arrache avec une pince à épiler. S'il est court ou friable, on fait pencher la tête du malade, on racle avec une lame, et l'on recueille, sur une autre lame, cheveux et squames.

Sur l'élément à étudier, on ajoute une goutte de la solution de potasse : en mettre davantage est nuisible, car le cheveu est fondu, et la potasse débordant abîme l'objectif.

On recouvre d'une lamelle, et l'on chauffe doucement, de préférence sur une lampe à alcool, en plusieurs fois : il convient d'arrêter dès que le cheveu commence à s'écraser. Une chaleur trop vive le fait disparaître. L'emploi de la potasse et le chauffage sont destinés à éclaircir le poil pour rendre le parasite visible.

On examine avec un fort éclairage et un grossissement de 200 à 400. On doit avoir soin de faire la mise au point avec précaution, pour ne pas écraser la préparation. On ne doit pas employer l'objectif à immersion, que la potasse peut abîmer définitivement.

Squames épidermiques. — Les dissocier avec deux aiguilles stérilisées, et les traiter de la même façon.

Ongle. — On le réduit en poussière avec une lime à ongle, puis on agit comme pour les poils.

Pus. — On l'étale sur lame et on l'examine directement sans coloration.

Godet du poil favique. — On le dissocie et on l'écrase entre deux lamelles ; on le traite ensuite par la potasse caustique comme les poils, les ongles et les squames.

Le trichophyton tonsurans. — Le *trichophyton tonsurans* produit des lésions variées : sur le cuir chevelu, la *teigne tondante trichophytique à grosses spores ;* sur la peau glabre, l'*herpès circiné*. Parfois il provoque une *trichophytie sèche de la barbe et des cils ;* et, exceptionnellement, une *onychomycose trichophytique*.

Les plaques sont nombreuses, disséminées et *petites :* parfois quelques cheveux seulement sont malades. Les cheveux sont cassés *très courts*, quelquefois au ras de la peau.

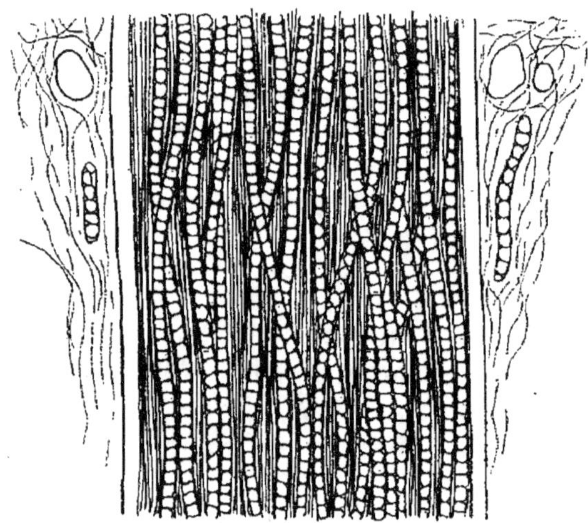

Fig. 131. (D'après Sabouraud.) — *Poil envahi par le trichophyton tonsurans*

Grossiss. : 200. On voit les spores. en séries linéaires régulières, à l'intérieur du poil.

Il est constitué par des filaments simples (rarement dichotomisés), accolés. Dans les poils, ils sont disposés parallèlement à leur axe et enfermés à l'intérieur de la cuticule. Ils sont formés par des cellules ou spores, à peu près carrées, ayant 4 à 5 μ de long, disposées en rangées très régulières (fig. 131).

Sabouraud en distingue une variété, rencontrée assez fréquemment, qui donne lieu aux mêmes accidents de teigne tondante et d'herpès circiné, et qui s'en distingue par ce fait que le mycélium est plus fragile et les spores arrondies (*Trichophyton Sabouraudi*).

Le trichophyton mentagrophytes. — Le trichophyton mentagrophytes produit : le *sycosis* ou *mentagre*, affection suppurée de la barbe ; une *folliculite agminée de la peau glabre* ; enfin une *teigne tondante suppurée* de l'enfant.

Il est formé de chapelets plus ou moins longs de spores arrondies, de dimensions inégales (de 2 à 10 μ de diamètre). La plupart sont en dehors de la cuticule du poil, mais quelques-unes peuvent se trouver à l'intérieur, vers la périphérie (fig. 132).

Le microsporum Audouini. — *Le microsporum Audouini* est

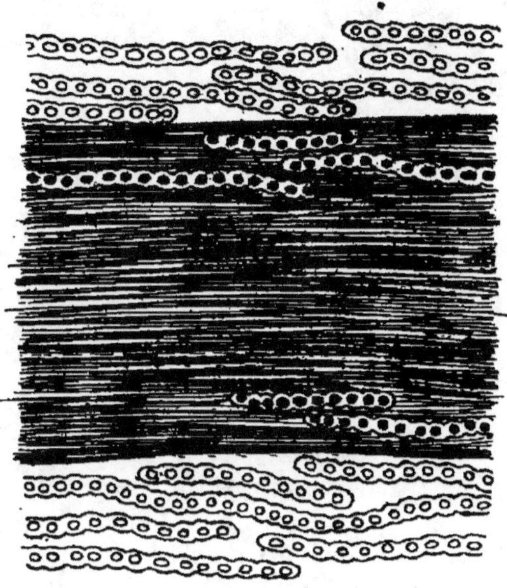

Fig. 132 (D'après Bodin.) — *Poil envahi par le trichophyton mentagrophytes.*

Grossiss. : 200. On voit les spores disposées en séries linéaires, la plupart à l'extérieur, quelques-unes à l'intérieur du poil.

l'agent de la *teigne de Gruby à petites spores* ou *teigne rebelle de l'enfant*.

Les plaques sont *grandes*. Le cheveu est cassé, mais encore *assez long*, ayant quelques millimètres. A la coupe on voit qu'il est engainé d'un enduit blanchâtre, d'où sort son extrémité « comme un poignet d'une manchette ».

C'est le parasite qui forme *autour* du cheveu malade cet étui blanchâtre composé de spores. Elles ont de 2 à 3 μ de diamètre ; elles sont serrées les unes contre les autres et deviennent polyédriques par pression réciproque, représentant assez bien l'aspect d'une mosaïque (fig. 133).

On peut voir quelques filaments mycéliens à l'intérieur du cheveu.

Quant au cheveu malade, il présente à son intérieur quelques tubes flexueux, sporulés, et souvent dichotomisés.

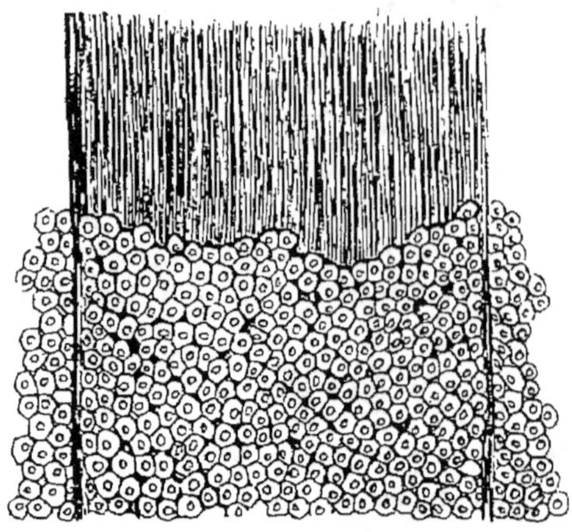

Fig. 133. (D'après Bodin) — *Cheveu envahi par le microsporum Audouini.*

Grossiss. : 600. Aspect du cheveu examiné dans la solution de potasse. Les spores, petites, brillantes, polyédriques, sont toutes *à l'extérieur* du cheveu malade.

La trame du cheveu persiste en partie : on y voit aussi de nombreuses bulles d'air.

L'achorion. — L'*Achorion*, qui est l'agent pathogène du Favus, produit la *teigne favique*, et, plus rarement, le *favus des parties glabres* et l'*onychomycose favique* (l'ongle devient jaune, s'épaissit et se fendille).

Dans la *teigne favique*, comme dans toute teigne, le parasite atteint à la fois le poil et sa racine. Au niveau des plaques les cheveux sont en partie tombés : on y trouve des *croûtes* et des godets. Le *godet* favique est la lésion élémentaire du favus ; c'est une cupule de 2 à 4 millimètres, de couleur jaune, enclavée dans la peau, de consistance argileuse et friable, formée au niveau d'un follicule. Il est d'ailleurs des points où les cheveux, quoique malades, ne sont pas tombés. Ils ne sont pas cassés, comme dans les

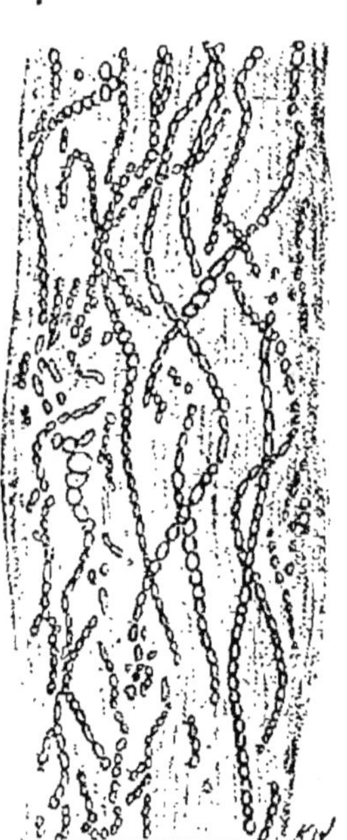

Fig. 134. — *Poil favique* (d'après Gastou).

On voit les tubes étroits et ramifiés. Les spores, de formes assez différentes, n'affectent aucun groupement caractéristique.

trichophyties, mais décolorés, semblables à de l'étoupe, s'arrachant facilement.

On recherche donc le parasite soit dans le produit obtenu par

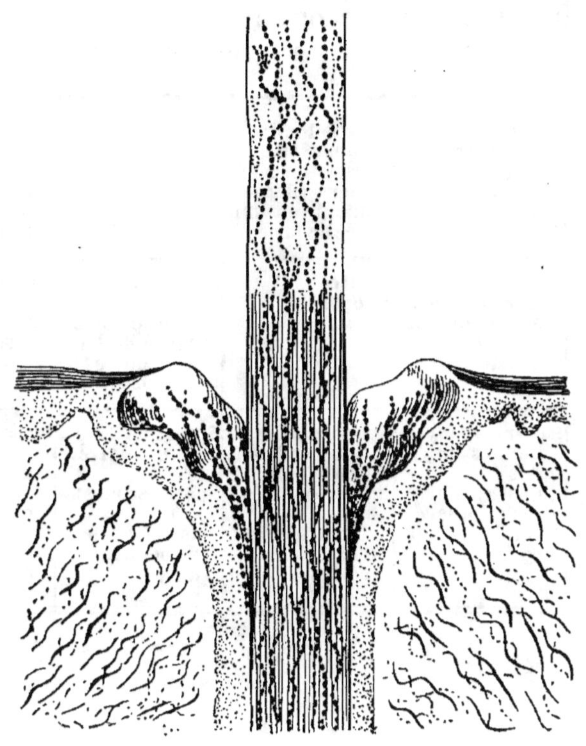

Fig. 135 (D'après Sabouraud.) — *Teigne favique (Achorion).*

Grossiss. : 150. La coupe est perpendiculaire à la surface du cuir chevelu. Elle passe par le centre d'un cheveu et d'un godet favique. On voit les longs filaments mycéliens sinueux.

grattage d'un godet à la curette, soit dans le cheveu suspect, soit dans la poussière de l'ongle limé.

Au niveau des godets on voit des spores et des tubes mycéliens courts : spores et tubes sont *irréguliers.* « C'est l'irrégularité et l'inélégance de ses formes qui caractérisent le parasite. » La coupe d'un godet montre que les filaments rampent jusque dans le derme, à la différence des trichophytes (fig. 135) : c'est la cause des cicatrices indélébiles.

Caractères distinctifs des principaux champignons des Teignes.

	TRICHOPHYTON TONSURANS	TRICHOPHYTON MENTAGROPHYTES	MICROSPORUM AUDOUINI	ACHORION
ROLE PATHOGÈNE	Teigne tondante trichophytique. Herpès circiné.	Teigne tondante suppurée. Sycosis ou mentagre (Barbe). Folliculite agminée de la peau.	Teigne de Gruby	Teigne favique. Onychomycose favique. Favus des parties glabres.
DESCRIPTION DES PLAQUES TEIGNEUSES	Petites. Cheveux cassés au ras du cuir chevelu ou courts.	Petites Suppurées	Grandes. Cheveux cassés longs et engainés à la base par un étui blanchâtre.	Godet favique croûteux. Cheveux non cassés, décolorés.
PRINCIPAUX CARACTÈRES DU PARASITE	Spores mycéliennes grandes (5 μ). En séries linéaires régulières A l'intérieur du poil.	Spores de dimensions inégales (2 à 10 μ). En séries linéaires. A l'intérieur et à l'extérieur du poil	Spores de 2 à 3 μ de diamètre. Spores en mosaïque. Spores exclusivement autour du poil.	*Irrégularité* caractéristique des spores et du mycélium qui est formé de filaments flexueux et ondulés.

CHAPITRE IV

DIAGNOSTIC DES PROTOZOAIRES PARASITES A LOCALISATIONS MULTIPLES (1)

Les affections à protozoaires étaient, sous nos climats tempérés, jusqu'à ces derniers temps, relativement rares, et généralement peu connues, en dehors de la syphilis et du paludisme.

Mais leur étude offre actuellement, même dans nos pays, un intérêt beaucoup plus grand que par le passé. En effet, un grand nombre de nos soldats, revenus d'Orient, sont atteints d'affections tropicales latentes ou nettement caractérisées. Il en est de même des contingents coloniaux ou étrangers, qui sont venus, soit pour faire partie des armées, soit comme travailleurs mêlés à la population civile. Fatalement les uns et les autres propagent leurs affections contagieuses autour d'eux.

D'autre part il est possible qu'un certain nombre d'infections endémiques de nos pays, à pathogénie encore ignorée, soient dues à des protozoaires : la connaissance des affections tropicales et des moyens de les déceler peut aider à la découverte de parasites inconnus. Rappelons en particulier que l'on a souvent émis l'hypothèse que les cancers doivent être des infections à protozoaires, dont il resterait à déceler les agents pathogènes.

---

(1) Nous n'avons pas rassemblé ici tous les protozoaires parasites de l'homme. Pour les uns, à localisation unique, il nous a paru préférable de les décrire dans les chapitres spéciaux : c'est ainsi qu'on trouvera, en hématologie, l'étude de *l'hématozoaire du paludisme* et du *spirochète de la fièvre récurrente*, que l'on ne rencontre que dans le sang. D'autre part *l'amibe de la dysenterie* a trouvé sa place à côté du bacille, etc. La table des matières permettra de les retrouver

Broncho-spirochétose de Castellani (Bronchite sanglante).

Historique, étiologie, symptômes. — Cette affection et son agent spécifique ont été décrits par Castellani, à Ceylan, en 1905. Depuis on en a rapporté de nombreuses observations, aussi bien dans les pays chauds que sous les climats tempérés.

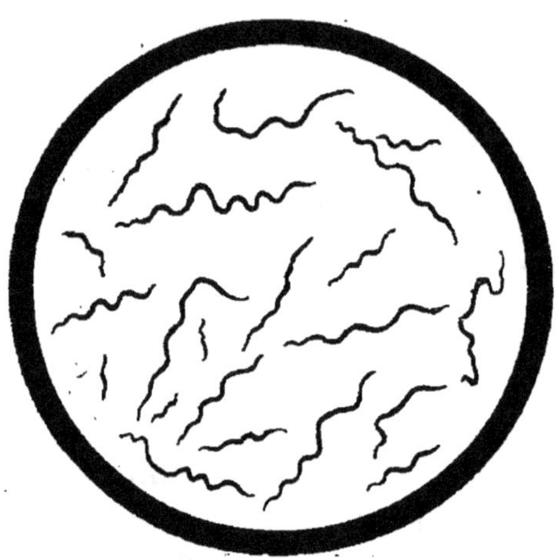

Fig. 136.—*Spirochæta bronchialis Castellani.* Grossiss. : 600.

Au cours de la guerre, elle paraît avoir été importée en France par les contingents asiatiques, soldats ou travailleurs.

On distingue une forme aiguë, une forme chronique et des formes intermédiaires. Les formes chroniques et subaiguës peuvent simuler de très près la tuberculose pulmonaire.

Le parasite. — L'affection est causée par un spirochète, le *Spirochæta bronchialis*. Il convient de le rechercher dans la partie sanglante des crachats, et peu de temps après l'expectoration, car le parasite est rapidement détruit.

La méthode d'imprégnation à l'argent, de Fontana-Tribondeau, que nous décrivons plus loin (p. 236) donne de bonnes préparations. Il est très polymorphe. Il est de dimensions très variables : 4 à 30 μ de longueur sur 0,2 à 0,6 d'épaisseur. Ses ondulations sont au nombre de 2 à 8 et parfois davantage. Les extrémités, de formes variables, sont assez souvent en pointe ; on n'observe pas de flagellés. Fnatham a fait une étude morphologique comparative très complète entre le *Spirochæta bronchialis* et les spirochètes de la bouche, et il conclut que le *Spirochæta bronchialis* est une espèce bien différente des autres.

La contagion se fait par des sortes de spores (*corps coccoïdes* de Laveran et Mesnil), granules formés entre les cloisons divisant le corps des spirochètes, et libérés lors de leur dessiccation.

Leishmanioses.

Les *Leishmania* sont des protozoaires qui se présentent dans l'organisme sous forme de corps piriformes, mais se transforment dans les cultures en éléments flagellés, qui sont des trypanosomes. Ils provoquent deux groupes d'infections : d'une part des infections généralisées ; d'autre part une affection locale, cutanée et parfois muqueuse. L'étude des leishmanioses a acquis récemment un plus grand intérêt, d'abord par l'efficacité reconnue contre elles de l'arsénobenzol et du tartre stibié, ensuite par la découverte de l'affection, en France même, chez le chien (Pringault) et chez l'homme (M. Labbé, Tarchetta et Ameuille) (1).

Kala-azar. — Les infections générales dues à ce parasite sont désignées sous des noms différents suivant les pays : celui de Kala-azar est le plus souvent adopté. Il en existe 2 formes cliniques très distinctes : nous allons en dire quelques mots, puis nous indiquerons la recherche du parasite.

1° *Kala-azar de l'adulte.* — Observée en Asie, en Tunisie, et en Europe chez des individus revenus des pays chauds, cette affection est souvent confondue avec le paludisme et parfois avec la fièvre méditerranéenne. Elle est essentiellement caractérisée par de la fièvre, de l'hypertrophie de la rate et du foie, et une cachexie profonde, symptômes auxquels peut s'ajouter de la pigmentation cutanée.

Elle est appelée encore *splénomégalie tropicale, fièvre noire, fièvre dum-dum. fièvre de Madras.*

Le kala-azar chronique peut provoquer une cirrhose hépatique, insulaire ou diffuse, comme l'a récemment montré Nattan-Larrier.

2° *Kala-azar infantile.* — Cette forme, individualisée par Nicolle, est rencontrée sur le littoral méditerranéen (Italie, Tunisie, etc.). Elle atteint exclusivement les jeunes enfants, vers la deuxième année. Elle est caractérisée par de la pâleur extrême, de l'amaigrissement, une fièvre irrégulière, des œdèmes, une hypertrophie considérable de la rate. Son pronostic est généralement fatal, mais l'affection peut durer des mois et des

---

(1) Le professeur Laveran a publié récemment un important ouvrage sur les Leishmanioses, les étudiant au point de vue clinique, parasitologique, étiologique, thérapeutique et expérimental (Paris, 1917).

années. Le chien peut être atteint d'une affection qui paraît identique : les puces seraient l'agent de transmission.

3° *Le parasite*. — Considéré d'abord comme un piroplasma et désigné sous le nom de *Piroplasma Donovani*, le parasite est actuellement classé parmi les flagellés et appelé *Leishmania Donovani*. Est-ce le même pour les deux formes cliniques, ou faut-il donner au parasite du kala-azar infantile le nom de *Leishmania infantum*? Cette question est encore discutée : Laveran conclut à l'identité des deux parasites. Pratiquement d'ailleurs peu importe. Dans les deux cas le parasite se recherche de la même façon, et présente les caractères que nous allons décrire.

Le parasite est *très rare* dans le sang, libre ou inclus dans les globules blancs. Il est aisé au contraire de le trouver, après la mort, dans les frottis d'organes (rate, foie, etc.), ou pendant la vie dans le suc obtenu par ponction de la rate. Pour la technique, M. Nicolle insiste sur les points suivants.

La seringue et l'aiguille aspiratrices doivent être parfaitement sèches, sinon le sang récolté s'hémolyserait au contact de l'eau contenue dans la seringue, et les préparations obtenues seraient mauvaises.

Il faut employer une aiguille courte et de petit calibre, de préférence en acier et neuve. Les aiguilles en platine iridié piquent moins bien et déchirent les tissus.

Il importe surtout de recueillir un peu de pulpe splénique et de ne pas trop aspirer de sang qui diluerait les parasites nombreux dans la pulpe ; leur recherche deviendrait dès lors plus longue et plus difficile. Donc, si l'on voit le sang entrer dans le corps de pompe de la seringue, il est indiqué de cesser d'aspirer et de faire des frottis avec la bouillie sanglante contenue dans l'aiguille. Si le sang ne vient pas, l'aiguille, après deux ou trois aspirations, sera retirée : son contenu, riche en cellules spléniques parasitées, est étalé sur lames.

Une bonne méthode de coloration est celle faite avec le bi-éosinate de Tribondeau, suivant la technique habituelle (voir p. 30).

Le parasite dans l'organisme est tantôt libre, tantôt inclus dans des polynucléaires ou dans de grandes cellules mononucléées. Il est formé d'éléments arrondis ou ovales, de 2 à 4 μ de long. Ils renferment à l'intérieur 2 masses plus colorées, d'inégale dimension, dont la plus volumineuse est un noyau.

En colorant par le bi-éosinate, le protoplasma du parasite est bleu pâle, le noyau violet ou rouge foncé.

Leishmaniose cutanée et muqueuse. — C'est une affection locale, caractérisée le plus souvent par des ulcérations cutanées, unique

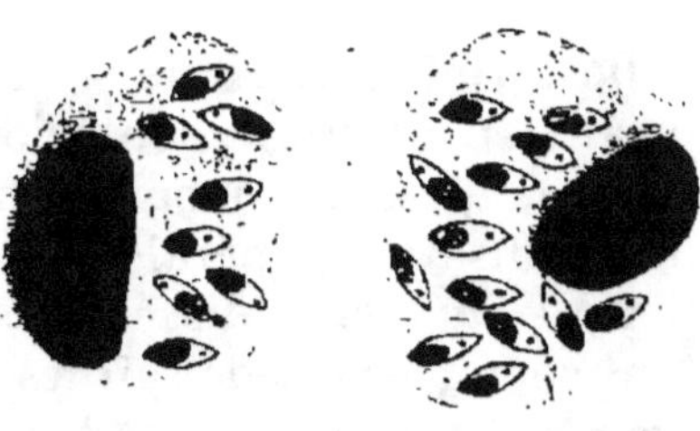

Fig. 137. — *Leishmania furonculosa* (*Bouton d'Orient*).

Grossiss. : 1.200. Le parasite est ici intra-cellulaire. Coloration par le bi-éosinate.

ou multiples, à évolution lente, siégeant d'ordinaire sur les parties découvertes, et qui peuvent simuler les lésions cutanées syphilitiques, tuberculeuses, sporotrichosiques, etc. Rarement l'affection siège sur les muqueuses. Il peut d'autre part y avoir des nodules sous-cutanés non ulcérés.

Elle est désignée sous des noms très divers : *bouton d'Orient, bouton d'Alep, clou de Biskra, ulcère des pays chauds, bouton de Bahia*, etc.

Elle est fréquente en Asie, en Afrique, en Amérique, dans les îles de Chypre et de Crète. Piraja da Silva en a publié de nombreux cas observés au Brésil.

Le parasite, que l'on recherche en faisant un frottis de la sécrétion de l'ulcère, est intra-cellulaire. On le trouve dans les cellules épithéliales et dans de grands mononucléaires. Il est arrondi ou piriforme.

On s'est posé la question de savoir si ce n'est pas le même parasite que le précédent, à localisation différente.

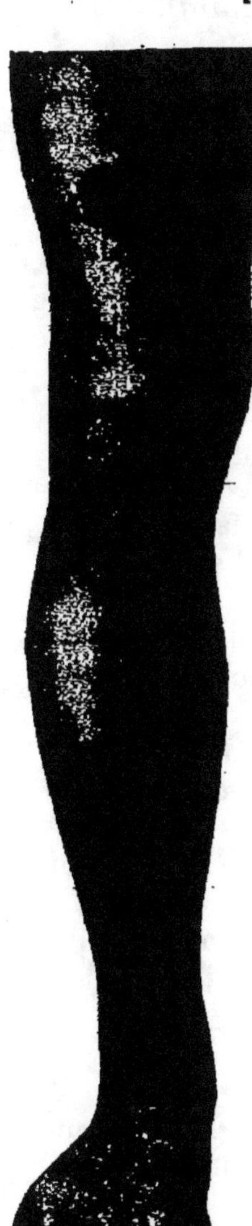

Fig. 138. — *Leishmaniose cutanée* (d'après Piraja da Silva).

On le désigne sous le nom de *Leishmania furonculosa*. Pour lui aussi, on s'est demandé s'il ne convient pas de décrire plusieurs variétés (L. basiliensis, L. nilotica, etc.).

Pian (*treponema pertenue ou pallidulum*).

Description clinique. — Le *Pian* appartient aux régions tropicales. L'affection, contagieuse par contact direct, est caractérisée, après une incubation de 15 à 30 jours, par un *chancre*,
de localisation généralement extra-génitale ; puis par une éruption de *pianomes*, disséminés sur les téguments, et se présentant sous l'aspect de saillies arrondies ou légèrement ovalaires,
bien délimitées, de 1 à 4 centimètres de diamètre : cette
période secondaire dure en moyenne une année. L'existence
d'accidents tertiaires est mise en doute.

Agent pathogène. Diagnostic. — Son agent pathogène,
découvert par Castellani en 1905, doit être recherché dans les
frottis faits avec la sérosité qui s'écoule du chancre et des pianomes secondaires, lorsque l'on en scarifie la surface.

On colore par les méthodes utilisées pour la syphilis, bi-
éosinate de Tribondeau, etc. (voir p. 235).

Le parasite, désigné sous le nom de *treponema pertenue ou
pallidulum*, a 18 à 20 μ de long, avec 6 à 20 tours de spires.
Il est généralement très fin.

Dans les coupes de lésions cutanées, on peut le mettre en
évidence par l'imprégnation à l'argent, comme pour le tréponème de la syphilis (voir p. 237).

On a pu l'inoculer au singe, et aussi au lapin (inoculation
testiculaire).

La question se pose de savoir si le pian ne serait pas une
variété de syphilis : les avis sont partagés sur ce sujet.

Rage.

Les découvertes successives de Pasteur, de Negri, de Noguchi ont fait entrer la rage au nombre des maladies infectieuses,
et probablement à protozoaires.

Pasteur établit la nature inoculable et les localisations de
l'agent pathogène, mais ne put en déterminer l'aspect.

Le diagnostic peut être fait par deux méthodes, qui doivent
être le plus souvent associées.

1° **Examen direct du système nerveux central.** — Negri,
en 1903, découvrit, dans les cellules du système nerveux central d'animaux rabiques, des éléments spéciaux, désignés
depuis sous le nom de *corps de Negri*, et dont la constatation

est le moyen le plus sûr pour le diagnostic de cette affection. Ils ont de 1 à 5 µ de diamètre, et sont de formes diverses, arrondis, ovales, fusiformes, etc. Ils sont formés d'une masse homogène, renfermant des inclusions en forme de granulations ou de bâtonnets, et entourée d'une membrane hyaline. D'une statistique de Mme Negri-Luzzani, il résulte que, lorsque l'affection est déclarée, leur recherche donne un résultat positif dans 97 p. 100 des cas. On s'est demandé s'il s'agit vraiment de parasites, ou seulement d'une réaction des cellules, réaction due à l'invasion du virus rabique (Babès).

Enfin, en 1913 Noguchi a annoncé qu'il a pu cultiver le virus rabique, en ensemençant du tissu nerveux d'animaux rabiques en milieu anaérobie (gélose-ascite présentant à la partie inférieure un fragment de tissu quelconque, et recouverte d'huile de vaseline). Dans ce milieu, on obtient des corpuscules granulaires minuscules, et parfois des corpuscules nucléés ronds ou ovales, avec membrane, et rappelant assez bien les *corps de Negri* : ils ont plutôt l'aspect de protozoaires que de bactéries.

Des réserves ont été faites sur la découverte de Noguchi.

2° **Inoculation.** — L'inoculation est faite généralement au lapin ou au cobaye. On s'adresse d'ordinaire à des fragments de bulbe.

Pour éviter la mort de l'animal par septicémie, on ne doit pas inoculer le bulbe tel quel, surtout s'il n'est pas très frais, mais le laisser séjourner pendant 24 à 40 heures dans de la glycérine stérilisée. Il est utile aussi d'inoculer par précaution deux animaux.

Chez le *lapin*, on inocule le virus à la surface du cerveau après trépanation, ou dans la chambre antérieure de l'œil.

Vers le 6ᵉ ou le 7ᵉ jour, on observe de la parésie du train postérieur ; l'animal est abattu, il a perdu l'appétit. Du 9ᵉ au 11ᵉ jour, on constate de la paraplégie ; l'animal reste couché sur le flanc, il bave et mâchonne ; on constate de la dyspnée, des contractions fibrillaires. La mort survient vers le 13ᵉ ou le 14ᵉ jour par asphyxie ; on constate une forte rigidité cadavérique.

Chez le *cobaye*, on inocule de préférence dans les *muscles de la nuque*. On observe d'abord de l'excitation pendant une dizaine de jours. Puis survient une période paralytique. La mort arrive en général du 15ᵉ au 20ᵉ jour.

L'inconvénient de l'inoculation est, on le voit, de ne donner que des renseignements tardifs.

Sodoku.

Le sodoku, affection sur laquelle l'attention a été fréquemment attirée au cours de ces dernières années, semble devoir prendre place au nombre des infections à protozoaires. Nous verrons cependant que sa pathogénie n'est pas établie avec certitude.

Historique. Étude clinique. — Ce sont les auteurs japonais qui ont les premiers, à la fin du dix-neuvième siècle, donné une étude d'ensemble sur une maladie spéciale, consécutive à la morsure des rats. Ils l'ont appelée *sodoku*, de deux mots japonais *so* rat, et *doku* poison (1).

L'infection se caractérise, dans sa forme habituelle, par :

1° Une période d'incubation longue (une à trois semaines), qui s'écoule entre la morsure et les premières manifestations morbides ;

2° L'apparition de symptômes généraux, constitués par une éruption généralisée, et par un état toxi-infectieux plus ou moins grave (fièvre, douleurs articulaires, etc.). En même temps, au siège de la morsure, qui s'était complètement cicatrisée, se fait un réveil inflammatoire, avec traînées de lymphangite et adénite ;

3° La marche cyclique de l'infection évoluant parfois pendant plusieurs mois, par poussées fébriles successives, séparées par des intervalles d'apyrexie complète.

A côté de cette forme habituelle, on observe des formes anormales. L'incubation peut être plus courte, de 2 à 5 jours. Il peut y avoir prédominance des symptômes locaux, ou des symptômes généraux, ou des douleurs, ou des troubles nerveux, moteurs et sensitifs. La fièvre peut manquer.

La connaissance de cette affection a été vulgarisée en Europe par les mémoires de Frugoni, de Gouget, de H. Roger, et par la publication d'assez nombreuses observations isolées.

Étiologie et pathogénie. — Le rôle étiologique de la morsure du rat dans cette affection n'est pas douteux. Mais les recher-

___

(1) H. Roger fait remarquer que par erreur Frugoni, l'auteur italien, qui fit connaître cette maladie en Europe, employa la dénomination de « sokodu » au lieu de « sodoku ». Depuis lors, cette erreur a été reproduite par la plupart de ceux qui se sont occupés de cette question.

ches n'ont pas pu encore établir avec certitude la nature du germe inoculé. Pour les uns il s'agirait d'un champignon du type aspergillus, pour les autres d'un protozoaire, intermédiaire comme dimensions entre le tréponème de la syphilis et le spirochète de la fièvre récurrente. L'affection a été aussi considérée comme d'origine streptococcique.

Spirochétose ictéro-hémorragique (Maladie de Mathieu-Weil).

Cette affection, ainsi dénommée par les médecins japonais (1) qui en ont récemment découvert et décrit l'agent pathogène, était antérieurement connue et désignée par des noms divers, en particulier ceux *d'ictère fébrile* ou de *maladie de Mathieu-Weil.*

Elle est due à un parasite, fréquemment rencontré chez le rat : ce dernier contamine l'homme (égoutiers, chiffonniers, mineurs, soldats, etc.) soit directement par morsure, soit indirectement par l'intermédiaire d'insectes parasites ou de déjections souillant les aliments.

La recherche de l'agent pathogène et le diagnostic doivent être faits par l'examen microscopique direct, la culture, l'inoculation, dans les conditions que nous allons préciser.

Examen microscopique direct. — Le *spirochète ictérigène* se trouve dans le *sang* pendant les 7 à 8 premiers jours de la maladie : il est rare d'ailleurs de constater sa présence par examen direct sur lames. Les conditions sont les mêmes pour le *liquide céphalo-rachidien.* Il est plus aisé de le déceler dans *l'urine,* mais seulement à partir du 10e jour de la maladie et généralement jusqu'au 20e.

Les *frottis d'organes* et les *coupes* peuvent le montrer en grande abondance, en particulier dans les reins, le foie, la rate, les surrénales.

Technique. — On le recherche soit à l'ultramicroscope, suivant la technique habituelle, soit par l'un des procédés de coloration que nous décrivons plus loin pour le tréponème de la syphilis (procédé à l'encre de Chine, bi-éosinate de Tribondeau, procédé Fontana-Tribondeau, etc.).

Aspect. — Comment se présente le parasite? Quand on peut

(1) R. INADA, Y. IDO, R. HOKI, R. KANEKO et H. ITO, The etiology mode of infection and specific therapy of Weil's disease (Spirochœtosis ictero-hœmorragica ; *Journ. of. exper medicine*, t. XXIII, 1er mars 1916, p. 377).

l'examiner dans les meilleures conditions de coloration, on lui reconnaît les caractères suivants, précisés par Noguchi.

Il se présente comme un filament cylindrique, très régulièrement enroulé en spirales très menues et très serrées, effilé en deux extrémités très aiguës. Ces extrémités sont le plus souvent recourbées en crochet, orientées dans le même sens ou en sens inverse, alors que le corps est rectiligne ou légèrement onduleux. Le nombre de spirales varie considérablement suivant la longueur du corps qui est de 3 à 30 et même 40 μ. La distance entre le sommet de deux spirales est d'environ 1/2 μ. L'épaisseur du corps est uniforme, elle diminue aux extrémités qui sont, par conséquent, nettement différenciées par leur crochet et l'amincissement du diamètre ; elles comptent, dans la règle, six spirales et, contrairement à ce que l'on observe pour la plupart des tréponèmes, leur amplitude est égale à celle des spirales du corps.

Dans les préparations moins bien colorées, les spirales sont peu distinctes et réalisent l'aspect de nœuds plus fortement colorés. C'est cet aspect qui est généralement décrit, et qui ne donne pas par conséquent une idée tout à fait exacte du parasite.

Quand il est examiné vivant, à l'ultra-microscope, les spirales donnent l'impression de nœuds disposés diagonalement ou obliquement par rapport à l'axe de l'organe. L'organisme en mouvement apparaît entouré d'un halo, que l'on retrouve sur certaines préparations colorées. En mouvement, dans un milieu semi-fluide, le spirochète forme de grandes sinuosités ; sa flexibilité est extrême : on le voit chercher un passage dans un sens et dans un autre avec une remarquable rapidité ; de même on voit distinctement les mouvements vibratoires de l'extrémité libre par lesquels il cherche à se dégager.

Cultures. — Les cultures, dont le développement est lent, s'obtiennent en milieu solide (gélose ou gélatine au sang) et surtout en milieux liquides. Pour ces derniers, l'addition de sérum sanguin est nécessaire. Les sérums des différentes espèces animales n'ont pas une valeur égale : celle du sérum de rat et de porc est nulle ; les sérums de lapin, de cheval, de chèvre sont supérieurs aux sérums de cobaye, de mouton, d'âne et de veau. Le sérum humain, quoique inférieur au sérum de lapin, peut être employé, mais non le liquide d'ascite.

On obtient des cultures remarquablement riches dans un milieu préparé avec la solution de Ringer additionnée de 10 pour 100 de sérum normal de lapin. La réaction du milieu a une grande importance : c'est un des micro-organismes qui y sont le plus sensibles. Il pousse beaucoup plus vigoureusement quand la réaction du milieu est légèrement alcaline, sans dépasser toutefois l'alcalinité normale du sérum ; dans les milieux neutres les cultures sont moins abondantes et meurent rapidement ; si le milieu au sérum est alcalinisé par addition d'une petite quantité de soude, ou légèrement additionné d'acide chlorhydrique, la culture ne pousse pas.

L'oxygène est absolument nécessaire au développement du spirochète, qui est strictement aérobie.

Il se développe à des températures comprises entre 10° et 37°, la température de 37° étant la plus favorable.

Inoculation. — L'animal de choix pour l'inoculation est le *cobaye*.

Quand l'injection est virulente, elle provoque, dans un délai qui va de 4 à 30 jours, une maladie caractérisée par de l'amaigrissement, de la fièvre et de l'ictère, et qui se termine habituellement par la mort. Quelquefois cependant l'ictère décroît et l'animal guérit.

Les humeurs ne sont pas également virulentes à toutes les phases de la maladie.

Costa et Troisier ont résumé ainsi leurs constatations à ce sujet :

1º Les inoculations de sang sont constamment positives dans les cinq premiers jours de la maladie ; elles peuvent l'être encore, mais irrégulièrement, jusqu'au dixième jour. Elles sont toujours négatives à partir de ce moment.

2º Pour le liquide céphalo-rachidien, même formule que pour le sang. Il peut exceptionnellement se montrer virulent au moment de la rechute.

3º A partir du dixième jour il faut s'adresser à l'urine. En raison de l'inconstance des résultats obtenus, il conviendra de renouveler fréquemment ces inoculations.

Syphilis (Tréponème pâle).

Classification. — L'agent pathogène de la syphilis a été d'abord décrit sous le nom de *spirochète pâle* .

Classé ensuite parmi les flagellés, dans le groupe des trypanosomidés, on le désigne actuellement sous le nom de *tréponème pâle* (1).

Les différents procédés de laboratoire pour le diagnostic de la syphilis. — Il existe un certain nombre de procédés de laboratoire pour aider au diagnostic de la syphilis. Ce sont :

1° La recherche du parasite par examen direct;

2° Sa recherche par inoculation et par culture ;

3° La constatation des effets produits par inoculation cutanée de cultures tuées (luétine-réaction de Noguchi);

4° Enfin la recherche des modifications du sérum sanguin du malade.

Nous allons étudier ici les 3 premiers procédés. Quant aux altérations du sérum sanguin, elles font l'objet d'un chapitre spécial (voir Hématologie, p. 440 et 442).

Les localisations du parasite. — Le tréponème a été trouvé dans presque toutes les lésions syphilitiques : les exceptions, au fur et à mesure que se multiplient les recherches, deviennent de plus en plus rares. Mais sa fréquence et son abondance sont excessivement variables, suivant la nature de la lésion. D'autre part le succès de la recherche dépend aussi de la façon de le chercher, de la technique plus ou moins bonne que l'on emploie.

Il convient donc que nous envisagions les principales lésions syphilitiques, et que pour chacune d'elles nous disions quelle est la fréquence et l'abondance du tréponème, et quelles sont les conditions les meilleures pour le trouver.

D'une façon générale, il faut savoir que l'on constate sa présence surtout dans les lésions primaires et secondaires, chancre, ganglion satellite du chancre, plaques muqueuses, syphilides cutanées, et dans la syphilis héréditaire précoce (lésions cutanées et frottis d'organes) : dans ces différentes manifestations syphilitiques on le trouve presque toujours. Il est plus rare dans le sang et l'urine à la période secondaire.

Dans les lésions de la syphilis tertiaire on le rencontre rarement, et sa recherche est plus délicate.

(1) Une hypothèse intéressante de Mc Donagh et Ross ferait rentrer l'agent pathogène de la syphilis dans le groupe des *sporozoaires* ; les différentes phases de la reproduction sexuée s'effectueraient dans l'organisme humain, sans hôte intermédiaire. Dans cette hypothèse, le spirochète est le *gamète mâle* de ce sporozoaire, dont les autres aspects sont plus difficiles à identifier : ils le désignent sous le nom de *leucocytozoon syphilidis*.
Une autre théorie, qui a de nombreux partisans, le considère, non comme un protozoaire, mais comme un microbe

Cependant il est possible de le trouver même dans les lésions dites *parasyphilitiques*, expression qui, on le voit, doit être abandonnée. C'est ainsi que, dans la *paralysie générale*, les premières recherches furent négatives, puis on put le déceler dans quelques cas, et l'on est arrivé enfin à le découvrir presque toujours. En examinant des *cerveaux frais* par des *méthodes rapides* (ultramicroscope, etc.) et en faisant porter les recherches systématiquement sur toutes les circonvolutions, on a pu montrer sa présence *dans 8 cas sur 9* (1). On voit l'intérêt thérapeutique d'une telle constatation.

Un traitement antiseptique local, de même que le traitement général par le mercure, peuvent empêcher de trouver le tréponème au niveau des lésions dans lesquelles il existe habituellement.

1° RECHERCHE DU TRÉPONÈME PAR EXAMEN DIRECT.

Nous allons envisager successivement : la technique du prélèvement ; l'examen par coloration ; l'examen à l'ultramicroscope ; enfin nous indiquerons les erreurs de diagnostic à éviter.

Prélèvement du produit suspect. — Considérons les différentes lésions syphilitiques, et indiquons la technique de prélèvement la meilleure pour que la recherche donne un résultat positif.

Chancre non ulcéré, papules, condylomes. — Lavage soigneux de la peau à l'eau bouillie. Scarifier la surface de l'élément ; ou bien, ce qui est préférable, user lentement l'épiderme à la curette, et comprimer pour faire sourdre un peu de *sérosité*.

Chancre ulcéré, plaques muqueuses, lésions ulcérées en général. —S'il y a eu application d'antiseptiques, ne pas faire la recherche immédiatement, mais attendre 48 heures, pendant lesquelles on se contentera de lavages ou de pansements à l'eau bouillie.

De toute façon, se débarrasser des infections superficielles et des croûtes. Gratter alors avec un fil de platine ou un vaccinostyle, légèrement, pour faire sourdre la sérosité des couches profondes de l'épiderme, en évitant de faire saigner. Ce grat-

(1) Le tréponème dans le cerveau des paralytiques généraux, par LEVADITI MARIE et BANKOWSKI. *Annales de l'Institut Pasteur*, juillet 1913.
Wile. Syphilis expérimentale produite chez le lapin par l'injection de substance cérébrale de paralytique général vivant (*The Journal of experimental Medicine* 1ᵉʳ février 1916).

tage doit porter sur la périphérie plutôt que sur le centre de la lésion.

On trouve le tréponème aisément en abondance dans ces lésions, ulcérées ou non, chancres, plaques muqueuses de la syphilis acquise, accidents cutanés de la syphilis héréditaire.

Ganglions. — Sauf le cas rare dans lequel la biopsie est possible, il convient de faire une ponction (comme pour la recherche des trypanosomes (voir p. 243) et d'examiner le suc obtenu. On y trouve le parasite soit à l'état de pureté, soit associé à d'autres micro-organismes.

Lésions gommeuses. — Le centre dégénéré de la gomme ne renferme pas le parasite. C'est à la périphérie, dans ses parois, qu'il convient de le chercher. On fait le prélèvement par grattage.

Tissus et organes. — D'une part on fait des frottis, d'autre part des coupes, suivant la technique générale habituelle, mais en employant certains liquides fixateurs que nous indiquons plus loin (voir p. 237).

Il fourmille dans les organes du fœtus hérédo-syphilitique, en particulier dans le foie, la rate, les poumons.

Épanchements séro-fibrineux, liquide céphalo-rachidien, urines, sang. — Il convient de centrifuger pour rassembler les éléments.

Pour le sang, on se débarrasse des globules rouges par adjonction d'une solution d'acide acétique au 1/3. On ajoute au sang 10 fois sa quantité du mélange acétique.

Dans ces différents liquides, il est rare et difficile de trouver le parasite. On doit se méfier en particulier de filaments spiralés que l'on peut voir dans les cylindres urinaires des néphrites syphilitiques : un examen attentif montre le plus souvent qu'il ne s'agit pas de tréponèmes comme on pourrait le penser tout d'abord.

Examen par coloration. — Le tréponème a peu d'affinité pour les matières colorantes : c'est ce qui explique que l'on ait si longtemps tardé à le découvrir, et d'autre part que l'on ait proposé de nombreux procédés de coloration. Il ne possède pas d'ailleurs de réaction colorante spécifique : un examen attentif est nécessaire pour ne pas le confondre avec les parasites voisins.

Parmi les différentes méthodes de coloration, il est bon d'en choisir un petit nombre, et d'en connaître à fond la technique.

Nous allons indiquer les meilleures et les plus couramment employées.

Coloration par le bi-éosinate de Tribondeau.

Le colorant, dont nous avons donné la formule et le mode d'emploi p. 30, colore le tréponème en rose.

Coloration par la solution d'azur-2-éosine (Giemsa).

Le frottis sur lame, fait soigneusement et aussi uniforme que possible, doit être séché à l'air libre.

Fixation à l'alcool absolu pendant une demi-heure.

Au moment de colorer, on mélange dans un récipient :

> 10 centimètres cubes d'eau distillée
> 10 gouttes d'une solution de carbonate de soude à 1 p. 1.000
> 10 gouttes de la solution colorante, que l'on ajoute en agitant

La préparation fixée est plongée dans ce mélange pendant trois quarts d'heure à 1 heure.

Lavage rapide à l'eau ; sécher rapidement en agitant ; examen à l'immersion.

Les tréponèmes sont pâles, violet-rougeâtres, parfois bleus ; les globules rouges, s'il y en a, rosés ; les globules du pus brunâtres avec un noyau foncé rouge-sombre, parfois bleu.

Une variante de ce procédé consiste à chauffer doucement pendant 1 à 2 minutes, à deux ou trois reprises. La coloration est plus rapide mais les détails de structure sont moins nets, et les cellules moins bien conservées.

Procédé à l'encre de Chine, ou au collargol.

Cette méthode est d'une extrême simplicité.

Encre de Chine. — On dépose sur une lame, dans une goutte d'eau distillée, une petite goutte de la sérosité à examiner. On ajoute très peu d'encre de Chine, et l'on étale en couche mince.

On laisse sécher une demi-heure à 1 heure.

On examine à l'immersion.

Les microbes, les spirochètes, les différents parasites donnent une image *négative*, très blanche et très nette, sur un fond uniformément coloré en gris noir.

Les caractères morphologiques permettent de reconnaître parmi eux les tréponèmes de la syphilis.

Collargol. — Harrison a proposé d'employer dans le même but une suspension aqueuse de collargol au 1/20. On obtient un champ mi-

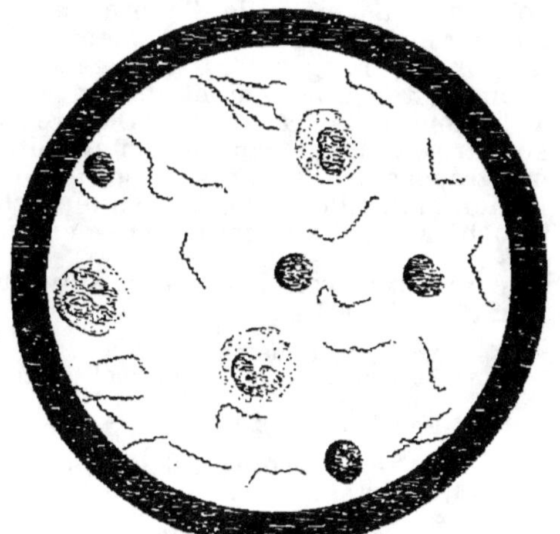

Fig. 139. — *Tréponèmes pâles, dans la sérosité d'un chancre induré.*

Coloration par l'azur-2-éosine. Grossiss : 1.200. On voit des tréponèmes nombreux, 3 globules du pus. et 4 globules rouges.

croscopique rouge brun très homogène sur lequel les spirochètes apparaissent comme de délicates spirales.

Procédé rapide de Sabrazès.

Ce procédé consiste à colorer par la fuchsine phéniquée, diluée dans 3 à 5 parties d'eau distillée (une concentration plus forte colore trop vivement le fond, qui apparaît granuleux).

Le frottis sur lame une fois fait et desséché, *mais non fixé*, on met une goutte de cette dilution colorante, on recouvre immédiatement d'une lamelle, et l'on examine aussitôt (par conséquent en préparation humide) à l'immersion.

Les différents micro-organismes se colorent, et les tréponèmes aussi, *instantanément :* mais ces derniers ont une teinte plus atténuée.

Procédé Fontana-Tribondeau.

Les méthodes de coloration des tréponèmes sont toujours délicates ; il convient en particulier que les frottis soient extrêmement minces, pour que les spirilles ne soient pas cachés par des débris organiques abondants. La méthode d'imprégnation à l'argent que nous allons donner remédie à ces inconvénients. En effet, les débris organiques, les globules rouges très réfringents sont en partie dissous ; le tréponème est très nettement mis en évidence, car il tranche vivement sur le fond de la préparation. D'autre part la totalité d'un prélèvement peut être examinée dans son intégralité, de sorte que, s'il existe quelques tréponèmes, si rares soient-ils, ils ne peuvent échapper à un examen méthodique. Enfin la différenciation avec les autres races de spirochètes peut être faite facilement et à loisir.

Il convient d'avoir les *réactifs* suivants :
1° Solution de Ruge :

Acide acétique pur.	1 centimètre cube	
Formol à 40 p. 100 (formol du commerce).	2	— —
Eau distillée	100	— —

2° Alcool fort (absolu ; à défaut, alcool à 95° ou 90° ou 80°).
3° Solution tannique :

Acide tannique (tannin).	1 gramme.
Eau distillée, chaude	20 centimètres cubes.

(A préserver des moisissures avec un peu de camphre, en flacon bien bouché.)

4° Solution de nitrate d'argent ammoniacal (*solution de Fontana*) :

Nitrate d'argent cristallisé, mis en poudre	1 gramme.
Eau distillée, froide	20 centimètres cubes.

Verser la presque totalité de cette solution dans un verre à pied très propre (réserver le peu qui reste). Ajouter peu à peu de l'ammoniaque pure avec une pipette, en agitant constamment à l'aide d'une baguette de verre ; il se forme un précipité brunâtre qui fonce progressivement, puis se décolore assez vite. A partir du moment où la décoloration commence, ne plus verser l'ammoniaque que très lentement, et s'arrêter quand la solution est encore très légèrement opalescente ; si elle devient eau de roche, ajouter lentement un peu de solution réservée, jusqu'à production de la faible opalescence désirée.

La technique est la suivante :

1er temps : Déshémoglobinisation. — Arroser la préparation avec du liquide de Ruge, que l'on renouvelle plusieurs fois jusqu'à ce qu'il s'écoule incolore (insister assez pour que le frottis soit bien blanc, car l'hémoglobine accaparerait l'argent, masquerait les spirochètes et gênerait leur coloration). Egoutter en secouant ; inutile de sécher.

2e temps : Lavage. Fixation. — Laver en versant sur la lame tenue penchée de l'alcool fort (de 80° à 100°). Sécher en mettant le feu à ce qui reste d'alcool sur la lame, et en éteignant presque aussitôt après (en soufflant sur la lame, de son talon vers son extrémité) ; on réalise en même temps, de cette façon, un chauffage modéré qui parfait la fixation.

3e temps : Mordançage. — Recouvrir d'une épaisse couche de solution mordançante. Puis, promener la préparation sur la veilleuse d'un bec de gaz (ou sur toute source de chaleur équivalente), jusqu'à dégagement abondant de vapeur ,mais sans faire bouillir, et en évitant que le liquide laisse des parties à découvert. Retirer alors la préparation de la flamme, et ne rejeter la solution mordançante que trente secondes après.

4e temps : Lavage. — Bien laver à l'eau ordinaire sous mince jet de robinet (trente secondes environ). Rincer rapidement à l'eau distillée. Egoutter en secouant ; inutile de sécher.

5e temps : Imprégnation par l'argent. — Il y a intérêt à faire cette imprégnation d'abord à froid, puis à chaud.

Recouvrir d'une bonne couche de liquide de Fontana. Laisser agir pendant quelques instants à froid, jusqu'à ce que la coloration soit bien amorcée (teinte marron clair).

Rejeter le liquide de Fontana ; le renouveler ; chauffer comme il a été dit au 3e temps, mais retirer de la flamme dès les premières vapeurs. Laisser agir ensuite pendant quinze secondes (le frottis doit avoir à ce moment une bonne teinte marron à reflets métalliques). Rejeter le liquide de Fontana.

6e temps : Dernier lavage et séchage. — Laver à l'eau *distillée* pendant quelques secondes (éviter l'eau ordinaire qui fait pâlir la teinte).

Sécher en épongeant sous papier-filtre, ou bien passer à deux ou trois reprises rapides la lame toute mouillée sur la flamme, et souffler aussitôt fortement de son talon vers son extrémité libre.

Examiner la préparation à l'immersion.

Les spirochètes, colorés en brun jaunâtre ou noirâtre, sont d'une netteté parfaite.

L'examen terminé, enlever avec du xylol l'huile de cèdre qui couvre la préparation, car les spirochètes seraient décolorés par l'huile.

Procédé Levaditi-Manouélian, par l'imprégnation au nitrate d'argent, pour la recherche dans les coupes.

a) Fixer les fragments d'organe (2 à 3 mm. de côté), pendant 24 h., dans :

Formol à 40 p. 100	10 cc.
Eau distillée	90 cc.

b) Mettre dans l'alcool à 96° pendant 24 heures ;

c) Laver à l'eau distillée jusqu'à ce que les fragments tombent au fond du récipient ;

d) Mettre pendant 3 jours, dans l'obscurité, à 37°, dans un flacon bouché contenant :

Nitrate d'argent cristallisé, pur	2 gr.
Eau distillée	100 —

e) Laver un quart d'heure à l'eau distillée ;

f) Mettre 24 heures dans la solution suivante, préparée au moment même :

Acide pyrogallique	4 gr.
Formol à 40 p. 100	5 —
Eau distillée	95 —

g) Laver largement à l'eau distillée.

Les fragments sont traités alors suivant les techniques habituelles d'histologie (alcool, xylol, paraffine, coupes). On peut examiner sans nouvelle coloration, ou au contraire colorer, pour mettre les cellules en évidence, par exemple par le bleu. Les parasites, imprégnés par le nitrate d'argent, sont noirs et faciles à déceler.

Manouélian a récemment décrit une technique plus rapide :

Fixer des fragments de 1 millimètre d'épaisseur pendant une demi-heure à 2 heures dans le formol à 10 p. 100, ou le formol-alcool (formol, 10 vol., alcool à 90°, 90 vol.) ou l'alcool à 96°. Laver à 3 reprises au moins et à 10 minutes d'intervalle dans l'alcool à 90°. Mettre les fragments dans un flacon à large goulot (jaugeant de 60 à 100 centimètres cubes) rempli à moitié d'eau distillée : au bout de quelques minutes ils tombent au fond ; renouveler l'eau distillée. Imprégner en versant dans le flacon une solution de nitrate d'argent à 1 p. 100 dont la température ne doit pas dépasser celle du laboratoire. Porter le tout à l'étuve à 56° ; y laisser séjourner de 40 minutes à 1 heure. Retirer le flacon de l'étuve, prendre délicatement les pièces avec une pince en acier soigneusement paraffinée (paraffine fusible à 70°) et laisser tomber les pièces dans le mélange suivant, fraîchement préparé :

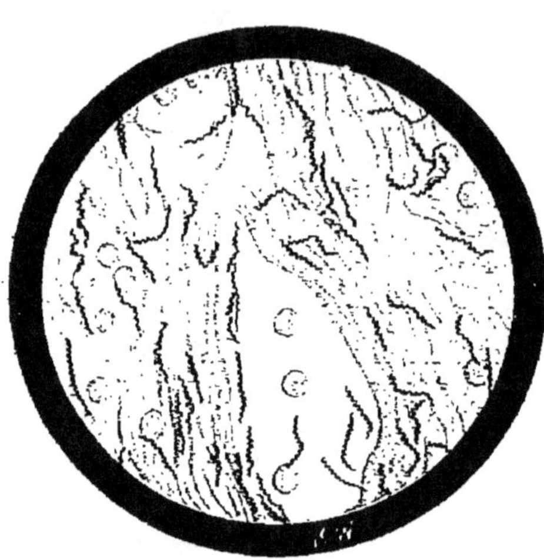

Fig. 140. — *Tréponèmes pâles, dans une coupe de poumon de fœtus hérédo-syphilitique* (d'après Deschiens). Grossiss. : 800.

Coloration par le nitrate d'argent.

Acide pyrogallique en solution aqueuse à 2 p. 100 .	90 cc.
Formol	10 cc.

En une demi-heure la réduction est faite. On peut d'ailleurs laisser séjourner les pièces dans le réducteur pendant 48 heures. Inclusion à la paraffine par la technique habituelle : 2 heures suffisent amplement pour cette opération. En refroidissant le bloc de paraffine sous un jet continu d'eau fraîche pendant une dizaine de minutes, on peut immédiatement pratiquer des coupes.

Aspect du tréponème fixé et coloré. — Le tréponème est un petit élément filiforme, long de 6 à 14 μ, ayant 10 à 25 tours de spires serrés, réguliers et fins. Il n'a pas de membrane ondulante (fig. 140). Les parasites sont souvent accolés : il n'est pas rare de voir deux éléments, rapprochés sur une partie de leur étendue, puis séparés ensuite, prendre la forme d'un Y.

Recherche par l'ultra-microscope. — L'examen et le diagnostic du parasite non coloré peut être fait par l'ultra-microscope. Nous avons donné en détail, p. 41, la technique générale de ce mode de recherche : c'est la même qu'il convient d'employer ici. Bien entendu, le produit suspect doit être recueilli dans les conditions que nous avons indiquées plus haut, pour que les tréponèmes y soient, autant que possible, nombreux et à l'état de pureté.

Par cette méthode, le tréponème est parfaitement reconnaissable, avec ses nombreux tours de spires. Il se montre doué d'une grande mobilité, grâce à un cil qu'il porte à chaque extrémité.

Tantôt il se présente comme une série de points brillants, cheminant l'un derrière l'autre, se déplaçant en ligne droite ou si-

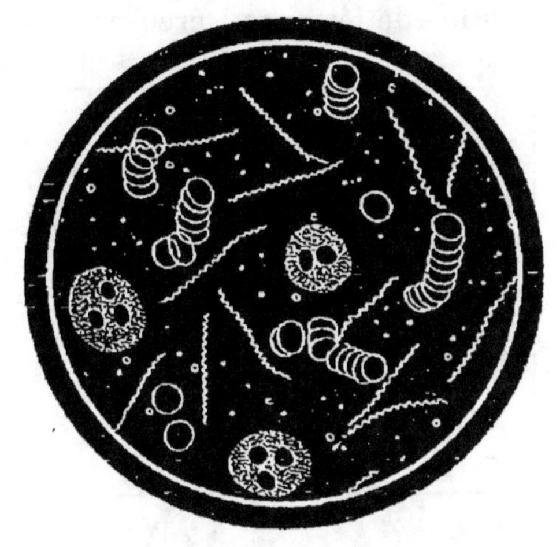

Fig. 141. — *Tréponèmes pâles vus à l'ultra-microscope* (d'après Gastou).

Sérosité de chancre induré. Grossiss. : 1.500. On voit, en outre des spirochètes, des globules rouges, des globules blancs et des grains colloïdaux.

nueuse. Tantôt ce sont de petites lignes obliques placées les unes derrière les autres. Tantôt il a la forme d'une vrille, d'un tire-bouchon, d'un long filament onduleux, formé de 10 à 15 tours de spires, à extrémités effilées.

Il convient d'insister sur les caractères suivants : il est *long, étroit;* ses tours de spire sont *serrés, profonds* et *réguliers.*

Erreurs de diagnostic à éviter. — Mais il est loin d'être suffisant de constater, à l'ultra-microscope ou sur préparation colorée, la présence d'un élément spiralé pour faire le diagnostic de syphilis.

Il existe plusieurs variétés de spirochètes, assez semblables au tréponème pâle, et que l'on trouve en particulier dans les cavités naturelles, buccale, anale, vaginale. Par suite le diagnostic exige une grande attention, et l'on ne doit conclure qu'après avoir éliminé toutes les formes qui ressemblent plus ou moins au parasite de la syphilis.

Le tableau ci-joint va nous permettre de les différencier (fig. 142).

En A : le *tréponème de la syphilis*.

En B : le *spirochète réfringent*, rencontré dans un grand nombre de lésions ulcéreuses superficielles, surtout génitales. Il en diffère parce que ses tours de spire sont moins serrés, moins réguliers, et qu'il a une membrane ondulante nette. Il est plus long, plus épais, plus mobile. Il est souvent associé au tréponème pâle.

En C : le *spirochète du cancer ulcéré;* il a une membrane ondulante, des extrémités émoussées et tronquées.

En D : le *spirochète des dents*, qui est le plus fin et le plus ténu. On le trouve fréquemment dans la bouche. C'est lui qui peut le plus aisément être confondu avec le tréponème pâle. Il est plus mince, plus court, moins mobile.

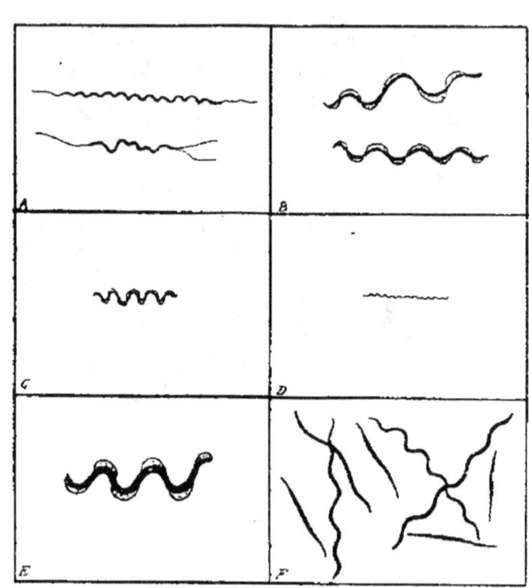

FIG. 142.— *Les principaux spirochètes.*
Grossiss. : 1.200

En E : fragment de *spirochète plicatilis*, très gros, très épais. Il a des ondulations lâches et une membrane ondulante nette.

En F : le *spirille de l'angine fuso-spirillaire de Vincent*. Il est plus volumineux que le spirochète pâle. Il est toujours associé au bacille fusiforme.

Signalons aussi :

Le *spirochœta buccalis*, trouvé surtout dans le tartre dentaire, et qui ressemble beaucoup au spirochète de Vincent;

Le *spirochète de la balanite érosive*, plus volumineux que le tréponème. Il a des ondulations peu marquées. Il est quelquefois pourvu de cils à ses extrémités.

2° Inoculations et cultures.

L'inoculation de la syphilis, obtenue pour la première fois par Roux et Metchnikoff, est positive chez les singes, et surtout chez les grands anthropoïdes.

On peut aussi inoculer le chien et le lapin.

Les cultures sont très difficiles à obtenir.

Ces deux procédés de diagnostic ne sont encore que peu utilisables pratiquement.

Procédé de Noguchi pour cultures. — Noguchi a pu obtenir des cultures pures à l'aide d'un milieu constitué par une partie de sérum sanguin et 3 parties d'eau, additionnés d'un assez gros fragment de rein ou de testicule frais de cobaye sain. On met 15 centimètres cubes de ce liquide dans un tube ; on recouvre la surface d'une couche d'huile de paraffine, car la culture doit être *anaérobie*. On ensemence le produit syphilitique. On met à l'étuve deux semaines. Le milieu se trouble, et renferme des tréponèmes et des microbes. On filtre la culture sur bougie : les microbes sont retenus, et les tréponèmes se retrouvent seuls dans le liquide qui a filtré.

3° La cutiréaction a la luétine de Noguchi.

Principe. — La peau des syphilitiques et celle des animaux inoculés présente vis-à-vis du tréponème une hypersensibilité très marquée que n'a pas la peau de sujets normaux.

Noguchi a montré que l'inoculation intracutanée de *luéline*, préparée avec des cultures pures de tréponèmes, produit généralement au niveau de la peau des syphilitiques une réaction inflammatoire plus ou moins intense, alors qu'elle ne provoque d'ordinaire aucun phénomène chez des sujets normaux. L'intensité de cette réaction inflammatoire varie depuis un simple petit nodule rouge et enflammé jusqu'à la formation d'une petite pustule dont l'évolution dure en général quelques jours. Parfois la réaction ne débute que trois à quatre semaines après l'inoculation.

Technique. — La luétine, préparée par Noguchi, est un mélange de cultures de plusieurs races de *treponema pallidum*. Cette émulsion est stérilisée par chauffage à 60°, et additionnée de crésol. On la conserve à la chambre froide.

Au moment de l'emploi, on la dilue dans son volume de sérum artificiel (8 grammes de chlorure de sodium pour 1.000 grammes d'eau bouillie).

On peut pratiquer les injections exactement suivant la même technique que pour l'intradermoréaction. On injecte *un dixième de centimètre cube* du mélange au niveau de la région deltoïdienne par exemple, chez l'adulte ; chez l'enfant on se contente de *un vingtième de centimètre cube*.

D'autre part, il convient de s'assurer que le sujet n'a pas pris de médicaments (iodures, bromures, etc.) pendant les quelques jours qui précèdent la recherche de la réaction : il a été signalé en effet que leur ingestion pourrait prédisposer aux réactions positives.

Résultats. — La luétine-réaction positive se présente sous l'une des trois formes suivantes :

1° La *forme papuleuse* se manifeste 24 à 48 heures après l'injection par une papule rouge, indurée, surélevée, d'une dimension de 7 à 10 millimètres. Elle augmente progressivement pendant deux ou trois jours, puis diminue graduellement et finit par disparaître en sept à dix jours.

2° La *forme pustuleuse* débute après la précédente ; au bout de quatre à cinq jours, on voit apparaître de petites vésicules ; puis se forme une pustule. Le sujet éprouve quelquefois un prurit plus ou moins intense.

3° La *forme torpide* se caractérise par la lenteur dans l'apparition de l'élément typique. Brusquement, parfois deux ou trois semaines après l'injection, apparaît un élément presque toujours pustuleux.

Si la réaction est négative, on verra tout au plus un peu d'érythème, ou une petite papule qui disparaîtra en trois ou quatre jours.

Degré de valeur de la réaction. — La réaction est généralement positive chez les syphilitiques, généralement négative chez les non-syphilitiques.

Mais on ne peut donner, ni à un résultat positif, ni à un résultat négatif une valeur absolue.

Le relevé statistique suivant de Burnier, basé sur environ 1.500 cas, va d'abord nous renseigner sur la fréquence des résultats positifs dans la syphilis, suivant la période et la forme de l'affection :

Syphilis primaire	33 p. 100
Syphilis secondaire	47 —
Syphilis tertiaire	79 —
Syphilis latente	65 —
Hérédo-syphilis	70 —
Tabes	49 —
Paralysie générale	56 —

Ces résultats sont assez comparables à ceux de la réaction de déviation du complément, sauf pour les périodes primaire et secondaire, pendant lesquelles la réaction de déviation est plus souvent positive. D'autre part le traitement a moins d'influence sur la luétine-réaction que sur la réaction de déviation du complément.

Mais ce qui enlève à la réaction son caractère de spécificité, et par suite une grande part de son intérêt, ce sont les constatations suivantes faites par différents expérimentateurs, Jeanselme en particulier :

a) Elle est parfois positive chez des sujets qui paraissent absolument indemnes de syphilis.

b) Chez un même sujet on a pu obtenir des résultats variables suivant les échantillons de luétine employés.

c) C'est une réaction de groupe, et non une réaction propre au tréponème pâle. On a pu en effet obtenir des résultats identiques avec de l'extrait de cultures de trypanosomes et de treponema pertenuis.

En résumé, c'est un procédé de diagnostic utile à employer, et de technique facile, mais dont les résultats demandent à être interprétés.

Si la réponse est *négative*, la statistique que nous avons donnée montre le degré de probabilité que cette réponse apporte contre la syphilis.

Si elle est *positive*, on doit se rappeler qu'il peut cependant s'agir d'un sujet indemne de syphilis, surtout s'il est atteint d'une affection voisine (pian, trypanosomose, etc.).

Trypanosomes (Trypanosoma Gambiense et Schizotrypanum Cruzi).

Deux trypanosomes ont été jusqu'ici rencontrés chez l'homme. le *Trypanosoma Gambiense* et le *Schizotrypanum Cruzi*.

1° *Trypanosoma Gambiense.*

Rôle pathogène et localisations. — Il est inoculé à l'homme par les mouches *tsé-tsé*, particulièrement la *Glossina palpalis*, et provoque chez lui la *Trypanosomose fébrile*, qui devient la *Maladie du sommeil* quand le parasite passe dans le liquide céphalo-rachidien.

Ses localisations multiples dans l'organisme se fond dans l'ordre suivant : d'abord le système lymphatique et les ganglions, puis le sang, enfin le liquide cépalo-rachidien.

Technique et diagnostic. — Sa recherche, parfois délicate, exige que l'on suive exactement la technique que voici.

Pour les *ganglions*, M. Wurtz donne les conseils

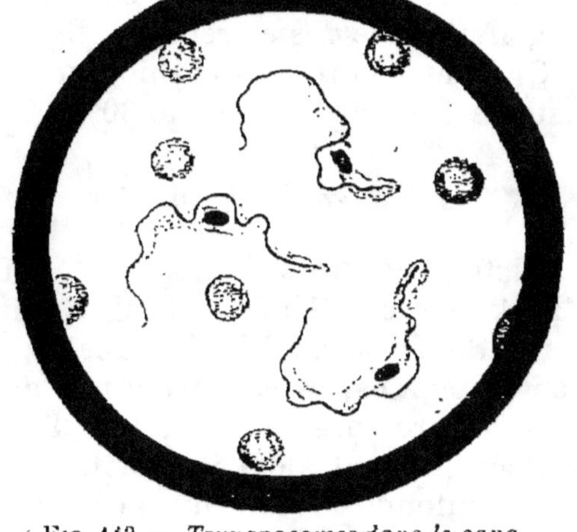

FIG. 143. — *Trypanosomes dans le sang.* Coloration par la thionine. Grossiss. : 1.000.

suivants : bien fixer la tumeur entre les doigts ; après avoir enfoncé l'aiguille, la déplacer en différents sens pour dilacérer légèrement l'organe et recueillir la plus grande quantité possible de suc ganglionnaire. Il a imaginé à cet effet une seringue dont nous avons donné la figure (p. 3). Elle permet de faire le vide dans un réservoir, et de fermer ensuite la communication avec le corps de la seringue. De cette façon on a un vide permanent dans le réservoir, et l'on est sûr d'aspirer le liquide pendant que l'on remue doucement la pointe de l'aiguille dans l'épaisseur du ganglion.

Pour le *sang*, on peut le recueillir au niveau du doigt, ou par ponction veineuse. Mais, si le malade a des placards d'érythème, la piqûre à ce niveau donne des préparations plus riches en parasites.

Quant au *liquide céphalo-rachidien*, il doit être centrifugé.

Suc ganglionnaire, sang, ou culot de liquide céphalo-rachidien seront examinés de deux façons :

1° Directement, sans coloration, entre lame et lamelle, et de préférence avec une cellule à rigole. On emploie un grossissement moyen et un éclairage modéré.

On voit les parasites s'agiter rapidement au milieu des éléments cellulaires. Ils sont moins larges que les globules rouges ou blancs, mais plus longs : ils ont en effet 15 à 30 μ de long, sur 1 à 2 de large.

2° Par étalement, fixation, coloration. On distingue alors nettement le parasite avec son noyau, son protoplasma et le flagelle à l'une des extrémités (fig. 143).

On peut colorer par la thionine phéniquée, ou par le bi-éosinate de Tribondeau (voir p. 30).

2° *Schizotrypanum Cruzi (Maladie de Chagas).*

Historique ; rôle pathogène. — Découvert au Brésil, dans l'État de Minas-Géraes, par M. C. Chagas, assistant de l'Institut Oswaldo Cruz, de Rio de Janeiro, signalé depuis dans différentes régions, et en particulier dans l'État de Sao Paulo et dans la province de Bahia, par Piraja da Silva, et aussi dans l'Amérique centrale, ce parasite produit des symptômes souvent confondus avec ceux de l'ankylostomiase. La *maladie de Chagas* est en effet caractérisée essentiellement par de l'anémie et des œdèmes, avec hypertrophies ganglionnaires et splénomégalie.Il convient de signaler aussi la fréquence d'accidents nerveux aigus ou chroniques (méningo-encéphalites aiguës, paralysies, épilepsie, idiotie, etc.).

Le parasite est inoculé par une punaise ailée, le Conorhinus megistus du Brésil, que l'on trouve fréquemment dans les maisons de la classe pauvre : cet insecte pique surtout la nuit ; sa piqûre est peu douloureuse, et ne laisse en général aucune trace.

Description ; diagnostic. — Il se trouve dans l'organisme humain sous plusieurs formes différentes :

1° Dans le sang : forme *adulte, libre*, de dimensions plus grandes que le trypanosoma Gambiense, mais semblable à lui, avec son noyau, son protoplasma et son flagelle (fig. 144, A).

2° Dans le sang : forme *jeune*, parasite *endoglobulaire*, qui vit dans le globule rouge, et s'y développe, jusqu'au moment où il devient forme adulte, et s'échappe du globule rouge, pour être libre dans le sang (fig. 144, B, B, B).

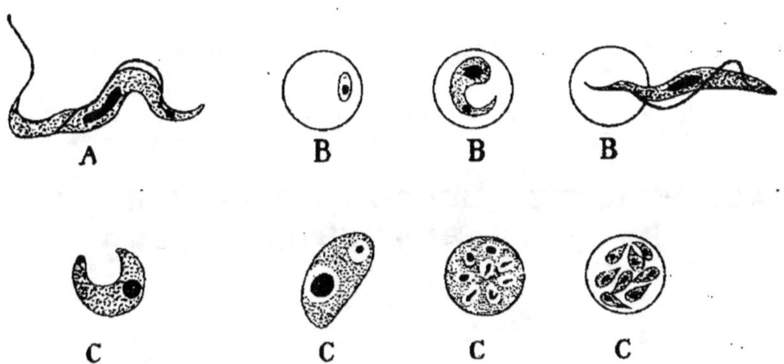

Fɪɢ 144. — *Evolution du Schizotrypanum Cruzi.*
A Parasite adulte, libre dans le sang — B. Développement d'un mérozoïte dans un globule rouge. — C. Multiplication des mérozoïtes dans le poumon.

3° Dans les capillaires du poumon : formes de multiplication par schizogonie, d'où dérivent les mérozoïtes que l'on trouve dans le sang comme parasites endoglobulaires (fig. 144, C, C, C, C).

Le diagnostic se fait par l'examen du sang non coloré et coloré. On y trouve les formes jeunes et adultes (fig. 144, A, B, B, B).

La coloration par le bi-éosinate de Tribondeau donne de belles préparations.

CHAPITRE V

DIAGNOSTIC DE QUELQUES VERS ET INSECTES PARASITES (1).

Chique (Sarcopsylla penetrans).

Rôle pathogène et mode d'extraction. — La Chique (Sarcopsylla penetrans), originaire des régions tropicales de l'Amérique et de l'Afrique, est assez semblable à la puce commune, et, comme elle, pique l'homme, et se retire après s'être gorgée de sang.

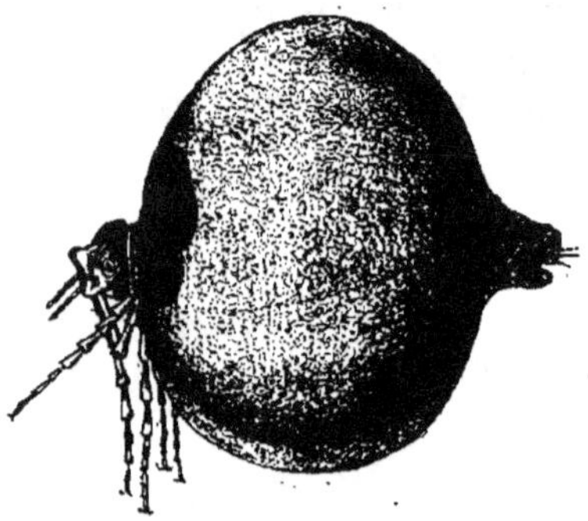

Mais en outre, au moment de la ponte, *la femelle*, devenant définitivement parasite, s'enfonce dans l'épaisseur de la peau, généralement du pied : elle provoque alors l'apparition d'une petite tumeur cutanée, blanchâtre, présentant un orifice étroit par lequel on l'aperçoit.

FIG. 145. — *Sarcopsylla penetrans (chique).*
Femelle fécondée. Grossiss. : 10.

Il faut, pour l'examiner, l'énucléer avec une pointe mousse, et en prenant beaucoup de précautions. Il est en effet *essentiel de ne pas rompre son abdomen rempli d'œufs qui se répandraient dans la plaie* et provoqueraient des complications.

Description. — Le parasite que l'on retire ainsi est volumi-

(1) Les métazoaires parasites à *localisation unique non cutanée* sont étudiés dans les chapitres spéciaux (sang, matières fécales, etc.).

neux ; son abdomen peut atteindre la grosseur d'un pois. On peut donc l'examiner à l'œil nu ou à la loupe : on le reconnaît à son corps formé de trois segments parfaitement distincts (tête, thorax, abdomen), à ses trois paires de pattes, à son absence d'ailes, enfin à la dilatation énorme de l'abdomen.

Demodex folliculorum.

C'est un acarien, à aspect vermiforme, qui a environ 1/2 millimètre de long (fig. 146).

Les demodex sont très communs dans les glandes sébacées de la face, les comédons de l'aile du nez, du front et des joues, chez presque tous les individus.

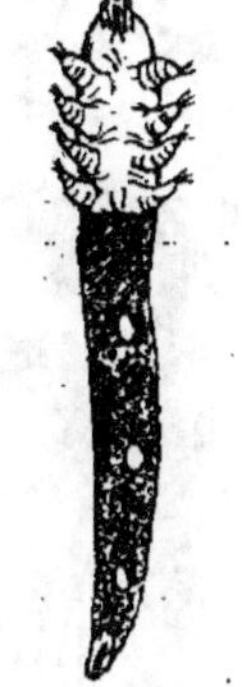

Fig. 146. — *Demodex folliculorum hominis.*
Grossiss. 100. Individu adulte femelle.

Pour les rechercher, il suffit d'extraire par pression le contenu des glandes sébacées, de mettre sur lame, avec une goutte d'huile, et d'examiner à un grossissement moyen. Tantôt on voit des parasites adultes, faciles à reconnaître ; tantôt seulement des larves ovalaires, de 50 à 100 μ de long, moins caractéristiques, et qu'il convient de rechercher attentivement à un fort grossissement (fig. 147).

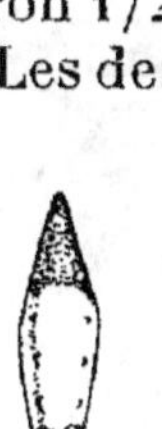

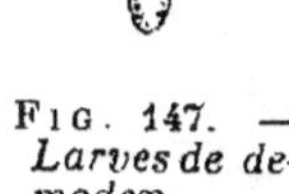

Fig. 147. — *Larves de demodex.* Grossiss. : 100. — En haut, larve apode. En bas, larve héxapode.

Les demodex ont peut-être un rôle dans l'étiologie des *épithéliomas* et la transmission familiale de la *lèpre* (Borrel). Ils sont en tout cas particulièrement abondants dans certaines affections cutanées, *séborrhée*, *acné*, etc.

Gale (Sarcoptes scabiei).

Recherche du parasite et description. — Le mâle reste logé sous les écailles épidermiques superficielles ; la femelle seule creuse des galeries pour la ponte : c'est cette dernière qu'il est le plus facile de trouver.

Avec une fine aiguille on ouvre le sillon jusqu'à son extrémité : on y voit un point blanchâtre qui n'est autre chose que le parasite. On le recueille avec la pointe de l'aiguille, à laquelle il se fixe lui-même à l'aide des ventouses qui terminent ses pattes. On le met entre lame et lamelle, avec une goutte d'eau, et on l'examine à un faible grossissement (fig. 149).

On le reconnaît à son abdomen ramassé, non segmenté, à sa bouche armée d'un rostre, à ses quatre paires de pattes. La femelle a de 300 à 450 µ de long sur 250 à 350 de large. Elle a des ventouses aux deux paires antérieures et des soies aux deux paires postérieures.

Le mâle est deux fois plus petit, avec des ventouses à trois paires de pattes, et des soies à une paire.

Rouget.

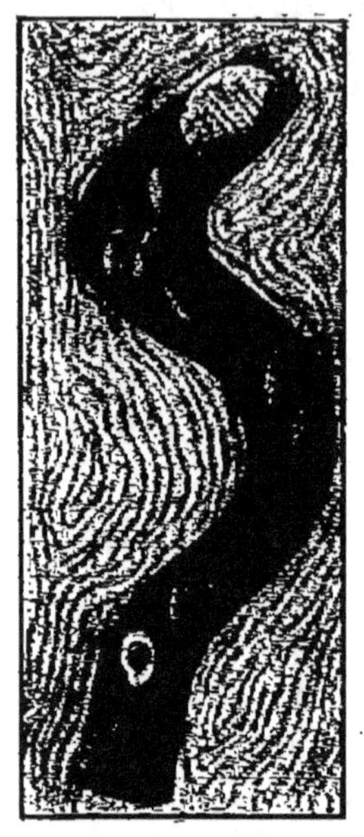

Fig. 148. — *Sillon de la gale* (d'après Railliet). Grossiss. : 30

On voit la femelle à l'extrémité ; le long du trajet qu'elle a suivi, elle a semé des œufs et des excréments.

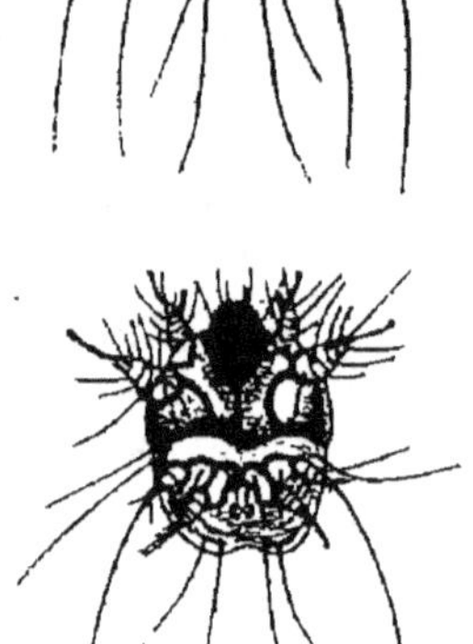

Fig 149. — *Sarcoptes scabiei hominis (gale)*

En haut, femelle, vue par la face dorsale. En bas, mâle, vu par la face ventrale. Grossiss. : 150.

Symptômes cliniques. — Les manifestations en sont essentiellement : des démangeaisons intolérables, empêchant le sommeil, et comparables à celles de la gale ; des plaques rouges et saillantes, de 1 à 2 centimètres de diamètre ; enfin des lésions de grattage.

L'affection se montre, dans nos pays, particulièrement en été, chez les personnes qui se sont promenées dans les jardins, les cultures de trèfles ou de sainfoin. Elle est désignée parfois sous le nom d'*érythème automnal.*

Des manifestations sinon identiques, du moins assez semblables, sont constatées dans l'Amérique centrale et méridionale, au Japon, etc.

Le parasite. — Cette affection est due à la pénétration sous les téguments de petits parasites rouges, qui occupent le centre des papules, et que l'on peut extirper avec la pointe d'une aiguille.

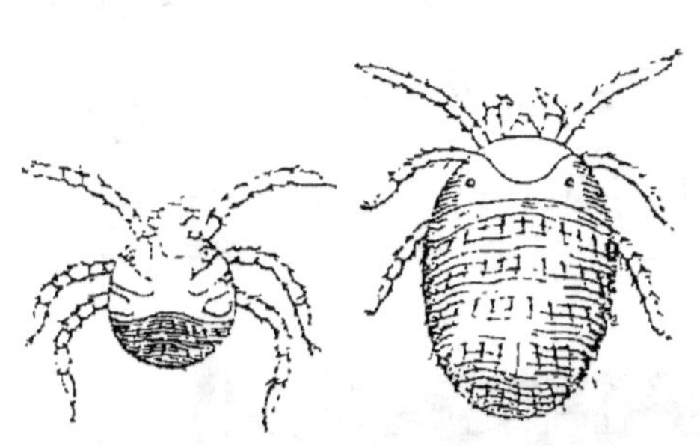

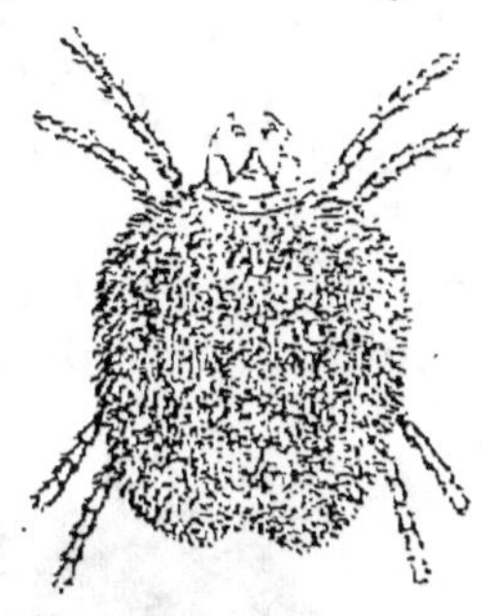

FIG. 150. — *Rouget (larve de Trombidium)*.
Parasite à jeun et parasite repu.
Grossiss. : 80.

FIG 151. — *Trombidium*.
Forme adulte du rouget.
Grossiss. : 10.

L'examen au microscope montre une larve rouge, munie de 3 paires de pattes, et ayant au maximum 1/2 millimètre de long, quand elle est repue de sang (fig. 150).

Les adultes. — qui ne sont pas parasites, — sont des acariens, du genre Trombidium. Ils sont aussi de couleur rouge, et ont 3 à 4 millimètres de long (fig. 151).

Il existe plusieurs variétés de larves et d'adultes. Dans certaines affections tropicales, qui se rapprochent de celle que nous décrivons ici, les larves n'ont pas toujours pu être identifiées.

Trichinose (Trichinella spiralis).

Symptômes cliniques. — Lorsque les symptômes cliniques, fièvre, troubles intestinaux, douleurs musculaires. suivis d'anémie, d'œdèmes, d'éruptions miliaires, feront soupçonner l'existence d'une trichinose, le diagnostic, en dehors bien entendu de l'examen de la viande suspecte, sera fait par l'examen des fèces, et par la biopsie musculaire.

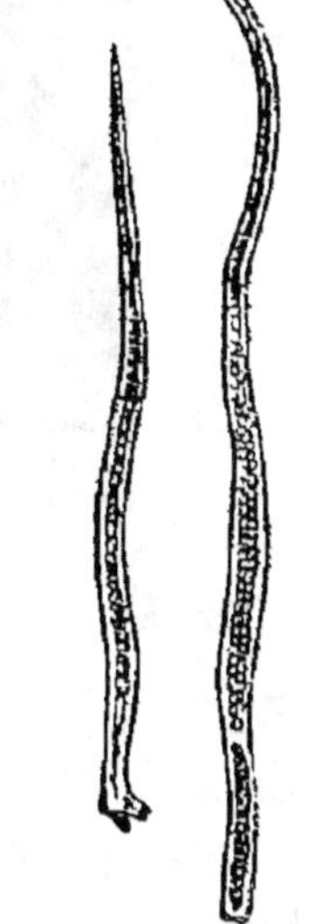

A   B
FIG. 152 (D'après J. Chatin). — *Trichinella spiralis.*
Grossiss. : 30.
A, mâle ; B, femelle.

Examen des matières fécales. — Dans les matières, on ne trouvera jamais d'œufs de trichine (car les embryons sont mis en liberté dans l'utérus même du parasite), mais des larves ou des trichines adultes.

Les *embryons* sont allongés, de 100 µ. de long sur 6 de large, obtus en avant, effilés en arrière.

L'adulte est un ver de petite taille, de 1 à 3 millimètres de long (fig. 152).

L'expulsion des adultes et des embryons se fait surtout dans la première période de la maladie, mais peut durer de 1 à

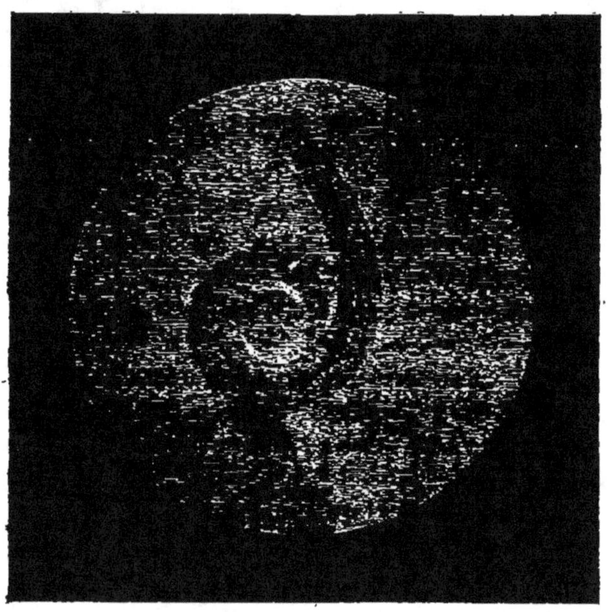

Fig. 153. — *Embryon de Trichinella spiralis* (d'après Barthélemy). Grossiss. : 380.

2 mois. On observe alors des embryons nombreux, s'agitant en masse au milieu du mucus intestinal. Leur constatation permet d'éliminer les affections auxquelles on a tendance à penser tout d'abord, *intoxication alimentaire, catarrhe gastro-intestinal, fièvre typhoïde.*

Recherche intramusculaire. — Les embryons, au lieu d'être expulsés avec les matières fécales, peuvent perforer la paroi intestinale. pénétrer dans les veines, puis dans les capillaires des muscles. Sortis des vaisseaux, ils se logent à l'intérieur des fibres musculaires et s'y enkystent.

Ils y forment de petits kystes à peine visibles à l'œil nu. Au début, le kyste n'est formé que par l'embryon entouré du sarco-lemme ; bientôt il s'entoure d'une substance chi-tineuse sécrétée par l'embryon lui-même, plus ou moins épaisse, et d'une enveloppe produite par le tissu conjonctif environnant enflammé ; celle-ci peut se calcifier avec le temps. Entre les sinuosités du parasite lui-même se trouve une substance granuleuse amorphe.

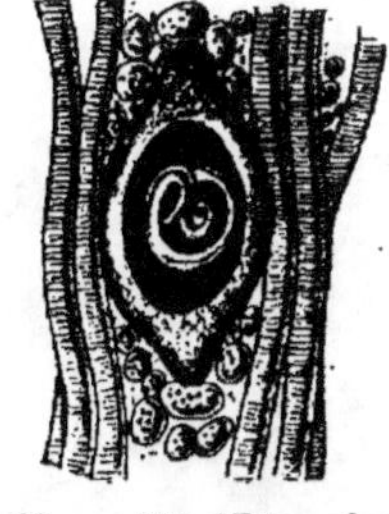

Fig. 154 (D'après J. Chatin) — *Larve de trichine enkystée dans un muscle.* Grossiss. : 50.

Ces kystes ne deviennent jamais très gros, et restent toujours intramusculaires.

La recherche des kystes se fait de la façon suivante. On incise la peau, par exemple au ni-veau d'un espace intercostal, et l'on prélève un fragment de muscle. On dissocie avec 2 aiguilles, et l'on examine au microscope à un grossissement faible.

On voit alors des kystes de 300 à 400 μ de diamètre, renfer-mant un ou plusieurs embryons enroulés en spirale (fig. 154). Parfois les embryons sont libres dans le voisinage du muscle.

On a pu trouver jusqu'à 1.500 embryons dans 1 gramme de tissu musculaire.

Bien entendu, au lieu de dissocier le fragment, on peut faire, suivant la technique habituelle, des coupes histologiques.

Présence possible des larves dans le liquide céphalo-rachi-dien. — On a signalé aussi la présence de larves dans le liquide céphalo-rachidien, chez des enfants atteints de trichi-nose, et présentant un syndrome méningé.

LIVRE III

EXAMEN DU SANG EN CLINIQUE

CHAPITRE PREMIER

GÉNÉRALITÉS — MARCHE A SUIVRE POUR UN EXAMEN DE SANG

Importance, facilité, indications de l'examen du sang.

Importance de l'examen du sang, et particulièrement des éléments figurés. — Les recherches sur le sang, destinées à seconder l'examen clinique, peuvent être divisées en deux grands groupes : celles sur le sérum ou le plasma, et celles sur les éléments figurés.

L'examen du plasma et du sérum à différents points de vue (*séro-diagnostics de la typhoïde, de la syphilis, mesure de l'azotémie,* etc.) est pratiqué universellement, peut-on dire, à l'heure actuelle. Il convient cependant d'en étendre encore les indications : nous verrons en particulier la place importante que doit occuper l'examen du *réticulum fibrineux.*

Par contre, l'étude des *éléments figurés* est loin d'avoir en clinique la place qu'elle mérite. Son importance en effet est capitale pour permettre ou faciliter le diagnostic d'un grand nombre de maladies. Il n'est pas douteux que les renseignements que donne cette étude offrent à la clinique un apport au moins aussi précieux que l'examen des urines. Cependant, en dehors des hôpitaux, ces renseignements sont trop rarement utilisés.

Raisons, peu valables, pour lesquelles cet examen n'est qu'exceptionnellement pratiqué. — La première cause en est évidemment que les principales notions hématologiques, quoique très simples, ne sont pas suffisamment vulgarisées, et que par suite l'*importance pratique* de cet examen est souvent ignorée. En effet, et pour reprendre notre comparaison, il n'est pas un médecin qui ne connaisse la signification de la présence de sucre ou d'albumine dans les urines. Combien peu au contraire seraient aidés dans un diagnostic hésitant, si on leur révélait que leur malade a, dans le sang, des globules rouges à noyau, de la polynucléose, ou de l'éosinophilie !

La deuxième raison, c'est que l'on ne connaît généralement pas la *technique* de l'examen des éléments figurés du sang et surtout sa *très grande simplicité*. Faire recueillir des urines pour les envoyer à l'analyse, ou même rechercher soi-même la présence du sucre et de l'albumine, rien n'est plus facile, semble-t-il. Or, il est encore plus simple et plus facile de recueillir quelques gouttes de sang sur des lames de verre, pour un examen que l'on fera pratiquer dans un laboratoire; ou même de faire cet examen soi-même, si l'on a à sa disposition de l'alcool, deux ou trois solutions colorantes, un microscope.

On peut, avec un peu d'habitude (aussi facilement que pour une recherche d'albumine), faire un examen de sang sur lame colorée, dans son cabinet de consultation, devant le malade, en quelques instants.

Ajoutons qu'il est une troisième cause à cette abstention, et peut-être la plus importante : on craint qu'une fois le résultat connu, l'*interprétation* n'en soit malaisée. Or, nous devons ici faire une distinction essentielle. Il est vrai qu'un examen *complet* du sang peut être d'une interprétation difficile (et n'en est-il pas d'ailleurs de même d'un examen *complet* des urines ?).

Mais, au point de vue pratique, il en est tout autrement. En effet, les variations des éléments figurés dont on peut tirer des déductions pour affirmer ou infirmer un diagnostic sont en nombre assez restreint. Il est très facile de les avoir toutes présentes à l'esprit, et de savoir les renseignements qu'elles peuvent donner.

Notre but est précisément de mettre ces *notions pratiques* en pleine lumière : tout ce qui n'a qu'un intérêt purement scientifique, nous le laisserons systématiquement au second plan.

Raisons à priori de l'importance clinique de l'hématologie. — Pouvons-nous, à priori, nous expliquer la valeur clinique des renseignements fournis par l'hématologie ?

Sans doute, car il suffit de nous rappeler que le sang est un tissu doué de propriétés particulières, à la fois liquide et circulant, un *milieu intérieur*, comme Claude Bernard l'a défini.

Comme tout tissu, il peut donc être atteint de maladies qui lui sont propres, affections du sang ou des organes hématopoïétiques, telles que leucémies, anémies essentielles, chlorose, purpuras.

Mais, en outre, parce qu'il est en contact avec tous les tissus et tous les organes, leur portant leurs matériaux nutritifs et recevant leurs déchets, il en résulte naturellement que des affections, même locales, impriment leur marque plus ou moins profonde sur le sang.

Cas dans lesquels la clinique peut être secondée par l'hématologie. — On peut classer de la façon suivante les circonstances dans lesquelles l'examen du sang doit être pratiqué :

1° En présence d'une *maladie du sang* ou des *organes hématopoïétiques*, reconnue ou soupçonnée (anémie, leucémie, purpura, chlorose) : pour en confirmer le diagnostic, en préciser les caractères et le degré.

2° En présence d'une maladie dont le *diagnostic est hésitant*, lorsque l'on sait que l'une ou plusieurs des affections soupçonnées présentent en général des modifications sanguines caractéristiques (suppurations, fièvre typhoïde, pneumonie, variole, paludisme, kyste hydatique, cancer, intoxication saturnine, etc.).

3° En présence d'une affection dont le diagnostic paraît presque certain, mais pour laquelle une erreur aurait une importance capitale, en provoquant par exemple une *intervention chirurgicale* inutile, ou en retardant une opération nécessaire (appendicite, abcès du foie, suppuration profonde, etc.).

4° En présence d'une maladie qu'aucun signe net ne permet de caractériser : par exemple un cas d'*affaiblissement* ou d'*amaigrissement progressif*, ou de *fièvre*, ou de *convulsions* et d'*accidents d'allure méningée* chez les enfants, ou de *troubles gastro-intestinaux*, tous les cas en un mot dans lesquels l'examen clinique seul n'a permis ni de fixer l'étiologie de la maladie, ni d'en instituer le traitement rationnel. Dans de telles circon-

stances, il peut arriver que l'examen du sang montre une particularité intéressante, et ce symptôme hématologique devient
le premier anneau d'une chaîne qui conduit peu à peu au diagnostic.

5° Enfin le médecin placé à la tête d'une *collectivité*, — hos-
pice, sanatorium, etc., — aurait intérêt à examiner systématiquement le sang de tous ses malades : à côté d'un grand
nombre de cas normaux, il ferait assez souvent des constatations inattendues, découvrant ainsi des tares insoupçonnées,
ou des affections sanguines tout à fait à leur début.

Nécessité de vulgariser ces notions — Cette importance
capitale de l'examen du sang, cette facilité de technique, que
nous affirmons ici, mais dont on sera aisément convaincu par
la lecture des pages qui vont suivre, les circonstances enfin
dans lesquelles on doit le pratiquer : ce sont là des notions
qu'il est du plus grand intérêt de vulgariser.

Il n'est pas rare, en effet, de voir des *suppurations profondes*
longtemps méconnues, des *infections*, des *anémies*, des *cachexies*
dont la cause est ignorée et le traitement hésitant, jusqu'au
jour où l'examen du sang vient révéler leur existence ou leur
pathogénie.

Et, pour citer un exemple plus regrettable encore, n'est-il pas
déplorable que l'on fasse courir le risque d'une anesthésie générale et d'une laparotomie exploratrice à certains malades
atteints d'une tumeur du flanc gauche, alors que l'examen
d'une lame de sang sec, sans fixation, sans coloration, en
quelques secondes, aurait révélé qu'il s'agissait d'une splénomégalie leucémique, et que la laparotomie était non seulement une opération inutile, mais le pire des **dangers** ! Or,
nous avons eu personnellement connaissance de plusieurs cas
récents, dans lesquels des chirurgiens, ayant toutes les facilités
voulues pour faire pratiquer cet examen, le négligèrent : il en
coûta la vie de ces malades, atteints de leucémie, que la radiothérapie devait sûrement améliorer, peut-être guérir.

Marche à suivre pour un examen du sang.

A. Pour un examen complet. — Bien pénétrés de ces notions,
en présence d'un malade dont nous voulons faire l'étude hématologique, quelle technique allons-nous employer, et comment
interpréter les résultats ?

D'une façon générale, il est bon d'adopter un ordre, qui sera presque toujours le même, et qui pourra par exemple être celui que nous avons choisi pour cet exposé.

Le sang renferme des éléments figurés, qui nagent dans un liquide, le plasma.

On envisagera donc successivement :

1° L'étude des éléments figurés (*globules blancs, globules rouges, hématoblastes, microbes et parasites du sang*);

2° L'étude physique du sang total et du sérum (*couleur, viscosité, coagulabilité, réticulum fibrineux*) ;

3° L'étude chimique du sang total et du sérum (*réaction, teneur en urée*) ;

4° L'étude biologique du plasma ou du sérum (1), c'est-à-dire les différentes épreuves du séro-diagnostic.

B. Possibilité de ne porter son attention que sur un point. — Il est bien entendu d'ailleurs que cet ordre n'a rien d'absolu.

Si l'on croit par exemple, dans un cas donné, que les particularités intéressantes doivent se trouver du côté du sérum, c'est lui que l'on étudiera exclusivement ou du moins en premier lieu.

Très souvent aussi on pourra pratiquement s'en tenir au seul examen des éléments figurés ; et même limiter cet examen à l'étude de deux à trois lames de sang sec, non coloré et coloré : la technique en est alors d'une extrême simplicité.

---

(1) On sait que les expressions *plasma* et *sérum* ne sont pas synonymes.
Le plasma, c'est la partie du *sang vivant*, liquide dans lequel nagent les éléments figurés.
Le sérum, c'est le liquide que l'on obtient lorsque le *sang est retiré de l'organisme* et débarrassé, par coagulation ou par centrifugation, de ses éléments figurés.
Or ces 2 liquides ne sont pas identiques. D'une part le *fibrinogène*, élément du plasma, se transforme, lorsque le sang est extrait des vaisseaux, en fibrine, élément solide, et par suite le sérum n'en renferme pas. D'autre part, pendant la coagulation, les globules rouges et les globules blancs s'altèrent, et mettent en liberté certaines substances qui se dissolvent dans le sang : ce sont donc, cette fois, des éléments que le sérum renferme et que le plasma ne renferme pas.
En pratique, on le voit, c'est sur le sérum que portent généralement les examens : c'est donc le terme que nous emploierons couramment, et non celui de plasma, dans les pages qui vont suivre.

CHAPITRE II

TECHNIQUE DE L'EXAMEN DES ÉLÉMENTS FIGURÉS

Importance. Division.

Dans l'étude clinique du sang, l'examen des éléments figurés occupe une place importante. Nous allons en donner en détail la technique et l'interprétation.

Cet examen se fait :

1° Par l'étude de lames de sang sec, non colorées et colorées.

2° Par numération avec des appareils désignés sous le nom d'hématimètres ou compte-globules.

3° Par mensuration.

4° Par mesure de la quantité d'hémoglobine.

5° Par examen du sang frais, mis entre lame et lamelle, de préférence sur la cellule à rigole (voir p. 450).

Nous allons d'abord indiquer la technique de préparation des lames de sang sec non colorées et colorées. C'est ce mode d'examen auquel on a pratiquement recours le plus souvent.

Puis nous étudierons le maniement des appareils qui permettent la numération précise des différentes variétés d'éléments figurés (globules rouges, globules blancs, hématoblastes); ensuite les appareils qui servent à mesurer les dimensions des éléments microscopiques; enfin les appareils imaginés pour le dosage de l'hémoglobine.

Quant à la technique d'examen du sang frais, les différents modes en sont décrits avec les chapitres qui parlent des recherches pour lesquelles cette méthode doit être employée : examen du réticulum fibrineux (p. 410), examen des embryons de filaires (p. 392), etc.

I. — Préparation des lames de sang sec.

1° Étalement.

L'examen du sang sur lame est de beaucoup le plus important. Dans la plupart des cas il suffit seul.

On peut donc dire que toute la technique se résume souvent en ceci : savoir faire un étalement sur lame et savoir le colorer.

Or rien n'est plus simple.

Les lames de verre. — Préparez à l'avance quelques lames de verre : qu'elles soient très *propres* et surtout *très sèches*. On aura donc soin de ne pas en toucher la surface avec les doigts souvent humides, mais de les saisir toujours par les bords. (Voir la figure 155, de la page suivante, qui montre comment les lames sont correctement tenues). Il faut en avoir toujours huit à dix, car il est utile de faire plusieurs préparations, et souvent, surtout dans les débuts, quelques-unes devront être laissées de côté parce que l'étalement y sera trop défectueux.

D'autre part, pour faire l'étalement, on se munira d'une lamelle, ou d'une lame à bords rodés, ou d'une baguette de verre, ou à défaut d'une simple carte de visite.

L'instrument pour la piqûre. — Pour la piqûre on aura une *lancette à curseur* (1), ou bien un *vaccinostyle ;* ou même une simple *plume à écrire* à laquelle on enlève une dent : c'est là l'instrument le plus simple, et que l'on a toujours sous la main. Au moment de s'en servir, on stérilise par flambage.

La piqûre. — Cela fait, on choisit le doigt à piquer (2). La peau doit en être fine et saine. Chez les ouvriers, la main gauche est généralement moins abîmée. Lavez la dernière pha-

---

(1) La *lancette du docteur Bensaude* est un instrument ingénieux et commode, facile à régler ; ceux qui feront souvent des recherches hématologiques auront intérêt à se la procurer (fig. 11, p. 11).
(2) Quoique moins employée, la piqûre au niveau du lobule de l'oreille, où la peau est très fine, est peu douloureuse, et le sang en coule aisément.

lange (la face palmaire ou dorsale au choix) avec un peu
d'alcool, d'éther, ou même simplement d'eau savonneuse.
Séchez très soigneusement : cela est essentiel ; sinon le liquide
qui reste sur le doigt se mélange au sang et altère les globules
dès leur sortie.

On pique soit au niveau de la pulpe du doigt, soit sur la face
dorsale, latéralement, près du sillon unguéal : ce dernier point
donne généralement un écoulement plus facile. En mettant un
lien de caoutchouc à la base du doigt, modérément serré, on
augmente l'abondance du sang qui s'écoule.

Appuyant votre instrument légèrement sur l'endroit à piquer, vous enfoncez à peine, d'un coup sec. Il faut mettre la
pointe en place, en contact avec la peau, avant de piquer : vous
choisissez ainsi très exactement l'endroit de la piqûre, vous
limitez mieux la profondeur, vous faites enfin moins de mal
au malade.

Vous voyez alors, spontanément ou par pression, sourdre une
goutte de sang. Si le sang ne vient pas ou mal, laissez tomber
la main de votre malade, ce qui favorise la stase veineuse ;
et surtout pressez la base de la phalangette, mais en vous rappelant que les vaisseaux sont placés *latéralement*, et que c'est
la pression à ce niveau qui est seule efficace.

L'étalement du sang. — Sur la goutte de sang qui vient de
se montrer, et qui ne doit pas être volumineuse (un peu plus
grosse qu'une tête d'épingle), *rapidement*, avant qu'elle ne soit
coagulée, vous appliquez *légèrement* l'une des faces de la lame
de verre ; non pas vers le milieu de la lame, mais assez près de
l'une des extrémités, pour que l'étalement puisse se faire sur
une plus grande étendue.

Retournez alors la lame, posez-la à plat, serrez entre deux
doigts de la main gauche l'extrémité près de laquelle se trouve
la goutte ; et de la main droite, qui tient la lamelle (1), la lame
rodée, la baguette ou la carte de visite, étalez la goutte, *d'un
seul coup*, en balayant légèrement (fig. 155). Surtout n'allez pas
plusieurs fois de gauche à droite, et de droite à gauche, comme
on a tendance à le faire, pour essayer de rendre l'étalement
plus parfait : vous gâteriez tout. C'est *l'étalement fait en un*

____

(1) C'est l'étalement avec une petite lamelle de verre, mince et souple, qui
donne les préparations les meilleures, surtout quand il s'agit de sang d'un sujet
très anémique, renfermant peu d'éléments figurés. Le seul inconvénient est
que ces lamelles fragiles sont d'un maniement assez délicat : on les brise souvent au cours des premiers essais.

seul coup, de gauche à droite, qui donne seul des préparations propres à être examinées.

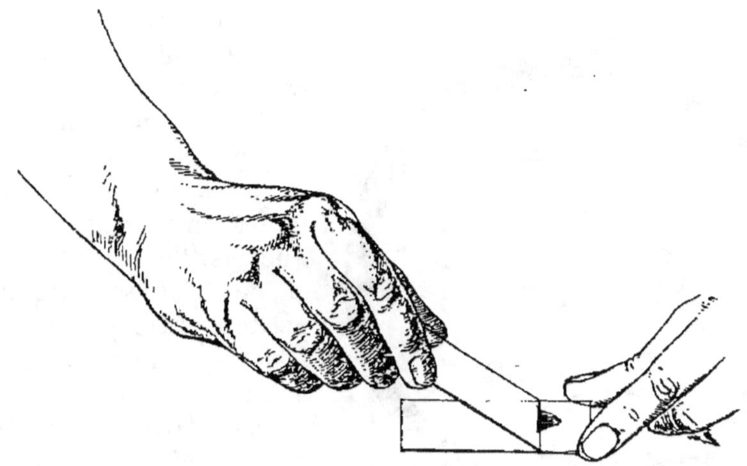

FIG. 155. — *Étalement du sang sur lame.*

La lame, sur laquelle on a mis une *petite* goutte de sang, est posée *à plat* sur une table, et maintenue avec deux doigts de la main gauche. Avec une lame *rodée*, tenue de la main droite, on fait l'étalement, *d'un seul coup*, de gauche à droite.

Dessiccation et conservation des lames. — Cela fait, vous pouvez agiter la lame, pendant quelques secondes, pour que la dessiccation en soit plus rapide : surtout si le temps est humide, et par suite la dessiccation spontanée assez lente. Mais ce n'est pas indispensable.

Ne chauffez pas à la flamme, vous brûleriez les éléments.

Placez alors la lame verticalement, ou dans une boîte, pour éviter la poussière, jusqu'au moment de l'examiner.

Comment on reconnaît un étalement bien fait. — L'examen

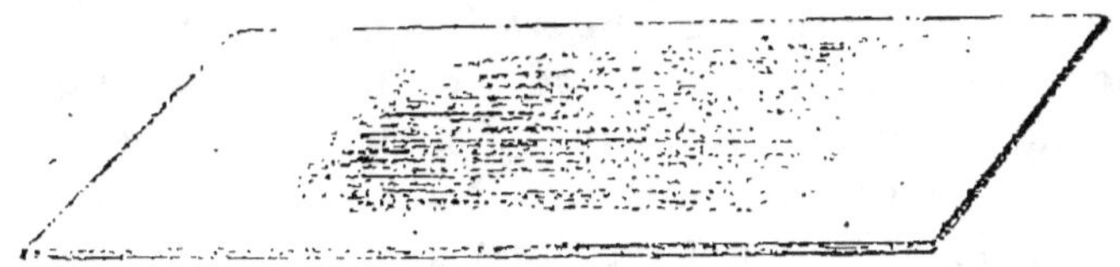

FIG. 156. — *Lame de sang sec non coloré* (Aspect macroscopique)

L'étalement forme une nappe à peu près *uniforme, striée* longitudinalement. La goutte de sang doit être assez petite pour être étalée tout entière sur la lame, sans déborder.

au microscope, sans coloration, montre, nous le verrons, si

l'étalement a été bien fait (fig. 157). Mais déjà la simple inspection de la lame par transparence peut vous renseigner. Elle
est bonne si le sang s'y trouve disposé en une couche uniforme,
jaunâtre, presque inco-
lore, *formée de stries parallèles et très fines*, semblable à une chevelure
étalée (fig. 156).

Faites ainsi quelques
lames, en ayant soin, chaque fois, d'essuyer le doigt
et de faire sourdre une
petite goutte nouvelle,
fraîche, au moment même
de la recueillir.

**Possibilité et utilité
pour tout praticien de
faire lui-même les prises
de sang sur lames.** —
C'est, on le voit, une chose
simple et rapide que de
préparer quelques lames
de sang pour un examen.
Il suffit de s'y exercer
deux ou trois fois pour
arriver à le faire d'une

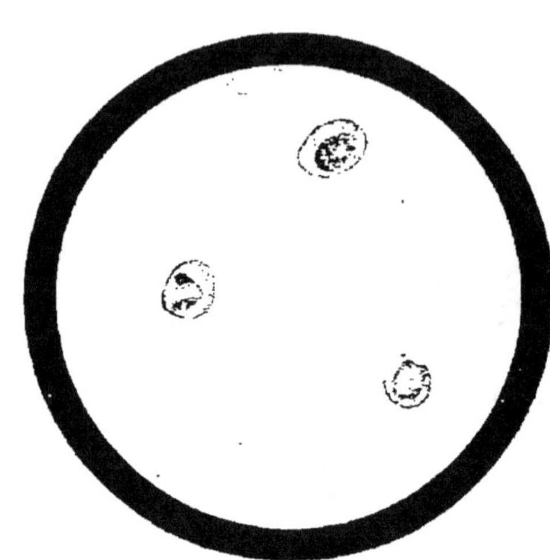

Fig. 157. - *Lame de sang sec ni fixé ni coloré*
(Aspect microscopique).

Grossiss : 800. L'examen immédiat, avec un
objectif à sec et un éclairage modéré,
permet de juger si le sang a été correctement étalé. On voit ici les globules rouges,
nettement distincts les uns des autres,
légèrement jaunâtres; et trois globules
blancs, plus volumineux, grisâtres, réfringents.

façon très convenable. D'ailleurs, on peut le dire sans exagé-
ration, *en suivant la technique que nous indiquons*, même si
une préparation est mal étalée, il y a toujours quelque point où
les éléments sont bien conservés et facilement reconnaissables.
Nous conseillons donc à tout praticien de faire lui-même ces
préparations, ce qui lui demandera à peine quelques secondes,
lui donnera un résultat plus rapide, lui permettra de garder le
malade sous son entière direction, et surtout ce qui évitera à ce
dernier un déplacement souvent très pénible ou très onéreux.

**Envoi des lames de sang sec dans un laboratoire : il ne de-
mande aucune préparation préalable.** — Les quelques lames
de sang une fois préparées et séchées à l'air (quelques minutes
suffisent), deux cas peuvent se présenter.

Considérons la première hypothèse : vous ne croyez pas
avoir la compétence voulue, les loisirs, ou les instruments

nécessaires pour achever l'examen. Vous devez alors évidemment vous adresser à un laboratoire, à un pharmacien compétent ou à un confrère mieux outillé.

Mais on est alors généralement embarrassé pour faire parvenir les lames au destinataire sans altérer des éléments que l'on suppose particulièrement fragiles. Les questions suivantes sont souvent posées : comment fixer les préparations ? de quoi les recouvrir ? la coloration ne doit-elle pas en être immédiate ? comment les envoyer sans les abîmer ?

A toutes ces questions, la réponse est bien simple et purement négative.

Ne fixez pas les préparations : la dessiccation suffit seule à faire adhérer les éléments solidement sur la lame et leur forme est immuable.

Ne les recouvrez de rien.

Ne les colorez pas.

Envoyez-les sans aucune précaution, en les empilant simplement les unes sur les autres, et ne vous préoccupez que d'une chose, c'est que, dans le transport, elles ne puissent pas être brisées.

Enfin *envoyez-en le plus grand nombre possible,* surtout si vous n'êtes pas très sûr de votre technique d'étalement, pour que les plus défectueuses puissent être laissées de côté.

Prenez d'ailleurs votre temps, et si vous n'avez pas besoin d'une réponse immédiate ou si la distance est longue, ne vous en inquiétez pas. Ces préparations que vous venez de faire, conservées simplement à l'abri de la poussière, qui ne sont ni fixées, ni colorées, on pourra les reprendre dans six mois, dans un an et davantage : elles seront intactes et se prêteront comme au premier jour aux différentes fixations, colorations et recherches auxquelles on voudra les soumettre.

Mais si vous avez quelques loisirs, un microscope et des solutions colorantes, vous allez vous même compléter cet examen.

Dans quelques cas, nous le verrons, la simple inspection au microscope des lames non colorées peut permettre un diagnostic : ce sont là des cas rares ou du moins qui demandent une assez grande habitude, et le plus souvent vous devrez d'abord fixer et colorer.

2° FIXATION. COLORATION.

Nécessité d'adopter, dans les débuts, un nombre restreint de méthodes de coloration. — Suivant le principe que nous avons suivi jusqu'ici, nous ne donnerons pour le sang ni toutes les méthodes de fixation et de coloration, ni même les principales. Nous allons simplement choisir, parmi les meilleures, celles qui sont nécessaires et suffisantes.

Au nombre de celles que nous laissons de côté, il en est sans doute de très bonnes, mais qui feraient double emploi. Or il est essentiel, pour ceux qui débutent, d'employer toujours les mêmes méthodes, en petit nombre, et de s'exercer à les manier d'une façon parfaite : la technique devient plus aisée, les échecs plus rares, les interprétations des résultats sont grandement facilitées.

Les deux groupes de méthodes. — A. **Méthodes analytiques.** — Les globules du sang sont formés, à l'état normal et à l'état pathologique, de *parties diverses qui n'ont pas la même affinité pour les matières colorantes* (noyaux, protoplasma et granulations des globules blancs, protoplasma, granulations et noyaux des globules rouges normaux ou anormaux).

Il en résulte que si l'on s'adresse aux méthodes de coloration anciennes, habituellement employées en histologie, on constate que chacune d'elles ne colore généralement qu'une partie de ces éléments : telle méthode met en évidence telle variété de granulations, qu'une autre méthode ne révèle pas, et réciproquemment. Par suite, en employant de tels colorants, il est impossible, sur une seule lame, de colorer et de reconnaître tous les éléments.

Il faut donc, si l'on veut avoir un examen complet, faire une série de colorations sur plusieurs lames. Ou bien si, se basant sur des données cliniques, on veut chercher simplement la présence, l'absence ou les modifications d'*un seul élément*, on doit employer la méthode qui permet de le colorer.

Les méthodes de coloration de ce premier groupe, pratiquement suffisantes, sont au nombre de trois. A chacune d'elles répond une méthode de fixation, avec lesquelles on obtient à notre avis les meilleurs résultats. Nous indiquerons :

Les trois méthodes de fixation ;

Les trois méthodes de coloration ;

Et, dans deux tableaux synoptiques, les résultats de ces méthodes, c'est-à-dire les éléments que chacune d'elles colore, et la teinte qu'elle donne à chacun d'eux (voir Pl. II, p. 315 et Pl. III, p. 336).

B. **Méthodes synthétiques**. — Les méthodes précédentes exigeant la coloration de plusieurs lames, avec des colorants différents, pour mettre en évidence tous les éléments du sang, on a cherché des combinaisons de matières colorantes, imaginées de telle sorte qu'elles puissent colorer à la fois tous ces éléments. Certaines solutions même servent à la fois de fixateur et de colorant.

Ces méthodes synthétiques sont nombreuses. Nous indiquerons celles qui sont les plus simples et le plus couramment utilisées.

Comparaison entre les méthodes analytiques et les méthodes synthétiques. — Les méthodes synthétiques donnant, avec une seule préparation, ce que l'on obtient sur plusieurs préparations colorées par les méthodes du premier groupe, il semblerait logique d'abandonner les méthodes analytiques et de n'employer que les premières.

Cependant nous ne conseillons pas de le faire, tout au moins pour commencer, et aussi longtemps que l'on n'a pas une connaissance suffisante de l'hématologie.

C'est qu'à côté de leurs avantages, les méthodes synthétiques présentent les inconvénients que voici :

1° La nécessité d'avoir une solution colorante que l'on ne peut préparer soi-même, et qui ne conserve souvent ses propriétés colorantes qu'un certain temps.

2° La nécessité, avec certaines techniques, d'en diluer une quantité assez grande, puisqu'il faut y plonger verticalement la lame, et de ne pouvoir conserver cette dilution, puisqu'elle perd ses propriétés en quelques instants.

3° En outre nous considérons que le fait de colorer, en même temps, de très nombreux éléments, qui peuvent offrir entre eux de grandes ressemblances, est souvent un inconvénient plutôt qu'un avantage pour les débutants.

Sans doute, pour un œil exercé, le diagnostic sera généralement facile.

Mais il est plus sûr d'employer d'abord les trois méthodes de coloration analytique que nous allons décrire.

Puis, quand on aura étudié avec elles les différents éléments du sang, que l'on en connaîtra les divers aspects, que l'on pourra en faire avec certitude le diagnostic, alors, mais alors seulement, on sera autorisé, suivant les circonstances, à juger des cas dans lesquels les méthodes synthétiques méritent d'être employées.

4° Enfin il faut savoir que ces dernières méthodes colorent non seulement les trois variétés de granulations (éosinophiles, neutrophiles, basophiles), mais en outre des *granulations azurophiles*, très fréquemment décelées dans les *mononucléaires normaux*, et qui sont colorées en *rouge violacé*. C'est donc là encore un inconvénient, puisqu'il en résulte une confusion possible avec les myélocytes.

Méthodes analytiques.

1° *Par l'hématéine-éosine aqueuse* (voir p. 29).
Fixer par l'alcool-éther (voir p. 28). Tremper dans le mélange alcool-éther et ressortir aussitôt (4 à 5 secondes). Ou mettre quelques gouttes sur la préparation, et faire sécher en agitant la lame.
Laisser sécher à l'air libre, en plaçant la lame verticalement (pour éviter la poussière).
Colorer avec quelques gouttes d'hématéine filtrée, pendant 4 à 5 minutes.
Laver soigneusement à l'eau.
Sans laisser sécher, colorer avec quelques gouttes d'éosine filtrée, pendant quelques secondes. Laver et laisser sécher.

2° Par un *bleu basique*, thionine ou bleu polychrome (voir p. 30 et 32).
On fixe par l'acide chromique au 1/100 : on trempe la lame dans cette solution ; on la retire aussitôt ; on la lave soigneusement à l'eau ; on laisse sécher.
On colore pendant 2 à 3 minutes avec quelques gouttes de solution de thionine filtrée, ou de bleu polychrome non filtré, dilué au 1/4.
On lave à l'eau, on laisse sécher.

3° Par le *triacide* (voir p. 32).
On fixe par les VAPEURS *de sublimé-iodé* (voir p. 28).
Les vapeurs qui se dégagent à la température ambiante, sans chauffer, suffisent à la fixation : on met donc 5 à 6 gouttes de la solution dans un godet ou dans un verre de montre. On place par-dessus, *sans contact avec le liquide*, la lame à fixer. Bien entendu, la face de la lame sur laquelle le sang est étalé doit regarder en bas, vers le liquide. On laisse 2 minutes. Enlever. *Ne pas laver.*
Laisser sécher pendant 8 à 10 minutes.
On colore avec quelques gouttes de triacide frais, non filtré : pendant 8 à 10 minutes.
Laver à l'eau *très rapidement* (tremper 2 ou 3 fois dans un verre d'eau).
Sécher *très rapidement* : au besoin en agitant la lame, ou bien en la passant entre deux feuilles de buvard, ou encore en l'exposant à une chaleur *très douce*.
La coloration au triacide est souvent considérée, mais à tort, comme

difficile ou infidèle. C'est en employant rigoureusement la technique que nous indiquons ici (fixation au sublimé-iodé ; coloration assez longue ; lavage et dessiccation rapides) que l'on aura de bonnes préparations, c'est-à-dire dans lesquelles les noyaux et les granulations seront parfaitement visibles.

Méthodes synthétiques.

Coloration par le bi-éosinate de Tribondeau. — Cette méthode donne de belles préparations.

Les globules rouges sont de teinte claire, rose ou cuivrée. Les noyaux des globules blancs sont fortement colorés en violet ; leur protoplasma d'un bleu plus ou moins foncé ; toutes leurs granulations colorées (les granulations éosinophiles en rose orangé, les granulations neutrophiles en violet rouge, les granulations basophiles en violet bleu, les granulations azurophiles en rouge).

Les hématozoaires sont teintés en rouge et en bleu.

Coloration par la solution azur 2-éosine. — Nous en avons donné la composition, p. 32 et 71, et aussi le mode d'emploi. La technique pour colorer les éléments figurés du sang est la suivante :

Fixation du sang sec par l'alcool absolu pendant 30 minutes.

Après dessiccation, plonger la lame dans la solution colorante diluée au 1/10 avec de l'eau distillée.

Il est *essentiel de préparer cette dilution au moment même*, car, après une demi-heure à 1 heure, elle perd déjà son pouvoir colorant.

D'autre part il faut mettre la dilution dans un flacon et y plonger la lame maintenue *verticalement*. Si l'on fait tomber le colorant sur la lame à plat, comme il est commode de le faire pour les autres solutions colorantes, la préparation est altérée par un dépôt de granulations pigmentaires que le lavage n'enlève pas.

On colore pendant environ une demi-heure, puis on lave largement à l'eau.

II. — Numération des éléments figurés
avec les hématimètres.

De l'emploi des hématimètres. — Dans la pratique courante, l'appréciation des variations de nombre des éléments figurés peut se faire assez souvent d'après le seul examen des lames de sang sec. Quelque paradoxale qu'elle paraisse au premier abord, cette notion sera développée plus loin quand nous étudierons les globules blancs et les globules rouges.

Mais il n'est pas douteux que, scientifiquement, les numérations avec un hématimètre ont seules la rigueur nécessaire, et que, pratiquement, elles sont les plus utiles, quand elles sont soigneusement faites et par une main expérimentée.

Nous ne parlerons ici que des globules blancs et des globules rouges. Pour les hématoblastes, en effet, leur numération avec l'hématimètre, quoique d'un grand intérêt scientifique, est d'une technique délicate et rarement pratiquée (voir p. 366).

Le principe des hématimètres. — Quel que soit l'appareil employé, le principe est toujours le même, et basé sur les données suivantes :

Le but poursuivi est de savoir combien il y a d'éléments figurés, c'est-à-dire d'une part de globules rouges et d'autre part de globules blancs, dans 1 millimètre cube de sang d'un sujet. On prend donc une certaine quantité de sang, par exemple 1 millimètre cube, mais à volonté la moitié ou le double, avec une pipette de verre spéciale soigneusement graduée.

Mais, comme la densité des éléments est trop grande dans le sang pour permettre une numération directe, on fait une dilution (au 1/10, au 1/100, au 1/500, etc., suivant le cas), avec un liquide qui doit diluer, tout en conservant les éléments figurés.

Puis, on met une goutte de la dilution entre une lame, répondant au type de la cellule à rigole (voir p. 450), et une lamelle : la couche de liquide interposé prend une épaisseur rigoureusement mesurée. Enfin l'appareil comporte un quadrillage dont les dimensions sont très exactement connues.

On examine la préparation ainsi faite au microscope, et l'on compte combien de globules sont enfermés dans un carré.

Connaissant ce chiffre, la dimension du carré, l'épaisseur de la couche de liquide, le degré de dilution du sang pris au malade, il est facile, par une série de multiplications successives, de connaître le nombre de globules enfermés dans 1 millimètre cube de sang.

En réalité d'ailleurs la numération est plus simple. Les calculs ont été faits une fois pour toutes, et des tables, annexées à chaque type d'appareil, permettent de trouver immédiatement le résultat, sans faire les calculs intermédiaires, quand on a déterminé le nombre de globules enfermés dans un carré.

Multiplicité des types d'hématimètres. — Plusieurs types d'hématimètres ont été proposés.

On peut les classer en deux groupes.

Tantôt le quadrillage est indépendant de la lame sur laquelle le sang est déposé : il est, soit projeté sur elle par un *tube optique* placé en dessous, soit inscrit dans un *oculaire spécial*.

Tantôt, au contraire, le quadrillage est tracé sur la lame même, ce qui simplifie de beaucoup l'appareil.

Les hématimètres les plus connus sont, dans le premier

groupe, celui d'Hayem, dans le deuxième celui de Malassez :
nous les décrirons en détails.

Nous y joindrons la description d'un appareil que nous
avons imaginé, et qui permet, à la différence des précédents,
non seulement la numération des globules du sang, mais aussi
celle des éléments cellulaires du liquide céphalo-rachidien :
or on sait que cette notion est capitale, pour fixer le diagnostic
et le pronostic des méningites et des états méningés.

Hématimètre du professeur Hayem.

Les différentes parties de l'appareil. — L'appareil comprend :

1° Une *lame de métal*, au-dessous de laquelle on visse un

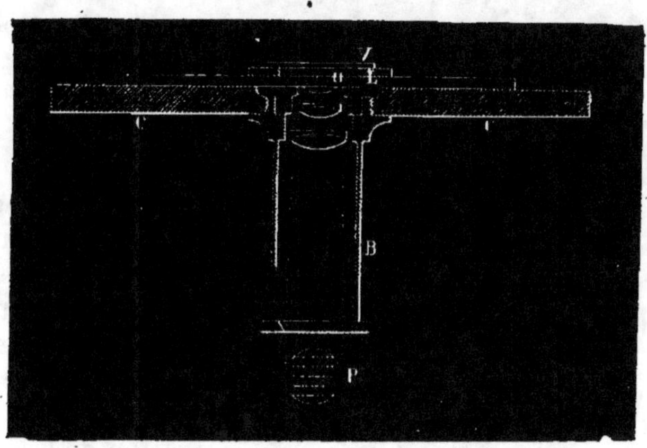

FIG. 158 — *Coupe schématique de l'hématimètre Hayem.*
On voit comment le quadrillage photographique (P) est projeté sur la cellule (O)
par l'intermédiaire du tube optique (B)

tube optique (fig. 158). Ce tube présente à la partie inférieure
un *quadrillage photographique*, et au-dessus un système de
lentilles qui projette l'image du quadrillage au point voulu.
La lame de métal est destinée à être placée sur la platine du
microscope, et, par conséquent, le tube optique est introduit
dans l'orifice central, après qu'on a enlevé l'éclairage condensateur.

2° Une *plaque de verre* avec cellule centrale, dont la profondeur est rigoureusement calibrée ; des *lamelles spéciales*, très

planes et un peu lourdes, destinées à donner à la couche de liquide une épaisseur égale en tous points, et qui réponde exactement à la hauteur de la cellule.

3° Deux *pipettes graduées*, l'une pour prendre le sang, l'autre pour mesurer le liquide qui servira à le diluer.

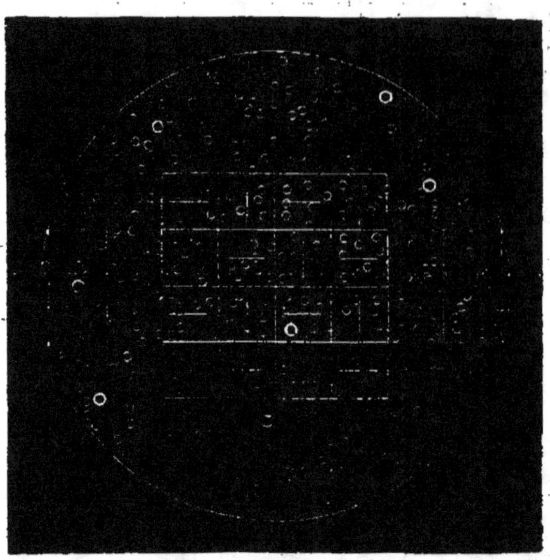

Fig. 159 — *Quadrillé de l'hématimètre Hayem.*

La figure représente un des grands carrés, subdivisé lui-même en 16 petits carrés : cette subdivision permet de compter plus facilement les éléments.
Elle montre d'autre part l'aspect des globules du sang : parmi de nombreux globules rouges, on voit sept globules blancs (un seul est dans le carré).

4° Une petite *éprouvette* avec *agitateur*, pour faire le mélange.

Le liquide. — M. Hayem a donné, pour le liquide de dilution, la formule que nous avons déjà indiquée p. 11.

On désigne souvent ce liquide sous le nom de *solution A*. Elle est isotonique, et de plus renferme un peu de sublimé, qui la rend antiseptique et évite le développement de micro-organismes.

La technique. — La prise du sang, le mélange avec le liquide de dilution, la préparation de la lame, son examen au microscope, la numération des éléments compris dans un carré, la multiplication à faire pour connaître le nombre de globules par millimètre cube de sang : tous ces points sont indiqués avec des détails si précis dans la notice qui accompagne tout appareil, qu'il est inutile de les donner ici.

Remarques à propos des globules blancs. — Nous ferons deux simples remarques à propos des globules blancs.

D'abord sur la façon de les reconnaître. On les voit plus blancs, plus réfringents que les globules rouges. En outre, comme ils sont plus volumineux, on les aperçoit encore, quand on change légèrement la mise au point, ce qui rend les globules rouges méconnaissables.

En second lieu on notera qu'un sang *normal*, dilué comme il convient pour pouvoir compter les globules rouges, ne renferme guère, *avec cet appareil*, qu'un globule blanc sur *4 grands* carrés.

Hématimètre de Malassez.

Ses différentes parties. — Ce sont essentiellement :

1° Une pipette, le *mélangeur Potain* (fig. 160), qui permet à la fois de recueillir la quantité voulue de sang, et de le diluer au taux convenable. Il comprend d'une part une tige très exactement calibrée et portant des divisions, dans laquelle on aspire le sang, d'autre part un renflement de capacité déterminée, qui sert à faire le mélange du sang et du liquide de dilution qu'on introduit après lui. Une boule de verre, à l'intérieur du réservoir, sert à brasser le mélange.

Il est commode d'avoir deux mélangeurs Potain, au lieu d'un, et de calibre différent : ils permettent de compter séparément les globules rouges et les globules blancs.

2° Une lame quadrillée pour la numération. C'est une simple cellule à rigole, portant un quadrillage sur lequel nous reviendrons tout à l'heure, et munie d'un dispositif qui permet d'obtenir une épaisseur de liquide très rigoureusement déterminée. L'ensemble porte le nom de *chambre humide graduée de Malassez.*

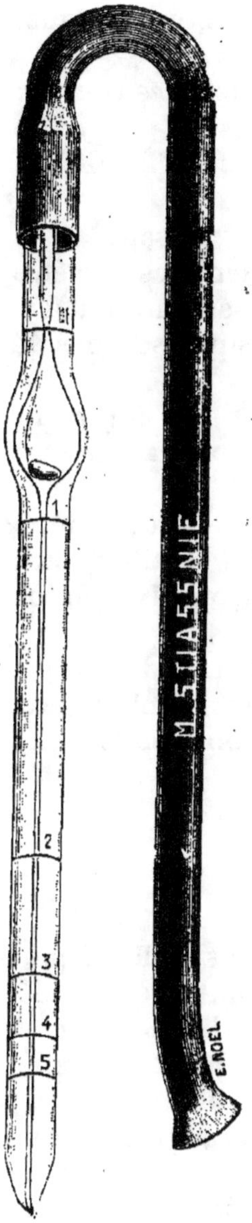

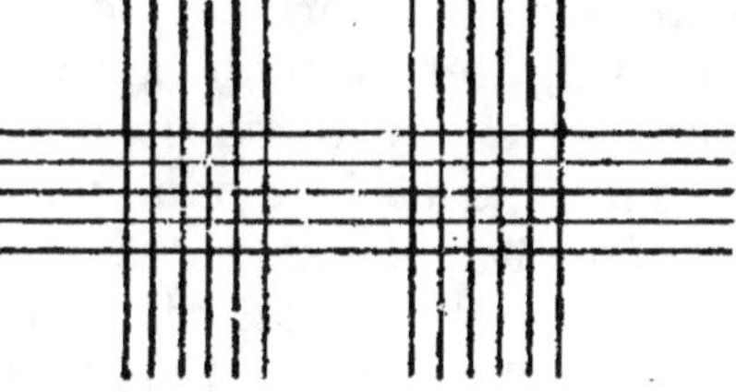

Fig. 160. — *Mélangeur Potain*.

Fig. 161. — *Quadrillage du compte-globules de Malassez.*

Les liquides. — Le liquide de dilution diffère suivant qu'on veut compter les globules rouges ou les globules blancs.

Pour les globules rouges on emploie à volonté le liquide Hayem (voir p. 11), ou un liquide d'une formule à peu près semblable.

Pour les globules blancs on emploie la solution acétique, dont nous avons donné la formule page 11.

L'acide acétique est destiné à détruire les globules rouges; le bleu colore le noyau des globules blancs : par suite ces derniers sont bien visibles, et il est très facile de les compter.

Dans certains cas, lorsque la coloration est suffisante et le grossissement assez fort, on distingue nettement les variétés de globules blancs, et c'est un moyen de déterminer *la formule leucocytaire*, que l'on vérifiera ensuite sur les lames de sang sec.

Technique. — Avant de faire une numération, on doit commencer par bien se rendre compte de la façon dont la lame est quadrillée.

Dans ce but, on la place sous le microscope, le centre de la cellule répondant très exactement à la lentille de l'objectif, l'éclairage étant modéré (avec une lumière trop vive on ne voit rien), le grossissement d'environ 200 à 400.

C'est seulement après que l'on s'est exactement rendu compte de l'aspect du quadrillage, après que l'on a choisi l'éclairage et le grossissement convenables, que les numérations peuvent être effectuées.

Hématimètre d'Agasse-Lafont.

Principe et but de l'appareil. — Nous avons indiqué plus haut quel est le principe des hématimètres : numérer les éléments figurés du *sang*, après en avoir fait une dilution convenable, et les avoir placés dans une cavité de capacité connue. Le principe et la technique sont les mêmes, quand on veut numérer les éléments des *autres liquides de l'organisme*, et en particulier du *liquide céphalo-rachidien*.

Mais on rencontre dans la pratique une difficulté, qui tient à ce que le nombre des éléments figurés diffère du tout au tout, suivant la variété que l'on considère, et aussi suivant le liquide examiné. C'est ainsi que, dans 1 millimètre cube de sang normal, il y a *cinq millions* de globules rouges, et seule-

ment *six mille* globules blancs : donc environ huit cent fois
moins de globules blancs que de globules rouges. Et, si
l'on considère le liquide céphalo-rachidien, la disproportion
est encore beaucoup plus grande, puisqu'il renferme à peine
un lymphocyte par millimètre cube à l'état normal, et que la
présence de *cinq à six* de ces éléments par millimètre cube
décèle déjà un état pathologique.

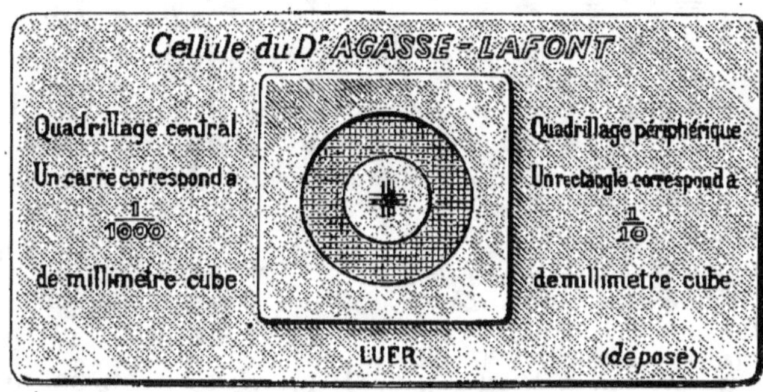

Fig. 162. — *Cellule pour la numération des éléments du sang,
du liquide céphalo-rachidien, etc.*

Pour le sang, comme nous l'avons vu, on remédie en partie
à la disproportion entre les globules rouges et les globules
blancs en faisant, au moyen de deux pipettes, des dilutions
différentes. On peut procéder d'une façon analogue pour le
liquide céphalo-rachidien, en supprimant cette fois toute dilution. Mais, en réalité, ce moyen est insuffisant : si l'on veut
numérer, au moyen d'un hématimètre de type classique, les
éléments cellulaires du liquide céphalo-rachidien, il est nécessaire (à moins que les éléments ne soient, par exception,
très nombreux) de parcourir un grand nombre de champs
microscopiques, ce qui est d'une technique à la fois peu précise et fastidieuse.

En réalité, d'ailleurs, on procède d'une façon différente :
Nageotte a imaginé une cellule, qui porte son nom, établie sur
le principe de la cellule quadrillée de Malassez ; mais elle en
diffère en ce qu'elle a un quadrillage beaucoup plus large, et
une capacité beaucoup plus grande.

Il a semblé qu'il y avait de multiples avantages à réunir les
deux types d'appareils en un seul. C'est un appareil de ce genre
que nous avons imaginé, et que nous allons décrire.

Description. — L'appareil comprend une cellule quadrillée et deux pipettes.

Cellule munie de deux cavités et de deux quadrillages. — La cellule présente deux parties, qui doivent être envisagées successivement (voir fig. 162).

1° *La partie centrale* est une rondelle de verre, portant un quadrillage que l'on peut apercevoir à l'œil nu, en regardant par transparence. Ce quadrillage ressemble à celui des différents types d'hématimètre, et *s'étend sur 1 millimètre carré*. Il en diffère en ce qu'il est *divisé seulement en cent carrés : chacun d'eux représente donc un centième de milli*rondelle centrale est moins

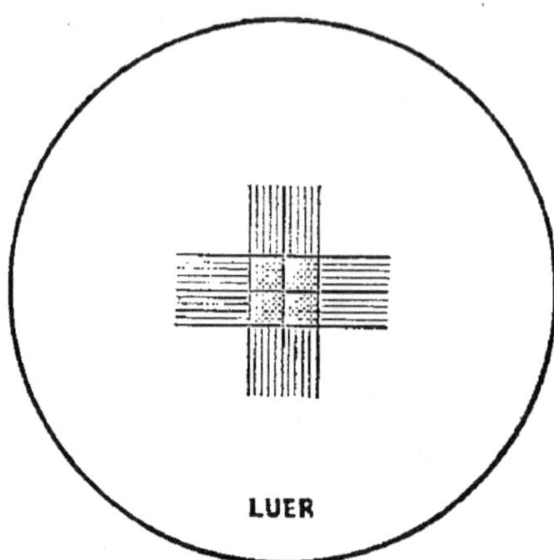

Fig. 163.— *Vue d'ensemble du quadrillage central de l'hématimètre d'Agasse-Lafont.* Grossis. : 6.

Ce quadrillage représente 1 millimètre carré, divisé en 100 carrés. Il est utilisé pour les liquides dans lesquels les éléments sont très nombreux (*sang, pus,* etc.). — Les lignes de division débordent pour faciliter le repérage du quadrillage.

mètre carré. D'autre part, cette

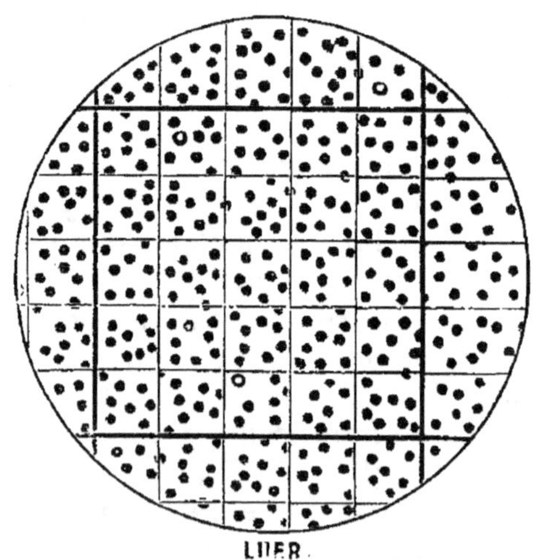

Fig. 164. — *Quadrillage central vu a un grossissement plus fort* (60).

On voit 1/4 de ce quadrillage, soit 25 carrés. — Dans les carrés, on voit : les globules rouges, en grande quantité ; et 2 globules blancs, qui sont un peu plus gros, et à centre brillant et réfringent.

épaisse que la lamelle périphérique. La différence entre les deux est de un dixième de millimètre de hauteur. On voit, par suite, que si l'on recouvre l'appareil d'une lamelle, la cavité, comprise entre la totalité du quadrillage central et la lamelle, est évidemment de un dixième de millimètre cube. Ce quadrillage central étant lui-même divisé en cent petits carrés, *chacun d'eux répond donc à un millième de millimètre cube :* c'est l'indication qui se trouve sur la partie gauche de l'appareil.

2° La *partie périphérique* est une rigole circulaire autour de la rondelle centrale. Elle présente aussi un quadrillage, mais qui diffère du précédent. Ce sont, non pas des carrés, mais des rectangles, et de dimensions telles, que chacun d'eux répond à un cinquième de millimètre carré. D'autre part la profondeur de la rigole est de un demi-millimètre. Il en résulte que *chacun de ces rectangles répond donc à une cavité de un dixième de millimètre cube,* comme le mentionne l'inscription sur la partie droite de l'appareil.

Pipettes. — L'appareil comporte deux pipettes, u même type que le mélangeur Potain.

L'une permet des dilutions de 1/500 à 1/2.000,

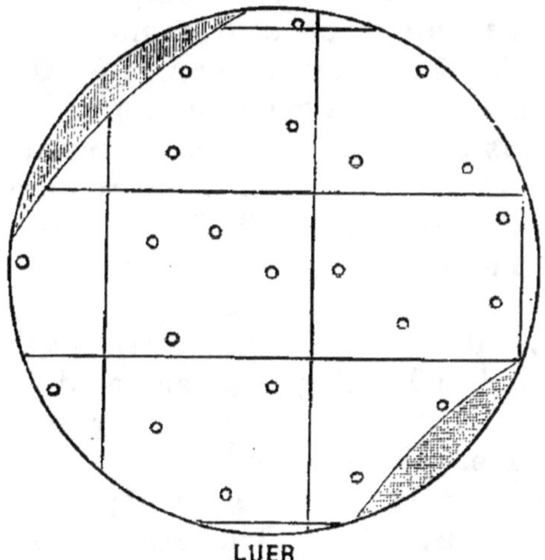

Fig. 165. — *Quadrillage périphérique.*
Grossiss. : 40.

Chaque rectangle représente 1/5 de millimètre carré et répond à une cavité de 1/10 de millimètre cube. — Il est utilisé pour les liquides dans lesquels les éléments sont peu nombreux (liquide céphalo-rachidien, etc.). — On voit dans les carrés les éléments cellulaires, leucocytes, cellules endothéliales, etc.

es dilutions étant les plus commodes, quand il s'agit des globules rouges, et avec le quadrillage que nous avons adopté.

Avec l'autre, on obtient des dilutions de 1/10 à 1/100 : elle st destinée aux globules blancs du sang.

Pour le liquide céphalo-rachidien, et les autres liquides ont on voudrait compter les éléments (lymphe, sérosités, etc.), n se basera sur leur aspect plus ou moins clair ou trouble, our juger s'il convient de les examiner tels quels, ou de les iluer plus ou moins dans l'une des deux pipettes.

Afin d'éviter une confusion qui se produit parfois dans l'emploi des pipettes, la petite perle de verre, qu'elles renferment dans leur cavité, est rouge dans la pipette destinée aux globules rouges, blanche dans celle destinée aux globules blancs.

D'autre part, il n'est pas rare que les pipettes chargées se vident, en totalité ou en partie, de leur contenu, surtout si elles sont transportées : nous y avons remédié par deux petits capuchons, qui permettent d'éviter cet accident, en les obturant dès qu'elles sont remplies.

Technique de son emploi. — Nous n'avons pas à insister sur l'emploi de l'appareil, qui est semblable à celui des appareils du même genre, et dont les détails se trouvent d'ailleurs dans une notice qui l'accompagne.

Nous ferons simplement remarquer que les calculs sont ici extrêmement simples.

Fait-on une numération avec le quadrillage central ? On compte les éléments dans un certain nombre de carrés ; on prend la moyenne par carré ; et l'on multiplie cette moyenne par 1.000, puis par le taux de dilution indiqué par la pipette.

On procède de même pour le quadrillage périphérique ; et, si l'on a examiné le liquide tel quel, sans dilution, il suffit de prendre la moyenne par rectangle, et de multiplier par 10.

Avantages. — Réunissant en un seul deux types de cellules, cet appareil supprime donc la nécessité d'avoir deux appareils différents, et de faire l'apprentissage de l'un et de l'autre.

Mais son utilité nous paraît être, surtout, de placer tout liquide que l'on examine dans deux conditions différentes, simultanément, puisque les divisions centrales répondent au 1/1.000, et les divisions périphériques au 1/10 de millimètre cube.

On peut donc, même si l'on ignore à l'avance le degré de condensation des éléments, choisir, quand la préparation est sous le microscope, celui des deux quadrillages qui convient le mieux pour numérer ces éléments.

D'autre part, quand on a enregistré un résultat au niveau de l'un des quadrillages, on peut souvent, immédiatement, et au moyen de la même préparation, vérifier ce premier résultat, en faisant une deuxième numération, pour laquelle on utilis l'autre quadrillage, à la condition que les éléments n'y soien ni trop clairsemés, ni trop nombreux. Si les résultats concor dent, on est assuré que la technique a été bonne, et que les calculs sont exacts.

Conditions à réaliser dans l'emploi d'un hématimètre.

Quel que soit l'appareil adopté, on ne saurait avoir de résultat exact, si l'on ne tient compte des deux notions suivantes : nécessité de leur essai préalable et de leur nettoyage rigoureux.

Essai préalable des hématimètres. — Théoriquement il est évident que, pour un sang donné, les réponses devraient être identiques, quel que soit le type d'hématimètre et l'appareil que l'on emploie.

En pratique, on constate qu'il est loin d'en être toujours ainsi. Des numérations faites avec des appareils différents, souvent même avec des appareils du même type, et par le même observateur, ne donnent pas des résultats toujours identiques. Les écarts sont d'autant plus variables que les appareils sont plus ou moins rigoureusement calibrés. On aura à se méfier en particulier des appareils d'un prix peu élevé, et de fabrication moins bien soignée.

De toute façon il en résulte qu'il est indispensable, quand on veut utiliser un appareil nouveau, d'en faire l'essai préalable. Quelques numérations du sang de plusieurs sujets adultes, cliniquement sains, permettent d'établir une moyenne, et d'interpréter, en toute connaissance de cause, la réponse que donnera ultérieurement l'appareil pour un sang supposé anormal.

Il sera bon, en outre, de faire quelques numérations du sang d'un même individu, à des jours différents, mais rapprochés; on aura soin de les faire à la même heure, pour éviter les variations physiologiques dues à la digestion. Dans ces conditions, si les résultats sont sensiblement les mêmes, on aura la certitude que l'on se sert correctement de l'appareil.

Nettoyage. — Ces appareils ne peuvent donner de résultats précis que s'ils sont *très propres* et surtout *très secs*.

Il faut donc avoir soin d'éviter que le sang se coagule dans les pipettes, et surtout qu'elles restent humides après qu'on les a nettoyées.

On arrive facilement à ce résultat en procédant de la façon suivante :

Aussitôt que possible après la numération, on chasse totalement le reste du mélange que les pipettes renferment. Puis on y fait passer successivement par aspiration de l'eau distillée, de l'alcool, et enfin de l'éther. Après que ce dernier a été expulsé, on ne doit voir dans la pipette ni impuretés, ni gouttelettes de liquide.

Parfois le sang coagulé ne peut être enlevé. Il sera alors nécessaire, soit de passer un fil de métal dans la pipette, soit de la plonger pendant quelques heures dans un acide (acide acétique, chlorhydrique ou azotique). On la nettoie ensuite avec de l'eau, de l'alcool, de l'éther. L'emploi d'un acide, dont il est parfois difficile de se passer, a l'inconvénient de rendre moins apparentes les marques et divisions qui sont sur les pipettes.

III. — Mensuration des globules du sang.

La mensuration exacte des éléments figurés du sang est plus utile pour l'étude des globules rouges que pour celle des globules blancs.

Elle est particulièrement intéressante, nous le verrons, dans l'étude des cyanoses, de la résistance globulaire et de l'hémolyse.

Cette mensuration peut se faire par différents procédés.

A. — *Le procédé de Malassez* consiste à examiner la lame de sang, non coloré, avec un grossissement de 1.000 diamètres ; on dessine, avec une chambre claire adaptée au microscope, un certain nombre de globules rouges (une centaine environ), choisis parmi ceux qui sont vus de face, et non déformés artificiellement.

Cela fait on mesure la dimension de chacun de ces globules et on la note. Dans ce but, on emploie la *règle globulimétrique de Malassez :* c'est une plaque de celluloïd où sont tracés de petits cercles de dimensions variables, et répondant aux différentes dimensions que peuvent présenter, à un tel grossissement de 1.000 diamètres, les globules rouges, aussi bien les plus petits que les plus volumineux. A défaut on pourrait mesurer avec une règle le diamètre des globules dessinés, en se rappelant que le grossissement étant de 1.000, 1 centimètre répond à 10 μ, 1 millimètre à 1 μ de dimensions réelles.

B. — Un procédé plus simple consiste à employer un *oculaire micrométrique* (voir p. 40).

Que l'on emploie le premier procédé ou le second, on doit

chercher la réponse aux trois questions que nous allons indiquer (dans ce but le mieux est de mesurer 100 éléments et d'en inscrire les dimensions).

1° Quelles sont les *dimensions extrêmes* des globules? Une simple lecture suffit à indiquer la dimension la plus grande et la plus petite que l'on a trouvée.

2° Quelle est la *proportion* des éléments, en ce qui concerne leurs dimensions? Cette proportion est facile à établir. On dira par exemple :

Sur 100 globules rouges, 30 ont entre 7 et 10 μ, 50 ont de 6 à 7 μ, 20 ont au-dessous de 6 μ.

3° Quelle est la *dimension moyenne* des éléments? Pour répondre à cette dernière question, on additionne le diamètre des 100 globules examinés, et l'on divise le nombre trouvé par 100. Supposons que l'on trouve $\dfrac{750}{100} = 7,5$, on dira que le diamètre moyen est de 7 μ 5, c'est-à-dire légèrement supérieur à la normale (voir p. 329).

IV. — Dosage de la quantité d'hémoglobine.

Pour connaître la quantité d'hémoglobine, deux groupes de procédés peuvent être employés, et ont été préconisés.

A. — Le premier groupe comprend les procédés chimiques de dosage du fer. On part de ce principe que l'hémoglobine renfermerait une proportion fixe de fer (1 gramme de fer pour 263 grammes d'hémoglobine). Si donc on prend une quantité donnée de sang, par exemple 3 grammes très exactement pesés, et que l'on dose le fer qu'il contient, une simple multiplication permettrait de connaître la quantité d'hémoglobine.

Mais ces procédés chimiques soulèvent de nombreuses objections. Ils sont de technique délicate. En outre ils n'ont pas la précision que l'on a tendance à leur attribuer, et le dosage du fer n'est pas rigoureux : or le plus petit écart entraîne des erreurs considérables. Enfin il est démontré que la teneur de l'hémoglobine en fer n'est pas fixe, mais variable : par conséquent le dosage, même rigoureux, de l'un de ces éléments, ne permet pas de connaître exactement le chiffre de l'autre.

B. — Le deuxième groupe comprend les méthodes chromométriques, basées sur le principe suivant.

Le sang doit sa teinte rouge à l'hémoglobine. On peut donc

prendre, comme types, des dilutions d'une quantité déterminée de sang normal, dilutions de teintes progressivement décroissantes, et faites à un taux connu. Suivant que la même quantité de sang d'un malade répondra à telle ou telle teinte, on saura la quantité d'hémoglobine qu'il contient.

Les applications de ce principe ont conduit à plusieurs types d'appareils.

Nous allons décrire les plus simples, et qui sont le plus couramment utilisés.

Chromomètre Hayem. — Dans le chromomètre Hayem (fig. 166), on a un carnet de feuilles qui présentent des teintes différentes : on leur compare la teinte obtenue par une dilution de sang. Quand on a reconnu que les deux teintes sont identiques, une simple lecture indique le résultat.

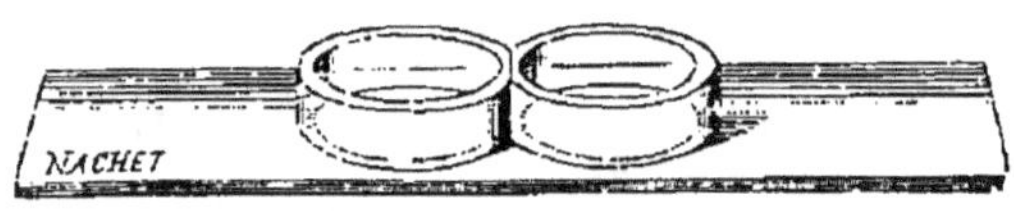

Fig. 166. — *Chromomètre Hayem.*

L'une des cellules est remplie avec de l'eau pure, l'autre avec la dilution sanguine. On les pose, pour faire la comparaison, sur des teintes étalons, qui sont sur un carton joint à l'appareil.

Ce résultat est donné en nombre de G. R., c'est-à-dire que si le sang examiné est normal la réponse sera : 5 millions. Si le nombre indiqué par la teinte est 2.500.000 par exemple, c'est évidemment que le sang renferme 2 fois moins d'hémoglobine qu'un sang normal.

Tel est le principe de l'appareil. La notice qui l'accompagne nous permet de ne pas entrer dans des détails de technique, qu'il est indispensable de suivre pour obtenir des renseignements précis.

Appareil de Tallqvist. — Dans l'appareil de Tallqvist, on compare à une série de teintes sur papier la teinte obtenue par la tache d'une goutte de sang du malade, recueillie sur une feuille de buvard fig. 167).

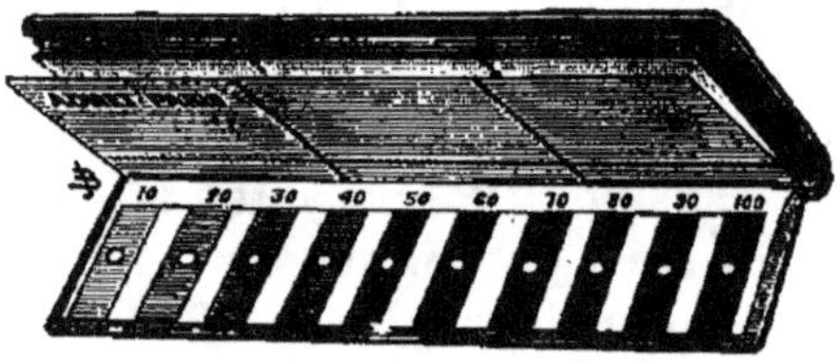

Le résultat est ici donné en fractions de 100 : la teinte

Fig. 167. — *Appareil de Tallqvist.*

du sang normal répond au nombre 100. Si la comparaison amène à constater que le sang examiné répond à la teinte 50, le sang renferme deux fois moins d'hémoglobine qu'un sang normal.

Quelques précautions sont nécessaires pour avoir des résultats plus précis : la piqûre doit être suffisante pour obtenir, sans presser, une goutte de sang assez grosse pour faire, sur le papier filtre où on la laisse tomber spontanément, *une tache de 5 à 6 millimètres de diamètre*. D'autre part, il faut attendre pour faire la comparaison que la tache soit sèche, c'est-à-dire qu'elle ait perdu son brillant ; mais il ne faut pas tarder davantage, car la couleur s'altère à l'air assez vite.

Quelle est la valeur de ce procédé ?

Les erreurs d'appréciation ne sont pas considérables : elles *ne dépassent guère 10 p. 100*. Ce procédé très simple est donc suffisant pour la pratique.

C'est dans les anémies intenses que les erreurs sont les plus grandes : les chiffres trouvés sont généralement inférieurs à la réalité.

Hémoglobinimètre de Gowers. — L'hémoglobinimètre de Gowers (fig. 168) consiste en un tube fermé renfermant une solution glycérinée de picro-carmin, qui correspond à une solution aqueuse de sang normal à 1 p. 100.

Avec une pipette, graduée à cet effet, on prend 20 millimètres cubes de sang du sujet. On verse ce sang dans une éprouvette également graduée, et on ajoute de l'eau jusqu'à ce que la dilution ait la même teinte que la dilution type.

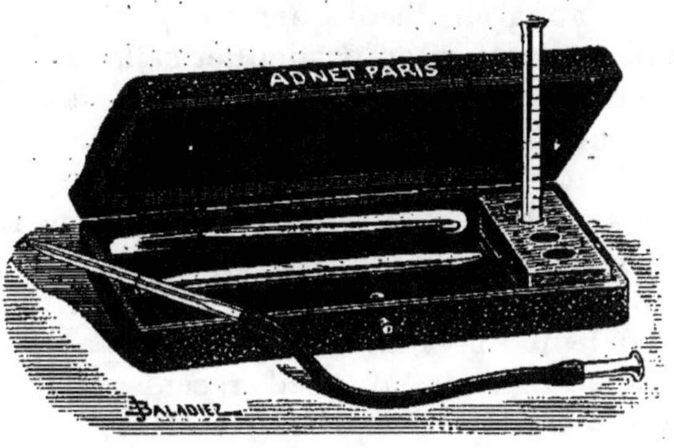

Fig. 168. — *Hémoglobinimètre de Gowers.*

On lit alors le degré de la dilution que l'on a dû faire. Si l'on est arrivé au chiffre 100 du tube gradué, c'est que la quantité d'hémoglobine est normale. Si l'on a dû s'arrêter au chiffre 40, par exemple, c'est qu'il y a dans le sang 40 p. 100 de la quantité normale d'hémoglobine.

Il faut avoir soin de mettre quelques gouttes d'eau dans l'éprouvette *avant* d'y introduire le sang. On aura ainsi une dilution immédiate, et un caillot n'aura pas le temps de se former, ce qui évidemment fausserait les résultats.

La lecture du résultat doit se faire à contre-jour sur un fond blanc.

L'inconvénient de cet appareil, c'est que la teinte de l'étalon de mesure n'est pas identique à celle du sang dilué : il est donc difficile d'apprécier le moment exact où l'intensité des deux teintes est identique. D'autre part la solution colorée s'altère peu à peu, surtout à la lumière.

Hémoglobinimètre de Sahli. — Sahli a imaginé un procédé pour remédier à l'inconvénient de l'appareil précédent, et pour rapprocher davantage les deux teintes, celle de l'étalon et celle du sang dilué.

Il emploie comme étalon une solution glycérinée de chlorhydrate d'hématine.

D'autre part on transforme le sang que l'on examine en chlorhydrate d'hématine, en ajoutant, à la place d'eau pour la dilution, une solution faible d'acide chlorhydrique pur (solution à 15 p. 1.000).

Cet appareil, théoriquement parfait, présente cependant des causes d'erreur, en particulier celle-ci : l'étalon s'altère rapidement sous l'influence de la lumière, le chlorhydrate d'hématine n'étant pas stable.

D'autre part il convient de savoir que les inventeurs ou les constructeurs d'appareils de ce genre peuvent, pour des raisons diverses, modifier le type primitif de l'étalon. C'est ainsi que Sahli, après avoir, dans l'appareil primitif, adopté un étalon pour lequel le chiffre 100 répondait au taux normal d'hémoglobine, a, dans des appareils récents, adopté un étalon plus clair : avec ce dernier le sang normal ne doit être dilué que jusqu'à 70 pour obtenir l'égalité de teinte. Donc, avec un appareil de ce genre, un sang qui doit être dilué jusqu'à 70 est un sang normal, non anémique (Voir Kœnig, *Revue de la Suisse romande*, mars 1910).

Pour éviter les confusions et les erreurs qui découlent de ces changements, il est à souhaiter que tous ces appareils de mesure ne soient mis en circulation qu'avec une notice détaillée précisant leur mode d'emploi.

Autres appareils. — Les appareils qui précèdent, d'un emploi facile, donnent en clinique des résultats suffisamment exacts.

Aussi ne décrirons-nous pas des appareils d'un prix plus élevé, tels que *l'hématospectroscope de Hénocque* ou *l'hémochromomètre de Malassez*.

CHAPITRE III

LA PONCTION VEINEUSE

**Utilité, pour le laboratoire et la clinique, d'avoir la pratique
de la ponction veineuse.** — Il suffit généralement de quelques
gouttes de sang pour faire un examen complet : aussi le plus
souvent se contente-t-on d'une simple piqûre du doigt, suivant la technique que nous avons donnée.

Cependant si l'on veut avoir, pour des recherches physiques
ou chimiques, une quantité plus considérable (un ou plusieurs
centimètres cubes), de même que si l'on veut faire l'étude de
la résistance globulaire qui exige au moins une vingtaine de
gouttes de sang, plutôt que de faire au doigt une piqûre profonde et douloureuse, il est bien préférable de ponctionner
une veine.

La ponction veineuse est indispensable aussi pour la recherche
des microbes par culture : c'est le seul moyen de recueillir le
sang avec asepsie.

Ajoutons d'ailleurs que sa technique est d'autant plus utile à
connaître que tout médecin doit en avoir la pratique, pour
pouvoir faire au besoin une injection intra-veineuse d'un médicament (électrargol, sérum artificiel, sel mercuriel, sel de quinine, arsénobenzol, etc.).

On peut même, comme Bensaude l'a conseillé, faire, par
une ponction veineuse avec une aiguille de calibre suffisant,
une véritable saignée dans un but thérapeutique.

Les instruments. La perméabilité de l'aiguille. — Il est
utile d'avoir une seringue de capacité variable, suivant la quantité de sang que vous voulez recueillir. S'il s'agit de faire une

injection intra-veineuse, ou si vous prenez du sang pour une culture, elle sera soigneusement stérilisée au four Pasteur. Sinon, s'il s'agit seulement de recherches physiques ou chimiques, cette précaution est inutile.

D'ailleurs, si le calibre de l'aiguille est suffisant, le sang coule spontanément sans aspiration et l'on peut le recueillir directement dans le récipient voulu (tube à essai, flacon, ballon de verre, etc.). Un petit tube de caoutchouc, adapté à l'aiguille, facilite cette récolte.

Choisissez de préférence une aiguille en platine : vous pouvez ainsi la faire flamber au moment même, et vous serez sûr de son asepsie. Elle sera courte, de 2 à 3 centimètres, de calibre un peu gros, pour éviter que le sang ne se coagule à l'intérieur.

Il est très important qu'elle soit _à biseau court_, sinon le biseau peut n'être que partiellement dans la veine, et le sang s'écoule à la fois au dehors et dans le tissu cellulaire souscutané. D'autre part, si l'on fait une injection intra-veineuse dans les mêmes conditions défectueuses, le liquide caustique (arsénobenzol, sel de mercure, etc.) peut occasionner de graves accidents.

La pointe de l'aiguille doit être _très acérée_, sinon elle glisse le long de la paroi de la veine, paroi assez résistante, et ne la pénètre pas. A ce point de vue spécial les aiguilles en acier sont préférables ; mais la stérilisation et l'entretien en sont plus délicats.

Plusieurs types d'aiguilles ont été imaginés pour faciliter la ponction veineuse, en supprimant les inconvénients des aiguilles usuelles, et en évitant les obstacles qui peuvent s'opposer au succès de cette intervention. Nous allons en donner quelques-uns.

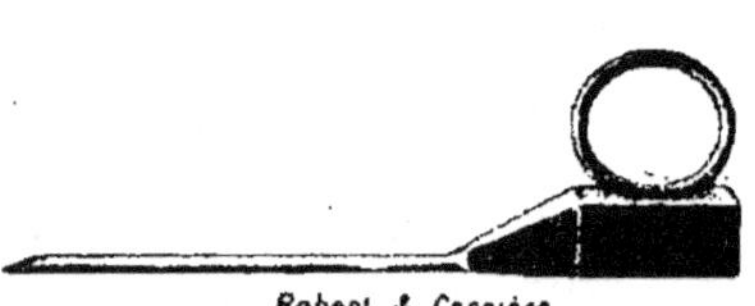

Fig. 169. — _Aiguille de Dalimier pour ponction veineuse._

L'aiguille Dalimier a de multiples avantages. Le canon de l'aiguille est muni d'un anneau de préhension ; il est presque sur le même plan que l'aiguille, ce qui évite de transpercer la veine ; enfin il est à surfaces planes et reste plus aisément en place pendant la récolte du sang (fig. 169).

L'aiguille Clément Simon présente un plateau qui facilite la récolte du sang (fig. 170).

L'*aiguille Luer* présente l'aspect que montre la figure ci-
après.

L'*aiguille Vernes* est essentiellement constituée par un tube
métallique continu, de section uniforme, contrairement à la plupart des modèles en usage, dont
la lumière présente un étranglement au point de
soudure de l'embase.

*Assurez-vous par vous-même, à l'instant, de la
perméabilité de vos aiguilles.* On ne saurait croire
le nombre de ponctions lombaires faites sans succès, de ponctions exploratrices avec un résultat négatif alors qu'il y a cependant du liquide, d'échecs
enfin de ponction veineuse, dus simplement à ce
fait que l'aiguille n'est pas perméable ou à peine :
il ne suffit pas qu'un mince fil d'argent puisse la
traverser ; il faut qu'il y glisse facilement, sans
frottement.

Vérifiez aussi que l'aiguille s'adapte bien à la
seringue, et que l'aspiration se produit.

Siège. — Comme pour la saignée, on choisit
généralement le pli du coude.

S'il y a quelque obstacle à ce niveau, on peut
s'adresser à une autre veine superficielle. Il convient cependant d'être averti qu'en d'autres points
les veines, moins comprimées par les tissus voisins, peuvent rester béantes après la ponction, de
telle sorte que l'écoulement sanguin, quand l'aiguille est retirée, continue sous la peau, et produit des ecchymoses.

On s'adresse de préférence à la médiane céphalique, bien

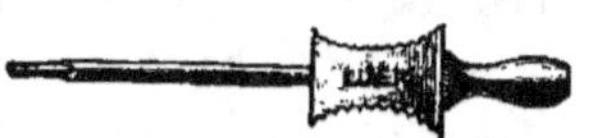

Fig. 171. — *Aiguille Luer
pour ponction veineuse.*

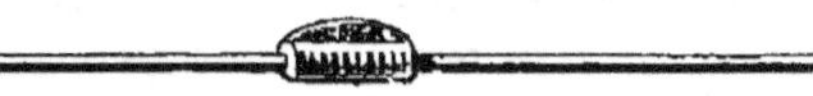

Fig. 172. — *Aiguille de Vernes.*

qu'ici le danger de blesser l'humérale soit moins à craindre
que pour une saignée avec la lancette.

Les préparatifs sont les mêmes. On fait la compression au
niveau du bras, au moyen d'un lien élastique. On s'assure que
la striction n'est pas excessive, en constatant que la radiale continue à battre. On recommande au malade de serrer le poing

pour que les veines du pli du coude fassent saillie ; si elles tardent à devenir turgescentes, on provoque leur dilatation en tapotant la face antérieure de l'avant-bras du plat de la main, et en donnant quelques chiquenaudes le long des veines anti-brachiales.

Puis on lave au savon et à l'alcool, ou bien l'on fait une simple application de teinture d'iode, application faite cinq minutes avant la ponction (1).

Technique. — C'est une technique assez courante que de faire la piqûre avec l'aiguille adaptée à la seringue. Il nous paraît plus facile de *piquer avec l'aiguille seule.*

On l'enfonce d'un coup sec, d'environ 2 à 3 millimètres : tantôt on peut choisir un point où la veine soit turgescente et nettement visible ; tantôt, chez les femmes et les sujets gras, on doit se contenter de la reconnaître par le toucher. Quand on a pénétré dans la veine, on voit sourdre une goutte de sang : c'est le moment d'adapter la seringue et d'aspirer. D'ailleurs, quand on veut faire une prise de sang rigoureusement aseptique, pour un ensemencement par exemple, il faut employer le premier procédé, c'est-à dire piquer avec l'aiguille et la seringue réunies.

On notera ce point capital : généralement, quand on fait ses premiers essais de ponction veineuse, on enfonce *trop loin* l'aiguille du premier coup. La veine est plus superficielle qu'on ne le croit ; et c'est souvent en retirant l'aiguille, au lieu de l'enfoncer davantage, que l'on voit le sang sourdre à l'extrémité.

Il n'est pas rare d'échouer, même quand les veines sont volumineuses et très visibles : c'est qu'alors la veine, au lieu de se laisser pénétrer, *fuit devant l'aiguille.* Cet échec est dû le plus souvent à ce que l'aiguille est émoussée : une vérification préalable est donc indispensable. Il arrive aussi parfois que l'aiguille, en traversant le tissu sous-cutané, soit obturée par un petit amas graisseux. Dans ce cas elle devient évidemment momentanément inutilisable. Il est donc prudent d'avoir toujours à sa disposition 2 à 3 aiguilles stérilisées.

Pour éviter l'inconvénient dû à la mobilité de la veine qui fuit devant l'aiguille, on a proposé différents procédés. On

______

(1) L'asepsie de la peau sera plus vigoureuse si l'on fait une pointe de feu au niveau de la piqûre. Mais on provoque une douleur assez vive, et nous conseillons de réserver ce moyen aux cas seuls où l'on veut recueillir du sang avec une asepsie absolue, pour l'ensemencer. Et encore, même dans ce cas, la teinture d'iode suffit.

peut l'immobiliser avec deux doigts de la main gauche, ou bien avec un petit appareil métallique imaginé dans ce but (1).

On peut encore employer le procédé de Godlewski.
Il consiste à tirer parti de la mobilité de la veine, qui, dans le procédé classique, est, au contraire, une cause de difficulté. En effet, cette mobilité est relative. La veine se déplace latéralement, mais ce déplacement a une limite, au delà de laquelle *la veine est fixe.* Au lieu de ponctionner « sur la veine et parallèlement à elle » comme on le fait généralement, il faut piquer la peau *en dehors de la veine* et diriger l'aiguille *obliquement* vers elle. Dans cette manœuvre, la veine *mobile* fuit devant l'aiguille, mais *bientôt sa limite de déplacement est atteinte. Elle est alors acculée et l'aiguille la pénètre facilement.*
L'aiguille pique à côté de la veine, en dehors ou en dedans, indifféremment, mais de préférence dans sa concavité, si la veine décrit une courbe.

Soins après la ponction. — Quand on a retiré la quantité de sang nécessaire, *on doit desserrer le lien avant d'enlever l'aiguille,* pour éviter que le sang ne s'épanche dans le tissu cellulaire sous-cutané. On lave avec un peu d'alcool, on fait un léger massage pour détruire le parallélisme des orifices, et l'hémorragie s'arrête d'elle-même. Il est utile de faire un petit pansement occlusif, avec du collodion ou un emplâtre adhésif quelconque.

Parfois, au début ou à la fin de la ponction, le sang a fusé dans le tissu sous-cutané, et forme une saillie plus ou moins visible. Un léger massage l'atténue. Il sera bon d'avertir le malade que s'il voit, les jours suivants, une petite ecchymose au niveau de la piqûre, c'est un incident sans danger.

Avantages de la ponction veineuse : elle est facile, sans danger, indolore. — Telle est la technique de la ponction veineuse.
Elle est d'une *facilité extrême.*
Elle est *inoffensive,* si l'on prend les précautions d'asepsie les plus élémentaires.
Elle est enfin *très peu douloureuse.* Nous avons entendu beaucoup de malades, à qui nous faisions, pour deux examens successifs, une piqûre au doigt, puis une ponction veineuse, nous affirmer que la seconde était aussi peu douloureuse que la première.

(1) Voir E. Escomel, *Gazette Médicale de Paris,* 4 octobre 1916.

CHAPITRE IV

LES GLOBULES BLANCS OU LEUCOCYTES. ÉTAT NORMAL. ÉTATS PATHOLOGIQUES

Ordre à suivre pour leur étude. — Les éléments figurés du sang sont :

Les globules blancs ;

Les globules rouges ;

Les hématoblastes.

Ce sont les globules blancs que vous allez examiner tout d'abord : leur étude est en effet la plus facile ; et d'autre part, dans les cas pathologiques, ce sont eux d'ordinaire qui fournissent les renseignements les plus intéressants.

Vous devez donc, pour le moment, faire abstraction complète des autres éléments figurés du sang (globules rouges et hématoblastes) ; et vous envisagerez successivement les trois questions suivantes, qui se posent à propos des globules blancs :

1° Quel est leur *nombre* total ?

2° Quelle est la *proportion de chacune de leurs variétés ?*

3° Constatez-vous la présence ou l'absence dans le sang de *globules blancs anormaux* : myélocytes, G. B. à granulations iodophiles, etc. ?

I. — Le nombre des globules blancs.

État normal. — A l'état normal, le sang renferme en moyenne six mille G. B. par millimètre cube.

Ne nous arrêtons pas aux légères divergences des renseignements fournis par les auteurs à ce sujet : peu nous importe, au point de vue pratique, quelques centaines en plus ou en moins.

Mais ce qui est autrement utile à constater, c'est leur proportion relativement aux G. R. Ceux-ci étant, nous le verrons, au nombre de 5 millions par millimètre cube, la proportion est de $\frac{6.000}{5.000.000}$ soit $\frac{1}{833}$.

Ce qui revient à dire que, dans une préparation de sang normal, on voit *en moyenne 1 G. B. pour environ* 800 *globules rouges;* que donc les premiers sont très rares par rapport aux seconds, et qu'il faut parfois explorer 2 à 3 champs du microscope avant d'en découvrir un seul.

Détermination du nombre total des G. B.

La remarque qui précède nous montre que nous avons deux méthodes pour apprécier ce nombre total des globules blancs.

1° **Numération avec un hématimètre.** — La numération au moyen d'un hématimètre est la seule scientifique, la seule rigoureusement exacte. Nous en avons donné plus haut la technique (voir p. 267). Ses avantages sont incontestables. Précise, elle permet d'obtenir des résultats rigoureux, d'apprécier les variations légères, de suivre chez un malade la diminution ou l'augmentation progressive, sous l'influence de telle cause pathogène ou de tel moyen thérapeutique.

Mais elle a quelques inconvénients que nous devons signaler. D'abord la technique en est assez délicate : il y a là un tour de main à acquérir et qui se perd vite. Celui qui ne ferait que des numérations à intervalles éloignés aurait bien des chances de n'avoir pas la dextérité voulue. Signalons ensuite les erreurs possibles dans les calculs, qui font parfois trouver des résultats inexacts : nous avons vu trop souvent des erreurs de ce genre pour ne pas attirer l'attention sur elles.

Aussi ne doit-on tenir compte d'une numération faite avec un hématimètre, que si l'on s'est assuré, par plusieurs numérations *de sang normal,* que l'on en possède bien la technique.

2° **Numération approximative sur lame de sang sec : elle est souvent suffisante.** — Mais si l'on n'a pas une maîtrise suffisante, ou si l'on n'a pas pu faire la prise du sang et la dilution dans des conditions satisfaisantes (ce qui n'est pas rare), l'examen des lames de sang sec constitue une deuxième méthode de numération globale, permettant d'obtenir des renseignements approximatifs, qui souvent suffisent seuls pour établir un diagnostic.

Il suffit en effet de se rappeler la proportion, que nous avons déjà indiquée, de 1 globule blanc pour 800 globules rouges, et de voir, par l'inspection de quelques champs microscopiques, si cette proportion paraît normale ou modifiée.

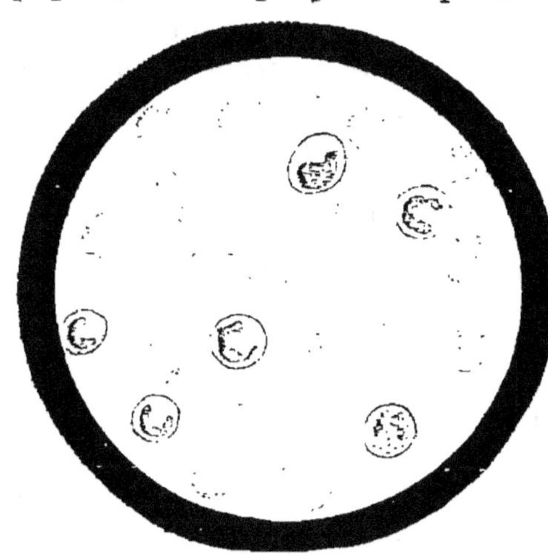

Fig. 173. — *Sang de leucémie myéloïde, non coloré.*

Grossiss.. 500. La forte proportion de globules blancs (environ 1 pour 4 globules rouges) impose le diagnostic de *leucémie*, si cette proportion est sensiblement la même dans les autres champs du microscope.

Avec un peu d'habitude, en suivant surtout le conseil, que nous ne cesserons de répéter, d'avoir à sa disposition 2 à 3 lames de sang *normal* pour pouvoir faire, en cas de doute, une comparaison immédiate, il vous sera très facile de savoir si votre malade présente un nombre normal de globules blancs, ou s'il y a des variations pathologiques, et leur degré.

Sans doute vous n'aurez pas des renseignements d'une précision rigoureuse, mais ils seront presque toujours pratiquement suffisants. Sans doute aussi la diminution du nombre des globules rouges est une cause d'erreur : mais, si l'anémie est modérée, peu importe ; et si elle est grave, vous verrez généralement des altérations telles des globules rouges que vous serez avertis immédiatement de l'existence de cette anémie (voir plus loin, p. 329, 331, 332).

Nécessité d'employer la numération approximative sur lame de sang sec comme méthode de contrôle. — En tout cas, même si l'on fait des numérations avec un hématimètre, on doit employer *toujours* l'examen des lames de sang sec, comme méthode de vérification, pour se mettre à l'abri des erreurs grossières : grâce à cette vérification, en effet, l'on est sûr de ne pas laisser passer inaperçue une leucocytose ou une leucémie, et d'autre part de ne pas diagnostiquer une leucocytose ou une leucémie qui n'existeraient pas.

Quelques détails de technique. — C'est évidemment avec les préparations colorées que cette appréciation, sans hématimètre, du nombre total des globules blancs est la plus facile.

On parcourt la préparation pendant quelques instants, en des points assez éloignés les uns des autres, car les globules blancs sont le plus souvent répartis d'une façon un peu irrégulière : de cette vue d'ensemble, comparée au souvenir d'un sang normal examiné au même grossissement, on conclut facilement.

Possibilité de faire la numération en quelques secondes sur lame non colorée. — Mais déjà, même avec une préparation qui n'est ni colorée, ni fixée, on peut faire le diagnostic.

Examinez-la avec **un** objectif à sec, de fort grossissement, et avec un éclairage atténué, pour mieux distinguer les éléments.

On voit, d'une part, les globules rouges, arrondis, réguliers, légèrement jaunâtres. Puis, plus rares, au milieu d'eux, de petites masses, généralement un peu plus volumineuses, arrondies, granuleuses ou non, mais surtout plus blanches et réfringentes : ce sont les globules blancs (fig. 174). Et si l'on arrive

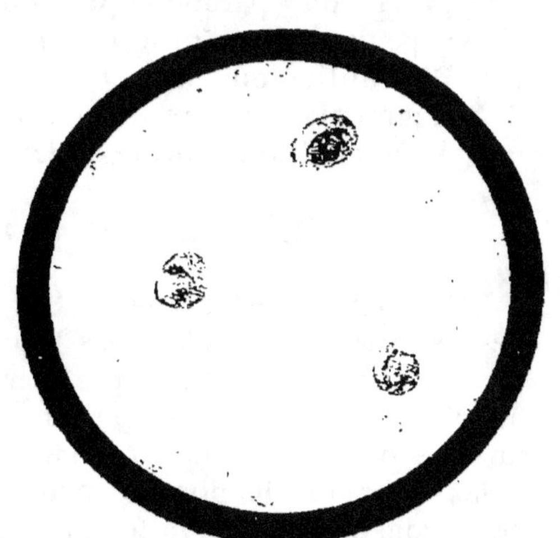

Fig. 174. — *Les éléments du sang sur préparation sèche, ni fixée, ni colorée.*

Examen à sec. Grossiss. : 550. Les globules rouges sont plus petits, légèrement jaunâtres : tantôt leur teinte est uniforme, tantôt leur centre est plus clair ou plus foncé. Les globules blancs sont plus volumineux, blancs ou grisâtres ; on distingue plus ou moins la forme de leur noyau.

à distinguer les globules blancs, ce qui demande évidemment un œil un peu plus exercé que pour une préparation colorée, le diagnostic est encore plus rapidement fait.

De telle sorte qu'en présence d'un malade porteur, par exemple, d'une tumeur du flanc gauche, un médecin peut, dans son cabinet de consultation même, avec une simple lame de verre et un microscope, en 2 à 3 minutes, faire la prise du sang, l'étalement, l'examen, et poser ou éliminer le diagnostic de rate leucémique; et même, nous le verrons, dire la variété de leucémie, son degré et l'intensité de l'anémie qui l'accompagne (fig. 176, p. 295).

Variations pathologiques.

Classification des variations pathologiques. — Quoi qu'il en soit, que l'on ait adopté la première méthode de numération ou la seconde, ou les deux associées, que l'on ait fait ces recherches soi-même, ou que l'on connaisse seulement les résultats, nous devons maintenant apprendre à les interpréter.

Les variations pathologiques du nombre total des globules blancs peuvent être pratiquement rapportées à trois types :

1° Diminution ou *leucopénie;*
2° Augmentation moyenne ou *leucocytose;*
3° Augmentation énorme ou *leucémie.*

1° *Diminution des G. B. ou leucopénie.*

Définition de la leucopénie. Ses degrés. — Le chiffre normal des globules blancs n'est pas rigoureusement fixe. Il présente des variations. C'est ainsi que l'abaissement de ce chiffre entre 6.000 et 5.000 peut être purement physiologique, et il n'y a aucune déduction à en tirer au point de vue d'un diagnostic.

Mais lorsque le nombre n'atteint pas 5.000, et surtout si cette constatation est faite dans plusieurs examens successifs, on est en droit de parler de leucopénie, et d'en chercher la cause morbide.

A plus forte raison d'ailleurs quand l'abaissement est plus considérable encore. On peut en effet trouver 3.000, 2.000 et même seulement 1.000 G. B. par millimètre cube : le sang ne renferme, on le voit, dans ces cas extrêmes, que le 1/6 du taux normal de leucocytes, un G. B. par conséquent pour 5.000 G. R. : en examinant une préparation de ce sang, il faut explorer un grand nombre de champs du microscope avant de trouver un seul leucocyte.

Rareté de la leucopénie dans les affections aiguës; son importance dans la typhoïde. — La leucopénie est rare dans les affections aiguës; aussi acquiert-elle une grande importance pour le diagnostic des maladies dans lesquelles on l'a constatée.

Passons rapidement sur la rougeole et le paludisme. Dans la *rougeole*, les constatations faites par les différents observateurs sont assez discordantes : il n'y aurait en tout cas qu'une leucopénie tardive et peu marquée. Quant au *paludisme*, dans la forme aiguë, s'il y a généralement de la leucopénie avant l'accès, on trouve au contraire une augmentation des globules blancs dans le cours de l'accès et immédiatement après.

Par contre, la leucopénie est des plus nettes dans deux affections aiguës, la fièvre typhoïde et la fièvre méditerranéenne.

Dans la *fièvre typhoïde*, la leucopénie est d'abord modérée, au cours de la première semaine; elle s'accentue dans la deuxième et la troisième et peut tomber à 1.000; elle disparaît peu à peu au moment de la convalescence. D'ailleurs, elle cesse rapidement et fait place à une augmentation des globules blancs, nous le verrons, lorsque surviennent certaines complications.

Dans la *fièvre méditerranéenne*, la leucopénie, semblable à celle de la fièvre typhoïde, facilite encore la confusion fréquente entre ces deux maladies.

Il peut arriver aussi que l'on constate de la leucopénie dans certaines infections à allure typhique, dont il n'est pas toujours possible, même par les recherches les plus attentives (séro-diagnostic, ensemencement du sang, etc.), de découvrir l'agent pathogène.

La leucopénie dans les affections chroniques. — Quant aux affections chroniques, la leucopénie est de règle dans le *paludisme chronique* et dans quelques formes de *splénomégalie*.

Signalons enfin, — fait paradoxal en apparence — la leucopénie dans l'évolution des *leucémies :* elle peut s'y montrer sous l'influence d'un traitement intensif, et surtout prolongé, par la radiothérapie.

2° *Augmentation moyenne des G. B. : leucocytose* (1).

Ses degrés. — L'augmentation des G. B. que nous appelons moyenne, la *leucocytose*, est un phénomène assez banal.

Elle commence à 10.000 environ, et peut monter facile-

---

(1) Le terme *d'hyperleucocytose* est parfois employé, comme synonyme de celui de *leucocytose* que nous avons adopté, pour désigner l'élévation pathologique du taux des globules blancs.

ment à 20 et 30.000. Elle atteindra 50 et 100.000 dans des cas exceptionnels.

La leucocytose digestive. — On se méfiera d'abord de ce que l'on a désigné sous le nom de *leucocytose digestive*. Après le repas et pendant les quelques heures de la digestion, le nombre des G. B. monte facilement à 8.000 et 10.000 chez tout individu normal. D'où ce précepte, essentiel, de faire l'examen du sang à jeun, surtout si c'est le nombre des G. B. qu'il est important de connaître.

Récemment Brodin et Saint-Girons ont repris cette étude des variations leucocytaires digestives, et ont apporté les précisions que voici.

Chez le sujet normal, la digestion s'accompagne constamment de modifications de l'équilibre leucocytaire, portant sur le nombre des globules blancs et la proportion des polynucléaires.

Le nombre des leucocytes s'abaisse au début, s'élève ensuite et présente deux maxima : l'un, deux à trois heures après le repas, l'autre de quatre à six heures après.

La proportion des polynucléaires suit une marche à peu près parallèle à celle du nombre des leucocytes.

Les modifications de l'équilibre leucocytaire varient avec chaque individu et surtout avec la nature de l'alimentation. Peu marquées avec un régime végétarien, elles sont surtout intenses avec une alimentation carnée.

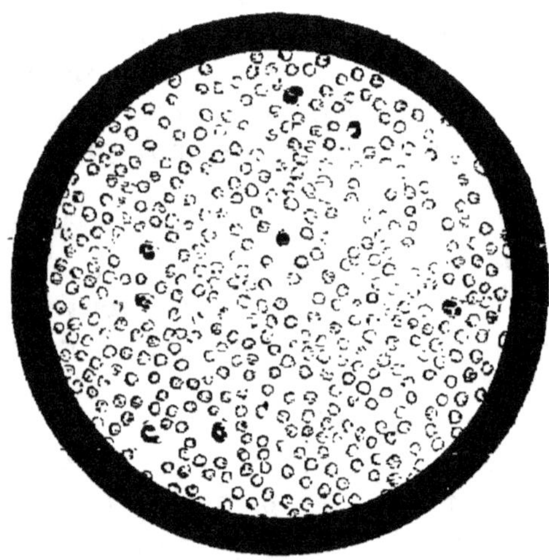

Fig. 175. — *Leucocytose de suppuration aiguë.*
Coloration par l'hématéine-éosine. Grossiss : 250. Le nombre total des globules blancs est certainement augmenté, puisqu'on en voit 8 dans le champ du microscope. La proportion est *ici* d'environ 1 globule blanc pour 100 globules rouges. (A l'*état normal* elle est de 1 globule blanc pour 800 globules rouges.)

Elles ne sont pas dues, par conséquent, au travail digestif, mais au passage dans le sang des produits ingérés.

Banalité de la leucocytose dans les infections aiguës. — En dehors de ce fait, la leucocytose appartient à la plupart des *infections aiguës*. On peut donc dire que sa constatation n'a guère qu'un intérêt négatif : c'est quand elle n'existe pas chez un fébricitant, que son absence inattendue facilite le diagnostic, en vous orientant vers les rares affections aiguës qui s'accompagnent de leucopénie (voir p. 292).

Leucocytose et suppurations. — Il est un cas cependant dans lequel sa constatation offre un grand intérêt : dans les *suppurations*. Elle est ici très élevée, elle monte facilement à 40 et 50.000. Elle permet ainsi d'affirmer une suppuration profonde que l'on ne faisait que soupçonner (fig. 175).

Apparition possible de la leucocytose dans la typhoïde et sa signification. — D'autre part, quand la leucocytose se montre chez un malade qui doit avoir de la leucopénie, par exemple chez un typhique, on peut à coup sûr affirmer chez lui l'apparition d'une complication, et probablement d'une complication suppurée (abcès profond, angiocholite, phlegmon périnéphrétique, ostéomyélite, otite, etc.).

Fréquence de la leucocytose dans les infections chroniques. — Elle appartient à la plupart des infections chroniques, *tuberculose, suppurations chroniques*, et aux *cancers*.

3° *Augmentation énorme des G. B. ou leucémie.*

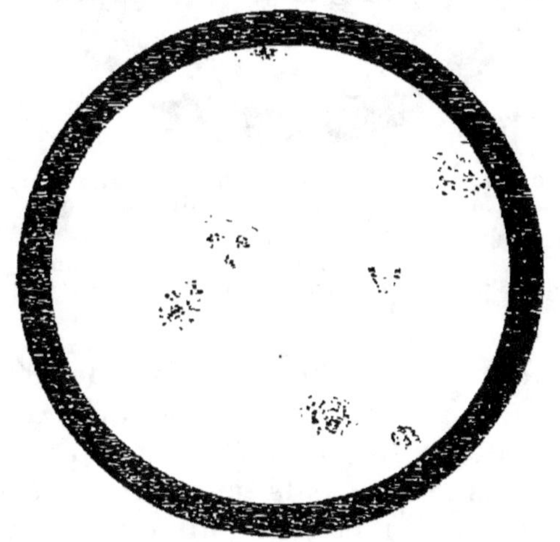

Fig. 176. — *Sang de leucémie myéloïde.*

Examen à sec, sans fixation, ni coloration. Grossiss. : 500. Le grand nombre de globules blancs permet de diagnostiquer immédiatement une *leucémie*. La présence de nombreux polynucléaires, dont on entrevoit les noyaux, et surtout de nombreux éléments à gros grains réfringents (grains éosinophiles) permet de dire qu'il s'agit d'une *leucémie myéloïde.*

Les différents moyens de reconnaître la leucémie. — Dans certains cas ou constate une augmentation énorme des G. B.

Examine-t-on une lame de sang sec non coloré : on voit, dans chaque champ du microscope, 5, 10 et davantage de ces petits corps arrondis et réfringents (fig. 176).

Faites-vous un examen de sang frais dans la cellule à rigole,

comme pour la recherche du réticulum fibrineux (voir p. 410) :
chaque lac sanguin renferme un nombre considérable de globules blancs (fig. 177).

Est-ce une préparation colorée, par une méthode quelconque :
au lieu de cette rareté des éléments nucléés que l'on constate à
l'état normal, on voit ici, dans chaque champ du microscope, une grande quantité d'éléments à noyau.

Au lieu du rapport normal de 1 globule blanc pour 800 globules rouges, c'est 1 p. 50, 1 p. 20, 1 p. 10 que l'on en trouve. Parfois les G. B. forment de véritables amas, accolés les uns aux autres. Parfois leur nombre paraît égal ou presque à celui des G. R.

Enfin une numération avec l'hématimètre permet une précision plus grande. On trouve ordi-

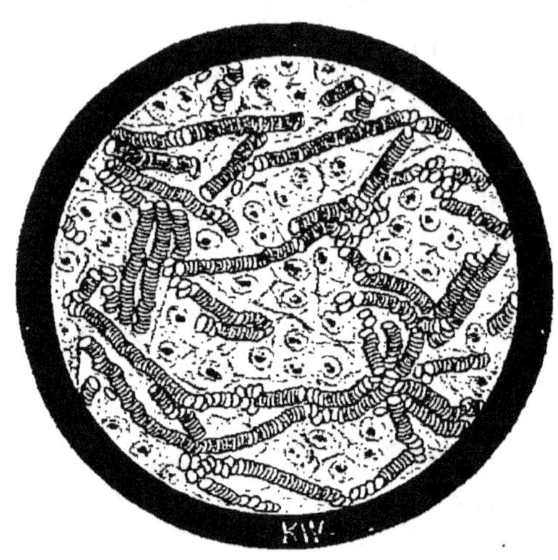

Fig. 177. — *Examen du sang frais dans un cas de leucémie myéloïde* (avec la cellule à rigole).

Grossiss. : 300. Dans chaque lac sanguin en voit un grand nombre de globules blancs, alors qu'à l'état normal ils y sont rares (voir fig. 221, p. 411).

nairement des chiffres variant de 100.000 à 500.000 Ce nombre
a pu, dans des cas exceptionnels d'ailleurs, monter à un million de G. B. par millimètre cube, et même au delà.

Dans quels cas la leucémie est certaine. — Au point de vue
pratique, on peut retenir que quand on rencontre au moins
1 G. B. pour 20 G. R., il s'agit certainement de leucémie.

De même si l'on trouve par la numération avec l'hématimètre 100.000 G. B. ou un chiffre supérieur.

Comment préciser le diagnostic en cas de doute. — D'ailleurs, dans le cas de doute, lorsque les chiffres paraîtraient inférieurs (ce qui peut arriver), ou à la limite de ceux que nous
fixons ici, nous verrons que les préparations de sang sec et
coloré donnent d'autres indications, faciles à constater, et qui
imposent le diagnostic (voir p. 312).

II. — Proportion de chaque variété de globules blancs
(Formule leucocytaire).

Définition. Technique. État normal.

Importance de la formule leucocytaire. — Lorsque l'on est renseigné sur le nombre total des G. B. par millimètre cube, on doit, poussant plus loin l'analyse, déterminer la *formule leucocytaire*, c'est-à-dire la *proportion de leurs différentes variétés*.

La simple inspection d'une lame de sang coloré montre en effet que les globules blancs présentent entre eux des différences morphologiques assez grandes, qui peuvent être ramenées à quelques types nettement définis. Or, la proportion de ces différents types n'est pas laissée au hasard. Sensiblement la même chez tout individu normal, elle présente aussi dans un grand nombre de maladies des variations identiques pour une affection donnée.

On voit donc qu'il est du plus grand intérêt de connaître la formule leucocytaire normale, et ses variations pathologiques.

Les trois grandes variétés de G. B. — On divise d'ordinaire les globules blancs en de nombreuses variétés. Il y a là, pour ceux qui débutent dans ces recherches, une source de difficultés assez grandes dans leur étude. Aussi croyons-nous préférable de n'envisager d'abord que les grandes divisions, suffisantes pour la pratique, et d'établir une *formule leucocytaire simplifiée*.

Mononucléaires et Polynucléaires. — Examine-t-on les globules blancs d'une préparation de sang, colorée par une méthode quelconque, on est immédiatement frappé de ce fait que les uns ont un *noyau unique*, arrondi, ovale ou allongé ; que les autres au contraire ont *plusieurs noyaux* indépendants, ou bien un *noyau avec des étranglements multiples*, qui le divisent en deux ou plusieurs segments juxtaposés.

Les premiers sont des *mononucléaires*. Les seconds sont des *polynucléaires* : expression qui s'applique, on le voit, non seulement aux globules blancs qui ont plusieurs noyaux, mais encore à ceux dont le noyau, quoique unique, est profondément divisé (voir planche II, p. 315).

Il arrive, d'ailleurs rarement, de rencontrer quelques éléments dont le noyau, un peu plus allongé et plus étroit que celui du mononucléaire, n'a pas les étranglements nets du noyau d'un polynucléaire typique. Suivant qu'il se rapproche davantage de l'un ou de l'autre type, on le range dans la première catégorie ou dans la seconde. Ou bien, on en fait une variété spéciale, *la forme intermédiaire ou de passage.*

L'existence de ces formes de passage et l'impossibilité de mettre une démarcation absolue entre mononucléaires et polynucléaires s'expliquent fort bien, si l'on se rappelle que les polynucléaires dérivent des mononucléaires par allongement, étranglement et division du noyau.

Éosinophiles. — Mais, en outre de ces deux variétés, un examen attentif et un peu de patience permettent d'en découvrir une troisième.

Mettez sous *l'objectif à immersion* une préparation *colorée à l'hématéine-éosine* ; examinez, en changeant plusieurs fois le champ, un assez grand nombre de G. B., au moins une centaine, et regardez soigneusement cette fois non pas le noyau, mais le protoplasma (Pl. II, p. 315).

Le protoplasma de tous les éléments se montrera tantôt incolore, tantôt teinté *uniformément* d'une couleur plus ou moins violette ou rosée.

Mais vous finirez cependant par rencontrer un G. B dont le protoplasma sera très franchement rouge : faites une exacte mise-au-point, et vous reconnaîtrez que cette teinte est due à un grand nombre de granulations, d'un rouge très vif, très nettement arrondies, plus ou moins rapprochées les unes des autres. Parfois les granulations sont essaimées autour du noyau, espacées, comme si l'élément avait éclaté. C'est là un globule blanc *éosinophile*, ainsi désigné parce que son protoplasma renferme des granulations qui ont une grande affinité pour l'*éosine*, par laquelle elles sont fortement teintées.

Précisons les caractères de l'éosinophile, en disant que *dans le sang normal* cet élément est toujours un polynucléaire. Ses noyaux sont généralement au nombre de deux, assez gros, ovales, réunis ou non par un mince filament, un peu moins colorés que les noyaux des polynucléaires voisins. Mais tous ces caractères sont secondaires : c'est la constatation nette des grains éosinophiles qui seule vous en fait faire le diagnostic avec certitude.

Le globule blanc éosinophile ne peut-il être mis en évidence que par la méthode de coloration à l'hématéine-éosine ? Non certes. Mais, lorsque l'on n'a pas encore acquis une expérience suffisante des examens hématologiques, c'est cette méthode surtout qui permet d'éviter les erreurs. En effet, à la différence des autres méthodes, elle ne colore, parmi les différentes variétés de granulations des globules blancs, que les granulations éosinophiles. Il est donc, pour ainsi dire, impossible de se tromper.

Par contre, quand on s'est suffisamment exercé à ces examens, les autres méthodes permettent également de les reconnaître. Dans la coloration au triacide, qui colore aussi les granulations neutrophiles, ces dernières sont plus fines et d'un rouge moins vif. Dans la coloration par un bleu basique, les granulations basophiles sont seules colorées en rouge : les granulations éosinophiles se montrent comme de grosses vacuoles régu-

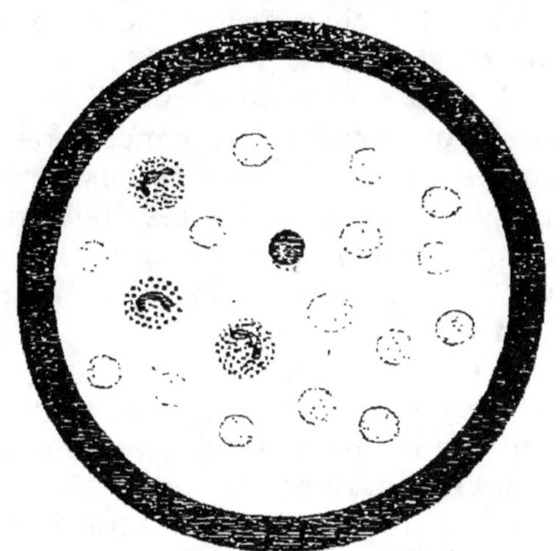

Fig. 178. — *Sang normal, coloré par le biéosinate de Tribondeau.*

On voit des globules rouges, un lymphocyte, deux polynucléaires neutrophiles avec leurs granulations, et un polynucléaire éosinophile, avec ses granulations plus volumineuses et plus rouges.

lières, massées autour du noyau coloré en bleu. Enfin, dans les méthodes synthétiques diverses, qui colorent les quatre variétés de granulations (éosinophiles, neutrophiles, basophiles, azurophiles), les granulations éosinophiles se reconnaissent à leur volume et à leur teinte plus éclatante.

Il y a d'ailleurs une vérification qu'il est nécessaire de faire, au moins dans les premiers essais, lorsque l'on a numéré les éosinophiles par une méthode de coloration synthétique, et surtout si l'on a trouvé un nombre anormal de ces éléments. C'est de faire une deuxième numération sur une préparation à l'hématéine-éosine, et de voir si les résultats sont concordants.

Comment on établit la formule leucocytaire d'un individu. — Nous sommes maintenant en état d'établir la formule leucocytaire.

La technique en est des plus simples. Le but que l'on se propose est de déterminer combien, sur 100 G. B., il y a de polynucléaires, de mononucléaires, d'éosinophiles.

Vous allez donc examiner votre préparation avec l'objectif à immersion, parcourir le nombre de champs nécessaire, et faire le pointage de chacune des variétés d'éléments. Quand vous êtes arrivé à un total de 100 globules blancs, vous regardez par quel chiffre chacune d'elles se trouve représentée, et votre formule est établie.

Il n'est pas douteux que si l'on compte plusieurs centaines, et si l'on prend la moyenne, le résultat est plus précis. Si, par contre, on s'arrête au-dessous de 100, pour multiplier dans la proportion voulue les résultats trouvés, on risque de n'avoir qu'une notion approximative. En effet les différentes variétés de G. B. sont assez inégalement réparties dans les préparations.

Il est bon aussi de savoir que les G. B., plus volumineux que les G. R., sont entraînés en partie vers les bords et l'extrémité de la préparation : c'est là que l'on pourra le plus rapidement les compter.

Formule leucocytaire simplifiée normale de l'adulte. — Le sang d'un adulte normal, en dehors de la période digestive (voir p.294) présente la formule leucocytaire que voici :

Polynucléaires 66
Mononucléaires. 33
Eosinophiles. 1
                                          ―――
                                          100

Les variations physiologiques en sont minimes : le nombre des polynucléaires peut descendre à 60 ou monter à 70, celui des mononucléaires variant en sens inverse. Quant aux éosinophiles, ils dépassent rarement 2 ou 3 p. 100.

On peut donc résumer cette formule simplifiée de la façon suivante : *le sang normal de l'adulte renferme 2/3 de polynucléaires pour 1/3 de mononucléaires ; quant aux éosinophiles ils sont rares, de 1 à 3 p. 100.*

Formule leucocytaire simplifiée normale de l'enfant. —Chez le jeune enfant la formule leucocytaire normale est différente :

Polynucléaires 47
Mononucléaires. 47
Eosinophiles. 6
                                          ―――
                                          100

Telle est la formule moyenne, qui d'ailleurs varie d'année en année, pour se rapprocher peu à peu de la formule de l'adulte.

Variations pathologiques de la formule leucocytaire.

A priori, on voit que nous devons nous attendre à trouver, à l'état pathologique, des modifications dans trois sens différents :

1° Augmentations proportionnelles des mononucléaires ou *mononucléoses* ;

2° Augmentations proportionnelles des polynucléaires ou *polynucléoses* ;

3° Augmentations proportionnelles des éosinophiles ou *éosinophilies*.

1° *Mononucléoses.*

Définition et degrés de la mononucléose. — La mononucléose commence, chez l'adulte, aux environs de 40 p. 100. Elle peut être plus considérable. Il n'est pas rare de trouver une formule inversée ; au lieu de 1 mononucléaire pour 2 polynucléaires, on peut rencontrer 2 mononucléaires pour 1 polynucléaire, et même plus.

Nous verrons que dans une affection, une seule, on a jusqu'à 99 p. 100 de mononucléaires.

Rareté de la mononucléose dans les affections aiguës. — La mononucléose est rare dans les affections aiguës, aussi sa constatation est-elle utile pour le diagnostic.

Trouvez-vous de la mononucléose avec de la leucopénie chez un malade qui a une fièvre élevée ? Pensez à la *fièvre typhoïde* ou à la *fièvre méditerranéenne*. Et si vous avez quelque doute, la recherche du réticulum fibrineux (voir p. 410) et le séro-diagnostic (voir p. 444) vous montreront le plus souvent que vous ne vous êtes pas trompé.

La mononucléose est-elle accompagnée de leucocytose et de myélococytose (voir p. 310), avec G. R. nucléés (voir p. 337) ? Ce sont les caractères de la *variole*. Et, dès la période d'invasion, avant toute certitude clinique, ces caractères très spéciaux du sang vous permettent d'affirmer le diagnostic.

En dehors de ces trois affections, la mononucléose peut encore se rencontrer dans *ces infections aiguës mal déterminées*, assez semblables à la fièvre typhoïde, et dont nous avons déjà parlé à propos des leucopénies (p. 293).

La mononucléose dans les affections chroniques. — S'agit-il d'une affection chronique? Si la mononucléose est légère, 40, 50, 60 p. 100, on peut avoir à faire à du *paludisme chronique*, à une *intoxication chronique* (plomb, benzine, mercure, etc.), et parfois à un *cancer*.

Une mononucléose très marquée permet d'affirmer le diagnostic de leucémie lymphatique. — Mais si l'on trouve une mononucléose très marquée (fig. 179), atteignant 90, 95, 99 p. 100, quelle que soit la variété de mononucléaires, petits éléments fortement colorés ou mononucléaires pâles, de taille plus ou moins volumineuse, éléments normaux ou altérés, déformés, mal colorés, peu importe; un seul diagnostic est possible.

Regardez attentivement votre préparation, essayez d'apprécier sur la lame le nombre global des G. B., et au besoin faites une numération: vous aurez généralement 100.000 G. B. ou plus. Mais, même si le nombre est moindre, 60.000, 50.000, et moins encore, on peut être affirmatif.

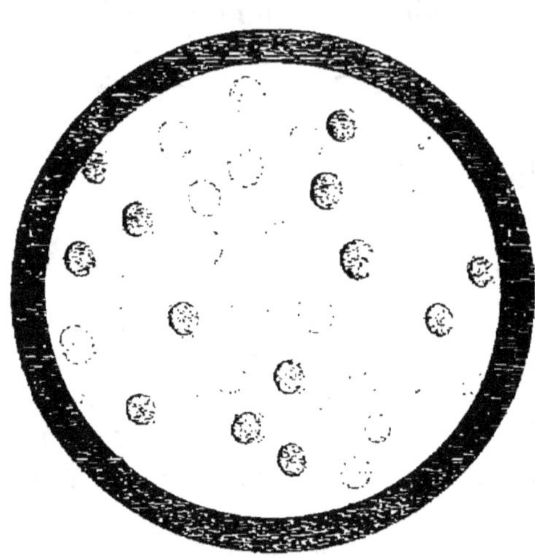

FIG. 179. — *Mononucléose considérable (leucémie lymphatique).*

Coloration par l'hématéine-éosine. Grossiss. : 500. La proportion des globules blancs est très élevée puisqu'on en voit environ 1 pour 3 globules rouges (au lieu de la proportion normale qui est de 1 pour 800). En outre, la formule leucocytaire est complètement modifiée (mononucléose presque exclusive). On peut porter immédiatement le diagnostic de leucémie lymphatique.

Le malade qui a fourni le sang a très probablement des adénopathies volumineuses, au cou, aux aisselles, dans le médiastin, dans l'abdomen, aux aines; il a aussi une rate énorme et peut-être un gros foie. C'est, sans aucun doute, d'une *leucémie*, et presque sûrement d'une *leucémie lymphatique* qu'il s'agit.

2° *Polynucléoses.*

Définition et degrés. — La polynucléose est un phénomène assez banal. Elle coïncide généralement avec la leucocytose, mais pas toujours. Nous avons vu en effet qu'il peut y avoir leucocytose et monucléose associées (variole, certains cancers, etc.). Le fait inverse est plus rare : la polynucléose n'existe guère sans un degré de leucocytose plus ou moins accentuée.

La polynucléose commence lorsque le nombre des polynucléaires monte à 72 ou 75 p. 100. Elle peut être plus intense : on trouve parfois 95 p. 100 et même plus (fig. 180).

Polynucléose physiologique. — Il existe une polynucléose physiologique, d'origine digestive, généralement modérée (voir p. 294).

Polynucléose pathologique. — La polynucléose se montre dans la plupart des *infections aiguës, pneumonie, érysipèle*, etc.

Elle est fréquente dans les infections chroniques, la *tuberculose*, et dans les *cancers*.

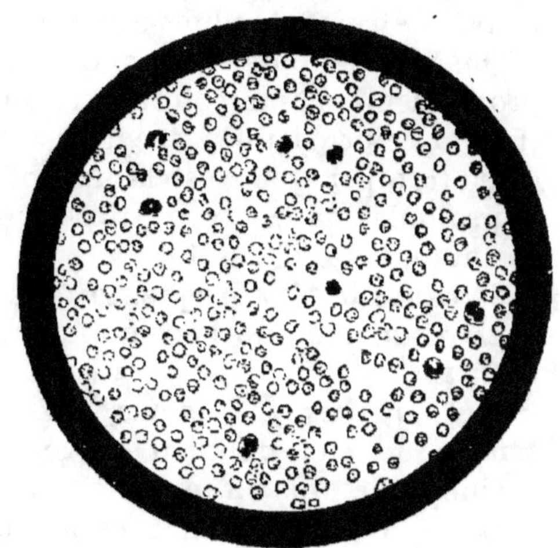

Fig. 180 — *Polynucléose* (Suppuration aiguë).

Coloration par l'hématéine-éosine Grossiss. : 250. La proportion des polynucléaires est notablement augmentée, puisqu'on en voit 7 pour un seul mononucléaire. (Le rapport normal est de 2 polynucléaires pour 1 mononucléaire.)

C'est dans les *suppurations*, surtout aiguës, qu'elle atteint son degré le plus élevé : une polynucléose de 90 à 95 p. 100 vous permet d'affirmer presque à coup sûr la présence de pus.

On voit que, dans la *fièvre typhoïde* par exemple, lorsque de la polynucléose apparaît, on peut en tirer la même conclusion que de la leucocytose qui lui est alors associée ; c'est que la typhoïde s'est compliquée, et probablement d'une manifestation suppurée.

3° *Éosinophilies.*

Définition et degrés de l'éosinophilie. — L'éosinophilie se montre à des degrés variables. On peut dire qu'elle existe déjà lorsque le nombre des éosinophiles est *chez l'adulte* de 4 à 5 p. 100, *chez l'enfant* de 8 à 9 p. 100. Elle peut être considérable : nous avons trouvé jusqu'à 60 éosinophiles pour 100 G. B.

Diagnostic de l'éosinophilie. — L'éosinophilie est un caractère facile à reconnaître. Quand on a bien vu une fois un éosinophile, surtout dans une préparation colorée à l'hématéine-éosine, on ne s'y trompe plus.

Ces granulations relativement volumineuses, franchement rouges, rondes, égales, bien distinctes les unes des autres, ne peuvent être confondues avec rien d'autre.

Quand on doute, quand on voit un polynucléaire dont le protoplasma a une coloration rouge, mais diffuse, à granulations à peine visibles, inégales, on peut affirmer sans crainte de se tromper que c'est là un polynucléaire neutrophile, dont le protoplasma est trop coloré par l'éosine : ce n'est pas d'un éosinophile qu'il s'agit.

Sa cause la plus fréquente : Parasitisme. — Si l'on trouve chez un malade de l'éosinophilie, on doit penser d'abord au *parasitisme.*

Les *parasites intestinaux*, ankylostomes, oxyures, amibe dysentérique, etc., donnent en général (mais pas toujours) une éosinophilie plus ou moins élevée.

On le voit donc, en présence d'un jeune enfant qui a des convulsions, de l'irritation laryngée, des accidents méningés, etc., cette constatation d'une éos nophilie peut être la base du diagnostic. De même il n'est pas rare de voir un malade qui maigrit, qui présente des troubles gastriques, etc., chez qui le diagnostic reste longtemps en suspens jusqu'au jour où l'on songe à la possibilité du parasitisme intestinal : la constatation d'une éosinophilie nette aurait pu y faire penser beaucoup plus tôt.

Ce ne sont pas d'ailleurs seulement les parasites intestinaux qui la provoquent. L'éosinophilie appartient aussi aux affections parasitaires du tissu conjonctif et des vaisseaux, *bilharziose, filariose*, etc., à la *trichine*, à la *ladrerie*. Dans ce groupe, il convient d'attacher une importance particulière à l'éosinophilie provoquée par la *filaria loa* (voir p. 394), dont l'adulte vit et se déplace dans le tissu conjonctif : l'éosinophilie atteint et dépasse souvent 40 p. 100 (1).

(1) Comme le font remarquer Nattan-Larrier et Parvu (*Archives des maladies du cœur*, novembre 1909) une éosinophilie très élevée (30 à 60 p. 100) doit faire songer à la filaria loa chez tous les individus ayant séjourné dans les régions nifestées par ce parasite, Congo, etc, : 80 p 100 environ de la population européenne du Congo en est atteinte. L'un des symptômes cliniques curieux est

Il y a enfin une affection parasitaire qui mérite une mention spéciale : le *kyste hydatique*, quelle que soit sa localisation, foie, rate, poumon, etc., est presque constamment accompagné d'éosinophilie. Dans le cas de diagnostic douteux, la présence ou au contraire l'absence d'éosinophilie constitue un argument important pour faire une intervention ou pour s'en abstenir. D'ailleurs, il existe un autre moyen de diagnostic plus probant encore, la *fixation du complément* : mais, nous le verrons, c'est une recherche d'une technique plus compliquée (voir p. 464), et qui peut donner une réponse négative alors cependant qu'il s'agit bien d'un kyste hydatique : ce fait est rare, il faut le reconnaître, mais suffit pour que la recherche de l'éosinophilie soit conservée au nombre des moyens de diagnostic du kyste hydatique.

Autres causes d'éosinophilie. — En dehors de ces faits de parasitisme, l'éosinophilie se montre dans quelques autres cas :

Dans la *leucémie myéloïde*, l'éosinophilie est généralement considérable. D'ailleurs l'augmentation énorme du nombre des G. B., avant toute autre constatation, vous a déjà pour ainsi dire imposé le diagnostic.

Dans certaines *intoxications ;* en effet chez les ouvriers professionnellement et chroniquement intoxiqués par la benzine, nous avons trouvé une éosinophilie précoce, presque constante, modérée, stationnaire, et qui cesse quand le sujet n'est plus exposé à l'intoxication (1).

Certaines *affections cutanées* s'accompagnent d'éosinophilie. Elle est fréquente dans la *sporotrichose*.

On la rencontre enfin dans des cas rares ou des circonstances très particulières :

Dans les *maladies de la moelle osseuse* ou *de la rate ;* dans la *convalescence* de la plupart des maladies infectieuses ; dans les *adénomes de la prostate* (Legueu et Morel).

Parfois même chez des *sujets normaux :* encore peut-on se demander s'il n'existe pas chez eux quelque cause insoupçonnée, telle que la présence de parasites intestinaux, que la recherche de leurs œufs dans les fèces peut fort bien, — nous en avons eu des exemples probants, — ne pas révéler.

l'apparition successive, en des points différents, d'un œdème *localisé*, durant quelques jours, et dû au séjour momentané du parasite *adulte*, qui se déplace dans le tissu conjonctif.

(1) AGASSE-LAFONT et HEIM, Congrès international des Maladies professionnelles, Bruxelles, septembre 1910, et Académie de médecine, 28 février 1911.

Étude plus détaillée des G. B. — Les 5 variétés.

Utilité des détails nouveaux que nous allons donner. — La connaissance des trois grands groupes de G. B. que nous avons étudiés, polynucléaires, mononucléaires, éosinophiles, pourrait à la rigueur suffire, sans que nous décrivions d'autres variétés et sans que nous donnions d'autres détails.

Mais comme il est d'autres formes auxquelles les analyses hématologiques font des allusions courantes. nous allons en donner la description en quelques mots. Ces notions d'ailleurs seront le préambule utile à l'étude des G. B. anormaux.

Deux variétés de mononucléaires. — Si vous considérez quelques mononucléaires, vous trouvez facilement entre eux de grandes différences au point de vue de leurs dimensions totales, de l'intensité de coloration du protoplasma, du volume, de la forme et de la coloration du noyau (Planche II, p. 315).

Aussi subdivise-t-on les mononucléaires en deux variétés :

1º Le *lymphocyte*, à peine plus gros qu'un globule rouge.

Son noyau est généralement très foncé, quelle que soit la méthode de coloration employée. Ce noyau, qui occupe presque tout l'élément, est arrondi, mais souvent aplati ou présentant une encoche sur un côté. Le protoplasma forme autour du noyau une bandelette étroite, parfois à peine visible, qui se colore généralement assez fortement, en particulier par l'éosine.

Ne le confondez pas avec une variété de globule rouge nucléé, le normoblaste (voir p. 340) : les deux noyaux offrent une certaine ressemblance ; mais le normoblaste a un protoplasma encore plus fortement teinté par l'éosine, et surtout plus étendu.

La proportion des lymphocytes est assez variable dans le sang normal et pathologique.

Sauf leur augmentation énorme dans la *leucémie lymphatique*, les causes de leurs variations de nombre sont encore mal déterminées.

2º Le *grand mononucléaire*, à noyau volumineux, généralement ovale et peu coloré ; à protoplasma étendu, à peine coloré. souvent presque invisible, que l'on devine plus qu'on ne le voit.

Entre le grand mononucléaire et le lymphocyte on peut décrire une forme intermédiaire, sous le nom de *mononucléaire moyen*.

Trois variétés de polynucléaires que l'on distingue par leurs granulations. — Quant aux polynucléaires, on en décrit trois espèces, caractérisées par une particularité de leur protoplasma. *Le protoplasma de tout polynucléaire est granuleux.* Mais leurs granulations ont des affinités différentes pour les matières colorantes, et se divisent à ce point de vue en trois variétés.

Considérons d'abord ce qui se passe, lorsque l'on emploie les 3 méthodes analytiques de coloration que nous avons exposées en premier lieu (voir p. 266).

Avec ces méthodes, on constate que certaines granulations se colorent par l'éosine : ce sont les *granulations éosinophiles*, dont nous avons déjà parlé.

D'autres granulations n'apparaissent qu'avec les bleus basiques (thionine, bleu polychrome, etc.) ; ce sont les *granulations basophiles*.

Enfin un troisième groupe de granulations n'est pas mis en évidence par les colorants ordinaires, acides ou basiques. On ne les colore et on ne les voit qu'avec un colorant neutre, tel que le triacide. Ce sont les *granulations neutrophiles*.

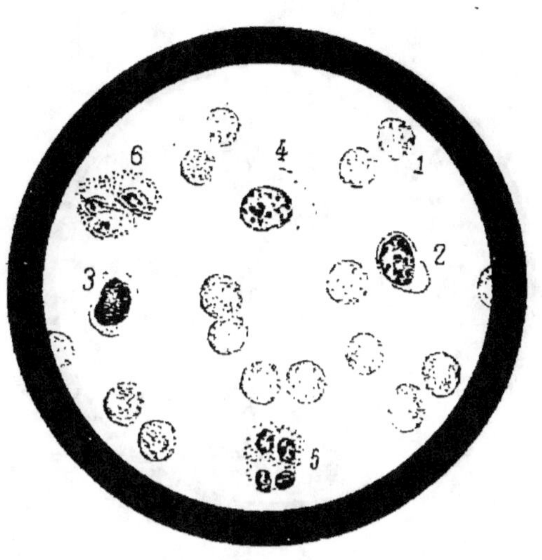

Fig. 181. — *Eléments du sang normal coloré par le triacide.*

Grossiss. : 700. Les différentes variétés de globules blancs ont été artificiellement rassemblées dans un seul champ du microscope. 1. Globule rouge normal ; 2, 3. Lymphocytes ; 4. Grand mononucléaire à protoplasma incolore ; 5. Polynucléaires à granulations neutrophiles (plus fines) ; 6. Polynucléaire à granulations éosinophiles (plus grosses).

A chaque groupe de granulations correspond une variété de polynucléaire :

1º Le *polynucléaire à granulations éosinophiles*, que nous avons étudié (voir p. 298.

Nous avons vu qu'il y en a dans le sang normal de 1 à 3 p. 100 chez l'adulte, et de 5 à 6 p. 100 chez le jeune enfant.

2º Le *polynucléaire à granulations basophiles* : les grains sont petits, assez irréguliers de forme et de distribution. En outre, ils sont *rougeâtres*, quoique colorés par une matière colorante bleue. Ce sont donc, pour employer l'expression réservée à cette propriété de prendre une teinte différente de celle du colorant, des *granulations métachromatiques* (fig. 182).

Ils sont rares : on en trouve à peine 1 p. 200 globules blancs.

3° Le *polynucléaire à granulations neutrophiles*, dont les grains sont petits, nombreux, pressés les uns contre les autres, colorés en violet-rouge par le triacide. Ces polynucléaires sont évidemment de beaucoup les plus nombreux, constituant la presque totalité des polynucléaires, 65 à 66 p. 100 G. B.

Remarque essentielle sur les granulations et les méthodes analytiques de coloration. — Ajoutons ce détail : tandis que la coloration par l'hématéine-éosine colore exclusivement les granulations éosinophiles ; que de même la coloration par un bleu basique colore exclusivement les granulations basophiles : au contraire. la coloration par le triacide colore à la fois les granulations éosinophiles et neutrophiles (fig. 181).

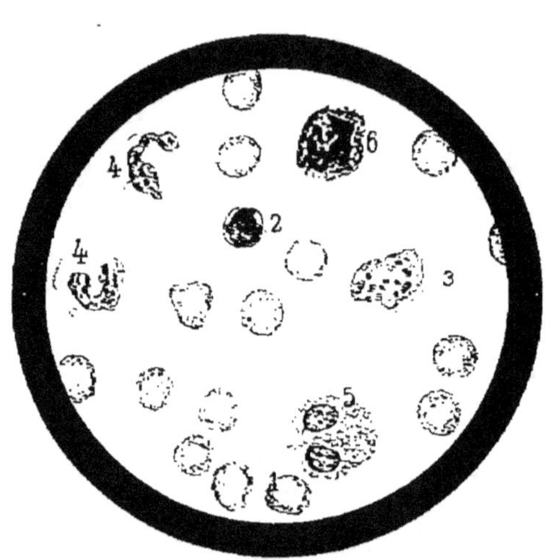

Fig. 182. — *Eléments du sang normal, colorés par la thionine.*
Grossiss. : 900.

On a artificiellement rassemblé, dans un seul champ de microscope, un nombre de globules blancs plus grand qu'à l'état normal.
1. Globule rouge normal; 2. Lymphocyte; 3. Grand mononucléaire; 4. Polynucléaires à granulations neutrophiles (par cette coloration elles sont invisibles); 5. Polynucléaires à granulations éosinophiles (elles se montrent comme des vacuoles dans le protoplasma); 6. Polynucléaire à granulations basophiles : ce sont des granulations métachromatiques ; aussi sont-elles *rougeâtres* bien que la matière colorante soit *bleue.*

On doit donc tenir compte de cette notion pour le diagnostic. Dans une préparation colorée par l'hématéine-éosine, toutes les granulations que vous voyez sont certainement des granulations éosinophiles, et le polynucléaire qui en est chargé est un polynucléaire éosinophile. De même les granulations colorées en rouge par les bleus basiques sont des granulations basophiles. Au contraire, avec le triacide, les granulations éosinophiles et neutrophiles étant colorées à la fois, il faut un autre moyen pour les distinguer : ce sera d'ailleurs facile en se rappelant que les granulations éosinophiles sont d'un rouge plus vif, et surtout moins nombreuses et plus volumineuses.

Granulations et méthodes synthétiques de coloration — L'inconvénient des méthodes analytiques étant de ne mettre en évidence qu'une ou deux variétés de granulations, c'est à faire disparaître cet inconvénient que les méthodes synthétiques sont destinées. Avec elles, une seule lame colorée permet de voir les trois variétés de granulations, *neutrophiles*, *éosinophiles* et *basophiles*, et même les granulations azurophiles de certains mononucléaires. Nous avons signalé que cet avantage a pour conséquence de rendre le diagnostic plus difficile, tout au moins dans les premiers examens que l'on fait, puisqu'il faut se baser sur de petites différences de teinte, de volume, de répartition, pour reconnaître que l'on a affaire à telle variété de granulations, ou à telle autre.

III. — G. B. anormaux.

Une dernière question se pose à propos des G. B. de notre malade.

A-t-il ou non dans le sang des G. B. anormaux?

On a trouvé dans le sang, au cours des états pathologiques, et particulièrement des leucémies, de nombreuses variétés de globules blancs, différant plus ou moins profondément des éléments normaux que nous venons de décrire. Leur étude présente un grand intérêt, aussi bien au point de vue de l'histogénèse que de la pathogénie de ces affections. Mais elle est extrêmement complexe, et soulève d'ailleurs de nombreux problèmes, qui sont loin d'être élucidés.

Aussi allons-nous nous contenter de résumer ce qu'il est indispensable de savoir, et d'étudier ensuite celles de ces formes qui doivent être pratiquement connues.

Sous l'influence des perturbations produites par les causes morbides, on conçoit que, l'hématopoïèse étant plus ou moins profondément troublée, il puisse anormalement passer dans le sang :

1° Des *cellules-mères* des espèces leucocytaires, qui normalement ne doivent quitter à aucun moment les organes hématopoiétiques ;

2° Des formes *primordiales*, cellules non encore différenciées;

3° Des formes leucocytaires *trop jeunes*, mais ayant déjà des caractères permettant de reconnaître l'élément adulte qu'elles auraient constitué;

4° Enfin des éléments plus ou moins profondément *dégénérés*.

Dans chacun de ces groupes, plusieurs variétés d'éléments anormaux du sang ont été décrits. Nous envisagerons seulement :

1° Les *myéloblastes* ;

2° Les *myélocytes granuleux* : on les désigne souvent simplement sous le nom de *myélocytes* ;

3° Les *globules blancs à granulations iodophiles* ;

4° Les *globules blancs à granulations graisseuses soudanophiles* ;

5° Les *cellules d'irritation*.

1° *Myéloblastes.*

La nomenclature, en hématologie, est extrêmement riche et parfois confuse : les mêmes éléments sont désignés sous des noms différents. D'autre part les auteurs appliquent souvent le même nom à des éléments différents.

Ces divergences s'expliquent en particulier par la multiplicité des théories sur l'origine et l'évolution des globules du sang.

On désigne généralement sous le nom de *myéloblastes* des cellules de la moelle osseuse, desquelles dérivent les myélocytes granuleux que nous décrivons plus loin (éléments qui deviennent eux-mêmes les polynucléaires du sang normal).

A l'état normal les myéloblastes restent cantonnés dans la moelle osseuse. A l'état pathologique, ils peuvent passer dans le sang.

Ce sont des éléments volumineux, mononucléés, ayant un protoplasma légèrement basophile. Ce protoplasma renferme des granulations azurophiles, abondantes, que l'on met en évidence par les colorants synthétiques (voir p. 265).

2° *Myélocytes* (1).

Définition des myélocytes. — Qu'est-ce qu'un myélocyte ?

(1) Le nom de *myélocyte* signifie *cellule de la moelle osseuse*. Or parmi les globules blancs de la moelle, les uns sont granuleux, les autres ne le sont

Rien de plus facile à saisir, en se basant sur les deux constatations suivantes, qui résument les notions du chapitre précédent :

A l'état normal, tout polynucléaire a des granulations, que l'on arrive à mettre en évidence par l'une ou par l'autre des trois méthodes analytiques de coloration que nous avons données (hématéine-éosine, triacide, bleu basique).

Au contraire, à l'état normal, aucun mononucléaire du sang circulant ne renferme de granulations, quelle que soit celle de ces trois méthodes de coloration qui est employée (1).

Or, un myélocyte est précisément un mononucléaire granuleux (fig. 183, p. 312).

Reportez-vous à tout ce que nous avons dit des granulations des polynucléaires (voir p. 307), vous pouvez l'appliquer exactement aux myélocytes. La seule différence est dans le noyau.

Les trois variétés de myélocytes. — Il y a donc aussi trois variétés de myélocytes (Planche II, p. 315) :

1° *Myélocyte à granulations éosinophiles*, mises en évidence par la coloration à l'hématéine-éosine, et par celle au triacide.

2° *Myélocyte à granulations basophiles*, colorées en rouge-brun par les bleus basiques.

3° *Myélocyte à granulations neutrophiles*, que le triacide permet de voir.

Bien entendu, — il est à peine besoin de le faire remarquer, — ces éléments sont également reconnus sur les préparations colorées par les colorants synthétiques : une seule lame permet, dans ce cas, de voir tous les éléments granuleux, polynucléaires et mononucléaires, normaux et anormaux.

Proportion des différentes variétés de myélocytes dans le sang. — Quand il y a de la myélocytose, c'est-à-dire quand les myélocytes apparaissent dans le sang, ces éléments s'y montrent à peu près dans les mêmes proportions que les variétés correspondantes de polynucléaires, c'est-à-dire que les myélocytes neutrophiles sont les plus nombreux, les éosinophiles plus rares, les basophiles exceptionnels.

---

pas. Il y a donc des *myélocytes granuleux* et des *myélocytes non granuleux*. Mais comme les premiers sont les plus caractéristiques et les plus faciles à reconnaître dans le sang, on peut pratiquement se contenter de les étudier seuls, comme nous le faisons ici. Dans ce cas, on les désigne par le simple nom de myélocytes.

(1) Il convient de remarquer que nous parlons ici des 3 méthodes analytiques de coloration. En effet, avec les méthodes synthétiques il n'en est pas de même, puisque ces dernières montrent, dans le sang normal, des mononucléaires à granulations azurophiles (voir p. 266 et 267).

La myélocytose est surtout abondante dans la leucémie myéloïde. — Quand on trouve des myélocytes dans le sang, surtout s'ils sont nombreux (un ou plusieurs par champ de microscope), on doit songer d'abord et surtout à la *leucémie myéloïde :* d'autres caractères déjà d'ailleurs attirent l'attention, avant ou en même temps que celui-là : l'augmentation énorme du nombre global des G. B. (voir p. 295), la présence habituelle de nombreux G. R. à noyaux.

Les myélocytes que l'on rencontre ici appartiennent aux trois variétés : ce sont surtout des myélocytes neutrophiles, mais aussi de nombreux myélocytes éosinophiles. Quant aux myélocytes basophiles, ils ne sont pas rares : c'est dans cette affection qu'il est le plus facile de les voir et de les étudier.

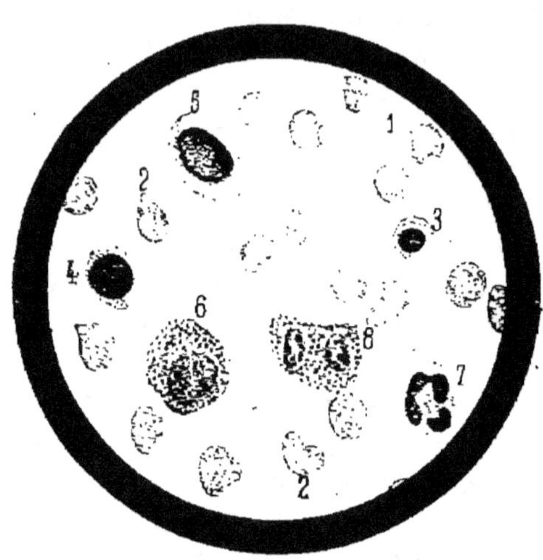

Fig. 183. — *Leucémie myéloïde.*

Coloration par l'hématéine-éosine. Grossiss. : 900. 1. Globule rouge normal ; 2. G. r. déformés (poïkilocytes) ; 3. G. r. à noyau (normoblaste) ; 4. G. r. à noyau (mégaloblaste) ; 5. Mononucléaire normal ; 6. Mononucléaire anormal, à granulations éosinophiles (myélocyte éosinophile) ; 7. Polynucléaire neutrophile ; 8. Polynucléaire éosinophile

Autres causes de myélocytose. — Lorsque les deux caractères que nous venons d'indiquer (leucocytose énorme et globules rouges à noyaux) manquent, et surtout le premier, la myélocytose doit être généralement rattachée à une autre cause.

D'après les symptômes cliniques, on songera à la possibilité d'une *grande anémie* (l'aspect des globules rouges renseigne aisément, voir p. 330), au *purpura,* aux *cancers* ou *suppurations de la moelle osseuse,* affections dans lesquelles la myélocytose est généralement rencontrée.

Parmi les infections aiguës, une seule donne à la fois des myélocytes nombreux, de la mononucléose et des globules rouges nucléés, c'est la *variole.*

Mais il faut savoir que la plupart des *infections graves* (pneumonie, etc.) peuvent provoquer le passage de quelques *rares* myélocytes dans le sang.

3° *Globules blancs à granulations iodophiles.*

Technique de leur recherche. — Une goutte de sang est étalée sur lame et séchée à l'air ; sans fixation préalable, on expose cette lame aux émanations dégagées, à la *température ambiante*, par des cristaux d'iode mis dans un flacon à large ouverture, ou dans un godet de porcelaine. Après quinze minutes la coloration est suffisante. On monte la préparation en la recouvrant d'une goutte de solution saturée de sucre ordinaire (saccharose) dans l'eau, puis d'une lamelle. On l'examine avec un grossissement fort.

Aspect des leucocytes iodophiles. — Les G. R. apparaissent jaune brun. Les G. B. sont *très pâles*. Certains G. B., dont le noyau est à peine visible, renferment des granulations brun acajou : ce sont les *leucocytes iodophiles* (fig. 184).

La nature de ces granulations est inconnue.

Le sang normal n'en renferme pas.

Affections dans lesquelles on les a rencontrés. — On les rencontre dans la plupart des *infections*, dans les *grandes anémies*, dans le *coma diabétique*, et surtout dans les *septicémies* et les *suppurations*. Ils peuvent y être nombreux et atteindre la proportion de 50 p. 100.

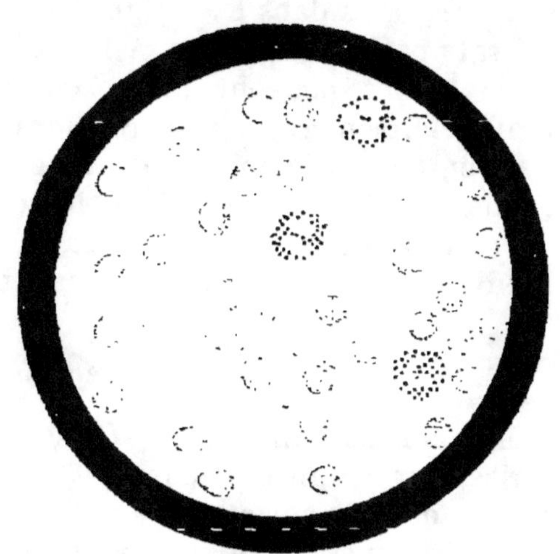

Fig 184. — *Granulations iodophiles des G. B.*

Grossiss. : 700. On voit trois globules blancs, dont le protoplasma présente de fines granulations colorées en brun par l'iode. Un seul globule blanc ne présente pas de granulations semblables.

4° *Cellules à granulations graisseuses soudanophiles.*

Les globules du sang peuvent présenter des granulations graisseuses, que l'on met en évidence par une matière colorante spéciale, le *Soudan III*.

Différentes techniques ont été proposées. On peut adopter la suivante, facile à appliquer.

Fixer la lame de sang par les vapeurs de formol ;

Colorer avec une solution de Soudan III dans l'alcool à 70°
(solution à 0,25 pour 100) ;

Laver rapidement à l'eau ;

Colorer le fond au bleu de méthylène ;

Monter dans la glycérine.

Les granulations soudanophiles sont colorées en rouge-
orange.

Etat normal. — A l'état normal quelques éléments mononucléés peuvent présenter des granulations soudanophiles. Elles
sont très rares dans les polynucléaires.

Etats pathologiques. — A l'état pathologique les divers globules blancs peuvent en présenter : les granulations y sont
tantôt clairsemées, tantôt très nombreuses.

Il semble que le nombre des leucocytes soudanophiles mesure
l'intensité des processus toxi-infectieux, surtout dans les formes suppuratives. Dans la période de résolution de la pneumonie, le taux de ces éléments peut monter à 80 et 90 pour 100.

5° *Cellules d'irritation.*

Description et nature. — Ce sont des globules blancs caractérisés par ce fait que leur protoplasma est extrêmement basophile : de telle sorte que, sur les préparations colorées par les
bleus basiques, le noyau peut être plus clair que le protoplasma ou avoir la même teinte que lui : dans ce dernier cas il
est parfois difficile à distinguer.

On les désigne parfois sous le nom de *cellules de Türck.*

S'agit-il de cellules spéciales, ou de leucocytes quelconques
auxquels des lésions dégénératives impriment un sceau particulier? La deuxième hypothèse est la plus vraisemblable.

Dans quels cas les trouve-t-on ? — On les trouve surtout dans
les affections qui lèsent plus ou moins profondément les organes hématopoïétiques. Aussi ces cellules accompagnent généralement les myélocytes, au cours des *leucémies, anémies pernicieuses, septicémies.* Leur proportion moyenne est de 1 à
5 p. 100 globules blancs.

Confusion à éviter avec les cellules plasmatiques. — Les
cellules plasmatiques sont des cellules du tissu conjonctif,
ayant aussi un protoplasma fortement basophile. Leur noyau
est souvent excentrique, et présente un réseau chromatique

PLANCHE II

Aspect des principales variétés de **Globules Blancs**
avec les trois méthodes de coloration analytiques.

		Hématéine-Éosine	Bleus basiques (thionine ou bleu polychrome)	Triacide
MONONUCLÉAIRES NORMAUX	M. grands.	1	10	19
	M. moyens	2	11	20
	M. petits (*lympho-cytes*)	3	12	21
POLYNUCLÉAIRES NORMAUX	P. à granulations neu-trophiles	4	13	22
	P. à granulations éo-sinophiles	5	14	23
	P. à granulations ba-sophiles.	6	15	24
MONONUCLÉAIRES ANORMAUX (*M. granuleux ou myélocytes*)	M. à granulations neu-trophiles (*myélocyle neutrophile*) . . .	7	16	25
	M. à granulations éosi-nophiles (*myélocyle éosinophile*). . . .	8	17	26
	M. à granulations ba-sophiles (*myélocyle basophile*)	9	18	27

rayonné. Ces éléments sont plus rares que les précédents dans le sang, et ne se trouvent guère que dans les *leucémies* et les *anémies pernicieuses*. Mais il semble que l'on a souvent pris pour des cellules plasmatiques des *cellules d'irritation*, d'où la mention assez fréquente que l'on en fait dans les recherches hématologiques.

CHAPITRE V

GLOBULES ROUGES OU HÉMATIES
ÉTAT NORMAL. — ÉTATS PATHOLOGIQUES

Division de leur étude.

Après avoir étudié et résolu les trois problèmes qui se posent à propos des globules blancs, nous devons considérer le deuxième groupe d'éléments figurés du sang, les globules rouges.

Pour eux aussi, trois questions vont successivement nous arrêter :

1° Quel est leur *nombre* ?

2° Quels sont leurs *caractères*, leurs dimensions, leur forme, leurs affinités colorantes, leur richesse en hémoglobine ? Leur résistance est-elle normale ou modifiée ?

3° Constatons-nous la présence ou l'absence dans le sang de *globules rouges anormaux* (globules rouges nucléés, globules rouges granuleux, globules rouges parasités) ?

I. — Le nombre des G. R.

Méthodes pour le déterminer.

Comme pour les globules blancs, nous avons, pour apprécier le nombre des G. R. et en constater les modifications pathologiques, deux méthodes à employer.

1° **Numération avec un hématimètre.** — La numération avec

un hématimètre présente les mêmes avantages d'exactitude que pour les leucocytes ; mais elle exige les mêmes conditions de technique rigoureuse pour donner des renseignements précis (voir p. 267 et p. 289).

2° **Examen des lames de sang sec.** — Il est plus difficile pour les globules rouges que pour les globules blancs d'avoir une idée approximative de leur nombre sans employer l'hématimètre.

Il est bon cependant de connaître quelques caractères qui suffisent assez souvent pour affirmer une anémie, et même, avec un peu d'habitude, pour en apprécier le degré.

Grâce à ces notions on évitera, si l'on n'a fait d'abord qu'un premier examen sur lames, de laisser passer inaperçu un cas d'anémie pernicieuse : erreur que nous avons eu plusieurs fois l'occasion de dépister.

Déjà lorsque vous voyez sourdre le sang par piqûre du doigt, jugez s'il a sa teinte rouge sombre et sa consistance normales, ou s'il ne paraît pas au contraire plus fluide, plus pâle et rosé? Cette décoloration d'ailleurs ne suffirait pas pour affirmer une *anémie*, puisqu'elle pourrait être due à une augmentation considérable des globules blancs par *leucémie* (rarement d'ailleurs), et surtout à la simple diminution de la valeur globulaire d'une *chlorose* sans anémie (voir p. 334).

Par l'examen des lames de sang on constate d'abord (et ce caractère est d'autant plus net que l'anémie est plus grande) que, *dans toutes les préparations et quel que soit le point que l'on considère*, les éléments figurés sont éloignés les uns des autres, et semblent nager dans le plasma. Sans doute, une préparation de sang normal pourra donner la même impression en certains points, mais on en verra d'autres où les éléments seront au contraire entassés : ce qui donne une valeur à la constatation précédente, c'est son uniformité.

Mais ce qui est évidemment plus important que cette première constatation immédiate, c'est que presque toujours les globules rouges sont en même temps profondément modifiés dans leurs caractères : et, sauf exceptions, les modifications de forme, de coloration, de volume des G. R. sont proportionnelles au degré de l'anémie. De telle sorte que l'on peut, suivant que ces altérations, que nous allons étudier plus loin (voir p. 328), sont à peine sensibles, très marquées, ou extrêmes, dire qu'il s'agit d'une anémie modérée, d'une anémie grave, enfin d'une anémie pernicieuse au dernier degré.

On le voit, vous ne devez pas songer à demander à cette méthode une précision qu'elle ne peut vous donner. Elle vous permet cependant, dans la majorité des cas, de dire avec une presque certitude :

Ce malade, malgré son teint pâle et jaunâtre, puisque ses préparations de sang montrent des globules disposés en groupes compacts, quel que soit le mode d'étalement et le point que l'on considère, globules qui d'autre part sont de dimensions, de forme et de coloration normales, ce malade n'est sans doute pas anémié.

Cet autre au contraire, que son ictère faisait considérer comme atteint de lithiase ou de néoplasie des voies biliaires ; de même que ce dernier qui, à cause de ses œdèmes et de son albuminurie, paraissait être un cardio-rénal, sont atteints certainement d'une anémie extrême, qui est peut-être la cause unique de *tous* les symptômes morbides qu'ils présentent : et ce qui permet de l'affirmer, c'est que l'examen des lames de sang montre que les caractères de ses globules sont profondément modifiés.

Ajoutons enfin la recherche des globules rouges nucléés. Nous verrons (p. 342) que leur présence dans une anémie, — exception faite de quelques cas que nous aurons à indiquer, — permet de dire que le nombre des globules rouges est très diminué, inférieur sans doute à deux millions.

État normal et variations pathologiques du nombre des globules rouges.

Le sang normal renferme 5 millions de globules rouges par millimètre cube.

Les différents hématimètres donnent d'ailleurs des résultats assez discordants. Aussi est-il utile de faire quelques numérations de sang d'individus *adultes* et *sains*, avec l'appareil que l'on a entre les mains, et de faire une moyenne des nombres obtenus : ce sera la base la plus solide pour l'appréciation des résultats trouvés au cours des recherches ultérieures.

A l'état pathologique, leur nombre peut être augmenté ou diminué.

1° Augmentations ou polyglobulies.

Définition et degrés de la polyglobulie. — On peut parler de polyglobulie lorsque le nombre des globules rouges monte à

6 millions. Dans les cas extrêmes, on trouve jusqu'à 12 et 13 millions par millimètre cube : le double et plus, on le voit, du nombre normal.

Polyglobulie physiologique des altitudes. — La polyglobulie peut être physiologique, et se montrer chez les individus qui font des ascensions (ascensions de montagnes, ou ascensions en ballon). C'est la polyglobulie des altitudes ; elle peut atteindre 8 millions. Depuis longtemps signalée et souvent vérifiée depuis, on s'est demandé s'il ne s'agit pas d'une polyglobulie apparente, due à l'afflux du sang dans les vaisseaux périphériques, sous l'influence de la raréfaction de l'air.

Polyglobulies pathologiques, apparentes ou réelles. — A l'état pathologique, la polyglobulie se montre dans plusieurs groupes d'affections.

1° *Polyglobulie par concentration,* — Le type en est la polyglobulie du *choléra*. Sous l'influence des pertes liquides énormes causées par les vomissements et la diarrhée, le plasma diminue, le sang se concentre, et l'on trouve dans 1 millimètre cube une plus grande quantité d'éléments figurés.

De même nous avons vu un cas de cancer en nappe de l'estomac, arrivé au dernier degré de la cachexie, et qui présentait de la polyglobulie, évidemment due à une cause semblable. Le malade, que la morphine seule arrivait à calmer, ne prenait plus ni aliments ni boissons, et avait déshydraté progressivement ses tissus et son sang.

Ces polyglobulies, on le voit, sont donc apparentes. Il ne s'agit nullement d'une surproduction de globules rouges, mais d'une simple concentration par réduction de la masse totale du sang.

2° *Polyglobulies compensatrices.* — Lorsque l'hématose ne peut pas se faire comme à l'état normal, la valeur fonctionnelle de chaque globule rouge devenant moindre, il peut se montrer une surproduction de ces éléments, véritable réaction de défense de l'organisme.

On constate cette polyglobulie surtout dans le cas de *cyanose congénitale* par mélange du sang artériel et du sang veineux (communications interventriculaire, interauriculaire, ou persistance du canal artériel).

Elle peut se produire aussi dans les cas de *cyanose acquise par lésions pulmonaires* entraînant une ventilation pulmonaire insuffisante. Dans les deux cas *les dimensions des globules rouges sont généralement augmentées.* Leur nombre peut monter à 12 millions.

Au même groupe appartiennent les *polyglobulies toxiques* (arsenic, phosphore, oxyde de carbone, etc.) ; l'anémie initiale produite par ces poisons peut être suivie de polyglobulie généralement passagère, par une réaction qui dépasse le but.

3° *Érythrémie ou maladie de Vaquez.* — C'est une affection très particulière, sur laquelle Vaquez a le premier attiré l'attention en 1892. Il la considéra d'abord comme une forme spéciale de cyanose ; elle doit en réalité être regardée comme une entité morbide indépendante du groupe précédent. Rarement congénitale, se montrant le plus souvent chez l'adulte, sans que son étiologie soit encore nettement établie, elle est essentiellement caractérisée cliniquement par une *teinte rouge violacée* des téguments, qui finissent par devenir cyaniques ; par une *splénomégalie* d'étendue variable ; enfin par des *paroxysmes douloureux*, atteignant surtout les membres, et pouvant s'accompagner d'ecchymoses et d'escarrification.

Les globules rouges peuvent monter à 13 millions (la polyglobulie d'ailleurs est variable). Leurs dimensions et leurs caractères sont normaux. Mais on trouve des globules rouges nucléés et des myélocytes : leur présence explique que l'on puisse attribuer l'affection à une suractivité de la moelle osseuse, électivement orientée dans la surproduction des globules rouges, sous l'influence de causes diverses, encore mal déterminées.

2° *Diminutions ou Anémies.*

La diminution du nombre des globules rouges constitue *l'anémie*.

Nous diviserons les anémies en deux groupes : les anémies modérées, les anémies extrêmes.

Les anémies modérées. — Les anémies modérées, c'est-à-dire les cas dans lesquels le nombre oscille entre 3 et 5 millions, ne doivent guère nous arrêter.

C'est un symptôme tellement banal (car il peut se rencontrer au cours d'à peu près toutes les affections aiguës et chroniques) que sa constatation ne nous apporte aucun secours pour le diagnostic. Seuls le pronostic et la thérapeutique seront, par son apparition, et suivant son degré, plus ou moins modifiés.

Les anémies graves. — Mais il en est tout autrement de l'anémie grave. Souvent révélée par le seul examen du sang, alors que l'examen clinique permettait à peine de la soupçonner, la constatation d'une anémie grave peut orienter le diagnostic dans un sens tout différent de celui que l'on avait fait tout d'abord. Généralement son existence modifie du tout au tout les symptômes de l'affection causale, qui se trouve ainsi rejetée au second plan. Et par suite le pronostic et la thérapeutique en sont complètement changés.

Sans qu'il soit possible, bien entendu, de donner à cette démarcation une valeur absolue, on peut dire qu'une anémie devient grave lorsque le nombre des globules rouges est inférieur à 3 millions.

Les anémies par grosses hémorragies. — Il faut éliminer cependant les anémies brusques par hémorragies. Un sujet ayant un sang jusque-là normal peut perdre en quelques instants un ou plusieurs litres de sang par traumatisme vasculaire, hématémèse, hémorroïdes qui saignent, hématocèle, etc. Le nombre des globules rouges en est brusquement très diminué. Mais c'est là une anémie accidentelle, passagère, et qui se réparera en quelques jours, avec les seules réserves de l'organisme, si le malade n'a pas de tare organique, et si l'hémorragie ne se reproduit pas.

Les anémies pernicieuses proprement dites : étiologie et pathogénie. — Toute différentes sont les anémies graves sur lesquelles nous voulons plus longtemps nous arrêter.

Quand l'anémie atteint 1.500.000 G. R. on peut parler *d'anémie extrême ou d'anémie pernicieuse.* Les chiffres de 600.000 et 500.000 ne sont pas rares, nous les avons trouvés chez plusieurs malades ; 400.000 est le plus bas que l'on ait constaté (sauf des cas exceptionnels et peut-être erronés).

Ces données cliniques concordent, comme on pouvait le prévoir, avec celles de l'expérimentation. Récemment Ch. Richet, Brodin et Saint-Girons (Acad. des Sciences, 15 avril 1918) ont publié le résultat de leurs recherches sur le degré extrême d'anémie que les animaux peuvent supporter. Ils ont constaté qu'à la suite de grandes hémorragies, la mort survient, si le nombre des globules rouges tombe au-dessous de 38 p. 100 du taux normal : ce qui correspond, chez l'homme, à une anémie de 1.900.000. Mais si l'on fait à l'animal des injections intra-veineuses de liquides isotoniques, il résiste jusqu'au moment où le chiffre des globules tombe à 7 p. 100 (soit, chez l'homme à 350.000). Or c'est évidemment à ce deuxième groupe d'expériences que répondent les anémies pernicieuses, les malades ayant une insuffisance de globules et non une insuffisance de plasma.

Quand vous êtes en présence d'un sang fortement anémié, — soit que vous connaissiez le chiffre exact par une numération avec un hématimètre, soit que vous en ayez diagnostiqué approximativement le degré par les caractères physiques du sang, les altérations des globules rouges et la présence de globules rouges nucléés (fig. 185) — vous devez, pour en préciser le diagnostic étiologique, envisager successivement les trois hypothèses suivantes :

1° Est-ce une anémie grave par **hémorragies** ?

Nous ne parlons pas ici, bien entendu, de la grosse hémorragie soudaine qui ne passe pas inaperçue : si le sang a été rejeté à l'extérieur, la cause en est évidente ; mais même s'il est retenu dans l'organisme (hématocèle, certaines hémorragies gastro-intestinales), les symptômes cliniques y font facilement penser. Nous voulons parler des hémorragies latentes (chacune d'elles étant peu abondante) et qui deviennent graves par leur répétition et leur durée. Ce sont parfois des hémorragies rénales ou vésicales (lithiase, tuberculose, cancer); mais le plus souvent des hémorragies du tube digestif. Tantôt c'est un ulcère ou un cancer de l'estomac, qui saigne

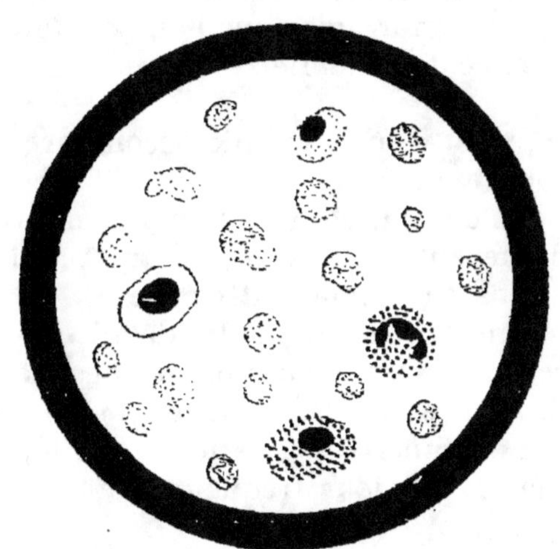

Fig. 185. — *Les altérations du sang dans l'anémie pernicieuse.*

Coloration par le triacide. Grossiss. : 600. Les éléments caractéristiques ont été artificiellement rassemblés dans un seul champ de microscope. On voit des globules rouges déformés (poïkilocytes), un globule rouge nucléé, un polynucléaire et un mononucléaire normaux, un mononucléaire anormal, granuleux (myélocyte)

trop peu pour qu'il y ait une hématémèse rouge, de telle sorte que le sang est rejeté sous forme d'hématémèse noire, souvent mêlé aux aliments, ou plutôt même de melœna. Tantôt il s'agit d'affections de l'intestin : ulcère duodénal, cancer, tuberculose. Tantôt enfin d'ulcères ou de varices rectales, dont la fréquence est plus grande qu'on ne croyait autrefois, et qui sont souvent révélés par la rectoscopie.

Donnons déjà ici une mention spéciale à l'ankylostomiase, que nous étudions ailleurs. Les ankylostomes, qui peuvent se trouver au nombre de plusieurs milliers dans l'intestin, s'attachent à la muqueuse et produisent ainsi des ulcérations et des hémorragies, qui, par leur nombre et leur répétition, provoquent une anémie pernicieuse des plus caractérisées.

Pour reconnaître cette anémie par perte sanguine, plusieurs procédés microscopiques ou chimiques peuvent être employés (voir *Recherche du sang dans les Fèces*).

Nous devons dire d'ailleurs que les malades atteints d'anémie pernicieuse, quelle qu'en soit l'origine, ayant eux-mêmes une tendance aux hémorragies, il est parfois difficile de déterminer si les hémorragies que l'on constate sont la cause ou la conséquence de l'anémie.

2° Est-ce une anémie **secondaire, symptomatique** ou **deutéropathique** ?

On désigne sous ce nom l'anémie qui se produit dans le cours d'une autre affection, et qui paraît pouvoir lui être plus ou moins directement attribuée.

Sans entrer dans le détail de ces anémies pernicieuses secondaires ou symptomatiques, ce qui nous entraînerait hors du cadre de cet ouvrage (1), nous pouvons du moins en donner une classification détaillée, avec des indications sommaires sur leur fréquence et les différents mécanismes invoqués :

a) *A. par intoxication chronique : saturnisme, oxyde de carbone* (2), *gaz d'éclairage.* — D'ordinaire c'est une anémie d'in-

____

(1) Pour plus de détails, voir *Anémies pernicieuses*, E. Agasse-Lafont, *Gazelle des hôpitaux*, 2 et 9 mars 1907.

(2) On croit parfois que l'oxyde de carbone se fixe sur l'hémoglobine des globules rouges en une combinaison définitivement stable, et par suite entraîne la mort physiologique du globule. S'il en était ainsi, en présence d'une intoxication oxycarbonée, il serait logique de s'en tenir à l'expectative, ou tout au moins de soustraire une partie du toxique par la saignée, et d'essayer ensuite d'exciter l'hématopoïèse. En réalité il n'en est rien, et M. Nicloux s'est récemment élevé de nouveau contre cette hérésie thérapeutique. Il a montré qu'un apport abondant d'oxygène peut déplacer l'oxyde de carbone de sa combinaison avec l'hémoglobine, et qu'une thérapeutique ainsi comprise produit de véritables résurrections (v. *Presse Médicale*, 15 mars 1917).

tensité moyenne ; exceptionnellement elle peut arriver au degré extrême de l'anémie pernicieuse,

b) *A. par infection chronique (tuberculose, paludisme, syphilis).*

L'anémie tuberculeuse, bien étudiée par Marcel Labbé, peut donner au complet le syndrome de l'anémie pernicieuse. Nous en avons, avec lui, publié un exemple caractéristique (1).

Plusieurs hypothèses peuvent être faites sur l'origine de l'anémie, comme l'ont montré Courmont et Dufourt : on peut songer soit à une action directe des toxines du bacille tuberculeux sur le sang et les organes hématopoïétiques ; soit à une action indirecte, par l'intermédiaire de lésions de différents organes, tels que le foie, le tube digestif, le rein, qui engendreraient alors des produits hémolytiques (2).

L'hématozoaire de Laveran peut provoquer l'anémie pernicieuse plus souvent que l'on ne l'avait cru jusqu'ici : chaque accès produit une diminution des hématies ; quand ils persistent, l'anémie va progressant.

Quant à la syphilis, on a publié déjà un certain nombre d'observations dans lesquelles elle peut être incriminée : rarement précoce, dès la période secondaire, l'anémie pernicieuse syphilitique est d'ordinaire une manifestation de la période tertiaire ; on l'explique alors par une sclérose de la moelle osseuse. Pour ce qui est de la syphilis héréditaire, elle donne lieu à une forme spéciale, avec splénomégalie et leucocytose, que l'on a décrite sous le nom *d'anémie des nourrissons.*

c) *A. par infections aiguës.* — Les maladies aiguës, la *fièvre typhoïde* en particulier, peuvent provoquer une anémie grave, sans doute de mécanisme complexe (destruction des globules par les toxines, insuffisance de l'alimentation, hémorragies latentes), et qui disparaît d'ordinaire avec la guérison de la maladie causale.

d) *A. cancéreuses.* — Les cancers, et surtout le *cancer gastrique,* peuvent prendre, et d'une *façon précoce,* avant la cachexie, avant même l'apparition des grands symptômes cliniques, l'allure de l'anémie pernicieuse.

Les causes ici sont complexes. Ce n'est pas assez en effet, pour l'expliquer, d'invoquer les grandes hémorragies, ou le suinte-

---

(1) Marcel Labbé et Aga se-Lafont, *Anémie pernicieuse progressive et tuberculose* Soc. méd. hôp. de Paris, 19 juin 1908.
(2) Courmont et Dufourt, *Gaz. des Hôp.,* 8 février 1912.

ment sanguin qui, d'après les recherches récentes, serait continu. Il faut tenir compte en outre des prédispositions individuelles, de l'anorexie et de la toxémie. Hayem a beaucoup
insisté sur l'importance de cette dernière. Il fait remarquer
qu'elle joue parfois le rôle principal; il l'explique par l'ulcération rapide de la tumeur, et par son siège particulier qui la
met, en l'absence d'un suc gastrique doué de propriétés bactéricides, dans les conditions les plus favorables pour s'infecter.

e) *A. par lésions étendues de la moelle des os.* — On a parfois, dans des autopsies d'anémie pernicieuse, trouvé au niveau
du squelette des tumeurs ou de larges foyers de suppuration.

Mais la moelle osseuse de l'adulte étant normalement inac-
tive, faut-il chercher dans cette localisation particulière la
cause de l'anémie? Elle est due peut-être, comme dans le cas de
néoplasme ou d'infection, à la résorption des toxines élaborées.

f) *A. par néphrite chronique.* — La *néphrite chronique* peut
être associée à l'anémie pernicieuse. Et l'on est en droit de se
demander, avec Labbé et Lortat-Jacob, s'il ne s'agit pas dans
ce cas d'une relation de cause à effet. La néphrite entraînant,
par les troubles de la sécrétion urinaire, des
altérations du plasma (présence de substances
toxiques d'une part, et d'autre part augmentation
de la quantité), l'anémie s'expliquerait par la
destruction et la dilution des hématies.

g) *L'anémie pernicieuse par parasites intestinaux* est aujourd'hui nettement établie. Ce sont
le botriocéphale et l'ankylostome qui produisent
les anémies les plus graves, du type pernicieux.

Pour le botriocéphale (voir fèces), la rareté de
cette complication et la possibilité d'apparition
des symptômes, alors que le parasite est mort
ou expulsé, ont fait supposer qu'il s'agit d'une
destruction globulaire par des toxines dues à
la putréfaction du parasite entier ou de quelques
anneaux.

Quant à l'ankylostome (fig. 186), qui produit
la *chlorose d'Egypte*, il joue, comme l'a démontré Blanchard, un rôle important dans l'anémie pernicieuse des
mineurs. Il paraît avoir un mode d'action double, par les
hémorragies qu'il provoque et les toxines qu'il produit.

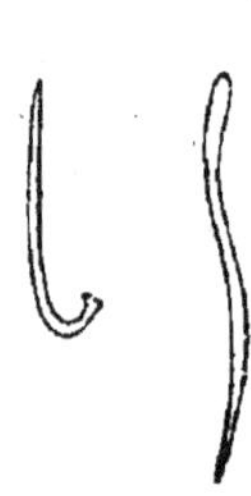

Fig. 186.
(D'aprèsNeveu-
Lemaire). —
*Ankylostome
(Uncinaria
duodenalis).*

Mâle et femelle
(grandeur na-
turelle). On
voit à gauche
le mâle avec
sa bourse
caudale.

h) Pour expliquer l'*anémie pernicieuse des mineurs*, il faut invoquer, en outre de l'ankylostomiase, l'influence de la syphilis, de l'alcoolisme, de l'excès de travail, de la respiration dans un air confiné et vicié.

i) A la *grossesse* enfin se rattache une dernière forme d'anémie pernicieuse symptomatique, dont l'étiologie présente une particulière complexité. La fatigue de plusieurs grossesses rapprochées, les soucis et la misère qu'une nouvelle grossesse peut entraîner, les troubles dyspeptiques et les vomissements du début, l'association parfois de néphrite et la rétention des toxines, les hémorragies de la délivrance, l'infection puerpérale, l'allaitement épuisant, sont autant de causes qui se succèdent ou s'associent.

3° Mais, dans quelques cas, il vous arrivera, après une enquête minutieuse et prolongée, de ne déceler, pour expliquer l'anémie de votre malade, ni des hémorragies, ni l'une des autres causes que nous venons d'énumérer. Le plus souvent même l'autopsie ne permet pas de faire un diagnostic rétrospectif : on ne voit ni néoplasme, ni parasites, ni ulcérations, mais seulement des lésions assez banales et manifestement secondaires à l'anémie. Aussi range-t-on ces cas sous le nom **d'anémie pernicieuse protopathique, essentielle ou cryptogénétique**, affection dont la pathogénie soulève un problème étudié depuis longtemps, et qui n'est pas encore élucidé.

Les uns considèrent que les faits sont simplement mal interprétés, et que des symptômes, que l'on considère comme la conséquence, sont au contraire la cause de l'anémie. C'est ainsi que Hunter croit qu'il s'agit d'une résorption de toxines, dues au mauvais fonctionnement du tube digestif : mais on objecte que l'estomac et l'intestin sont parfois absolument sains, et que le sérum des malades ne présente pas les propriétés destructives envers les hématies qu'il devrait avoir, s'il renfermait en excès des poisons hémolysants venus du tube digestif.

D'autres auteurs, reconnaissant que la pathogénie dans certains cas nous échappe, mais s'appuyant sur l'analogie entre les anémies symptomatiques et protopathiques, pensent qu'il faut rechercher dans le même ordre de causes que celles déjà connues, et qu'il s'agit de parasites, de microbes ou de toxines, dont la voie d'entrée et la nature restent à déterminer. Ils rappellent que l'on a considéré comme des cas typiques d'anémie essentielle les observations d'anémie par ankylostomes, jusqu'au jour où le rôle nocif de ce parasite a été découvert.

Hayem, s'appuyant sur la rareté des hématoblastes et sur leurs altérations, envisage l'anémie pernicieuse protopathique comme une affection toute différente des anémies symptomatiques : elle résulterait d'une *atteinte primitive des hématoblastes* et d'une destruction de ces éléments, sous l'influence d'une cause encore indéterminée : d'où entrave définitive à la réparation du sang (voir p. 365).

Une dernière hypothèse enfin peut être soutenue, et c'est celle que nous avons défendue dans notre Thèse. Nous pensons que, quelle que soit sa nature intime, *l'hématopoïèse*, c'est-à-dire la production constante de globules rouges, destinée à maintenir l'équilibre en réparant leur constante destruction, est une fonction comme les autres, qui est susceptible par conséquent de présenter à quelque moment un trouble, un ralentissement, un arrêt. Et de même que le myocarde peut se fatiguer, le rein s'altérer, la muqueuse gastrique s'atrophier, sans l'intervention d'une cause unique, immédiate et brutale : de même on peut concevoir qu'insidieusement, et comme premier signe de déchéance organique, s'installe chez un sujet l'insuffisance de cette fonction ou *anhématopoïèse*, et par suite l'anémie pernicieuse, conséquence d'une infinité de causes lointaines, qu'il faudrait aller chercher dans tout le passé du malade et dans toute son hérédité.

II. — Les caractéres des globules rouges.

Pour étudier les caractères des G. R., vous devez envisager successivement leurs dimensions, leur forme, leurs affinités colorantes, leur richesse en hémoglobine, leur résistance aux liquides hémolysants.

1° *Dimensions.*

Comment apprécier les variations pathologiques de dimensions des G. R. — On peut, sans appareil spécial, apprécier approximativement les variations de dimensions des globules rouges, et la moyenne de ces dimensions.

Dans ce but prenez une préparation de sang normal, colorée (fig. 187) Regardez-la avec l'objectif à immersion. Les globules rouges apparaissent sous un certain volume, et plus petits que la plupart des globules blancs.

Regardez immédiatement après (bien entendu avec le même objectif et le même oculaire), la préparation de sang pathologique, et vous jugerez si ses globules rouges ont des dimensions plus grandes ou plus petites que ceux du sang normal.

Mais il est bien préférable, quand on peut le faire, d'employer la technique précise que nous avons indiquée, et de chercher exactement les dimensions extrêmes, la dimension moyenne, et la

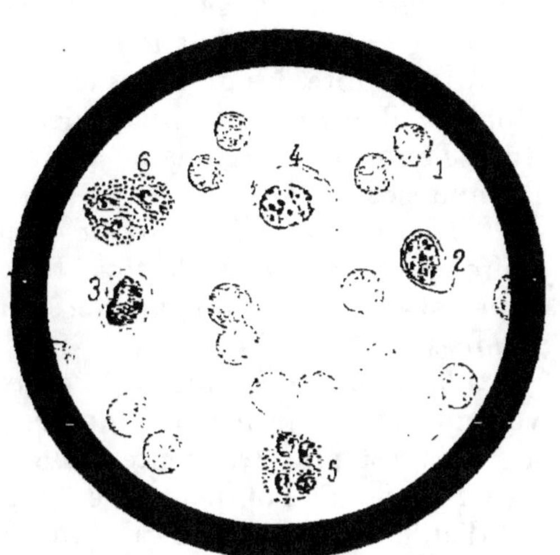

Fig. 187. — *Eléments du sang normal.*

Coloration par le triacide. Grossiss. : 700. On voit que les globules rouges ont sensiblement le même volume, la même forme, la même coloration.
1, G, R normaux ; — 2, lymphocyte ; — 3, mononucléaire moyen: — 4, grand mononucléaire ; — 5, polynucléaire neutrophile ; — 6, polynucléaire éosinophile.

proportion des éléments dans chaque catégorie (voir p. 278).

Association à ces variations d'une inégalité de volume. Globules géants et globules nains. — D'ailleurs il est un fait qui facilite beaucoup cette recherche. Tandis que dans le sang normal les G. R. ont tous sensiblement les mêmes dimensions, que d'autre part les rares globules plus gros ou plus petits ne s'écartent que très peu du diamètre moyen : au contraire, quand les globules ne présentent pas leurs dimensions normales, ils sont en outre *souvent* inégaux. De telle sorte qu'en examinant la préparation, on est tout de suite frappé de voir à côté les uns des autres des *globules rouges géants* et des *globules rouges nains* (1), les premiers pouvant atteindre 15 μ. (le globule normal a 7 μ. de diamètre), les seconds descendant à 3 et 2 μ, ayant donc une surface quatre et cinq fois plus petite que celle d'un globule normal.

(1) Ne pas confondre avec *mégaloblastes* et *microblastes* (voir la note p. 339) .

Variations pathologiques des dimensions des globules rouges. — Ces variations appartiennent à trois types distincts.

1° *Augmentation générale de volume.* — Ce caractère se montre en particulier dans les *cyanoses*. Associé à l'augmentation du nombre des globules et à celle de la quantité d'hémoglobine, il forme une triade de symptômes hématologiques, dus à l'effort de l'organisme pour remédier à l'insuffisance de l'hématose.

2° *Diminution uniforme ou microcytie.* — La diminution uniforme du diamètre de tous les globules rouges ou microcytie est rare : c'est un caractère important des *ictères hémolytiques.*

3° *Inégalité de volume : affections causales.* — L'inégalité de volume, avec présence de globules géants et de globules nains associés, est plus fréquente. Elle est l'une des caractéristiques de l'*anémie*. Et l'on peut dire, en règle générale, que l'anémie est d'autant plus grande que l'inégalité est plus marquée.

Cette inégalité existe aussi dans la *leucémie* et la *chlorose*, mais surtout dans les formes anémiantes de ces maladies ; il n'y a donc pas là une exception à la règle que nous venons de poser.

2° *Forme*.

État normal. — Les G. R. normaux sont régulièrement arrondis.

Déformations artificielles : globules aplatis et globules crénelés. — Il y a des causes d'erreur assez nombreuses, et qui doivent nous arrêter tout d'abord.

Souvent les globules sont tassés les uns contre les autres, et de ce fait deviennent *aplatis, allongés, irréguliers*. Prévenu, il vous sera facile de voir que ce sont là des déformations artificielles produites par le contact : regardez en effet quelqu'autre point de la préparation dans lequel les globules soient bien séparés les uns des autres, et vous les verrez tous régulièrement arrondis. Cette inégalité dans la répartition des éléments déformés suffit seule à montrer qu'il ne s'agit pas d'altérations pathologiques.

D'autres fois, les globules sont arrondis, mais épineux. Déformation encore artificielle, et due à l'influence de l'humidité, soit que vous n'ayez pas employé une lame suffisamment sèche, soit que le sang après son étalement n'ait pas été rapidement desséché. L'aspect de ces globules *crénelés* est très caractéristique, et d'autre part ils sont, comme les précédents, très inégalement répartis, très nombreux en certains points de la préparation, manquant totalement en d'autres : et c'est là surtout ce qui permet de reconnaître leur caractère artificiel.

Déformation pathologique : Poïkilocytose et ses causes. — En dehors de ces causes d'erreur, on trouve fréquemment une véritable déformation pathologique. S'agit-il d'une lésion qui existe réellement dans le sang, comme le croient la plupart des

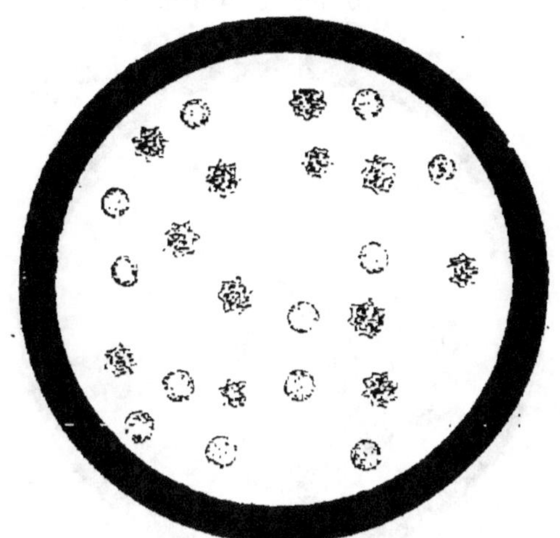

Fig. 188 — *Altérations artificielles du sang : G. R. crénelés.*

Coloration par l'éosine. Grossiss : 300. Un certain nombre d'éléments sont devenus crénelés ou épineux sous l'influence de l'humidité.

auteurs, ou au contraire de déformation qui se produit seulement au moment de l'étalement, et due à l'altérabilité plus grande des globules ? Pratiquement, peu importe. Ce qui est certain, c'est qu'avec un sang normal, correctement étalé, on ne la constate pas.

Cette déformation pathologique porte le nom de *poïkilocytose* ; les éléments déformés sont des *poïkilocytes* (fig. 185, p. 323).

Ils sont allongés, ovales, en forme de poire, de massue, de sablier, etc.

La poïkilocytose s'associe à l'inégalité de volume ; elle se montre avec elle, elle a comme elle ses degrés ; elle tient aux mêmes causes, *leucémie*, *chlorose* et surtout *anémie*. C'est donc un deuxième caractère, qui s'ajoute à l'inégalité de volume, pour reconnaître une anémie grave et apprécier son intensité.

Corps en demi-lune. — Un aspect particulier des globules rouges déformés a été décrit sous le nom de *corps en demi-lune* ou *hématies en demi-lune*, ou *hématies en croissant*, ou *gigantocytes*.

Ces éléments, pâles et amincis, sont très difficiles à voir sur les préparations de sang non colorées, à moins qu'ils ne soient très nombreux. On ne les met pas en évidence non plus par les méthodes analytiques de coloration du sang. Par contre ils sont nettement reconnaissables par les autres méthodes (azur 2-éosine, liquide de Tribondeau, etc.) en ayant soin de colorer assez fortement.

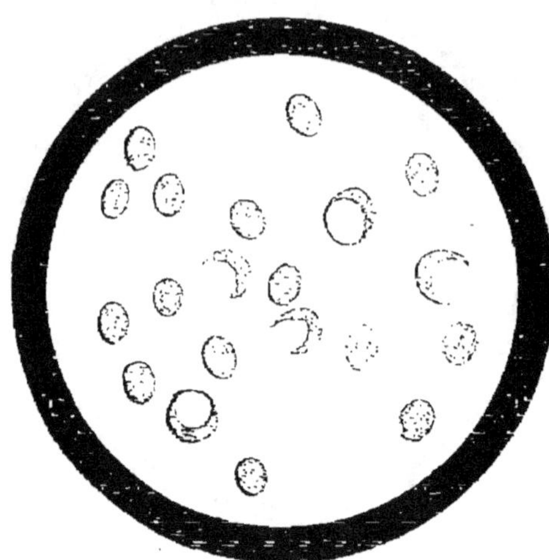

Fig. 189. — *Corps en demi-lune.*
Grossiss. : 300.

A cause de leur volume, ils sont entraînés quand on fait l'étalement du sang : comme les globules blancs, on les trouve donc en plus grande abondance sur les bords et vers l'extrémité de la préparation.

Leur aspect est très caractéristique. Ce sont des demi-lunes ou croissants de grande taille (20 à 30 μ) : ils peuvent être encore plus volumineux, et atteindre 100 et 300 μ. Les 2 cornes peuvent être réunies par un mince filament qui complète le cercle ; mais ce filament est souvent rompu.

Ces éléments dérivent de globules rouges qui se sont hypertrophiés, puis vacuolisés.

Découverts d'abord chez les paludéens, on a cru longtemps que ces éléments étaient propres à l'homme, et caractéristiques du paludisme. En réalité on les rencontre, chez l'homme et chez les animaux, dans des affections très diverses.

De ces constatations et des recherches expérimentales qui ont été faites (Sergent, Brumpt, Langeron, etc.), il résulte que les corps en demi-lune dérivent, par vacuolisation, de globules rouges géants, hypertrophiés, pâlis et généralement polychromatophiles. Ces phénomènes sont vraisemblablement dus à l'action de substances toxiques (poisons minéraux ou organiques, toxines microbiennes ou parasitaires). Par suite, on peut rencontrer ces éléments dans les affections les plus diverses, et généralement (mais pas nécessairement) associés à l'anémie.

3° *Affinités pour les matières colorantes.*

État normal. — Quel que soit le mode de coloration employé, — hématéine-éosine, triacide, thionine, bleu polychrome, etc., — les globules rouges d'un sang normal, dans une même préparation, ont sensiblement la même teinte et sont colorés avec la même intensité.

État pathologique : les trois anomalies. — Le sang pathologique au contraire peut se colorer d'une façon anormale, et qui se révèle suivant trois modes différents, d'ailleurs souvent associés.

C'est d'abord *l'inégalité de coloration*. La teinte reste la même, mais l'intensité varie (fig. 185, p. 323). Avec l'éosine par exemple, tel globule sera franchement rouge, et son voisin à peine rosé ; celui-ci sera uniformément coloré, et cet autre, teinté à la périphérie, aura un centre incolore.

L'inégalité de coloration pourra donc être constatée :

1° Entre des G. R. voisins ;

2° Entre différents points d'un même globule.

C'est, en second lieu, le *caractère basophile de certains globules rouges*. Quand on colore par un bleu basique, on constate, au milieu des éléments teintés en vert ou bleu pâle, quelques globules rouges plus foncés, franchement bleus. On les désigne sous le nom de *globules rouges basophiles*.

Enfin une troisième anomalie consiste dans la présence d'éléments *polychromatophiles*. Lorsque l'on colore avec des colorants multiples, par exemple par l'hématéine-éosine, ces éléments se colorent à la fois par les deux matières colorantes, de telle sorte qu'ils ont une teinte intermédiaire à celle des noyaux, colorés par l'hématéine, et des globules normaux, que l'éosine seule a teintés. La polychromatophilie d'ailleurs peut être partielle, ou se montrer plus accentuée sur telle ou telle portion de l'hématie.

Affections dans lesquelles la coloration est anormale. — Ces caractères spéciaux de coloration, — différence d'intensité, affinité basophile de quelques globules rouges, polychromatophilie, — sont symptomatiques de la *chlorose*, de la *leucémie*, et des *anémies graves* (fig. 185, p. 323).

Nous devons ajouter cependant que les G. R. basophiles peuvent être rencontrés dans d'autres circonstances : en particulier dans *l'intoxication saturnine* (fig. 191, p. 343), même sans anémie ; dans *les ictères hémolytiques* ; enfin chez les *diabétiques*.

4° *Quantité d'hémoglobine.*

Importance et dosage. — La quantité d'hémoglobine que renferment les globules rouges a une grande importance, puisque c'est à cette substance que le globule doit sa propriété d'hématose, et par suite sa raison d'être.

Nous avons vu comment on mesure approximativement cette quantité (p. 279).

Degrés et causes de sa diminution. — Quand on trouve un

chiffre sensiblement inférieur à la normale, deux affections seules peuvent être en cause : la *chlorose* et l'*anémie*.

L'abaissement est d'une intensité variable suivant la gravité de la maladie : il est exceptionnel qu'il tombe au-dessous de 1/5 du taux normal.

Pour déterminer s'il s'agit de la première affection ou de la seconde, un autre élément doit intervenir, c'est le nombre des G. R.

Ce nombre est souvent à peu près normal dans la *chlorose*, de telle sorte que l'hémoglobine étant au contraire très diminuée, chaque globule en renferme une quantité bien moindre qu'un globule sain.

Dans l'*anémie* au contraire, il y a diminution simultanée du nombre des G. R. et de la quantité totale d'hémoglobine : aussi peut-il arriver que chaque globule renferme autant d'hémoglobine, et même plus, qu'un globule normal.

Nous sommes ainsi amenés à définir deux expressions souvent employées et souvent aussi confondues : la valeur globulaire et la richesse globulaire.

Valeur globulaire. — La valeur globulaire est la quantité d'hémoglobine que renferme en moyenne *un* globule rouge du sujet, comparée à la quantité que renferme en moyenne *un* globule normal.

Le calcul en est simple quand on connaît d'une part le nombre de G. R., d'autre part la quantité d'hémoglobine que renferme 1 millimètre cube de sang.

Trouve-t-on par exemple 5 millions de G. R. et 100 d'hémoglobine (avec l'hémoglobinimètre de Gowers) : ce sont là les chiffres normaux, et l'on dit que la valeur globulaire G = 1.

Y a-t-il au contraire 5.000.000 de G. R. et seulement 80 d'hémoglobine, G = 0,8.

Mais si l'on trouvait, avec 4.000.000 de G. R., encore 100 d'hémoglobine, on dirait que G = 1,25.

L'équation suivante (1) permet de faire le calcul dans tous les cas :

$$\text{Valeur globulaire} = \frac{\text{Quantité d'hémoglobine}}{\text{Nombre de globules rouges}} \quad \text{ou} \quad G = \frac{Q}{N}$$

Si l'on a recherché la quantité d'hémoglobine par le chromo-

---

(1) Pour établir cette équation, il faut, bien entendu, que les deux valeurs, *quantité d'hémoglobine* et *nombre de globules rouges*, soient exprimées de la façon suivante : 1 pour l'état normal ; 0,5 pour la moitié du chiffre normal ; 0,1 pour le dixième du chiffre normal, etc.

mètre Hayem, le calcul est encore plus simple : il suffit évidemment de diviser le nombre qu'il indique, ramené à 1 millimètre cube de sang, par le nombre de globules rouges trouvé avec l'hématimètre.

Richesse globulaire. — Quant à la *richesse globulaire,* on entend par cette expression le nombre de globules rouges normaux, qui renfermeraient la même quantité d'hémoglobine qu'un millimètre cubé du sang que l'on étudie.

Par exemple, si ce sang renferme 100 d'hémoglobine, on dit que la richesse globulaire est de 5.000.000. Si l'on trouve 50 d'hémoglobine, la richesse globulaire est de 2.500.000.

On voit donc, que le nombre donnant la richesse globulaire d'un sang, peut être très différent du nombre réel de globules qu'il renferme.

Quand on a employé le chromomètre Hayem, le chiffre qu'il indique, ramené à 1 millimètre cube de sang, est précisément celui de la richesse globulaire, que l'on connaît ainsi sans calcul nouveau.

Parallèle entre la chlorose et l'anémie, aux points de vue valeur globulaire et richesse globulaire. — On le voit, chez les *chlorotiques,* la valeur globulaire est toujours très inférieure à l'unité, et la richesse globulaire est toujours moindre que le nombre réel de G. R. que renferme leur sang.

Chez les *anémiques,* au contraire, la valeur globulaire peut être égale et même supérieure à l'unité ; aussi la richesse globulaire dépasse souvent, et de beaucoup, le nombre réel de leurs G. R. L'une des causes en est certainement la présence chez eux de nombreux globules géants, dont les dimensions et la charge en hémoglobine peuvent être trois et quatre fois plus grandes que celle d'un globule normal.

5° *Résistance globulaire.*

La résistance des G. R. aux liquides hémolysants, d'une étude plus délicate, sera exposée plus loin en un chapitre spécial (voir p. 349).

III. — Globules rouges anormaux.

Divisions des G. R. anormaux. — Une troisième et dernière question se pose : y a-t-il dans le sang que nous examinons des globules rouges anormaux ?

PLANCHE III

Aspect des différentes variétés de Globules Rouges
avec les trois méthodes de coloration analytiques.

	Hématéine-Éosine	Bleus basiques (thionine ou bleu polychrome)	Triacide
G. R. normaux	1	8	15
G. R. NUCLÉÉS { Microblastes	2	9	16
Normoblastes. . . .	3	10	17
Mégaloblastes . . .	4	11	18
G. R. à granulations basophiles.	5	12	19
G. R. à protoplasma basophile	6	13	20
G. R. polychromatophiles.	7	14	21

Les G. R. anormaux appartiennent à trois variétés :

G. R. à noyaux ;

G. R. à granulations basophiles;

G. R. parasités.

Comme ils sont généralement peu nombreux et assez difficiles à reconnaître, vous devrez porter à leur recherche la plus grande attention.

Cause d'erreur et moyen de l'éviter. — Éliminons d'abord une cause d'erreur : on voit parfois dans les globules rouges de petites *vacuoles*, arrondies, qui ne se colorent pas.

Elles sont dues à un défaut de préparation; leur origine est inconnue.

Deux raisons permettent de ne pas y voir un élément pathologique. C'est d'abord qu'elles ne se colorent pas, à la différence des granulations et des parasites que nous allons étudier. Mais en second lieu et surtout, c'est que ces globules à vacuoles se montrent généralement plus ou moins nombreux en un point de la préparation, alors que dans les autres points et sur d'autres préparations du même sang on n'en trouve pas. C'est là, comme pour les globules rouges crénelés (voir p. 330), le meilleur moyen de déceler leur provenance artificielle.

1° Les globules rouges à noyaux.

Diagnostic des globules rouges à noyaux. — Le globule rouge à noyau, comme son nom l'indique, est un élément du sang qui a tous les caractères du globule rouge normal, mais qui est en outre pourvu d'un et parfois même de plusieurs noyaux.

Il semble donc qu'il est facile de le reconnaître.

Mais, avant d'affirmer son diagnostic, on doit songer à la possibilité des trois erreurs que voici :

1° Ce caractère, d'avoir à la fois protoplasma et noyau, rapproche le globule rouge nucléé des *globules blancs*, et la première question qui vient à l'esprit est de savoir à quel signe distinctif on pourra s'adresser pour les différencier.

Généralement on se contente de faire remarquer que, dans les préparations colorées, le protoplasma des globules blancs reste incolore ou peu coloré, tandis que celui des globules rouges à noyaux est fortement teinté.

Sous cette forme résumée, la distinction n'est pas suffisamment établie. Lorsque vous voulez chercher des globules rouges nucléés, employez une méthode quelconque de coloration du sang : toutes permettent aisément de les mettre en évidence. Sur votre préparation, considérez d'abord attentivement les dimensions, la forme et surtout l'intensité de coloration ainsi que la teinte exacte des globules rouges normaux. Puis voyez si, parmi les éléments *munis d'un noyau* que vous rencontrez, il n'en est pas quelqu'un qui aurait à peu près le même aspect, et surtout *dont le protoplasma présenterait la même intensité de coloration et la même teinte que celui des globules rouges voisins :* à cet élément vous êtes en droit de donner le nom de globule rouge à noyau.

Il vous arrivera souvent en effet, surtout dans des préparations qui seront un peu trop colorées, de voir des globules blancs avec un protoplasma assez fortement teinté : mais la coloration de leur protoplasma sera généralement moins intense que celle des globules rouges voisins et surtout *différente* d'elle : c'est ce qui vous permettra toujours de distinguer un globule blanc d'un globule rouge à noyau.

2° Une autre cause d'erreur que nous devons rapidement éliminer est la suivante. On voit souvent dans les préparations, surtout dans celles qui sont peu colorées, des globules rouges *dont le centre est incolore*, la périphérie seule étant teintée. Ce serait une erreur grossière de voir là des globules rouges à noyau. Le noyau des globules rouges se colore toujours plus fortement que le protoplasma et d'une teinte différente (voir pp. 341 et 343).

Quant à l'origine des éléments que nous venons de signaler, il suffit de se rappeler que les globules rouges sont comparables à des lentilles biconcaves, dont le centre est plus mince que la périphérie. Que cet amincissement physiologique s'exagère encore, la couche de protoplasma est si réduite qu'elle ne retient plus la matière colorante, et le centre du globule est décoloré.

3° Une dernière cause d'erreur enfin peut être due à l'existence de *poussières* ou de *débris de matière colorante* mal dissoute, qui viennent se déposer sur les éléments figurés. Mais ces corps étrangers ont généralement une forme irrégulière, coupés à angle droit ou déchiquetés. Et ce qui permet surtout, en cas de doute, de les éliminer, c'est de faire une mise au point très attentive. Étant donné que, dans ce cas, le globule d'une part et le corps étranger d'autre part sont disposés en deux couches superposées : quand vous avez une mise au point parfaite pour le globule, le corps étranger se voit mal, et réciproquement. Au contraire le vrai noyau des globules rouges nucléés étant inclus dans le protoplasma, c'est avec la même mise au point que vous voyez noyau et protoplasma dans leur plus grande netteté.

Possibilité de les étudier facilement sur des frottis de moelle osseuse. — Cette étude des globules rouges à noyau étant assez délicate, ces éléments d'autre part ne se montrant généralement qu'en petite quantité dans le sang pathologique, il est bon, pour apprendre à les reconnaître, de les étudier sur des préparations dans lesquelles l'on soit sûr de les trouver en grande abondance.

Comme pour les myélocytes, vous pouvez vous adresser dans ce but, soit à du sang de leucémie myéloïde, dans lequel on en trouve souvent plusieurs par champ de microscope ; soit à un frottis de moelle osseuse, en activité, rouge (c'est-à-dire moelle osseuse de fœtus, de jeune enfant ou de jeune animal, ou moelle osseuse claviculaire ou costale d'un adulte). Ces frottis de moelle osseuse, étalés comme une goutte de sang, sont fixés et colorés par les mêmes procédés : on y trouve généralement des myélocytes et des globules rouges à noyau en grande quantité.

Les trois variétés de globules rouges à noyau : description. — Les globules rouges à noyaux se divisent en trois variétés, que l'on désigne sous le nom de *mégaloblastes, normoblastes, microblastes* (1).

Ces expressions, qui font allusion, on le voit, à des dimensions variables, s'appliquent, non pas aux dimensions totales des globules rouges, mais aux dimensions variables du noyau. Les mégaloblastes ont le noyau le plus volumineux, les microblastes le noyau le plus petit, presque punctiforme.

Généralement d'ailleurs les dimensions de l'ensemble de l'élément sont en rapport avec celles du noyau : les mégaloblastes sont d'ordinaire de gros éléments ayant un diamètre égal ou supérieur à celui d'un polynucléaire ; les normoblastes ont à peu près le volume d'un globule rouge normal ; les microblastes

(1) On ne confondra pas ces expressions de *mégaloblastes* et *microblastes* avec celles de globules rouges *géants* et de globules rouges *nains*. Tandis que les premières s'appliquent aux globules rouges à noyau, les deux autres sont réservées aux globules rouges non nucléés mais de dimensions anormales (voir p. 329).

sont plus petits. Mais il n'est pas rare de rencontrer des normoblastes qui, par le volume de leur protoplasma, atteignent ou dépassent les dimensions totales d'un mégaloblaste.

Il est d'ailleurs un deuxième caractère, dont nous allons parler, qui permet, en outre des dimensions du noyau, de distinguer entre elles ces variétés de globules rouges à noyau, et aussi de les distinguer des globules blancs.

1° Le *normoblaste* est le globule rouge nucléé que l'on rencontre de beaucoup le plus souvent dans le sang ; c'est la variété la plus caractéristique et la plus facile à reconnaître ; c'est lui que nous décrirons tout d'abord (fig. 190, p. 341).

L'ensemble de l'élément (protoplasma et noyau) a le plus souvent les dimensions d'un globule rouge ordinaire, parfois un diamètre supérieur. Son protoplasma, chargé d'hémoglobine, est coloré exactement comme le protoplasma des globules rouges voisins.

Mais il renferme en outre un noyau tout à fait caractéristique. Ce noyau est d'ordinaire au centre, à contours très nets, régulièrement arrondi. Ce qui le caractérise surtout, c'est *l'intensité de la coloration*. Beaucoup plus foncé que tous les autres éléments, plus foncé en particulier que les noyaux des globules blancs, il attire tout de suite l'attention, il se détache nettement sur un ensemble moins coloré : c'est un *noyau en tache d'encre*, suivant l'expression classique et parfaitement justifiée (fig. 190 et 191).

Ce noyau d'aillleurs peut se diviser, et le normoblaste renferme un élément étranglé en son milieu, parfois même 2, 3, 4 noyaux, isolés ou en contact, mais toujours avec cette intensité de teinte qui permet de les reconnaître aussitôt.

D'autre part le noyau, au lieu d'être central, peut être plus ou moins périphérique. Parfois il vient au contact de l'un des bords; parfois même il le dépasse, donnant l'impression d'être expulsé. Il arrive aussi, mais rarement, de trouver dans le sang des noyaux de normoblastes complètement expulsés et libres, sans protoplasma (1).

2° Le *microblaste* a un ou plusieurs noyaux punctiformes

(1) Le noyau du normoblaste est assez semblable à celui du lymphocyte. Mais ce qui permet facilement de distinguer ces deux éléments, c'est le *protoplasma* : dans le lymphocyte, il forme une bande assez colorée, mais *étroite*, parfois peu visible ; au contraire dans le normoblaste il forme une bande *large*, très visible, fortement colorée. Pour se rendre compte de la différence, il suffit de comparer les lymphocytes de la planche II (p. 315) avec des normoblastes de la planche III (p. 336).

qui sont aussi très fortement teintés. L'élément dans son ensemble est généralement plus petit qu'un globule rouge normal.

3° Le *mégaloblaste* (fig. 190) doit plus longtemps nous arrêter. Son noyau est très grand, arrondi ou ovale. Il occupe parfois presque tout l'élément, de telle sorte que l'on ne voit autour de lui qu'une mince couche de protoplasma. Mais, à la différence des précédents, le noyau est peu coloré, et parfois même sa teinte se confond presque avec celle du protoplasma périphérique.

On le voit, le mégaloblaste est d'un diagnostic plus délicat. Souvent, en présence d'un élément de ce genre, il est difficile de se prononcer. C'est avant tout la coloration du protoplasma périphérique, semblable à celle des hématies, qui permet de le différencier d'un globule blanc.

Mais, pratiquement, on doit se rappeler qu'un sang, qui renferme des mégaloblastes, renferme généralement, et en plus grand nombre, des normoblastes.

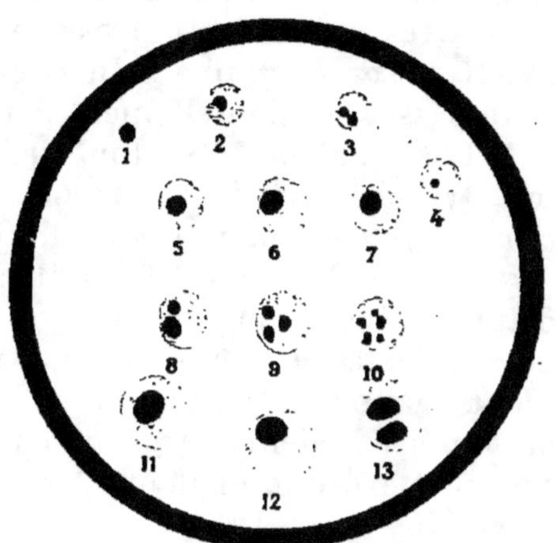

FIG. 190. — *Les différentes variétés de globules rouges à noyaux.*

Coloration par l'hématéine-éosine. Grossiss. : 500. — 1, noyau isolé. — 2, 3, 4, microblastes. — 5, 6. 7, normoblastes à noyau unique. — 8, 9, 10, normoblastes à plusieurs noyaux. — 11, 12, 13, mégaloblastes

C'est souvent la constatation nette d'un normoblaste qui permet d'affirmer que l'élément, vu en un autre point de la préparation, et que l'on avait considéré comme un mégaloblaste, peut être en effet considéré comme tel.

Globules rouges à noyaux à l'état normal : moelle osseuse, sang de fœtus, de batracien, d'oiseau. — Nous avons vu qu'à l'état physiologique, les globules rouges à noyau se trouvent dans la *moelle osseuse* en activité, moelle rouge du fœtus, de l'enfant, de l'animal jeune, et moelle de l'adulte au niveau des os plats et courts.

On en trouve aussi dans le *sang du fœtus* et *du nouveau-né*, aux premiers jours de la vie.

Rappelons enfin que certains animaux, en particulier les *batraciens* et les *oiseaux, n'ont que des G. R. à noyau :* il y a là encore un moyen commode de les étudier. Mais ils diffèrent sensiblement de ceux de l'homme par leur aspect.

Affections dans lesquelles des globules rouges nucléés passent dans le sang. — A l'état pathologique les globules rouges à noyau se rencontrent rarement dans le sang, et, nous allons le voir, presque toujours dans les mêmes circonstances dans lesquelles l'on trouve des myélocytes. Le fait s'explique sans peine : les uns et les autres sont des éléments normaux de la moelle osseuse, qu'une même perturbation de l'organisme peut faire passer accidentellement dans le sang.

1º C'est d'abord et surtout dans les *leucémies*. Dans la leucémie lymphatique ils sont rares et inconstants Dans la *leucémie myéloïde* on en trouve toujours et en très grand nombre (fig. 183, p. 312). C'est là qu'il est le plus facile de les étudier, d'autant plus qu'on y trouve d'ordinaire les différentes variétés: normoblastes et microblastes à un ou plusieurs noyaux, éléments à noyau central ou périphérique ; mégaloblastes plus ou moins facilement reconnaissables, à noyau entier le plus souvent, exceptionnellement en division directe ou indirecte (kariokinèse).

2º Parmi les infections aiguës, la plupart peuvent, exceptionnellement et dans les formes particulièrement graves, entraîner le passage de quelques rares globules rouges nucléés dans le sang.

Il en est une par contre dans laquelle on les trouve nombreux et constants, c'est la *variole*. Il y a là un fait très important. Nous avons vu que cette infection se distingue aussi des autres par de la mononucléose et la présence de myélocytes On a cité des cas dans lesquels le diagnostic précoce de variole a pu être affirmé grâce à l'examen du sang, dès la période d'invasion et de rash, alors que le diagnostic clinique était encore hésitant.

3º Le *purpura*, dans ses formes cliniques généralement les plus graves : pour certains auteurs, cette réaction myéloïde serait un caractère essentiel des *purpuras vrais*.

4º Signalons, comme cause plus rare, les *tumeurs de la moelle osseuse* et *l'érythrémie* ou *maladie de Vaquez*.

5º Les *grandes anémies*. Lorsqu'une anémie descend à 2.000.000 de globules rouges, il est à peu près constant de voir apparaître dans le sang des globules rouges à noyaux (fig. 185, p. 323).

La cause de l'anémie importe peu : hémorragie abondante ou petites hémorragies répétées, anémie pernicieuse symptomatique de cancer, d'infection, d'intoxication, ou anémie pernicieuse essentielle. C'est l'intensité même de l'anémie qui semble provoquer le passage des globules rouges nucléés dans le sang, indépendamment de la cause qui l'a produite.

On voit donc que, lorsque l'on parle de globules rouges nucléés chez les cancéreux, les syphilitiques, les tuberculeux, etc., cette façon trop résumée de présenter les faits est inexacte. On omet de citer la cause intermédiaire, l'anémie : un syphilitique, un cancéreux sans anémie n'a pas dans son sang de globules rouges nucléés.

6° Il est cependant une exception particulièrement intéressante, c'est *l'intoxication saturnine* (fig. 191). Sans doute le saturnisme peut provoquer, nous l'avons vu (p. 324), une anémie grave avec la formule classique de l'anémie pernicieuse : G. R. géants et nains, poïkilocytes, globules rouges nucléés. Mais elle présente cette particularité d'être la seule intoxication qui entraîne le passage de globules rouges nucléés dans le sang, *avant toute anémie*. Ce fait, signalé par Sabrazès depuis plusieurs années, n'a pas été suffisamment mis en lumière.

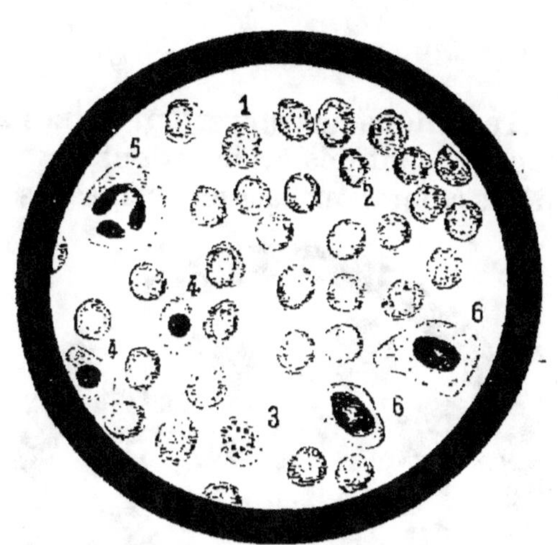

Fig. 191. — *Le sang dans l'intoxication saturnine et dans le saturnisme latent.*

Coloration par un bleu basique (thionine). Grossiss. : 800. 1. G. r. normal ; 2. G. r. basophile ; 3. G. r. à granulations basophiles ; 4. G. r. nucléés (normoblastes) ; 5 Polynucléaire ; 6. Mononucléaires Les éléments caractéristiques ont été rassemblés dans un seul champ microscopique : en réalité ils sont plus disséminés

Nous avons eu l'occasion de reprendre cette étude et de faire des constatations importantes à ce sujet (1). Chez des ouvriers travaillant dans le plomb depuis plusieurs années, mais n'ayant pas et n'ayant jamais eu, grâce à une hygiène rigoureuse, aucun

(1) Agasse-Lafont et F. Heim, Congrès de Clermont, Assoc. Franç pour l'av. des sciences, août 1908.

signe clinique d'intoxication; qui, pour la plupart, avaient un teint coloré, un nombre de G. R. normal, une valeur globulaire voisine de l'unité; sujets désignés par nous sous le nom de *présaturnins*, à cause précisément des altérations inattendues que l'examen de leur sang fait constater : chez ces ouvriers, cliniquement sains, nous avons *assez souvent* trouvé des G. R. nucléés, normoblastes d'une netteté telle qu'il est impossible de s'y tromper.

2° *Globules rouges à granulations basophiles* (1).

Technique de coloration. — Les granulations dont nous parlons ici sont des granulations *basophiles*, c'est dire que les matières colorantes basiques seules les mettront en évidence. Ne les

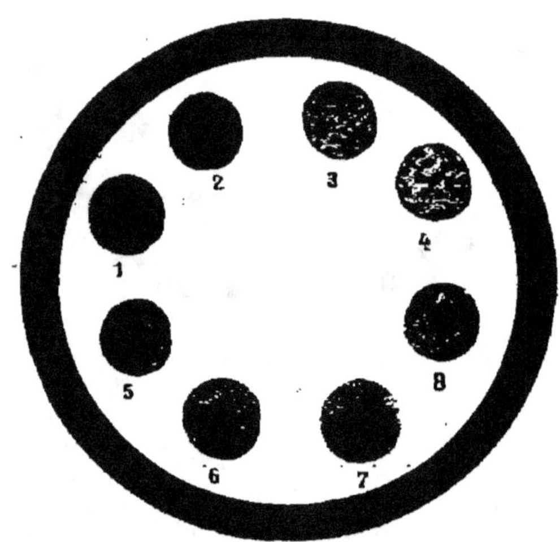

Fig. 192. — *Les altérations des globules rouges dans le saturnisme* (visibles sur les préparations colorées par les bleus basiques).

Coloration par la thionine. Grossiss. : 1.000. 1, G. R. normal; 2, G. r. à protoplasma basophile; 3. 4, 5, 6, G. R. à granulations basophiles; 7. G. R. à noyau; 8. G. R. à noyau et à granulations basophiles.

cherchez donc ni dans les préparations à l'hématéine-éosine, ni dans celles au triacide. Et d'autre part, si dans des préparations ainsi colorées (hématéine-éosine ou triacide) vous trouvez des globules rouges avec des granulations, soyez sûr qu'il s'agit de quelque vice de préparation, mais n'y voyez pas de vrais globules rouges granuleux.

Recherche des granulations basophiles : elles sont parfois difficiles à voir. — Vous prenez donc une préparation à la thionine ou au bleu polychrome, pas trop colorée, et vous examinez les globules rouges exclusivement.

Avec un peu d'attention et de patience, un très bon éclairage et

(1) On ne confondra pas ces granulations basophiles des *globules rouges* qui se colorent en *bleu*, avec les granulations basophiles métachromatiques des *globules blancs* qui se colorent en *rouge* (voir p. 307). Elles diffèrent aussi des *granulations basophiles vitales des globules rouges* que nous décrivons plus loin (voir page suivante).

une *mise au point rigoureuse*, vous allez apercevoir bientôt un G. R. qui vous paraîtra un peu plus coloré que les globules rouges voisins. Regardez mieux et vous verrez qu'il renferme de petites granulations, bleu-foncées, presque noires (fig. 191 et 192).

Description des globules rouges granuleux. — Le nombre et le volume des granulations sont variables : tantôt elles sont fines et abondantes; tantôt un peu plus grosses et moins nombreuses.

Elles sont réparties d'une façon égale, ou bien disposées en un cercle vers la périphérie.

Parfois enfin, et l'élément est alors encore plus caractéristique, on voit un noyau central, avec tous les caractères du noyau des normoblastes (voir p. 340), et des granulations tout autour.

Affections dans lesquelles on les rencontre. — Rencontré dans les *grandes anémies* et les leucémies, le globule rouge à granulations basophiles est presque constant dans le *saturnisme* confirmé et dans le *saturnisme latent* : nous renvoyons, pour l'importance de cette constatation, à ce que nous venons de dire de la présence de globules rouges à noyaux, comme signe précoce de l'intoxication par le plomb (p. 343).

On s'est demandé si le nombre des globules rouges à granulations basophiles et des globules rouges nucléés est proportionnel au degré d'intoxication. Les deux opinions opposées ont été soutenues. En réalité il semble bien, comme Sabrazès l'a montré expérimentalement, qu'il y a une divergence fréquente entre le degré d'imprégnation de l'organisme par le plomb, et le nombre de globules granuleux ou nucléés rencontrés dans le sang. On peut en trouver aisément chez tel ouvrier cliniquement sain, et ne pas en trouver, ou très peu, chez tel autre présentant des accidents caractéristiques, par exemple une colique de plomb. Ce fait explique peut-être que quelques auteurs aient pu ne pas reconnaître l'existence ou l'intérêt des globules granuleux chez les saturnins.

3° *G.R. à granulations vitales.*

Il ne faut pas confondre les granulations basophiles que nous venons de décrire avec une autre variété de granulations. Les globules rouges qui en sont chargés sont désignés parfois aussi sous le nom d'hématies granuleuses. Il convient, pour éviter toute confusion, de préciser, en employant l'expression d'*hématies à granulations vitales*.

Elles diffèrent essentiellement des précédentes par la technique de leur recherche, par leur aspect, par leur fréquence, par les circonstances de leur apparition dans le sang.

Technique. — Comme leur nom l'indique elles ne se montrent que dans le sang vivant, c'est-à-dire dans le sang coloré à l'état frais.

Les 2 techniques suivantes peuvent être indifféremment employées.

Méthode de Chauffard et Fiessinger. — Le réactif est ainsi composé :

Solution aqueuse saturée de pyronine. . . .) parties égales.
Solution aqueuse saturée de vert de méthyle.) parties égales.

Étaler le sang sur lame, suivant la méthode ordinaire. Sécher par agitation. *Ne pas fixer.* Mettre une goutte du colorant. Recouvrir d'une lamelle. Luter la préparation avec de la paraffine.

Après quelques minutes on examine à l'immersion.

Les granulations sont colorées en rouge par la pyronine.

Les globules rouges ont perdu leur hémoglobine : on ne voit que le dessin de leur contour.

Méthode de Widal, Abrami et Brulé. — En conservant le principe de la technique initiale de ces auteurs, on peut la simplifier ainsi.

On prépare le mélange suivant, que l'on met dans un tube à centrifuger :

Eau salée à 9 p. 1.000 . . . . 5 cent. cubes.
Bleu polychrome (ou solution de thio-
nine phéniquée) . . . . 10 gouttes.

On y fait tomber 4 à 5 gouttes de sang. On agite. On centrifuge, on décante le liquide qui surnage. On étale sur lames le culot de centrifugation recueilli avec une pipette (cet étalement se fait comme pour le sang, le pus, etc.).

On sèche. On fixe par la chaleur.

On examine à l'immersion.

Les granulations sont bleu-foncées, se détachant nettement sur la teinte verte ou bleue des globules.

Aspect des granulations vitales. — Les granulations vitales sont parfois punctiformes, mais le plus souvent elles ont l'aspect de bâtonnets plus ou moins rapprochés et enchevêtrés : elles paraissent alors unies par un fin réseau. En raison de cet aspect, Sabrazès a proposé de désigner les globules qui en sont chargés sous le nom d'*hématies granulo-réticulo-filamenteuses*.

Etat normal. Etats pathologiques. — Elles sont nombreuses chez le fœtus et le nouveau-né.

Elles sont rares chez l'adulte à l'état normal, environ deux pour mille hématies.

A l'état pathologique les hématies à granulations vitales sont particulièrement fréquentes dans les *Ictères hémolytiques congénitaux* ou *acquis* (jusqu'à 60 p. 100 hématies), et dans les différentes *Anémies* (A. post-hémorragiques, A. pernicieuses, A. saturnine, etc.).

Origine. Relations avec les hématies granuleuses. — On considère généralement les hématies à granulations vitales comme des globules jeunes.

Y a-t-il une étroite parenté entre elles et les hématies granuleuses, comme on l'a soutenu ? De nombreux arguments ont été donnés, mais qui laissent subsister d'importantes objections et en particulier celles-ci. Si l'on suppose que leur ori-

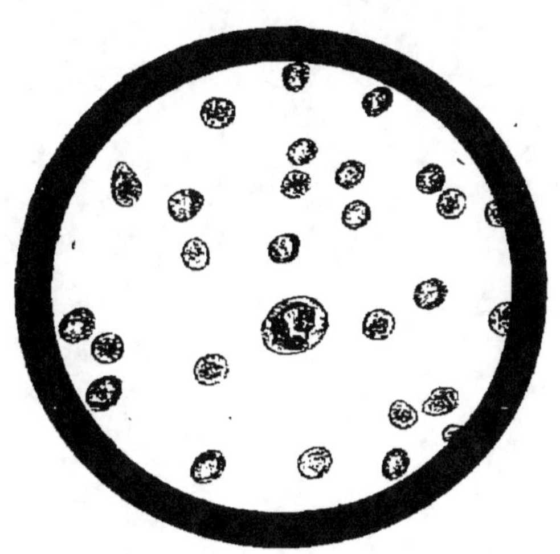

Fig. 193. — *Hématies à granulations vitales.*

Coloration par le bleu polychrome. — Grossiss. : 400 — C'est un cas d'ictère hémolytique : les hématies à granulations vitales y sont particulièrement nombreuses.

gine et la nature de leurs granulations les rapproche. comment expliquer que les hématies granuleuses soient l'apanage presque exclusif du saturnisme, alors que les hématies à granulations vitales se trouvent dans de nombreux cas en grande abondance et qu'on les rencontre même à l'état normal, quoiqu'il est vrai en petit nombre ?

On s'explique encore moins que, dans les ictères hémolytiques, la majorité des globules rouges (jusqu'à 60 p. 100) puissent avoir des granulations vitales, et que l'on ne trouve cependant pas dans ces ictères une seule hématie granuleuse.

4° *G. R. à parasites.*

Nous les étudions plus loin, en un chapitre spécial, dans lequel les parasites du sang sont tous réunis (voir p. 380).

CHAPITRE VI

HÉMOLYSE

Résistance et fragilité globulaire. Substances hémolysantes et hémolysines.

GÉNÉRALITÉS

Définitions. — Lorsque du sang est mis au contact de certaines solutions ou de certaines substances, dont nous préciserons plus loin la nature, il peut arriver que les globules rouges soient détériorés ou détruits, et leur hémoglobine mise en liberté. On dit alors que *les globules rouges sont hémolysés : il y a hémolyse.*

On voit donc que, par hémolyse, on entend, non pas la destruction de tous les éléments figurés du sang, c'est-à-dire des globules rouges et des globules blancs, mais seulement des premiers de ces éléments.

Les solutions ou les substances qui produisent l'hémolyse sont des *solutions ou des substances hémolysantes :* elles sont douées d'un *pouvoir hémolysant.*

Mais une distinction doit être faite à leur sujet.

Pour les unes, le pouvoir hémolysant est une conséquence, pour ainsi dire forcée, de leur nature et de leurs propriétés fondamentales : il en est ainsi par exemple de l'eau pure, des acides, etc.

Pour les autres, au contraire, leur pouvoir hémolysant tient à des propriétés spéciales, de nature d'ailleurs mal déterminée, mais que l'on peut concevoir comme étant relativement indépendantes de la substance même : ces propriétés hémolysantes peuvent en effet varier d'intensité, ou même se montrer et disparaître tour à tour, dans des substances par ailleurs semblables, ou dans une unique substance suivant les circonstances. Il en est ainsi par exemple du sérum sanguin, qui peut être hémolysant ou non, l'être à des degrés variables, enfin, le devenir dans certaines conditions pathologiques ou expérimentales. Aussi, pour ce deuxième groupe, considère-t-on que la propriété hémolysante est due à un élément spécial : quelles que soient sa nature, les hypothèses variables faites sur ce sujet, les incertitudes qui le concernent, il est commode de désigner cet élément sous le nom d'*hémolysine*.

L'hémolysine n'est pas toujours identique à elle-même : nous verrons que telle hémolysine est active contre les globules rouges d'un animal, et non contre ceux d'un animal d'une autre espèce ; que, par contre, telle autre hémolysine laisse intacts les globules rouges du premier, tandis qu'elle détruit ceux du second. *Il y a donc non pas une, mais des hémolysines.*

Division. — De ce qui précède, il résulte que les problèmes concernant l'hémolyse se divisent en deux groupes.

Le premier groupe concerne *les globules rouges eux-mêmes*, et leurs *variations possibles de fragilité ou de résistance*, suivant leur origine et les circonstances physiologiques ou pathologiques dans lesquels ils se trouvent. Ces variations ne peuvent être appréciées, bien entendu, qu'en se mettant dans des conditions bien déterminées et identiques, c'est-à-dire en employant une substance de pouvoir déjà connu et invariable.

Dans le deuxième groupe au contraire, partant d'un sang donné, on cherche à déceler par lui, dans des solutions ou des substances que l'on désire étudier, un pouvoir hémolysant ou la présence d'hémolysines, et, si le résultat est positif, à en mesurer la puissance et les variations.

D'ailleurs, on conçoit sans peine que, le plus souvent, en pathologie, ces deux groupes de problèmes s'intriquent les uns dans les autres, et que plusieurs d'entr'eux peuvent se poser chez un même malade : un anémique peut présenter une hémolyse due, simultanément, à la diminution de résistance de ses globules, et à la présence anormale d'une hémolysine dans son sérum.

Mais il est indispensable, pour en faire un exposé aisé à comprendre, d'envisager ces deux groupes de problèmes isolément.

Importance de l'étude de l'hémolyse. — L'hémolyse a fait l'objet de nombreuses et importantes recherches, surtout dans le cours des dernières années : elle a, comme nous le verrons, un intérêt capital au point de vue de la pathogénie et de la thérapeutique (*anémies, purpuras, ictères hémolytiques, transfusion sanguine*, etc.).

Il est d'autre part nécessaire de bien connaître les notions qui la concernent, avant d'aborder l'étude de la *réaction de Bordet-Gengou* ou *de déviation du complément*, et des autres *méthodes de séro-diagnostic*.

Nous allons donc étudier successivement :

1° La *résistance et la fragilité des globules rouges.*

2° Les *solutions et substances hémolysantes*, et particulièrement *les hémolysines.*

3° Nous y ajouterons un chapitre sur des notions qui se rapprochent des précédentes, et qui concernent *l'agglutination des hématies.*

1° *Résistance et fragilité des globules rouges.*

Principe. — Le principe de l'étude de la résistance et de la fragilité globulaire est le suivant.

Mettez dans un tube une petite quantité d'une solution aqueuse de chlorure de sodium à 9 p. 1.000, puis faites tomber dans ce liquide quelques gouttes de sang. Le liquide devient trouble, plus ou moins jaune suivant la proportion de sang, mais il est facile de constater que les éléments figurés sont simplement dilués, sans être détruits. Portez en effet une goutte de ce mélange sous le microscope : vous constaterez que les globules sont parfaitement visibles et intacts. Centrifugez-le : vous aurez à la partie inférieure du tube un culot rouge d'hématies ; quant au liquide, il sera redevenu à la fois transparent et incolore : ce qui prouve qu'il n'y a pas eu destruction de globules rouges, qu'il n'y a pas eu d'hémoglobine mise en liberté.

Ce résultat d'ailleurs était à prévoir : lorsque l'on fait à un malade une injection intra-veineuse de 500 ou 1.000 grammes de sérum artificiel, dont la formule est précisément celle que nous venons de donner, c'est que l'on est bien sûr d'introduire dans la circulation un liquide inoffensif, qui respectera l'intégrité des hématies.

Dans une deuxième expérience, mettez dans le tube de l'eau distillée. Lorsque vous faites tomber dans ce liquide quelques gouttes de sang, le mélange prend une teinte rosée, mais il resté transparent. C'est qu'il y a cette fois non pas dilution, mais destruction des hématies, et mise en liberté d'hémoglobine. Si vous faites en effet un examen microscopique, vous ne voyez pas un seul globule rouge : seuls les globuls blancs sont conservés. Et, si vous centrifugez le mélange, le culot, peu abondant, est formé exclusivement de leucocytes, tandis que le liquide reste teinté en rose ou en rouge, par l'hémoglobine de tous les globules rouges détruits.

Mais dans ces deux expériences nous avons pris les cas extrêmes : solution de chlorure de sodium à 9 p. 1.000, qui conserve parfaitement et toujours tous les globules rouges ; d'autre part, eau distillée, qui les détruit tous instantanément.

Poussons maintenant plus loin l'analyse. Préparons des solutions progressivement et régulièrement décroissantes de chlorure de sodium (8,5 ; 8 ; 7,5 ; 7, etc., p. 1.000), et mettons quelques centimètres cubes de chacune d'elles dans une série de tubes numérotés. Puis faisons tomber dans chacun d'eux une goutte de sang du même individu.

Si nous examinons alors cette série de mélanges, nous verrons que dans certains tubes les globules sont intacts (il n'y a pas d'hémolyse), que dans d'autres, au contraire, les globules sont complètement détruits. D'ailleurs, entre ces deux séries extrêmes, il existera toujours quelques tubes intermédiaires, dans lesquels l'hémolyse sera partielle. Vous le reconnaîtrez à ceci : après centrifugation, le liquide est teinté, ce qui prouve qu'il y a eu destruction de globules rouges ; mais il y a un culot rouge, ce qui prouve que tous les globules rouges ne sont pas détruits.

Il suffira donc maintenant de voir, pour être exactement renseigné sur la résistance globulaire, quel est le tube dans lequel l'hémolyse commence, quel est d'autre part le premier de ceux dans lesquels elle est totale, et de noter le titre de la solution qu'ils contiennent.

Si, par exemple, c'est dans la solution à 4,5 p. 1.000 que l'on constate les premières traces d'hémolyse, on saura que les globules du sujet que l'on examine résistent à toutes les solutions d'un titre supérieur. Et l'on exprime ce résultat sous la forme conventionnelle suivante : la résistance globulaire est de 4,5.

Si d'autre part c'est dans la solution à 3 p. 1.000 que l'on constate pour la première fois l'hémolyse *totale*, on saura que *tous* les globules rouges du sujet sont détruits par les solutions d'un titre inférieur. Et l'on dit que l'hémolyse est totale à 3, ou encore que la résistance globulaire s'étend jusqu'à 3 : ce qui veut dire que dans toutes les solutions supérieures au titre 3 il y a une résistance partielle, un plus ou moins grand nombre de globules qui ne sont pas détruits.

Technique de la recherche de la résistance globulaire. — Les explications que nous venons de donner vont nous permettre de passer rapidement sur la technique, dont quelques points cependant doivent être précisés. Cette technique, la plus couramment employée aujourd'hui, a été imaginée par Vaquez et Ribierre.

Instrumentation. — Vous devez avoir :

Une vingtaine de petits tubes de 5 centimètres environ de haut, et de 0,5 à 1 centimètre de diamètre. Un ou deux porte-tubes.

Deux pipettes à boules (fig. 194). On peut les rem

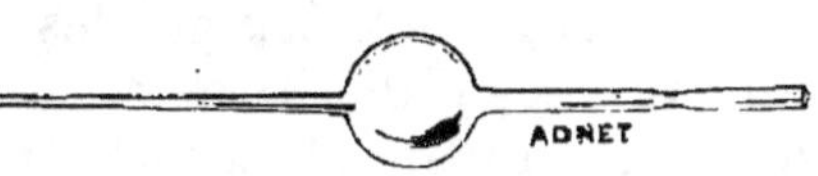

Fig. 194. — *Pipette à boule.*

placer par de petites seringues de verre, type Luer, qui permettront aussi facilement de faire tomber les solutions goutte à goutte dans les tubes.

Une seringue très sèche, avec une petite aiguille, pour ponction veineuse.

Un centrifugeur, qui n'est pas indispensable, mais cependant très utile.

Les solutions. — Les solutions doivent être très rigoureusement titrées. Il faut employer du chlorure de sodium bien sec, et très exactement pesé : de préférence on se sert de chlorure de sodium chimiquement pur et fondu. On peut à la rigueur utiliser le sel desséché à l'étuve à 50°.

Comme il serait trop compliqué de préparer à l'avance toutes les solutions nécessaires, chacune avec un titre différent, on emploie, pour simplifier, le procédé suivant.

On a d'une part une solution de NaCl à 9 p. 1.000, d'autre part un flacon d'eau récemment distillée, et aseptique. Et, suivant le titre de la solution que l'on veut obtenir, on les mélange en proportions variables, comme nous le verrons dans un instant.

Le sang. — On peut obtenir le sang à examiner par simple piqûre du doigt. Mais, comme il faut 10 à 20 gouttes de sang, la piqûre doit être assez profonde, et par suite douloureuse.

Aussi préférons-nous le recueillir par ponction veineuse. On a ainsi très facilement la quantité de sang voulue. La technique en est très simple (voir p. 283). Ayez soin que les instruments (seringue, aiguille, etc.), avec lesquels vous recueillez le sang, soient *secs*, sans la moindre trace d'humidité : sinon l'eau qu'ils renferment produit une hémolyse, au moins partielle, et fausse complètement les résultats.

Marche à suivre. — Mettez les tubes, propres, et surtout *rigoureusement secs*, dans le porte-tubes.

La stérilisation des tubes et des solutions est une précaution qui complique un peu, mais qui est, sinon indispensable, du moins utile : certains microbes ont en effet une action hémolysante, et leur présence fausserait les résultats.

Pour faire le mélange des 2 solutions, il est préférable de mettre l'eau distillée la première : sinon l'eau salée, plus lourde, aurait tendance à rester au fond du tube. Vous procédez donc de la manière suivante.

Dans le premier tube vous ne mettez pas d'eau distillée, dans le second vous en mettez une goutte, dans le troisième 2 gouttes, etc., en augmentant d'une goutte chaque fois, de telle sorte que le dix-neuvième tube contient 18 gouttes d'eau distillée.

Cela fait, avec la même pipette (*ou seringue*) soigneusement lavée, ou avec une autre dont l'extrémité ait le même calibre (pour avoir des gouttes de même volume), mettez dans chaque tube la solution de chlorure de sodium en progression inverse, pour que le total du mélange soit de 18 gouttes par tube.

Vous aurez ainsi des solutions progressivement décroissantes, dont le titre est facile à calculer.

	Eau distillée	Solution de NaCl à 9 p. 1.000.	Titre
1er tube.	0 goutte	18 gouttes	9
2e —	1 —	17 —	8,5
3e —	2 —	16 —	8
4e —	3 —	15 —	7,5
5e —	4 —	14 —	7
6e —	5 —	13 —	6,5

		Eau distillée		Solution de NaCl à 9. p. 1.000.		Titre
7ᵉ	—	6	—	12	—	6
8ᵉ	—	7	—	11	—	5,5
9ᵉ	—	8	—	10	—	5
10ᵉ	—	9	—	9	—	4,5
11ᵉ	—	10	—	8	—	4
12ᵉ	—	11	—	7	—	3,5
13ᵉ	—	12	—	6	—	3
14ᵉ	—	13	—	5	—	2,5
15ᵉ	—	14	—	4	—	2
16ᵉ	—	15	—	3	—	1,5
17ᵉ	—	16	—	2	—	1
18ᵉ	—	17	—	1	—	0,5
19ᵉ	—	18	—	0	—	0

Agitez légèrement chaque tube pour que le mélange se fasse.

Dans chacun d'eux faites tomber une goutte de sang, et assurez de nouveau le mélange par agitation.

Vous n'avez plus maintenant qu'à constater les résultats.

Si vous avez un centrifugeur, les tubes, soigneusement numérotés pour éviter d'intervertir leur ordre, sont centrifugés après 10 minutes d'attente, puis. remis dans le porte-tubes, à leur place respective.

Sans centrifugeur, vous devez attendre au moins une heure, afin que les globules non détruits aient le temps de se déposer.

Interprétation des résultats. — Quoi qu'il en soit, dans l'un et l'autre cas, vous allez d'abord d'un premier regard voir si votre technique a été bonne.

Lorsque les solutions ont été bien préparées, la même quantité de sang mise dans chaque tube (ce qui n'est pas indispensable) et les tubes replacés dans l'ordre convenable, ils doivent évidemment montrer d'un bout à l'autre du porte-tubes une série de teintes progressivement plus intenses : liquide incolore pour les premiers tubes où l'hémolyse n'a pas eu lieu ; puis coloration légèrement rose dans le premier tube où l'hémolyse se produit, qui devient graduellement d'un rose de plus en plus intense, pour être franchement rouge dans tous les derniers (fig. 195, p. 356).

Dans la plupart des cas, le tube où commence l'hémolyse est très facile à reconnaître. Il y a une exception cependant : avec du sang d'un ictérique, on peut avoir quelque difficulté. Le sérum, en effet, fortement teinté par les pigments biliaires, colore en jaune clair même les premiers tubes dans lesquels l'hémolyse ne se produit pas : on doit donc chercher le tube dans lequel cette teinte jaune devient un peu plus intense ou plus rosée.

Quant au tube où l'hémolyse est totale, il faut considérer que

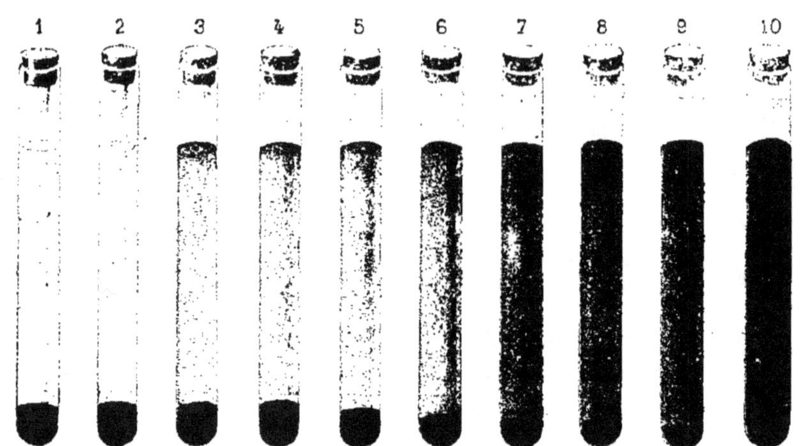

Fig. 195. — *Recherche de la résistance globulaire.*

c'est le premier de ceux dans lesquels il n'y a plus qu'un culot blanchâtre, de globules blancs, qui eux ne sont pas détruits.

Ajoutons ce dernier point de technique. Les nombres de tubes et de gouttes, que nous avons pris comme exemple, peuvent être changés à volonté.

On peut par exemple faire un plus grand nombre de dilutions en prenant un plus grand nombre de tubes, et en augmentant le nombre de gouttes. Il n'est pas douteux en effet que, s'il y a moins d'intervalle entre les titres des différents mélanges, les résultats obtenus sont plus précis (1).

(1) Chauffard et Huber considèrent que, pour la recherche de la résistance globulaire, l'idéal est de s'écarter au minimum des conditions physiologiques ; de réaliser, si on le peut, un milieu très proche du sérum normal, capable de suppléer celui-ci, qui, de par ses variations individuelles, ne peut être pris comme étalon de mesure.

Aussi ont-ils récemment proposé que le liquide de Ringer soit préféré à la solution Nacl

Il a l'inconvénient d'être plus complexe, un peu moins simple à préparer, et de ne pouvoir être employé que *récent*, pour éviter toute fermentation microbienne.

Sa formule est la suivante :

Eau distillée . . . . 1 litre
Chlorure de sodium . . . . 9 gr.
Chlorure de potassium . . . . ⎫
Chlorure de calcium . . . . ⎬ de chaque 0 gr. 20
Bicarbonate de soude . . . . ⎭
Glycose . . . . 1 gr.

Modification de technique : méthode des hématies déplasmatisées. — Il a été démontré que, dans certains cas, la résistance des globules est différente, suivant qu'on les laisse en contact avec leur plasma (c'est la méthode que nous venons de décrire), ou qu'on les en sépare. Cette remarque est l'origine de la modification de technique, proposée par Widal et Abrami, sous le nom de *méthode des hématies déplasmatisées.*

Le sang recueilli est immédiatement mêlé à la solution suivante, qui en empêche la coagulation :

    Oxalate de potasse . . . .   0 gr. 28
    Chlorure de sodium . . . .   0 gr. 80
    Eau distillée . . . .   100 gr. »

On centrifuge. On rejette le liquide, que l'on remplace par de l'eau salée à 9 p. 1.000. On agite, on centrifuge de nouveau. On recommence le même lavage. Le culot de globules obtenu est émulsionné dans une petite quantité d'eau salée : c'est avec cette émulsion, qui ne renferme plus de plasma, que l'on recherche la résistance, en l'employant à la place du sang, suivant la technique déjà donnée.

La résistance globulaire à l'état normal. — A l'état normal, la résistance globulaire s'étend en moyenne de 4,5 à 3.

Souvent on inscrit ce résultat de la façon suivante : 0,45 à 0,3. C'est qu'au lieu de considérer la quantité de NaCl pour 1.000, on parle alors de la quantité pour 100.

D'ailleurs il peut exister, à l'état normal, des variations individuelles assez marquées : elles sont comprises entre 4,8 et 4,2. Donc, si l'hémolyse commence à partir de 5, on peut dire qu'il y a une diminution pathologique de la résistance, ou fragilité globulaire anormale. D'autre part, si l'hémolyse ne commence qu'à 4, il y a élévation pathologique de la résistance.

L'âge et le *sexe* n'influent pas sur le taux de la résistance.

De même on ne constate guère de différence entre la résistance du sang veineux et celle du sang capillaire.

La résistance et la fragilité globulaires à l'état pathologique. — L'étude de la résistance globulaire dans les différentes maladies n'avait donné que des renseignements pratiquement peu utiles, en apparence même paradoxaux ou contradictoires, jusqu'au jour où Chauffard, Widal et leurs élèves en firent l'étude systématique dans les ictères congénitaux et acquis.

Cette étude a permis de reconnaître un caractère essentiel de certains ictères chroniques, souvent accompagnés de splénomégalie considérable, n'altérant guère l'état général, et pour lesquels l'examen le plus attentif du foie et des voies biliaires, soit pendant la vie, soit même à l'autopsie, ne permettait jusqu'alors d'émettre aucune hypothèse plausible au point de vue de leur étiologie ou de leur pathogénie.

Or, dans ces ictères, et surtout dans les formes congénitales, étudiées tout d'abord par Chauffard, la résistance est extrêmement diminuée, l'hémolyse commençant souvent dans le voisinage de 7, parfois même de 8 et 9 : il y a donc *fragilité globulaire*.

Aussi est-il vraisemblable que cette fragilité globulaire, peut-être due à la syphilis héréditaire d'après Hayem, est l'origine de l'ictère chronique. Il y a une destruction exagérée et constante de globules rouges, dont l'hémoglobine est transformée par l'organisme en pigments biliaires : la splénomégalie et l'ictère sont la conséquence, d'une part de cet excès de destruction des globules rouges, et d'autre part de cette surproduction des pigments. C'est l'origine du nom *d'ictères hémolytiques* qu'on leur a donné.

C'est surtout dans *l'ictère chronique congénital de l'adulte*, autrefois décrit par Hayem sous le nom *d'ictère chronique avec splénomégalie*, que la résistance est *diminuée*. Elle l'est aussi dans *l'ictère simple des nouveau-nés*. Elle l'est encore dans certains ictères acquis, mais doit être alors décelée par la technique des hématies déplasmatisées (d'où le nom *d'ictères hémolytiques acquis cryptogénétiques*); souvent enfin dans les *anémies*, *l'hémoglobinurie paroxystique*. Il est plus rare de la constater dans les *leucémies*, les *cirrhoses*, les *cancers*.

Par contre, la résistance est fréquemment *augmentée* dans les *ictères par rétention*, et parfois dans les *anémies* et les *cancers*.

Possibilité de mesurer par d'autres méthodes la résistance et la fragilité globulaires. — Dans cette étude sur la résistance et sur la fragilité globulaires, nous n'avons exposé à dessein que la méthode la plus couramment employée : celle qui utilise les solutions salées hypotoniques.

Mais, en réalité, toutes les substances hémolysantes peuvent être utilisées pour éprouver la résistance globulaire d'un individu. On a particulièrement employé dans ce but : le *sérum humain normal*, le *sérum d'anguille*, *l'extrait de sangsue*, le venin de *cobra*, les solutions de *saponines*, des *sérums rendus hémolysants* (voir p. 360) etc.

Ces recherches sont plus délicates : les causes d'erreur sont nombreuses et les résultats plus difficilement comparables.

En tout cas, on doit noter que les réponses qu'elles donnent ne sont pas toujours concordantes avec celles que donne l'étude de la résistance par les solutions salées hypotoniques : tel sujet peut avoir une résistance globulaire augmentée vis-à-vis des solutions salées, et au contraire une résistance normale ou diminuée vis-à-vis de l'une des substances hémolysantes que nous avons citées plus haut.

Par conséquent, pour éviter toute erreur d'interprétation, quand on indique un résultat concernant une recherche de résistance globulaire, il est indispensable de dire quelle est la technique que l'on a employée, et de préciser la nature de la solution ou de la substance hémolysante que l'on a utilisée.

<h3 style="text-align:center">2° Solutions et substances hémolysantes.
Hémolysines.</h3>

Division. — Comme nous l'avons déjà indiqué au début de ce chapitre, la destruction des globules rouges, dont nous venons d'étudier l'exemple le plus simple, peut se produire, en réalité, sous l'influence d'actions diverses, que l'on peut ranger en trois groupes.

1° Hémolyse due à une action mécanique ou physique. — Le type en est précisément celui que nous avons choisi : l'hémolyse sous l'influence de l'eau distillée, ou de solutions salées hypotoniques. La destruction des globules rouges s'explique alors aisément par les lois de l'*osmose* : la concentration étant plus élevée dans les globules que dans le liquide, l'équilibre tend à se rétablir, et les globules, vidés de leur contenu par exosmose, se trouvent détruits.

On peut en rapprocher l'influence exercée par certains agents physiques. C'est ainsi que l'on a étudié l'action hémolysante de la *dessiccation*, de la *chaleur*, de la *compression*, dés *courants électriques*, etc. Mais la mesure exacte de ces modes d'action est difficile, et leur étude est restée jusqu'ici sans grand intérêt.

2° Hémolyse due à une action chimique. — C'est celle provoquée par exemple par les solutions acides suffisamment concentrées, etc.

3° Hémolyse par hémolysines. — Le troisième groupe comprend des faits plus complexes, et, comme nous l'avons signalé, de nature encore discutée. Dans ces cas, on dit que le pouvoir hémolysant constaté est dû à la présence d'*hémolysine*. Mais sous ce nom on entend des substances de nature mal déterminée. Voici en effet comment Arthus résume nos notions actuelles sur ce point :

« Que sont ces substances? Nous l'ignorons. Elles sont solubles dans l'eau, au moins dans l'eau salée à 1 p. 100, précipitées par l'alcool, entraînées par les précipités, peu dialysables, détruites par la chaleur au-dessous de 100°. Elles se rapprochent des ferments ou diastases, mais n'en sont pas. Nous ignorons s'il s'agit ici d'une action d'ordre chimique ; et, cette action fût-elle chimique, nous ignorerions s'il y a, comme dans toute action diastasique vraie, disproportion entre la quantité de substance transformée et la quantité de l'agent de transformation. Ce ne sont pas des ferments, parce qu'à la différence des ferments, elles disparaissent en agissant. »

Notons d'autre part que l'on peut expérimentalement faire apparaître dans le sérum d'un animal une hémolysine, en procédant de la façon suivante. Si l'on injecte à un animal des globules rouges d'un animal d'espèce différente, le sérum du premier acquiert le pouvoir de détruire les globules rouges du second : il a donc acquis un pouvoir hémolysant, par apparition en lui d'une hémolysine spécifique.

Nous aurons à revenir sur ce fait, et nous montrerons en même temps, en étudiant le phénomène de Bordet-Gengou, que les hémolysines sont en réalité composées de deux substances associées (voir p. 465).

Recherche du pouvoir hémolysant. — Pour rechercher le pouvoir hémolysant d'un liquide, ou d'une solution de substance solide, le moyen le plus simple est de procéder de la façon suivante.

On met le liquide ou la solution dans un petit tube de verre. On y fait tomber une goutte de sang. On agite pour assurer le mélange. Puis on laisse au repos, à la température de la pièce, ou de préférence dans une étuve à 37°. Après deux heures, on centrifuge.

L'examen à l'œil nu permet généralement de constater si le liquide a gardé sa teinte antérieure, ou s'il a été coloré par l'hémoglobine mise en liberté. En cas de doute, on recherche l'hémoglobine dans le liquide, — qui doit être, bien entendu, soigneusement séparé des globules rouges, — en employant l'une des méthodes chimiques que nous étudions plus loin (voir *Recherche du sang dans le contenu gastrique*).

Mais cet emploi du sang total offre deux inconvénients. Parfois le sang, en tombant dans le liquide à examiner, se coagule, et l'épreuve se présente ainsi dans des conditions défectueuses. D'autre part, la teinte jaune du sérum vient modifier la couleur antérieure du liquide.

Pour cette double raison, il est mieux d'employer des globules défibrinés et lavés. Dans ce but, on recueille quelques gouttes de sang, dans un tube contenant 5 à 10 centimètres cubes d'eau salée physiologique, de préférence à 9 pour 1.000 ; on centrifuge, on décante et on lave de nouveau, deux ou trois fois de suite. On prépare ensuite une émulsion de ces globules dans l'eau salée, en remplaçant le sérum par une quantité approximativement équivalente d'eau salée.

Quel sang convient-il d'employer ? Un sang quelconque peut-être utilisé, mais il est préférable de se servir de sang de lapin. Les globules de ces animaux sont, en effet, plus sensibles que ceux de l'homme ; en outre, chez les animaux jeunes et bien portants, leur limite de résistance est à peu près invariable.

Le sang du lapin est prélevé soit par ponction d'une veine, soit par ponction de l'oreillette. Il est recueilli dans de l'eau salée, défibriné et lavé comme nous venons de le voir.

Mesure du pouvoir hémolysant. — Quand un liquide, ou une solution, a été reconnu hémolysant, il est utile d'en mesurer le pouvoir.

Plusieurs techniques peuvent être employées. Ce qui importe surtout c'est, pour une série d'expériences à comparer, d'adopter une technique rigoureuse et invariable.

On peut procéder par exemple de la façon suivante.

Dans une série de 20 tubes, on met 5 centimètres cubes d'eau salée à 9 pour 1.000. Puis on ajoute, dans chacun d'eux, un nombre progressivement croissant de gouttes du liquide à examiner, en allant de 1 à 20. On agite pour assurer le mélange. On fait alors tomber dans chaque tube une goutte de l'émulsion de globules rouges, lavés et défibrinés comme nous l'avons indiqué ci-dessus. On agite de nouveau. On porte à l'étuve à 37° pendant deux heures ; puis on centrifuge, et l'on constate l'hémolyse par examen direct ou par recherche chimique. On note quel est le premier tube dans lequel l'hémolyse s'est produite, c'est-à-dire le nombre minimum de gouttes de la solution hémolysante nécessaires pour obtenir ce résultat. Il est évident que le pouvoir hémolysant est d'autant plus fort que ce nombre de gouttes est moins élevé.

Bien entendu, si l'hémolyse se produisait dans le premier tube, ou si elle n'apparaissait pas encore dans le dernier, il faudrait recommencer l'expérience, en employant des dilutions ou plus faibles ou plus fortes.

Pouvoir hémolysant du sérum sanguin. Hémolysines du sérum. — Le pouvoir hémolysant du sérum, dû à la présence d'hémolysines, est recherché et mesuré par les méthodes que nous avons indiquées.

On peut diviser les hémolysines du sérum en trois groupes :

a) Hémolysines susceptibles de détruire les globules rouges du *sujet même* qui a fourni le sérum : ce sont les *autolysines ;*

b) Hémolysines détruisant les globules d'un sujet de *même espèce,* mais autre que celui qui a fourni le sérum : ce sont les *isolysines ;*

c) Hémolysines qui ne s'attaquent qu'aux globules d'une espèce *différente* de celle qui a fourni le sérum : ce sont les *hétérolysines.*

L'étude des hémolysines est poursuivie dans le double but d'établir soit le diagnostic, soit la pathogénie de certaines affections (ictères, anémies, hémoglobinurie, etc.).

Nous ne pouvons que signaler ces recherches, sans entrer dans le détail de notions qui dépasseraient le cadre de cet ouvrage.

Prenons, à titre d'exemple, l'étude des hémolysines pour le diagnostic du *cancer :*

La recherche des *hétérolysines* chez les cancéreux a montré leur présence et leur abondance. Mais, étant donnée leur présence fréquente dans des sérums normaux, il n'y a là qu'une question de degré, le plus souvent assez difficile à apprécier.

Les *autolysines* y sont exceptionnelles.

C'est la recherche des *isolysines* qui a donné les résultats les plus intéressants. Elles manquent dans environ la moitié des cas : donc un résultat négatif n'a que peu de valeur. Mais elles sont rares en dehors du *cancer* et de la *tuberculose :* un résultat positif donne par conséquent une probabilité en faveur de ces affections.

Pouvoir hémolysant du liquide céphalo-rachidien. — Il a été particulièrement étudié par Bard, Humbert et Mallet, qui ont fait les intéressantes constatations que voici :

Il peut être dû, soit à l'hypotonicité du liquide, soit à l'existence d'hémolysines pathologiques.

Le pouvoir hémolysant du liquide céphalo-rachidien subit des modifications variables et de sens contraire, au cours des diverses affections qui sont susceptibles de l'altérer. Presque toujours celles-ci commencent par élever le pouvoir hémolysant, mais cette élévation même met en jeu des forces défensives, et, à mesure que l'influence nocive s'éloigne ou que l'affection marche vers la guérison, le pouvoir hémolysant s'abaisse progressivement, non seulement jusqu'à revenir à son degré normal, mais souvent même jusqu'à le dépasser en sens inverse.

La recherche de l'action hémolysante est particulièrement utile lorsque le liquide retiré par piqûre est franchement hémorragique. Il est souvent difficile, en effet, de reconnaître si le sang provient originellement de la cavité arachnoïdienne, ou s'il s'est accidentellement mélangé au liquide au cours de la ponction. La recherche du pouvoir hémolysant fournit alors des renseignements très précieux. En effet les hémorragies du névraxe, quelle que soit leur cause, ont pour effet d'exalter rapidement ce pouvoir, tandis que les autres lésions à symptômes similaires, l'embolie spécialement, n'exercent aucune influence de cette nature.

Pouvoir hémolysant de l'urine. — Le pouvoir hémolysant de l'urine peut être dû à une simple cause physique, comme pour les solutions salées hypotoniques, et s'expliquer par les lois de l'osmose. Ce fait a été observé en particulier chez les nouveau-nés, et chez les individus soumis au régime lacté (Sabrazès et Fauquet).

3° *Agglutination des hématies.*

Définition. — On entend sous ce nom la réunion des globules rouges en amas, au contact d'un sérum sanguin. C'est un phénomène semblable à l'agglutination des microbes, que nous étudions plus loin (p. 444).

D'autre part, il peut être considéré comme un premier stade de l'hémolyse.

Aussi, bien que son étude n'ait pas pris encore la même importance que celle de l'hémolyse, il est utile que nous en disions quelques mots. Nous verrons en effet la nécessité de tenir compte de ce phénomène, en particulier pour la technique de la transfusion.

Technique. — La constatation à l'œil nu est un procédé préférable à la recherche de l'agglutination sous le microscope.

On procède de la façon suivante :

Les globules rouges, dont on veut rechercher l'agglutination, doivent être séparés de leur sérum, comme pour l'étude de l'hémolyse (voir p. 357).

On met en contact 1 goutte de l'émulsion de globules avec 10 gouttes du sérum à examiner. On mélange soigneusement, soit dans un verre de montre, soit dans un petit tube à hémolyse.

Après quinze minutes, on constate le résultat.

S'il y a agglutination, les globules forment une mince pellicule rouge : le résultat n'est réellement positif que si l'on n'arrive pas, par agitation, à dissocier cette pellicule.

Constatation des résultats : les trois cas. — L'agglutination des hématies peut se produire dans trois conditions différentes.

a) Tantôt on recherche le pouvoir agglutinant d'un sérum sur des globules rouges d'un être d'une espèce différente : si le résultat est positif, on dit qu'il y a *hétéro-agglutination.*

b) Tantôt on le recherche sur des globules rouges d'un être de la même espèce : c'est *l'iso-agglutination.*

c) Tantôt enfin l'épreuve est faite avec le sérum d'un individu agissant sur ses propres globules rouges, que l'on en a antérieurement séparés : c'est *l'auto-agglutination.*

État normal. — A l'état normal on constate *l'hétéro-agglutination* très fréquemment : le sérum de cobaye par exemple agglutine les globules rouges de mouton, celui de chèvre les globules rouges de l'homme, etc.

A l'état normal également il n'est pas rare de constater *l'iso-agglutination,* c'est-à-dire l'agglutination obtenue avec le sérum d'un homme sur les globules rouges d'un autre homme, ou avec le sérum d'un animal sur les globules d'un animal de même espèce.

Ces notions sont extrêmement importantes au point de vue de la transfusion sanguine : elles peuvent expliquer les accidents graves, et même mortels, constatés parfois. Une épreuve préalable est donc nécessaire, pour s'assurer que l'iso-agglutination n'est pas à redouter avec le sang que l'on veut transfuser.

États pathologiques. — Par contre l'agglutination des globules d'un individu *par son propre sérum,* ou *auto-agglutination,* est un phénomène exceptionnel, et par conséquent précieux pour le diagnostic, quand sa recherche est positive.

Elle est constatée :

1° Dans les *ictères hémolytiques acquis* (non dans l'ictère congénital) : elle paraît étroitement liée au processus hémolysant, car elle diminue au fur et à mesure que l'amélioration s'accentue, et disparaît avec les autres anomalies sanguines.

2° Dans la *maladie du sommeil* : elle en est un signe révélateur de premier ordre, et sa disparition constitue un indice de bon pronostic (Laveran).

3° Dans la *fièvre récurrente,* la *piroplasmose* expérimentale (Nattan-Larrier), etc.

CHAPITRE VII

LES HÉMATOBLASTES (1)

Importance des hématoblastes. — Hayem considère les hématoblastes comme les principaux éléments générateurs des globules rouges de l'adulte. Cette opinion s'appuie sur l'analogie entre la structure des uns et des autres ; sur l'existence de nombreuses formes intermédiaires, en particulier lorsque l'évolution du sang est troublée ; enfin sur la présence d'hématoblastes à noyau chez certains animaux dont les globules rouges sont tous nucléés. On voit combien est importante l'étude approfondie des hématoblastes, basée en particulier sur les données de l'anatomie comparée.

D'ailleurs cette théorie sur le rôle des hématoblastes dans la rénovation sanguine a été controversée, et nombre d'auteurs ne l'acceptent pas. Ils n'en considèrent pas moins que les hématoblastes jouent un rôle important, en particulier dans la coagulation du sang, dans la rétraction du caillot (voir p. 406), enfin dans certains processus, tels que la production d'alexines (voir p. 469).

Nous ne pouvons donner ici les détails de ces recherches : on les trouvera exposées tout au long dans les travaux d'Hayem, Achard et Aynaud, Le Sourd et Pagniez, etc.

Mais nous allons du moins indiquer la technique de la recherche des hématoblastes, leurs caractères morphologiques, et les déductions cliniques à tirer de leurs variations pathologiques.

(1) Les hématoblastes sont encore désignés sous des noms divers : *plaquettes sanguines, globulins,* etc.

Conditions à réaliser pour leur étude. — On peut faire la numération des hématoblastes avec un hématimètre, numération dont le principe est le même que pour les globules rouges et les globules blancs. La formule du liquide de dilution est la suivante :

             Eau distillée . . . .   200 grammes.
             Chlorure de sodium   1   —
             Sulfate de soude   5   —
             Solution iodo-iodurée . . . . . .   3 cc. 5.

La solution iodo-iodurée est ainsi formée : eau, 100 grammes ; iodure de potassium. 5 grammes ; iode, en excès.

Mais on apprécie le plus souvent leur nombre par la seconde méthode que nous avons indiquée pour les globules rouges et les globules blancs : l'examen des lames de sang sec et la comparaison avec un sang normal.

D'ailleurs, à la différence des autres éléments figurés, si faciles à discerner sur des préparations non colorées et surtout colorées, les hématoblastes sont d'une recherche plus délicate et plusieurs conditions doivent être réalisées.

Il faut d'abord que la *préparation soit très bonne*, c'est-à-dire que le sang, sur une lame très rigoureusement propre et sèche, ait été rapidement et soigneusement étalé.

En second lieu, vous devez les rechercher sur une *préparation non colorée*. Sans doute quelques procédés de coloration ont été récemment proposés. Mais ils faussent souvent les résultats, car ils peuvent *artificiellement* donner à l'hématoblaste de l'homme l'apparence d'un élément nucléé, comme Hayem l'a fait remarquer (1).

On s'en tiendra donc aux préparations sèches, ni fixées, ni colorées, que l'on examinera, avec un *éclairage atténué*, un objectif fort, *à sec*.

Mais, et c'est le point capital, il faut se rappeler que les hématoblastes *ne sont guère visibles qu'en un point de la préparation*, *dans sa partie initiale*, à l'endroit même où vous voyez un petit cercle clair, vous indiquant que c'est à ce niveau que la goutte de sang a été posée. Ce fait s'explique aisément : de tous les éléments du sang, les hématoblastes sont de beaucoup les plus adhérents ; ils se déposent les premiers et se fixent sur la lame,

____

(1) Hayem, *Du sang et de ses altérations anatomiques.* Paris, 1889.

et quand on fait l'étalement on ne peut plus les entraîner. Donc, ne les cherchez que là ; ailleurs, vous n'en verriez pas.

Confusion à éviter avec les poussières sanguines ou hémoconies. — Lorsque l'on regarde la préparation à ce niveau, en outre des globules rouges et blancs que l'on distingue sans peine, le regard peut être arrêté d'abord par de petits points nettement arrondis, brillants, réfringents, du volume d'une tête d'épingle (quand on emploie le grossissement que nous avons conseillé). C'est une erreur fréquente de croire que ce sont les hématoblastes. En réalité il n'en est rien ; il s'agit de *poussières sanguines* ou *hémoconies* : débris d'éléments figurés, granulations graisseuses, peut-être parfois granulations éosinophiles mises en liberté, mais, en tout cas, éléments qui n'ont rien à faire, comme nature, comme dimensions et comme forme, avec les hématoblastes.

Vous ne vous arrêterez pas davantage à de petites taches noires, irrégulières, sans forme définie, qui ne seraient que des poussières sur une préparation faite sans précaution.

Description des hématoblastes. — L'hématoblaste est un élément assez volumineux, sans doute plus petit qu'un globule rouge, mais de diamètre plus considérable que les poussières sanguines dont nous venons de parler (fig. 196).

Il est un peu plus pâle qu'un globule rouge, incolore au centre, jaunâtre sur les bords.

Il est de forme arrondie ou allongée:

Ses bords sont réguliers, ou au contraire souvent dentelés, déchiquetés.

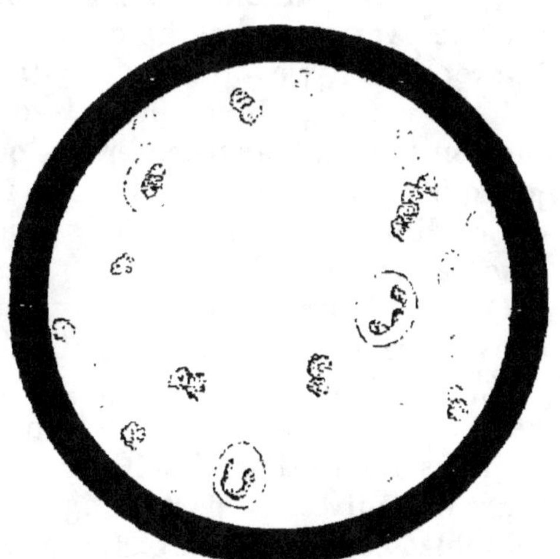

Fig. 196. — *Hématoblastes sur préparation sèche, ni fixée, ni colorée.*

Examen de l'extrémité initiale de la préparation avec l'objectif à sec. Grossiss. : 300. Les hématoblastes sont plus petits que les globules rouges, blanc-jaunâtres, irréguliers. On voit en outre des globules rouges légèrement jaunâtres ; et trois globules blancs, plus volumineux, grisâtres, à noyau visible.

Les hématoblastes sont parfois isolés, parfois réunis en petits amas.

Nombre normal — Le sang normal renferme environ 250.000 hématoblastes par millimètre cube. Ce nombre est celui que l'on trouve en suivant la technique d'Hayem. Mais ces éléments étant très fragiles, et pouvant peut-être se fragmenter, on ne s'étonnera pas que d'autres auteurs, en employant des techniques différentes, aient trouvé des nombres assez différents, et qui varient entre 300.000 et 900.000.

Leur répartition très irrégulière sur les lames, puisqu'ils sont tous rassemblés au même point, ne permet pas de connaître leur nombre exact en essayant de le comparer à celui des globules blancs et des globules rouges.

On devra donc pratiquement, si l'on ne fait pas de numération avec l'hématimètre, se contenter de comparer le sang que l'on étudie à du sang normal, sur lames de sang sec non coloré, et de dire : le nombre des hématoblastes est normal, diminué, augmenté.

Variations pathologiques de nombre et d'aspect. — Quelles sont les variations pathologiques des hématoblastes, et quel intérêt peut-il y avoir à les constater ?

Leur *volume*, dont nous avons indiqué les dimensions moyennes, peut augmenter au point qu'ils ont un diamètre presque égal à celui des globules rouges.

Ces dimensions anormales se montrent surtout dans la *chlorose*, les *anémies*, les *leucémies*, les *cachexies*.

Quant à leurs *variations de nombre*, elles appartiennent aux convalescences des maladies aiguës et aux *anémies*.

Tantôt l'anémie s'accompagne d'une augmentation notable des hématoblastes. Le type le plus net en est fourni par les anémies aiguës d'origine hémorragique. Dans les heures et les jours qui suivent la perte sanguine, on constate un afflux d'hématoblastes dans le sang. Cette *crise hématoblastique*, suivant l'expression d'Hayem, est facile à constater après une saignée abondante chez l'animal. D'ailleurs, les anémies chroniques les plus graves, quelle que soit leur cause, même celles qui arrivent au degré extrême de l'anémie pernicieuse, peuvent aussi montrer un nombre d'hématoblastes très augmenté.

Mais le plus souvent ces anémies graves progressives, surtout *l'anémie pernicieuse protopathique* ou *essentielle*, sont accompagnées d'une pénurie d'hématoblastes plus ou moins accentuée, parfois telle qu'on n'en découvre quelques-uns qu'avec la plus grande difficulté.

Cette diminution est aussi la règle dans les *cachexies progressives*, les *cancers*, les *purpuras hémorragiques*, les *intoxications chroniques*, les *états fébriles prolongés*.

Importance de l'étude des hématoblastes pour le pronostic. — Pour Hayem l'augmentation passagère des hématoblastes dans les *anémies aiguës* et les *convalescences* est d'un pronostic heureux, et montre que le sang va rapidement se réparer. Tandis que lorsque cette augmentation persiste dans les *anémies chroniques* et la *chlorose*, elle est d'un pronostic fâcheux, prouvant que ces éléments s'accumulent dans le sang, au lieu de se transformer en hématies.

D'autre part, il considère que leur rareté persistante dans les *anémies profondes*, les *cachexies*, les *purpuras*, surtout quand elle coïncide avec l'irrétractilité du caillot, indique soit une destruction constante, soit une insuffisance de production des hématoblastes : en tout cas, il en résulte un arrêt de réparation sanguine, et par suite un pronostic très réservé.

CHAPITRE VIII

MICROBES ET PARASITES DU SANG

Causes d'erreur et moyen de les éviter.

Il n'est pas rare de voir des observateurs, même expérimentés, décrire dans le sang des microbes ou des parasites, que l'on reconnaît par la suite être de simples altérations cellulaires pathologiques ou artificielles. A plus forte raison celui qui fait ses premiers essais de laboratoire doit-il se méfier.

Aussi faut-il, avant d'entreprendre leur recherche, ou quand on croit constater leur présence, se rappeler les principes suivants :

1° S'il s'agit d'éléments qui sont réellement dans le sang circulant — microbes, parasites, etc. — vous devez évidemment *les trouver répartis d'une façon à peu près égale* dans les préparations.

Au contraire, s'il s'agit d'altérations artificielles, elles seront généralement *très inégalement* réparties.

2° En outre, de vrais parasites ou microbes seront visibles *sur plusieurs préparations* colorées de la même façon, et souvent même avec des colorations différentes. Tandis que s'il s'agit par exemple d'un dépôt de matière colorante (qui peut assez bien donner l'impression de microbes ou de parasites), ou encore de microbes ou de levures développés dans la matière colorante (comme le fait n'est pas rare surtout avec les bleus basiques) : dans ce cas, en regardant plusieurs préparations, et surtout en employant des colorants différents, vous ne les retrouverez pas.

3° Enfin, en cas de doute, on se rappellera que, pour les

microbes, on devra vérifier leur présence par l'*ensemencement* et l'*inoculation*.

Quant aux parasites, ils devront répondre exactement, comme affinités colorantes, forme et dimensions, aux caractères que nous allons donner (à moins, bien entendu, que l'on ne suppose avoir découvert quelque parasite nouveau).

I. — Microbes.

Cliniquement, les problèmes concernant la bactériologie du sang se posent de deux façons différentes.

1° Constatation directe des microbes dans le sang : sa rareté. — Parfois, faisant un examen de sang, frais ou coloré, on voit de petits éléments figurés, qui paraissent être des microbes.

On veut alors savoir si réellement il s'agit de microbes, et quels ils sont.

Ce fait est rare. Même quand il y a des microbes dans le sang, ils sont généralement si clairsemés, qu'il faut parcourir les préparations avec beaucoup de patience pour les voir.

Cependant il n'est pas impossible que l'on en trouve par cet examen direct, surtout dans des infections très graves, et peu de temps avant la mort.

On peut rencontrer ainsi exceptionnellement les bacilles du *charbon*, de la *diphtérie*, de la *fièvre typhoïde*, des *fièvres paratyphoïdes*, de la *tuberculose*, de la *peste*, de la *morve*, le *vibrion septique*, le *pneumocoque*, le *colibacille*, le *bacille pyocyanique*, le *streptocoque*, le *staphylocoque*, le *tétragène*, etc.

Si donc l'on est en présence de l'un de ces cas, on essaie, d'après l'histoire clinique et l'aspect du microbe, de faire une hypothèse plausible sur sa nature.

Mais il est de toute nécessité ensuite de vérifier ce premier résultat, en s'assurant de la présence réelle du microbe dans le sang, par la culture et l'inoculation, suivant les notions que nous avons données en bactériologie.

2° Recherche des microbes du sang par culture et par inoculation : fréquence des résultats positifs. — Le plus souvent d'ailleurs le problème est tout autre : l'on est en présence d'un malade chez qui l'on a des raisons de supposer que le sang renferme des microbes, et l'on veut vérifier cette hypothèse.

On peut, dans ce cas, commencer par le simple examen sur lame colorée, mais sans s'y attarder, et surtout sans en tirer de conclusions hâtives, puisque, nous l'avons vu, les résultats, même dans le cas de réelle infection sanguine, sont le plus souvent négatifs.

Ce qu'il faut pour se prononcer, c'est ensemencer et inoculer.

Bien entendu, les milieux de culture, l'animal à inoculer, le mode d'inoculation seront choisis d'après l'idée préconçue que l'on aura sur le ou les microbes à rechercher. Nous renvoyons donc au chapitre de bactériologie, dans lequel nous donnons des indications précises pour chaque microbe en particulier. Mais étant donnée l'importance de la culture du sang ou *hémoculture*, nous allons en donner une étude d'ensemble, pour en préciser l'importance, la technique et les résultats.

Par l'association de ces différentes recherches, surtout par la culture du sang, on fait les constatations suivantes :

On trouve constamment et dès le début l'agent pathogène dans la *typhoïde*, les *paratyphoïdes*, la *fièvre puerpérale*, la *morve*, l'*infection purulente*, la *septicémie gangréneuse* ; très souvent dans la *méningite cérébro-spinale*, la *peste*, la *mélitococcie*, la *pneumonie*, la *tuberculose aiguë*, les formes graves de la *diphtérie*.

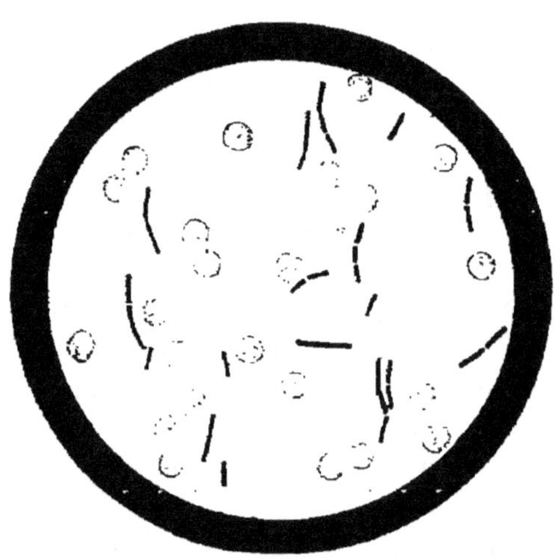

Fig. 197. — *Bactéridies charbonneuses dans le sang du cobaye.*

Grossiss. : 700. Coloration par la thionine.

Pour le *charbon*, chez l'homme, la bactéridie ne se répand dans le sang que dans les cas mortels et peu de temps avant la mort. Chez le cobaye on la trouve plus aisément et en plus grande abondance (fig. 197).

Hémocultures.

1° Les hémocultures en général.

Importance. — L'hémoculture, c'est-à-dire la recherche des microbes dans le sang par ensemencement en milieu de culture, est au nombre des techniques les plus importantes, aussi bien au point de vue du diagnostic, que des recherches destinées à découvrir la pathogénie de certaines affections.

Multiples sont les causes qui expliquent cette utilité de l'hémoculture.

La première, c'est qu'elle constitue la méthode la plus couramment employée de recherche des microbes dans le sang. Nous avons vu en effet que la recherche par examen direct est généralement négative. Nous n'avons pas besoin d'insister d'autre part sur la difficulté plus grande de l'inoculation aux animaux.

Un autre avantage de cette méthode, c'est qu'elle fait porter les recherches sur un point de l'organisme dans lequel le microbe qui est en jeu se trouve presque toujours à l'état de pureté. Or on sait combien la découverte et l'identification d'un microbe est plus complexe, lorsqu'il y a associations microbiennes, comme par exemple dans les cavités et les suppurations ouvertes, dans les urines, les matières fécales, etc.

Enfin la découverte d'un microbe pathogène en tel ou tel point de l'organisme ne prouve nullement que ce microbe soit la cause de l'affection dont souffre le malade, puisque des individus *sains* peuvent être porteurs par exemple de bacilles diphtériques dans la gorge, de pneumocoques dans la salive, de bacilles typhiques dans les selles, etc. Au contraire, lorsque l'on découvre un microbe dans le sang, lorsque l'on constate une *septicémie*, on est pratiquement autorisé à affirmer une relation directe entre l'action du microbe que l'on a trouvé, et les symptômes présentés par le malade.

Technique. Difficultés et causes d'erreur. — Mais si la réponse d'une hémoculture bien faite a une telle importance, on comprend par contre que l'on ne peut en enregistrer avec certitude les résultats que lorsque la technique en a été rigoureuse et exempte de causes d'erreur.

D'une façon générale, technique et causes d'erreur sont les mêmes que pour toute culture microbienne (voir p. 75).

Cependant quelques points particuliers doivent être précisés.

1º *Récolte du sang.* — Le sang ne peut être recueilli que par *ponction veineuse*. On ne saurait accepter ni la piqûre du doigt, ni l'emploi d'une ventouse scarifiée, méthodes qui ont été parfois — rarement d'ailleurs — proposées.

En outre la ponction veineuse exige pour l'hémoculture des précautions particulières. On emploiera une seringue et une aiguille, non pas simplement bouillies, mais *stérilisées à l'autoclave à 120° pendant 20 minutes* ; l'aiguille ayant été adaptée à la seringue avant la stérilisation, de telle sorte qu'au moment de l'emploi l'ensemble des instruments stérilisés se présente

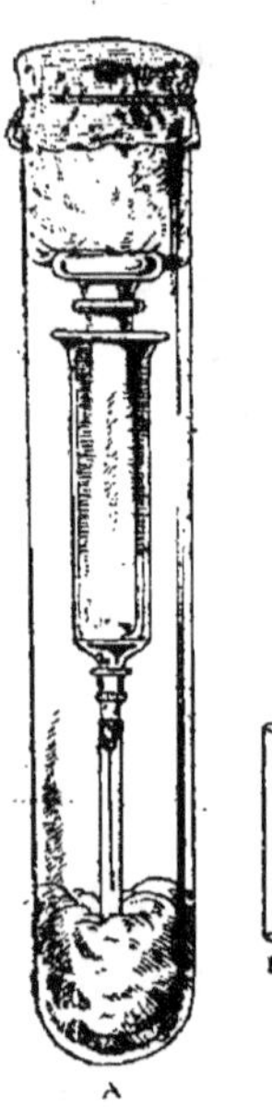

Fig. 198.— *Dispositif pour stériliser une seringue à l'autoclave, en vue d'une hémoculture.*

En B, le petit tube destiné à empêcher l'aiguille de venir au contact de l'ouate.

d'une seule pièce. Il est commode, dans ce but, de mettre le tout dans un tube de verre de calibre suffisant. L'extrémité fermée, vers laquelle sera tournée la pointe de l'aiguille, est garnie d'un peu de coton imbibé d'eau légèrement boratée, pour éviter que l'aiguille ne se rouille. D'autre part, l'aiguille pénètre dans un petit tube en verre un peu plus long qu'elle, et qui empêche le contact, comme le montre la figure ci-contre. L'extrémité ouverte est fermée d'un bouchon de coton, comme les tubes à culture. On peut également faire la stérilisation à sec, au four Pasteur, à 150°, pendant 20 minutes, ce qui supprime l'inconvénient de l'humidité et de la rouille possible.

On devra d'autre part songer aux *microbes de la peau*, cause d'erreur si fréquente dans les hémocultures. Nous y reviendrons plus loin. Qu'il nous suffise de signaler ici la nécessité de faire une désinfection soigneuse des téguments avant la traversée de l'aiguille. On emploie généralement une application de teinture d'iode au 1/10, application faite 5 minutes avant la ponction.

2° *Quantité de sang.* — A la différence de la plupart des autres produits microbiens, dont une parcelle suffit généralement pour donner un résultat positif en culture, le sang des septicémies ne renfermant presque toujours qu'un petit nombre de microbes, il convient d'en ensemencer une quantité notable, pour augmenter les chances d'un résultat positif.

C'est ainsi par exemple que, dans la typhoïde, si le résultat peut être positif avec 1 à 2 centimètres cubes de sang, il en faut généralement 5 ; souvent même 10 à 20 centimètres cubes sont nécessaires. Lemierre et Abrami, en étudiant comparativement un grand nombre de cas, ont fait à ce sujet des constations tout à fait démonstratives, et établi que, chez des typhiques avérés, et quelle que soit la période de la maladie, si l'on ensemence seulement 5 centimètres cubes de sang, on a un moins grand nombre de résultats positifs que si l'on en ensemence 10 à 20 centimètres cubes.

3° *Préparation du sang.* — Si l'on peut faire l'ensemencement au moment même où le sang est recueilli, au lit du malade, on évite ainsi la coagulation et tout est pour le mieux.

Mais s'il en est autrement, la coagulation du sang emprisonne les microbes, et l'hémoculture a moins de chances d'être positive. Pour remédier à cet inconvénient on doit recueillir ou déverser le sang dans un récipient renfermant de petites perles de verre, le tout étant soigneusement stérilisé. On agite, et le sang se trouve ainsi défibriné, et par suite incoagulable.

4° *Milieux de culture : nature et quantité.* — Les milieux de culture à employer varient suivant les germes que l'on recherche, ou dont on soupçonne la présence. En cas de doute on emploie les plus usuels.

Mais quand on utilise un milieu liquide, la quantité qu'il convient d'en employer n'est pas indifférente, et voici pourquoi.

Le sérum des sujets infestés par un microbe peut renfermer, par une réaction de défense de l'organisme, des substances bactéricides, dont la présence a pour effet sinon d'empêcher, comme on l'a prétendu, tout au moins de retarder le développement de ce microbe. Or nous avons vu qu'il convient d'ensemencer une assez grande quantité de sang. C'est donc une assez grande quantité de sérum et de substances bactéricides que l'on introduit en même temps dans le milieu de culture. Il est bien évident que pour remédier à cet inconvénient le mieux est de diluer notablement le sérum, c'est-à-dire d'employer une assez grande quantité de liquide. Il est bon que le sang et le milieu de culture soient dans la proportion de 1 p. 50 à 1 p. 100. Par conséquent 10 à 20 centimètres cubes de sang seront ensemencés dans un 1/2 litre à 1 litre de liquide. Nous verrons cependant que, pour certains milieux de culture, cet inconvénient n'existe pas, et que, lorsqu'ils peuvent être utilisés, on en emploie une quantité beaucoup moindre.

5° *Examen des cultures.* — Les cultures, mises à l'étuve à 37°, doivent être examinées après 24 heures.

Tantôt la simple inspection à l'œil nu montre que le milieu de culture a changé d'aspect, est devenu plus ou moins trouble :

c'est donc que l'hémoculture est positive, et qu'un microbe s'est développé, qu'il convient d'identifier.

Mais lorsque l'aspect du milieu de culture n'a pas changé, cette simple constatation ne suffit pas pour dire que l'hémoculture est négative. Pour se prononcer en effet avec certitude, les quatre causes d'erreur suivantes doivent être éliminées.

a) Il est possible que les microbes se soient développés en trop petit nombre pour donner un trouble apparent.

b) Il peut arriver aussi que la présence d'un sérum agglutinant, introduit dans le milieu de culture, précipite les microbes au fond du ballon : de telle sorte que ce n'est que par agitation que l'on peut découvrir leur présence.

c) Parfois leur développement se trouve retardé de quelques jours, surtout, comme nous l'avons vu, quand le sang introduit est en proportion relativement élevée.

d) Enfin la végétation dans le premier milieu de culture peut être très pauvre et passer inaperçue, même à l'examen microscopique. Mais si l'on pratique des réensemencements on obtient alors des cultures abondantes. D'où cette règle nécessaire à appliquer : *ne jamais considérer une hémoculture comme négative, avant d'avoir constaté le résultat que donne le réensemencement.*

6° *Identification des germes.* — L'identification se fait comme pour tout microbe, en recherchant son caractère, ou l'ensemble de ses caractères pathognomoniques (Voir Bactériologie).

Interprétation d'un résultat d'hémoculture. — Envisageons successivement le cas d'hémoculture négative et celui d'hémoculture positive.

a) *Hémoculture négative.* — Une hémoculture négative ne peut évidemment pas permettre de nier la présence de tout microbe dans le sang : il se peut que les conditions choisies ne répondent pas au développement de tel ou tel germe. Elle ne peut par conséquent permettre de nier que la présence des microbes pour lesquels on sait que le milieu de culture adopté constitue un milieu favorable.

b) *Hémoculture positive.* — L'hémoculture positive demande également à être interprétée, pour savoir si le germe que l'on trouve existe réellement dans le sang.

Il convient à ce point de vue de faire la distinction suivante.

Tantôt on découvre un germe relativement rare, qui n'est pas en tout cas l'hôte habituel de la peau (bacille typhique, b$_a$-

cilles paratyphiques, pneumocoque, bacille tuberculeux, etc.).

Dans ce cas, l'on ne peut guère faire l'hypothèse d'une contamination accidentelle, et le résultat de l'hémoculture positive peut être enregistré comme sûr.

Tantôt au contraire le microbe est un hôte normal de la peau (staphylocoque, tétragène, diplocoques, etc.). Dans ce cas l'on ne devra conclure qu'avec une extrême réserve.

Il en est de même d'ailleurs pour les recherches bactériologiques portant sur d'autres liquides organiques, sur les tissus et les tumeurs. Remlinger en particulier a insisté avec raison sur cette question. Il a montré que les parasites des couches superficielles, qui appartiennent à de nombreuses espèces, — variables d'ailleurs suivant les individus, les régions du corps, les pays, — peuvent être assez aisément éliminés par désinfection soigneuse de la peau. Mais ceux des couches profondes de la peau, ceux des glandes sudoripares et sébacées, qui sont presque exclusivement du type *staphylocoque, diplocoque* ou *tétragène*, ne sont que difficilement atteints par les désinfectants, et peuvent, même avec la technique qui paraîtra la plus rigoureuse, venir fausser les résultats.

Cette notion doit être présente à l'esprit lorsque l'on veut interpréter le résultat d'une hémoculture que l'on a faite soi-même, ou dont on reçoit la réponse du laboratoire qui l'a pratiquée.

On doit en tenir compte également lorsque l'on veut se faire une opinion exacte sur les observations publiées de septicémies à allure typhoïde et qui seraient dues à l'un des germes que nous venons de citer, — sans qu'il s'agisse, bien entendu, ni de nier la possibilité de ces septicémies, ni de mettre systématiquement en doute la valeur de tous les travaux sur ce sujet.

2° *Les hémocultures dans les infections à allure typhique.*

L'hémoculture étant le plus souvent utilisée dans des infections à allure typhique, nous devons mentionner spécialement les milieux de culture et les procédés que l'on emploie en vue de les déceler. Ils sont très nombreux. Voici quelques-uns de ceux qui sont le plus faciles à utiliser et d'usage courant.

Culture en eau peptonée. — C'est le procédé de Lemierre, dérivé de ceux de Courmont et de Busquet. La formule est la suivante :

Chlorure de sodium	5 grammes
Peptone.	20 —
Eau	1 litre

On ensemence 10 à 20 centimètres cubes de sang dans 500 à 1.000 c. c. du milieu.

La culture est rapide, et ce milieu convient non seulement pour le typhique et les paratyphiques, mais encore pour la plupart des microbes aérobies.

Culture dans les milieux à base de bile. — La bile empêche la coagulation du sang et dissout les globules rouges. Avec le sang qui sert à l'ensemencement, elle constitue un milieu dans lequel les germes du groupe typhique se développent bien. De plus, par ce procédé, quoique le sang soit peu dilué dans le milieu, (dans la proportion de un tiers en général), la culture n'est pas retardée et donne un résultat positif le plus souvent en 24 heures ou 48 heures. Le principal avantage de ce milieu est qu'il est de préparation facile surtout avec les réserves de bile sèche.

On emploie, soit la bile de bœuf additionnée de 10 p. 100 de glycérine et de 10 p. 100 de peptone, soit la bile seule, soit la bile additionnée de 10 p. 100 de peptone et de 0,5 p. 100 de glucose. Le milieu est réparti, soit dans des tubes à essais, soit dans de petits flacons (5 à 15 centimètres cubes). On ensemence à raison de 1 centimètre cube de sang pour 2 centimètres cubes de milieu.

Lebœuf et Braun emploient la bile desséchée et pulvérisée répartie à raison de 1 gramme dans des tubes à essai. Les tubes sont stérilisés à l'autoclave, à 115°, pendant trente minutes. Au sortir de l'autoclave la bile, qui a pris une consistance pâteuse, est étalée sur les parois du tube encore chaud, en roulant celui-ci entre les doigts. On ensemence 5 centimètres cubes de sang par tube.

On peut remplacer la bile de bœuf par les sels biliaires (Sabrazès) à la dose de 1 gramme pour 100 centimètres cubes de bouillon ou d'eau peptonée.

Procédé de Carnot et Weill-Hallé. — Carnot et Weill-Hallé ont proposé, pour raccourcir le plus possible les délais d'examen, un procédé, qui permet d'éviter le repiquage sur bouillon, en l'obtenant automatiquement dès le développement de la culture en bile. Il consiste à superposer dans un tube à essai le mélange bile-sang ensemencé introduit d'abord dans le tube, et le bouillon ajouté avec précaution en une couche superficielle. Les bacilles, développés dans la couche inférieure, diffusent rapidement dans le bouillon.

Procédé de Tribondeau. — Le procédé comprend deux temps. Dans le premier, il s'agit de différencier le bacille typhique des bacilles paratyphiques. Dans le second, de différencier entre eux le paratyphique A, le paratyphique B et le colibacille.

Premier temps. — On reçoit directement le sang — 5 à 10 centimètres cubes — dans un tube de bile glucosée-peptonée.

La préparation en est la suivante :

Enlever une vésicule biliaire de bœuf qui vient d'être abattu, en ayant soin de lier préalablement le canal cystique. Dès l'arrivée au laboratoire, la crever au-dessus d'un récipient en verre gradué ; lire le volume ; transvaser dans un vase émaillé ; incorporer, par 100 centimètres cubes de bile, 1 gramme de peptone et 1 gramme de glucose. Autoclaver 20 minutes à 120°. Agiter, et filtrer très chaud, au sortir de l'autoclave, sur papier Chardin bien plissé et préalablement mouillé. Répartir en tubes à raison de trois travers de doigt de hauteur de milieu par tube. Boucher à l'ouate ordinaire ; capuchonner de papier. Autoclaver quinze minutes à 115°.

Avec un tel milieu de culture, on peut à la rigueur connaître le résultat par le seul examen du tube à l'œil nu, en procédant de la façon suivante :

Avant d'examiner le tube ensemencé, commencer par l'agiter pour mettre en suspension les grumeaux qui ont pu se former.

Puis, se placer face au jour, et incliner le tube au-dessus d'un fond blanc, le plus possible sans que le milieu vienne mouiller le bouchon de coton. Examiner par transparence la partie la plus élevée du liquide, là où il s'étale en couche mince sur le verre.

Cet examen peut être pratiqué avec quelques chances de succès dès la quinzième heure après l'ensemencement. Ordinairement les signes de positivité ne sont manifestes que vers la dix-huitième heure. Quant aux constatations négatives, elles ne sont définitivement acquises qu'au bout de vingt-quatre heures ou même de trente-six heures.

Si le milieu reste stérile, le liquide ne se modifie presque pas ; tout au plus fonce-t-il un peu de couleur, mais il reste homogène, translucide et rouge. Si des bacilles du groupe typhique s'y développent, le milieu devient trouble et grumeleux, opaque, et prend une teinte sanieuse ou même marron. Quand les germes cultivés sont des paratyphiques, de nombreuses et fines bulles de gaz se sont en outre réunies en collerette à la surface, et l'on en voit d'autres qui sont en train de monter dans le milieu le long de la paroi du tube. *En résumé : milieu homogène = hémoculture négative ; milieu trouble = hémoculture positive ; milieu trouble sans gaz = bacille typhique ; milieu trouble avec gaz = bacille paratyphique A ou B.*

Tels sont les résultats très intéressants donnés par le simple examen à l'œil nu.

Mais il est bien préférable de faire des vérifications et des recherches complémentaires. L'examen au microscope, sans coloration, puis avec coloration, montre si le microbe qui a poussé a bien les caractères morphologiques du bacille typhique ou des bacilles paratyphiques.

Deuxième temps. — Un repiquage sur gélose lactosée au plomb permet de différencier les paratyphiques A ou B, et exceptionnellement, quand la question se pose, le colibacille.

Le milieu de culture est formé de trois éléments que l'on prépare séparément. Ce sont : 1° des tubes de gélose ordinaire solidifiée en couche inclinée ; 2° des tubes de gélose lactosée solidifiée en culot. Ce milieu ne diffère du précédent que par sa teneur moindre en gélose (0,50 p. 100), et par la présence de lactose (1 p. 100 ajoutée avant la répartition en tubes) ; 3° de l'extrait de Saturne officinal stérilisé.

On commence par ensemencer un tube de gélose inclinée avec une grosse anse chargée d'hémoculture préalablement homogénéisée par agitation. La semence est étalée sur toute la surface du milieu, en commençant par le haut de la gélose et en descendant jusque dans l'eau de condensation. Placer à 37°.

Au bout de six à douze heures d'incubation, une nappe microbienne blanchâtre couvre la gélose. On peut alors ajouter les autres éléments du milieu.

Dans ce but, chauffer sur une flamme, en le tenant incliné, un tube de gélose lactosée *de préparation assez récente*, jusqu'à fonte complète du contenu. Laisser refroidir jusqu'à ce que la chaleur du tube soit très supportable à la main. Incorporer alors le plomb à cette gélose lactosée fondue. Pour cela, aspirer de l'extrait de Saturne dans une fine pipette stérilisée. En faire tomber goutte par goutte dans la gélose fondue, en ayant soin de s'arrêter après chaque goutte et d'agiter pour mélanger. Cesser quand le milieu est devenu franchement trouble (il faut environ 2 gouttes de solution de plomb pour obtenir ce résultat avec 10 centimètres cubes de gélose).

Verser aussitôt la gélose lactosée ainsi additionnée de plomb dans le tube de gélose inclinée contenant la culture. Faire solidifier sous robinet d'eau froide. Placer à 37°.

Il faut examiner le tube de manière que la nappe microbienne soit vue de profil.

Cet examen peut être pratiqué dès la deuxième heure pour différencier les paratyphiques A et B l'un de l'autre, et après six heures pour caractériser le colibacille. Les résultats sont particulièrement nets et rapides, grâce à la grande surface microbienne mise en contact du milieu-réactif par ce procédé.

Si les bacilles sont des *paratyphiques A*, la couleur du milieu ne change pas, et l'on ne voit pas de bulles de gaz.

Si ce sont des *paratyphiques B*, le milieu noircit, et l'on ne voit pas de bulles de gaz.

Si ce sont des *colibacilles*, le milieu peut noircir ou non, mais on voit des bulles de gaz.

II. — Parasites végétaux.

Les champignons parasites de l'homme n'ont été trouvés qu'exceptionnellement dans le sang.

On a pu cependant y déceler la présence du *champignon du muguet*, du *sporotrichum*, etc.

III. — Hématozoaire de Laveran (Paludisme).

Le parasite du paludisme, l'hématozoaire, a été découvert par Laveran, en 1880, à l'hôpital militaire de Constantine. C'est un protozoaire, de la classe des sporozoaires, de l'ordre des coccidies.

Technique de sa recherche. — Pour le rechercher dans le sang, il faut, si c'est possible, faire l'examen chez un malade n'ayant pas pris récemment de quinine, et de préférence, nous le verrons, immédiatement avant l'accès ou au début de l'accès.

Trois méthodes peuvent être employées :

1° *A l'état frais, sans coloration.*

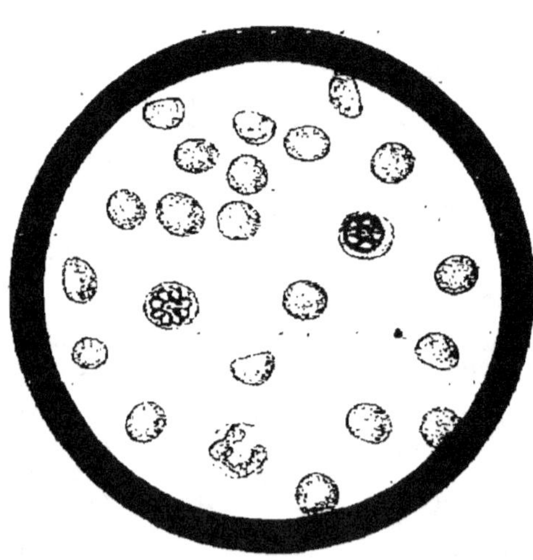

Fig. 199. — *Hématozoaires, dans une préparation de sang frais, non coloré.*

Grossiss. : 800.

On emploie une lame ordinaire ou plutôt une cellule à rigole (voir p. 450). On y met une goutte de sérum artificiel, puis une goutte du sang suspect. On recouvre d'une lamelle, et on lute la périphérie avec un

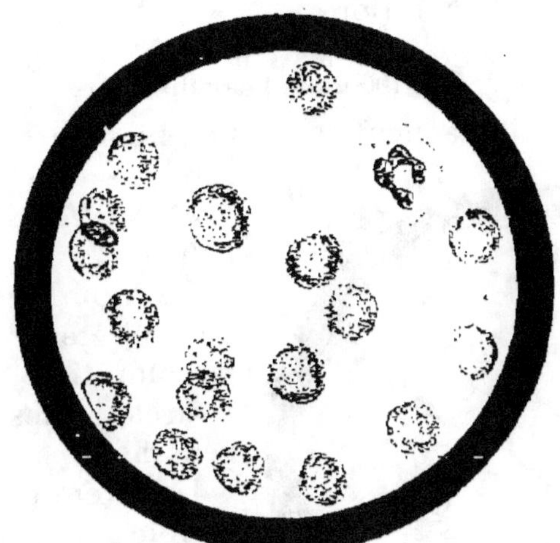

Fig. 200 — *Plasmodium vivax dans du sang de paludéen.*
Grossiss. : 1.000. — Coloration par la thionine.

peu de vaseline ou de paraffine, surtout si la préparation doit

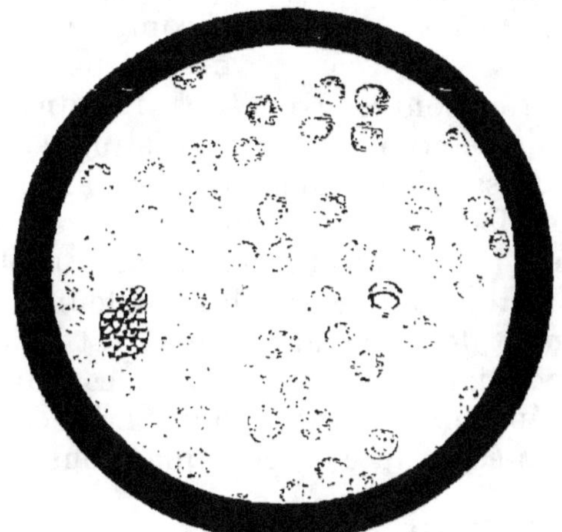

Fig. 201. — *Plasmodium vivax (fièvre tierce).*
Coloration par le bi-éosinate. Grossiss. : 500.

être conservée assez longtemps. On examine avec un grossissement fort et un éclairage modéré.

2° *A l'état frais, en colorant.*

Sur le bord de la lamelle qui recouvre la préparation, on met une goutte de la solution :

Solution de chlorure de sodium à 9 p. 1.000 . . 10 cent. cubes.
Bleu de méthylène à 1 p. 100 dans l'eau distillée.   1 —   —

Les parasites se détachent colorés en bleu sur un fond incolore.

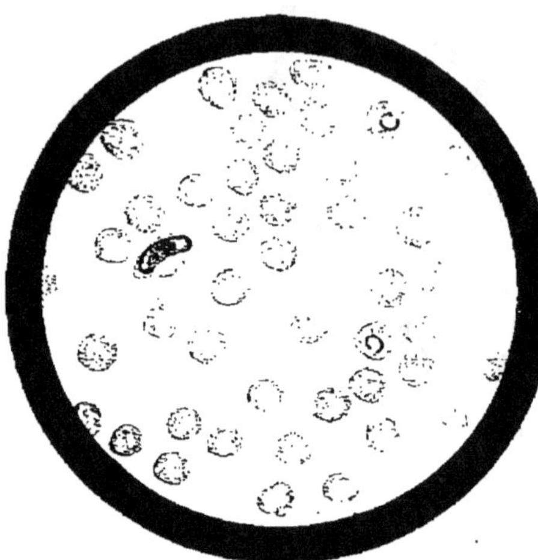

Fig. 202. — *Plasmodium falciparum*
(*fièvres irrégulières*).
Coloration par le bi-éosinate. Grossiss. : 500.

3° *A l'état sec, avec coloration.*

De nombreuses méthodes ont été proposées pour la coloration des hématozoaires, et des parasites en général.

Un premier moyen, fort simple, consiste à employer, suivant la technique habituelle, un bleu basique, que l'on a toujours sous la main (voir p. 30 et 32 coloration, par la thionine phéniquée ou par le bleu polychrome). On obtient ainsi des préparations sur lesquelles les parasites sont souvent très reconnaissables.

Mais il est bien préférable, pour en distinguer les détails de structure, de s'adresser à une méthode associant les colorations par l'éosine et le bleu. Plusieurs techniques ont été successivement préconisées. Elles sont plus ou moins complexes.

On peut considérer comme une des meilleures celle qui emploie le bi-éosinate de Triboudeau, qu'il est bon d'avoir toujours à sa disposition pour rechercher les parasites, et en particulier le tréponème de la syphilis. La technique de coloration par le bi-éosinate est celle que nous avons donnée p. 30.

On peut employer également les autres colorants synthétiques du sang, azur - 2 - éosine, etc.

Aspects multiples de l'hématozoaire. — L'hématozoaire se présente sous des aspects très différents et pour trois raisons.

D'abord parce que l'on peut l'observer à des phases diverses de son évolution.

En second lieu parce que cette évolution se fait suivant deux modes : 1° *reproduction asexuée* ou *schizogonie* (dans le sang); 2° *reproduction sexuée* ou *sporogonie*, dans le tube digestif du moustique, hôte intermédiaire.

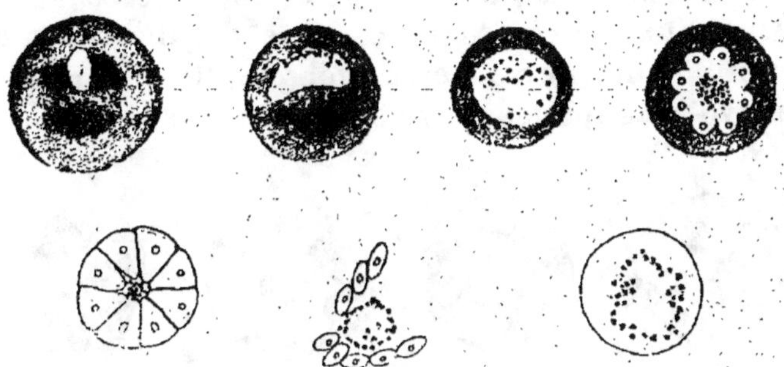

Fig. 203. (D'après Neveu-Lemaire). — *Plasmodium malariæ (fièvre quarte)*. Grossiss. : 1.500.

En troisième lieu enfin parce qu'il paraît y avoir plusieurs variétés d'hématozoaires du paludisme. Cette question a été très

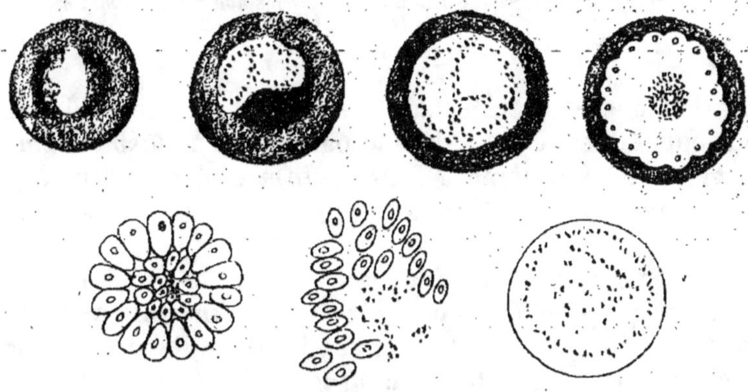

Fig. 204. (D'après Neveu-Lemaire.) — *Plasmodium vivax (fièvre tierce)*. Grossiss. : 1.500.

discutée (1). Laveran croit à l'existence d'un parasite unique,

(1) **Malgré le vaste champ** d'études fourni malheureusement au cours de la guerre par l'Armée d'Orient, cette question n'est pas encore tranchée. Les uns continuent à affirmer la pluralité des espèces, et décrivent même des types nouveaux. Les autres au contraire croient à l'unité spécifique du parasite, et affirment, avec Laveran, que les descriptions classiques sont trop schématiques, et que d'ailleurs, dans la pratique, on rencontre de nombreux cas où ces prétendues espèces sont associées ou se succèdent chez un même malade. On

évoluant sous des formes différentes ; mais la plupart des auteurs estiment qu'il en existe trois espèces (fig. 203, 204, 205) :

Le *plasmodium malariæ*, parasite de la fièvre quarte ;

Le *plasmodium vivax*, parasite de la fièvre tierce ;

Le *plasmodium falciparum*, parasite des fièvres malignes (fièvre quotidienne, fièvre tierce maligne, fièvres irrégulières, fièvres estivo-automnales, fièvres pernicieuses).

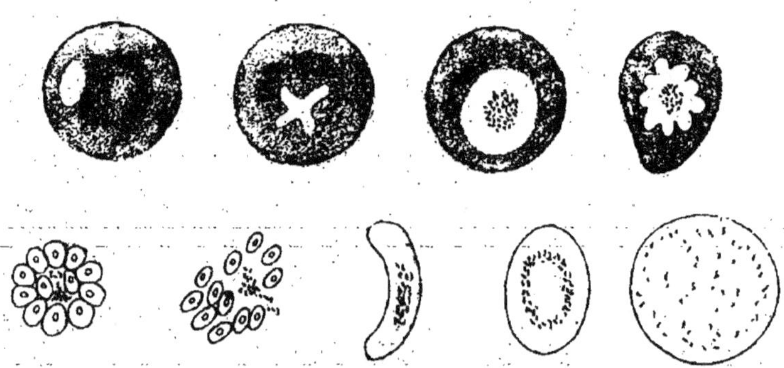

Fig. 205. (D'après Neveu-Lemaire.) — *Plasmodium falciparum.*
(*Fièvres irrégulières.*)
Grossiss. : 1.500.

Dans l'armée d'Orient ce sont les 2ᵉ et 3ᵉ formes qui ont été surtout constatées, c'est-à-dire le paludisme à *plasmodium falciparum* et le paludisme à *plasmodium vivax* : celui à *plasmodium malariæ* a été exceptionnel (Abrami, Paisseau, Lemaire, etc.).

Formes qui seront étudiées ici. — Nous n'avons pas à étudier ici, puisque l'on ne les trouve pas dans l'organisme humain, les formes que peut revêtir le parasite dans le cours de sa reproduction sexuée chez le moustique.

Nous allons donc voir seulement les différentes formes de la reproduction asexuée dans le sang, ou schizogonie ; et, pour chacune d'elles, les différences qui existent entre les plasmodium malariæ, vivax et falciparum.

peut, il est vrai, objecter, qu'étant donné le mode de contagion par les moustiques, et les innombrables atteintes que subit dans le même temps un seul individu, il peut y avoir infections simultanées par des espèces différentes, qui évolueront parallèlement au moins dans les premiers temps.

Des essais de *culture*, tentés depuis quelques années, ont déjà donné des résultats intéressants. Ils permettront sans doute d'ici peu de trancher cette question d'une façon définitive.

Description et diagnostic des différentes formes rencontrées chez l'homme. — 1° *Forme jeune.* — Prenons pour point de départ la forme jeune du parasite. C'est la plus communément observée. Elle se présente comme une amibe, douée de mouvements, enfermée à l'intérieur du globule rouge. Son volume est variable suivant son âge. Elle peut commencer à renfermer des grains de pigment, formés aux dépens de l'hémoglobine. Voici, dans les trois espèces, les caractères distinctifs :

Tantôt réfringente, à contours nets, à mouvements amiboïdes très lents (*P. malariæ*);

Tantôt moins réfringente, à contours moins nets, à mouvements amiboïdes vifs (*P. vivax*);

Tantôt à contours nets, à mouvements amiboïdes très vifs (*P. falciparum*).

2° *Forme adulte ou corps sphérique.* — La forme jeune grossit rapidement; les grains de pigment deviennent plus nombreux;

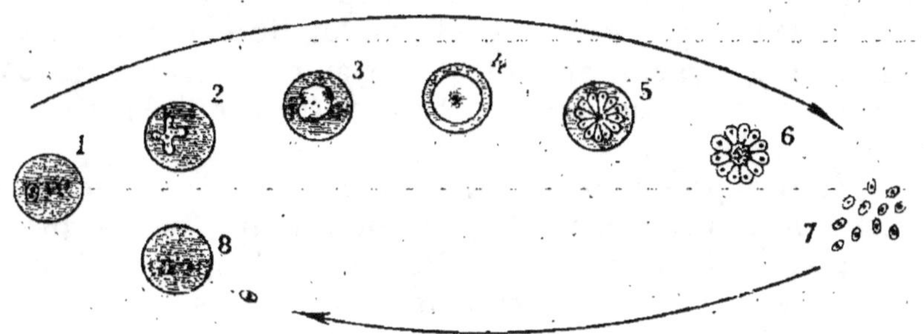

Fig. 206 — *L'hématozoaire dans l'organisme humain.*
Schéma de la reproduction asexuée ou schizogonie.

1, 2: Formes jeunes, amiboïdes, endoglobulaires, — 3, 4: Formes adultes ou corps sphériques; — 5, 6, corps en rosace; — 7: mérozoïtes libres dans le plasma; — 8: mérozoïte pénétrant dans un globule rouge et reconstituant ainsi la forme 1.

les mouvements amiboïdes se ralentissent et s'arrêtent; on arrive ainsi à la forme adulte ou *corps sphérique*, masse arrondie, encore enfermée dans le globule rouge ou libre. Elle est :

Tantôt de la dimension d'une hématie normale ou un peu moindre (*P. malariæ*);

Tantôt plus grande qu'une hématie normale (*P. vivax*);

Tantôt beaucoup plus petite qu'une hématie normale (*P. falciparum*).

3° *Le corps en rosace.* — C'est une segmentation du parasite adulte en forme de rosace, avec un nombre varié de segments.

Cette segmentation répond à l'un des deux modes de reproduction, au seul que l'on observe dans l'organisme humain, la reproduction asexuée ou schizogonie. Les grains de pigment se réunissent au centre du parasite, en un amas unique, et sa périphérie se segmente en un certain nombre de corps arrondis ou ovales, qui sont les mérozoïtes. Les mérozoïtes, devenus libres par l'éclatement du globule rouge, se trouvent en circulation dans le plasma, pénètrent dans de nouveaux globules rouges et constituent ainsi les formes jeunes, endoglobulaires, que nous avons étudiées d'abord (fig. 206) :

Tantôt la segmentation a la forme d'une marguerite, avec 8 à 12 divisions ou *mérozoïtes* (*P. malariæ*);

Tantôt la segmentation a la forme d'une mûre, avec 12 à 20 mérozoïtes (*P. vivax*);

Tantôt la segmentation est irrégulière, avec 7 à 20 mérozoïtes (*P. falciparum*).

4° *Le corps en croissant.* — Cet élément, en forme de croissant, est tantôt accolé à un G. R., tantôt libre. Il a 8 à 9 µ de long sur 2 de large. Il présente un noyau central, avec une couronne de pigment tout autour. Il n'appartient qu'à la troisième forme (*P. falciparum*).

Il paraît représenter la *forme kystique ou de résistance du parasite* (Abrami). Quand l'organisme a acquis des propriétés humorales suffisantes pour arrêter le développement libre de l'hématozoaire, celui-ci prend une forme plus résistante et s'enkyste. Il reste dans cet état, momentanément inoffensif, aussi longtemps que l'organisme se défend. Mais quand la défense humorale diminue et faiblit, le kyste germe, des éléments jeunes naissent, et la rechute survient. La constatation de ces corps en croissant avertit par conséquent de l'insuffisance ou de l'inefficacité du traitement.

5° *Le corps flagellé.* — Les formes précédentes sont les seules que l'on rencontre dans le sang *circulant*. Mais si l'on examine au microscope du sang frais dilué dans du sérum artificiel, on peut voir, après quelques instants, apparaître une forme nouvelle, le corps flagellé.

Ces corps flagellés se détachent du parasite adulte ou corps sphérique. Ils sont généralement au nombre de 4. On les voit se déplacer au milieu des globules rouges avec une grande mobilité, et finir par disparaître. On considère le corps flagellé comme l'élément sexuel mâle.

Les globules rouges parasités. — Nous venons de donner les caractères distinctifs des diverses formes du parasite.

Mais il existe d'autres différences encore, qui concernent les globules rouges parasités, et les grains de pigment.

En ce qui concerne les globules, on constate qu'ils sont :

Tantôt de dimensions et de coloration normales (*P. malariæ*) : ils ne renferment pas de grains colorés.

Tantôt hypertrophiés, de couleur pâle (*P. vivax*) : ils renferment de fines granulations rougeâtres, désignées sous le nom de *grains de Schüffner*.

Tantôt de dimensions et de colorations variables (*P. falciparum*) : ils renferment de gros grains rouges, *grains de Maurer*.

Grains de pigment mélanique. — Les grains, enfermés à l'intérieur du parasite, ou libres dans le plasma, mais qu'il ne faut pas confondre avec les granulations de Schüffner ou de Maurer, dont nous venons de parler, présentent les caractères suivants :

Tantôt épais, de couleur brun noir, peu ou pas mobiles (*P. malariæ*) ;

Tantôt fins, de couleur brun clair, très mobiles (*P. vivax*) ;

Tantôt fins, mais peu nombreux et peu mobiles (*P. falciparum*).

Moments de l'apparition des hématozoaires dans le sang circulant. — A quel moment chercherez-vous les hématozoaires dans le sang ?

Un peu avant les accès, ou au début des accès, on en trouve fréquemment, mais pas constamment. Dans l'intervalle des accès, on n'en trouve pas, sauf lorsque l'accès est proche, ou dans certains cas de cachexie paludéenne.

Donc tout résultat positif permet d'affirmer le paludisme ; mais il n'en est pas de même des résultats négatifs. Et, s'il y a doute, il faut instituer la médication par la quinine.

Diagnostic des hématozoaires et causes d'erreur. — Sur une préparation correctement colorée, examinée avec un bon objectif et une bonne mise au point, le diagnostic des hématozoaires est facile.

Il suffit de les avoir vus une fois pour ne plus s'y tromper. Par les méthodes de coloration synthétique (colorant de Tribondeau, etc.) ils sont caractérisés par l'association constante de deux éléments, l'un rouge (chromatine), l'autre bleu ou lilas (protoplasma). On ne saurait les confondre ni avec les noyaux

Diagnostic des trois variétés d'hématozoaires du Paludisme

(d'après leurs caractères et les phases de leur reproduction asexuée, ou schizogonie, dans l'organisme humain).

	Plasmodium malariae (Fièvre quarte).	**Plasmodium vivax** (Fièvre tierce).	**Plasmodium falciparum** (Fièvres malignes : fièvre quotidienne, fièvre subcontinue, fièvre tierce-pernicieuse, fièvres irrégulières, fièvre estivo-automnale, fièvre tropicale).
LOCALISATION.	Sang périphérique.	Sang périphérique.	Les corps en rosace se trouvent surtout dans le sang des organes (rate, etc.). Les autres formes, dans le sang périphérique.
FORMES JEUNES (petites masses ovalaires, *endoglobulaires, à mouvements amiboïdes*).	Masse réfringente, contours nets, mouvements amiboïdes très lents.	Masse moins réfringente, contours moins nets, mouvements amiboïdes vifs.	Contours nets, mouvements amiboïdes très vifs.
F. ADULTES OU CORPS SPHÉRIQUES (masses arrondies renfermant des grains de pigments ; sont endoglobulaires ou libres).	Dimensions d'une hématie normale (7 μ) ou un peu moindres.	Plus grands qu'une hématie normale (8 à 9 μ).	Beaucoup plus petits qu'une hématie normale (1 à 3 μ).
CORPS EN ROSACE OU CORPS SEGMENTÉS (segmentation du parasite pour la reproduction asexuée).	Aspect : forme d'une marguerite. Nombre de divisions ou mérozoïtes : 6 à 12. Forme des mérozoïtes : ronds.	Aspect : forme d'une mûre. Nombre de divisions ou mérozoïtes : 15 à 20. Forme des mérozoïtes : ovales.	Aspect : forme irrégulière (chiffonnée). Nombre de divisions ou mérozoïtes : 6 à 12. Forme des mérozoïtes : ronds et petits.
CORPS EN CROISSANT.	N'existent pas.	N'existent pas.	Existent.
GRAINS DE PIGMENT, noirs ou bruns, provenant de l'hémoglobine du globule.	Grains gros, noirs, à mouvements lents.	Grains fins, bruns, à mouvements rapides.	Peu ou pas de grains, si ce n'est dans les corps en croissant. Les grains sont fins et peu mobiles.
ÉTAT DU GLOBULE PARASITÉ, ET SES GRANULATIONS COLORÉES.	Coloration et dimensions normales ; ne renferme pas de granulations colorées.	Hypertrophié et décoloré. Renferme des grains de Schüffner (poussière rougeâtre).	Coloration variable. Renferme des grains de Maurer (gros grains rouges).
DURÉE DU CYCLE DE DÉVELOPPEMENT CHEZ L'HOMME.	3 jours.	2 jours.	Variable : généralement 1 à 2 jours.

des globules blancs, ni avec des poussières de matière colorante, ni avec des hématoblastes, isolés ou en amas. Un moyen simple pour éviter ces erreurs est d'examiner au préalable des préparations de *sang normal*, coloré par la même technique : on s'exercera ainsi à éliminer tout ce qui est élément normal ou artifice de préparation.

IV. — Flagellés.

Différents protozoaires de la classe des flagellés peuvent être rencontrés dans le sang. Les uns ne s'y trouvent qu'accidentellement ; pour les autres, au contraire, c'est là une de leurs principales localisations.

1° **Leishmania.** — Les Leishmania se montrent dans l'organisme exclusivement sous forme de corps piriformes : mais les cultures ont révélé qu'il s'agit en réalité de protozoaires flagellés.

Nous avons étudié ailleurs ces parasites et les affections qu'ils provoquent, *kala-azar*, etc. (p. 223).

Rappelons simplement ici qu'ils sont rares dans le sang périphérique, et se trouvent alors sous forme d'éléments libres ou inclus dans les globules blancs. Ils sont ovalaires, nucléés, de 2 à 4 µ de long.

Il est au contraire facile de les trouver dans les frottis d'organes, et dans le suc splénique obtenu par ponction.

Ils sont bien colorés par le bi-éosinate de Tribondeau.

2° **Spirochète de la fièvre récurrente.** — La *fièvre récurrente* a des foyers en Irlande, en Silésie, en Russie, et est endémique en Asie et en Afrique. Elle s'est propagée en Europe occidentale au cours de la guerre, et a fait l'objet de nombreux travaux : la médication arsenicale a été essayée contre elle avec succès.

L'affection est transmise par différents parasites, et en particulier par les poux. Ch. Nicolle et ses collaborateurs en ont donné la preuve et précisé les conditions. Le pou qui pique un malade infecté n'est pas d'ordinaire immédiatement contagieux. C'est que le spirochète se trouve chez lui à l'état latent, sous une forme inconnue, pendant une douzaine de jours. Après ce temps les spirilles reparaissent en nombre considérable (10 à 20.000 par pou) ; mais ils sont enfermés dans sa cavité lacunaire, et l'expérimentation a montré que, pour que l'homme soit inoculé, il est presque toujours nécessaire que le pou soit écrasé (et par suite les spirilles mis en liberté) au niveau d'une plaie des téguments (lésion de grattage, etc.). Expérimentalement, dans ces conditions, les premiers symptômes se montrent chez le singe après 4 jours d'incubation.

Le diagnostic de cette affection a donc une extrême importance au point de vue prophylactique ; il en est de même au point de vue curatif, depuis que l'on a reconnu que l'arséno-benzol a contre elle une grande efficacité.

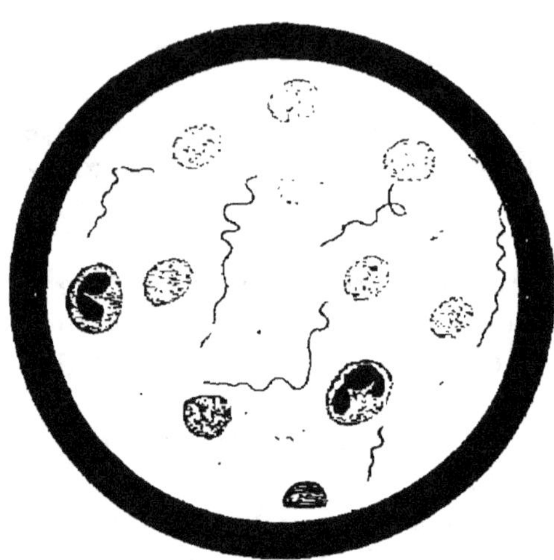

FIG. 207. — *Spirochètes de la fièvre récurrente dans le sang.*

Coloration par la thionine. Grossiss. : 700.

L'examen du sang permet aisément de la distinguer de la *fièvre typhoïde*, de la *grippe* et de la *fièvre jaune*, avec lesquelles on peut aisément la confondre par le seul examen clinique.

Pour faire la recherche des spirochètes, il suffit de savoir que c'est au moment des accès fébriles, mais à ce moment seulement, qu'on les trouve dans le sang. Ils apparaissent généralement quelques heures avant l'accès ; ils sont particulièrement abondants le deuxième jour, et disparaissent quand l'accès se termine. On peut ne les trouver que tardivement, du 3e au 5e jour. Dans l'intervalle, ils se cantonnent dans la rate.

On peut les reconnaître à l'examen direct du sang frais, sans coloration. On voit de longs filaments ondulés, en spirales, très mobiles, longs de 7 à 10 μ. Fréquemment plusieurs filaments sont fixés bout à bout, et l'on a ainsi des éléments de 20 à 50 μ de longueur.

On peut les colorer par la thionine. L'emploi du bi-éosinate de Tribondeau donne aussi de belles préparations. Leur aspect suffit à les caractériser. D'ailleurs les essais de *culture* ont généralement échoué.

Quant à l'*inoculation*, elle n'est positive que chez le singe.

3° **Tréponème de la syphilis.** — Il peut être rencontré dans le sang. Il y est d'ailleurs rare et difficile à mettre en évidence.

4° **Trypanosomes.** — Nous avons étudié en détails, ailleurs, les deux variétés de trypanosomes que l'on a rencontrés chez l'homme, le *Trypanosoma Gambiense* et le *Schizotrypanum Cruzi* (voir p. 243). L'un et l'autre sont visibles dans le sang périphérique, à l'état vivant, ou fixé et coloré.

Le *Trypanosoma Gambiense* (trypanosomose fébrile et maladie du sommeil) est un élément fusiforme, de 15 à 50 µ de long, avec un flagelle à son extrémité.

Le *Schizotrypanum Cruzi* est tantôt sous la forme libre, flagellée, assez semblable à la précédente, tantôt sous une forme non ciliée, endoglobulaire, parasite des globules rouges.

V. — Vers : Bilharzie, Filaires, Anguillule.

Les vers parasites se trouvent dans le sang, tantôt sous forme d'individus adultes, tantôt sous forme d'œufs ou d'embryons.

1° **Bilharzie** (*Bilharzia hæmatobia, Schistosomum hæmatobium*). — La Bilharzie (fig. 208), ver trématode, qui a 1 à 2 centimètres de long, habite le système porte, dans lequel il pond ses œufs.

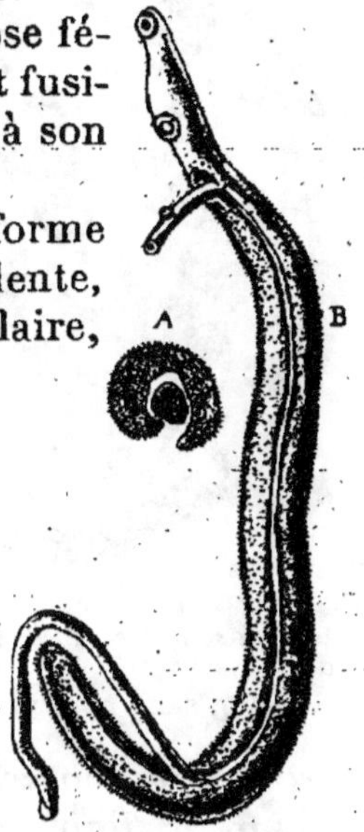

On ne trouve pas, bien entendu, le ver dans le sang périphérique. Ses œufs, trop volumineux (ils sont ovales, ont 150 µ sur 50 µ), ne peuvent pas non plus circuler dans les capillaires : munis d'un éperon acéré, ils traversent les parois des petits vaisseaux du système porte, tombent en particulier dans la vessie ou le rectum. Nous les retrou-

Fig 208. (D'après Loos.) — *Schistosomum haematobium* (*Bilharzie*). Grossiss. : 15.

B : mâle et femelle accolés ; la femelle, filiforme, est partiellement enfermée dans le canal gynécophore. A : Coupe transversale du corps des deux individus.

verons dans l'étude des matières fécales et des urines, et nous verrons qu'il existe 3 variétés de bilharzie, dont les œufs sont très distincts.

L'infection produite par ce parasite et les complications qui peuvent en résulter sont importantes à connaître : en effet cette maladie, non seulement prend une grande extension dans les régions africaines et les îles adjacentes (Madagascar, Réunion, Comores, etc.), mais elle commence à s'implanter en Europe, par le fait de la présence de nombreux indigènes africains au milieu de nous. Elle entraîne la formation de calculs, de tumeurs, des infections urinaires et des accidents dysentériques : ces symptômes nécessitent une thérapeutique variable, médicale ou chirurgicale suivant le cas. Mais, contre le parasite même. l'emploi de l'émétine, en injections intra-veineuses, paraît d'une grande efficacité (Diamantis).

2° **Filaires du sang**. — Parmi les filaires, vers nématodes de plusieurs centimètres de long, dont les différentes variétés vivent dans les lymphatiques ou dans le tissu cellulaire sous-cutané, certaines donnent naissance à des em-

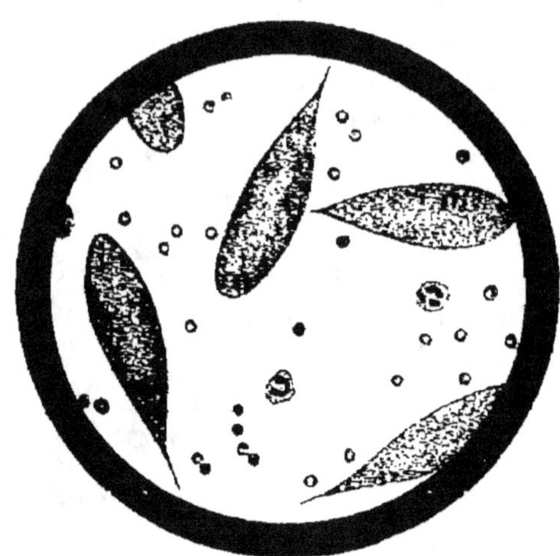

Fig. 209. — *Œufs de bilharzie passés par rupture vasculaire, avec les éléments du sang, dans les urines.*
Examen sans coloration. Grossiss. : 150.

bryons que l'on voit facilement dans le sang périphérique; d'où le nom de *filaires du sang*, qui leur est donné, *bien que l'individu adulte siège en dehors de la circulation sanguine* (1).

Examen des embryons vivants. — C'est l'examen des embryons vivants, en préparation humide, qui est le plus caractéristique pour le diagnostic.

La *technique* de leur recherche est simple. Sur une lame ordinaire ou sur une cellule à rigole, avec

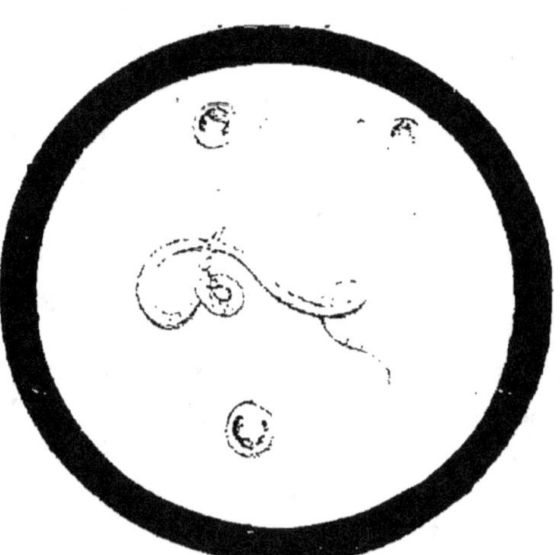

Fig. 210. — *Embryon de filaria bancrofti dans le sang (Filaria nocturna).*

Examen du sang frais, sans coloration. On voit l'embryon, des polynucléaires, et plusieurs globules rouges. Grossiss. : 300.

(1) La *filaire de Médine* ressemble à certaines filaires, que nous décrivons ici, par son siège dans le tissu cellulaire sous-cutané. Mais elle diffère des filaires du sang par deux caractères essentiels : ses dimensions plus grandes (elle a jusqu'à 1 mètre de long), et surtout par ce fait que *ses embryons ne passent jamais dans la circulation sanguine.*

une goutte de sang du doigt, faites une préparation, comme pour le réticulum fibrineux (p. 410). Mettez soigneusement de la vaseline tout autour de la lamelle pour que le sang ne se dessèche pas : vous pourrez ainsi garder la préparation, et voir les embryons vivants pendant plusieurs heures et même pendant quelques jours.

Regardez la préparation avec un grossissement moyen et un éclairage modéré. S'il y a des embryons de filaire, vous les verrez sans peine, et ne pourrez les confondre avec rien : ce sont de petits organismes, en forme d'anguille, de la largeur d'un globule rouge, mais 20 à 40 fois plus longs (150 à 400 μ), incolores, se remuant sans cesse et déplaçant les globules voisins (fig. 210).

Comme nous allons le voir, certains embryons de filaires se montrent dans le sang périphérique surtout pendant la nuit, c'est-à-dire pendant le sommeil, d'autres surtout le jour, à l'état de veille. Il faut donc, avant de considérer le résultat comme négatif, faire la recherche dans des conditions différentes et à plusieurs moments de la journée.

Examen du parasite fixé et coloré. — On peut d'autre part faire des préparations colorées pour une conservation indéfinie. Le sang est étalé en *couche épaisse* (si on voulait avoir une couche mince, les embryons, plus volumineux que les globules, seraient entraînés hors de la lame).

Fɪɢ. 211. (D'après Manson.) — *Filaire nocturne* Femelle adulte. Grandeur naturelle.

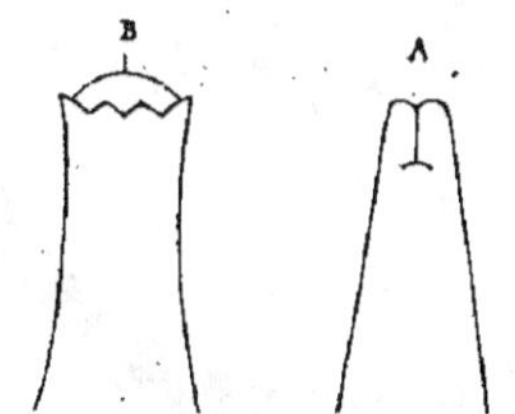

Fɪɢ. 212. (D'après Guiart et Grimbert.) — *Extrémité antérieure de l'embryon de la filaria nocturna.*

Elle présente : une enveloppe ; une pointe effilée, qui se trouve alternativement rétractée (A) ou projetée (B). Grossiss. : 860.

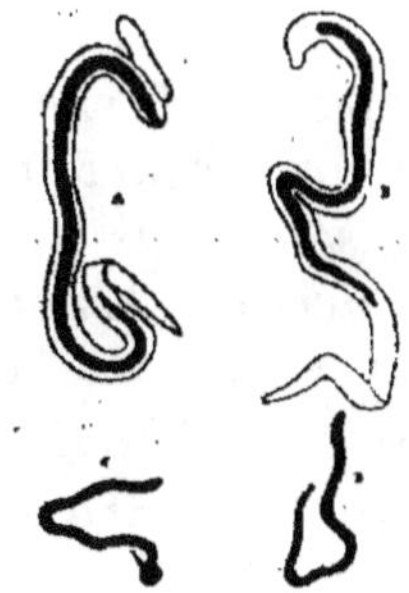

Fɪɢ. 213. (D'après P. Manson.) — *Les principales filaires du sang (Embryons).* Grossiss. : 100. A. nocturna ; B. diurna ; C. demarquayi ; D. perstans.

On peut colorer par la thionine. L'emploi du bi-éosinate de Tribondeau (p. 30) permet de distinguer mieux les détails de structure du parasite. On voit alors, au milieu des globules rouges, de longs filaments sinueux. Comme généralement dans ces préparations les embryons ne sont pas très nombreux, il convient de les chercher à un faible grossissement : puis on étudie, à un plus fort grossissement, les détails de structure. Ici encore le parasite est facile à reconnaître à sa longueur, et à l'aspect onduleux qu'il conserve même après la mort. On peut parfois, au premier abord, les confondre avec des poussières filamenteuses, qui sont venues souiller la préparation : cette erreur ne résiste pas à un examen attentif.

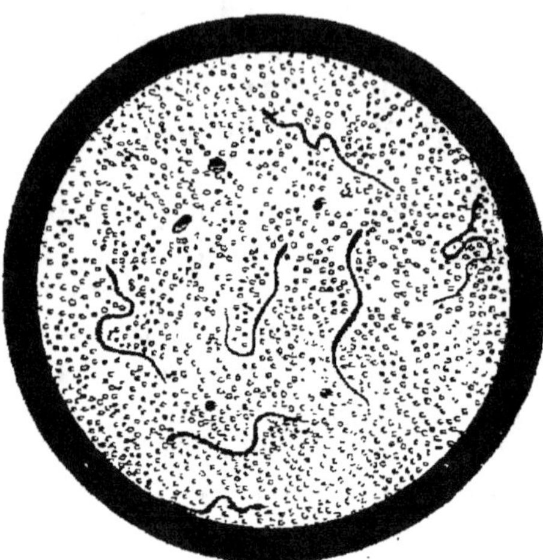

FIG. 214. — *Embryons de Filaria nocturna dans le sang.*

Coloration par le bi-éosinate. Grossiss. : 100.

Variétés d'adultes et d'embryons. — Il y a plusieurs *variétés* de vers adultes, auxquelles correspondent plusieurs variétés d'embryons :

La *filaire nocturne* ou *filaire du sang* (*Filaria nocturna, F. sanguinis hominis, F. Bancrofti*). L'adulte habite les vaisseaux lymphatiques (fig. 211). Il provoque l'éléphantiasis des Arabes, des épanchements chyleux, de la chylurie. Les embryons se montrent dans le sang périphérique surtout pendant le sommeil :

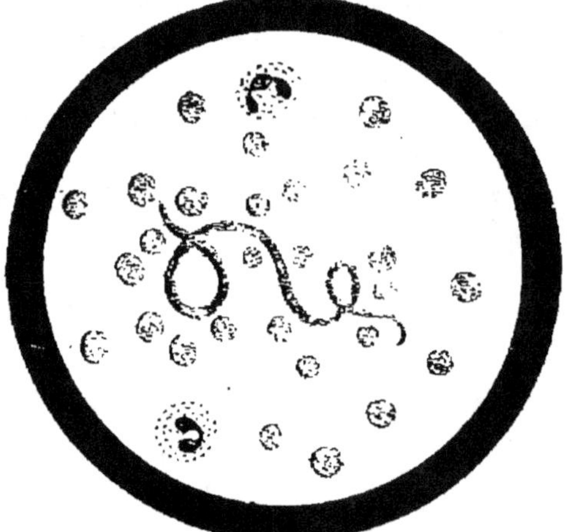

FIG. 215. — *Embryon de filaire nocturne dans le sang.*

Coloration par le bi-éosinate. Grossiss. : 400

ils ont une gaine caractéristique (fig. 210, 212, 213, 214, 215).

La *filaria loa* ou *filaire diurne* (fig. 216), qui habite le tissu

Les principaux embryons de filaires que l'on peut trouver dans le sang (Caractères distinctifs).

	FILAIRE NOCTURNE F. BANCROFTI F. SANGUINIS HOMINIS	FILAIRE DIURNE FILARIA LOA	FILARIA PERSTANS	F. DEMARQUAYI F. JUNCEA
Longueur moyenne.	300 μ	300 μ	200 μ	200 μ
Largeur	8 μ	8 μ	5 μ	5 μ
Moment d'apparition dans le sang périphérique. . . .	Nuit	Jour	Nuit et jour	Nuit et jour
Aspect	Gaine Queue effilée	Gaine délicate Queue effilée	Pas de gaine Queue tronquée	Pas de gaine Queue effilée
Habitat de l'Adulte.	Lymphatiques	Tissu cellulaire, parfois sous la conjonctive.	Tissu conjonctif	Tissu conjonctif
Distribution géographique.	Tropiques	Afrique Antilles Brésil, etc.	Afrique Guyane Amérique tropicale, etc.	Antilles Guyane, etc.

cellulaire : les embryons, semblables aux précédents, se montrent dans le sang périphérique surtout pendant le jour (fig. 213).

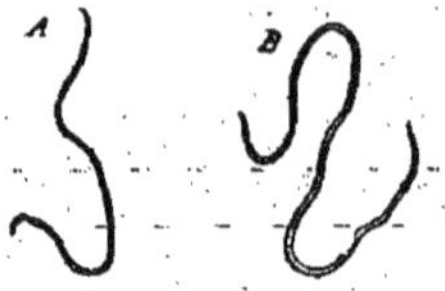

La *filaria perstans*, hôte du tissu conjonctif, dont l'embryon, visible nuit et jour, n'a pas de gaine et présente une extrémité caudale tronquée (fig. 213).

La *filaria de marquayi* (*Filaria juncea*) dont l'embryon, constamment visible dans le sang périphérique, n'a pas de gaine, mais une queue effilée (fig. 213).

3° **Anguillule intestinale**. — On a pu, exceptionnellement d'ailleurs, trouver dans le sang des larves de l'anguillule intestinale, que nous étudions à propos des matières fécales.

Fig. 216. (D'après Guiart.)—*Filaria loa*, adultes.

A. mâle; B. femelle. Grandeurs naturelles.

CHAPITRE IX

LES PRINCIPALES PROPRIÉTÉS PHYSIQUES DU SANG TOTAL OU DU SÉRUM

Parmi les nombreuses propriétés physiques du sang total ou du sérum, les suivantes méritent d'être particulièrement étudiées :

La *couleur*.

La *viscosité*.

La *coagulabilité*. A cette dernière se rattache un procédé de diagnostic microscopique, qui est d'une simplicité extrême, et peut donner des renseignements très précieux : le *réticulodiagnostic de Hayem*.

La couleur.

Couleur du sang total. Ses variations pathologiques. — La couleur du sang peut donner des renseignements utiles. On est parfois frappé de sa pâleur et de sa fluidité. C'est là un signe évident d'une diminution considérable de ses éléments figurés et surtout de sa matière colorante, l'hémoglobine : il appartient donc à la *chlorose* et aux *grandes anémies*.

A priori, on pourrait croire que le mélange aux globules rouges d'un très grand nombre de globules blancs, dans les *leucémies*, devrait aussi diminuer l'intensité de sa teinte rouge ; en réalité, la différence est peu sensible, à moins qu'il n'y ait en même temps un degré profond d'anémie.

Enfin le sang peut se montrer *dès son émission*, et surtout quand on en voit une certaine quantité, d'une teinte non seulement plus pâle, mais aussi plus brune, comme serait du sang recueilli depuis plusieurs jours et altéré. On constate ce fait dans quelques cas d'*anémie pernicieuse, dans l'ictère grave*, etc.

Couleur du sérum. Aspect normal. — Pour étudier le sérum sanguin, surtout quand il s'agit de voir sa couleur et les pigments qu'il renferme, on doit l'obtenir pur, c'est-à-dire très rigoureusement débarrassé de ses éléments figurés.

On recueille donc le sang, par piqûre du doigt ou par ponction veineuse (voir p. 283), dans un tube ou dans un récipient très propre et surtout très sec, et l'on attend que le caillot se soit formé et que le sérum ait transsudé.

Mais si l'on veut aller vite, ou si l'on craint que le caillot ne se rétracte pas, et par suite que le sérum ne se sépare pas des globules ou à peine (voir irrétractilité du caillot, p. 407) ; enfin si l'on pense qu'il peut y avoir redissolution du caillot dans le sérum, comme Hayem l'a signalé dans certains cas d'hémoglobinurie, on n'a alors qu'un moyen. Immédiatement après avoir recueilli le sang, on l'agite avec des perles de verre pour empêcher la coagulation en enlevant la fibrine, puis on le centrifuge.

Quoi qu'il en soit, obtenu par l'une ou par l'autre méthode, le sérum est, à l'état normal, limpide ou à peine opalescent, et de couleur jaune clair (fig. 217).

Mais il peut, dans certaines circonstances, prendre un aspect tout différent.

1º Sérum opalescent : incertitudes sur sa pathogénie. — Le sérum opalescent, c'est-à-dire, d'un jaune trouble, et qui présente au microscope de fines granulations réfringentes, qui sont peut-être de nature albuminoïde, se rencontre avec une grande fréquence, et dans des conditions variées.

On n'a pu encore déterminer la cause de cette anomalie, ni en tirer des déductions pour le diagnostic.

2º Sérum ictérique : étude physique et chimique. — Chez les sujets franchement ictériques, le sérum est jaune foncé avec des reflets verdâtres. Abandonné à l'air, il prend bientôt une teinte nettement verte, par transformation de la bilirubine, qui s'oxyde, en biliverdine. Cet aspect est caractéristique (fig. 217).

Mais si l'on veut une certitude absolue, on emploiera la technique indiquée par Hayem.

Dans un petit tube, de 1 centimètre environ de diamètre, mettez quelques gouttes d'acide nitrique nitreux. Puis faites tomber au-dessus, doucement, quelques gouttés du sérum à examiner. Au contact de l'acide nitrique, l'albumine du sérum se coagule de bas en haut progressivement, et le caillot d'abord blanc jaunit peu à peu.

Si le sérum renferme du pigment biliaire en quantité notable, on voit, au-dessus de l'anneau jaune, un fin liséré bleuâtre à reflets verts qui finit par disparaître quand le coagulum est entièrement jaune. Sa constatation permet d'affirmer la présence de pigment biliaire.

La réaction commence parfois après quelques minutes. Dans certains cas, il faut attendre une heure pour la constater.

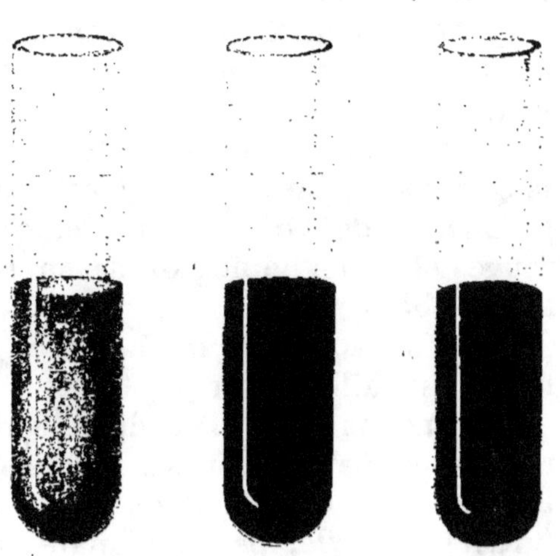

Fig. 217. — *Trois aspects du sérum sanguin.*

S. normal (jaune); S. ictérique après exposition à l'air, et par suite oxydation de la bilirubine, qui se transforme en biliverdine (verdâtre); S. laqué (rouge).

Gilbert, Herscher et Posternack ont rendu cette technique plus sensible en employant, au lieu d'acide nitrique, la solution suivante, conservée en un flacon soigneusement bouché :

```
Acide nitrique pur, à 36° . . . . . . . . . . .  200 grammes.
Eau distillée. . . . . . . . . . . . . . . . .  100    —
Nitrite de sodium. . . . . . . . . . . . . . .  0,06 centigr.
```

Ils ont pu ainsi déceler la bilirubine jusqu'à la proportion de 1 p. 40.000, et montrer qu'à cette faible dose elle se trouve dans tout sérum, même normal.

Leur technique, d'autre part, permet, par des dilutions progressives, de doser la bilirubine du sérum (*cholémimétrie*).

Quand la proportion est élevée et atteint 1 p. 3.000, on voit aussi les anneaux violet et rose de la réaction nettement caractérisée.

3° **Sérum laqué.** — Le sérum laqué est le sérum qui renferme de l'hémoglobine mise en liberté. Sa couleur, variant du rose au rouge, permet le diagnostic (fig. 217). Toutefois, avant d'affirmer que le sérum du malade est réellement laqué, c'est-à-dire qu'il y a hémoglobinhémie, il faut songer à trois causes d'erreur :

1) Ne recueillez pas le sang par ventouse scarifiée. Si la ventouse est trop chaude, la chaleur produit un laquage du sang.

2) Demandez-vous ensuite si vous n'avez pas recueilli le sang dans un instrument (seringue, pipette) ou dans un récipient humide. On sait en effet que l'eau détruit les globules rouges et met l'hémoglobine en liberté (voir résistance globulaire p. 351).

3) Enfin, voyez s'il n'y a pas eu le phénomène de la redissolution du caillot (voir p. 407).

La constatation et l'étude du sérum laqué appartiennent aux recherches pathogéniques sur les *hémoglobinuries*. Son existence, nettement constatée dans les *hémoglobinuries toxiques* (nitrite d'amyle, permanganate et chlorate de potasse, etc.), est sujette à controverses pour les *hémoglobinuries infectieuses*, et surtout pour l'*hémoglobinurie paroxystique essentielle*.

La viscosité sanguine.

L'étude de la viscosité sanguine n'est devenue pratiquement intéressante que depuis peu d'années : c'est à partir du moment où les appareils anciens, délicats et compliqués, ont été remplacés par des dispositifs plus simples.

Elle a été en France l'objet de nombreux travaux, en particulier de Gay, Roger, Martinet, Gouget, etc.

Principe de l'appareil. — L'appareil généralement employé est essentiellement composé par un tube recourbé en fer à cheval, dont l'arc est en communication avec une poire de caoutchouc (P) permettant par pression et aspiration de faire le vide. L'une des branches (A) du tube est plongée dans de l'eau distillée, l'autre (B) dans le liquide dont on veut apprécier la viscosité. On fait au moyen de la poire une aspiration qui se répartit, bien entendu, d'une façon égale, sur les 2 tubes : la différence d'ascension entre l'eau distillée et le liquide qu'on examine permet d'apprécier le degré de viscosité de ce dernier.

Technique de la recherche. — Le tube à eau distillée (A) est chargé au moyen de l'aspiration, c'est-à-dire qu'on fait monter l'eau jusqu'au niveau marqué O : à ce moment on ferme le robinet R qui est à la partie supérieure, et par conséquent l'eau se maintient au niveau voulu. L'appareil est prêt à servir.

On fait alors une piqûre au malade, s'il s'agit d'une étude de viscosité sanguine, et l'on remplit, avec le sang ainsi obtenu, le petit tube amovible (C) destiné à le recueillir. Quand la cupule de ce tube est *pleine de sang*, on l'adapte à la deuxième branche de l'appareil (B), et de nouveau, par aspiration progressive, on fait monter le sang jusqu'au niveau marqué O.

A ce moment l'eau d'un côté et le sang du côté opposé sont au même niveau.

On ouvre alors le robinet R, et l'on fait, au moyen de la poire, une nouvelle aspiration, jusqu'à ce que le sang arrive au niveau marqué I.

On regarde alors à ce moment jusqu'à quel niveau est montée l'eau dans l'autre branche. Le chiffre lu indique *conventionnellement* le degré de viscosité. Si par exemple l'eau est montée jusqu'au chiffre 3, on dira que la viscosité du sang examiné est trois fois plus forte que celle de l'eau, ou, en d'autres termes, qu'elle est égale à 3.

Il est essentiel, dès que le résultat est obtenu, de faire un nettoyage immédiat de l'appareil. Par une manœuvre inverse on ramène le sang et l'eau

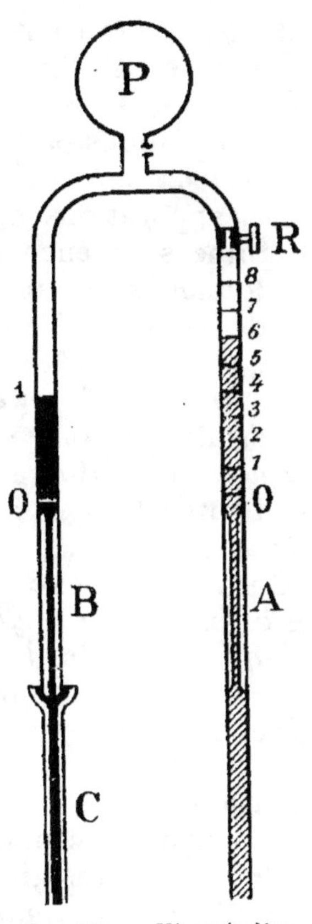

Fig. 218. — *Viscosimètre*

à la marque O de leurs tubes; puis, le robinet R étant fermé, on chasse le sang de tout le système, par une forte chasse d'air exercée au moyen de la poire. Le tube amovible est alors enlevé et remplacé par un tube identique, mais rempli d'ammoniaque liquide, qu'on aspire dans le tube, où il dissout les traces de sang qui peuvent s'y trouver. Puis on vide l'appareil de l'ammoniaque. On fait, toujours au moyen de la poire, passer un violent courant d'air dans le système, de façon à bien l'expurger des traces d'ammoniaque qui pourraient s'y trouver. L'appareil ainsi séché et nettoyé est prêt pour les mesures ultérieures.

Importance pratique. État normal et variations pathologiques. — A l'état normal, la viscosité sanguine varie peu. Elle a cependant des oscillations physiologiques aux différentes périodes de la journée. Mesurées avec l'appareil de Hess, ces variations se trouvent comprises entre 3 et 4,5 chez l'enfant au-dessous de dix ans, entre 4 et 5,5 chez l'adolescent et l'adulte.

Les variations pathologiques en sont considérables : elle peut baisser à 2, et monter à 8 et même au delà.

Les applications cliniques de l'appréciation de la viscosité sanguine sont encore à l'étude. C'est dire que nous pouvons en donner un aperçu, mais sans tirer encore de ces notions des déductions définitives.

On peut diviser les notions acquises sur ce sujet en 2 groupes :

1° *Étude de la viscosité sanguine en elle-même.* — A. Elle a permis de constater que la viscosité diminue avec l'*hydrémie*, c'est-à-dire avec l'augmentation de l'eau du sang, ou, en d'autres termes, avec la diminution proportionnelle de ses éléments figurés.

On trouvera donc une viscosité généralement diminuée dans les *anémies* et le *brightisme* ; augmentée au contraire dans les *polyglobulies* et les *leucémies*.

B. Les variations de l'*acide carbonique* dans le sang la font varier aussi. La viscosité est plus élevée dans le sang veineux que dans le sang artériel ; plus élevée aussi chez les *cyanosés* et les *asphyxiques*.

C. L'hyperglycémie et l'hyperuricémie élèvent la viscosité : elle est donc plus grande chez les *diabétiques* et les *goutteux*.

2° *Étude simultanée de la viscosité sanguine et de la pression artérielle.* — Cette étude est en particulier utile pour distinguer les sujets hypertendus avec viscosité élevée, des sujets hypertendus avec viscosité diminuée.

Les premiers sont des pléthoriques, des goutteux, des diabétiques : les iodures, qui diminuent la viscosité, sont utiles chez eux.

Les seconds sont des cardio-rénaux, des artério-scléreux, chez qui les iodures sont contre-indiqués.

La coagulabilité.

On a souvent, nous verrons dans quelles affections, intérêt à savoir comment se coagule le sang d'un malade.

Trois questions se posent à ce sujet :

1° Quelle est la *rapidité* ou la *vitesse* de coagulation du sang ?

2° Quel est le *mode* de coagulation, c'est-à-dire l'aspect que prend le sang coagulé ?

3° Quel est le *pouvoir* ou la *force* de coagulation du sang ?

Ce dernier facteur est différent de la vitesse ou rapidité de coagulation. Son étude est plus complexe et de date plus récente. Elle est importante en ce qui concerne la pathogénie et la thérapeutique.

1° MESURE DE LA RAPIDITÉ DE COAGULATION.

Un grand nombre de techniques ont été proposées pour apprécier la vitesse ou rapidité de coagulation du sang.

Nous allons exposer les principales, celles qui sont le plus fréquemment utilisées.

Mais auparavant il convient de faire les deux remarques suivantes :

1° Les techniques que nous allons énumérer mettant le sang dans des conditions très différentes, il en résulte que, pour un même sang, la durée de coagulation varie notablement suivant la méthode employée. Les résultats fournis par des sangs différents ne sont donc comparables, qu'à la condition d'avoir été obtenus par la même méthode.

2° Même en employant la même méthode, il convient de veiller à ce que les conditions de l'expérience restent toujours les mêmes : sang recueilli à jeun ou non ; obtenu par piqûre du doigt ou au contraire par ponction veineuse ; conditions aussi semblables que possible de température, de ventilation, etc.

Procédé de l'éprouvette (Hayem).

On utilise une toute petite éprouvette, ayant par exemple 1 centimètre de diamètre et 2 à 3 centimètres de hauteur. Pour des essais comparatifs, il convient d'employer la même éprouvette, ou des éprouvettes de diamètre égal, le calibre de l'appareil ayant une influence sur la rapidité de coagulation du sang qu'on y recueille.

L'éprouvette doit être à fond plat, pour pouvoir être placée horizontalement. Elle doit être rigoureusement propre et sèche.

On y met quelques gouttes de sang (sang du doigt ou sang veineux) jusqu'à un certain niveau, marqué à l'avance par un point de repère.

On note la température ambiante, et le moment où l'on a mis dans l'éprouvette la première goutte de sang.

On la laisse au repos, à l'abri du soleil.

Un **examen** fait de minute en minute permet de noter le moment où la coagulation est effectuée, c'est-à-dire le moment où l'on peut incliner et retourner l'éprouvette sans que la masse sanguine se déforme. La solidification d'ailleurs ne se fait pas brusquement, mais peu à peu.

Avec cette méthode, la coagulation *normale* est obtenue en 10 à 20 minutes.

Elle est retardée de une et même de plusieurs heures dans les *états hémorragipares* et chez les *hémophiles*.

Procédés des tubes capillaires (**Wright, Sabrazès et Geneuil**).

Le procédé de Wright est le suivant :

Un récipient rempli d'eau à une température de 37° est muni à son pourtour d'un cylindre de flanelle possédant 9 poches : celles-ci contiennent des tubes capillaires, longs de 10 centimètres, fins de un quart de millimètre, et un thermomètre. Chacun des tubes est rempli à moitié par aspiration avec le sang à examiner, puis replacé dans l'appareil. Le moment précis où le sang a été recueilli a été soigneusement enregistré. Après trois minutes, le premier tube est retiré et son contenu est chassé en le soufflant sur un papier filtre. On fait de même à des intervalles de plus en plus rapprochés pour les autres tubes, jusqu'au moment où l'on constate pour l'un d'eux que le contenu peut en être chassé. Dans ce dernier, la coagulation est totale et on détermine ainsi la durée de la coagulation.

Avec cette méthode, elle est, pour un sang normal, entre trois et six minutes.

Le procédé de Sabrazès et Geneuil est assez semblable. On aspire, par capillarité, le sang, obtenu par piqûre du lobule de l'oreille, dans une série de tubes ayant 1 millimètre de diamètre et une longueur de 10 centimètres : on note exactement les heures de prélèvement du sang et on place tous ces tubes à une température uniforme, à la surface d'une boîte de verre *ad hoc*, à côté d'un thermomètre. On brise un de ces tubes toutes les trente secondes, jusqu'au moment où l'on trouve dans l'un d'eux par coagulation un filament de fibrine, ce qui, normalement, est observé au bout de sept à huit minutes.

Procédé des lames (**Milian, Duke**).

La technique en est simple. On prend deux lames de verre, propres et sèches. Sur chacune on fait tomber une goutte de sang provenant d'une piqûre, et l'on note l'heure exacte.

Après 5 à 6 minutes d'attente, on incline lentement les lames pour voir si la coagulation est complète, ou si les gouttes ont tendance à se déformer (fig. 219). On fait cet examen toutes les minutes, jusqu'au moment où l'on constate qu'il est possible de placer les lames verticalement sans que la convexité de la goutte en soit modifiée. On note alors le temps après lequel ce résultat est obtenu : s'il diffère pour les deux lames, on prend la moyenne.

Par ce procédé la coagulation est obtenue en 15 minutes environ.
W. W. Duke l'a modifié de la façon
suivante :

On se sert de lames spéciales pourvues
de deux petits disques ; l'un reçoit du
sang normal, et l'autre une goutte du
sang à étudier. Placée à une température
de 38°, la lame est disposée horizontalement, et on lui imprime différents mouvements, en vue d'étudier le moment où
se coaguleront le sang normal et le sang
qu'on étudie spécialement.

Procédé de la bulle d'air (Lenoble).

On recueille le sang obtenu par ponction veineuse dans une petite éprouvette
semblable à celle utilisée dans le procédé
Hayem.

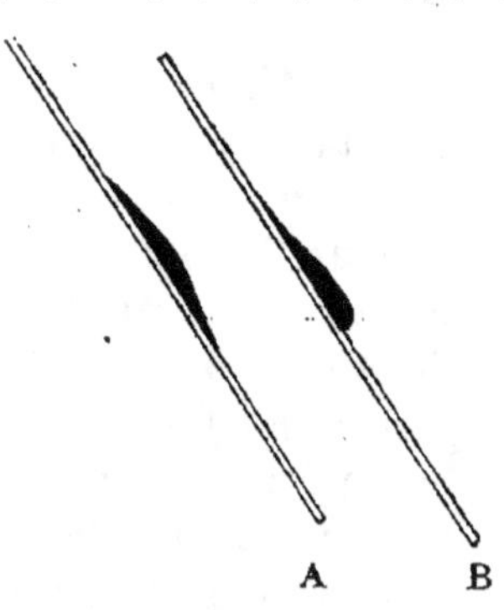

FIG. 219. — *Recherche de la rapidité de coagulation sur lame.*
A : la coagulation est terminée (la goutte ne se déforme
plus). B : la coagulation
n'est pas complète (la goutte
se déforme quand on sou-
lève la lame).

Les gouttes doivent tomber lentement
dans l'éprouvette, que l'on remplit jusqu'à
ce que le sang affleure les bords du récipient et forme avec eux une légère cupule. On obture alors avec une lamelle
ou un petit disque de verre rodé, de telle
sorte que l'on emprisonne à la surface une petite bulle d'air, qui sera
autant que possible de la dimension d'une tête de grosse épingle.
L'éprouvette et la bulle d'air se comportent comme un *niveau d'eau*.

Cette bulle d'air est d'abord très mobile, et reste mobile jusqu'au
moment de la coagulation.

Celle-ci s'annonce par l'immobilisation de la bulle d'air : les très
légères inclinaisons imprimées à l'éprouvette ne déterminent plus
alors que des déformations sur place ; la bulle s'étire et s'allonge.
La fin de la coagulation coïncide avec l'immobilisation de la bulle
d'air qui conserve, d'une façon définitive, la forme dans laquelle l'a
surprise le début de la coagulation.

Avec ce procédé, la coagulation du sang normal commence au
bout de deux minutes et demie, pour finir au bout de quatre minutes.

Procédé de Ch. Achard et L. Binet.

Ce procédé a été imaginé dans le but d'éviter l'action coagulante
qu'exerce sur le sang le contact avec le verre ou le métal.

Son principe est le suivant : recueillir le sang dans un milieu protecteur, l'huile de vaseline, et l'explorer avec des instruments enduits
de ce même liquide.

En voici la technique. Dans un cristallisoir, contenant de l'eau à
15°, disposer un cristallisoir plus petit, rempli d'huile de vaseline, et
destiné à recevoir le sang.

Le sang est pris par piqûre, sur la pulpe du doigt, enduite d'huile
de vaseline. Une goutte de ce sang, du volume d'une lentille environ,
est reçue dans le petit cristallisoir, dont elle gagne le fond.

Toutes les minutes, la pointe d'un tube capillaire est plongée dans
l'huile de vaseline jusqu'au contact de la goutte de sang : tant que
celle-ci reste liquide, on voit monter, par capillarité, une petite colonne rouge dans le tube ; quand le sang est pris en masse, le tube
reste rempli de vaseline incolore.

Un sang normal, examiné avec cette technique, se coagule en dix minutes.

Variations pathologiques de la vitesse de coagulation. — A l'état pathologique, la coagulation peut être très retardée, par exemple après les *hémorragies répétées*.

Dans *l'hémophilie*, le retard est parfois de plusieurs heures. Cette constatation est intéressante au point de vue pathogénique. On doit d'ailleurs, chez les sujets que l'on croit hémophiles, ne faire l'examen du sang qu'avec une extrême prudence : une piqûre, même insignifiante, peut entraîner une hémorragie abondante et difficile à arrêter.

On a aussi constaté des retards de coagulation dans des affections pour lesquelles ce fait est difficilement explicable, par exemple dans la pneumonie et le rhumatisme articulaire aigu, dont le caillot cependant est riche en fibrine.

Il convient enfin de remarquer que parfois des sujets, d'apparence saine, ont un sang dont la durée de coagulation est beaucoup plus longue que la moyenne que nous avons donnée pour chaque méthode.

2° ÉTUDE DU MODE DE COAGULATION. — LA RÉTRACTILITÉ DU CAILLOT.

Technique. — Le mode de coagulation du sang est facile à étudier.

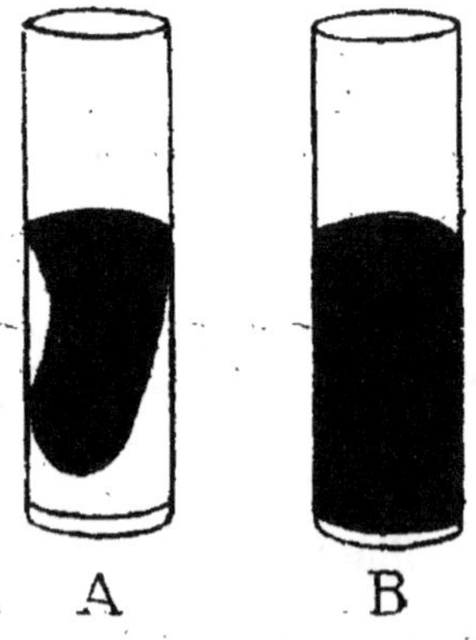

On fait tomber quelques gouttes de sang du doigt dans un petit tube de verre, et on le laisse au repos pendant quelques heures.

Etat normal. — Après une durée variable, le sang normal se divise en deux parties :

1° Le caillot, formé des globules emprisonnés par la fibrine ;

2° Le sérum, plasma dont la fibrine s'est précipitée.

Le caillot donc n'occupe plus qu'une partie du volume occupé au début par la masse totale du sang : il s'est rétracté. On dit qu'à l'état normal il y a *rétractilité du caillot* (fig. 220).

Fig. 220. — *Recherche de la rétractilité du caillot.*
A : Caillot normal, rétractile.
B : Caillot anormal, irrétractile.

Etat pathologique : irrétractilité du caillot, et ses causes.
— Il peut arriver au contraire que le caillot ne se rétracte pas,
ou mal. Le tout forme une masse unique, une gelée adhérant
aux parois du vase, sans sérum distinct. Il y a cette fois *irrétractilité du caillot.*

Hayem et Bensaude attribuent l'irrétractilité du caillot à une
lésion des hématoblastes.

Le plus souvent, en effet, on voit ces deux manifestations associées : diminution du nombre des hématoblastes, irrétractilité du caillot.

On en tire des déductions intéressantes pour le diagnostic
et le pronostic des *purpuras*, des *anémies pernicieuses*, de la
variole hémorragique primitive, des *états cachectiques*.

Parfois, après quelques heures, le caillot formé se redissout
dans le sérum. Cette *redissolution du caillot* a été observée
par Hayem dans l'*hémoglobinurie*, le *paludisme*, l'*ictère grave*.

3° MESURE DE LA FORCE DE COAGULATION DU SANG.

Partant de cette remarque que la vitesse de coagulation peut
être un élément trompeur pour apprécier la force de coagulation du sang, puisque cette vitesse peut être diminuée dans des
affections aussi différentes que la pneumonie et l'hémophilie,
on s'est efforcé de mesurer la force de coagulation du sang, indépendamment de sa vitesse.

Les procédés qui ont été imaginés dans ce but consistent à
s'opposer à la coagulation spontanée du sang, soit en lui opposant un agent anticoagulant, soit en le diluant. On apprécie la
force plus ou moins grande de coagulation, d'après la quantité
plus ou moins grande d'agent anticoagulant que l'on doit employer, ou d'après le degré de dilution nécessaire pour arriver
à ce résultat.

Comme types de ces procédés nous allons donner ceux de
Chantemesse, de Brissaud, de M. Bloch.

Procédé des anticoagulants de Chantemesse.

Chantemesse applique un procédé, indiqué par Wright ; il consiste à mélanger un volume minimum du sang à examiner avec le même
volume d'une solution d'un sel anticoagulant. Pour supprimer la
coagulation *in vitro* d'un sang normal, il faut lui ajouter une solution
d'oxalate de potasse à 1 p. 800 ; quand la force de coagulabilité sanguine est plus grande, il faut, pour s'opposer à la formation du

caillot, une solution d'oxalate plus forte ; quand cette force est affaiblie, il suffit d'une solution d'oxalate plus faible. On fait donc des mélanges de sang avec des solutions d'oxalate de potasse de titre variable, de plus en plus fort, en allant par exemple de 1 p. 1.500 à 1 p. 100.

On note quelle est la solution du titre le plus faible qui empêche la coagulation : le titre de cette solution sert de mesure à la force de coagulation.

Procédé de mesure par le plasma salé de E. Brissaud.

Ce procédé est basé sur les propriétés du plasma salé, étudiées par Bordet et Gengou.

Si, au sortir du vaisseau, on reçoit le sang dans une solution de chlorure de sodium très concentrée (50 p. 1.000), on obtient après centrifugation un plasma absolument incoagulable. Si on ajoute à ce plasma de l'eau distillée de façon à abaisser la concentration saline vers la concentration normale du sang (7 pour 1.000), on arrive à une concentration dans laquelle le plasma coagule . coagulation lente, se faisant en quarante minutes environ.

Voici la technique :

Le sang, au sortir du vaisseau, est recueilli dans une solution de NaCl, telle que la concentration saline du mélange est élevée à 50 p. 1.000. Le tout est centrifugé, et on prélève le plasma incoagulable.

Puis, on répartit dans 6 tubes à essais 0,5 de ce plasma. et respectivement 1 centimètre cube, 1 cc. 5, 2, 3, 4. 5 centimètres cubes d'eau distillée.

Les tubes ont alors respectivement une concentration de 1,66 p. 100, 1,25 p. 100, 1 p. 100, 0,7 p. 100. 0,55 p. 100, 0,45 p. 100.

Normalement, le premier tube qui coagule est le tube à concentration 7 p. 1.000 qui se rapproche le plus de la normale.

Les limites normales sont les concentrations de 1,25 et de 0,45 p. 100. On trouve des plasmas qui ne coagulent qu'entre les concentrations de 1 et de 0,45 p. 100 ; d'autres, entre 0,7 et 0,45.

Variations pathologiques. — L'étude de la force de coagulation par ce procédé a permis des constatations intéressantes.

Les *cardiopathies* et les *affections hépatiques* montrent un trouble net de la coagulabilité : dans tous les cas la force de coagulation est diminuée.

Par contre l'étude d'autres états morbides, maladies infectieuses, tuberculose, cancers, etc., s'est montrée de peu d'intérêt.

Procédé de Marcel Bloch.

Principe. — Son principe est le suivant : il convient de rendre le sang incoagulable immédiatement au sortir des vaisseaux, par un procédé tel qu'il conserve intégrale sa faculté de coaguler ultérieurement.

Or le sang recueilli en certaines proportions dans une solution de citrate de soude répond à ces conditions.

En effet, le citrate de soude, tout en permettant de conserver le sang fluide, n'altère pas ses propriétés coagulantes, à l'inverse des autres substances anticoagulantes. Ces dernières (oxalates, fluorures, sulfate de soude) empêchent la coagulation en précipitant le calcium sanguin avec lequel ils forment des composés insolubles (la coagulation n'est possible qu'en présence de sels calciques solubles).

Au contraire, le citrate de soude présente cette propriété spéciale de rendre le sang incoagulable en agissant exclusivement sur le calcium sanguin, et pourtant en le laissant soluble : il possède une propriété spécialement antagoniste et immobilisante des électrolytes calciques.

Technique. — Le premier temps du procédé consiste à citrater et à diluer le sang immédiatement à sa sortie du vaisseau (1 centimètre cube de sang, 1 centigramme de citrate de soude, 4 centimètres cubes d'eau physiologique). Le sang alors peut être manipulé.

Dans un deuxième temps, on « réactive » les substances coagulantes par addition de quantités croissantes de calcium neuf. Dans une série de tubes contenant 2/10 de centimètre cube du sang citraté, on ajoute respectivement 0 cc. 1, 0 cc. 2, 0 cc. 3, etc... d'une solution de chlorure de calcium à 0 gr. 5 p. 1.000. On uniformise le volume liquide de chaque tube à 4 centimètres cubes avec de l'eau salée : cette dernière dilution a pour but de rendre les résultats plus facilement lisibles.

Chaque dose de calcium déchaîne l'activité d'une certaine quantité de substances coagulantes. Dès que l'énergie de ces dernières est suffisante, elles produisent un coagulum (minime et incomplet) : *seuil de la coagulation.*

Le coagulum augmente avec les doses de calcium, c'est-à-dire avec les quantités de substances coagulantes activées. Pour une certaine dose, la coagulation est totale : *coagulation complète.*

Ces résultats peuvent être lus 12 à 15 heures après que le mélange a été effectué.

Résultats. — Les doses de chlorure de calcium à ajouter pour faire apparaître le seuil de la coagulation, et la coagulation complète, sont variables suivant le sang examiné.

Pour un sang normal, la coagulation débute dans le tube où le rapport citrate de soude, chlorure de calcium est de 2. Elle est complète quand ce rapport est de 1. Ce que l'on exprime en disant que : pour le sang normal, l'indice du seuil de coagulabilité est de 2, l'indice de la coagulation complète de 1.

Quand la coagulabilité est élevée, le chiffre des indices s'élève (8, 4, 2, etc.).

Quand la coagulabilité est faible, le chiffre des indices s'abaisse.

Variations pathologiques. — Quelles sont les principales variations pathologiques de la coagulabilité ?

Dans les *hémorragies*, il se produit un abaissement considérable de la coagulabilité dans les premières heures qui suivent l'hémorragie. Plus tard, par réaction, la coagulabilité devient plus forte que la normale, et les indices se maintiennent élevés un temps variable (longtemps chez l'animal saigné en série).

Il y a probablement là l'explication de l'hypercoagulabilité et des thromboses survenant chez des malades subissant des pertes sanguines répétées (*fibromes*).

Dans les affections organiques, l'étude des indices de coagulabilité et des qualités du caillot, donne des résultats variables suivant l'organe lésé, suivant la maladie, suivant l'évolution.

Dans les *affections du foie*, la coagulabilité est diminuée proportionnellement au degré de l'insuffisance hépatique. La chute des indices est maxima dans *l'ictère grave*. La *cholémie* ne modifie pas les indices normaux.

Dans les *affections du rein*, la coagulabilité est également abaissée proportionnellement à l'importance de la lésion rénale. Dans les *néphrites hydropigènes*, la rétention hydrique semble pouvoir par elle-même jouer un rôle dans l'abaissement des indices.

Chez les *cardiaques*, on n'observe, en général, de grands troubles de la coagulabilité que chez les asystoliques œdémateux.

La coagulabilité est : très élevée dans la *pneumonie* et dans le *rhumatisme articulaire aigu* ; — abaissée dans la *typhoïde* ; — dans les *purpuras* et les *états hémophiliques*, abaissée ou normale, suivant la forme clinique de l'affection.

4° LE RÉTICULO-DIAGNOSTIC D'HAYEM.

Importance de l'étude du réticulum fibrineux. — L'étude du réticulum fibrineux, imaginée par Hayem, n'a pas, dans la pratique courante, la place qu'elle mérite. La méthode du réticulo-diagnostic est cependant une méthode aussi facile que rapide, et très importante pour confirmer ou rejeter le diagnostic de certaines affections.

Technique du réticulo-diagnostic. — Sa technique est des plus simples.

Préparez d'abord votre microscope comme pour tout examen de sang non coloré, c'est-à-dire avec un objectif fort (mais pas d'immersion), et une *lumière modérée*, sans appareil condensateur (voir p. [22]).

Prenez alors une lame de verre rodée, très plane, propre et bien sèche, ou mieux une cellule à rigole ; puis une lamelle très plane et un peu épaisse, par exemple celle de votre hématimètre ; enfin une petite baguette de verre. Ayez aussi un peu de vaseline : à la rigueur une goutte de salive pourra la remplacer.

Tout cela bien disposé à portée de la main (car il faut, pour réussir la préparation, aller vite), piquez le doigt du malade, et faites sourdre une petite goutte de sang.

Avec la baguette de verre, doucement, *sans écraser*, vous prenez un peu de sang que vous posez sur le milieu de la lame, ou sur le centre de la cellule à rigole. Mettez rapidement un peu de vaseline ou de salive tout autour pour faire adhérer la lamelle, que vous placez *délicatement* dessus. La préparation est terminée, vous n'avez qu'à l'examiner.

Insistons sur quelques points.

Rappelons-nous d'abord qu'il faut aller assez *vite* pour que le sang n'ait pas le temps de se dessécher.

Il faut en outre faire ces différentes manœuvres (prise de sang avec la baguette de verre, dépôt sur la lame, application de la lamelle) *très délicatement*, pour que les globules ne soient pas écrasés.

Il faut enfin prendre une *goutte de sang de volume convenable :* suffisante pour qu'elle forme, une fois étalée, une
couche uniforme d'à peu près 1 centimètre carré; pas trop
volumineuse, afin que la couche n'ait pas une épaisseur exagérée. Sur ce dernier point, d'ailleurs, l'examen au microscope
va vous renseigner tout de suite, et vous arriverez facilement,
après deux ou trois essais, à apprécier exactement le volume
de la goutte qui convient pour qu'une préparation soit bonne
à être examinée.

La préparation doit être tenue très horizontalement, sans
toucher à la lamelle, et placée délicatement sous l'objectif.
La platine du microscope doit aussi être *horizontale*, pour
que la lamelle ne glisse pas, ce qui détruirait la préparation.

Il est essentiel en effet de se rappeler, qu'à partir du moment
où la lamelle est posée sur la goutte et le sang étalé, il faut
*que la lamelle ne subisse ni le moindre déplacement, ni le
moindre contact :* sinon le réticulum qui s'est formé serait
détruit et tout devrait être recommencé. Cette recomman-
dation, on le voit, est importante, surtout pour la mise au
point, qui doit se faire
avec beaucoup de précau-
tion, sans contact.

**Ce que l'on voit à l'état
normal.** La préparation
étant portée sous le mi-
croscope et mise au point,
que voyons-nous ?

Quel que soit le sang
examiné (et pour faire
l'hypothèse la plus sim-
ple, prenons du sang par-
faitement normal), ce qui
frappe d'abord le regard,
ce sont des amas d'élé-
ments de couleur jaune
clair, disposés, quand la
préparation est bonne, en
piles de monnaie renver-
sées : vous avez facile-
ment reconnu les globules rouges (fig. 221).

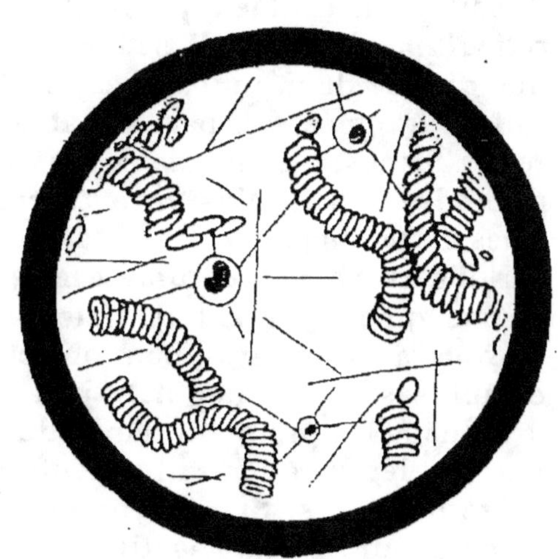

Fig. 221. — *Réticulum fibrineux normal*

On voit les *piles de globules rouges* limitant
les *lacs sanguins :* dans ces lacs, les *globules blancs* et les *hématoblastes,* isolés
ou en amas. Quant au *réticulum fibrineux,*
il est ici presque invisible. Grossiss. : 500.

Les piles de globules rouges limitent des espaces clairs et irréguliers, de dimensions variables, tantôt nettement séparés les uns des autres, tantôt communiquant entre eux. On les désigne sous le nom de *lacs sanguins*.

Au milieu des lacs sanguins, avec une bonne mise au point, et surtout si vous ne donnez pas trop d'éclairage, vous voyez de petits éléments arrondis, blancs ou grisâtres, réfringents, en nombre variable : ce sont les *globules blancs*. Remarquons qu'il y a ainsi une séparation très nette entre les globules blancs et les globules rouges : vous ne verrez presque jamais un globule rouge isolé au milieu d'un lac sanguin, jamais d'autre part un globule blanc n'est inclus dans une pile de globules rouges.

Mais ce n'est pas tout. Dans les lacs sanguins, on aperçoit aussi de petits éléments, plus petits que les globules blancs, généralement triangulaires, à bords irréguliers : ce sont les *hématoblastes*. Ils ont d'ailleurs tendance à se grouper en amas plus ou moins volumineux et irréguliers. Mais, comme les globules blancs, ils s'isolent parfaitement des globules rouges et ne viennent pas en contact avec eux.

Enfin, un examen plus attentif encore vous montrera le *réticulum fibrineux*. Il se forme peu à peu, et est constitué en une dizaine de minutes. C'est un *très fin réseau*, une véritable toile d'araignée, qui part des amas d'hématoblastes et des globules blancs, s'étend dans tous les lacs sanguins, pour aller rejoindre et pour ainsi dire s'accrocher aux globules rouges en piles de monnaie.

Nous avons pris comme exemple un sang normal, et nous disons qu'on y verra le réticulum fibrineux. Cela est exact si vous avez un très bon objectif, une bonne préparation, et une assez grande habitude du microscope. Mais à dire vrai, dans les premiers temps du moins, on ne sait pas distinguer ce léger réticulum que donne le sang *normal*. Peu importe d'ailleurs. Si vous ne le voyez pas, enregistrez ce fait comme un signe négatif. Vous allez en connaître tout à l'heure l'intérêt.

Sang pathologique : les trois cas. — Lorsque l'on examine un sang pathologique au point de vue du réticulum fibrineux, trois cas peuvent se présenter :

1° Sang donnant un *réticulum fibrineux phlegmasique franc.* On voit se former peu à peu, généralement *plus lentement* que pour le réticulum normal, un réseau de fibrilles épaisses et nombreuses, fortement enchevêtrées (fig. 222).

Ce réticulum franc appartient à trois affections :

La *pneumonie ;*

Le *rhumatisme articulaire aigu franc ;*

Les *suppurations aiguës.*

Si vous n'êtes pas arrivé à distinguer le fin réticulum du sang normal, prenez du sang de l'une de ces affections, et vous verrez un réticulum dans toute sa netteté.

2° Sang donnant un *réticulum fibrineux phlegmasique atténué.* Le réseau est ici un peu plus

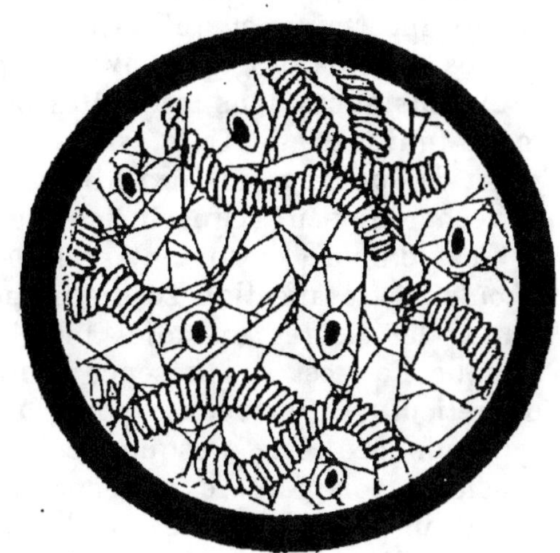

Fig. 222. — *Réticulum fibrineux phlegmasique franc.*

Les travées sont nombreuses et relativement volumineuses. Grossiss. : 500.

rapide à se montrer, mais formé de travées plus fines et moins abondantes que dans le cas précédent (fig. 223).

C'est le plus fréquent à l'état pathologique : on le trouve dans la plupart des infections aiguës et chroniques.

3° Sang donnant un *réticulum fibrineux normal.* C'est le fin réseau, à peine visible, que nous avons décrit au début. On le trouve chez les individus sains, mais aussi dans la *fièvre typhoïde,* même en pleine période d'état, avec une température atteignant et dépassant 40°.

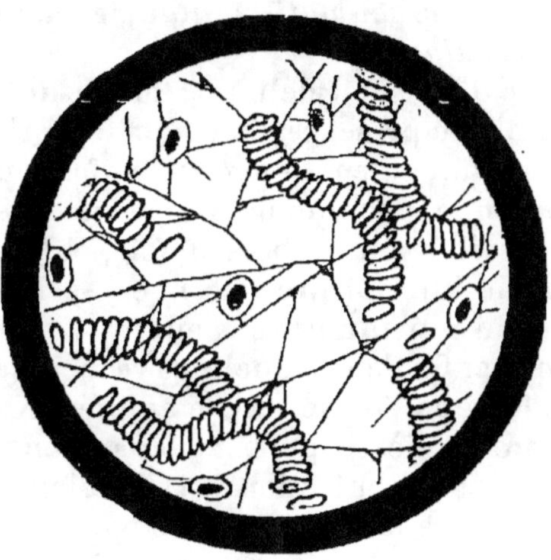

Fig. 223 — *Réticulum fibrineux phlegmasique atténué.*

Les travées en sont assez nombreuses, mais fines. Grossiss. 500.

La même constatation peut être faite aussi dans les *fièvres paratyphoïdes*, et dans quelques affections fébriles, à étiologie encore incertaine, et qui offrent de grandes ressemblances cliniques et hématologiques avec les précédentes.

Circonstances dans lesquelles sa recherche est particulièrement indiquée. — Telle est la classification des maladies au point de vue du réticulum fibrineux. On voit l'importance que sa recherche peut acquérir dans certains cas.

C'est d'abord et surtout pour le diagnostic de la *fièvre typhoïde*. Cette affection se distingue si nettement de presque toutes les autres maladies fébriles à ce point de vue, que lorsque l'on est en présence d'un malade ayant 40° et pas de réticulum fibrineux visible, la fièvre typhoïde (ou paratyphoïde) peut être presque à coup sûr affirmée, nous en avons plusieurs fois fait l'expérience. Et d'autre part, lorsque l'on trouve un réticulum marqué chez un individu que l'on soupçonnait d'être atteint de fièvre typhoïde, ce diagnostic, sauf une exception que nous indiquerons plus loin, peut être nettement écarté.

Ce n'est d'ailleurs pas le seul cas dans lequel cette recherche se montre utile. Nous avons vu que trois affections aiguës se distinguent des autres par la présence d'un réticulum plus franc, plus épais, plus abondant : le *rhumatisme aigu*, la *pneumonie franche*, les *suppurations aiguës*.

On pourra donc, en présence d'un sujet délirant, faire le diagnostic de rhumatisme cérébral ; en présence d'un malade fébricitant et qui ne présente pas cliniquement de signes d'infection localisée, prévoir l'éclosion d'une pneumonie ou l'existence d'une suppuration profonde (ostéomyélite, abcès du foie, phlegmon périnéphrétique, pleurésie interlobaire, etc.), en se basant sur ces caractères nets du réticulum fibrineux.

Il est une autre circonstance enfin dans laquelle sa recherche offre un grand intérêt. C'est lorsque l'on se trouve en présence d'un typhique avéré, chez qui la fièvre persiste ou remonte après une période d'accalmie. Est-ce l'infection qui se prolonge au delà des limites normales ? est-ce une rechute ? Ou bien faut-il redouter quelque accident nouveau ? L'examen du réticulum va nous renseigner. Si le malade est exclusivement sous le coup d'une rechute sans complication, le réticulum sera toujours le même, normal, presque invisible. Au contraire s'il présente quelque infection surajoutée, et surtout une des nombreuses complications suppurées qui le menacent, la présence d'un réticulum net est un guide précieux pour orienter le diagnostic et la thérapeutique dans une autre voie.

Possibilité, sur la même préparation, d'apprécier le nombre des globules blancs. — A joutons enfin, au sujet de ce procédé précieux, cette dernière remarque.

Nous avons vu que, dans la préparation, les globules blancs se séparent très nettement des globules rouges. Il est donc aussi facile, et peut-être plus encore que sur une préparation de sang sec, d'apprécier leur nombre.

Après quelques essais avec du sang normal et du sang pathologique, vous arriverez aisément à reconnaître la leucopénie, la leucocytose, la leucémie (fig. 224).

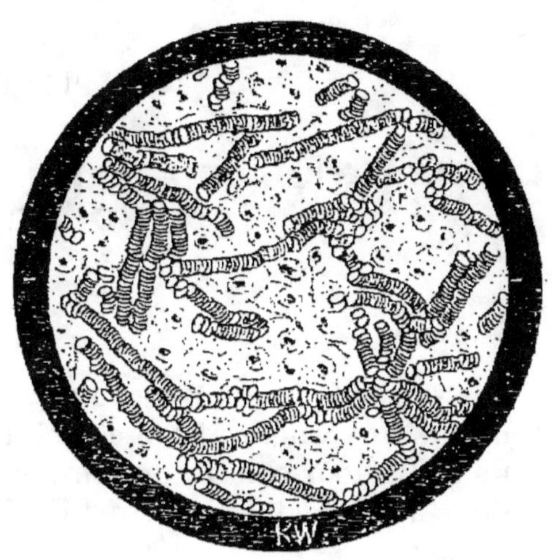

Fig 224. — *L'examen du sang frais dans la leucémie.*

Grossiss. : 300. L'abondance des *globules blancs* dans les lacs sanguins permet de porter immédiatement le diagnostic de leucémie.

Le seul inconvénient de cet intéressant procédé de diagnostic, c'est que l'examen doit être fait autant que possible auprès du malade. La préparation en effet ne peut être conservée que peu de temps, 3 à 4 heures au maximum. D'autre part la nécessité de ne pas déplacer la lamelle et de la maintenir horizontale en rend le transport difficile.

Mais, avec cette réserve, on voit que ce procédé de laboratoire, aussi simple que rapide, peut empêcher bien des erreurs de diagnostic et bien des fautes de thérapeutique. Grâce à lui, on évitera d'opérer, ce qui n'est pas rare, une tumeur leucémique prise pour une tumeur d'une autre origine, une fièvre typhoïde confondue avec une appendicite. On évitera d'autre part de méconnaître des suppurations profondes, que l'examen clinique seul permettait à peine de soupçonner.

CHAPITRE X

LA RÉACTION DU SANG ET SES VARIATIONS PATHOLOGIQUES

On sait que les notions d'alcalinité et d'acidité n'ont pas toujours une valeur absolue. Tel liquide, examiné au moyen d'un indicateur coloré, présente une alcalinité apparente, alors qu'une autre méthode permet de le considérer comme neutre ou acide.

C'est en particulier ce qui se passe pour le sang, et ce qui explique la divergence des renseignements fournis à son sujet.

Mais cette difficulté n'empêche pas l'étude de sa réaction de présenter un grand intérêt. On peut en effet, en employant une méthode toujours identique, enregistrer des renseignements comparables, et rechercher les variations physiologiques ou pathologiques de la réaction.

Nous allons envisager successivement : les différentes méthodes d'appréciation, et les éléments qui interviennent dans la réaction du sang ; la méthode la plus employée pour apprécier cette réaction et en mesurer les variations; enfin les modifications pathologiques, et les déductions que l'on peut en tirer aux points de vue du pronostic et de la thérapeutique.

Les différentes méthodes d'appréciation de la réaction du sang et leurs résultats. — Lorsque l'on recherche la réaction du sang au moyen de divers indicateurs colorés, et en particulier du papier de tournesol, on constate que cette réaction est alcaline : le sang ramène au bleu le tournesol rouge.

L'alcalinité du sang, mesurée par cette méthode, est, à l'état normal, de 2 à 3 grammes de soude caustique par litre.

L'alcalinité ainsi constatée est due surtout au bicarbonate de soude et au phosphate de soude du plasma. Mais aussi à la présence, en petite quantité, de bases ammoniacales ou alcaloïdiques.

En réalité l'alcalinité ainsi constatée n'est qu'*apparente*. En effet les 2 sels dont elle dépend principalement possèdent encore une fonction acide, bien que virant au bleu le tournesol.

En tenant compte de ce fait, on peut donc considérer comme trompeur le résultat obtenu par la *méthode titrimétrique*, et parler de *l'acidité réelle* du sang.

Par contre si l'on emploie la *méthode électrométrique*, qui permet de comparer la valeur des éléments acides et des éléments alcalins d'une solution, on constate que dans le sang normal il y a sensiblement équilibre, et qu'il peut être considéré comme un liquide à peu près *neutre*.

La coagulation du sang en diminue l'alcalinité : aussi doit-on opérer les dosages avec célérité.

Exposé de la méthode titrimétrique. — Nous allons exposer la méthode titrimétrique, la plus couramment employée, et les résultats donnés par cette méthode. Par conséquent, pour les raisons que nous avons indiquées plus haut, nous devrons employer exclusivement les expressions d'*alcalinité normale*, d'*hyperalcalinité* et d'*hypoalcalinité pathologiques*.

La technique est la suivante.

On prépare deux solutions :

Solution 1 : acide oxalique pur 2 gr. 1, eau distillée 1.000 gr.

Solution 2 : sulfate de soude pur 10 grammes, eau distillée 1.000 grammes.

On prend 10 verres de montre, que l'on range les uns à côté des autres. On met de gauche à droite des quantités croissantes de la solution d'acide oxalique et décroissantes de la solution de soude, de manière à obtenir le même volume dans chaque verre de montre.

Verres de montre. 1, 2, 3, 4, 5, 6, 7, 8, 9, 10

Gouttes de solution d'acide oxalique . . 10, 9, 8, 7, 6, 5, 4, 3, 2, 1
     —   de sulfate de soude. 1, 2, 3, 4, 5, 6, 7, 8, 9, 10

Le sang est réparti, le plus vite possible, pour éviter la coagulation. On en laisse tomber une goutte dans chaque verre de montre et on agite légèrement. On laisse reposer quelques minutes et on essaie le contenu de chaque verre de montre au papier de tournesol. Les solutions de gauche font tourner au rouge, celles de droite au bleu ; il en est une qui a une réaction neutre. Le nombre de gouttes d'acide oxalique que cette solution contient indique conventionnellement l'alcalinité du sang examiné. Est-ce par exemple 6 gouttes d'acide oxalique ? On dira donc : l'alcalinité = 6.

Ce chiffre bien entendu n'a de valeur qu'en regard de la méthode qui a permis de le trouver.

Variations physiologiques de l'alcalinité du sang. — Il est à noter que le *sang veineux* présente une alcalinité moindre que le *sang artériel.* D'autre part l'*exercice musculaire* diminue notablement la réaction alcaline du sang.

L'alimentation a une grande influence sur le degré d'alcalinité du sang : le jeûne, le régime carné la diminue ; le régime végétarien l'augmente.

Expérimentation. — Claude Bernard a montré l'incompatibilité de la vie avec l'acidité du sang : l'injection de substances acides dans les veines d'un animal amène rapidement la mort. Il suffit que la réaction alcaline du sang soit diminuée pour que ce résultat s'ensuive (troubles respiratoires dépendant du système nerveux et coma). On peut sauver les animaux, même peu de temps avant la mort, en leur injectant dans les veines du carbonate de soude.

Modifications pathologiques. — Ces modifications peuvent porter dans le sens d'une augmentation ou d'une diminution de l'alcalinité.

A) L'**augmentation** pathologique de l'alcalinité est exceptionnelle. On l'a constatée cependant chez certains sujets atteints d'hyperchlorhydrie et de sténose du pylore avec d'abondants vomissements acides.

B) La **diminution** de l'alcalinité appartient aux états infectieux, et aux intoxications.

États infectieux aigus. — La plupart des états infectieux aigus et graves abaissent l'alcalinité sanguine : *pneumonie, fièvre typhoïde, maladies éruptives, diphtérie, choléra.* Les résultats sont moins nets pour le rhumatisme articulaire aigu, pour l'érysipèle. On peut ajouter la tuberculose pulmonaire, à sa période terminale surtout.

Tous ces faits d'observation ont eu le contrôle de l'expérimentation. En effet, l'hypoalcalinité du sang, provoquée par l'infection expérimentale seule ou par la fatigue, diminue chez les animaux la résistance naturelle aux agents infectieux. Cette résistance est, en partie tout au moins, fonction de l'hyperalcalinité : l'alcalinité augmente avec l'immunisation naturelle contre les agents d'infection ou les toxines microbiennes ; elle augmente également par l'immunisation artificielle à l'aide de sérums antitoxiques. D'où cette conclusion, que l'alcalinité du sang est un des facteurs de l'immunité.

Intoxications. — Elles peuvent être d'origine endogène ou exogène.

α) *Auto-intoxications (diabète, rhumatisme chronique, goutte, auto-intoxications d'origine hépatique, ictère grave, auto-intoxications d'origine rénale, urémie.*

β) *Intoxications d'origine externe (intoxications mercurielle, iodique, arsenicale, phosphorée).* La méthode expérimentale a confirmé les résultats cliniques : les poisons organiques ou inorganiques, chez les animaux, diminuent l'alcalinité du sang.

Réaction de défense de l'organisme contre l'hypoalcalinité. — Pour lutter contre cette hypoalcalinité pathologique, que l'on désigne encore sous le nom d'*intoxication acide*, l'organisme fait appel à un mécanisme compensateur. L'organisme peut en effet dans ce cas augmenter la production de la petite quantité d'ammoniaque qui se forme normalement ; cet excès d'ammoniaque sature les acides : on les retrouve dans les urines à l'état de sels ammoniacaux.

Les herbivores, qui ne possèdent point ce mécanisme, succombent beaucoup plus vite à l'intoxication acide.

Réserves sur les notions précédentes. — Les notions que nous venons d'exposer, généralement admises. sont considérées par quelques expérimentateurs récents comme sujettes à controverses. C'est donc une question qui appelle de nouvelles recherches, et l'on ne peut encore en tirer des déductions définitives, en vue de guider la thérapeutique.

CHAPITRE XI

DOSAGE DE L'URÉE DANS LE SANG
(MESURE DE L'AZOTÉMIE) (1)

Importance, indications, facilité. — Depuis les recherches de Widal et Javal, le dosage de l'urée dans le sang a acquis une importance extrême pour le diagnostic, le pronostic et le traitement des néphrites. « Je préfère me passer de la recherche de l'albumine dans l'urine d'un brightique, que du dosage de l'urée dans son sang » (Widal).

La rétention de l'urée est, en effet, avec la rétention des chlorures, l'hypertension et la dilatation cardiaque, une des quatre grandes manifestations fonctionnelles de l'altération rénale. Elle peut être associée aux autres, mais aussi, isolée, donnant lieu au *syndrome azotémique* (inappétence, diarrhée profuse, torpeur, rétinite, prurit). Elle peut être enfin facilement décelée, parce que, d'une part l'urée retenue reste en grande partie dans le sang (à la différence des chlorures) ; et que d'autre part le dosage en est d'une extrême simplicité.

Cette rétention n'est pas moins importante chez les *nourrissons* : elle peut chez eux se montrer avec des lésions rénales peu marquées ou même nulles. Elle est constante dans l'*athrepsie*, et crée la *cachexie azotémique* (Nobécourt).

Les deux méthodes pour mesurer l'azotémie. — Deux pro-

---

(1) On verra (page suivante) que cette expression *d'azotémie* répond mal à la réalité, puisqu'il ne s'agit nullement du dosage de l'azote total : elle est encore la plus employée, mais sera sans doute abandonnée pour être remplacée par un terme plus précis.

cédés de laboratoire sont en usage pour déceler la rétention de l'urée, l'azotémie.

L'un, qui *suffit généralement dans la pratique*, consiste à faire exclusivement le dosage de l'urée dans le sang, et à comparer le taux trouvé au taux normal.

L'autre consiste à doser, à la fois et en même temps, l'urée dans le sang et l'urée dans l'urine. Pour des reins normaux, le rapport entre les dosages est *rigoureusement le même*. Ce rapport est établi par un coefficient découvert par Ambard : les moindres variations du *coefficient d'Ambard* permettent de déceler l'azotémie à son début.

Cette deuxième méthode par conséquent permet un diagnostic précoce et une rigueur extrême. Elle a l'inconvénient d'être plus compliquée, et d'exiger une grande attention pour éviter toute cause d'erreur.

Nous allons donc étudier successivement :

1° La technique de dosage de l'urée en général ;

2° La méthode de Widal et Javal ;

3° La méthode d'Ambard.

Remarque sur le terme « azotémie ». — Auparavant, il faut remarquer que, par l'expression « azotémie », on n'entend pas tous les corps azotés que renferme le sang : ces corps azotés en effet, considérés dans leur totalité, sont très nombreux et de nature très différente.

Il convient d'abord, parmi eux, de ne pas s'occuper des corps albumineux, dont les variations sont indépendantes de celles de l'urée.

En outre, on peut laisser de côté ceux des corps azotés non albumineux qui ne sont pas décomposables par l'hypobromite de soude.

Il reste donc un dernier groupe, les corps azotés non albumineux décomposables par l'hypobromite de soude : on peut *pratiquement* considérer que, *dans le sérum sanguin*, la totalité de ces corps est constituée par l'urée.

On voit donc qu'il y a loin du dosage de l'azote de l'urée au dosage de l'azote total du sérum. Cependant l'expression d'*azotémie* est plus employée que celle d'*urémie*, que l'on a néanmoins proposé d'appliquer à l'étude de la proportion d'urée dans le sang, et qui conviendrait mieux. C'est que ce terme d'urémie est depuis longtemps utilisé en clinique dans un sens tout différent : l'employer ici serait créer une certaine confusion.

Technique générale de dosage de l'urée
(sang, urines, etc.).

Les méthodes de dosage de l'urée, produit de désassimilation des matières albuminoïdes, sont très nombreuses.

Nous allons décrire en détail une seule d'entre elles, celle qui est le plus couramment employée.

Principe du dosage par l'hypobromite. — Cette méthode est basée sur la décomposition de l'urée par l'hypobromite de soude.

Quand on fait agir à froid de l'hypobromite de soude (BrONa) sur de l'urée, celle-ci est oxydée et se décompose en azote, acide carbonique et eau (en même temps que l'hypobromite de sodium passe à l'état de bromure de sodium), d'après l'équation :

$$CO(AzH^2)^2 + 3NaOBr = 2Az + CO^2 + 2H^2O + 3NaBr.$$

Si l'on opère en présence d'un excès de soude, l'acide carbonique est retenu et l'azote seul se dégage. Le volume d'azote fourni sera proportionnel à la quantité d'urée décomposée. Par conséquent, si l'on fait agir sur un volume connu de liquide renfermant de l'urée une solution alcaline d'hypobromite de soude, et que l'on recueille l'azote qui se dégage dans la réaction, on pourra, par un simple calcul, en déduire la quantité d'urée contenue dans le liquide examiné.

Théoriquement 1 gramme d'urée dégage 371 cm³ 2 d'azote, mesurés à 0° et à 760 millimètres.

Causes d'erreur et moyens de les éviter. — Il existe un certain nombre de causes d'erreur qui viennent compliquer la technique.

1° *Température et pression.* — La proportion que nous venons de donner est obtenue à 0° et 760 millimètres de pression.

Il convient donc, dans chaque cas, de faire des corrections variables d'après les circonstances dans lesquelles l'on s'est trouvé pendant la recherche. On emploie souvent des *tables de corrections* qui facilitent les calculs. Mais il est *beaucoup plus précis* de procéder comme nous l'indiquons plus loin, et de faire simultanément, en se mettant dans les mêmes conditions, un essai avec une solution d'urée de titre connu.

2° *Perte d'azote.* — D'autre part, quand on fait cette réaction avec une quantité d'urée connue, l'on constate que l'on n'obtient jamais la totalité de l'azote que l'on devrait théoriquement retrouver. C'est qu'une partie en est oxydée et transformée en acide cyanique et en acide azotique : de telle sorte que le chiffre trouvé ne représente environ que 92 à 95 p. 100 de l'azote mis en liberté.

Un moyen simple de supprimer ces deux premiers inconvénients du procédé, et de le simplifier, consiste à opérer simultanément sur le liquide que l'on étudie et sur une solution d'urée pure, d'une teneur exactement connue, et assez voisine de celle que l'on pense trouver.

Dans ces conditions, l'on n'a pas à s'occuper de la perte en azote et des corrections de température et de pression, pourvu que la lecture se fasse à la même température ; une simple proportion donnera la teneur en urée.

3° *Présence de substances azotées, autres que l'urée, et décomposables par l'hypobromite.*

Dans l'*urine* ces substances sont l'acide urique, la créatinine, les sels ammoniacaux.

On élimine l'acide urique par le sous-acétate de plomb (voir p. 424).

L'erreur due à la créatinine est négligeable.

Quant aux sels ammoniacaux, il faut les doser et, d'après le nombre trouvé, faire la correction nécessaire.

Dans le *sang*, la cause d'erreur due à ces trois substances est négligeable.

Dosage et élimination de l'ammoniaque de l'urine. — Ce dosage de l'ammoniaque se fait rapidement et très exactement par le procédé de Ronchèse (Voir urines).

Quand on a dosé l'ammoniaque, on l'exprime en urée d'après la relation suivante :

$$\text{Urée} = \text{Ammoniaque} \times 0,1764.$$

On obtient ainsi un nombre que l'on doit soustraire de la quantité apparente d'urée que l'on a trouvée : on connaît alors la quantité réelle d'urée qui existe dans le liquide.

Préparation du liquide à examiner. — Nous avons vu que le dosage de l'urée se fait, soit dans le sang seul, soit à la fois dans le sang et dans l'urine.

Mais ces liquides doivent subir une préparation préalable.

1° Pour le *sang* on peut employer deux procédés :

Le procédé de Moog consiste à mesurer 10 centimètres cubes de sérum ou de sang défibriné, que l'on verse dans un verre conique. On y ajoute peu à peu, en agitant et en triturant avec une baguette de verre, un volume exactement égal d'acide trichloracétique à 20 p. 100. On filtre. On prend 10 centimètres cubes du liquide obtenu par filtration, et c'est sur ces 10 centimètres cubes que va porter le dosage.

Le procédé de Widal et Javal est différent : nous le donnons plus loin (p. 428).

2° Pour *l'urine*, on la traite de la manière suivante : à l'aide d'une pipette jaugée, on en mesure exactement 10 centimètres cubes que l'on introduit dans un ballon jaugé de 50 centimètres cubes ; on ajoute 1 centimètre cube de sous-acétate de plomb liquide, puis assez d'eau pour compléter le volume à 50 centimètres cubes. On agite et on filtre : 5 centimètres cubes du liquide représentent 1 centimètre cube d'urine.

La présence du sel de plomb n'entrave pas la décomposition de l'urée par l'hypobromite ; l'oxyde de plomb, qui se précipite d'abord, se redissout dans l'excès d'alcali.

Les réactifs. — On doit avoir les deux solutions suivantes :

1° Une *solution d'hypobromite de soude*. On la prépare en mélangeant l'eau et la lessive de soude d'abord ; puis on ajoute peu à peu le brome, en refroidissant et en agitant. La proportion est la suivante :

Eau distillée.	100 grammes.
Lessive de soude (de densité 1,33) .	50 —
Brome	6 cent. cubes.

Cette solution ne peut pas être conservée longtemps.

2° Une *solution titrée d'urée*. L'urée pure et cristallisée est pulvérisée finement et mise à dessécher dans le vide au-dessus de l'acide sulfurique. On en pèse exactement 1 gramme, que l'on fait tomber dans une carafe jaugée de 500 centimètres cubes ; on verse un peu d'eau distillée pour opérer la dissolution, et 2 à 3 grammes de phénol pur ; puis on complète le volume à 500 centimètres cubes : 5 centimètres cubes de cette solution renferment *0 gr. 01* d'urée. L'addition de phénol a pour but d'assurer la conservation de la liqueur.

L'uréomètre et son emploi. Appareil d'Yvon. — Le liquide et les réactifs préparés, il convient d'employer un appareil spécial, *l'uréomètre*, qui permet de faire le mélange, et de mesurer avec précision la quantité d'azote dégagée.

Il en existe plusieurs types, modifications plus au moins profondes du type initial, *l'uréomètre d'Yvon*. Nous en décrirons deux : l'uréomètre d'Yvon ; l'uréomètre d'Hallion et Ambard, qui permet de se passer de la cuve à mercure.

L'uréomètre d'Yvon (fig. 225) se compose d'un tube de verre de 40 centimètres de longueur, portant vers son quart supérieur un robinet de verre. Ce tube présente, au-dessus et au-dessous du robinet, une graduation en dixièmes de centimètre cube. L'appareil se manœuvre sur une sorte de cuve à mercure, composée d'une éprouvette en fer ou en verre, évasée à sa partie supérieure.

On l'emploie de la façon suivante :

Le robinet de l'uréomètre étant ouvert, on plonge, pour la remplir, la branche inférieure de l'appareil dans le mercure. On ferme le robinet, et on verse le liquide à examiner dans la branche supérieure. En ouvrant le robinet, on fait pénétrer le liquide dans le tube ; on lave le tube supérieur avec un peu de lessive de soude étendue ; on réunit ce liquide au premier, puis on fait arriver de la même manière l'hypobromite. La réaction est instantanée. Au bout de quelques instants, on enlève l'uréomètre du mercure en bouchant l'orifice inférieur avec le doigt, on agite, puis on le remet sur le mercure. Il faut, surtout quand on opère sur le sérum, agiter à plusieurs reprises. On doit le faire jusqu'à ce que le volume gazeux n'augmente plus. Si l'on a bien opéré, le liquide doit être coloré en jaune par un excès d'hypobromite, sinon il faudrait recommencer avec une proportion plus forte de réactif.

On porte ensuite l'appareil dans une éprouvette pleine d'eau. On l'y abandonne pendant un quart d'heure, pour lui permettre de prendre la température du milieu ; puis on fait la lecture du volume gazeux, en ayant soin d'égaliser les niveaux. Le chiffre lu représente le volume d'azote dégagé.

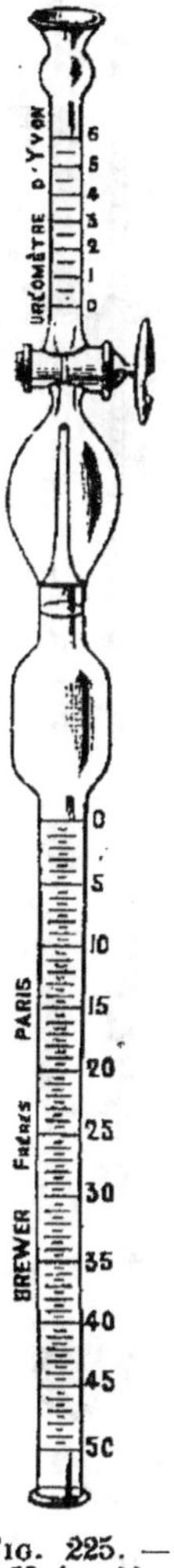

Carrion et Guillaumin insistent sur la nécessité qu'il y a à ce que la lessive de soude ajoutée pour le lavage ait été préalablement étendue de 2 volumes d'eau : ils ont constaté en effet que la dilution de cette liqueur s'accompagne d'un dégagement gazeux très appréciable. Ce phénomène, s'il avait lieu dans l'intérieur de l'uréomètre, fausserait le dosage ; or, celui-ci demande un très haut degré

Fig. 225. —
*Uréomètre
d'Yvon.*

de précision, en particulier quand il s'agit de déterminer la constante d'Ambard.

Dosage par l'uréomètre d'Hallion et Ambard. — *Cause d'erreur par l'uréomètre d'Yvon employé sur la cuve à mercure.* —

Le procédé classique que nous venons de décrire, comme d'ailleurs tout procédé analogue, qui libère l'azote par l'hypobromite et en fait le dosage sur la cuve à mercure, pourrait parfois, d'après Ambard et Hallion, entraîner dans le dosage de l'urée sanguine une certaine erreur par excès, qu'ils ont attribuée à l'action décomposante du mercure, finement émulsionné par l'agitation.

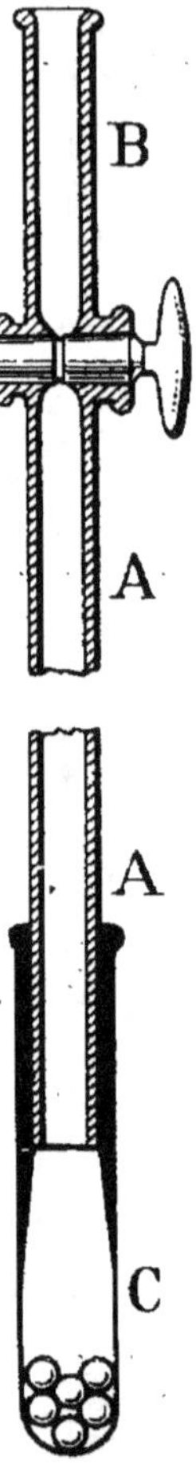

Uréomètre d'Hallion et Ambard. — Pour y remédier, ces auteurs ont établi un appareil fort simple, qui a, par surcroît, l'avantage pratique de rendre l'emploi du mercure inutile. Il consiste en un sac ampullaire de caoutchouc, coiffant l'extrémité inférieure d'un uréomètre du type Yvon.

Technique de son emploi. — Pour se servir de cet appareil, on opère de la manière suivante : l'uréomètre est coiffé, à l'extrémité inférieure de sa grande branche A, de la calotte en caoutchouc, dans laquelle on a préalablement introduit quelques billes de verre. On verse peu à peu le liquide, dont on veut doser l'urée, dans la petite branche B de l'uréomètre, tout en exerçant de petites pressions, suivies de relâchement, sur la coiffe de caoutchouc. L'air du grand tube est ainsi peu à peu refoulé à travers le liquide de la branche B, tandis que le liquide passe, au contraire, dans l'espace A. Une fois ce passage complètement opéré, on verse en B quelques centimètres cubes de la solution diluée de lessive de soude que l'on fait passer à leur tour en A.

Fig. 226. — *Uréomètre d'Hallion et Ambard.*

A ce moment, l'on regarde si, en comprimant à fond la calotte de caoutchouc, on peut amener le niveau du liquide un peu au-dessus du robinet. Si ce résultat est atteint, on ferme alors le robinet ; sinon, il faut d'abord ajouter progressivement de l'eau distillée en quantité suffisante. Après ce temps de l'opération, il faut que, le robinet étant fermé et surmonté d'un peu d'eau distillée, la coiffe de caoutchouc soit en état très accusé de vacuité, c'est-à-dire en rétraction.

On verse alors de l'hypobromite de soude en B. On ouvre le robinet. L'hypobromite de soude descend en A. On ferme le robinet, lorsqu'il ne reste plus qu'une faible hauteur d'hypobromite en B.

Quand il s'agit du dosage de l'urée dans le sang, 5 centimètres cubes de la solution d'hypobromite suffisent en général. Mais s'il y a un fort dégagement gazeux, il est prudent d'ajouter encore 5 centimètres cubes, car le réactif doit être toujours en excès : nous avons vu que l'on s'aperçoit de cet excès de réactif à la teinte nettement jaune du mélange, quand le dégagement gazeux est fini.

Remarquons que la coiffe de caoutchouc est de dimensions assez grandes, pour que sa paroi ne soit pas encore entièrement développée, lorsque l'hypobromite est descendu en A. Dès lors, quand l'azote se dégagera au cours de la réaction, la coiffe n'atteindra pas toute sa capacité naturelle, et aucune pression ne se développera dans l'appareil.

Pour favoriser le dégagement gazeux, il est nécessaire d'agiter le liquide. A cet effet, on tient l'appareil, d'une main par son extrémité supérieure, de l'autre par son extrémité inférieure, les doigts maintenant l'ampoule sans la serrer, et on réalise, par un jeu alternatif de bascule, les brassages requis. Quelques perles de verre, qui sont à l'intérieur de la poche de caoutchouc, facilitent l'agitation.

Le gaz une fois entièrement dégagé, — ce qui exige pratiquement cinq ou six manœuvres d'agitation répétées dans un laps de temps d'environ un quart d'heure, — on porte l'uréomètre sur une cuve à eau, on le décoiffe (sous l'eau) de son ampoule, et l'on fait la lecture comme d'habitude.

Exemple d'un dosage d'urée. — Prenons, à titre d'exemple, un dosage d'urée dans le sang.

1° *Premier dosage, avec la solution titrée d'urée.* — On verse dans l'uréomètre 5 centimètres cubes de la solution titrée d'urée, qui représentent, nous l'avons vu, 1 centigramme d'urée.

On procède comme nous l'avons indiqué, avec l'un ou l'autre appareil, et l'on mesure le volume d'azote dégagé. Supposons que ce soit 4 centimètres cubes.

On peut donc en déduire que, dans les conditions où l'on se trouve, et avec la technique et les solutions que l'on emploie,

1 centigramme d'urée dégage 4 centimètres cubes d'azote.

2° *Deuxième dosage, avec le sérum.* — On prend 10 centimètres cubes de sérum préparé comme nous l'avons vu, et l'on procède de la même façon. Supposons que l'on obtienne 1 centimètre cube d'azote.

3° *Calcul de la quantité d'urée par litre de sérum.* — Ce calcul est maintenant facile, car on peut poser l'équation :

$$\frac{4}{0{,}01} = \frac{1}{x}, \text{ d'où } x = \frac{1 \times 0{,}01}{4} = 0{,}0025.$$

Il y a donc 0,0025 d'urée dans les 10 centimètres cubes du liquide soumis finalement à l'action de l'hypobromite : or la préparation a exigé une dilution de moitié : c'est donc dans 5 centimètres cubes du sérum initial que se trouve cette quantité d'urée. Pour avoir la quantité par litre, il faut par conséquent multiplier par 200. On a donc :

$$0{,}0025 \times 200 = 0{,}50 \text{ d'urée par litre de sérum.}$$

Correction pour l'urine. — S'il s'agissait d'urine, il faudrait faire le dosage de l'ammoniaque, et diminuer d'autant le chiffre trouvé. Pratiquement, cette correction peut être le plus souvent négligée.

Méthode de Widal et Javal.

Récolte du sang. — En cas d'urgence, et si l'on est dans la nécessité d'un diagnostic rapide, on recueille le sang sans précaution préalable. Mais si rien ne presse, et si l'on croit n'être en présence que d'une rétention modérée, il convient de mettre le malade à un régime connu, la nature et la quantité des aliments ayant une influence marquée sur les variations de l'azotémie (voir p. 429).

On recueille 20 à 30 centimètres cubes de sang par saignée ou par ponction veineuse. On peut tout aussi bien faire appliquer 4 à 5 ventouses scarifiées, sur la région lombaire : elles ont en même temps, pour un brightique, une utilité thérapeutique(1).

____

(1) Pour faire le dosage chez l'enfant ou le nourrisson, chez qui la prise du sang par ponction veineuse serait difficile ou impossible, on a proposé différentes techniques. En voici quelques-unes :

a) Prise du sang par ventouses scarifiées.

b) Dosage de l'urée du liquide céphalo-rachidien obtenu par ponction lombaire . il y a en effet souvent, mais non toujours, concordance entre le dosage dans le sang et dans le liquide céphalo-rachidien.

c) Prise du sang du doigt, et dilution dans l'eau distillée en proportion connue.

d) Dosage avec un uréomètre particulier à divisions plus nombreuses (Van der Starp).

Il n'est pas indispensable que le dosage soit immédiat : une attente de 2 à 3 jours ne risque pas de fausser le résultat. On peut donc, si l'on n'a pas sous la main l'outillage nécessaire, envoyer par la poste le sang recueilli avec asepsie.

Technique du dosage. — On met 10 centimètres cubes du sérum à examiner dans 115 centimètres cubes d'alcool à 90°. Un précipité blanc de corps albuminoïdes se forme. On agite pendant quelques minutes, puis on jette le tout sur un filtre, et l'on recueille les 100 premiers centimètres cubes : ils répondent à 8 centimètres cubes du sérum à analyser.

On évapore au bain-marie, dans une capsule de porcelaine, jusqu'à ce que l'alcool soit complètement évaporé, mais sans chercher à obtenir une dessiccation complète. On reprend le résidu par une faible quantité d'eau distillée, de manière à ne pas dépasser, avec les eaux de lavages, 6 à 8 centimètres cubes (1).

On fait alors le dosage de l'urée, par une méthode quelconque, et de préférence par celle que nous avons décrite avec l'uréomètre d'Yvon, ou avec celui d'Hallion et Ambard.

Interprétation : état normal ; états pathologiques. — L'interprétation d'un dosage d'urée dans le sang n'est pas aussi simple qu'on le pense parfois, en s'appuyant sur les résumés schématiques publiés à ce sujet.

Le chiffre brut du dosage n'a en effet que peu de valeur en lui-même, même dans les cas extrêmes, comme nous allons le voir : il convient, aussi bien pour le pronostic que pour l'appréciation du fonctionnement rénal, de tenir grand compte des données suivantes.

1° *L'alimentation du sujet.* — Avec une alimentation moyenne renfermant à peu près 100 grammes d'albuminoïdes par jour, le taux de l'urée sanguine est de 0 gr. 30 à 0 gr. 50 par litre de sérum, chez un sujet sain.

Chez les sujets sains et chez les malades, les variations dans la quantité d'albuminoïdes ingérées suffisent seules à faire varier le taux de l'azotémie.

---

(1) Widal et Javal ont adopté le dosage de l'urée dans le sérum, plutôt que dans le sang total, parce que ce dosage est plus simple. L'écart est en général en faveur du sérum. Il ne peut guère dépasser 10 p. 100. Cela revient à dire que si l'on trouve, avec le procédé que nous indiquons, 1 *gramme d'urée* pour 1 *litre de sérum*, on aurait sans doute trouvé, en faisant la recherche sur le sang total 10 p. 100 en moins, donc, approximativement, 0 gr,90 *d'urée pour 1 litre de sang.*

Il y a un autre avantage à faire le dosage avec le sérum : le résultat que l'on obtient se rapproche ainsi davantage en général de celui que l'on aurait avec le liquide céphalo-rachidien et les humeurs.

On voit donc que si l'on trouve, chez un brightique, 0 gr. 50 d'urée sanguine, on devra dire qu'il n'y a pas rétention azotée, si son régime est normal ; — mais si son régime est réduit, ce même taux de 0 gr. 50 est déjà un taux de rétention.

2° *La marche, aiguë ou chronique, de l'affection.* — S'agit-il de lésions chroniques, on doit appliquer les données pronostiques suivantes, établies par Widal :

Entre 0 gr. 50 et 1 gramme, le pronostic doit se baser sur le résultat de dosages successifs : on fera un pronostic relativement bon, si le taux reste stationnaire, et surtout s'il s'abaisse ; il en sera autrement s'il y a élévation progressive.

Entre 1 et 2 grammes. la survie dépasse rarement une année ;

Entre 2 et 3 grammes, la mort survient en quelques semaines ou quelques mois ;

Au delà de 3 grammes, c'est la période ultime de la maladie.

Mais si l'on avait le tort d'appliquer ces données à un cas de rétention azotée au cours d'une *néphrite aiguë*, on s'exposerait à de graves erreurs. L'exemple suivant suffit à le montrer : on a pu constater chez un enfant une azotémie de *six grammes* au cours d'une néphrite aiguë, et 20 jours plus tard, après atténuation des symptômes, 0 gr. 20 seulement. De même, on a trouvé passagèrement des taux de 1 à 3 grammes au cours de *pneumonies*, de *typhoïdes*, etc., qui ont parfaitement guéri.

Legueu d'autre part a récemment attiré l'attention sur *l'azotémie post-opératoire*, qui peut être élevée, puis s'améliorer et guérir. Il a aussi, et c'est une notion de la plus haute importance, montré que, chez les *urinaires*, la rétention vésicale peut suffire à gêner le fonctionnement rénal, au point de provoquer une azotémie élevée, dépassant 2 à 3 grammes : l'évacuation régulière et méthodique de la rétention par sondage peut ramener le taux de l'urée sanguine à un chiffre voisin du chiffre normal.

3° *La variation du taux des chlorures alimentaires.* — Chez un brightique, il suffit souvent de faire varier le taux des chlorures, pour entraîner des variations de l'azotémie, le chiffre de l'urée sanguine *diminuant* lorsque l'on *élève* le taux des chlorures ingérés. C'est un fait au premier abord paradoxal, mais qui s'explique en partie par les œdèmes et la dilution sanguine provoqués par la rétention chlorurée.

On en tire les conclusions pratiques suivantes (Pasteur-Vallery-Radot) :

a) Chez les brightiques œdémateux, le chiffre d'urée du sérum est inférieur au chiffre réel. Le dosage de l'urée né doit donc être pratiqué que lorsque les œdèmes ont disparu ;

b) Le dosage de l'urée ne doit être pratiqué que chez les individus soumis depuis plusieurs jours au régime déchloruré ;

c) Certains brightiques azotémiques peuvent bénéficier, dans une certaine mesure, du régime chloruré.

4° *L'âge du sujet.* — A côté de *l'azotémie de l'adulte*, il convient de faire une place à part à *l'azotémie du nourrisson*, particulièrement étudiée par Nobécourt, Maillet, Paisseau, etc.

Pour rechercher l'azotémie du nourrisson, il est difficile de se servir du sang, que l'on ne peut extraire chez lui qu'en trop faible quantité. Mais on utilise le liquide céphalo-rachidien, avec lequel on obtient, en général, des résultats comparables à ceux fournis par le sang (voir note p. 428).

Normalement, chez le nourrisson, on trouve une faible quantité d'urée dans le liquide céphalo-rachidien : entre 0 gr. 10 et 0 gr. 35. Quand la quantité est de 0 gr. 50 ou au delà, il y a *rétention azotée*. Cette rétention peut monter à 3 ou 4 grammes.

Elle apparaît dans des circonstances très diverses. Dans les affections aiguës, elle se rencontre surtout dans la *broncho-pneumonie*, et les *affections gastro-intestinales* ; dans les affections chroniques, elle n'a été constatée que dans l'*athrepsie*.

Dans les cas *aigus*, elle peut simuler la *méningite tuberculeuse*, et en particulier sa forme somnolente.

Dans sa forme *chronique* ou persistante, elle présente le tableau de *l'athrepsie* : cachexie sèche et progressive, torpeur, anorexie, syndrome semblable à celui de l'azotémie de l'adulte au cours des néphrites chroniques.

Mais l'azotémie du nourrisson diffère de celle de l'adulte, par sa pathogénie encore obscure et sans doute complexe : *il semble qu'elle peut apparaître alors que le fonctionnement rénal est cependant sensiblement normal.*

Méthode d'Ambard.
(Recherche du coefficient uréo-sécrétoire.)

Principe. — Le principe de cette méthode est le suivant :
Chez un même individu, il y a un rapport constant entre la proportion d'urée qui se trouve dans le sang, à un moment donné, et la proportion d'urée qui passe dans l'urine au même moment. En d'autres termes, tel ou tel rein laisse passer plus ou moins d'urée dans l'urine suivant qu'il y en a plus ou moins dans le sang ; mais le rapport

entre l'une et l'autre reste le même, quelles que soient les variations du taux de l'urée du sang, variations qui peuvent être considérables d'un moment à l'autre de la journée, sous l'influence de l'alimentation.

Ce qui revient à dire encore que, lorsque ce rapport a été une fois établi pour un individu, on peut par un simple calcul, en connaissant la quantité d'urée qui passe dans l'urine, déterminer celle qui se trouve dans son sang, et réciproquement (1).

Ce rapport est non seulement constant chez un même individu, mais en outre il est *sensiblement le même* chez les individus sains.

On voit donc qu'il est possible d'en tirer des déductions pratiques dans deux catégories de cas différents.

D'une part, en comparant le coefficient uréo-sécrétoire d'un malade avec le coefficient normal, on peut savoir si ses reins ne laissent filtrer l'urée que d'une façon insuffisante, et quel est le degré de cette insuffisance de perméabilité.

D'autre part, chez un malade dont l'état des reins se modifie, en comparant son coefficient uréo-sécrétoire à des périodes différentes, on peut juger de l'aggravation, ou de l'amélioration du fonctionnement rénal, au point de vue de l'excrétion de l'urée.

Calcul du coefficient uréo-sécrétoire. — Il y a donc un *coefficient uréo-sécrétoire* qui permet d'établir une constante, la *constante d'Ambard*.

La formule en est assez compliquée, comme nous allons le voir, et c'est ce qui explique que la constance de ce rapport ait été longtemps ignorée.

Mais peu importe : étant donné que la formule est maintenant établie, il suffit, pour obtenir le résultat cherché, après avoir fait les dosages dont nous allons parler plus loin, d'effectuer quelques calculs.

Voici, réduite à ses termes essentiels, cette formule, et l'explication des lettres qu'elle renferme.

$$\frac{U}{\sqrt{D}\ \sqrt{C}} = K$$

U représente la proportion d'urée, contenue dans un litre de sérum sanguin, pendant une période déterminée ;

D c'est la vitesse de sécrétion de l'urée, exprimée par le *débit* d'urée, pendant une unité de temps, unité fixée arbitrairement à 24 heures ;

C est la quantité d'urée par litre d'urine.

Il importe d'ajouter qu'Ambard dose délibérément en même temps que l'urée, tout ce que décompose l'hypobromite : c'est cela qu'il faut entendre sous la désignation un peu conventionnelle d'urée.

Pour le sang, le dosage se fait soit sur le sérum, soit sur le sang défibriné, obtenu, quand le sérum ne suffit pas, par expression du caillot

Les prélèvements dont nous parlons plus loin sont précisément destinés à déterminer les valeurs de U, D et C.

K enfin est précisément le coefficient que l'on veut déterminer, c'est-à-dire la constante uréo-sécrétoire du sujet examiné.

La formule complète diffère de la précédente par deux termes ajoutés.

L'un de ces termes, c'est le poids du sujet (P). Pourquoi faut-il faire intervenir ce facteur ? Parce que le débit de l'urée relève non seulement de la valeur du tissu rénal, mais du poids total des reins,

---

(1) Il est sous-entendu que l'état des reins est supposé être resté le même entre les deux épreuves ; c'est-à-dire qu'ils soient restés sains s'ils l'étaient auparavant, et que leurs lésions ne se soient pas aggravées s'ils étaient déjà malades.

qui dépend lui-même du poids du sujet. Pour que les débits soient comparables d'un sujet à l'autre, il faut qu'on les ramène, par un calcul d'ailleurs très simple, à ce qu'ils auraient été si les sujets avaient eu le même poids; 70 kilogrammes, par exemple : on est ainsi conduit à multiplier les débits observés par la fraction $\dfrac{70}{P}$.

D'autre part, dans la formule complète, la valeur C est divisée par 25. Ce nombre 25 a été introduit par Ambard au cours d'un raisonnement auxiliaire qu'il avait utilisé pour édifier sa formule ; comme il est invariable, on aurait pu le supprimer, le calcul final aurait alors fourni une autre constante, mais néanmoins une constante. Ce qu'il y aurait eu de changé, c'est la valeur absolue des nombres exprimant l'état normal et les états pathologiques, mais entre ces nombres auraient subsisté les mêmes rapports : c'est tout ce qui importe.

Se basant sur des considérations de ce genre, différents auteurs, en particulier Rochon-Duvigneaud et Onfray, ont proposé de faire subir à la formule d'Ambard certaines transformations, qui ne sont pas sans intérêt (voir p. 435).

Mais on utilise généralement la formule primitive qui est la suivante :

$$\frac{U}{\sqrt{D \times \dfrac{70}{P}} \; \sqrt{\dfrac{C}{25}}} = K.$$

Prélèvement de l'urine et du sang. — Le prélèvement a une *importance capitale*. Si toutes les précautions ne sont pas prises, les déterminations ultérieures sont sans intérêt, étant entachées d'une erreur initiale.

Il est bon que le malade ingère, environ une demi-heure avant le prélèvement, un demi-litre de lait ou d'eau, que l'on peut sucrer et aromatiser.

Tout se résume à recueillir correctement, à n'importe quel moment de la journée, la totalité de la sécrétion urinaire pendant une durée quelconque, mais connue : c'est au cours de cette période que le sang doit être prélevé.

La marche à suivre est donc la suivante :

1° Le moment venu, le malade vide sa vessie *à fond*, jusqu'à la dernière goutte. Si l'on a des doutes sur une évacuation complète, par exemple chez un prostatique, il convient de le sonder. Bien entendu, cette première urine ainsi évacuée spontanément ou par la sonde n'est pas utilisée pour le dosage.

2° Le moment précis où la vessie finit de s'évacuer est chronométré *exactement*, au moins à une demi-minute près, et aussitôt *noté*.

3° Dix à vingt minutes plus tard, on recueille le sang. Tous les procédés sont bons, pourvu qu'ils fournissent une quantité de sang suffisante. On n'a qu'à poser 4 à 5 ventouses scarifiées. Si les ventouses rendent mal, on recourt à la ponction veineuse ou à la saignée. Vingt centimètres cubes environ peuvent suffire à la rigueur, mais il vaut mieux en obtenir quarante, et même un peu plus : la précision du dosage y gagne. Le sang doit être proprement recueilli, sérum et caillot compris, et préservé de l'évaporation, c'est-à-dire mis en un tube ou flacon bouché : il servira au dosage de l'urée.

4° Finalement, la vessie est vidée de nouveau *à fond*, comme la première fois. On obtient ainsi l'urine *sécrétée par le rein entre l'évacuation initiale et l'évacuation finale*. Combien de temps faut-il attendre pour pratiquer la deuxième évacuation vésicale ? Si l'urine est assez copieuse, et si la vessie se vide sûrement très bien, il suffit de laisser une demi-heure ou trois quarts d'heure. Toutefois, en règle générale, il est prudent de recommander au malade d'attendre plutôt, pour la récolte de l'urine, une heure un quart à une heure et demie environ, à partir de l'évacuation initiale. En effet, de légères erreurs qu'on commettrait sur la durée de la sécrétion, ou sur le volume sécrété, deviendraient ainsi *pratiquement* négligeables. Comme la première, cette dernière évacuation doit être totale. On mesure exactement le volume d'urine ainsi recueillie, et on y dose l'urée.

5° On ne doit pas oublier de noter immédiatement *le moment précis où l'émission finale s'achève*. Si on l'avait omis, par inadvertance, il faudrait provoquer une nouvelle émission, dont on joindrait le produit à celui de l'émission précédente.

Il est indispensable de connaître le poids du malade.

Interprétation des résultats. — Chez un sujet normal, la constante uréo-sécrétoire, c'est-à-dire la valeur K de la formule, oscille autour de 0,070.

Qu'arrive-t-il quand le rein est altéré, et le fonctionnement de l'excrétion urique diminué? Évidemment un écart plus considérable qu'à l'état normal entre l'urée sanguine et l'urée urinaire : proportionnellement la première augmente par rétention et la seconde diminue par insuffisance d'excrétion. Or, dans la formule que nous avons donnée, la valeur représentant l'urée sanguine (U) constitue le dividende ; celles représentant l'urée urinaire (D et C) figurent au diviseur.

Par suite il est évident que le résultat de cette division devient plus élevé, quand l'urée urinaire fléchit par rapport à l'urée sanguine.

Donc l'élévation de la constante uréo-sécrétoire prouve l'insuffisance du fonctionnement rénal. Mais dans quelle proportion?

Le tableau suivant va en donner une idée. Il indique, d'une part, des valeurs du coefficient uréo-sécrétoire progressivement croissantes ; d'autre part, ce que Carrion et Hallion appellent *l'indice de sécrétion urique*, qui donne la valeur fonctionnelle des reins, par rapport à la normale, au point de vue de l'élimination de l'urée. On voit que les variations ne sont pas en rapport simple : lorsque le coefficient s'élève par exemple du double (0,140), la valeur fonctionnelle devient 4 fois moindre (25 p. 100) :

K. (constante uréo-) sécrétoire).	Indice de sécrétion uréique (la normale étant 100 %).	K. (constante uréo- sécrétoire).	Indice de sécrétion uréique (la normale étant 100 %).
0,070	100 %	0,180	15 %
0,080	77 %	0,190	13 %
0,090	60 %	0,200	12 %
0,100	49 %	0,210	11 %
0,110	41 %	0,220	10 %
0,120	34 %	0,230	9 %
0,130	29 %	0,240	8 %
0,140	25 %	0,250	»
0,150	22 %	0,260	7 %
0,160	19 %	0,270	»
0,170	17 %	0,280	6 %

La méthode d'Ambard a l'avantage : de permettre de dépister la rétention uréique *dès son début*, avec certitude ; d'en mesurer exactement le degré ; d'en suivre l'évolution, spontanée ou sous l'influence du traitement.

Elle a l'inconvénient d'exiger, comme nous l'avons vu, une grande précision dans la technique : une erreur légère peut en fausser du tout au tout les résultats.

D'autre part, si la valeur de la constante uréo-sécrétoire au point de vue *physiologique* est reconnue, son application rigoureuse aux cas pathologiques ne serait pas, d'après certains auteurs, pleinement et toujours justifiée. C'est ainsi que la *fièvre*, la variation de la teneur en *chlorures* des aliments, la diminution momentanée de la *diurèse* chez un cardiaque, sont au nombre des causes que l'on a signalées comme capables de modifier momentanément le taux de la constante chez un sujet.

Aussi la valeur exacte qu'il convient de lui attribuer, pour fixer le diagnostic et le pronostic des affections médicales et chirurgicales du rein, est-elle encore diversement appréciée.

Modifications de la formule d'Ambard. — Tout en adoptant les principes de la méthode d'Ambard, on a cherché à simplifier sa formule. Voici les intéressantes modifications qu'Onfray et Balavoine ont proposées :

1° *Renversement du rapport d'Ambard.* — Le rapport $\dfrac{U}{\sqrt{D}\sqrt{C}}$ devient $\dfrac{\sqrt{D}\sqrt{C}}{U}$, c'est-à-dire que l'on considère le rapport de l'urée urinaire à l'urée du sérum.

Il est évidemment indifférent au point de vue physiologique de rapporter la concentration uréique du sérum à celle de l'urine, ou, inversement, de rapporter la concentration urinaire à celle du sérum. Mais, au point de vue de l'interprétation des résultats, cette modification fait trouver des nombres croissant progressivement avec l'activité des éliminations rénales, et des chiffres qui s'abaissent suivant la déchéance fonctionnelle des reins.

2° *Calcul de l'excrétion uréique par rapport au kilogramme d'individu.* — Deux sujets débitant la même quantité d'urée à la même concentration urinaire, et sous une même concentration uréique du sang, n'ont cependant pas un fonctionnement rénal identique s'ils n'ont pas le même poids, car on sait que le poids des reins sains est sensiblement proportionnel au poids du corps. Avec une même concentration uréique du sang, le sujet lourd doit débiter plus d'urée que le sujet léger, puisqu'il dispose de plus de parenchyme rénal.

Il est donc plus exact de rapporter le débit uréique à un poids, toujours le même, de sujet. Mais, au lieu d'introduire, comme Ambard, la comparaison au poids moyen de 70 kilogrammes, il est plus simple d'adopter le débit par kilogramme du sujet considéré. Cela épargne dans les calculs de faire chaque fois une multiplication par 70.

Au lieu de $D\dfrac{70}{P}$ on calcule $\dfrac{D}{P}$ ou débit par kilogramme d'individu.

Il est d'ailleurs courant en physiologie de considérer le kilogramme d'individu.

3° *Suppression du rapport à une concentration uréique urinaire de 25 p. 1.000.* — Il n'est nullement besoin d'introduire la notion d'une concentration urinaire type. Cette notion n'est pas plus nécessaire pour l'urine que pour le sérum. Autrement dit, il suffit d'envisager la concentration réelle de l'urine au moment de l'expérience.

4° *Calcul du débit rapporté non à 24 heures, mais à 111 minutes.* — Le débit de 24 heures ne s'impose pas plus qu'un autre. Il ne répond d'ailleurs à aucune réalité, car il s'en faut que le rein ait toujours, au moment de l'expérience, un débit moyen. Donc rien ne force à conserver le débit des 24 heures plutôt qu'un autre. Le temps à adopter est évidemment tout à fait arbitraire ; la seule chose nécessaire, c'est qu'il soit le même dans tous les calculs.

Les auteurs ont été conduits à choisir le nombre de 111 minutes par cette raison que, grâce à ce choix, leurs calculs donnent, pour un appareil rénal normal, un coefficient sensiblement voisin de l'unité.

Ces modifications admises, leur formule est donc :

$$R = \frac{\sqrt{\dfrac{D}{P}} \sqrt{C}}{U}$$

dans laquelle :

C = Concentration uréique de l'urine, ou nombre de grammes d'urée par litre d'urine.

D = débit de l'urée pendant 111 minutes.

P = poids du sujet examiné.

U = concentration uréique du sérum, ou nombre de grammes d'urée par litre de sérum.

C est obtenu en dosant l'urée de l'échantillon d'urine recueillie.

D est obtenu en mesurant le volume de cette urine, d'où le volume en 111 minutes, puis le débit en urée par une simple multiplication par C.

P est le poids du sujet.

U est obtenu en dosant l'urée du sérum.

En résumé cette nouvelle formule conduit très simplement à trouver un coefficient uréo-sécrétoire des reins, coefficient représenté à l'état sensiblement normal par le chiffre 1, coefficient qui s'abaisse d'autant plus en dessous de l'unité que l'élimination rénale est plus compromise.

On doit d'ailleurs, pour en interpréter les résultats, noter ce point qui est essentiel : le coefficient dont il s'agit n'est pas proportionnel à la valeur fonctionnelle du rein, mais au carré de cette valeur. Ainsi un sujet donnant le coefficient 1/2, avec la formule d'Onfray et Balavoine, aurait une valeur rénale réduite au quart de la normale.

CHAPITRE XII

GÉNÉRALITÉS SUR LES PROPRIÉTÉS BIOLOGIQUES DU SÉRUM ET DES HUMEURS

(Les méthodes de séro-diagnostic, ou réactions diverses des sérums utilisées en vue du diagnostic).

Principe de ces méthodes. — Les constatations cliniques anciennes sur l'immunité acquise ou naturelle, les recherches expérimentales récentes sur les vaccinations et la sérothérapie ont eu comme conséquences pratiques, non seulement des applications thérapeutiques fort importantes, mais aussi la découverte de nombreuses méthodes de diagnostic que nous devons maintenant étudier.

Elles sont toutes basées sur le même principe : la recherche et la mise en évidence dans un sérum suspect (ou plus généralement dans une humeur quelconque de l'organisme) de substances ou de propriétés que l'on n'y trouve pas à l'état normal. Et comme il est établi que ces réactions de l'organisme diffèrent en général suivant la cause qui les provoque, la mise en évidence de tel ou tel mode de réaction doit permettre de remonter à l'agent morbide qui l'a produite.

Rôle actuel de ces méthodes : importance et limites. — On voit donc qu'à priori une investigation de ce genre, positive ou négative, serait en état de donner une certitude absolue.

Malheureusement en pratique, et dans l'état actuel de nos connaissances, il est loin d'en être toujours ainsi, et pour les raisons suivantes :

D'abord il n'est nullement prouvé que tout état morbide produise des modifications caractéristiques du sérum.

En outre, même si ces modifications existent, il peut arriver que nous soyons incapables de les mettre en évidence, et en particulier quand nous ne connaissons pas l'agent pathogène de l'affection causale. Une maladie telle que la scarlatine, qui confère l'immunité, et par suite doit évidemment modifier l'état du sang, ne peut cependant pas être reconnue par le séro-diagnostic de Widal, puisque nous ne connaissons pas encore le microbe ou le parasite sur lequel les propriétés agglutinantes du sérum devraient être recherchées.

Il se peut aussi que les propriétés caractéristiques soient trop tardives à se montrer : nous avons vu que le séro-diagnostic par agglutination de la pneumonie est pratiquement sans intérêt, puisqu'il n'est positif que dans les derniers jours de la maladie, alors que le diagnostic clinique s'est déjà suffisamment imposé (voir p. 162).

Il arrive enfin que des affections voisines, ou parfois même très différentes, entraînent dans le sérum des modifications identiques, ou tout au moins qui le paraissent : on peut espérer que des procédés plus délicats permettront de les départager dans l'avenir. En attendant, il y a là encore une cause de réserve à faire sur leur emploi.

Multiplicité des méthodes de séro-diagnostic. — Nous ne sommes encore que très insuffisamment renseignés sur la nature et l'origine des propriétés particulières aux sérums des sujets qui sont sous le coup d'une agression morbide : s'agit-il de propriétés physiques ou chimiques ? de réactions simples ou complexes ? sont-elles d'origine leucocytaire, hépatique, etc. ? De nombreuses hypothèses sont faites sur ces sujets.

Guidés par ces hypothèses et multipliant leurs essais, les expérimentateurs ont découvert de nombreuses réactions, dont la quantité s'accroît chaque jour, au fur et à mesure que les recherches sont poussées plus avant.

Ces méthodes de *séro-diagnostic*, en prenant ce terme dans son sens le plus large, diffèrent d'ailleurs à de nombreux points de vue.

Les unes, de date déjà relativement ancienne, reposant sur des principes solidement établis et vérifiés par une longue expérience, sont d'utilisation courante, et de valeur indiscutée.

Les autres, de découverte plus récente, basées plutôt sur des hypothèses que sur des principes reconnus, de technique très délicate, donnent des résultats encore incertains, et souvent contradictoires entre les mains d'expérimentateurs différents.

Malgré cette valeur inégale, les secondes aussi bien que les premières méritent d'être connues : d'abord parce qu'il en est fait couramment mention dans les publications récentes; mais aussi parce qu'il faut multiplier à leur sujet des recherches rigoureuses, qui permettront d'établir s'il convient ou non de les faire passer dans la pratique, et de les utiliser en vue du diagnostic.

Division. — Le grand nombre de ces méthodes, l'abondance des termes nouveaux employés à leur sujet, les synonymies fréquentes en rendent une étude d'ensemble difficile. Ce sera, semble-t-il, en faciliter la compréhension que de les diviser en deux grands groupes :

1° Le premier groupe comprend les méthodes destinées à déceler dans le sérum l'action produite par tel ou tel agent pathogène, en employant précisément comme *réactif* soit l'agent pathogène même que l'on soupçonne, soit un élément qui en dérive plus ou moins directement.

Tel est par exemple le *séro-diagnostic de Widal* dans son application à la typhoïde : il consiste en effet à rechercher dans le sérum du malade une substance *particulière*, précisément et *spécialement* destinée à lutter contre l'agent pathogène de cette maladie, et que l'on décèle en mettant en contact avec le sérum cet agent pathogène lui-même, c'est-à-dire le bacille typhique, utilisé comme réactif.

2° A côté de ce premier groupe, on conçoit qu'il puisse exister un deuxième groupe de réactions, basées moins sur un principe à priori que sur un fait d'expérience. On constate, par exemple, qu'au cours de telle maladie le sérum présente une propriété spéciale, qui ne se retrouve pas ou se retrouve seulement dans des proportions moindres, soit dans le sérum normal, soit dans le sérum des sujets atteints d'affections différentes : dans ce cas on est évidemment autorisé, si les faits sont basés sur des observations suffisamment rigoureuses et nombreuses, à utiliser cette constatation pour étayer un diagnostic.

En réalité d'ailleurs il convient de faire remarquer dès maintenant que cette division commode n'est pas absolue. Telle méthode est de classification incertaine. Telle autre est rangée par certains auteurs dans le premier groupe et par d'autres dans le second.

Il en est ainsi, par exemple de la réaction qui est actuellement sans doute la plus employée, la réaction de déviation du complément de Bordet-Gengou appliquée à la syphilis. Ce point a d'ailleurs pratiquement une telle importance, qu'il convient de le mettre en lumière dès maintenant.

Remarque sur le séro-diagnostic de la syphilis. — La découverte de l'agent pathogène de la syphilis a fait naître immédiatement l'espoir qu'il serait facile d'en établir le séro-diagnostic avec certitude. C'est en effet, de toutes les affections, celle pour laquelle un séro-diagnostic présente l'utilité la plus grande, pour dépister les syphilis ignorées, et faire un traitement rationnel. Or, cet espoir a paru réalisé, le jour où Wassermann a proposé une méthode, universellement connue actuellement sous son nom, et qui est basée sur le phénomène de la déviation du complément de Bordet-Gengou. Sans anticiper sur l'explication détaillée de ce phénomène, que nous donnons plus loin (voir p. 464), qu'il nous suffise de signaler ici que la *réaction de Wassermann* avait pour principe et pour rôle, aux yeux de son inventeur, de rechercher dans un sérum suspect la présence ou l'absence d'un *anticorps syphilitique* : positive ou négative, elle devait donc avoir une valeur pour ainsi dire absolue, et permettre d'affirmer la présence ou l'absence de syphilis, tout au moins de syphilis en activité. Et c'est bien ainsi en effet que, dans les premiers temps tout au moins, la réaction fut généralement interprétée.

Mais l'ère des désillusions ne tarda pas à se montrer. On fut surpris de constater des réactions négatives chez des syphilitiques en activité, et positives chez des non-syphilitiques. Et tandis que certains auteurs continuaient à la défendre, en particulier en se basant sur la fréquence des syphilis latentes, d'autres n'hésitaient pas à proclamer la faillite de cette réaction, et à signaler le danger de son emploi (J. Nicolas et J. Gaté, Ravaut, Jones, Thibierge, etc.).

En même temps, il était prouvé que des réactifs divers, n'ayant aucun lien avec le tréponème de la syphilis, pouvaient donner, avec la même technique et en présence de sérum syphilitique, des résultats sensiblement concordants : c'était là, ajoutée aux preuves cliniques, une nouvelle preuve de la non-spécificité de la réaction.

De telle sorte qu'actuellement ceci paraît démontré : par une coïncidence assez fréquente dans les recherches biologiques qui sont si complexes, la réaction, telle qu'elle a été proposée par Wassermann, est valable et utile dans une certaine mesure, parce qu'elle met en évidence des anomalies du sérum syphilitique ; — mais elle n'a pas la valeur absolue que l'on avait cru devoir tout d'abord lui attribuer, parce que son explication ne se trouve pas dans l'action d'un anticorps spécial sur l'antigène correspondant.

En réalité elle serait due simplement à la propriété que posséderait le sérum des syphilitiques de précipiter sous l'influence de lipoïdes, alors que le sérum normal et le sérum au cours de la plupart des autres affections ne précipite pas dans les mêmes conditions.

Cette évolution fondamentale dans l'interprétation de la réaction de Wassermann, et son explication nouvelle, permettent de comprendre les trois faits suivants, qui ont soulevé et soulèvent encore tant de critiques et d'objections.

1° La réaction de Wassermann n'étant pas une réaction spécifique, ses réponses peuvent avoir une valeur réelle, *sans avoir une valeur absolue.* Elle peut être positive en dehors de la syphilis, négative avec une syphilis avérée.

2° La réaction de Wassermann n'étant pas une réaction spécifique, le réactif employé pour la chercher, de nature moins bien définie, peut varier d'un laboratoire à l'autre, de même que la technique et l'interprétation des résultats. Il n'est donc pas surprenant que parfois des examens simultanés, faits par des expérimentateurs différents, donnent des *résultats discordants.* C'est la raison pour laquelle Vernes conseille d'attacher moins d'importance à un résultat, qu'aux variations de résultats de réactions successives, faites par un même expérimentateur, au cours d'une infection en évolution ou d'un traitement (voir p. 493).

3° La réaction de Wassermann n'étant pas une réaction spécifique, la technique n'est pas définitive, et peut être modifiée et améliorée.

Nous verrons en effet que de nombreuses méthodes, absolument différentes de la méthode primitive, ont été proposées dans ce but.

Pour choisir entre les unes et les autres (technique de Wassermann ou autres techniques), toute la question est de savoir laquelle donne le plus grand nombre de résultats exacts et prête le moins à l'erreur : l'expérience et la comparaison entre les réponses données par ces techniques et les faits cliniques peuvent seules permettre de se prononcer.

Énumération des principales méthodes de séro-diagnostic. — Avant de les étudier isolément, dans les chapitres qui vont suivre, il convient que nous les passions en revue, et que nous donnions une vue d'ensemble des principales méthodes de séro-diagnostics, imaginées pour le diagnostic de la syphilis et de nombre d'autres affections. Nous allons les énumérer, en adoptant la division que nous avons déjà indiquée.

Premier groupe (*l'agent pathogène est utilisé comme réactif*). — Ces réactions consistent à rechercher :

1° Tantôt les propriétés *agglutinantes* du sérum sur l'agent pathogène spécifique de l'affection que l'on soupçonne. C'est le procédé du *séro-diagnostic de Widal*, d'abord appliqué presque exclusivement à la fièvre typhoïde, mais dont le domaine s'est beaucoup étendu dans ces dernières années (*paratyphoïdes, mélitococcie, méningococcie, mycoses, sporotrichose*, etc.).

2° Tantôt le *pouvoir de fixation* du sérum, dans des conditions complexes que nous étudierons plus loin. C'est la *réaction de fixation du complément de Bordet-Gengou*, que l'on a cru pouvoir appliquer à la syphilis (*réaction de Wassermann*), au kyste hydatique (*réaction de Weinberg-Parvu*), et qui est à l'étude pour d'autres affections.

Le point de départ étant le même, une modification de technique permet de l'utiliser pour le diagnostic des tuberculoses localisées, et en particulier de la tuberculose rénale (*réaction de l'antigène de Debré et Paraf*).

3° Tantôt le *pouvoir destructeur* du sérum : pouvoir qui peut s'exercer contre des albumines étrangères (*recherche de la réaction d'Abderhalden*) ; contre des cellules et en particulier des globules rouges de différentes origines (*recherche des cytolysines et des hémolysines*) ; contre des bactéries, dont il favorise la phagocytose (*recherche des opsonines*).

La recherche du *pouvoir d'agglutination du sérum sur les globules rouges* est à rapprocher de son pouvoir destructeur sur ces mêmes éléments.

4° Tantôt les *réactions de précipitation spécifiques :* le sérum précipitant, d'une façon élective, au contact de tel ou tel élément étranger contre lequel il est *préparé*. Ces réactions, proposées pour le diagnostic du *kyste hydatique*, de la *méningite cérébro-spinale*, de la *syphilis*, de la *tuberculose*, des *cancers*, servent aussi à *l'identification des taches de sang*.

5° Tantôt enfin des modifications de tension, par le mélange du sérum et d'un réactif dérivé de tel ou tel agent pathogène. C'est la *méiostagmine-réaction*, proposée pour le diagnostic des cancers, du kyste hydatique, de la syphilis, etc.

Deuxième groupe (*le réactif est indépendant de l'agent pathogène*). — Les réactions que nous groupons ici ont toutes pour caractère d'employer des réactifs qui n'ont rien de commun avec l'agent présumé de la maladie qui est en cause.

Ces réactions consistent :

1° Tantôt en une *précipitation du sérum*. Elles ont été particulièrement imaginées en vue de la syphilis, et comme méthodes de contrôle envers la réaction de Wassermann, ou dans le but de la remplacer. Elles sont nombreuses. Nous étudierons spécialement : la *réaction de Vernes* et la *Gel-réaction de Mac Donagh*. Nous citerons également les réactions obtenues par le réactif iodé, par le réactif nitrique, par la lécithine, par la cholestérine et le glycocholate.

2° Tantôt dans la *mensuration du pouvoir activant du sérum*. C'est *la réaction dite du venin de cobra* (diagnostic des cancers, de la tuberculose, de la grossesse, etc.).

3° Tantôt enfin dans la recherche des *variations des antiferments*. Le pouvoir antipeptique et surtout le pouvoir antitryptique ont été particulièrement étudiés : ce dernier pour le diagnostic du cancer, de la grossesse, et pour fixer le pronostic des blessures.

On voit combien est vaste le champ ouvert à la sagacité des chercheurs par l'étude biologique du sérum et des humeurs. Aussi cette étude a-t-elle suscité des travaux innombrables. Les méthodes se multiplient ; les statistiques s'accumulent. Mais il convient d'attendre encore pour juger de leur valeur. Pour la plupart de ces procédés récents, bons à connaître et à utiliser, il serait prématuré de se croire autorisé à établir par eux un diagnostic sans réserve ou à porter sur leur compte un jugement définitif.

CHAPITRE XIII

LE SÉRO-DIAGNOSTIC DE WIDAL

(Fièvre typhoïde, fièvres paratyphoïdes, fièvre méditerranéenne, sporotrichose, etc.)

Notions Préliminaires.

Principe. Historique. — Dans certaines infections, le sérum des malades, mis au contact des microbes ou des parasites qui sont en cause, provoque leur réunion en amas, leur agglutination. Cette propriété fut d'abord considérée comme une réaction *tardive*, ne se montrant que lorsque l'organisme était immunisé. Mais Widal a reconnu au contraire que ce phénomème peut exister *de bonne heure*, pendant la période d'infection, et, par suite, servir au diagnostic : c'est en 1896 qu'il a imaginé et vulgarisé le séro-diagnostic de la fièvre typhoïde.

Définition. — Comme nous l'avons indiqué dans les pages qui précèdent, le pouvoir agglutinant n'est pas la seule modification pathologique que présente le sérum au cours des maladies. Il peut acquérir d'autres propriétés, et par suite d'autres recherches peuvent être effectuées sur le sérum en vue d'établir le diagnostic. Mais, malgré cette multiplicité des recherches, l'usage s'est établi de réserver le nom de *séro-diagnostic* à l'épreuve que nous étudions ici.

On entend donc par séro-diagnostic le procédé qui consiste à confirmer le diagnostic d'une infection, par la constatation que le sérum du malade agglutine l'agent pathogène de cette infection, dans des conditions que nous aurons à déterminer.

Les nombreux essais de séro-diagnostic dans les différentes infections. — Le séro-diagnostic a été essayé dans toutes les infections dont on a pu reconnaître, isoler et cultiver le microbe pathogène.

Pour certaines d'entre elles, les renseignements sont si concordants et si précis, que le séro-diagnostic de la *fièvre typhoïde*, des *paratyphoïdes*, de la *fièvre méditerranéenne* et des *sporotrichoses* est au nombre des procédés les plus précieux de diagnostic.

Par contre, dans la plupart des autres infections, il n'a donné que des résultats inconstants ou trop tardifs, et qui n'ont pas permis de le faire passer dans la pratique.

Division de l'étude du séro-diagnostic. — Nous allons donc envisager, pour l'étude du séro-diagnostic, les différents points que voici :

1° Étude détaillée du séro-diagnostic de la *fièvre typhoïde;*

2° Le séro-diagnostic des *paratyphoïdes ;*

3° et 4° Puis deux notions d'importance capitale, qui ne sont précisées que depuis peu de temps : d'une part celle du diagnostic entre les infections typhique et paratyphiques ; d'autre part celle du séro-diagnostic chez les *sujets vaccinés* contre ces infections ;

5° Le séro-diagnostic de la *fièvre méditerranéenne* et de la *sporotrichose;*

Nous dirons ensuite quelques mots des autres infections, pour lesquelles le séro-diagnostic a été étudié, mais qui ne présentent qu'un intérêt pratique très limité ;

6° Nous montrerons enfin comment on peut renverser le problème et, partant d'un sérum de pouvoir agglutinant connu, arriver, grâce à lui, à identifier un microbe indéterminé.

Nécessité d'apporter une grande prudence dans le maniement des cultures virulentes. — Mais auparavant, nous devons dire, *puisque nombre de ceux à qui nous nous adressons n'ont guère la pratique du laboratoire et du maniement de cultures virulentes*, qu'ils doivent employer ce procédé avec une grande prudence.

Nous avons vu trop souvent manier avec désinvolture et par des mains inexpérimentées des cultures virulentes de bacilles typhiques. Cette négligence, qui menace aussi bien l'imprudent que ceux qui travaillent auprès de lui, a fait certainement

déjà trop de victimes : on ne saurait assez attirer l'attention
sur elle.

Et nous le faisons d'ailleurs avec une liberté d'autant plus
grande, que cette notion ne doit restreindre nullement l'emploi
d'un excellent moyen de diagnostic, mais simplement inciter
à quelques précautions élémentaires, qui permettent d'éviter
tout danger.

1° Séro-diagnostic de la fièvre typhoïde.

Nous allons donner en détails d'abord la technique la plus
habituelle; puis nous dirons quelques mots des autres techniques qui ont été proposées; nous verrons enfin comment il
convient d'interpréter les résultats obtenus.

TECHNIQUE HABITUELLE

La technique d'un séro-diagnostic comprend les trois étapes
suivantes :
1° Préparation de la culture;
2° Récolte du sérum à examiner;
3° Mélange de la culture et du sérum, et constatation du résultat.

La culture.

Conditions nécessaires. — Elle doit réunir les conditions
suivantes : être une culture *pure*, et *ne pas présenter d'agglutination spontanée.*

Pour le bacille typhique, cette dernière condition est réalisée
par la culture en bouillon, jeune, de 24 heures. On peut
employer aussi une culture en milieu solide, sur gélose, que
l'on dilue, au moment de s'en servir, dans de l'eau salée à
9 p. 1.000.

Si, à la place d'une culture jeune, on voulait se servir d'une
culture en bouillon plus âgée, on aurait à craindre que les microbes n'y soient réunis déjà *spontanément* en amas, d'où l'impossibilité de vérifier l'agglutination par le mélange du sérum
douteux. Aussi faut-il avoir à sa disposition une culture vivante,
avec laquelle on fait un ensemencement en bouillon, 24 heures
avant de procéder au séro-diagnostic.

En employant, à la place de bouillon, l'eau peptonée sucrée

proposée par P. Courmont, on obtient une culture qui peut rester 5 à 10 jours sans présenter d'agglutination spontanée. La formule de ce milieu est la suivante :

Eau	1 litre.
Peptone	20 grammes.
Sucre	10 —

Inutile de dire que cette culture doit être une culture de *vrais bacilles typhiques.*

Plusieurs caractères nous permettront d'affirmer qu'il en est ainsi. La culture jeune, en bouillon, de bacilles typhiques, est uniformément trouble. Par agitation, on voit se former des ondes légèrement blanchâtres, irisées. A la surface il n'y a pas de voile, ou seulement une mince pellicule moirée. Au contraire la culture en bouillon du colibacille, souvent associé au bacille typhique et qui offre de grandes ressemblances avec lui, présente généralement un voile blanchâtre, épais.

D'autre part, si nous examinons au microscope une goutte de la culture (voir plus loin p. 450 la technique détaillée de cet examen), nous devons voir des microbes en forme de bâtonnets, la plupart très courts, *très mobiles*, nettement distincts les uns des autres. Les colibacilles sont en général moins mobiles, et un peu plus trapus.

En cas de doute enfin on rechercherait les autres caractères distinctifs du bacille typhique et des bacilles qui s'en rapprochent, colibacilles, bacilles paratyphiques, etc. (voir p. 135).

Une dernière condition enfin doit être réalisée par le microbe que l'on emploie : il doit être *agglutinable.* Dans certains cas en effet un bacille typhique peut ne pas être susceptible d'agglutination. C'est ce qui arrive par exemple pour le bacille isolé de l'organisme par hémoculture : souvent il ne devient agglutinable qu'après un certain nombre de repiquages en milieux artificiels (voir p. 181).

Récolte de sérum.

Inutilité de le recueillir aseptiquement. — Rien n'est plus simple que de recueillir le sérum à examiner.

Donnons d'abord ce renseignement négatif, fort important, qu'il n'est *nullement nécessaire qu'il soit à l'abri de toute contamination possible.* On peut donc faire une piqûre du doigt, ou bien appliquer une ventouse scarifiée. Il n'est pas indispensable de faire une ponction veineuse, ni d'obtenir une asepsie rigoureuse de la peau.

De même le sang sera mis dans un récipient propre, mais qui n'a nullement besoin d'être stérilisé (pipette, tube à essai, ventouse, flacon).

Quantité : possibilité de se contenter de cinq à six gouttes de sang. — La quantité importe peu. Il est préférable d'en avoir quelques centimètres cubes : on peut faire ainsi plusieurs essais avec des dilutions différentes (voir p. 452), et en cas de doute, recommencer. C'est donc l'application d'une ventouse scarifiée ou la ponction veineuse que l'on emploiera de préférence.

Mais à la rigueur *5 à 6 gouttes de sang même desséché peuvent suffire* : il n'est pas nécessaire, en effet, d'avoir un sérum séparé des globules.

On peut même procéder ainsi. Quelques gouttes de sang sont recueillies sur une feuille de buvard et desséchées. Au moment du séro-diagnostic, on les met à tremper dans de l'eau distillée : la solution que l'on obtient est employée à la place du sérum.

Ce dernier procédé d'ailleurs est loin d'offrir la précision désirable : nous l'indiquons seulement pour montrer que l'on n'a besoin ni d'asepsie, ni d'une grande quantité de sang, ni d'un sérum rigoureusement séparé de ses éléments figurés.

A ce dernier point de vue même, nous ferons remarquer qu'il est préférable que le sérum renferme quelques globules rouges : l'examen de la préparation en sera facilité (voir p. 451).

Recherche de l'agglutination.

Précautions préalables. — C'est à partir de ce moment que vous avez des précautions à prendre, puisque vous allez manier, aspirer avec des seringues ou des pipettes, porter dans des récipients ouverts, mettre sur lame, examiner au microscope : d'une part le sérum d'un malade qui peut avoir des bacilles dans son sang (voir p. 130); mais surtout une culture jeune, particulièrement abondante, vivante et virulente.

Il faut donc mettre *auprès de soi* un récipient assez grand et contenant une solution antiseptique énergique, capable de tuer rapidement les microbes les plus virulents.

On peut par exemple employer du sublimé au millième, ou

un mélange de 10 à 20 grammes d'acide chlorhydrique ou azotique dans un litre d'eau (1).

C'est dans ce liquide que l'on trempe les doigts lorsque l'on craint qu'ils aient été accidentellement contaminés. C'est là que l'on plonge immédiatement, sans omission et sans retard, tout ce qui a été souillé par le sérum et la culture (pipettes, verres de montre, lames, etc.).

Mélange de la culture et du sérum. — La culture qui va servir au séro-diagnostic se trouve dans un tube à essai, long et étroit. Il est commode, — puisque de toute façon elle serait sacrifiée et sans doute contaminée au cours des manipulations qui vont suivre, — de la déverser d'emblée dans une petite capsule de porcelaine, ou dans un petit récipient de verre bas et à large ouverture, et qui n'ont nullement besoin d'être stérilisés : il sera beaucoup plus facile d'y puiser la culture au moment voulu. Quant au tube à culture, vidé de son contenu, il est immédiatement plongé dans le liquide antiseptique.

On dispose d'autre part devant soi, en nombre variable, suivant les essais que l'on doit faire, des verres de montre.

On prend alors deux seringues de verre, dont l'orifice doit être sensiblement de même diamètre, c'est-à-dire donnant des gouttes de volume sensiblement égal. Il suffit dans ce but de choisir deux seringues donnant à peu près le même nombre de gouttes par centimètre cube.

Avec l'une des seringues, on met dans chaque verre de montre une goutte du sérum du malade, avec l'autre un nombre variable des gouttes de culture, 10, 20, 50, 100, etc. On obtient ainsi des mélanges au 1/10, au 1/20, au 1/50, au 1/100, etc.

Si l'on ne dispose que d'une petite quantité de sérum ou de culture, ou si l'on veut faire de nombreux essais, il est commode de diluer le sérum dans de l'eau salée. On fait une dilution au 1/10 (1 goutte de sérum pour 9 gouttes d'eau salée). Par suite, lorsque l'on emploie cette dilution au lieu du sérum pur, il convient de mettre dix fois moins de gouttes de culture que dans les essais ci-dessus : c'est en mettant 1 goutte de la

(1) Volontairement nous ne citons pas l'acide sulfurique. On sait en effet que le mélange d'acide sulfurique et d'eau produit un énorme dégagement de chaleur. Si, par inattention, on verse l'eau sur l'acide sulfurique, celui-ci est violemment projeté et produit les plus graves brûlures. Il faut toujours mettre dans le récipient l'eau d'abord et l'acide sulfurique ensuite. Ce danger est moindre pour les autres acides que nous citons.

dilution + 1 goutte, ou 2 gouttes, ou 5 gouttes, ou 10 gouttes de culture, etc. ; que le mélange est en réalité au 1/10, au 1/20, au 1/50, au 1/100, etc.

Dans chaque verre de montre le mélange de la culture et du sérum doit être assuré soigneusement, par exemple avec le fil de platine, qui sera flambé chaque fois, avant de passer de l'un à l'autre. Il est plus commode de disposer d'un certain nombre de petites baguettes de verre plein, minces et courtes : on en met une dans chaque verre de montre pour faire le mélange, et pour recueillir une goutte au moment voulu.

Remarque. — Il est habituel de se servir dans les laboratoires de pipettes au lieu de seringues pour le séro-diagnostic. Cette technique — indispensable pour d'autres recherches bactériologiques, telles que l'examen des cultures, les réensemencements, etc. — n'a ici aucun avantage, mais offre, par contre, de multiples inconvénients. Elle est plus compliquée, plus longue, et surtout nécessite *l'aspiration buccale* toujours dangereuse : elle est l'origine de nombreux cas de contamination de laboratoire.

Donc, la technique que nous conseillons, avec les seringues, devrait être exclusivement adoptée dans la recherche du séro-diagnostic.

Examen du mélange. — Une goutte de chaque mélange est mise sur le milieu d'une lame ou d'une cellule à rigole, et recouverte d'une lamelle. Les préparations sont prêtes à être examinées. On le voit, si l'on emploie des lames ordinaires, on doit mettre une goutte assez petite pour qu'elle ne déborde pas : avec la cellule à rigole, l'excès de liquide tombe dans la rigole, et ce danger n'existe pas.

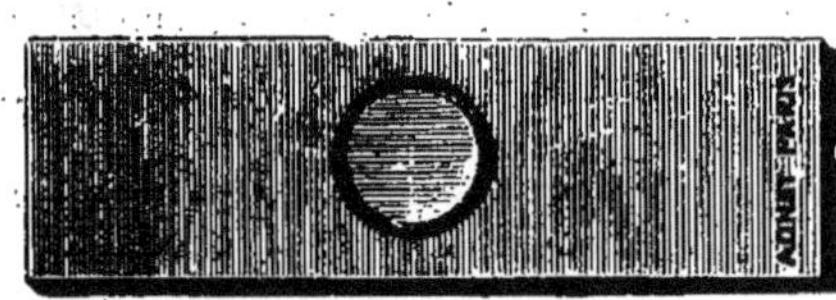

Fig. 227. — *Cellule à rigole.*
Pour les préparations humides. Elle permet d'éviter le débordement hors de la lame du liquide en excès.

Le microscope a été préparé pour l'examen. La platine doit être tenue *rigoureusement horizontale*, bien entendu, puisqu'on va y placer une préparation liquide, que la moindre inclinaison ferait déborder. On examine sans immersion, avec un objectif assez fort, car les microbes sont petits et difficiles à voir ; avec un *éclairage peu intense*, puisque la préparation n'est pas colorée (voir p. 22).

Ce que l'on voit à l'état normal : pas d'agglutination. — La préparation sous l'objectif, avec un éclairage et une mise au point convenables, que voyez-vous ?

Si vous avez eu soin de prendre un sérum légèrement mêlé de globules rouges, ce qui facilitera beaucoup votre tâche, ce sont ces globules, petits éléments arrondis, légèrement jaunâtres, avec un centre clair ou foncé, que vous apercevrez d'abord (fig. 228).

Faites alors une mise au point plus attentive, vous verrez dans tout le champ du microscope, en quantité variable, de petits éléments arrondis ou allongés ; la plupart vous paraîtront (avec un objectif fort) de la grosseur d'une tête d'épingle, d'une mobilité extrême, tournant, plongeant, traversant le champ du microscope avec une grande rapidité.

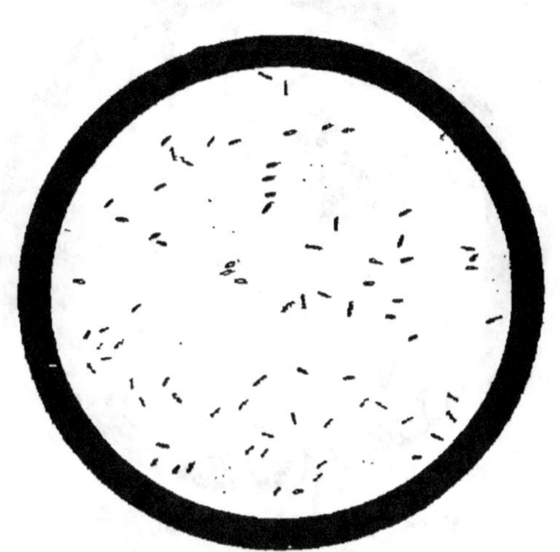

FIG. 228. — *Séro-diagnostic de la fièvre typhoïde.*

Grossiss : 500. Les bacilles sont isolés, donc le séro-diagnostic est négatif. La présence de quelques globules rouges, en suspension dans le sérum, reconnaissables à leur teinte jaunâtre, est utile pour faciliter la mise au point

Voilà du moins ce que l'on voit avec la culture pure, ou si le séro-diagnostic est négatif, ou encore si l'on examine le mélange quelques secondes à peine après l'avoir fait.

Ce que l'on voit dans le cas où le séro-diagnostic est positif. — Mais, lorsque le séro-diagnostic est positif, c'est-à-dire lorsque vous avez mélangé à la culture du sérum agglutinant de typhique, le tableau change peu à peu : les mouvements des bacilles deviennent indécis et se ralentissent. Les microbes sont bientôt immobiles. On les voit en petits groupes, par deux, par quatre, qui nagent à l'aventure. Puis d'autres viennent se joindre à eux ; tantôt ils conservent quelques signes de vie, et présentent sur les bords de l'amas de petits mouvements qui s'éteignent peu à peu ; tantôt au contraire c'est un simple contact de bacilles déjà immobiles.

Quoi qu'il en soit, on voit enfin des amas volumineux de plusieurs centaines de microbes agglutinés (fig. 229).

Il reste généralement, même dans les cas d'agglutination les plus typiques, quelques bacilles isolés. Mais lorsque, même après une attente assez longue, les amas sont peu volumineux et que la grande majorité des bacilles demeurent mobiles et libres, cette réaction imparfaite n'a pas de signification pour le diagnostic.

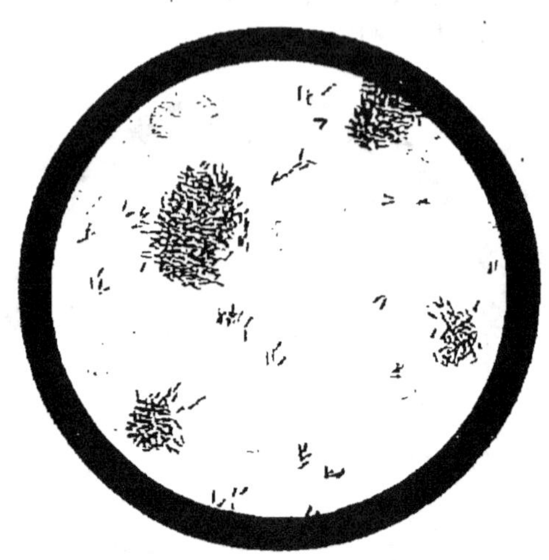

Fig. 229. — *Séro-diagnostic de la fièvre typhoïde.*
Grossiss. : 500. Agglutination : résultat positif.

Précisions à apporter dans la constatation du séro diagnostic. — Mais ce n'est pas assez de constater l'agglutination. Il faut encore, pour donner au diagnostic une précision plus grande, envisager les deux points suivants :

1° Après *combien de temps* l'agglutination se produit-elle ?

2° Quel est le *taux le plus élevé de dilution* auquel elle se produit ?

Que la *rapidité d'agglutination* soit un élément important, on le comprend sans peine. Parfois c'est une agglutination instantanée : à peine le mélange est-il fait que les amas se forment, avant même que l'on ait porté la préparation sous le microscope, et l'on voit aussitôt des microbes agglutinés. Le plus souvent il faut quelques minutes, et ce n'est qu'après un quart d'heure environ que le phénomène se produit. Il n'est pas rare même qu'il soit plus lent encore. Mais, lorsque la durée dépasse une heure, il faut se méfier : il peut en effet y avoir dans ce cas, peut être par simple dessiccation de la préparation, agglutination spontanée.

Il faut aussi tenir compte du *taux de la dilution,* c'est-à-dire de la proportion entre la culture et le sérum. Moins on met proportionnellement de sérum, moins évidemment l'agglutination a chance de se produire. Il arrive, par exemple, qu'avec un sérum dont on prend une goutte, dix gouttes de culture soient agglutinées et que cinquante ne le soient pas.

Nécessité d'un contrôle dans les premiers essais. — Tant que l'on ne possédera pas bien la technique du séro-diagnostic, il sera prudent, pour éviter toute cause d'erreur, de contrôler le résultat par la méthode suivante :

Au lieu d'un essai, on en fait quatre.

Dans un premier verre de montre, mettez quelques gouttes de la culture pure.

Dans un second, 50 gouttes de culture + 1 goutte de sérum d'un individu n'ayant jamais eu la fièvre typhoïde. Il convient de ne pas se servir de sérum animal, qui peut avoir spontanément des propriétés agglutinantes (le sérum normal de lapin agglutine le bacille typhique).

Dans un troisième, 50 gouttes de culture + 1 goutte de sérum d'un typhique avéré, à la période d'état ou convalescent.

Dans un quatrième enfin, toujours 50 gouttes de culture + 1 goutte du sérum dont vous voulez connaître les propriétés.

Faites rapidement, et sans laisser d'intervalle entre elles, quatre préparations différentes de ces quatre mélanges, et voyez les résultats. Les trois premières vont servir de contrôle : la culture pure et la culture mêlée au sérum normal ne doivent pas agglutiner ; la culture avec le sérum typhique doit donner une agglutination nette. S'il en est bien ainsi, c'est que la technique a été bonne. On compare alors la quatrième préparation aux trois premières, et l'on peut considérer comme certain le résultat, positif ou négatif, que l'on a trouvé.

AUTRES TECHNIQUES

A la technique classique que nous venons d'indiquer, on a proposé d'en substituer plusieurs autres, desquelles nous allons dire quelques mots.

1° **Agglutination des bacilles tués.** — La culture jeune, préparée comme nous l'avons indiqué tout à l'heure, est tuée, soit par la chaleur à 58° pendant une heure, soit par le formol, soit par les rayons ultra-violets.

Quand on emploie le formol, on doit mettre environ quatre gouttes de formol pour 10 centimètres cubes de culture.

Les avantages sont que, d'une part, les dangers de contamination dans le maniement des bacilles n'existent évidemment plus. D'autre part, la culture ainsi fixée ne s'agglutine plus spontanément, même en vieillissant : on peut donc, avec la même culture, faire des examens successifs, sans avoir l'ennui de la réensemencer. C'est là une commodité très grande pour ceux qui n'ont pas à leur disposition une étuve, des milieux de culture, un matériel de bactériologie.

Une culture ainsi préparée peut être répartie en ampoules fermées à la lampe, et sera utilisable pendant plusieurs mois.

Mais malheureusement l'agglutination des cultures mortes se fait avec une difficulté plus grande ; les résultats en sont moins nets et moins précis. Cet inconvénient du moins existe pour les cultures tuées par les antiseptiques (formol, etc.) ou par la chaleur. L'emploi des rayons ultra-violets, au contraire, laisse aux microbes sensiblement les mêmes propriétés qu'ils ont en cultures vivantes (Lematte et Stassano).

2° **Agglutination macroscopique des cultures.** — Une autre technique consiste à chercher à reconnaître l'agglutination à ses caractères macroscopiques.

On ajoute à la culture en bouillon quelques gouttes de sérum, et l'on met à l'étuve : si le sérum est un sérum actif de typhique, les microbes s'agglutinent, forment des amas qui tombent au fond du tube, et le bouillon est clarifié.

Mais il peut arriver que l'agglutination ne soit que partielle : quelques amas tombent au fond du tube, mais le bouillon reste trouble. Il faut donc parfois compléter par un examen microscopique, pour voir si le tube renferme réellement des amas.

Chantemesse et Rodriguez préconisent un *typho-agglutino-mètre macroscopique,* dont voici la description.

Typho-agglutinomètre macroscopique de Chantemesse et Rodriguez.

Principe. — Le principe de l'appareil est le suivant. A une émulsion titrée (un milliard de bacilles morts par cc.) et versée dans de petits tubes, on ajoute des doses successivement décroissantes du sérum à examiner.

Un des tubes (A) ne contient que de l'émulsion pure de bacilles ; il reste témoin et montre l'état trouble, normal, de la suspension.

Les autres tubes B, C, D renferment la même suspension de bacilles, et en plus une certaine quantité de sérum à examiner. Ce mélange montre à l'œil nu, de la manière la plus frappante, si l'agglutination des bacilles a été négative ou positive ; et, dans ce dernier cas, la mensuration est établie par la dose minima de sérum qui a suffi pour produire l'apparition des grumeaux.

Technique. — Agiter fortement le flacon contenant l'émulsion microbienne, pour la rendre homogène. Verser cette émulsion dans chacun des quatre tubes jusqu'au trait indiquant un centimètre cube.

Prendre avec une pipette de l'eau ordinaire, et laisser tomber 7 gouttes dans un verre de montre ; ajouter à ces gouttes, avec la même pipette une goutte de sérum à examiner et mélanger soigneusement.

Chaque goutte de la dilution ainsi formée contiendra donc un huitième de goutte de sérum.

Aspirer cette dilution sanguine avec la pipette et en verser quatre gouttes (soit une demi-goutte de sérum pur) dans le tube B ; en verser deux autres gouttes (soit un quart de goutte de sérum pur) dans le tube C, et enfin une goutte (soit un huitième de goutte de sérum pur) dans le tube D.

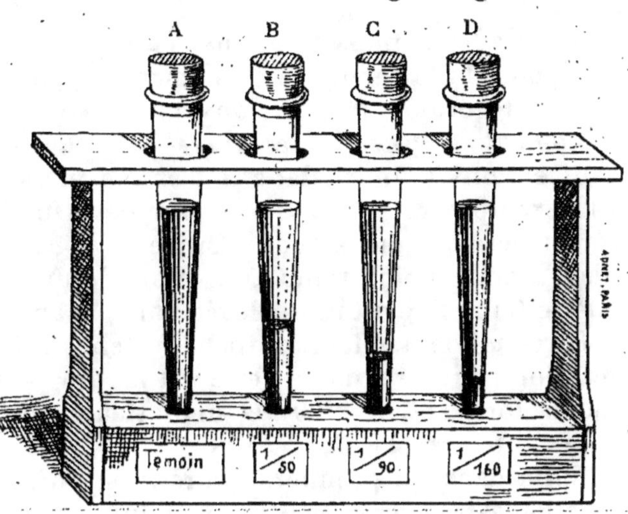

Fig. 230 — *Typho-agglutinomètre macroscopique de Chantemesse et Rodriguez.*

La proportion de sérum dans ces trois tubes sera donc (en chiffres ronds) : un cinquantième dans le tube B, un quatre-vingt-dixième dans le tube C, et un cent soixantième dans le tube D.

Si les grumeaux d'agglutination apparaissent, ils seront reconnus à l'œil nu, par comparaison avec le tube témoin.

Ces diverses manipulations, plus longues à décrire qu'à exécuter, se font en quelques minutes.

Interprétation des résultats. — *Il n'y a que le sang des typhiques qui, dans une telle émulsion puisse produire des grumeaux.*

Quand le sérum est riche en agglutinine la réaction positive apparaît entre quelques minutes et quelques heures. Un jour passé sans production de grumeaux, la réaction doit être considérée comme négative.

Au cas de réaction positive, le tube témoin restant toujours homogène, on constate dans les autres tubes la présence de fins flocons et parfois de gros grumeaux qui se forment et tombent lentement. La rapidité de la réaction et l'abondance du dépôt mesurent la puissance agglutinante du sérum : les sérums agglutinant à un taux élevé, de 1/1.000 par exemple, éclaircissent complètement le liquide de l'émulsion titrée.

La méthode permet donc de faire *à l'œil nu*, sans microscope, le séro-diagnostic de la maladie.

Elle est applicable à toutes les maladies dont les germes sont susceptibles d'être agglutinés.

Méthode Lematte-Stassano.

La Méthode de Lematte et Stassano recherche l'agglutination macroscopique, et utilise des ampoules de bacilles tués par la méthode imaginée par ces auteurs, c'est-à-dire par les rayons ultra-violets.

INTERPRÉTATION DES RÉSULTATS

D'après les notions que nous venons de donner, on voit que la réponse faite par un séro-diagnostic typhique n'est pas toujours catégorique, et qu'il convient de savoir l'interpréter.

Moment d'apparition et durée du pouvoir agglutinant. — Sauf exception un malade qui est en pleine fièvre typhoïde, par exemple vers le dixième jour de la maladie, donne une séro-réaction franchement positive : l'agglutination est immédiate ou au moins rapide (en moins d'un quart d'heure) ; et elle se fait à une dilution élevée (au 1/50 au minimum).

Lorsque l'on est plus rapproché du début de la maladie, la séro-réaction peut être moins nette : il faudra parfois une dilution moins forte (1/30, 1/20), et une attente plus longue (1 demi-heure, 1 heure) (1).

Enfin dans les premiers jours, jusqu'au septième, la séro-réaction est souvent négative : l'agglutination ne se produit pas.

Même, dans certains cas exceptionnels, le retard peut être plus considérable : on a vu parfois l'agglutination ne se produire qu'après le vingtième jour, ou au cours de la convalescence.

D'autre part, chez un sujet qui présente une réaction positive, elle reste telle non seulement pendant la convalescence, mais même, le plus souvent, pendant des mois. Elle disparaît ensuite, surtout chez l'enfant. Elle peut cependant persister pendant des années.

Déductions pratiques. — Ainsi, de l'ensemble des constatations qui ont été faites, on peut tirer les conclusions pratiques suivantes :

Si le séro-diagnostic est franchement positif (dilution au 1/50 ; maximum d'attente, un quart d'heure) : le sujet a, ou a eu une fièvre typhoïde, ou bien a été vacciné contre cette affection.

Si le séro-diagnostic est négatif ou hésitant, considérez depuis combien de temps la maladie a débuté :

a) Est-elle à la première semaine : vous ne conclurez rien.

b) Est-elle à la deuxième ou troisième semaine : il est très probable qu'il ne s'agit pas de fièvre typhoïde, mais la certitude n'est pas absolue.

---

(1) L'agglutination au 1/10 ne donne qu'une faible probabilité : elle peut être obtenue avec un sérum normal, ou avec le sérum d'un malade atteint d'une tout autre affection.

c) A partir du vingtième jour : vous affirmerez que la typhoïde n'est pas en jeu (1).

2° *Séro-diagnostic des différentes infections paratyphiques*

Nous avons vu en bactériologie que les infections paratyphiques répondent à 3 types bien distincts :

L'infection à *paratyphique A*, septicémie généralement assez bénigne ;

L'infection à *paratyphique B*, septicémie d'allure grave ;

L'infection à *bacille de Gärtner*, qui se présente généralement sous la forme d'une infection intestinale, à type d'intoxication alimentaire.

La *technique* est identique à celle que nous avons décrite pour le bacille typhique. Il suffit de faire l'épreuve en employant, pour chacune d'elles, le bacille qui lui correspond.

Quant à l'interprétation des résultats, elle est la même, dans ses grandes lignes, que pour l'infection typhique. Mais il ne convient pas d'attribuer la même valeur aux résultats positifs, suivant le taux de dilution.

Pour la *paratyphoïde A*, les taux d'agglutination sont généralement peu élevés. On peut donc considérer qu'il s'agit de paratyphoïde A, lorsque l'agglutination recherchée dans les dix à quinze premiers jours est positive au 1/30 ; et, si elle est recherchée après le quinzième jour, lorsqu'elle est positive au 1/50. Fréquemment elle est très faible ou manque jusqu'au moment de la convalescence : les séro-réactions négatives ont donc ici peu de valeur.

Dans les *infections à paratyphique B*, les taux d'agglutination sont beaucoup plus élevés. Aussi ne doit-on considérer comme très démonstratives que les agglutinations obtenues au moins au 1/50 dans les dix à quinze premiers jours, et au 1/100 après le quinzième jour de la maladie.

Quant aux *infections par bacille de Gärtner*, leur séro-diagnostic est assez délicat. L'agglutination en effet est assez tar-

(1) Ces notions ne sont pas toujours présentes à l'esprit des médecins peu versés dans les recherches de laboratoire. Elles sont en tout cas ignorées des familles. Il y a là l'origine d'erreurs et de conflits possibles. Une famille s'explique mal que l'on soigne pour fièvre typhoïde un malade pour lequel la réponse du laboratoire a été : « *séro-diagnostic négatif;* » ou « *hémoculture négative*». Cet inconvénient serait évité si l'on formulait les réponses de la façon suivante, qui n'affirme rien pour le passé, et ne préjuge rien de l'avenir : « *L'hémoculture est actuellement négative* » ou « *le séro-diagnostic est actuellement négatif.* »

dive, comme dans les infections précédentes, et par suite peut n'apparaître — étant donné le peu de durée de l'affection — que lorsque les symptômes ont disparu. Le pouvoir agglutinant est d'autre part assez faible, et l'on peut tenir compte des résultats dans les mêmes conditions que pour la paratyphoïde A.

3º Distinction, par le séro-diagnostic, des infections typhiques et paratyphiques.

Le séro-diagnostic des infections typhiques et paratyphiques est en réalité plus complexe que nous ne l'avons exposé jusqu'ici. C'est qu'en effet il intervient un élément nouveau, dont nous n'avons pas encore parlé.

Cet élément, c'est là notion *d'agglutination de groupe*, ou de *coagglutanibilité*. Elle consiste en ceci.

Lorsqu'un sujet est infecté par un microbe, son sérum devient agglutinant, non seulement pour ce microbe, mais souvent aussi pour des microbes de races voisines. C'est ainsi qu'un malade atteint de typhoïde peut agglutiner non seulement le bacille typhique, mais aussi les paratyphiques, et réciproquement. Si donc on fait l'essai avec un seul microbe, on n'obtient ainsi, dans le cas de résultat positif, qu'un renseignement incomplet, et qui ne permet pas de se prononcer à coup sûr.

Il convient donc de faire toujours l'épreuve avec les 4 microbes, et de rechercher pour chacun d'eux le taux de dilution le plus élevé qui permet encore l'agglutination. La comparaison des chiffres obtenus montre celui des 4 microbes envers lequel le sérum du malade possède le plus fort pouvoir agglutinant

Quand cette notion est acquise, voici comment il convient de l'interpréter.

Deux cas peuvent se présenter.

Tantôt le résultat obtenu avec l'un des microbes distance fortement tous les autres. On constatera, par exemple, que le bacille typhique est encore agglutiné par le sérum dilué à 1/200, tandis qu'avec les paratyphiques l'agglutination positive ne se montre que jusqu'au 1/30 ou 1/40. Dans ce cas, on peut considérer que le premier microbe est réellement la cause de l'infection.

Tantôt au contraire les résultats obtenus sont assez voisins les uns des autres. Il est alors impossible de se prononcer par un premier essai. Il peut même arriver — fait paradoxal en apparence — que l'agglutination la plus forte ne réponde pas au microbe qui est en jeu. Par exemple un sujet infecté par le bacille typhique peut agglutiner ce bacille seulement au 1/30, tandis que le paratyphique B sera agglutiné jusqu'au 1/50. — Mais il existe, même dans ce cas de réponse indécise, un moyen d'acquérir une certitude : c'est de recommencer l'épreuve quelques jours plus tard. En effet, au fur et à mesure que l'infection avance, le pouvoir agglutinant augmente contre le microbe qui est la cause de l'infection, tandis qu'il reste stationnaire pour les autres. Dans notre exemple, on verrait le pouvoir agglutinant envers le paratyphique B rester stationnaire, au 1/50, tandis que pour le bacille typhique il s'élèverait de jour en jour, au 1/50, au 1/100, etc., atteignant, puis distançant le précédent.

4° *Le séro-diagnostic des sujets vaccinés*.

L'emploi, de plus en plus répandu, de la vaccination préventive, contre la typhoïde et les infections paratyphiques, est encore une cause de difficultés, et parfois d'erreur dans l'interprétation des résultats d'un séro-diagnostic.

On sait que les vaccins actuellement utilisés — à la différence de ceux que l'on a employés tout d'abord — sont préparés au moyen de cultures associées de bacilles typhiques et paratyphiques. Or les sujets que l'on inocule avec ces vaccins, et chez qui l'on provoque par conséquent une infection mixte atténuée, acquièrent un pouvoir agglutinant contre les microbes inoculés.

Par conséquent, de même qu'autrefois l'on ne devait pas faire un essai de séro-diagnostic sans s'être informé auparavant si le sujet n'avait pas eu une infection à allure typhique, de même aujourd'hui il convient de s'enquérir d'abord s'il n'a pas été vacciné contre ces infections.

Le pouvoir d'agglutination qu'acquièrent les sujets vaccinés peut être très élevé, surtout dans les 2 ou 3 premiers mois. Sa durée est variable : d'ailleurs l'emploi de cette méthode est trop récente pour que l'on puisse en établir encore les limites.

Quoi qu'il en soit, on peut retenir pratiquement ceci :
Dans les trois mois qui suivent la vaccination, l'épreuve du

séro-diagnostic ne saurait guère avoir de valeur, et le mieux est de s'adresser exclusivement à l'hémoculture.

Après le troisième mois, on pourra tenir compte, dans une certaine mesure, du séro-diagnostic, lorsqu'il montrera un pouvoir d'agglutination élevé (1/100 au moins envers le bacille typhique et le paratyphique A; 1/200 envers le paratyphique B). Des taux moindres sont valables, au fur et à mesure que l'on s'éloigne davantage du moment de la vaccination.

5° *Le séro-diagnostic d'autres affections.*

Fièvre méditerranéenne. — La *technique* est la même que pour la fièvre typhoïde. Mais on emploie de préférence une culture jeune sur gélose (de 3 à 5 jours) que l'on dilue dans un peu de bouillon ou d'eau salée.

On doit se rappeler d'autre part que le micrococcus melitensis est immobile, à la différence des bacilles typhiques et paratyphiques.

Quant à l'interprétation des résultats, elle est basée sur les notions suivantes :

Il existe non pas un seul type, mais plusieurs variétés de mélitococcus (voir p. 126); par suite un même sérum donne des résultats différents, suivant la variété sur laquelle on essaie son pouvoir agglutinant.

D'autre part certains sérums normaux, ou de sujets atteints d'autres infections, peuvent avoir un pouvoir agglutinant : le chauffage à 56° fait disparaître cette agglutination non spécifique. Mais parfois il fait disparaître aussi l'agglutination spécifique d'un sujet réellement atteint de mélitococcie.

Il résulte de ces recherches, d'abord que l'on ne doit tenir compte que des agglutinations à un taux très élevé (au moins 1/150); et d'autre part, qu'il faut faire en cas de résultat négatif, des essais avec plusieurs races de ce microbe.

Pour cette affection le pouvoir agglutinant apparaît vers le 5e jour.

Il peut varier d'intensité, ou même disparaître complètement, pendant certaines périodes de la maladie, pour reparaître ensuite.

Il persiste souvent pendant des années.

Sporotrichose. — Le séro-diagnostic de la sporotrichose, découvert par Widal et Abrami, se fait suivant une technique identique à celle du séro-diagnostic de la fièvre typhoïde.

La seule particularité se trouve dans la préparation de l'émulsion des spores, qui doivent servir à rechercher l'agglutination.

On prélève avec un fil de platine un gros fragment de culture sur gélose glucosée, âgée de 4 à 12 semaines. On la broie au mortier sec. Puis on ajoute goutte à goutte de l'eau salée à 8 p. 1.000. On filtre sur papier buvard ordinaire préalablement mouillé : le liquide qui passe ne contient que les spores libres, sans mycélium. Une préparation mise sous le microscope montre si les spores sont bien libres, et en nombre suffisant.

Le reste de la technique n'a rien de spécial, si ce n'est qu'il convient de faire des dilutions à un taux élevé, et des dilutions multiples : de 1/50 à 1/1.000. Pour ces dernières, et pour n'avoir pas à compter un trop grand nombre de gouttes de la culture, il suffit de diluer préalablement le sérum dans de l'eau salée. Si l'on fait par exemple une dilution du sérum au 1/10, il suffira de mettre une goutte de cette dilution et 50 gouttes de la culture, pour avoir un mélange du sérum à 1/500.

Ces essais à taux variables sont nécessaires, parce que le sérum des malades atteints d'autres mycoses agglutine aussi les spores de sporotrichose, *mais à un taux plus faible.*

Voici les chiffres qui permettront d'éviter toute erreur.

L'émulsion de culture de sporotrichose est agglutinée, en 15 à 60 minutes, par :

Le sérum d'un sporotrichosique jusqu'à 1/1.500 ; en moyenne 1/400.

Le sérum d'un actinomycosique jusqu'à 1/150.

Le sérum d'un sujet atteint de muguet jusqu'à 1/100.

Colibacilloses. — Dans les infections à colibacilles, le sérum n'agglutine généralement que l'échantillon de colibacille isolé de l'intestin du malade, qui est en cause, et non les colibacilles ayant une autre origine. D'ailleurs le pouvoir d'agglutination ne se montre pas chez tous les malades infestés par le colibacille. Et d'autre part le sérum d'individus sains peut agglutiner dans des proportions variables.

Choléra. — L'épreuve du séro-diagnostic ne paraît pas susceptible d'être d'une grande utilité pratique pour le choléra. Les résultats en sont d'interprétation délicate, car d'une part un sérum normal peut avoir un pouvoir d'agglutination élevé, et d'autre part le sérum d'un cholérique agglutine à un taux très variable suivant l'échantillon que l'on met en sa présence.

La nécessité d'un diagnostic sûr et rapide fait préférer les autres méthodes de laboratoire.

Diphtérie. — Le séro-diagnostic de la diphtérie n'a donné que des résultats inconstants et controversés, et n'est pas passé dans la pratique.

Dysenterie bacillaire. — Nous avons donné les notions qui concernent ce séro-diagnostic en faisant l'étude des bacilles dysentériques (voir p. 113).

Méningite cérébro spinale. — Le séro-diagnostic de la *méningite cérébro-spinale* n'a que peu d'utilité pratique. Il manque dans les premiers jours, et, comme il est particulièrement important ici de faire un diagnostic précoce, les différentes recherches portant sur le liquide rachidien doivent lui être préférées. D'ailleurs il peut être négatif dans les formes graves, et redevient négatif peu de temps après la convalescence.

Pneumococcies. — Le séro-diagnostic des pneumococcies, de technique assez spéciale, et d'indications restreintes, a été étudié avec le pneumocoque (voir p. 162).

Peste. — Chez les sujets atteints de peste, le pouvoir agglutinant ne se montre que très tardivement (vers le 10e-15e jour, au moment de la convalescence) : l'emploi de cette méthode se trouve par suite très limité.

Tuberculose. — L'emploi du séro-diagnostic de la tuberculose, étudié par Arloing et Courmont, dont les recherches offrent un grand intérêt, se heurte malheureusement dans la pratique à la difficulté d'obtenir des cultures homogènes de bacilles tuberculeux. Cette question, qui ne saurait être résumée en quelques mots, se trouve exposée tout au long dans les traités de bactériologie.

Typhus exanthématique. — Bien que la nature de son agent pathogène soit encore discutée (bacille, coccus, virus filtrant ou protozoaire) la méthode du séro-diagnostic par agglutination paraît pouvoir lui être utilement appliquée.

Weil et Félix, de Vienne, ont en effet proposé une réaction qui porte leur nom, et dont la valeur a été, jusqu'ici, généralement confirmée par les auteurs qui l'ont expérimentée.

Elle consiste à rechercher l'agglutination avec une émulsion alcoolique d'un microbe, le Proteus X-19, qui ne paraît avoir cependant aucun rôle dans la pathogénie de cette affection.

L'agglutination, même en forte dilution, serait presque constante dans le typhus, et ne serait pas constatée (ou seulement à un taux faible, au-dessous du 1/50) dans les autres infections.

6° *Le séro-diagnostic pour l'identification, non des maladies, mais des microbes.*

Le pouvoir agglutinant du sérum dans des circonstances déterminées peut être utilisé dans un autre but, celui de l'identification de certains microbes de diagnostic malaisé.

Cette fois, au lieu de partir d'un microbe connu pour caractériser un sérum douteux, on emploie au contraire un sérum dont les propriétés sont exactement déterminées, pour essayer d'identifier, grâce à lui, un microbe, sur la nature duquel on est insuffisamment fixé.

La technique est la même que celle que nous avons déjà décrite.

Le microbe à identifier ne doit pas présenter d'agglutination spontanée.

Quant au sérum qui sert à rechercher l'agglutination, on emploie : soit le sérum d'un malade dont l'infection a été antérieurement déterminée et dont on connaît le pouvoir agglutinant ; soit du sérum d'un animal qui a été inoculé avec un microbe de la même espèce que l'espèce à caractériser ; soit encore un sérum thérapeutique de propriétés connues (sérum antiméningococcique, si l'on veut identifier du méningocoque, etc.).

Identification du vibrion cholérique. — Cette méthode est la plus sûre pour l'identification du vibrion cholérique, de diagnostic souvent très délicat.

Identification du méningocoque. — L'identification du méningocoque vrai et des paraméningocoques est extrêmement importante, puisqu'il convient d'employer contre les uns et les autres un sérum différent. Nous avons insisté sur cette notion en étudiant ces microbes (voir p. 145).

Le séro-diagnostic permet de se prononcer. On emploie soit du sérum antiméningococcique ou antiparaméningococcique de cheval, soit du sérum de lapins jeunes, préparés par inoculation de ces microbes. Suivant que le microbe à identifier est agglutiné par tel ou tel sérum, on conclut qu'il s'agit du méningocoque vrai ou d'un paraméningocoque.

CHAPITRE XIV

LE PHÉNOMÈNE DE BORDET-GENGOU ET LA MÉTHODE DE FIXATION DU COMPLÉMENT

(Réaction de Wassermann, Réaction de Weinberg-Parvu, etc.)

Cette méthode a acquis une importance extrême, et a paru devoir jouer en pratique un rôle considérable, par l'application qu'en fit Wassermann au diagnostic de la syphilis. En réalité, nous avons indiqué que cette application paraît illégitime, et que la technique de Wassermann donne des résultats intéressants et utilisables pour le diagnostic, mais d'interprétation sans doute erronée (voir p. 440). Cette erreur d'ailleurs n'enlève rien à la valeur intrinsèque du phénomène de Bordet-Gengou, et laisse subsister la possibilité de son application au diagnostic. Comme d'autre part la technique de Wassermann est encore d'un usage courant, et que l'utilisation des réponses qu'elle donne est légitime (en tenant compte des réserves que nous avons faites à son sujet), il nous paraît utile pour ces différentes raisons de l'exposer en détails.

Principes de la méthode.

Pour comprendre le principe de la méthode et la technique de son emploi, il suffit d'avoir saisi l'enchaînement des faits suivants.

1° **Antigène et anticorps.** — Un *corps* nuisible (microbe, toxine, poison, albumine, etc.) introduit dans un organisme entraîne dans cet organisme une réaction de défense : on peut schématiser cette réaction en disant qu'elle est caractérisée par la production d'un *anticorps*. Le corps provocateur est appelé *antigène*.

Parmi les nombreux exemples de production d'anticorps, prenons celui qui nous sera le plus utile pour comprendre la réaction de Bordet-Gengou.

Nous savons déjà ce qu'est l'hémolyse, ou destruction des globules rouges. L'exemple le plus simple en est fourni par le mélange de globules rouges et d'eau distillée, ou d'une solution renfermant une quantité insuffisante de sel; les globules sont détruits et l'hémoglobine mise en liberté vient teinter le liquide (voir p. 351).

Mais le pouvoir hémolytique d'un liquide peut se montrer aussi dans la circonstance suivante :

Si l'on injecte à un lapin du sang de mouton, il en résulte, par réaction défensive, l'apparition d'une propriété nouvelle dans l'organisme de ce lapin : son sérum devient hémolytique pour les globules rouges du mouton, et pour eux seulement.

Donc, dans ce cas, le sang de mouton, agissant comme antigène, a provoqué chez le lapin la formation d'un anticorps : ce dernier manifeste son existence par ce fait que le sérum du lapin est devenu destructeur ou hémolysant pour les globules rouges du mouton.

2° **Sensibilisatrice et complément.** — Nous connaissons le mode de production d'un anticorps ; nous savons quelle est son action. Essayons d'analyser un peu sa nature.

Pour le faire, chauffons à 56° ce sérum de lapin qui renferme un anticorps ; nous constatons qu'il perd son pouvoir hémolysant (*sérum inactivé*).

Dira-t-on, comme l'idée en vient naturellement à l'esprit, que la substance hémolysante qu'il renfermait a été détruite par cette élévation de température ?

Non, car les faits sont en réalité plus complexes; et en voici la preuve :

Si l'on ajoute à ce sérum chauffé, c'est-à-dire rendu inactif, un sérum quelconque (qui ne soit pas hémolysant), ce mélange suffit pour redonner au sérum, autrefois hémolysant, son ancienne propriété.

Il est donc évident qu'un sérum hémolysant doit renfermer deux substances, dont l'association constitue l'anticorps :

L'une qui lui est propre, qui n'est pas détruite à 56°, et que l'on appelle *sensibilisatrice;* l'autre, qui est détruite à 56°, et qui n'est nullement spécifique, puisqu'elle peut lui être rendue par un sérum quelconque non hémolysant : c'est le *complément*.

Retenons donc ce premier groupe de faits :

Le sérum du lapin est rendu hémolysant par injection de sang de mouton, et détruit les globules rouges de mouton si on les met en sa présence. Mais si ce sérum a été chauffé à 56°, il n'est plus hémolysant. Il le devient de nouveau si on lui ajoute un sérum quelconque non hémolysant.

En d'autres termes, pour employer les expressions techniques, le *sérum hémolysant antimouton* du lapin est *inactivé* si on le chauffe à 56° : il ne possède plus que sa *sensibilisatrice* et n'est plus hémolysant. Mais l'adjonction d'un sérum quelconque lui apporte le *complément* détruit par la chaleur : il est alors *réactivé*, et par suite de nouveau hémolysant.

3° **Fixation du complément.** — Envisageons maintenant le cas d'un malade infesté par un microbe ou un parasite quelconque, et étudions son sérum. Nous aurions à choisir entre de nombreux exemples : prenons celui de la syphilis. Que doit renfermer le sérum sanguin d'un syphilitique ? Evidemment un anticorps syphilitique, donc une association de sensibilisatrice et de complément. Chauffons-le à 56° : nous détruisons son complément; la sensibilisatrice reste seule.

Prenons d'autre part un antigène syphilitique, par exemple une macération de foie de nouveau-né hérédo-syphilitique.

Enfin, recueillons un sérum normal, par exemple du sérum de cobaye, non chauffé et qui possède par conséquent son *complément*.

Mélangeons ces trois liquides. Que se passe-t-il ? Pour lutter contre l'antigène syphilitique, le sérum de notre malade, qui renferme déjà la sensibilisatrice antisyphilitique, *s'emparera* du complément que renferme le sérum normal de cobaye. Donc, dans le mélange, nous n'aurons plus de complément libre : il sera *fixé*.

Par contre, supposons que notre sujet ne soit pas syphilitique : son sérum, ne renfermant pas de sensibilisatrice antisyphilitique, n'aura aucune raison de s'emparer du complément du sérum de cobaye. Le mélange cette fois renfermera un complément *libre*.

Et si nous faisons enfin une troisième hypothèse, si nous supposons que le sérum de notre malade est douteux (c'est-à-dire que nous ne savons pas s'il est ou s'il n'est pas syphilitique) : dans ce cas, les faits précédents nous autorisent à dire que le malade est syphilitique si le complément est fixé, qu'il n'est pas syphilitique si le complément reste libre.

Nous pouvons résumer ainsi ces notions :

En présence *d'antigène* syphilitique, si le sérum d'un malade, privé de son complément par la chaleur, fixe le *complément* d'un sérum normal de cobaye, le malade est syphilitique. S'il ne le fixe pas, et si le complément reste libre, c'est que le malade n'est pas syphilitique.

4° Diagnostic par la constatation que le complément est ou n'est pas fixé. — Pouvons-nous faire de ces constatations une application pratique au diagnostic de la syphilis par exemple ? Évidemment.

Il suffit pour se prononcer de savoir si, dans un mélange de ce genre (antigène syphilitique, sérum normal de cobaye et sérum chauffé de malade), le complément reste libre ou est fixé.

Rien n'est plus facile. Reportons-nous aux notions que nous avons données au début.

Nous avons vu que du sérum de lapin, rendu hémolysant pour les globules rouges du mouton, perd cette propriété si on le chauffe à 56°, c'est-à-dire si on le prive précisément de son complément.

Nous allons donc, pour essayer de lui rendre cette propriété hémolysante, lui ajouter, non pas un sérum normal, mais le mélange précédent, dans lequel nous voulons savoir si le complément a été fixé, ou s'il est resté libre.

Si cet apport lui rend ses propriétés hémolysantes, c'est évidemment que le complément était libre ; s'il ne les lui rend pas, c'est que le complément était déjà fixé.

Ainsi donc :

Si l'hémolyse se produit, le complément était libre, donc le sérum de notre malade n'avait pas fixé ce complément et n'est pas un sérum de syphilitique ;

Si l'hémolyse ne se produit pas, le complément était fixé, le sérum de notre malade est un sérum de syphilitique.

Remarque à propos de l'exposé qui précède et de son application au diagnostic de la syphilis. — Tel est donc le raisonnement que l'on peut faire a priori, et c'est ainsi que Wassermann a été amené à imaginer la technique de la réaction qui porte son nom.

La confirmation clinique de la valeur de la réaction a paru tout d'abord en étayer le principe.

C'est à dessein, et pour rendre notre exposé immédiatement accessible que nous avons de même, dans la description qui précède, considéré l'antigène et l'anticorps syphilitiques comme des substances nettement individualisées.

A la vérité, il semble qu'il ne s'agit pas de substances particulières, mais plutôt de propriétés physico-chimiques spéciales.

Il faut donc, pour être dans la réalité même, considérer les expressions précédentes comme *symbolisant* des faits plus complexes. Dire qu'un sérum possède un anticorps syphilitique, c'est dire qu'il possède des propriétés spéciales développées par sa lutte contre cette infection.

Mais, en donnant aux termes leur vrai sens, on conçoit à priori que les mêmes propriétés puissent se révéler sous l'action d'un réactif autre que l'antigène syphilitique; que par suite certains réactifs ou produits très différents puissent provoquer des réactions identiques.

C'est ainsi que l'on a pu remplacer l'extrait de foie hérédosyphilitique par des extraits de foie sain, humain ou non.

L'extrait de foie peut être remplacé lui-même par des extraits d'autres organes, en particulier de cœur, cœur humain, cœur de bœuf, de cobaye, de cheval.

On a même été plus loin, et l'on a obtenu la réaction au moyen de sels biliaires (oléate, glycocholate, taurocholate de soude), de cholestérine ou de lécithine, ou d'un mélange de ces produits.

On voit que l'on peut en déduire immédiatement deux faits, sur lesquels nous avons déjà insisté et qui viennent, sinon obscurcir, du moins compliquer le problème des applications pratiques et de la valeur réelle de cette réaction :

    a) Cette réaction n'est pas pathognomonique;

    b) Elle peut être obtenue avec des réactifs autres que l'antigène spécifique.

Résumé et synonymies. — La difficulté pour exposer les notions précédentes se complique par l'existence de nombreuses expressions synonymes. Nous allons indiquer les principales, en résumant le chapitre précédent.

1° ANTIGÈNE. — *Définition :* toute substance qui, introduite dans un organisme, provoque la formation d'un anticorps.

Synonymie : receptor (Ehrlich).
Enumération :
toxines microbiennes provoquent la formation d'*antitoxines.*

microbes, levures	—	de *bactériolysines.*
		agglutinines.
globules rouges	—	d'*hémolysines.*
cellules du même organisme	—	d'*isolysines.*
cellules étrangères	—	de *cytolysines.*
liquides albumineux	—	de *précipitines.*

2° ANTICORPS. — *Synonymie : Immunkorper.*
Définition : corps ou modification physico-chimique résultant de l'introduction d'un antigène dans un organisme.
Enumération.(voir plus haut).
3° SENSIBILISATRICE. — *Synonymie : Ambocepteur.*
Définition : partie constituante spécifique d'un anticorps. Résiste au chauffage à 56°. Elle est d'ailleurs détruite si on la soumet à une température plus élevée (80°).
4° COMPLÉMENT — *Synonymie : Alexine.*
Définition : substance existant dans tout sérum, et prête à lutter contre un antigène quelconque, pourvu qu'une sensibilisatrice spéciale favorise son action.

En pratique, le complément est considéré comme toujours identique à lui-même, à la différence des sensibilisatrices, qui sont spécifiques.
Le complément est détruit par la chaleur à 56°.

Technique.

1° *Préparation des éléments nécessaires.*

Sérum antimouton. — Comment préparer le sérum antimouton, c'est-à-dire le sérum de lapin qui deviendra hémolysant pour les globules rouges du mouton?
On recueille, par ponction aseptique, dans la veine jugulaire du mouton, environ 10 centimètres cubes de sang. On empêche la coagulation en l'agitant pendant quelques minutes avec de petites perles de verre, pour le défibriner. On lave alors les globules, c'est-à-dire qu'on mélange le sang défibriné à du sérum physiologique (solution de chlorure de sodium à 9 p. 1.000), on centrifuge et on remplace chaque fois le liquide, jusqu'à ce qu'il se montre absolument incolore. Ces lavages sont destinés à séparer les globules du sérum, ce dernier pouvant tuer le lapin par des phénomènes anaphylactiques.
Avec l'émulsion de globules rouges de mouton ainsi lavés, on fait, une fois par semaine, pendant un mois, une injection au lapin, intrapéritonéale ou sous-cutanée, de 5 à 10 centimètres cubes.
Une semaine après la dernière injection on recueille, par ponction aseptique de la veine marginale de l'oreille ou de la carotide du lapin, du sang dont le sérum a la propriété d'être hémolytique pour les globules rouges du mouton.
Après formation du caillot, on prélève le sérum séparé des globules : il est utile de le centrifuger pour isoler les quelques globules rouges qu'il pourrait tenir encore en suspension.
D'autre part, comme il est nécessaire de le priver de son complément, on le chauffe à 56°, pendant une demi-heure.
Globules rouges de mouton pour rechercher l'hémolyse. — On les

obtient de la même façon. Le sang du mouton est défibriné, et ses globules lavés dans du sérum artificiel.

Dans cette émulsion, il ne doit pas y avoir la moindre hémolyse. Pour s'en assurer on en centrifuge une petite partie. Le liquide doit devenir incolore. S'il en est autrement, et s'il a une teinte plus ou moins rose, on doit centrifuger toute l'émulsion, et remplacer son liquide coloré par du sérum artificiel.

Ces globules doivent être recueillis dans la journée même où la réaction sera faite, sinon ils s'hémolysent spontanément. On peut remédier à cet inconvénient en les conservant par le procédé suivant, indiqué par Armand-Delille et Launoy.

On ajoute dans des tubes à essai, à 10 centimètres cubes de globules lavés trois fois à l'eau physiologique et ramenés au volume primitif du sang, deux dixièmes de centimètre cube d'une solution de formol ordinaire dilué au dixième, puis on agite quelques instants pour répartir également l'agent fixateur.

Les tubes ainsi préparés peuvent être conservés à la température du laboratoire, sans que, au moins pendant les trois premières semaines, les globules présentent aucune altération de leur aspect morphologique ; sauf un brunissement qui, d'ailleurs, disparaît pour laisser réapparaître la couleur normale, lorsqu'on dilue les globules dans l'eau physiologique et qu'on les agite quelques instants au contact de l'air.

Ainsi préparés, les globules peuvent être employés comme des globules frais.

Antigènes. — 1° Pour le diagnostic de la syphilis, quand on veut employer, suivant la technique de Wassermann, un antigène syphilitique, la préparation de l'antigène se fait par différents procédés. On peut adopter le suivant, proposé par Levaditi.

On prend un foie d'enfant atteint de syphilis héréditaire. On le broie au mortier, après lavage et ablation de la vésicule biliaire. La pâte ainsi obtenue est étalée en couche mince sur une lame de verre desséchée et pulvérisée.

Au moment de l'employer, on met un gramme de cette poudre dans 25 grammes de sérum artificiel (eau salée à 9 p. 1.000). On laisse quelques heures à la glacière, on centrifuge, et c'est le liquide clair, décanté, qui sert à la réaction.

2° Pour le kyste hydatique (*Réaction de Weinberg-Parvu*) on emploie pour antigène : soit directement du liquide de kyste hydatique ; soit un extrait alcoolique de ce liquide, extrait qui a l'avantage de pouvoir être conservé, ce qui évite d'en faire le titrage à chaque épreuve.

Ajoutons aussi que l'antigène le plus actif est celui de kyste hydatique de mouton, et particulièrement celui qui est enfermé dans de petites vésicules.

3° Des méthodes analogues aux précédentes permettent de préparer les autres antigènes (cancer, etc.).

Sérum du malade à examiner. — Il faut avoir au minimum 1 à 2 centimètres cubes de sérum. On voit donc que, si l'on peut à la rigueur obtenir le sang par piqûre du doigt, il est bien préférable de mettre une ventouse scarifiée, ou de faire une ponction veineuse : nous avons vu que rien n'est plus simple (voir p. 283). Actuellement, la ponction veineuse étant devenue d'un emploi courant, c'est presque toujours ainsi que le sang est recueilli. Le sang doit être recueilli de préférence le matin, *à jeun*.

On laisse coaguler le sang, ou on le centrifuge, et on recueille le sérum. Si le sérum est obtenu par coagulation, il est utile de le centrifuger, pour le débarrasser des quelques globules rouges qu'il peut encore tenir en suspension.

Il doit être ensuite chauffé à 56°, pendant 20 minutes, pour le priver de son complément.

D'ailleurs la recherche de la réaction avec le sérum peut être, suivant les circonstances cliniques, associée à celle faite avec une autre humeur de l'organisme, ou souvent même remplacée par elle.

Il convient de savoir en effet que les humeurs (lait, pus d'abcès chaud, liquide séreux ou synovial) ont, en général chez le syphilitique, une réaction de même taux que celle du sang, à moins que telle ou telle humeur, baignant directement un foyer local en activité, ne donne une réaction plus intense que celle des autres humeurs ou du sérum.

Mais le liquide céphalo-rachidien fait exception, étant séparé du reste de l'organisme. *Sa réaction devient positive* seulement s'il existe une *lésion méningée*. Inversement, la réaction, positive dans le milieu arachnoïdien, peut être négative dans le sang, si la syphilis a concentré toute son activité à ce niveau.

D'où la nécessité, pour la conduite rationnelle du traitement de la syphilis, d'associer les indications que donnent la réaction pour le sérum et celle pour le liquide céphalo-rachidien.

Quand la réaction est recherchée avec le liquide céphalo-rachidien, et non avec le sérum sanguin, la proportion de liquide céphalo-rachidien à employer est plus élevée que celle du sérum, la quantité des autres réactifs restant, bien entendu, la même. L'expérience a montré que si les réactifs ont été titrés en vue d'employer 0 cc. 2 de sérum sanguin, il faut dans les mêmes conditions employer 1 cc. 6 de liquide céphalo-rachidien.

Complément. — On emploie comme complément celui du sérum de cobaye. L'animal est saigné, et le sérum est séparé des globules par centrifugation.

2° Titrage des éléments.

Pour assurer à la réaction toute sa valeur, il est nécessaire de titrer la plupart de ces éléments, et de déterminer la dose qu'il faut en employer.

Titrage du sérum antimouton. — Ce titrage est important, le pouvoir hémolysant d'un sérum de lapin préparé étant des plus variables. Mais, comme on peut le conserver facilement à la glacière, en tubes scellés, on n'aura à faire le titrage qu'une seule fois, pour toute la provision de sérum hémolysant que l'on possède.

On peut disposer cette recherche d'après le tableau suivant, que nous empruntons à Joltrain.

N°s des tubes	Sérum antimouton inactivé par chauffage à 56° pendant 1/2 h.	Complément (Sérum frais de cobaye)	Sérum artificiel (eau chlorurée à 9 p. 1.000)	Dilution de globules de mouton	Résultats par séjour à l'étuve à 37° pendant une 1/2 heure
1	0,5	0,1	0,4	1	Hémolyse totale en 1/4 heure.
2	0,4	0,1	0,5	1	id.
3	0,3	0,1	0,6	1	id.
4	0,2	0,1	0,7	1	Hémolyse totale en 1/2 heure.
5	0,1	0,1	0,8	1	Hémolyse partielle en 1/2 h.
6	0,05	0,1	0,85	1	Hémolyse très légère en 1/2 h.
7	0,01	0,1	0,9	1	Pas d'hémolyse.
8	0,00	0,1	0,9	1	Pas d'hémolyse.

La première colonne indique le numéro des tubes : on peut, suivant les circonstances, faire porter l'expérience sur un nombre plus ou moins grand.

La deuxième indique, en dixièmes de centimètre-cube, la quantité de sérum antimouton à mettre dans chaque tube : on voit qu'elle est progressivement décroissante.

On ajoute ensuite la même quantité de complément dans tous les tubes (un dixième de centimètre cube).

On complète enfin à 1 centimètre cube, en mettant la quantité voulue de sérum artificiel.

Après avoir ajouté une quantité égale (1 centimètre cube) de la dilution de globules de mouton, on porte à l'étuve, à 37°, et l'on examine de 15 en 15 minutes.

Le tube dans lequel l'hémolyse totale se produit en une demi-heure environ est celui dans lequel le sérum antimouton se trouve en quantité voulue, ni trop élevée, ni trop faible.

Dans l'exemple que nous avons pris, les résultats montrent que la proportion *de ce sérum antimouton* qu'il convient d'employer est celle du tube 4 (0,2 de sérum antimouton pour 0,7 de sérum artificiel). Il est aisé en effet de voir que les trois premiers tubes renferment trop de sérum antimouton, que les quatre derniers n'en renferment pas assez.

Le tube 8 est un tube témoin, destiné à s'assurer que le sérum du cobaye n'est pas capable, à lui seul, de produire l'hémolyse, ce qui arrive parfois.

Titrage du complément. — Le titrage du complément n'est pas indispensable. Il faut savoir, en effet, qu'à la différence du sérum hémolytique, il s'altère rapidement, et que son pouvoir diminue d'heure en heure. Il est donc préférable de l'employer toujours à la même dose, et frais (dans les 2 ou 3 heures qui suivent la saignée).

Vérification de l'antigène. — Il faut enfin s'assurer que l'antigène d'une part n'est pas spontanément hémolysant, d'autre part ne dévie pas le complément par sa seule présence et, connaître la dose optima à employer.

Pour faire cette double recherche, on peut disposer l'expérience d'après le tableau suivant d'Armand-Delille.

I			II		Résultats
Antigène	Complément	Sérum artificiel	Emulsion de globules de mouton	Sérum hémolytique de lapin antimouton chauffé	après une 1/2 heure d'étuve à 37°
0,05	0,1	0,8	1	0,1	Hémolyse totale.
0,1	0,1	0,7	1	0,1	Hémolyse totale.
0,2	0,1	0,6	1	0,1	Hémolyse totale.
0,3	0,1	0,5	1	0,1	Presque totale.
0,4	0,1	0,4	1	0,1	Incomplète
0,5	0,1	0,3	1	0,1	Partielle.

On voit que, dans ce cas, l'antigène ne suffit pas seul à produire l'hémolyse, puisque dans les derniers tubes l'hémolyse ne se produit pas; d'autre part, il ne dévie pas le complément par sa seule présence, quand on n'emploie pas une dose trop forte, puisque dans les premiers tubes l'hémolyse est totale.

Un tel antigène peut donc être utilisé. Et c'est la proportion de 0,2 par tube qui convient le mieux, puisque c'est la quantité la plus considérable qu'on puisse en mettre sans que sa présence gêne l'hémolyse.

3o *Dispositif de la réaction.*

Prenons comme exemple la recherche de la déviation du complément pour le diagnostic de la syphilis.

Pour faire la réaction il faut 12 petits tubes rangés dans un porte-tubes. Les 3 premiers sont destinés à faire les recherches directes, les 9 autres serviront de tubes témoins, pour éviter les causes d'erreur.

Recherche directe de la réaction. — On voit, d'après le tableau ci-joint, que l'on met dans les tubes 1, 2, 3 : le sérum du malade, chauffé à 56° pour détruire son complément ; le complément ou sérum de cobaye ; une quantité variable d'antigène ; une quantité variable d'eau chlorurée pour ramener au même volume. On porte à l'étuve à 37° pendant trois heures.

Réaction de Wassermann positive.

	Numéros des tubes	Sérum à examiner chauffé à 56° pendant 1/2 heure	Complément (sérum de cobaye frais)	Antigène syphilitique	Eau chlorurée à 9 p. 1.000	Étuve à 37° pendant 3 heures	Sérum hémolytique antimouton chauffé à 56° pendant 1/2 heure	Dilution de globules rouges de mouton	Étuve à 37° pendant 1/2 heure	Résultats
Tubes pour la réaction	1	0,2	0,1	0,1	1,5		0,1	1		Pas d'hémol.
	2	0,2	0,1	0,2	1,4		0,1	1		Pas d'hémol.
	3	0,2	0,1	0,3	1,3		0,1	1		Pas d'hémol.
Tubes de contrôle	4	0,2	0,1	»	1,6	Étuve à 37° pendant 3 heures	0,1	1	Étuve à 37° pendant 1/2 heure	Hémolyse.
	5	»	0,1	0,1	1,7		0,1	1		Hémolyse.
	6	»	0,1	0,2	1,6		0,1	1		Hémolyse.
	7	»	0,1	0,3	1,5		0,1	1		Hémolyse.
	8	»	0,1	»	1,8		0,1	1		Hémolyse.
	9	»	»	»	1,9		0,1	1		Pas d'hémol.
	10	»	»	0,3	1,6		0,1	1		Pas d'hémol.
	11	»	0,1	»	1,8		»	1		Pas d'hémol.
	12	0,2	»	»	1,7		0,1	1		Pas d'hémol.

D'après ce que nous avons dit dans les principes de la méthode, si le sérum du malade appartient à un syphilitique, en présence de l'antigène syphilitique il fixera le complément du sérum de cobaye, ayant été lui-même privé de son propre complément par chauffage à 56°. Si le malade n'est pas syphilitique, la présence de l'antigène syphilitique sera sans effet, et le complément du sérum du cobaye restera libre dans le mélange.

Pour être renseigné, il suffit donc d'ajouter à ces trois tubes du sérum hémolytique antimouton privé de son complément par chauffage à 56°, et une émulsion de globules rouges de mouton. On porte à l'étuve à 37° pendant une demi-heure.

Y a-t-il hémolyse ? C'est que le complément n'était pas fixé, puisqu'il a activé le sérum hémolysant antimouton inactivé. Or si le complément n'était pas fixé, le malade _n'est pas syphilitique._

N'y a-t-il pas hémolyse ? C'est que le complément était déjà fixé, puisqu'il n'a pas activé le sérum hémolysant antimouton inactivé. Si le complément était fixé, le malade est un _syphilitique._

Tubes témoins. — Il est tout à fait insuffisant de se limiter pour la réaction à la recherche sur trois tubes. Il faut simultanément faire des expériences de contrôle, dans neuf tubes témoins.

Le tube 4 ne renferme pas d'antigène. Donc, avec lui, le complément ne sera jamais fixé par le sérum du malade. Il y aura toujours hémolyse.

. Les tubes 5, 6, 7 ne renferment pas le sérum du malade. Ils doivent donc toujours produire l'hémolyse. Sinon on devrait conclure que l'antigène seul suffit à fixer le complément.

Le tube 8, dans lequel se trouvent seulement le sérum antimouton, le complément et les globules, doit montrer une hémolyse rapide.

Le tube 9, mélange de globules et de sérum antimouton chauffé, est destiné à montrer que le sérum antimouton a été réellement inactivé, qu'il a vraiment besoin d'un complément, qu'il n'est pas capable à lui seul de produire l'hémolyse.

Le tube 10 est destiné à vérifier que l'antigène n'est pas spontanément hémolysant : ce tube ne doit pas présenter d'hémolyse.

Le tube 11 est destiné à vérifier que le sérum isolé de cobaye n'est pas hémolysant : ce tube ne doit pas présenter d'hémolyse.

Enfin le tube 12 doit montrer que le sérum du malade a été réellement privé de son complément par un chauffage suffisant : ce tube ne sera pas hémolysé.

L'emploi de ces neuf tubes témoins doit être conseillé, au moins dans les débuts, et pour ceux qui ne feront pas très fréquemment la recherche de la réaction. Seuls ils donnent une certitude absolue. Si leur réponse est pour tous telle que nous l'indiquons, on peut enregistrer comme exact le résultat donné par les trois premiers. Nous n'avons pas besoin d'insister d'autre part sur ce fait que, si un seul d'entre eux fournit une réponse différente, il faut, d'une part ne pas tenir compte de la réaction, et d'autre part chercher la cause d'erreur dans tel élément ou dans tel autre, suivant que c'est tel ou tel tube qui n'a pas donné la réponse que l'on attendait.

4° _Procédés d'appréciation des réactions intermédiaires._

Entre la réaction franchement positive (sans aucune hémolyse) et la réaction franchement négative (avec hémolyse totale), on peut rencontrer tous les intermédiaires. Aussi est-il indispensable, pour caractériser le degré d'hémolyse, et par suite la nature exacte de la réaction, de fixer des points de repère. On les obtient en adoptant une échelle colorimétrique, que l'on peut établir et subdiviser à sa guise. En voici deux types, à titre d'exemple.

1° **Echelle colorimétrique de Vernes.** — Cette nouvelle échelle colorimétrique, que l'on peut, soit se procurer, soit préparer soi-même, comprend 8 tubes dont les teintes variables sont obtenues de la façon suivante :

Les teintes de l'échelle colorimétrique décroissent de 8 à 0 ; le liquide 8, le plus teinté, est préparé ainsi :

Fuchsine acide à 1 p. 1.000 dans l'eau distillée. . . . .   10 cc.

Acide picrique à 1 p. 100 dans l'eau distillée . . . . 10 cc.
Acide acétique cristallisable. . 4 cc. 5) de ce
Formol à 40 p. 100 . . . . . 2 — » }
Eau distillée, Q. S. pour . . 100 —) mélange 110 —

Les autres teintes de l'échelle sont obtenues par dilution du liquide 8 dans de l'eau acétique, suivant les proportions que voici :

Liquide 8 dilué au	1/2	(1 + 1)	donne liquide	7
— —	1/3	(1 + 2)	— —	6
— —	2/9	(2 + 7)	— —	5
— —	4/27	(4 + 23)	— —	4
— —	8/81	(8 + 73)	— —	3
— —	16/243	(16 + 227)	— —	2
— —	32/729	(32 + 697)	— —	1
— —	1/65	(1 + 64)	— —	0

Ce qui revient à ajouter, à une teinte (à partir du liquide 7), moitié de son volume d'eau pour passer à la teinte au-dessous. Les liquides 8, 7, 6, 5, etc., donnent les teintes 8, 7, 6, 5, etc., sous une épaisseur de 11 mm. 5, pratiquement dans des tubes de 13 mm. × 60 mm. de dimensions extérieures.

Les teintes ainsi obtenues se conservent longtemps en milieu acide, dans des tubes de *cristal*, et à l'abri de la lumière.

Le liquide 0 doit être légèrement coloré, parce que les tubes de l'expérience contiennent du sérum.

Deux précautions sont indispensables pour faire une bonne lecture d'après l'échelle colorimétrique. La première est de s'assurer, avant d'ajouter les globules, que chacun des tubes à examiner a bien une couleur conforme à la teinte 0, afin d'éviter toute erreur d'interprétation due à un sérum légèrement teinté. La deuxième est de mettre dans les tubes l'exacte quantité de globules dont l'hémolyse totale donne la teinte 8 : la proportion de globules à employer varie, et il est nécessaire de la contrôler pour chaque expérience. La centrifugation des tubes sera faite *dès la fin de l'expérience*, afin d'éviter tout phénomène d'hémolyse secondaire.

2° **Étalons d'hémolyse d'Hallion et Bauer**. — Le principe du procédé consiste à réaliser dans une série de tubes témoins, avec la dilution globulaire même employée dans la réaction, des degrés d'hémolyse exactement déterminés, à chacun desquels on attribue un signe, depuis le zéro, qui correspond à une absence d'hémolyse, jusqu'à trois grandes croix qui indiquent l'hémolyse totale.

Ces tubes étalons ayant été préparés d'avance, il est aisé de leur comparer les tubes dans lesquels s'est opérée la réaction. On évite ainsi toute imprécision dans les notations, si bien que deux observateurs différents chiffrent les résultats de façon identique.

Pour les établir on prépare :

1° Une solution A : solution isotonique de globules de mouton laqués. Elle est constituée par le mélange de :

Globules de mouton (globules lavés) . . . . 0 c. c. 2
Eau distillée . . . . 18 c. c.
Avec : Solution NaCl à 8,5 p. 1.000 . . . . 2 c. c.

2° Une dilution B, constituée par :

Dilution de globules de mouton à 1/20 dans du sérum artificiel . . . . 1 c. c.
Sérum artificiel . . . . 4 c. c.

3° Dans six tubes à hémolyse, les mélanges suivants :

Solution A	0	0,3	0,5	0,6	0,75	0,9
Dilution B	1	0,7	0,5	0,4	0,25	0,1

Puis, dans chacun de ces six tubes, on prélève, après avoir bien mélangé, un demi-centimètre cube de la suspension, de manière à n'y laisser qu'un demi-centimètre cube. Il est inutile de préparer un étalon pour l'hémolyse totale.

5° *Simplifications et modifications.*

On a cherché à modifier cette méthode, dans le but de la rendre plus simple.

Les procédés proposés sont nombreux, et de valeur inégale.

Aucun d'eux, semble-t-il, ne mérite d'être substitué entièrement au procédé primitif; mais on a souvent intérêt à les employer simultanément.

Nous allons en citer quelques-uns à titre d'exemple.

Nous ne parlons, bien entendu, ici, que des procédés qui sont basés sur le même principe, et conservent l'emploi d'un antigène syphilitique. Nous étudions ailleurs les procédés tout différents, imaginés en vue du diagnostic de la syphilis, et destinés à remplacer la réaction de Wassermann.

Méthodes simplifiées. — Ces méthodes simplifiées sont basées sur les faits suivants:

a) Le sérum même du malade, si on ne le chauffe pas, possède du complément (comme tout sérum): ce complément pourrait donc être utilisé, et rendre inutile le complément de cobaye.

b) Le sérum humain est presque toujours spontanément hémolysant pour les globules rouges du mouton (95 fois sur 100): on peut donc remplacer par lui le sérum hémolysant anti-mouton.

Mais il convient, bien entendu, de s'assurer par une épreuve de contrôle, dans chaque cas particulier, qu'il est réellement hémolysant, comme on le suppose : sinon la réponse de la réaction est sans valeur.

Méthode du sérum non chauffé. — D'autres auteurs enfin, considérant que le chauffage du sérum a pour effet, non seulement de le priver de son complément, mais encore de le rendre moins sensible, malgré sa réactivation par le complément de cobaye, proposent de faire l'épreuve avec le sérum non chauffé.

C'est le principe du procédé couramment employé par Hallion et Bauer.

Nous devons faire remarquer que ce procédé diffère de ceux du groupe précédent, puisqu'ici, tout en ne chauffant pas le sérum humain, c'est-à-dire en ne le privant pas du complément qu'il peut renfermer, on lui ajoute cependant du complément de cobaye, comme dans l'épreuve du sérum chauffé.

Valeur des renseignements fournis
par la réaction de fixation du complément.

Quelle est la valeur de cette méthode pour le diagnostic ?

Il est extrêmement difficile de donner un pourcentage, c'est-à-dire des chiffres précis pour répondre à cette question. Nous sommes encore sur ce sujet dans la période de recherches et de discussions. Les expérimentateurs les plus consciencieux donnent des résultats et des renseignements qui souvent ne concordent pas (1). Quelques notions cependant paraissent assez bien établies, que nous allons résumer.

Nous envisagerons successivement les différentes affections pour lesquelles elle a été employée.

1° Syphilis (réaction de Wassermann).

Deux questions se posent à propos de l'intérêt pratique de cette réaction :

1° *La réaction est-elle toujours positive dans le cas de syphilis avérée ?*

Non.

D'ailleurs la fréquence des cas positifs varie suivant 4 facteurs :

a) *L'âge* de la maladie ;

b) L'existence ou non *d'accidents actuels* ;

c) L'absence de *traitement* ou la nature du traitement appliqué ;

d) Enfin la *technique employée* et l'interprétation qu'on donne au résultat obtenu. Nous avons vu en effet qu'il existe des procédés dérivés du procédé primitif. D'autre part, la réaction de Wassermann elle-même peut donner des résultats assez diffé-

---

(1) Cette discordance nous est expliquée par les raisons que nous avons exposées plus haut, et par les différences des techniques employées.

Signalons encore, comme autre point important, les conditions dans lesquelles telle ou telle technique est appliquée, et en particulier l'intervalle qui s'écoule entre le moment où le sang est recueilli et celui où l'on recherche la réaction. R. Douris a montré qu'un sérum non syphilitique acquiert, en vieillissant, des propriétés qui le rapprochent du sérum syphilitique, et qu'il tend peu à peu à donner lui aussi un résultat positif.

rents, entre les mains de divers expérimentateurs, ce qui tient à la minutie plus ou moins grande avec laquelle on prépare et on dose les éléments, ou on applique la technique. Nous avons vu enfin qu'entre la réaction franchement positive et celle qui est franchement négative, il existe de nombreuses réactions intermédiaires, dont l'interprétation peut être malaisée.

Quoi qu'il en soit, voici la moyenne des résultats fournis par les statistiques :

Dans les 15 *premiers jours* de l'affection, elle est exceptionnellement positive.

Dans tout le reste de la *période primaire*, dans la *période secondaire*, avec roséole et plaques muqueuses, dans le *tertiarisme et la syphilis héréditaire avec manifestations actuelles*, la proportion des cas positifs s'élève à 80 et 90 p. 100.

Elle est souvent positive chez les *tabétiques* et les *paralytiques généraux*.

La *syphilis latente* donne une réaction positive dans environ la moitié des cas.

Il peut arriver d'ailleurs, — fait paradoxal en apparence, mais fort important pour dépister les syphilis latentes, — qu'une réaction étant négative chez un syphilitique probable, il suffise de mettre ce malade au traitement, mercure ou novarsénobenzol, pour que la réaction devienne aussitôt positive. Elle redevient d'ailleurs généralement de nouveau négative, si l'on persévère dans le traitement. Milian a particulièrement attiré l'attention sur ce phénomène, et lui a donné le nom de *Réactivation biologique de la réaction de la syphilis*.

2° *La réaction est-elle toujours négative chez les sujets indemnes de syphilis ?*

On a signalé, mais cette opinion n'est pas acceptée par tous les auteurs, qu'elle est assez souvent positive chez les malades atteints de *lèpre tuberculeuse* (et non dans la lèpre anesthésique), de *frambœsia*, ou *d'affections à trypanosomes*. Elle serait parfois aussi positive chez des *agonisants*, chez des sujets récemment *chloroformés*.

Quant au *saturnisme* et à la *scarlatine*, les résultats publiés sont contradictoires à leur sujet. D'après Lœderich et Bory, en employant un antigène très sensible, on constate, dans la scarlatine, une réaction toujours positive dans les premiers jours de la maladie et pour une courte durée.

Il en est de même du *paludisme*. On a soutenu que les paludéens donneraient assez souvent une réaction positive. J. Gordon Thomson et C. H. Mills ont au contraire constaté que la réaction était négative chez la plupart des paludéens, et qu'il était possible, chez ceux qui avaient une réaction positive, de déceler des symptômes cliniques de syphilis.

Elle est négative chez les sujets sains et dans les affections autres que celles que nous venons de citer. Telle est actuellement l'opinion générale. Il convient cependant de signaler qu'elle n'est pas admise par tous : Nicolas (de Lyon) a soutenu que 39 pour 100 des séro-réactions seraient positives en dehors de la syphilis. On lui a objecté la fréquence de la syphilis latente et de l'hérédo-syphilis.

On voit par conséquent que, si cette réaction offre pratiquement un appoint extrêmement précieux au diagnostic, on ne doit cependant attribuer, ni aux résultats positifs, ni surtout aux résultats négatifs, une valeur absolue.

2° KYSTE HYDATIQUE (RÉACTION DE WEINBERG-PARVU).

La réaction a ici une valeur encore plus grande que dans la syphilis : elle est positive chez les sujets porteurs de kyste hydatique, négative chez les autres.

Cette règle ne souffre que de très rares exceptions ; on a cependant signalé quelques cas dans lesquels la réaction était *négative, malgré la présence d'un kyste hydatique*, constaté par une intervention. Mais il s'est alors produit ce fait curieux que la réaction, négative avant l'opération, est devenue positive après. Il est donc probable que, dans ces cas, il n'y a pas eu d'anticorps, parce que le parasite, c'est-à-dire l'antigène hydatique, était trop complètement isolé, par sa membrane, de l'ensemble de l'organisme. Mais l'absorption par le péritoine de quelques gouttes de liquide au cours de l'intervention suffit à provoquer la formation d'anticorps, et à faire disparaître cette apparente anomalie (Laubry et Parvu).

Quoi qu'il en soit, et c'est ce qui pratiquement nous intéresse, cette première cause d'erreur ne paraît dépasser guère 10 à 15 pour 100 des cas.

La réaction d'autre part a été trouvée *positive, en l'absence de kyste hydatique* (cancer de l'estomac, sarcome du rein, etc.). Mais ces faits sont, comme les précédents, exceptionnels.

Signalons aussi la possibilité d'une réaction de fixation positive chez les malades atteints, non de kyste hydatique, mais infestés par un autre ténia (*réaction de fixation de groupe*).

Quant aux opérés, on a constaté que la réaction devient chez eux généralement négative après quelques semaines. Quand elle reste positive après l'intervention, que faut-il penser? N'est-ce pas simplement par pluralité de kystes ou récidive? Ce problème, d'une grosse importance pratique, n'est pas encore résolu.

3° TUBERCULOSE
(RÉACTION DE L'ANTIGÈNE).

En ce qui concerne la *tuberculose*, une méthode, dérivée de la précédente, paraît offrir, particulièrement pour déceler la tuberculose rénale, un intérêt considérable.

Elle a été imaginée par Debré et Paraf, et décrite sous le nom de *réaction de l'antigène*.

Principe. — Elle consiste à rechercher, non pas, comme dans la précédente, si le sérum ou les humeurs d'un sujet renferment un anticorps tuberculeux, mais si ces humeurs renferment un antigène tuberculeux. Suivant que la réponse est positive ou négative, on considère comme tuberculeux ou non tuberculeux l'organe ou le tissu d'où dérive l'humeur examinée. S'agit-il de lésions rénales unilatérales, on trouvera la réaction positive pour l'urine du rein tuberculeux et négative pour l'urine du rein sain. Un liquide pleural présentera une réaction positive ou négative, suivant qu'il proviendra d'une pleurésie tuberculeuse ou non.

Technique. — Pour obtenir avec la *réaction de l'antigène* des résultats favorables, il faut employer une *quantité assez considérable* du liquide examiné. Il est utile de pratiquer la réaction peu d'heures après qu'il a été retiré de l'organisme, ou bien de le conserver à la glacière. Il est indispensable de *défibriner avec le plus grand soin* les liquides pleuraux. Il est bon d'étendre d'eau salée physiologique les liquides purulents. Il est préférable d'employer les liquides tels qu'ils sont extraits de l'organisme, plutôt que de préparer une émulsion aqueuse ou alcoolique du culot de centrifugation. Il faut chauffer les liquides pleuraux et ascitiques à 55-56° pendant une demi-heure, pour faire disparaître le complément naturel qu'ils peuvent contenir. Comme anticorps, on emploie le sérum d'un cheval immunisé, de préférence le sérum antituberculeux préparé par Vallée (d'Alfort). Il faut vérifier la teneur en sensibilisatrices de ce sérum, et le titrer avec un antigène connu.

Comme complément, on emploie le sérum de cobaye ; comme système hémolytique, des globules de mouton et un sérum de lapin antimouton.

On prépare les tubes en mettant la quantité d'eau salée nécessaire pour que chaque tube contienne en tout 3 centimètres cubes de liquide.

Le titrage du sérum hémolytique et surtout du complément sont indispensables comme dans toute réaction de fixation. De même il faut toujours préparer la série habituelle de nombreux tubes-témoins destinés à vérifier l'exactitude de la réaction. Notamment il est bon de préparer une série de tubes-témoins, en remplaçant le sérum contenant des anticorps par un sérum qui n'en contienne pas.

Il faut s'assurer que le liquide étudié n'a pas d'action hémolytique aux doses employées ; cette alternative, qui rendrait la réaction impraticable, est tout à fait exceptionnelle.

Reste à résoudre la véritable difficulté que comporte la *réaction de l'antigène*. Comment s'assurer que le liquide employé à doses élevées ne dévie pas directement le complément, sans anticorps ? Les liquides de pleurésie, de péritonite tuberculeuse, les urines de pyurie tuberculeuse contiennent assez fréquemment des anticorps libres. Ces liquides réalisent ainsi un mélange préalable d'antigène et d'anticorps non fixé, suffisant à provoquer une déviation du complément. Si l'on chauffe ces liquides inflammatoires à 72°, de manière à détruire leur sensibilisatrice, bien souvent on les coagule et on les rend inutilisables. Heureusement, dans le plus grand nombre des cas, ou bien le chauffage à 72° peut être pratiqué et fournit une réponse satisfaisante (non-déviation sans anticorps, déviation avec addition d'anticorps), ou bien la teneur en anticorps libres des liquides examinés est extrêmement faible, et ne produit pas, à beaucoup près, une déviation du complément comparable à celle que l'on obtient en ajoutant un sérum neuf contenant des anticorps. Donc, en fait, cette objection peut être écartée.

Résultats. — Cette méthode a été appliquée surtout à l'examen des liquides pleuraux, péritonéaux et à l'urine.

D'après les recherches faites jusqu'ici, elle serait, sauf de rares exceptions, positive dans le cas de lésions tuberculeuses et négative dans les autres.

4° AUTRES AFFECTIONS.

La réaction de fixation a été étudiée encore pour d'autres affections : *le mycosis fongoïde* (Gaucher, Joltrain et L. Brin) ; la *sporotrichose* (Widal) ; la *coqueluche* ; les *tumeurs cancéreuses ou non cancéreuses* (Halpern, Enriquez, M. P. Weil et Carrié).

Bien que les documents soient moins nombreux, il semble qu'ici encore la réaction permet, dans beaucoup de cas, de préciser le diagnostic.

CHAPITRE XV

LES AUTRES SÉRO-RÉACTIONS AVEC RÉACTIF DÉRIVÉ DE L'AGENT CAUSAL

Après avoir étudié les deux méthodes de séro-diagnostic le plus universellement utilisées, le séro-diagnostic de Widal et le séro-diagnostic basé sur le phénomène de Bordet-Gengou, nous allons passer en revue d'autres méthodes également intéressantes, mais dont l'emploi, pour des raisons diverses, ne s'est pas encore généralisé.

Réaction
basée sur la recherche de ferments protéolytiques spéciaux, ou ferments destructeurs d'albuminoïdes spéciales.
(Réaction d'Abderhalden.)

Principe. — Elle est basée sur les variations de propriétés des humeurs de l'organisme, sous l'influence de causes déterminées.

C'est ainsi que l'introduction dans le sang d'éléments anormaux, à un état moléculaire impropre à leur assimilation par les cellules de l'organisme ou à leur élimination par le rein, provoquerait l'apparition de ferments digestifs spéciaux, capables de transformer ces éléments anormaux. Le milieu humoral s'adapterait continuellement à ce rôle pour tous les éléments étrangers, qu'ils proviennent d'un organisme différent ou de l'organisme lui-même.

Chez la femme enceinte, par exemple, l'apparition dans le sang d'éléments étrangers, tels que les cellules choriales ou des albumines spéciales, aurait comme contre-partie la production de ferments capables de transformer ces éléments en peptones, en albumoses, ou en acides aminés.

A chaque variété d'albumine correspondrait un ferment spécial.

L'origine de ces ferments est discutée : Abderhalden les fait provenir du foie ; d'autres auteurs les regardent comme d'origine leucocytaire. En tout cas ils diffèrent des anticorps connus jusqu'ici, et apparaissent dans le sang beaucoup plus vite qu'eux.

Théoriquement on peut concevoir que les produits à éliminer étant complexes, et composés d'hydrates de carbone, de graisses et d'albuminoïdes, les ferments destinés à les détruire doivent appartenir à ces trois groupes (*ferments lipolytiques, amylolytiques et protéolytiques*). Mais, en fait, les recherches faites pour retrouver les ferments décomposants les graisses et les hydrates de carbone n'ont donné que des résultats négatifs.

C'est pourquoi la recherche doit se borner à mettre en évidence les ferments protéolytiques. C'est la méthode souvent désignée sous le nom de réaction d'Abderhalden.

Remarque. — Cette méthode doit être classée au nombre des réactions spécifiques, puisque le ferment protéolytique diffère suivant la nature de l'albumine, et par conséquent suivant la cause physiologique (grossesse, etc.) ou pathologique (infection, cancer, etc.) qui provoque son apparition.

Cette réaction a été l'origine de travaux fort nombreux, en particulier pour le diagnostic de la grossesse et du cancer. Mais elle est de date assez récente : aussi est-il difficile de se rendre exactement compte de la valeur à lui attribuer, d'autant plus que les résultats publiés sont loin d'être toujours concordants. D'ailleurs, comme la technique en est *extrêmement délicate*, on peut penser que c'est à sa complexité et aux nombreuses causes d'erreur que cette divergence doit être attribuée.

Aussi convient-il de s'attacher à la plus grande précision possible, et de faire de nombreuses expériences de contrôle. On trouvera les détails que nous ne pouvons donner ici dans un Mémoire d'André Léri sur cette question (*Paris Médical*, 9 mai et 16 mai 1914).

Technique. — D'après ce qui précède, on voit que pour faire par exemple le diagnostic de grossesse, il suffira de mettre en évidence, dans le sérum de la femme que l'on examine, la présence d'un ferment spécifique contre les éléments placentaires, c'est-à-dire de voir si ce sérum est capable de produire avec eux les éléments de transformation que nous avons cités.

On peut, pour cette recherche, employer la méthode polarimétrique ou la méthode chimique : c'est cette dernière, plus facile, que nous décrirons seule.

La réaction, étant extrêmement sensible, demande des précautions particulières.

Récolte du sérum. — Le sérum doit être clair, transparent, *sans trace d'hémoglobine*. Il est donc indispensable de prélever le sang avec une aiguille et une seringue sèches, une trace d'eau amenant l'hémolyse de quelques globules.

Dix centimètres cubes de sang sont nécessaires; ils doivent être recueillis à jeun et versés dans un tube stérilisé, sec, bouché au liège. Après coagulation, le sérum est décanté, et centrifugé : s'il paraît renfermer la moindre trace d'hémoglobine il convient de ne pas l'employer (l'on peut s'en assurer par l'examen chimique).

L'essai doit être fait avec du sérum frais (extrait depuis moins de 12 heures).

Préparation du placenta. — On prend du placenta humain, de femme normale. Il faut qu'il soit absolument débarrassé de sang et de tout produit de désagrégation : on le malaxe sous un courant d'eau jusqu'à ce qu'il devienne très blanc. L'emploi d'eau oxygénée, conseillé parfois, trompe sur le résultat, en masquant le sang sans l'enlever. Quand le placenta est devenu très blanc, on le fait bouillir 5 minutes dans 100 fois son volume d'eau distillée stérile, avec quelques gouttes d'acide acétique. Les 5 minutes sont comptées à partir de l'apparition de la première bulle. On recommence avec 5 fois son volume d'eau jusqu'à ce que l'eau d'ébullition, essayée avec la ninhydrine (voir

plus loin) ne donne plus de coloration. S'il y a la moindre coloration
on recommence l'ébullition.

Le placenta, débarrassé de tout produit de désagrégation, est conservé dans des flacons bouchés, dans sa dernière eau de lavage, additionnée de quelques gouttes de chloroforme et recouverte de toluène pour éviter l'évaporation.

Préparation des autres tissus. — Lorsqu'il s'agit d'appliquer la réaction à un diagnostic autre que celui de grossesse, le tissu à employer
doit être préparé de la même façon. Mais s'il est plus dur, par
exemple dans le cas de tissu cancéreux, il convient de le hacher et de
le faire macérer sous du gros sel avant de l'employer.

Appareil. — On se sert de sacs dialyseurs, dont la vérification est
indispensable pour que l'on puisse enregistrer avec certitude le résultat de l'épreuve. Il faut que d'une part ils ne laissent pas dialyser
une solution d'albumine ; que d'autre part ils soient perméables aux
peptones, albumoses, etc.

Pour cette vérification, on introduit les dialyseurs dans de petits
ballons d'Erlenmeyer à col large ; on met dans chacun d'eux 3 centimètres cubes d'une solution d'albumine, dans le ballon d'Erlenmeyer
20 centimètres cubes d'eau distillée ; on recouvre les deux liquides
extérieur et intérieur d'une couche de toluol, pour que la réaction
se passe à l'abri de l'air, et l'on place le tout dans l'étuve à 37° pendant seize heures. Au bout de ce temps, on retire les ballons, et l'on
prélève 10 centimètres cubes du dialysat avec une petite pipette graduée, rigoureusement aseptique ; on porte le liquide dans un tube à
essai avec 2/10 de centimètre cube de la solution de ninhydrine à
1 p. 100 et l'on chauffe progressivement (une baguette de bois destinée à modérer l'ébullition ayant été introduite au préalable). L'ébullition doit durer exactement une minute. et la lecture ne doit être
faite qu'au bout d'une demi-heure. La moindre coloration violette
indique que le dialyseur permet le passage des albumines, et qu'il
doit être rejeté. Dans le cas contraire, on vérifie sa perméabilité aux
acides aminés ; on dispose l'opération comme précédemment, remplaçant l'albumine par 3 centimètres cubes d'une solution à 1 p. 100
de Zeidenpepton. On doit avoir une coloration violette suffisante,
faute de quoi le dialyseur serait encore rejeté.

Cette dernière épreuve doit être répétée souvent, et il y a là une
surveillance du matériel qui crée une difficulté dans la pratique de
la réaction.

Les dialyseurs doivent être maniés avec des pinces, et non avec les
doigts.

Dispositif. — On verse dans deux fioles coniques de l'eau distillée
jusqu'au trait de jauge ; dans un premier sac dialyseur essayé, on
place 0 gr. 50 de placenta, 1 cc. 5 de sérum ; dans un deuxième sac
dialyseur essayé, 1 cc. 5 de sérum ; on plonge ensuite ces sacs, après
les avoir lavés à l'eau distillée, dans les fioles coniques et on verse à
l'extérieur et à l'intérieur des sacs une couche assez épaisse de toluol,
pour éviter l'évaporation : les deux appareils sont mis à *l'étuve* à 37°
pendant 20 jours.

Lecture des résultats. — On prélève alors sur chacune des fioles
10 centimètres cubes du dialysat et l'on y ajoute 0 cc. 2 de solution de
ninhydrine à 1 p. 100 ; on porte à l'ébullition une minute. La réaction
est considérée comme positive lorsque le dialysat, provenant du sac
renfermant le sérum additionné de placenta, prend après une demi-
heure une teinte violacée plus ou moins intense.

Au début *Abderhalden* vérifiait la présence de peptones dans le
dialysat par la réaction classique du *biuret ;* mais il a reconnu que
cette réaction manque de sensibilité. Actuellement, il a recours à la
ninhydrine (hydrate de tricetohydrindène), poudre blanche facilement

soluble. Comme 0 cc. 20 d'une solution aqueuse à 1 p. 100 est la dose nécessaire pour une réaction, on dissout un tube de 0,10 dans 10 centimètres cubes d'eau distillée, ce qui permet de faire 50 réactions.

Valeur de la réaction. Elle est employée dans 2 buts différents : d'une part au point de vue *diagnostic ;* d'autre part pour arriver à trancher quelques problèmes pathogéniques.

Diagnostic. — Il n'est pas encore possible de fixer exactement sa valeur au point de vue du diagnostic. Nous ne pouvons que résumer les principaux travaux publiés jusqu'ici, sans préjuger du degré de confirmation que l'avenir leur donnera.

Dans la *grossesse* le résultat est positif de bonne heure, vers le 2ᵉ mois. La réaction positive peut persister 15 à 20 jours après l'accouchement ou l'avortement. Elle est positive dans la grossesse extra-utérine, si l'œuf est vivant. Elle est faible, parfois même négative, dans les cas d'éclampsie ou de vomissements incoercibles, sans doute par insuffisance de production du ferment de défense. On pourrait voir dans ce fait l'explication du succès obtenu dans ces cas par l'injection du sérum de femme ayant une grossesse à évolution normale.

Mais elle peut être positive en dehors de la grossesse : aussi les résultats négatifs semblent avoir plus de valeur pour éliminer la grossesse que les positifs pour l'affirmer.

Dans les *cancers* les résultats obtenus par les différents auteurs sont tout à fait discordants : d'après les uns la méthode donnerait une presque certitude, aussi bien pour affirmer l'existence d'un cancer que pour éliminer ce diagnostic ; d'après d'autres, les résultats seraient souvent inexacts.

D'après Léri, une remarque mérite d'être faite, dont il faudra tenir grand compte dans les recherches ultérieures : *il ne faut jamais employer comme réactif, pour diagnostiquer le cancer d'un organe donné, un cancer primitif de ce même organe.* En effet, il est à peu près impossible de débarrasser complètement et sûrement le tissu cancéreux de toute trace du tissu normal attenant. Par exemple, un cancer de l'estomac ne pourra être complètement séparé de la muqueuse ou de la musculature de l'estomac. Si donc, chez un sujet que l'on soupçonne atteint de cancer de l'estomac, on emploie un réactif préparé avec un cancer de l'estomac, la réaction pourra être positive aussi bien vis-à-vis de la muqueuse que vis-à-vis du cancer. Elle pourra donc être positive dans les lésions quelconques de la muqueuse, aussi bien s'il s'agit par exemple d'un ulcère que d'un cancer. Dans ces cas, il conviendra toujours d'utiliser, non le cancer primitif lui-même, mais une métastase, un noyau de cancer secondaire du foie par exemple : alors seulement on pourra vérifier le diagnostic de la maladie de l'estomac que l'on soupçonne.

Dans le *ramollissement cérébral* et *l'hémorragie cérébrale,* la réaction, faite avec du tissu cérébral, est souvent positive (4 fois sur 6). La même réaction faite avec du sang (fibrine) est positive pour l'hémorragie cérébrale, généralement négative pour le ramollissement cérébral (Léri).

Dans la *tuberculose,* les essais faits avec du poumon tuberculeux n'ont donné que des résultats assez discordants.

Elle a été essayée encore dans *l'helminthiase,* les *névrites,* les différentes *affections hépatiques,* la *syphilis.*

Emploi de la réaction, en vue de trancher certains problèmes pathogéniques. — Dans certains cas l'on cherche, au moyen de cette réaction, non pas à faire le diagnostic, mais à déterminer la pathogénie de certaines affections (*sclérodermie, goitre exophtalmique, épilepsie,* etc.). On procède alors à des essais sur différents organes (corps thyroïde, hypophyse, ovaire, testicule, etc.), avec l'espoir qu'un résultat positif permettra de remonter à la cause de l'affection.

Réaction basée sur les variations des opsonines
ou stimulines.

Principe. — Cette méthode de diagnostic est basée sur les données suivantes.

Les leucocytes, mis en présence de corps étrangers, et en particulier de microorganismes, ont tendance à les englober et à les digérer : c'est le phénomène de la *phagocytose*, mis en évidence par Metchnikoff.

Mais les leucocytes isolés de leur sérum n'ont qu'un pouvoir phagocytaire faible. C'est donc que le sérum a un rôle actif dans le phénomène de la phagocytose.

Quel est ce rôle? A priori on conçoit que l'on peut l'interpréter de deux façons.

Ou bien le sérum augmente le pouvoir phagocytaire des leucocytes; il les *stimule :* il renfermerait donc des *stimulines* (Metchnikoff).

Ou bien son action se porte sur les microbes ; il les affaiblit, les *prépare* à la phagocytose : il renfermerait donc des *opsonines* (de οψονειν, préparer, Wright).

Que l'on adopte la première interprétation ou la seconde, on comprend que la mesure du pouvoir opsonique d'un sérum, vis-à-vis de tel ou tel microorganisme, puisse permettre de juger de la lutte d'un organisme contre telle ou telle infection, et par suite de remonter ainsi au diagnostic étiologique d'une affection mal déterminée.

Et en effet Wright et Douglas ont constaté que le sérum de sujets convalescents de maladies infectieuses, ou immunisés contre elles, facilitait la phagocytose des espèces microbiennes en jeu.

On appelle *indice opsonique* le rapport entre le pouvoir phagocytaire d'un sérum suspect, et celui d'un sérum sain.

Donc :

$$\text{indice opsonique} = \frac{\text{Pouv. phag. du sérum suspect}}{\text{Pouv. phag. d'un sérum sain}}$$

Technique. — Il faut donc, pour la mesure de l'indice opsonique, mettre en contact des leucocytes, des microorganismes et le sérum suspect. Comme il convient de comparer le résultat à celui obtenu avec du sérum d'un individu sain, on associe une 2ᵉ épreuve, dans laquelle du sérum sain est substitué au sérum suspect.

Préparation des sérums. — Recueillir quelques gouttes de sang, de préférence à jeun (le pouvoir opsonique varie suivant que le sérum est recueilli à jeun ou dans la période digestive). Centrifuger pour séparer les globules. Faire l'épreuve immédiatement, car le pouvoir opsonique s'abaisse après quelques heures : il faut donc, pour pouvoir comparer les résultats, que sérum sain et sérum suspect soient recueillis en même temps.

Préparation de l'émulsion microbienne. — On délaie une culture jeune dans de l'eau salée (NaCl à 9 p. 1.000). Elle ne doit pas être trop dense, mais seulement légèrement louche par transparence. Elle ne doit pas renfermer d'amas (faire un examen microscopique).

Préparation des leucocytes. — On recueille quelques gouttes de sang dans une solution anticoagulante de citrate de soude :

        NaCl . . . .   9 grammes.
        Citrate de soude   15   —
        Eau . . . . 1.000   —

On agite. On centrifuge. On rejette le liquide, et l'on ajoute de

l'eau salée. On fait de même un deuxième et un troisième lavages :
les globules sont ainsi complètement débarrassés du plasma.

La centrifugation sépare les globules blancs des globules rouges :
il est aisé de les aspirer avec une pipette.

Recherche du pouvoir opsonique. — On met en contact une quantité
égale de sérum, d'émulsion de leucocytes et d'émulsion bactérienne,
et on laisse à l'étuve à 37°, pendant un quart d'heure.

Puis on fait des préparations sur lames, on fixe et on colore (thionine, violet, fuchsine s'il s'agit de bacilles tuberculeux).

Cela fait on examine les préparations, on compte un certain nombre
de leucocytes et les bactéries qui y sont incluses.

Comme nous l'avons vu, on procède comparativemnnt avec le sérum
suspect et avec du sérum normal.

Prenons un exemple.

Supposons qu'avec le sérum suspect nous trouvions dans 100 leucocytes 450 bactéries ; qu'avec le sérum normal, dans un même
nombre de 100 leucocytes, il y ait seulement 150 bactéries, nous dirons :

$$\text{Indice opsonique du sérum suspect} = \frac{450}{150} = 3.$$

Difficultés et causes d'erreur. — Milhit, qui a particulièrement étudié
cette méthode dans la fièvre typhoïde, signale de nombreuses causes
d'erreur, qui expliquent combien il est difficile de comparer les résultats obtenus.

Un même sérum en effet entraînera une phagocytose plus ou moins
accentuée suivant la *qualité des leucocytes*, la *densité de l'émulsion microbienne*, la *durée de l'expérience*, la *température*, le *moment de la
journée où le sérum est recueilli*.

Ces conditions d'ailleurs influent sur le nombre absolu de bactéries phagocytées, mais non sur l'indice opsonique, qui n'est qu'une
comparaison entre le sérum suspect et un sérum sain observé dans
les mêmes conditions.

Mais les sérums sains n'ayant pas un pouvoir identique, il y a là
une nouvelle difficulté pour comparer les résultats.

Applications pratiques et résultats. — Cette méthode peut être employée dans 4 buts différents :

1° Pour déterminér la cause d'une infection de pathogénie incertaine. —
On recherchera si le sérum du malade possède, contre le microbe ou
l'un des microbes que l'on soupçonne, un indice opsonique supérieur
à celui d'un sérum normal.

2° Pour apprécier la résistance d'un sujet aux infections. — C'est
ainsi que Nattan-Larrier et Parvu, se basant sur la fréquence et la
gravité des infections et des suppurations chez les diabétiques, se
sont demandé si leur sérum n'avait pas en général un indice opsonique
faible. L'examen de dix diabétiques, éprouvés vis-à-vis du bacille
typhique et du staphylocoque, leur a montré neuf fois un indice opsonique au-dessous de la normale.

De même G. Phocas et A. Portocalis ont montré l'importance de
l'opsono-pronostic en chirurgie. Ayant recherché l'indice opsonique
d'un certain nombre de blessés, vis-à-vis du staphylocoque, avant des
interventions opératoires, ils ont constaté que ce sont les blessés à
indice élevé qui ont le plus de chance d'éviter les infections ou de
leur résister.

3° Pour apprécier le pouvoir phagocytaire des leucocytes. — Dans ce
cas l'essai porte, non sur le sérum, mais sur les leucocytes du sujet.
Le sérum et le microbe restant les mêmes, on compare l'effet obtenu
avec les leucocytes d'un individu sain et ceux d'un malade. C'est ainsi
que Parvu, Laubry, Foy ont constaté que le pouvoir phagocytaire

est abaissé dans la *leucémie myéloïde chronique*, dans les *leucémics aiguës*, dans *l'anémie pernicieuse*.

4° Surtout pour guider la thérapeutique. — C'est en se basant sur la recherche et les modifications de l'indice opsonique, que Wright juge de l'effet de ses vaccins (émulsions microbiennes atténuées par la chaleur), et peut déterminer les doses à employer et le moment convenable pour les inoculations successives.

Réactions de précipitation (au moyen d'un réactif dérivé de l'agent pathogène).

Sous ce titre, il convient de classer des réactions de précipitation qui offrent le caractère général que voici.

La précipitation est obtenue au moyen d'un réactif spécial, variable suivant l'état morbide ou particulier du sujet qui fournit le sérum que l'on examine. Et le réactif est précisément préparé au moyen de l'agent causal qui doit être incriminé dans chaque cas particulier.

Nous allons citer quelques exemples de ces précipitations spécifiques, pour mettre en pleine lumière la nature du réactif que l'on emploie.

Prenons le sérum sanguin d'un sujet infecté par un microbe déterminé. Ajoutons à ce sérum le bouillon filtré d'une culture du même microbe : un précipité se produit.

De même prenons du sérum de cheval. Ajoutons à ce sérum du sérum de lapin, mais en ayant eu soin de préparer ce lapin, c'est-à-dire de l'avoir soumis au préalable à des injections de sang de cheval. Cette fois encore le réactif spécial (sérum de lapin préparé) donne avec le sérum de cheval un précipité.

Soit enfin une solution de substance albuminoïde quelconque. Ajoutons à cette solution le sérum d'un animal préparé contre cette substance albuminoïde, c'est-à-dire qui a reçu au préalable des injections de cette même substance albuminoïde. Cette fois encore un précipité se produit.

Applications cliniques de la recherche des précipitations spécifiques. — A priori on conçoit que les applications de cette méthode pourraient être illimitées. En réalité, les expériences faites ont montré que la méthode n'est utilisable que dans un certain nombre de cas. On peut les diviser en 2 groupes que nous allons envisager successivement.

1° DIAGNOSTIC DE CERTAINES INFECTIONS. — Voici les principales infections dans lesqu lles la méthode paraît donner des résultats intéressants.

Kyste hydatique. — On emploie comme réactif du liquide de kyste hydatique humain.

Le liquide hydatique doit être parfaitement limpide. On le recueille dans un flacon stérilisé. Après l'avoir laissé reposer pendant vingt-quatre heures, on le répartit dans des ampoules scellées, de 5 ou 10 centimètres cubes. Il peut rester actif pendant deux ans.

Tous les liquides hydatiques n'ont pas la même aptitude à être précipités : aussi est-il bon d'avoir à sa disposition des échantillons de plusieurs liquides.

Le sérum sanguin doit être parfaitement limpide.

On fait la recherche de la façon suivante :

Dans de petits tubes de verre stérilisés, on introduit 1 centimètre cube de liquide hydatique et 12 gouttes du sérum à examiner. On mélange les deux liquides, en retournant les tubes, et on les porte à l'étuve entre 40° et 50°. On prépare en même temps un tube témoin, contenant la même quantité de liquide hydatique et 12 gouttes de sérum d'un sujet sain.

Lorsque la réaction est positive, il se forme, après 7 à 10 heures en moyenne, après 16 heures au maximum, un précipité floconneux. Les flocons sont d'abord en suspension dans le liquide ou adhérents aux parois du tube ; puis ils forment un dépôt qui se désagrège facilement par agitation du tube.

Il ne faut pas confondre ce précipité floconneux avec le précipité pulvérulent qui peut se produire dans le tube témoin.

Quelle est la valeur de cette méthode ? Elle donne des résultats positifs dans 80 p. 100 des cas de kystes hydatiques. Elle serait toujours négative en dehors de l'échinococcose.

D'autre part le pouvoir précipitant du sérum diminue graduellement après une intervention chirurgicale complète, mais persiste au contraire dans les cas d'intervention incomplète ou de greffe secondaire.

Parfois, par contre, la réaction, qui était négative, devient positive après l'opération ; le fait s'explique alors par l'absorption d'antigène par la plaie au cours de l'opération même (Chauffard).

Cancers. — On prépare un extrait cancéreux que l'on débarrasse des albuminoïdes, d'abord par ébullition en présence d'acide acétique, puis par dialyse. Cet extrait dilué est mélangé au sérum à examiner.

La formation d'un précipité serait presque constante dans le cancer. Mais les faits publiés jusqu'ici appellent de nouvelles recherches.

Syphilis. — On obtiendrait la réaction par l'emploi du sérum d'un syphilitique ancien, *servant de réactif*. En effet, Fornet et Schereschewsky admettent qu'il existe, chez les syphilitiques récents, un précipitinogène syphilitique et, chez les vieux syphilitiques une précipitine syphilitique. L'action de l'un sur l'autre donne un précipité.

Pour le rechercher, on introduit lentement le sérum d'un paralytique général ou d'un tabétique dans un tube contenant le sérum d'un syphilitique récent. A la surface de contact des deux liquides, il se produit un mince anneau blanchâtre.

De la sorte, on pourrait, au moyen d'un sérum de paralytique général certain, reconnaître un sérum syphilitique d'infection récente, et inversement.

Tuberculose. — On a essayé également l'application de la méthode à la tuberculose.

Dans ce but, on mélange le sérum à examiner avec des extraits de bacilles ou des extraits d'organes tuberculeux. Dans les cas de tuberculose, il se produirait un précipité plus ou moins abondant. Cette réaction permettrait même de différencier une infection par bacille tuberculeux bovin d'une infection par bacille humain.

D'après Bezançon et de Serbonnes cette réaction est dénuée de toute valeur diagnostique : presque tous les malades, tuberculeux ou non, donneraient des précipitations. La réaction précipitante est d'autant plus marquée qu'il s'agit d'infections plus aiguës et plus brutales (fièvre typhoïde, pneumonie, etc.).

Méningite cérébro-spinale. — Le principe et la technique sont les mêmes. Mais le but que l'on poursuit est, cette fois, de savoir si un liquide céphalo-rachidien appartient à un sujet atteint ou non de méningite à méningocoques. Aussi emploie-t-on un sérum de propriétés connues, le sérum d'un animal préparé contre cette infection.

C'est le principe de la méthode de Vincent et Bellot que nous avons déjà étudiée (voir p. 149).

2° DIAGNOSTIC DE L'ORIGINE D'UN SÉRUM OU DE TACHES DE SANG. — Il est souvent utile, en médecine légale, de savoir si tel sérum ou telle tache de sang appartiennent à du sang humain ou animal. La même méthode permet de se prononcer.

Technique. — On dilue dans de l'eau salée le sérum ou les taches de sang à examiner.

D'autre part on a préparé un lapin par injection de sang humain, saigné ensuite l'animal, laissé rétracter le caillot et décanté le sérum.

Lorsqu'on obtient un précipité en mélangeant le liquide de dilution et le sérum de l'animal préparé, on peut en conclure, sous quelques réserves, qu'il s'agit de sang humain.

Pour cette recherche, on peut préparer à l'avance un *papier-réactif* en imprégnant du papier absorbant Chardin de sérum précipitant, par imbibitions et dessiccations successives à l'air. On triture le papier au moment de s'en servir, ou on le laisse macérer pendant quelques minutes dans une quantité déterminée d'eau distillée. Par centrifugation dans le premier cas, par décantation dans le second, on obtient un liquide jaunâtre limpide, qui permet d'obtenir la réaction précipitante (Weil-Hallé).

La réaction n'est pas qualitativement spécifique, elle ne l'est que quantitativement : le sérum de l'animal préparé précipite non seulement le sérum de l'animal par lequel il a été préparé, mais encore, (à un degré beaucoup moindre), le sérum d'autres animaux, surtout d'espèces voisines. Pour que la réaction ait de la valeur, il faut donc qu'elle se produise à des taux de dilution assez élevés.

Méiostagmine-réaction.

Principe. — Cette réaction, imaginée par Ascoli et Izar, est basée sur les 3 principes suivants :

1° C'est une loi physique que chaque molécule comprise dans la couche superficielle d'un liquide est soumise à une certaine force, appelée *tension superficielle de ce liquide.*

2° Le nombre de gouttes fournies par un certain volume d'un liquide est en raison inverse de la tension superficielle de ce liquide. Donc, quand cette tension superficielle s'abaisse, le nombre de gouttes fournies par le même volume de liquide augmentera.

3° La plupart des substances qui se développent dans un organisme paraissent avoir la propriété d'abaisser la tension superficielle des liquides dans lesquels elles se trouvent. On peut donc prévoir a priori que la réaction qui se produit entre un sérum spécifique et son antigène correspondant abaissera la tension du liquide.

C'est sur cet abaissement de tension qu'est fondée la méiostagmine-réaction (de μείων, plus petit, et σταζω, couler goutte à goutte). Cet abaissement de la tension de surface se reconnaît à ce que, dans des conditions invariables de pression et de température, un volume déterminé de liquide fournit, avec un même compte-gouttes perfectionné, un nombre de gouttes plus élevé, le volume de chacune d'elles se trouvant diminué.

L'appareil de mesure. — On peut utiliser tout stalagmomètre suffisamment exact, avec lequel on peut opérer sous pression constante.

Le *stalagmomètre* le meilleur consiste en un tube de verre coudé deux fois, dont la partie verticale porte une dilatation ampullaire, maintenue dans l'eau à température constante, et contenant un volume fixe de liquide. Au-dessus et au-dessous de l'ampoule sont deux traits gravés, qui servent de repères. Les deux autres branches sont constituées par des tubes capillaires, dont le diamètre intérieur est tel que la formation d'une goutte dure quelques secondes. Le tube peut s'adapter par ses deux extrémités, soit à un appareil de compression, soit à un appareil pour l'aspiration muni d'un robinet.

Pour préciser le nombre de gouttes donné par un volume déterminé de liquide, on aspire ce dernier jusqu'à ce qu'il dépasse un peu le repère supérieur de l'ampoule ; on met ensuite le tube en communication avec l'appareil à compression. Les gouttes s'écoulent. Il suffit alors de compter très exactement les gouttes qui tombent, depuis le moment où le ménisque de la surface du liquide passe devant le repère supérieur, jusqu'à celui où il passe devant l'inférieur. Il importe de déterminer le nombre de gouttes à 1 ou 2/10 près. C'est donc là un point délicat dans le maniement de cet appareil : pour remédier à cette cause d'erreur, on a imaginé un avertisseur électrique qui simplifie notablement la détermination du nombre de gouttes. Un signal d'alarme fonctionne à deux ou trois gouttes de la fin de l'opération.

Technique de la recherche de la réaction. — On prépare les antigènes comme lorsqu'il s'agit de rechercher les diverses réactions de fixation (voir p. 470). On dilue les antigènes, suivant les cas, au millième ou même plus encore. Le sérum à examiner est dilué au $\frac{1}{10}$ ou au $\frac{1}{20}$.

On détermine alors le nombre de gouttes que fournit le stalagmomètre avec le sérum dilué, puis on ajoute une partie de la dilution d'antigène à 9 parties de la dilution du sérum. On place le mélange pendant deux heures à l'étuve à 37° (ou pendant une heure à 50°) : lorsqu'il est revenu à une température constante, on détermine le nombre de gouttes qu'il fournit.

A titre de contrôle, on opère de même en substituant au sérum employé un sérum normal, ou celui d'un autre malade, et en substituant à l'antigène spécifique un antigène différent.

Le stalagmomètre habituellement employé donne environ LVI gouttes avec du sérum dilué et avec de l'eau physiologique. Au contraire, si l'on met en contact le sérum contenant des anticorps avec l'antigène correspondant, l'écart atteint généralement plusieurs gouttes.

Renseignements fournis par cette réaction. — D'après les observations déjà publiées, cette méthode paraît donner des renseignements intéressants et mérite de nouvelles recherches.

Elle a été appliquée à de nombreuses affections : *syphilis, typhoïde, ankylostomiase, ecchinococcose, tuberculose*, etc.

En outre Ascoli et Izar ont montré que cette réaction est positive, et d'une manière constante, dans les *tumeurs malignes ;* l'antigène préparé avec des cancers humains doit être fortement dilué, au 1/10.000°.

CHAPITRE XVI

LES SÉRO-RÉACTIONS AVEC RÉACTIF NON DÉRIVÉ DE L'AGENT PATHOGÈNE

Sous ce nom nous rangeons, comme nous l'avons indiqué plus haut (voir p. 443), toutes les réactions qui sont obtenues en employant des réactifs non spécifiques, c'est-à-dire qui n'ont aucun lien avec l'agent causal de la maladie ou de l'état particulier du sujet.

Ces réactions par conséquent diffèrent des précédentes par leur principe : ce sont des méthodes que l'on a dû, non pas imaginer *a priori*, mais baser sur des faits d'expérience.

Cette considération, bien entendu, n'enlève rien de leur valeur pratique. Nous verrons que, pour le diagnostic de la syphilis en particulier, ces méthodes tendent de plus en plus à supplanter les réactions du premier groupe, ou du moins qui ont la prétention de l'être, telle que la réaction de Wassermann.

Nous avons d'ailleurs insisté sur ce fait que la réaction de Wassermann ne paraît être, à l'encontre de l'opinion de son inventeur, ni une réaction spécifique, ni une application du phénomène de Bordet-Gengou. Elle appartient donc en réalité au groupe que nous allons étudier maintenant.

I. — Séro-réactions de précipitation, utilisées pour le diagnostic de la syphilis.

C'est en vue du diagnostic de la syphilis, et pour suivre son évolution, que la plupart de ces réactions ont été imaginées.

Celles que nous allons étudier d'abord sont des *réactions de précipitation*, et ne s'appliquent qu'à la syphilis. Nous insistons particulièrement sur la *réaction et la méthode de Vernes* : établies sur des recherches poursuivies depuis plusieurs années avec une persévérance inlassable et une parfaite rigueur scientifique, elles reposent sur l'étude ininterrompue d'un nombre considérable de malades, et donnent, entre les mains de son auteur, les résultats les plus parfaits qui aient été obtenus jusqu'ici.

Réaction et méthode de Vernes.

Les deux points suivants lui paraissent nettement établis :

1° Il estime d'abord, avec nombre d'auteurs, que la réaction dite de Wassermann n'est pas un phénomène de Bordet-Gengou, comme on l'a cru pendant plusieurs années. Par une coïncidence fréquente dans les recherches de laboratoire, la technique employée peut donner des renseignements souvent exacts, mais l'interprétation en est erronée. Le fait d'obtenir la réaction sans l'intervention d'antigène syphilitique en est la preuve.

De cette première notion, il a conclu à la possibilité de modifier et de simplifier la technique.

2° Mais en outre il a été frappé de la fréquence des réponses contradictoires suivant les expérimentateurs et les modifications de technique qu'ils emploient : tel sérum examiné simultanément dans deux laboratoires, et consciencieusement, peut être déclaré comme donnant un résultat *négatif* dans l'un et *positif* dans l'autre.

D'autre part, sur un seul examen, nombre de malades ont été déclarés sains qui sont en réalité syphilitiques, et réciproquement.

Est-il possible d'échapper à ces contradictions ? C'est dans des examens successifs du même malade que Vernes a trouvé la réponse. Par l'étude graphique des résultats obtenus de semaine en semaine pour le même sérum, et, en multipliant les précautions pour avoir des expériences comparables, il a remarqué bientôt que le sérum des syphilitiques avérés a un caractère fondamental : il donne, au cours des semaines et des mois, un tracé *oscillant* tout à fait caractéristique.

Le sérum syphilitique ne se distingue pas du sérum normal *a priori*, par une différence de réaction, puisque l'un et l'autre peuvent donner le même résultat, mais il en diffère par la comparaison des tracés obtenus. *Le caractère du sérum non syphilitique est de présenter, pour des conditions d'expériences données, un tracé invariablement horizontal.*

Au contraire, le sérum syphilitique présente des variations notables, et sa courbe est caractérisée par deux éléments fondamentaux, qui se retrouvent toujours : *tracé ascendant d'infection, tracé descendant sous l'influence du traitement.*

C'est ainsi que Vernes est arrivé à la description du *graphique du syphilitique.*

Principe de la méthode (1). — Dégagé par les constatations qui précèdent de l'emploi d'un antigène syphilitique, il a imaginé une technique nouvelle, qui repose sur les faits suivants :

En étudiant la manière dont se comporte le sérum en présence d'une suspension colloïdale minérale ou organique, on constate une précipitation dont les conditions d'apparition diffèrent suivant que le sérum est normal ou syphilitique.

Or, il est possible de préparer une suspension fine organique d'une stabilité déterminée, qui précipite avec une certaine dose de sérum syphilitique, et ne précipite pas avec une même dose de sérum normal.

Ces écarts de stabilité peuvent être appréciés et mesurés au moyen de globules rouges.

Qu'on imagine en effet une substance qui ait à la fois un pouvoir antiprécipitant et un pouvoir hémolysant, et dont le pouvoir antiprécipitant puisse être utilisé, à condition de perdre en même temps une partie proportionnelle de son pouvoir hémolysant ; alors, au lieu de juger directement les écarts de précipitation, on pourra les mesurer indirectement au degré d'hémolyse avec une échelle colorimétrique. Plusieurs substances peuvent jouer ce rôle, et notamment le sérum de porc.

Tel est le principe de la méthode dont nous allons exposer la technique précise. Elle nécessite l'emploi des réactifs suivants :

1° *Globules rouges de mouton, séparés du sérum par lavage ;*

2° *Sérum de porc ;*

3° *Suspension fine de péréthynol.*

(1) Les détails qui suivent sont empruntés à l'excellent Mémoire de Douris et Bricq. *Bull. Sc. pharmacologiques,* t. 25, p. 321, 1918, ainsi qu'à la *Note technique sur la séro-réaction au péréthynol et au sérum de porc,* par A. Vernes et R. Bricq, même Bulletin, nov. 1919. On y trouvera les renseignements complémentaires que nous n'avons pu donner ici.

Préparation et titrage des réactifs. — 1° GLOBULES DE
MOUTON. — Le sang de mouton, recueilli avec soin à l'abattoir,
est défibriné par agitation avec des perles de verre, et conservé
à la glacière jusqu'au moment de l'emploi. On sépare alors les
grumeaux de fibrine. Le sang est centrifugé, le sérum décanté.
Les globules sont mis en suspension dans une solution salée
légèrement hypertonique, composée comme il suit :

Chlorure de sodium.	9 gr. 5.
Bicarbonate de sodium	0 — 15
Chlorure de potassium.	0 — 42
Chlorure de calcium	0 — 125
Eau distillée, Q. S. pour.	1.000 cc.

et centrifugés à nouveau. Ces opérations sont renouvelées plusieurs fois, jusqu'à ce que le liquide de lavage soit incolore.

Avec des globules trop peu résistants, il peut arriver que le
liquide de lavage reste teinté après de nombreuses centrifuga-
tions. On peut remédier à cet inconvénient en recommençant
complètement l'opération avec la solution salée hypertonique
dont on aura doublé la teneur en $CaCl^2$.

Dose à employer. — Le culot de globules lavés est dilué à
parties égales avec la solution salée de formule ci-dessus. Cette
suspension est répartie à des doses croissantes dans une série
de petits tubes dans lesquels on ajoute, pour l'hémolyser, la
quantité voulue d'eau distillée pour faire un volume de 2 cm^3 6,
ainsi que l'indique le tableau suivant :

Suspension de globules au 1/2	$\frac{1}{40}$ cm^3	$\frac{2}{40}$ cm^3	$\frac{3}{40}$ cm^3	$\frac{4}{40}$ cm^3	$\frac{5}{40}$ cm^3	$\frac{6}{40}$ cm^3
Eau distillée.	$\frac{3}{40}$ —	$\frac{2}{40}$ —	$\frac{1}{40}$ —	0	$\frac{3}{40}$ —	$\frac{2}{40}$ —
Eau distillée (pour vol. total 2cm^3,6	2,5 —	2,5 —	2,5 —	2,5 —	2,4 —	2,4 —

Les teintes obtenues sont comparées à celles de l'échelle colorimétrique (voir p. 474). La quantité de globules à introduire
dans l'expérience, déterminée par approximations successives,
est celle qui correspond à la teinte T = 8, la plus élevée de
l'échelle.

Par une nouvelle dilution, cette quantité peut être amenée au
volume que l'on désire, pour permettre une distribution commode.

2° SÉRUM DE PORC. — Le sérum de porc recueilli à l'abattoir

est abandonné à lui-même jusqu'à coagulation et commencement de rétraction du caillot, puis mis à la glacière.

Au moment du titrage, il est décanté et centrifugé pour éliminer les globules entraînés.

Le tableau suivant donne la disposition générale du titrage et indique, dans l'ordre, la distribution des réactifs :

Numéros des tubes . . .	1	2	3	4	5	6	7	8	9	10	11	12	Témoin.
Sérum de porc	$\frac{1}{40}$	$\frac{2}{40}$	$\frac{3}{40}$	$\frac{4}{40}$	$\frac{5}{40}$	$\frac{6}{40}$	$\frac{7}{40}$	$\frac{8}{40}$	$\frac{9}{40}$	$\frac{10}{40}$	$\frac{11}{40}$	$\frac{12}{40}$	0
Eau salée (NaCl à 9°/₀₀), Q. S. pour 1 cm³, 8.													
Globules de mouton. (Q. S. pour teinte 8), dilués au vol. de 0 cm³ 8.													
Hémolyse (après 25′) T =	»	»	»	»	»	»	»	»	»	»	»	»	T = O

Les tubes sont mis à l'étuve à 37° et, au bout de vingt-cinq minutes, soumis à la centrifugation.

La dose à employer est celle qui correspond à l'hémolyse totale (1).

Cependant, comme la réaction doit être effectuée en présence d'une quantité donnée de matières albuminoïdes, la dose de sérum de porc déterminée par le titrage sera additionnée de sérum chauffé 25 minutes à 55° (non hémolysant), en quantité voulue pour qu'il y ait au total un volume de 0 cm³ 2 de sérum de porc.

3° Préparation du péréthynol. — La partie musculaire d'un cœur frais de cheval est hachée, la pulpe obtenue est déshydratée par macération dans l'alcool à 95° (pétrir de temps en temps). Au bout d'une heure, exprimer modérément et terminer la déshydratation par un brassage de quelques minutes avec de l'alcool à 95°. Exprimer à nouveau, étaler en couches

____

(1) L'hémolyse, nulle dans le premier tube, augmente rapidement pour les tubes 3 et 4, et devient totale pour le tube 5 ou 6 (dose à employer). Cependant, il peut arriver que l'hémolyse complète ne soit atteinte que par une gradation insensible à partir du tube 4. Pour un grand nombre de tubes, en effet, on constate une teinte voisine du 8, mais avec un léger dépôt de globules. Dans ce cas, la dose à employer est celle à partir de laquelle la diminution du culot de globules est inappréciable d'un tube à l'autre.

minces sur des lames de verre, et porter à l'étuve à 37° (quinze à vingt heures). La pulpe sèche est broyée finement au moulin.

La poudre ainsi obtenue est privée de la plus grande partie des matières grasses qu'elle contient par un épuisement au perchlorure d'éthylène. Après dessiccation à 37°, elle est traitée par l'alcool absolu, et la solution alcoolique ramenée à un titre constant en extrait sec (15 gr. p. 1.000) constitue le péréthynol.

Quel que soit le cœur de cheval, la solution ainsi obtenue présente une grande constance dans ses propriétés.

Mise en suspension. - Le péréthynol est dilué au 1/40 dans l'eau salée à 9 p. 1.000 de la façon suivante :

La quantité d'eau voulue, introduite dans un vase à précipitation, est agitée par une petite hélice en verre mue mécaniquement et, au moyen d'une pipette de 1 millimètre d'orifice, on laisse couler le péréthynol en jet, en ayant soin de ne pas diriger celui-ci contre la paroi du vase. Pendant tout le temps que dure la dilution, le liquide est ainsi animé d'un mouvement de giration rapide et régulier.

La suspension colloïdale obtenue est un liquide présentant une très légère opalescence bleutée, visible seulement sur fond noir.

L'opalescence de la suspension doit correspondre à un numéro fixe de l'échelle diaphanométrique.

Opalescence et affinité des suspensions. — Pour une concentration donnée, l'activité de floculation des suspensions de péréthynol est fonction de la grosseur des grains (et, par suite, de l'opalescence du liquide).

L'état colloïdal dépend essentiellement de la mise en suspension, et, suivant la vitesse de répartition et un certain nombre d'autres facteurs, on obtient des suspensions d'aspects bien différents. De là, la nécessité de suivre rigoureusement le même *modus faciendi*, et de vérifier l'opalescence obtenue avec un étalon.

Pour la préparation de ces étalons diaphanométriques, Douris et Bricq indiquent la formule suivante, qui utilise le trouble que donne le mélange d'eau et de teinture de benjoin (en modérant la précipitation par des agents disséminants comme la glycérine et la teinture de panama, on arrive à la formation de solutions colloïdales très stables) :

Faire couler en jet de pissette 10 cm³ d'un mélange constitué par

              Teinture de benjoin . . . . 250 cc.
                 —   de panama . . . . 125 —
              Alcool à 80°. . . . . 250 —

dans 50 cm³ d'eau glycérinée (30 p. 100 de glycérine à 30°, en volume) dans les conditions indiquées pour la dilution du péréthynol.

La suspension obtenue, diluée au 1/4 dans de la glycérine à 30 p. 100, est distribuée dans une série de tubes contenant 2 cm³ d'eau glycérinée (à 50 p. 100) à raison de : 0 cm³01 dans le premier tube; de 0 cm³ 01 × 1.5 = 0 cm³ 015 dans le deuxième; de 0, 015 × 1,5 = 0 cm³ 0225 pour le troisième; et ainsi de suite pour chaque tube, en multipliant par 1,5 la dose de chaque tube précédent. L'échelle comprend dix numéros. L'étalonnage se fait sur fond noir incliné, à la lumière diffuse ou à la lumière de l'arc électrique.

Technique de la réaction. — 1° EXAMEN DU SANG. — Le sang d'une ponction veineuse est recueilli dans un tube stérile et sec. Après coagulation, il est conservé à la glacière. Le sérum est décanté, centrifugé s'il y a eu entraînement de globules, et chauffé vingt minutes au bain-marie à 55°. Il est ensuite distribué dans deux tubes de 13 mm. × 60 mm., à la dose de 0 cm³ 2. Le premier de ces tubes reçoit 0 cm³ 8 d'une suspension de péréthynol au 1/40 préparée dans les conditions indiquées précédemment; le deuxième, qui servira de témoin, reçoit, au lieu et place de péréthynol, 0 cm³ 8 d'eau salée à 9 p. 1.000.

La dose de sérum de porc, préparée comme il a été indiqué, et diluée dans de l'eau salée à 9 p. 1000, est ajoutée dans les deux tubes sous le volume de 0 cm³ 8. Après soixante-quinze minutes de séjour à l'étuve à 37°, les tubes sont additionnés de la dose de globules et remis à l'étuve. Au bout de vingt minutes environ, les témoins sont surveillés attentivement et, à mesure de l'hémolyse de ceux-ci, on centrifuge, s'il en est besoin, les tubes contenant du péréthynol.

Les tubes témoins, sans péréthynol, permettent de tenir compte de l'action individuelle de chaque sérum. L'expérience comporte, en outre, des tubes de contrôle pour s'assurer que chacun des réactifs qui entrent en jeu exerce sa fonction normalement.

Le tableau ci-contre indique la composition des divers tubes de l'expérience et la marche de la réaction.

	Tube à réaction	Tube témoin	Tubes de contrôle des éléments de la réaction (sans sérum humain)		
	cm³	cm³	cm³	cm³	cm³
Sérum humain à examiner . . .	0,2	0,2	0	0	0
Péréthynol au 1/40.	0,8	0	0,8	0	0
Sérum de porc (quantité d'après titrage diluée au volume de 0 cm³ 8).	0,8	0,8	0,8	0,8	0
Mélange porté 75 minutes à 37°.					
Globules rouges de mouton, Q. S. pour teinte 8′ diluée au volume de 0 cm³ 8.	0,8	0,8	0,8	0,8	0,8
Hémolyse (durée moyenne 28 à 30′).	Indice syphili-métrique	T=8	T=8	T=8	T=0

2° EXAMEN DU LIQUIDE CÉPHALO-RACHIDIEN. — Dans les cas de syphilis méningée, le liquide céphalo-rachidien présente une modification qui peut être décelée par la même méthode.

Le liquide, prélevé par ponction lombaire, est employé à la dose de 1 cm³ 6, sans chauffage préalable. Pour éviter un trop grand volume, la dose de sérum de porc nécessaire n'est pas diluée dans l'eau salée. La réaction est conduite de la même façon que pour le sérum sanguin.

Lecture et interprétation des résultats. — L'hémolyse que l'on constate est représentée en chiffres par le numéro de teinte correspondant de l'échelle colorimétrique. Toute l'expérience est réglée pour que le sérum normal donne la teinte 8, et qu'une hémolyse incomplète ou nulle caractérise le sérum syphilitique.

La dissolution partielle des globules rouges donne lieu à des teintes intermédiaires, entre le 0 et le 8, qui constituent, avec les deux teintes extrêmes, une suite d'indices syphilimé-triques.

La syphilimétrie. — Ces indices, déterminés fréquemment pour un même malade et portés sur un graphique, figurent une courbe dont l'allure a la plus grande importance.

En effet, un résultat isolé n'a qu'une valeur momentanée ; il n'indique que l'intensité de l'infection au moment de sa détermination ; tandis que, seule, la courbe construite d'après des examens répétés peut renseigner d'une façon certaine sur la nature, l'évolution de l'infection et sur la résistance au traitement.

C'est d'ailleurs une longue étude comparée de ces graphiques avec les observations cliniques qui a permis le réglage précédent et conduit Vernes à établir les bases suivantes de la syphilimétrie ;

1° Toute infection syphilitique s'accompagne d'une modification des humeurs ;

2° Cette modification peut disparaître sous l'influence d'un traitement arsenical ; mais, chaque fois que ce dernier a été insuffisant, elle réapparaît du deuxième au cinquième mois, rarement du cinquième au septième ;

3° Lorsque, à la suite d'un traitement arsenical, la disparition de cette modification reste consolidée, pendant huit mois à partir de la fin du traitement, et cela avec le contrôle d'une ponction lombaire, jamais on n'observe sa réapparition ultérieure.

La Réaction de Mac Donagh dans la syphilis.
(Gel-réaction).

Principe. — Mac Donagh, étudiant la réaction de Wassermann, *arriva à cette conclusion que cette réaction est une simple réaction physique, dépendant de la grandeur et du nombre des particules de protéines qui se trouvent dans le sérum des syphitiques.*

Ces particules, étant en solution, restent invisibles à l'œil nu ; mais, si on les prive des sels qui les accompagnent, elles deviennent visibles, se précipitent.

Mac Donagh a cherché un moyen de rendre visibles ces parcelles en les précipitant, le degré de ce précipité et la rapidité avec laquelle il se formera variant avec le nombre des molécules en *solution* dans un sérum donné.

Dans ce but, il *a eu recours à l'acide acétique* glacial, puis à un électrolyte très précipitant.

Technique. — Retirer 10 à 20 cm³ de sang ; le laisser se coaguler pour séparer le sérum ; la centrifugation n'est pas à conseiller. Ne pas se servir d'un sérum opaque ou teinté d'hémoglobine, ni d'un sérum datant de quelques jours.

Comme contrôle, employer en même temps un sérum non syphilitique et un sérum syphilitique, pour éviter les erreurs qui peuvent dépendre de la température, etc.

Verser 2 cm³ d'acide acétique glacial dans un tube sec et propre, et y ajouter 0 cm³ 5 du sérum à examiner ; agiter ensuite le tube.

Quatre tubes A, B, C et D sont nécessaires pour chaque sérum à examiner.

Verser d'abord 1 cm³ d'acide acétique glacial dans chaque tube, puis ajouter 2 gouttes de sérum-acide dans le tube A, 4 dans le tube B, 6 dans le tube C, et 8 dans le tube D.

Les gouttes doivent être aussi petites que possible : se servir d'une pipette droite et terminée en pointe. La même pipette devra être employée pour chaque série d'épreuves, afin que les résultats ne soient pas faussés par la dimension de la goutte.

Agiter les tubes et ajouter dans chaque tube 0 cm³ 2 d'une solution *saturée* de sulfate de thorium dans l'acide acétique glacial, et agiter de nouveau les tubes.

Les laisser ensuite immobiles et observer les modifications apparues.

Réaction positive : un précipité apparaît immédiatement en D, puis en C, en A et en B; ou bien en C, en B et en A.

Un peu plus tard, un précipité s'est formé dans les quatre tubes, et le liquide surnage clair en A et D. Plus tard le liquide devient également clair dans les deux autres tubes.

Réaction négative : le précipité se forme lentement, mais apparaît en même temps dans tous les tubes, et le liquide surnageant des quatre tubes ne devient pas clair, même si les tubes sont laissés au repos pendant toute la journée.

Pour obtenir des résultats uniformes dans les réactions, il est bon de n'employer que des sérums obtenus le même jour, à la même heure.

Si le précipité apparaît trop rapidement, ou si l'observateur doit s'absenter avant d'avoir vérifié les réactions, il suffit d'ajouter 0 cm³ 1 d'eau dans chaque tube et de les agiter : le précipité retourne en solution, mais plus complètement dans le cas de sérum négatif que dans le cas de sérum positif, car un sérum syphilitique se différencie d'un sérum normal par une opacité plus grande dans les quatre tubes.

Si on ajoute ensuite 0 cm³ 2 de l'électrolyte employé, le précipité apparaît de nouveau rapidement dans les tubes positifs (syphilitiques), lentement dans les tubes négatifs (non syphilitiques).

Valeur de la réaction. — D'après l'auteur, cette réaction simple et rapide permet de distinguer le sérum d'un syphilitique de celui d'un non-syphilitique, et aussi de constater les degrés de la maladie et de régler les effets du traitement.

Réaction par l'iode.

Principe. — Cette méthode est basée également sur les modifications physico-chimiques spéciales des sérums syphilitiques.

Technique. — Landau, inventeur de ce procédé, avait d'abord employé, pour mettre en évidence ces modifications, l'huile de vaseline iodée. Il a abandonné ce réactif, de composition inconstante, pour le remplacer par une solution d'iode dans le méthane tétrachloré $(C Cl^4)$. Ce corps est un liquide limpide, d'une constitution chimique constante, qu'on trouve facilement dans le commerce.

Le réactif est une solution de 1 pour 100 d'iode dans du méthane tétrachloré ; il sera préparé extemporanément avant chaque série d'expériences. Par exemple, pour préparer 5 cm³ du réactif, on triturera dans un petit mortier 0,05 centigr. d'iode pur et 5 cm³ de méthane-tétrachloré avec une baguette de verre, jusqu'à dissolution complète de l'iode.

La technique est simplifiée comme il suit :

A 0,20 cm³ de sérum à examiner, on ajoute 0,1 cm³ du réactif.

Le sérum employé sera absolument limpide, et ne contiendra pas d'hémoglobine (sérum non lipémique).

On mélangera le sérum et le réactif dans une éprouvette d'une longueur quelconque et d'une largeur de 1 cm³,2.

L'éprouvette est laissée verticalement pendant quatre heures à la température de la chambre, sans agitation aucune.

Au bout de ce temps, on lit le résultat ; l'addition de solution d'amidon est inutile. Les sérums syphilitiques ont une teinte jaune clair transparente ; les sérums normaux sont au contraire d'un gris blanc opaque.

Réaction de précipitation à la lécithine.

La méthode consiste à mélanger 0,2 de sérum avec une émulsion de *lécithine*, à 1 pour 100, dans l'eau salée isotonique. On laisse ensuite cinq heures à l'étuve. Il se forme, dans les cas positifs, un précipité qui reste à la surface du liquide.

Porgès a prétendu trouver cette réaction positive chez la plupart des syphilitiques observés.

La réaction est parfois désignée sous le nom de réaction de Porgès.

Réaction de précipitation à la cholestérine et au glycocholate de soude.

Technique. — On emploie une suspension de cholestérine dans l'alcool, et une solution aqueuse de glycocholate de soude à 2 pour 100 d'après la formule suivante :

```
Glycocholate de soude. . . . . . . . .    2 gr.
Cholestérine. . . . . . . . . . . . .    0 gr. 40
Alcool à 95° . . . . . . . . . . . . .  100 —
```

Avec cette solution mère, on prépare une solution diluée au 1/20 avec de l'eau distillée. La solution de glycocholate de soude à 2 pour 100 doit toujours être préparée extemporanément.

A 0 cm³,4 de *sérum* à examiner, on ajoute 0 cm³,2 de la solution mère diluée au 1/20, et 0 cm³,2 de la solution fraîchement préparée de glycocholate de soude à 2 p. 100. On mélange le tout et on l'abandonne à la température de la chambre. On lit le résultat vingt heures plus tard. La réaction est positive quand il s'est formé un *dépôt floconneux* dans le mélange. Certains auteurs regardent l'inactivation du sérum à 56° pendant une demi-heure comme indispensable ; d'autres estiment que le sérum non inactivé donne une précipitation plus forte que le sérum inactivé.

Résultats. — Quand cette réaction est positive, elle parle en faveur de l'infection syphilitique de l'organisme.

Elle est désignée parfois sous le nom de *réaction d'Herman-Perutz*.

II. — Réaction basée sur la mesure du pouvoir activant
du sérum.

(Réaction du venin de cobra.)

Principe. — Cette réaction est basée sur les recherches de
Calmette, qui a montré qu'une solution de venin de cobra ne
détruit pas les globules rouges séparés de leur sérum. Au contraire l'hémolyse se produit très rapidement si l'on ajoute du
sérum, même en très faible quantité.

Donc, le sérum active l'hémolyse, il a un *pouvoir activant*.

Ce pouvoir est variable suivant les sérums : ces variations
paraissent dues à la quantité plus ou moins grande de lipoïdes
que renferme le sérum examiné.

Technique. — La technique est très simple.

On trouve dans le commerce du venin de cobra desséché.
On l'emploie en solution dans l'eau salée. On le fait agir sur
des globules rouges lavés et séparés de leur sérum. On ajoute
une quantité variable du sérum à éprouver.

Afin d'éviter des tâtonnements on peut se reporter, pour les
détails de cette technique au Mémoire de G. Ecalle (*Arch.
d'Obstétrique et de Gynécologie*, avril 1917).

Résultats. — Le sérum des tuberculeux a un pouvoir activant
élevé, mais la réaction n'est pas spécifique de la *tuberculose*.

Klippel et M. P. Weill ont constaté de même un pouvoir
élevé chez les *paralytiques généraux* et les *déments*, sans doute
par désintégration de la matière cérébrale, riche en graisse
phosphorée, et par décharge de lécithine dans le sérum.

Le pouvoir activant est élevé également dans les *cancers* et
la plupart des *maladies infectieuses*.

Il est plus élevé chez la femme enceinte, surtout à partir du
troisième mois, que chez la femme non enceinte de santé normale.

III. — Réactions basées sur les variations des actions
antifermentatives du sérum sanguin.

Le sérum sanguin possède la propriété d'empêcher, *in vitro*,
l'action d'un grand nombre de ferments. C'est ainsi qu'il a été
démontré qu'il présente un pouvoir empêchant vis-à-vis de la
trypsine, de la *présure*, de *l'émulsine*, de *l'uréase*, de la
pepsine.

C'est la recherche du pouvoir antipeptique, et surtout du pouvoir antitryptique, qui a permis les constatations les plus intéressantes.

Pouvoir antipeptique.

Le pouvoir antipeptique du sérum et ses variations ont été étudiés par différents auteurs.

Rubenstein et Girault ont fait des constatations intéressantes dont voici le résumé.

Leur technique repose sur la propriété que possède la pepsine de liquéfier la gélatine en milieu acide.

Le pouvoir antipeptique n'est modifié, ni par l'état de jeûne ou de digestion, ni par le chimisme stomacal.

Il est variable dans les différentes affections gastriques : mais, des constatations faites jusqu'ici, il n'est pas possible de tirer des déductions utiles pour le diagnostic.

Enfin, il est à noter que les variations du pouvoir antipeptique ne sont pas en rapport avec celles du pouvoir antitryptique.

Pouvoir antitryptique (1).

Principe. — La trypsine a la propriété de digérer ou de dédoubler les substances albuminoïdes. Mais le sérum sanguin s'oppose à l'activité digestive de la trypsine. Ce pouvoir antitryptique du sérum est d'intensité variable, et ses variations peuvent servir au diagnostic. On a constaté en effet que, chez les cancéreux en particulier, le pouvoir antitryptique est augmenté.

Remarque sur cette méthode. — Cette méthode a suscité déjà un nombre très considérable de travaux, depuis plusieurs années. Aussi pourrait-on s'étonner que sa valeur ne soit pas encore exactement déterminée, et surtout que de nombreuses contradictions existent dans les renseignements donnés par les différents auteurs à son sujet.

En réalité cette incertitude s'explique par la difficulté que l'on rencontre à mesurer avec précision le pouvoir antitryptique d'un sérum. D'une part, en effet, les méthodes de mesure

(1) Voir en particulier : STÉVENIN. *le Pouvoir antitryptique du sérum sanguin*, Thèse Paris 1911. J.-Ch. Roux et Savignac, *le Pouvoir antitryptique du sérum sanguin dans les cancers de l'appareil digestif*, Arch. des Mal. de l'App. digestif décembre 1910, août 1912 ; et G. Ecalle, *Modifications du pouvoir antitryptique du sérum chez la femme enceinte*, Arch. d'Obstétrique et de Gynécologie, avril 1917.

proposées et utilisées sont fort nombreuses, et les résultats notés de façon différente : néanmoins les variations devraient toujours se produire dans le même sens.

Mais nous avons constaté d'autre part que, même avec une seule technique, la moindre cause peut faire varier le résultat. Il arrive aussi que la qualité défectueuse de la trypsine utilisée diminue ou supprime la valeur de la réaction.

Pour toutes ces raisons, il serait à souhaiter que toute recherche sur ce sujet soit faite avec une rigueur extrême, et précédée d'un grand nombre d'expériences comparatives, pour juger de la valeur de la technique et des réactifs que l'on emploie.

Ces réserves faites, nous allons donner en détails l'une des techniques proposées, et résumer les résultats obtenus.

Technique. — Depuis le procédé initial, proposé par Ascoli et Bezzola, différentes techniques ont été proposées. Voici celle adoptée par Roux et Savignac. Elle consiste à préparer des plaques d'agar-agar additionnées de lait. On y dépose quelques gouttes d'une solution de trypsine, qui digère la caséine du lait, et fait par suite apparaître nettement un disque clair et visible sur fond noir. En ajoutant à la trypsine des doses croissantes de sérum, il est facile de juger à quel moment l'activité de la trypsine est arrêtée.

Préparation des plaques. — Faire une solution d'agar-agar dans l'eau à 20 p. 1000 et filtrer à chaud. Ajouter à cette solution une quantité égale de lait. On porte le mélange à 100° au bain-marie. Puis après l'avoir laissé refroidir vers 60°, on le verse en couche dans des boîtes de Pétri. Autant que possible, il est bon que les couches aient une épaisseur à peu près semblable, et il est préférable qu'elles soient minces, car la réaction est alors plus facile à voir.

Quand les plaques sont réussies, elles sont d'un blanc laiteux, d'un aspect homogène, avec une surface lisse, comme glacée, et non humide. Si la plaque est humide, en effet, la goutte qu'on y déposera plus tard « coulera », et la réaction se fera mal ou à peine. En cas d'humidité, on fait facilement évaporer l'eau en portant la plaque quelques instants à l'étuve avant de faire l'épreuve.

On doit avoir soin de n'employer que des plaques récemment préparées.

Solution de trypsine. — Cette solution dans l'eau est à 1 p 100.

La solution doit être très fraîche, faute de quoi elle perd de sa puissance digestive. Afin que les résultats soient absolument comparables, il est bon d'user d'une solution préparée extemporanément.

Épreuve. — On recueille un centimètre cube de sang dans un tube à centrifuger. On sépare le caillot du sérum par une bonne centrifugation, et on dépose, au moyen de la pipette, une goutte de ce sérum dans de petits godets.

Avec la même pipette, lavée et flambée, on ajoute alors dans chacun des godets un nombre progressivement croissant de gouttes de la solution de trypsine, de telle façon que chaque godet contienne une goutte de plus que le précédent, et on mêle intimement sérum et solution. On a ainsi des mélanges de : une goutte de sérum avec une, puis deux, trois, etc., gouttes de solution de trypsine. On dépose ensuite sur les plaques, au moyen de l'anse de platine, une goutte de chaque mélange, et aussi une goutte de la solution pure comme témoin. Ces gouttes ne doivent pas être trop grosses, sinon elles s'étalent et la réaction est moins nette.

On porte les plaques à l'étuve réglée vers 50°, et on les laisse durant une demi-heure.

Au bout de ce temps, on procède à la lecture des résultats.

La goutte de solution pure a digéré la caséine et laissé une petite tache claire, se détachant nettement sur le fond de la plaque et bordée d'un mince liséré blanc opaque. Par transparence, la tache est plus translucide que le reste de la plaque.

Si l'on examine alors les endroits où l'on a déposé les mélanges sérum-trypsine, on voit que certains n'ont laissé aucune trace, et qu'à partir de l'un d'eux il reste une tache semblable à celle ci-dessus. On peut en conclure qu'à partir de ce mélange le pouvoir empêchant du sérum est annihilé, et qu'il est égal au taux du mélange immédiatement inférieur. Si, par exemple, la goutte du mélange : une goutte de sérum avec six gouttes de solution de trypsine, a digéré la caséine, tandis que le mélange : une goutte-sérum cinq gouttes solution, n'a produit aucune digestion, on en conclut que le sérum a le pouvoir d'annihiler le pouvoir digestif de cinq fois son volume de solution trypsique, mais non de six. Ce qu'on traduit généralement en disant que ce sérum a un pouvoir antitryptique égal à 1/5.

Comme il s'agit ici d'un simple rapport, il est bien entendu qu'il faut déterminer pour chaque procédé, on pourrait dire pour chaque opérateur, dans quelle limite varie le pouvoir antitryptique du sérum des individus normaux. Ce qu'il faut en effet rechercher, tout au moins actuellement, c'est non pas le pouvoir antitryptique réel, calculé d'après une unité fixe, connue, mais simplement si tel sérum a un pouvoir antitryptique égal ou supérieur à celui d'un sérum d'individu normal.

Avec la technique indiquée, on peut considérer comme pouvoir normal un pouvoir antitryptique qui ne dépasse pas 1/4, et comme anormal et trop élevé tout pouvoir qui dépasse 1/4.

Il convient d'insister sur ce fait que pour donner à cette épreuve toute la valeur qu'elle est susceptible de posséder, il faut prendre certaines précautions afin de diminuer les chances d'erreur. Rappelons encore la nécessité d'avoir une solution de trypsine fraîche, des plaques récentes et sèches, de déposer une goutte légère, etc.

Il faut ajouter que le moment de la prise du sérum sur le sujet n'est pas indifférent. On sait en effet que le pouvoir antitryptique du sérum augmente, par exemple, durant la digestion. Afin de se placer dans des conditions autant que possible toujours identiques, on prélèvera le sérum le matin, soit à jeun le plus souvent, soit longtemps après un petit repas extrêmement léger (un verre de lait quatre heures avant, par exemple).

Valeur diagnostique. — 1° *Cancer.* — En nous plaçant spécialement au point de vue du cancer, voici les déductions que l'on peut tirer des travaux parus sur ce sujet.

Un *résultat positif*, c'est-à-dire un taux supérieur à la normale, peut être considéré comme un argument en faveur du cancer, si l'ensemble des autres symptômes oriente le diagnostic dans ce sens. Mais on ne doit conclure qu'avec une extrême prudence, car l'antitrypsine se trouve augmentée dans bien d'autres circonstances : dans la *tuberculose* et les *suppurations* avec une grande fréquence ; et aussi dans la *grossesse*, le *goitre exophtalmique*, *l'ulcère de l'estomac*, etc.

Un résultat négatif (taux normal ou inférieur au taux normal) aurait une valeur beaucoup plus grande, d'après Roux et Savignac : on ne le trouverait guère que dans 1/10 des cas chez les cancéreux. Il est vrai que d'autres statistiques sont moins probantes, et donnent le taux de 30 p. 100 de résultats négatifs dans le cancer.

On voit donc qu'il y a là un procédé de diagnostic intéressant, mais qui ne peut être qu'un adjuvant de la clinique et des autres procédés de laboratoire applicables au diagnostic du cancer.

2° *Grossesse.* — En ce qui concerne la grossesse, Ecalle est arrivé aux conclusions que voici :

Le pouvoir antitryptique est accru pendant la grossesse.

Il semble que cet accroissement s'accentue du début de la grossesse jusque vers le sixième mois.

Le pouvoir antitryptique se maintient à un taux élevé et à peu près constant au cours des derniers mois de la grossesse, ainsi que pendant les premiers jours des suites de couches. Il décroît ensuite progressivement à partir de la deuxième semaine qui suit l'accouchement.

Il paraît être plus marqué dans la grossesse compliquée d'accidents dits d'intoxication gravidique.

La détermination du pouvoir antitryptique du sérum, intéressante en soi, ne peut guère, quand elle est faite seule, aider au diagnostic d'une grossesse douteuse.

L'élévation du pouvoir antitryptique au cours de la grossesse semble être provoquée par :

a) La pénétration dans le sang maternel des ferments tryptiques contenus dans le placenta ;

b) Par la présence, dans le sang maternel, des ferments protéolytiques antiplacentaires décrits par Abderhalden dans le sérum des femmes enceintes.

3° *Le pouvoir antitryptique chez les blessés.* — D'après Wright, on constate déjà, 36 heures après une blessure de guerre, une augmentation notable du pouvoir entravant du sérum vis-à-vis de l'action de la trypsine. Ce pouvoir empêchant s'accroît avec la gravité et la durée de l'infection.

Zung et P. Govaerts ont de même constaté que les traumatismes aseptiques et les plaies sans fièvre entraînent un accroissement, d'ordinaire passager, du pouvoir entravant du sérum vis-à-vis de l'action de la trypsine. Lorsqu'il existe de la fièvre, le pouvoir empêchant augmente davantage que chez les blessés apyrétiques. Les propriétés inhibitrices du sérum sont en relation avec deux facteurs principaux : le traumatisme initial et le degré de fièvre. L'élévation du pouvoir antitryptique peut faire défaut dans les septicémies et dans les états de collapsus circulatoire déterminés, dans les premières heures après une blessure, par l'hémorragie ou par l'infection.

TABLEAU DES PRINCIPALES AFFECTIONS QUI PRÉSENTENT DES ALTÉRATIONS IMPORTANTES DU SANG

Affection	Examen physique — Couleur	Coagulation — Rapidité	Coagulation — Le caillot	Globules blancs — Nombre global	Formule leucocytaire	G.B. anormaux — Myélocytes	G.B. à granulation iodophiles	Globules rouges — Nombre	Dimensions	Caractères — Forme	Caractères — Coloration	Caractères — Quantité d'hémoglobine	Résistance	G.R. anormaux — À noyaux	À granul. basophiles	À parasites	Hématoblastes — Nombre	Hématoblastes — Volume, Aspect	Microbes et parasites	Plasma et sérum — Couleur, Pigments biliaires	Réticulum fibrineux	Propriétés biologiques
[...]				Leucocytose très marquée.	Polynucléose très marquée.		Présence.															
[...] modérés								Diminué.				Diminuée									Phlegmasique franc.	
[...] pernicieuses	Pâle rosé. Parfois brunâtre.		Parfois irrétractile.			Présence.		Très diminué.	très inégales.	Poïkilocytes.	Polychromatophilie.	Très diminuée.		Présence.	Présence.		Généralement diminués, parfois augmentés.	Souvent volumineux.				
[...]dite aiguë				Leucocytose.	Polynucléose.																Généralement phlegmasique.	
Th[...]				Généralement leucocytose.	Généralement polynucléose, parfois mononucléose.												Généralement diminués.					
[...]																						
[...]e	Pâle.							Souvent peu diminué.		Poïkilocytes.	Polychromatophilie.	Très diminuée.						Plus volumineux.				
[...]i	Foncé.							Augmenté														
[...]u	Foncé.							Augmenté						Parfois présence.								
[...]b							Présence.															
[...] méditerranéenne				Leucopénie.	Mononucléose.														Microcoques mélitensis.		Pas de réticulum.	Séro-agglutination.
[...] typhoïde				Leucopénie.	Mononucléose.														Toujours (par culture).		Pas de réticulum	Séro-agglutination.
[...]ie					Eosinophilie.														Embryons.			
[...]chlose					Eosinophilie.																	
[...]obinurie			Parfois redissolution du caillot.																			
[...]ilie																				Parfois rose ou rouge		
[...]lie		Retard parfois de plusieurs heures.																				
[...]gies graves	Pâle.					Présence		Diminué.	inégales.	Poïkilocytes.	Polychromatophilie.	Diminuée.		Présence.	Présence.		Crise hématoblastique.					
[...]								Diminué.					Augmentée généralement.							Jaune vert.		

TABLEAU DES PRINCIPALES AFFECTIONS QUI PRÉSENTENT DES ALTÉRATIONS IMPORTANTES DU SANG (*suite*)

Affection	Couleur	Rapidité	Le caillot	Nombre global	Formule leucocytaire	Myélocytes	G. B. à granulations iodophiles	Nombre (G. R.)	Dimensions	Forme	Coloration	Quantité d'hémoglobine
Ictères hémolytiques								Diminué.	Diminuées.			
Kystes hydatiques					Éosinophilie.							
Leishmaniose												
Leucémie lymphatique	Un peu pâle.			Très augmenté.	Mononucléose énorme.			Diminué.	Inégales.	Poïkilocytes.	Polychromatophilie.	Diminuée.
Leucémie myéloïde	Un peu pâle.			Très augmenté.	Éosinophilie.	Très nombreux		Diminué.	Inégale.	Poïkilocytes.	Polychromatophilie.	Diminuée.
Maladie du sommeil												
Morve												
Paludisme				Périodes de leucopénie.	Mononucléose.							
Parasites					Généralement éosinophilie.							
Pneumonie				Leucocytose.	Polynucléose.							
Purpura			Souvent irrétractile.			Souvent.		Diminué.				Diminuée.
Rhumatisme articulaire aigu												
Saturnisme					Mononucléose.						Polychromatophilie.	
Splénomégalies non leucémiques				Parfois leucopénie.								
Suppurations				Leucocytose très marquée.	Polynucléose très marquée.		Présence.					
Syphilis												
Tumeurs (voir Cancer)												
Typhoïde				Leucopénie.	Mononucléose.							
Variole				Leucocytose.	Mononucléose.	Présence.						

Affection	Résistance	A noyaux	À granulations basophiles	A parasites	Hématoblastes — Nombre	Volume, Aspect	Microbes et parasites	Couleur, Pigments biliaires	Réticulum fibrineux	Propriétés biologiques
Ictères hémolytiques	Très diminuée.		Nombreuses granulations vitales.					Jaune vert.		Auto-agglutination des hématies.
Kystes hydatiques										R. de Weinberg-Parvu.
Leishmaniose							Présence.			
Leucémie lymphatique		Présence.								
Leucémie myéloïde		Nombreux.								
Maladie du sommeil							Trypanosomes.			
Morve							Toujours (par culture).			
Paludisme				Présence.			Présence.			
Parasites										
Pneumonie							Souvent (par culture).		Phlegmasique franc.	
Purpura		Nouveau.			Souvent diminué.	Parfois altérés.				
Rhumatisme articulaire aigu									Phlegmasique franc.	
Saturnisme		Présence.	Nombreux.							
Splénomégalies non leucémiques										
Suppurations									Phlegmasique brun.	
Syphilis										Séro-réaction positive.
Tumeurs (voir Cancer)										
Typhoïde							Toujours (par culture).		Pas de réticulum.	Séro-agglutination.
Variole		Présence.								

CHAPITRE XVII

RÉSUMÉ DES RENSEIGNEMENTS FOURNIS PAR L'EXAMEN DU SANG EN CLINIQUE

D'après les notions qui précèdent, on voit que la plupart des maladies s'accompagnent de lésions du sang. Mais tandis que, pour les unes, ces lésions sont si légères et si banales qu'on ne peut y trouver aucun adjuvant au diagnostic, pour certaines, au contraire, elles sont très marquées ou très spéciales, parfois même pathognomoniques.

Dans le tableau ci-joint, nous donnons les seules maladies dont les altérations sanguines peuvent être d'un appoint précieux pour le diagnostic; et, pour chacune d'elles, nous indiquons seulement celles de leurs altérations qui sont vraiment caractéristiques.

Ce tableau, commode à consulter pour être rapidement renseigné, sera utilement complété par les notions plus détaillées que nous donnons dans le dernier chapitre, en passant en revue les différentes affections médicales et chirurgicales.

LIVRE IV

ÉPANCHEMENTS PATHOLOGIQUES DES SÉREUSES. — LIQUIDES KYSTIQUES LIQUIDE CÉPHALO-RACHIDIEN LAIT

Nous réunissons ici l'étude de liquides qui forment 3 groupes très différents, au double point de vue de leur nature et de leur aspect : les deux premiers, dont la présence est toujours pathologique (*épanchements des séreuses* et *liquides kystiques*), le troisième (*liquide céphalo-rachidien*) dont il convient de connaître les caractères normaux et les altérations possibles. Nous y ajoutons le *lait*.

Malgré les différences qui les séparent, il est commode de les étudier ensemble : la même technique s'applique en effet aux uns et aux autres (récolte, ensemencement, préparations microscopiques, inoculations), et d'autre part ce sont à peu près les mêmes notions qui permettent d'en interpréter aisément les résultats.

Nous conseillons donc de se préparer, théoriquement et pratiquement, par l'examen des épanchements pathologiques des séreuses, à celui un peu plus délicat des liquides kystiques, du lait et surtout du liquide céphalo-rachidien.

CHAPITRE PREMIER

EPANCHEMENTS PATHOLOGIQUES DES SÉREUSES

Généralités.

Importance de cet examen. — L'examen des épanchements pathologiques des différentes séreuses (plèvre, péritoine, péricarde, séreuses articulaires, tunique vaginale) est souvent d'un intérêt capital, pour déterminer l'étiologie de l'exsudation, son pronostic et la thérapeutique à employer.

Sur les données d'un examen microscopique et bactériologique, telle pleurésie sera vidée par ponction simple et telle autre par empyème, telle arthrite sera simplement immobilisée et telle autre traitée par une arthrotomie. De même une ascite exige l'évacuation simple au lieu de l'opération nécessaire pour une hydronéphrose ou pour un kyste de l'ovaire, avec lesquels elle peut être parfois confondue, jusqu'au moment où l'examen du liquide est pratiqué.

Quelques points de technique pour la ponction (1). — Il est bien superflu que nous décrivions, dans tous ses détails, la technique de la ponction exploratrice, qui va nous fournir le liquide. Notons cependant quelques points, sur lesquels on ne saurait trop insister.

Préparez toujours *deux aiguilles*, l'une pouvant se tordre,

---

(1) On se méfiera de la ponction exploratrice de la plèvre chez les sujets *très impressionnables.* On a signalé quelques observations d'accidents parfois mortels, sans doute par réflexe pleural (syncopes, convulsions, paralysies, etc.).

s'émousser, ou bien être accidentellement souillée au moment de la ponction.

Que vos aiguilles soient *bien perméables,* et vous le vérifierez vous-même en faisant passer à l'intérieur avec la seringue un courant d'eau bouillie.

Rappelez-vous que les aiguilles en platine se tordent facilement, que celles en acier se cassent, surtout quand elles ont été flambées.

Prenez une aiguille assez fine, si vous pensez qu'il s'agit de liquide séro-fibrineux. Mais si vous croyez que le liquide est séro-purulent ou purulent, ou s'il s'agit de liquide articulaire (qui est généralement très fibrineux et très visqueux), il faut que l'aiguille ait une lumière suffisante : sinon, même en aspirant avec la seringue, le liquide ne viendra pas.

Avant de piquer, déterminez très soigneusement le point de la ponction. Pour la *plèvre*, essayez de passer *au milieu* de l'espace intercostal : le conseil classique, de chercher le bord supérieur de la côte inférieure, pour éviter vaisseaux et nerfs intercostaux, est théoriquement parfait ; en pratique, en voulant le suivre, on tombe souvent sur la côte, tandis qu'en essayant de passer au milieu on réussit toujours, sans d'ailleurs rien léser.

Pour le *péritoine*, ayez soin de choisir un point bien mat et fluctuant. Vous savez en effet que, même dans les cas d'ascite abondante, il peut y avoir, surtout dans la péritonite tuberculeuse, des fausses membranes et des adhérences de l'intestin avec la paroi : et c'est un accident qui n'est pas rare que, dans une ponction maladroite d'ascite, l'intestin se trouve perforé.

Pour les *articulations,* il faut choisir le point où le liquide est le plus accessible et vient distendre les téguments : au genou, c'est du côté interne de la rotule. Leur exploration exige une asepsie particulièrement rigoureuse des instruments et de la peau : beaucoup plus que pour la plèvre ou le péritoine une insuffisance de précautions risque de provoquer leur infection.

Pour le *péricarde,* le procédé classique consiste à ponctionner dans le cinquième espace intercostal, à 5 ou 6 centimètres du bord gauche du sternum.

Mais on peut également employer le procédé décrit par Marfan sous le nom de *ponction épigastrique du péricarde.* La technique en est la suivante.

Le malade étant à demi assis sur son lit, l'opérateur place l'extré mité unguéale de l'index gauche sur le sommet de l'appendice xiphoïde qui sert de repère ; le plus petit trocart de l'appareil Potain est enfoncé immédiatement au-dessous de l'appendice xiphoïde, sur la ligne médiane ; il est dirigé obliquement de bas en haut et, à mesure qu'il pénètre, on abaisse son manche vers la paroi abdominale, de manière à *rapprocher la pointe de l'aiguille de la face postérieure de l'appendice xiphoïde et du sternum, comme si l'on voulait raser cette face* (ce point de technique est très important pour éviter les accidents) ; on pénètre ainsi dans le péricarde. Le trajet total du trocart est d'environ 4 centimètres chez un enfant au-dessous de 5 ans, d'environ 6 centimètres chez les adultes.

L'aiguille, après avoir traversé la paroi abdominale, chemine dans le tissu cellulaire sous-péritonéal, sans toucher le péritoine ; puis elle traverse la fente que limitent les insertions sternales du diaphragme, sans toucher les fibres musculaires. Enfin, elle perfore le feuillet pariétal du péricarde, à la partie antérieure de sa face inférieure, et pénètre dans la cavité péricardique par une région où le liquide épanché s'accumule et forme en général une couche assez épaisse, c'est-à-dire dans un lieu d'élection pour la ponction.

On voit dès lors les importants renseignements que l'on peut tirer de ce procédé simple, aussi bien au point de vue du diagnostic, par la constatation du liquide et son examen, qu'au point de vue thérapeutique. Il n'existe que deux contre-indications : un tympanisme abdominal excessif et un thorax infundibuliforme, conditions dans lesquelles le trocart ne peut être dirigé comme il convient, et risque de blesser un des organes importants de l'abdomen ou le ventricule droit.

Pour l'*hydrocèle*, on choisit un point fluctuant et non douloureux, pour éviter le testicule qui se reconnaît à sa plus grande sensibilité. Il est d'ailleurs généralement refoulé en haut, en arrière et en dedans : on ponctionne donc, sauf anomalie de situation du testicule, à la partie antéro-externe.

Mais surtout, qu'il s'agisse de la plèvre ou du péritoine, demandez-vous s'il ne peut pas être question d'un *kyste hydatique* : une simple ponction exploratrice, en ouvrant le kyste et en permettant la diffusion dans l'organisme d'une partie du liquide, qui est fortement toxique, peut donner lieu à des accidents rapidement mortels

Si donc vous êtes tranquille à ce sujet, après une antisepsie soigneuse de la peau (savon, alcool, éther ; — ou teinture d'iode ; — ou pointe de feu si le liquide doit être ensemencé), vous retirez les quelques centimètres cubes nécessaires à l'examen.

Examens physiques et chimiques.

Couleur et aspect du liquide. — Passons rapidement sur les examens physiques.

Bien entendu, vous noterez l'aspect séro-fibrineux, hémorragique, purulent ou lactescent.

La pleurésie *hémorragique* fera songer à la *tuberculose*, au *cancer*, au *mal de Bright*, aux *affections hépatiques*, à l'*hémothorax traumatique*, au *rhumatisme* parfois.

Exceptionnellement le liquide est *lactescent*, blanc laiteux, à reflets verdâtres. Tantôt il s'agit d'ascite ou de pleurésie chyleuse, par *rupture du canal thoracique*. Tantôt l'épanchement est seulement chyliforme, de nature et de pathogénie discutées, d'étiologie assez variée, mais se montrant surtout dans le cours des affections chroniques, *tuberculose, cirrhose*, etc.: dans ce cas la graisse émulsionnée, qui donne au liquide son aspect, provient soit de la régression granulo-graisseuse de la fibrine et des leucocytes épanchés, soit de la dégénérescence graisseuse des néomembranes qui recouvrent la séreuse enflammée.

Examens chimiques. — Parmi les examens chimiques, quelques procédés sont d'une technique très simple, et peuvent souvent aider au diagnostic.

1° **Procédé de l'albumino-diagnostic.** — Il consiste à doser la totalité des matières albuminoïdes de l'épanchement par l'un des procédés couramment employés (voir Urines).

Mosny, Javal et Dumont ont tiré de leurs recherches les conclusions suivantes, dont on appréciera aisément l'utilité pratique.

1° Un épanchement récidivant, pleural ou ascitique, récidive suivant une formule d'albumine sensiblement identique, à condition que sa cause pathogénique ne varie pas ;

2° Les exsudats pleuraux (pleurésie séro-fibrineuse tuberculeuse par exemple) contiennent une quantité d'albuminoïdes élevée, en moyenne de 50 grammes par litre, très supérieure à celle des transsudats (hydrothorax des cardiaques, par exemple), qui ne renferment que 3 à 30 grammes ;

3° Parmi les ascites, les ascites cirrhotiques contiennent moins d'albumine que les ascites cardiaques, dont le taux d'albumine est le même que celui des hydrothorax cardiaques.

Les pleurésies et ascites cancéreuses sont riches en albumine.

Donc les dosages d'albumine donnent, dans beaucoup de cas, des résultats assez précis pour permettre de fonder sur eux un albumino-diagnostic des épanchements.

L'albumino-diagnostic ne se substitue ni à l'analyse cytologique, ni à l'analyse bactériologique, qui conservent toute leur valeur pour établir le diagnostic étiologique. Mais il peut apporter sa part d'information dans l'étude d'un épanchement, et ajouter des renseignements utiles à ceux qui sont fournis par les autres méthodes et notamment par la réaction de Rivalta.

2° **Procédé de Rivalta.** — Décrite par Rivalta en 1895 cette réaction, sur laquelle on a, depuis peu, attiré de nouveau l'attention, se recherche par la technique suivante.

Dans un verre à expérience, verser :

    Eau distillée . . . . 50 c.c.

ajouter une goutte de la solution :

    Acide acétique anhydre . . . . 40 c c.
    Eau distillée . . . . 20 c.c.

et déposer *très doucement* à la surface de l'eau une goutte de l'épanchement à examiner.

Si la *réaction est positive*, la goutte de l'épanchement, en descendant au fond du verre, prend dès son contact avec l'eau acidulée la forme d'une couronne de couleur blanc-bleuâtre qui, d'étroite au début, va en s'élargissant, se gaufrant légèrement.

Parfois cette couronne se déforme rapidement dès la première partie de sa chute, se divisant sur son parcours en un nombre plus ou moins grand de stries blanc-bleuâtres, comparables au mince filet de fumée qui s'échappe en spirales du bout allumé d'un cigare. Les mêmes phénomènes se reproduisent pour chaque nouvelle goutte d'exsudat que l'on projette dans le verre. Si l'on prolonge l'expérience un certain nombre de fois, on voit se dessiner au fond du verre un coagulum blanchâtre qui se tasse et forme une masse élastique que l'on peut parfaitement recueillir soit par filtration, soit encore plus simplement, si le coagulum est assez prononcé, avec une baguette de verre.

Cause d'erreur à éliminer : présence de mucine. En ce cas, un léger excès d'acide acétique fait disparaître le précipité formé.

Si la réaction est négative, la goutte, en tombant dans le verre plein d'eau acidulée par l'acide acétique, ne change pas de couleur en descendant, elle ne forme pas de stries blanchâtres et opalines.

La réaction de Rivalta est positive dans les épanchements qui renferment au moins 1 gramme par litre d'une albumine spéciale, précipitable à froid par l'acide acétique très dilué et soluble dans l'acide acétique concentré. Cette albumine spéciale, qu'il y a intérêt à doser, varie en général dans les épanchements, parallèlement aux autres matières albuminoïdes, sans leur être rigoureusement proportionnelle.

La réaction est en général positive dans les *épanchements inflammatoires* et dans les *épanchements hémorragiques* (donc *pleurésie et ascite tuberculeuses, pleurésies aiguës, épanchements cancéreux*) et dans les *kystes de l'ovaire*.

Elle est en général négative dans les *épanchements mécaniques non hémorragiques* (*hydrothorax,* ascite de la *cirrhose atrophique*).

Lorsque l'épreuve, négative pour le liquide d'une première ponction, devient positive pour celui d'une seconde, c'est que le transsudat s'est transformé en exsudat, sous l'influence d'une infection spontanée ou provoquée par la ponction.

3° **Réaction de Gangi.** — On met dans une éprouvette de l'acide chlorhydrique pur, puis on fait couler doucement à la surface le liquide à examiner.

A la limite de séparation des deux liquides, on voit un anneau blanc, qu'il s'agisse d'un exsudat ou d'un transsudat.

Mais en outre, s'il s'agit d'un *exsudat*, on voit au-dessus du premier anneau un second disque plus superficiel, mais opaque, qui se réunit plus ou moins vite au premier, et la coagulation massive du liquide succède à la fusion des deux anneaux.

Enfin, s'il y a production d'une teinte violette, on peut affirmer qu'il y a du *sang* dans l'épanchement.

4° **Réaction du collargol.** — Elle consiste à mettre en contact du collargol avec quelques gouttes du liquide à examiner.

A l'inverse des précédentes, elle est positive s'il s'agit d'un transsudat (précipitation) ; négative pour les exsudats (non-précipitation).

5° **Dosage de l'urée.** — Le dosage de l'urée, qui a pris une telle importance depuis les recherches récentes sur l'azotémie, peut être fait dans les sérosités pathologiques. On a constaté une rétention azotée, qui peut être considérable, jusqu'à 6 grammes, dans des liquides d'épanchement chez des brightiques (*pleurésie, péricardite*).

La technique du dosage est la même que pour le sérum (voir p. 422).

Examen cytologique.

Technique. — Le cytodiagnostic a été inventé et décrit par
Widal et Ravaut (1900).

Les meilleures conditions de l'examen cytologique d'un liquide se trouvent réalisées par l'examen *immédiat*, avant que la
fibrine ne se soit coagulée. Ce coagulum de fibrine en effet,
plus ou moins apparent et volumineux suivant les cas, mais
qui se forme toujours en quelques heures et parfois en quelques
minutes, retient dans ses mailles le plus grand nombre des
éléments figurés. Il est donc préférable de ne pas attendre qu'il
soit formé.

Si le liquide est épais, séro-purulent ou purulent, faites un
étalement direct sur quelques lames, *comme pour le sang* (voir
p. 260). Mais ayez soin de n'exercer, avec la lame rodée, qu'une
pression très légère, pour que les éléments plus volumineux
ne soient pas entraînés au dehors : il y a là une question de
mesure, que deux à trois expériences permettent facilement
d'apprécier.

*Surtout n'écrasez pas entre deux lames avant dessiccation com-
plète.* C'est ainsi que l'on procède presque toujours spontanément, quand on n'est pas ou que l'on est mal renseigné : on
met entre deux lames la goutte de liquide ou de pus, et on
l'envoie au laboratoire. Ainsi recueilli, il est non seulement
difficile mais même absolument impossible de l'examiner.

Si c'est un liquide séro-fibrineux, il est bon de centrifuger
(p. 7). Puis on rejette le liquide, on aspire le dépôt avec une
pipette ou une seringue, on l'étale ensuite sur lames, comme
dans le cas précédent (1).

Lorsque les préparations ne sont faites que plusieurs heures
après la récolte du liquide, quand le coagulum est déjà formé,
il faut le dissocier en mettant dans le tube qui le renferme de
petites perles de verre ou de porcelaine. Il suffit alors d'agiter

(1) On aura intérêt à utiliser le tube à centrifuger imaginé par Baudoin et Français. Il est à fond plat et mobile, construit de manière à remédier aux inconvénients de la méthode ordinairement employée pour le cyto-diagnostic. Le fond
de ce tube est constitué par une rondelle de verre, sur laquelle la centrifugation
applique directement les éléments qui seront secondairement fixés et colorés.
On introduit dans ce tube un centimètre cube du liquide à examiner. Après
centrifugation, le liquide est retiré au moyen d'une pipette ou d'une seringue
et remplacé par du liquide de Bouin (voir p. 62.) que l'on laisse cinq minutes pour
fixer les éléments. Le tube à centrifuger est alors démonté, et la coloration est
faite directement sur le disque. Les cellules ne subissent ainsi aucune des altérations qui peuvent résulter de la dessiccation.

pendant quelques instants, pour que le caillot soit dissocié et les éléments figurés mis en liberté. On décante doucement pour se débarrasser des flocons de fibrine, on centrifuge le liquide ainsi obtenu, et on étale le culot que la centrifugation a donné.

On peut d'ailleurs empêcher la coagulation, en ajoutant au liquide, au moment de sa récolte, une solution anticoagulante. On emploie dans ce but l'une ou l'autre des deux solutions suivantes :

> Citrate de soude. . . . .   5 grammes.
> Eau distillée   100   —

ou :

> Oxalate de potassium . . . . . .   2 gr. 8.
> Chlorure de sodium . . . .   8 grammes.
> Eau distillée . . . .   1.000   —

On apprécie approximativement la quantité du liquide dont on veut empêcher la coagulation, et l'on y ajoute une quantité deux fois moindre du liquide anticoagulant.

Ce procédé, quoique pouvant altérer certains éléments, est préférable à celui de la destruction du caillot.

Quoi qu'il en soit, quand l'étalement est fait et la dessiccation obtenue en quelques minutes à l'abri de la poussière, les préparations peuvent être conservées indéfiniment sous cette forme : elles sont inaltérables. Rien n'est donc plus aisé que de les emporter ou de les envoyer dans le laboratoire où l'examen sera fait.

Pour cet examen, on fixe et on colore les lames comme pour le sang.

L'hématéine-éosine (fixation par l'alcool-éther) et la thionine phéniquée (fixation par l'alcool absolu ou par l'acide chromique au 1/100) donnent les meilleurs résultats (pour les détails de technique, voir p. 266).

Examen des préparations colorées. — Pour tirer de préparations ainsi faites les renseignements utiles au diagnostic, vous devez vous poser successivement les deux questions suivantes :

1° Quelles sont les variétés d'éléments figurés que vous trouvez ici ?

2° Quelle est la proportion de chacun d'eux ?

Les différentes variétés d'éléments figurés. — Voyons donc d'abord les différentes cellules que l'on peut rencontrer, et la façon de les reconnaître.

1° *Globules rouges*. — Ils sont ici parfois normaux, arrondis, mais souvent déformés, allongés, irréguliers. Vous les reconnaissez à leur volume (comparez avec une préparation de sang), à l'absence de noyau, à leur coloration uniforme ou à leur centre clair.

2° *Polynucléaires neutrophiles*. — Ils ont le même aspect que dans le sang (voir p. 308). Souvent cependant leurs noyaux sont plus nombreux, plus petits, plus fortement colorés.

3° *Polynucléaires éosinophiles*, avec les mêmes caractères que les éosinophiles du sang (voir p. 298). Mais souvent les grains éosinophiles sont ici plus tassés les uns sur les autres; et d'autre part, l'élément étant moins bien conservé, le noyau est moins caractéristique : pour ces différentes raisons il peut être un peu plus difficile que dans le sang de le distinguer du polynucléaire neutrophile.

4° *Mononucléaires grands et moyens*, qui ont, comme ceux du sang, un gros noyau arrondi ou ovale, un protoplasma généralement peu coloré.

Parfois ces éléments — polynucléaires et mononucléaires — sont altérés, mal colorés, méconnaissables, sans qu'il s'agisse d'une faute de technique : nous verrons les déductions qu'on doit en tirer.

5° *Lymphocytes*. — Leur noyau arrondi et très coloré, leur protoplasma à peine visible et parfois même tout à fait invisible, leur volume à peine plus grand que celui d'un globule rouge, vous permettent facilement de les identifier.

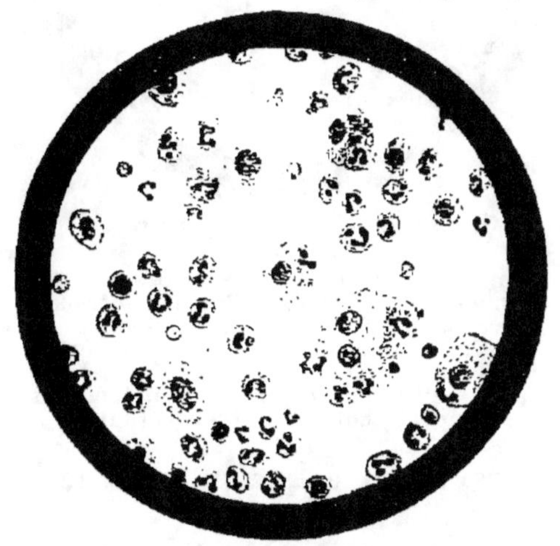

Fig. 231. — *Pleurésies aiguë à macrophage.*
Coloration par la thionine. Grossiss.: 350. On voit 4 macrophages, grandes cellules ayant englobé à leur intérieur d'autres cellules. En outre, de nombreux éléments sont restés libres: polynucléaires, mononucléaires, lymphocytes et globules rouges.

Mais il est en outre des éléments figurés que nous n'avons pas rencontrés dans le sang.

6° Les *placards endothéliaux* sont formés de plusieurs cellules, dont chacune est assez semblable à un mononucléaire, mais qui s'en distinguent par leur association en amas. Les limites des cellules voisines sont souvent à peine visibles : on les devine plutôt qu'on ne les voit, en traçant une démarcation idéale entre deux noyaux (fig. 235, p. 523).

7° Les *macrophages*, cellules très volumineuses, dans lesquelles d'autres cellules (polynucléaires, mononucléaires, lymphocytes, globules rouges) se trouvent englobées (fig. 231).

8° Les *cellules cancéreuses*, souvent très volumineuses, qui peuvent avoir dix fois les dimensions d'un leucocyte, sont plus ou moins arrondies ; elles contiennent un ou plusieurs noyaux, et sont surtout caractérisées par de *grandes* vacuoles (fig. 232). Ces vacuoles ne seront pas confondues avec de petites cavités souvent régulières, arrondies, égales, qu'il n'est pas rare de voir dans les leucocytes dégénérés.

Il peut arriver d'autre part, surtout dans le cas de sarcome, que des cellules de l'épanchement présentent la *division mitosique* : si l'on en trouve un grand nombre, le diagnostic de tumeur maligne s'impose ; si, au contraire, ces éléments sont rares, il n'y a que probabilité et non certitude en faveur de cancer.

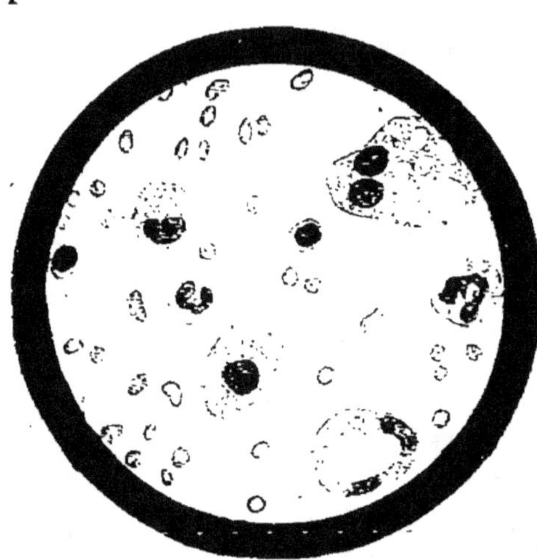

Fig. 232. — *Pleurésie cancéreuse, hémorragique.*

Coloration par la thionine. Grossiss.. 350. On voit deux grandes cellules cancéreuses à vacuoles. En outre des lymphocytes et des mononucléaires. Les polynucléaires sont rares. Nombreux globules rouges, plus petits que les éléments précédents, sans noyau, colorés en bleu-verdâtre

Interprétation des résultats. — 1° La présence de *globules rouges* en assez grand nombre fait reconnaître un *épanchement hémorragique*, que le simple aspect macroscopique du liquide ne permet pas toujours d'affirmer.

Nous avons vu que les épanchements hémorragiques appartiennent surtout au *cancer* et à la *tuberculose*, au *mal de Bright*, aux *affections hépatiques*, à *l'hémothorax traumatique* (1), au *rhumatisme* parfois.

(1) Nous donnons plus loin une étude d'ensemble des caractères des *hémothorax traumatiques* (voir p. 527).

Si les G. R. sont peu nombreux, c'est un fait banal auquel on ne s'arrêtera pas.

2° *Quand il s'agit d'épanchement séro-fibrineux*, la présence presque exclusive ou la prédominance de *polynucléaires* (fig. 233) appartiennent aux *affections aiguës*, ou bien aux *poussées aiguës* dans le cours des affections chroniques. De même dans la phase aiguë, de *début*, de la pleurésie tuberculeuse, ils sont assez nombreux.

Dans l'ascite chronique, le passage fréquent de nombreux polynucléaires, venus de l'intestin, empêche d'accorder à la polynucléose péritonéale la valeur diagnostique de la polynucléose des épanchements pleuraux.

Lorsque les polynucléaires présentent une intégrité parfaite de leur noyau et de leur protoplasma, avec un contour très net et très bien limité, Widal a montré qu'il s'agit, non pas d'infection de la séreuse, mais d'un simple état congestif entraînant une diapédèse abondante de ces éléments (chez les cardiaques, etc.): ce sont les *épanchements puriformes aseptiques*, généralement de durée éphémère, et de pronostic bénin. Il s'agit le plus souvent de polynucléaires neutrophiles ; parfois il y a une prédominance d'éosinophiles.

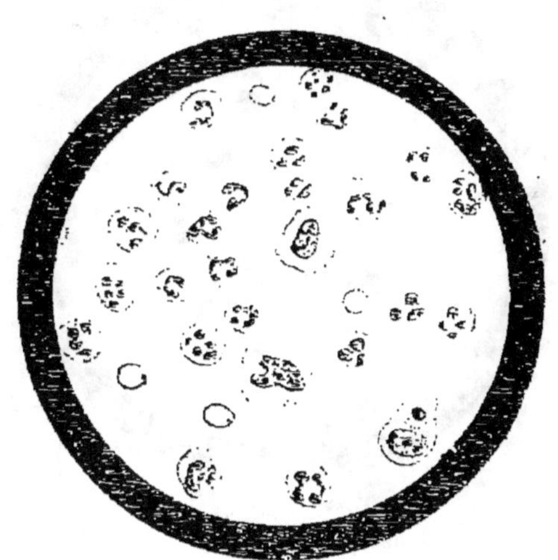

Fig. 233. — *Pleurésie aiguë, séro-fibrineuse, non tuberculeuse.*

Coloration par la thionine. Grossiss. : 400. On voit surtout des polynucléaires. Il y a quelques mononucléaires, et 4 globules rouges, *plus petits* que les globules blancs, *sans noyau*, et colorés en *bleu-verdâtre*.

3° L'*éosinophilie*, qui peut être très marquée, est constatée dans des circonstances assez différentes : dans quelques cas de *pleurésie secondaire syphilitique*, de *pleurésie rhumatismale*, de *pleurésie typhique*.

D'après Petzétakis, l'éosinophilie s'observe chaque fois qu'un épanchement réalise la double condition d'être et de rester aseptique, et d'autre part de persister assez longtemps pour que les modifications nécessaires à la formation des éosino-

philes aient le temps de se manifester. Il en est de même
d'ailleurs pour les épanchements articulaires, et pour les
liquides de vésicules cutanées.

4° Lorsque le liquide est séro-fibrineux, la *mononucléose*, et
surtout la *lymphocytose*, si ces éléments sont en grande majorité ou presque seuls, sont caractéristiques des *épanchements
chroniques* (fig. 234).

Dans la plèvre, il s'agit presque toujours de *pleurésie tuberculeuse*, si la lymphocytose est précoce et abondante.

Quand elle est tardive,
elle perd sa valeur au point
de vue étiologique, et peut
se montrer au cours de
différentes formes d'épanchements.

5° *L'altération profonde
des globules blancs*, et surtout des polynucléaires et
des grands mononucléai-
res, se montre dans les
épanchements séro-puru-
lents ou purulents à mi-
crobes très virulents Elle
est le témoin de la lutte
des globules blancs contre
les microbes et leurs toxines. Au contraire, l'intégrité plus ou moins com-
plète de ces cellules montre
qu'il s'agit d'un épanche-

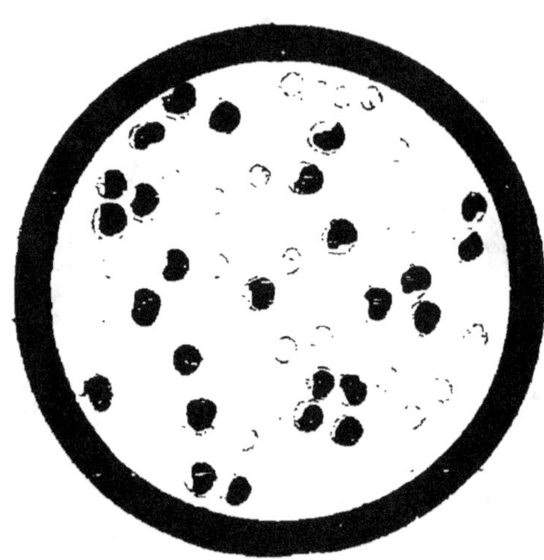

Fig. 234.—*Pleurésie à lymphocytes, légèrement
hémorragique : probablement tuberculeuse.*
Coloration par l'hématéine-éosine. Grossiss. : 400. On voit de nombreux lymphocytes (noyau bleu et protoplasma rose), et
de nombreux globules rouges colorés en
rose.

ment à microbes peu virulents, ou d'un épanchement aseptique
(voir p. 521).

6° Les *placards endothéliaux*, qui se détachent de la surface de
la séreuse, appartiennent aux *épanchements mécaniques*, sans inflammation, particulièrement aux *hydrothorax* des cardiaques
et des rénaux, et aux ascites par hypertension portale (fig. 235).

7° Les *macrophages* sont rencontrés dans des circonstances
assez différentes, et mal déterminées.

8° Les *grandes cellules cancéreuses* permettent de faire, à
coup sûr, le diagnostic de cancer primitif ou secondaire. Mais
il faut avoir grand soin de ne pas confondre avec elles des

mononucléaires simplement dégénérés. Et, d'autre part, il ne faudrait pas s'attendre à les rencontrer dans tous les cas de cancer des séreuses.

Résumé du cyto-diagnostic et restrictions. — Telle est l'étude un peu schématique du cyto-diagnostic. On voit qu'on peut, pour les cas typiques, la résumer ainsi :

1° Grand nombre de globules rouges : épanchement hémorragique ; probabilité de tuberculose ou de cancer.

2° Prédominance de polynucléaires *dans un épanchement séro-fibrineux* : affection aiguë.

3° Prédominance de lymphocytes, constatée d'une façon précoce *dans un épanchement séro-fibrineux pleural* : probabilité de tuberculose.

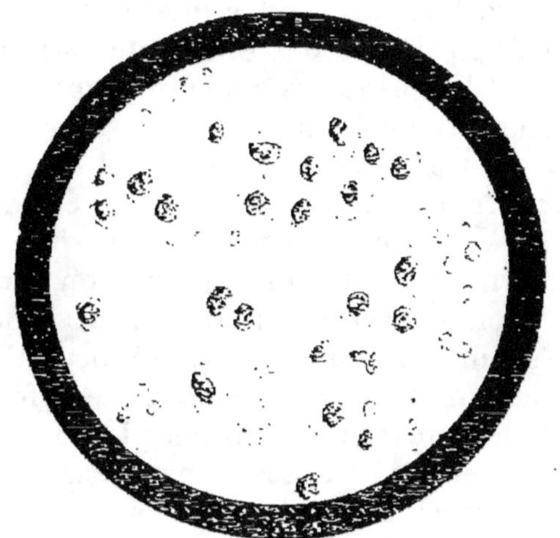

Fig. 235. — *Hydrothorax d'un cardiaque ou d'un brightique.*

Coloration par la thionine. Grossiss. : 350. On voit des placards formés de cellules juxtaposées, dont les limites sont invisibles. En outre quelques lymphocytes et mononucléaires. Assez nombreux globules rouges colorés en bleu-verdâtre.

4° Leucocytes très altérés : épanchement très virulent.

5° Placards endothéliaux : épanchement mécanique, hydrothorax, etc.

6° Grandes cellules à vacuoles : cancer.

Confusion possible entre les épanchements des séreuses et les liquides kystiques. — Dans certains cas, enfin, le liquide retiré par ponction ne répond à aucun des types que nous avons décrits, soit au point de vue physique, soit au point de vue cytologique. Par exemple, c'est une prétendue pleurésie dans laquelle on trouve un liquide d'aspect eau-de-roche ; ou bien un épanchement, que l'on avait considéré comme une hydrocèle enkystée, et qui renferme des spermatozoïdes. Dans ces cas, c'est évidemment que l'on a fait une erreur de diagnostic : il s'agit non pas d'un épanchement dans une séreuse, mais d'un kyste (kyste hydatique, kyste du cordon spermatique, etc.).

Nous faisons l'étude de ces liquides kystiques dans le chapitre suivant (voir p. 530).

Examen bactériologique.

Technique. — L'étude bactériologique des épanchements pathologiques des différentes séreuses doit être conduite suivant les principes généraux, que nous avons donnés dans notre chapitre de bactériologie.

Tantôt, faisant un examen direct sur lame colorée, on rencontre des microbes dont on veut déterminer la nature ; tantôt les symptômes cliniques font soupçonner l'existence de tel ou tel microbe, hypothèse que l'on veut vérifier.

Ici, comme toujours en bactériologie, les trois méthodes (examen direct, cultures et inoculation) peuvent être employées. Suivant le cas, on fait appel de préférence à telle ou telle. Comme l'on peut trouver dans les pleurésies, les péritonites, les ascites, les péricardites, les arthrites, les hydrocèles, presque tous les microbes pathogènes, nous ne les étudierons pas ici.

Nous allons simplement nous arrêter aux particularités qui concernent les microbes les plus caractéristiques, et le plus fréquemment rencontrés.

En règle générale, avec la possibilité bien entendu de modifier la technique, suivant le cas, un examen bactériologique d'un épanchement pathologique sera conduit de la façon suivante.

On examinera d'abord une lame colorée, exactement préparée comme pour le cyto-diagnostic (voir p. 517) : c'est-à-dire que le liquide aura été centrifugé s'il est séro-fibrineux, étalé directement s'il est louche ou purulent. L'examen portera surtout sur les lames colorées à la thionine phéniquée (voir p. 30) : les microbes, s'il y en a, se détachent nettement, plus fortement colorés que les cellules et leurs noyaux. *Sur les préparations à l'hématéine-éosine, il est plus difficile* et souvent impossible de les voir.

Dans le cas où l'on rechercherait le bacille tuberculeux, on emploiera la méthode de coloration que nous avons donnée.

Par cet examen direct, il est fréquent de rencontrer des microbes dans les liquides purulents, plus rare dans les épanchements séro-fibrineux.

Si donc on voit des microbes à l'examen direct, on essaie, d'après leur aspect, de soupçonner leur nature, et l'on vérifie cette hypothèse par les autres méthodes de coloration (en particulier la *méthode de Gram*), par les inoculations et les cultures, suivant les indications particulières à chacun d'eux.

Si d'autre part on ne trouve pas de microbes par l'examen direct, on se base sur les données cliniques pour déterminer le choix des milieux de culture ou des animaux à inoculer.

Nous n'insisterons pas sur ce point, que les inoculations et les cultures exigent que le liquide soit recueilli d'une façon rigoureusement aseptique (asepsie des téguments et, si possible, pointe de feu au niveau de la piqûre ; — aiguille, seringue, récipient soigneusement stérilisés à l'autoclave).

Étude de quelques cas particuliers. — *Diagnostic bactériologique des épanchements tuberculeux.* — On connaît la fréquence des épanchements tuberculeux, qui représentent une grande proportion des exsudations chroniques de la plèvre, du péritoine, des articulations.

Suivant la règle générale que nous venons de donner, *l'examen direct* permet de rencontrer souvent le bacille tuberculeux dans les épanchements purulents. Par contre, quand le liquide est séro-fibrineux, il est très rare de le trouver. Peu importent les statistiques. Elles diffèrent sensiblement les unes des autres, et c'est assez naturel, le bacille étant rencontré d'autant plus souvent que l'on centrifuge mieux, et surtout que l'on cherche avec plus de patience.

Quoi qu'il en soit, pour cet examen direct, on colore suivant la méthode que nous avons étudiée ailleurs : la technique, les précautions à prendre, les causes d'erreur sont les mêmes que pour les crachats (voir p. 174). On se méfiera en particulier des *acido-résistants*, qui peuvent être rencontrés dans les liquides pleuraux, et, en cas de doute, on s'adressera à l'inoculation.

Les bacilles rares peuvent être décelés par l'une des méthodes que nous donnons p, 181.

Il arrive souvent, surtout dans les épanchements pleuraux, que le bacille tuberculeux soit associé à des microbes d'infection banale (staphylocoque, tétragène, etc.). Par conséquent, la constatation de l'un d'eux ne doit pas arrêter la recherche du bacille tuberculeux.

Lorsque l'examen direct est négatif, il est nécessaire, avant de rejeter définitivement le diagnostic d'épanchement tuberculeux, de faire une *inoculation*. Après des essais et des tâtonnements multiples, on a reconnu qu'il y a deux causes d'erreur à éviter. Si l'on n'injecte pas assez de liquide, il peut arriver que la quantité de microbes inoculés soit insuffisante, et que la tuberculose ne se développe pas. Si l'on en injecte trop, la toxicité du liquide, *même non tuberculeux*, peut tuer l'animal. Aussi s'est-on arrêté à la technique suivante, qui donne le plus de garanties. On fait 3 à 5 inoculations successives, tous les 2 jours, de 20 centimètres cubes de liquide chaque fois, dans la cavité péritonéale du cobaye. Tantôt il meurt au bout de un à deux mois. Tantôt il ne meurt pas, mais maigrit, et, si on le sacrifie, après deux mois environ, on constate des lésions bacillaires nettes du péritoine et des différents organes abdominaux : à l'examen microscopique les microbes y pullulent.

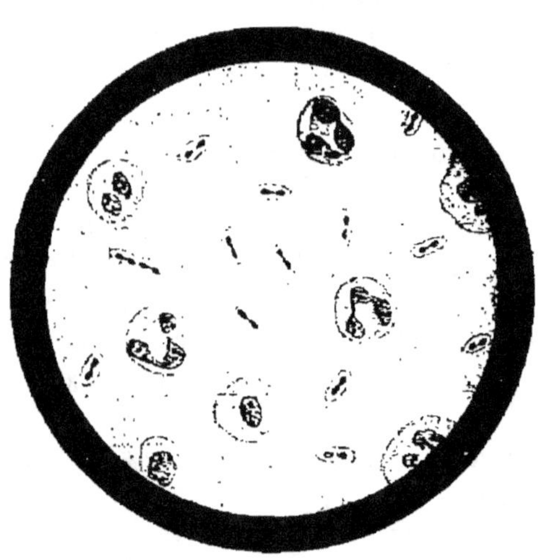

Fig. 236. — *Pneumocoques dans un épanchement séro-fibrineux.*

Coloration par la thionine. Grossiss. : 1.000. L'épanchement est encore sérofibrineux (polynucléaires peu altérés, pneumocoques en diplocoques et non en courtes chaînettes).

Quant aux *cultures*, elles sont rarement employées, à cause de la lenteur de développement du bacille tuberculeux, de la nécessité de milieux spéciaux, et surtout de la fréquence des infections associées : les autres microbes, en effet, poussent rapidement, et entravent complètement le développement du bacille tuberculeux.

Diagnostic bactériologique des épanchements à pneumocoques. — Les épanchements à pneumocoques sont le plus souvent secondaires à une pneumonie. Il peut arriver cependant qu'ils se montrent comme premier symptôme d'une pneumococcie.

Le liquide est tantôt séro-fibrineux ou louche, le plus souvent purulent, formant un pus épais, crémeux, vert, bien lié.

L'*examen direct* permet d'ordinaire de trouver facilement les pneumocoques, avec leurs caractères d'éléments lancéolés, encapsulés (fig. 236). Mais il est très important de remarquer que, dans le pus, le pneumocoque se développe souvent en chaînettes, que l'on prend au premier abord pour du streptocoque (fig. 96, p. 159). Il s'en distingue par les caractères suivants : les chaînettes de pneumocoques sont plus courtes (de quatre, six, huit éléments), moins flexueuses, souvent enve_ loppées d'une capsule bien visible, formées enfin d'éléments non pas nettement arrondis, mais plus ou moins lancéolés. Ces différents caractères d'ailleurs n'ont pas une valeur absolue : le diagnostic avec certains types de streptocoques peut être très difficile (voir p. 166). On devra donc, en cas de besoin, recourir aux cultures ou aux inoculations.

On fait l'*inoculation* sous-cutanée à la souris, qui meurt généralement en 24 heures, avec pneumocoques typiques dans le sang (à moins que le pneumocoque, qui possède une vitalité faible, ne soit déjà mort dans l'épanchement au moment de la ponction).

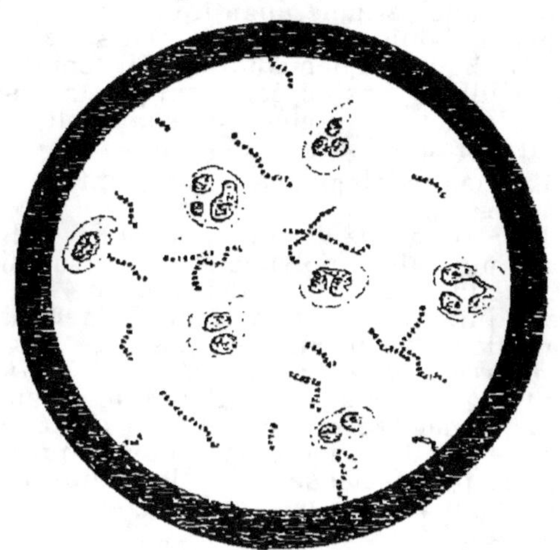

Fig. 237. — *Streptocoques dans un épanchement pleural.*

Coloration par la thionine. Grossiss. : 800.

La *culture* en sérum de lapin jeune montre généralement en 24 heures des éléments caractéristiques (voir p. 162).

Diagnostic bactériologique des autres épanchements. — Pour les autres microbes que l'on peut rencontrer, la technique de leur recherche sera la même, et leur diagnostic se fera par la constatation des caractères différentiels que nous avons étudiés en bactériologie.

Les hémothorax traumatiques.

L'étude des plaies de guerre, et la fréquence des hémothorax traumatiques ont permis d'analyser en détails leur évolution aux points de vue physique, chimique, cytologique et bactériologique, et de tirer des constatations faites des données très importantes pour fixer le pronostic et la thérapeutique à appliquer.

Voici le résumé des recherches faites à ce sujet par Dupérié, Policard, Phélip, Desplas, Grégoire, Courcoux, Dorlencourt, Paychères, etc.

Quantité et nature du liquide. — Dans une première période l'épanchement est purement hémorragique, constitué par du sang plus ou moins altéré. Puis se produit une réaction pleurale avec sécrétion plus ou moins abondante : elle est parfois si intense, qu'une vraie pleurésie séro-fibrineuse se superpose à l'hémothorax. Puis, dans une troisième phase, le liquide se résorbe, et son abondance diminue.

Coagulabilité. — Au début le liquide retiré par ponction est incoagulable, *même quand il renferme une grande quantité de sang.* D'autre part il est anticoagulant. Cette propriété est mise en évidence par l'expérience suivante : si, à du sang frais coagulable, on ajoute une certaine quantité de liquide d'hémothorax, on provoque l'incoagulabilité définitive de ce sang. Il semble logique d'admettre que le liquide d'hémothorax doit tenir ses propriétés d'une substance particulière surajoutée, ayant pris naissance durant le séjour du sang dans la plèvre. Au cours de son évolution, le liquide de l'hémothorax peut retrouver sa coagulabilité.

Examen cytologique. — Au point de vue cytologique, on peut distinguer 3 phases.

1° La première dure de 5 à 7 jours. Elle montre les premières réactions pleurales : polynucléose neutrophile d'abord, puis desquamation des cellules endothéliales, presque toutes dégénérées. C'est la phase de la lutte contre l'infection. Si la résistance organique se fait mal, une pleurésie purulente s'installe. *Les polynucléaires, dans ce cas, demeurent à un taux élevé et sont très altérés;* c'est là un signe excellent et précoce de l'installation de la suppuration.

Cependant ce symptôme peut manquer : certains hémothorax infectés par des anaérobies peuvent provoquer une mort rapide sans que la polynucléose ait eu le temps d'apparaître. On doit donc se baser sur *l'ensemble* des caractères que nous donnons, et non sur un seul.

2° Dans la deuxième phase, qui dure de 1 à 4 semaines, le nombre des cellules paraît diminuer : en réalité, il y a simplement dilution par afflux de liquide séro-fibrineux par réaction pleurale.

3° Dans la troisième phase, il y a concentration du liquide, et par suite les cellules paraissent plus nombreuses.

Il y a souvent à ce moment-là apparition d'une grande quantité d'éosinophiles : le fait est d'un bon pronostic.

Il en est de même de l'apparition de lymphocytes. Une formule de *lymphocytose*, soit qu'elle survienne au déclin d'un hémothorax à formule antérieure d'éosinophilie, ou à la période terminale d'un hémothorax à formule de neutrophilie, soit qu'elle s'installe précocement et donne à l'hémothorax l'allure cytologique d'une pleurésie séro-fibrineuse tuberculeuse : une telle formule est d'un bon pronostic. Il s'agit de cas à traiter médicalement ; le chirurgien n'a pas à intervenir.

Examen chimique. — En ce qui concerne l'hémoglobine et sa transformation possible, 2 cas peuvent se présenter.

Tantôt le passage de l'hémoglobine pure dans la sérosité de l'épanchement hématique colorée en rose vif est éphémère : rapidement l'hémoglobine cède la place aux pigments biliaires, qui colorent la sérosité de l'hémothorax en rose orangé, en brun orangé, en jaune d'or, et fournissent une réaction nettement positive. La présence et l'intensité de la *réaction* peuvent être considérées comme d'un pronostic favorable. (Voir Urines, recherche des pigments biliaires).

Tantôt il est des cas dans lesquels l'hémoglobine passe en abondance, donnant à la sérosité une coloration rouge cerise foncé, tandis que les pigments biliaires sont rares et ne se révèlent que par une réaction faible, douteuse et bientôt négative : ces hémothorax sont à surveiller étroitement.

Examen bactériologique. — Les germes peuvent apparaître d'une façon précoce ou tardive. Leur abondance, leur nature (streptocoques, anaérobies, perfringens, etc.), et les symptômes fournis par les autres caractères du liquide, forment un ensemble, sur lequel on se base pour décider de la thérapeutique à appliquer.

Aussi peut-on adopter en général la marche que voici, indiquée par Picqué.

En présence d'un hémothorax, procéder systématiquement à l'évacuation progressive *de l'épanchement par des ponctions partielles et répétées*, à l'aide de l'appareil de Potain. Dès le 2ᵉ ou 3ᵉ jour et tous les deux jours, soustraire 150 à 250 centimètres cubes de liquide, jusqu'à l'assèchement complet de la plèvre, résultat obtenu en général dès le 10ᵉ jour.

Cette technique évite les hémorragies secondaires; elle permet de dépister les lésions pulmonaires et met en général à l'abri des complications tardives.

D'autre part elle assure la collaboration étroite du laboratoire. Chaque ponction, suivie d'un examen complet du liquide, permet de suivre pas à pas son évolution.

Et si les caractères cytologiques, chimiques et bactériologiques montrent que l'infection est menaçante on peut pratiquer la thoracotomiesans tarder et sans attendre que le pus soit nettement formé.

CHAPITRE II

LIQUIDES KYSTIQUES

Les deux problèmes à résoudre. — Deux questions se posent à propos de l'examen des liquides kystiques :

1° Est-ce un kyste ?

2° Quelle est sa nature ?

Souvent la clinique suffit pour répondre. Mais il est des cas dans lesquels on ne peut cliniquement se prononcer, et ce sont alors les examens de laboratoire qui permettent seuls de dire qu'il s'agit d'un kyste, et d'en déterminer la variété.

Récolte du liquide. — Comment doit être recueilli le liquide ?

Pour cette technique, il suffit de se reporter aux notions que nous avons données à propos des épanchements des séreuses (p. 512).

Il est cependant trois faits essentiels, sur lesquels il est nécessaire d'insister.

1° Les liquides des kystes sont souvent *épais*, gélatineux, colloïdes. Ils peuvent, d'autre part, être suppurés.

Dans l'un et l'autre cas, une ponction faite avec une aiguille fine peut ne rien ramener. Il faudra alors recommencer avec une grosse aiguille, et parfois même avec un trocart.

2° Quand on supposera, ou même quand on soupçonnera simplement qu'il s'agit peut-être d'un *kyste hydatique* (1), il

(1) Rappelons que l'évolution de cette affection est la suivante :
L'intestin du chien, et de quelques autres animaux, peut renfermer un petit ver, de 2 à 5 millimètres de long, le *tœnia echinococcus*. Ce parasite pond des œufs, de 30 à 35 μ de diamètre, renfermant un embryon dont la tête est munie de 6 crochets, d'où le nom *d'embryon hexacanthe*. Les œufs, rejetés avec les matières, peuvent souiller l'eau de boisson, ou des légumes mangés crus, et

sera essentiel de se préparer à faire une ponction évacuatrice immédiate, si le diagnostic de kyste hydatique est confirmé. Si l'on fait en effet une simple ponction exploratrice, le liquide, qui est sous pression, s'épanche dans les cavités ou les tissus voisins (plèvre, péritoine, tissu cellulaire), et le malade est exposé à un double danger : d'une part des accidents toxiques immédiats, qui ont été *parfois mortels ;* d'autre part la multiplication des kystes, par greffe sur les tissus, que le liquide chargé d'échinocoques est venu contaminer.

3° Enfin il faut se rappeler aussi que l'on a parfois ponctionné, croyant qu'il s'agissait d'un kyste ou d'un abcès, des *anévrysmes* (anévrysme poplité, anévrysme lombaire, etc.).

Examen physique du liquide. — L'examen immédiat du liquide, à l'œil nu, peut donner des renseignements fort importants.

Parfois il renferme de *petites vésicules* arrondies, de volume variable, qui sont des vésicules-filles de *kyste hydatique*, et dont la présence impose le diagnostic. Mais, généralement trop volumineuses pour être extraites par simple ponction, ce n'est que l'incision du kyste ou l'emploi d'un trocart qui permet de les retirer (1).

La *couleur* aussi est importante à noter. Est-il limpide et incolore comme de l'eau de roche, c'est un signe presque pathognomonique de *kyste hydatique*. Mais il faut savoir qu'il n'en est pas toujours ainsi : le liquide d'un kyste hydatique peut être jaunâtre, teinté par la bile ; il peut être hémorragique ou suppuré.

être ainsi avalés par les animaux ou par l'homme. Quand un œuf arrive dans l'intestin, l'embryon est mis en liberté, traverse les parois, et va se loger dans tel ou tel organe, le plus souvent dans le foie. Là il se transforme en vésicule (*hydatide*), s'enkyste aux dépens des tissus voisins (*kyste hydatique*). La vésicule bourgeonne à son intérieur, donnant naissance à des *vésicules-filles* et à des *têtes de ténias* (*scolex*). Mis en liberté par la mort d'un animal (mouton, etc.), ces jeunes ténias viennent infester le chien, et le cycle recommence.

(1) Devé estime que, contrairement à l'opinion classique, la présence de vésicules filles à l'intérieur d'un kyste hydatique n'est nullement due à l'évolution normale du parasite. Il a constaté en effet que, chez l'enfant et chez l'adolescent, les kystes hydatiques, même volumineux, sont dépourvus presque toujours (9 fois sur 10) de vésicules-filles. Leur apparition, d'après lui, est due à l'influence de quelque cause perturbatrice (vieillissement du kyste, ponction évacuatrice, infection, suintement bilieux périvésiculaire). Il en déduit les 3 notions prophylactiques suivantes :

1° Ne jamais ponctionner un kyste hydatique ;

2° Opérer sans retard tout kyste hydatique reconnu ;

3° S'attacher à diagnostiquer les kystes hydatiques de bonne heure, et à dépister l'échinococcose chez l'adolescent, et même chez l'enfant « car l'origine du plus grand nombre des kystes hydatiques de l'adulte remonte au jeune âge ».

Le liquide des *kystes parovariques* (*kystes du ligament large*) est fluide, clair, parfois légèrement opalescent.

Celui des *kystes de l'ovaire* est épais, visqueux, filant, d'apparence colloïde, de densité élevée, de couleur variable, blanc bleuâtre, jaune, rouge brun.

Dans les *hydronéphroses*, il a parfois l'aspect et l'odeur de l'urine. Mais il peut être plus clair, sans odeur caractéristique, et l'examen chimique est nécessaire alors pour faire le diagnostic.

Le liquide que l'on retire dans le cas d'*hydropisie de la vésicule biliaire* est tantôt clair, muqueux ou séreux, tantôt purulent ou fétide.

Examen chimique. — Les principaux caractères chimiques distinctifs sont les suivants :

Le *kyste hydatique* ne renferme pas d'albumine à l'état normal, le parasite l'utilisant pour son alimentation ; l'albumine apparaît lorsque l'hydatide vient à mourir.

Les *kystes de l'ovaire* ont un liquide de densité élevée, dont le résidu sec dépasse généralement

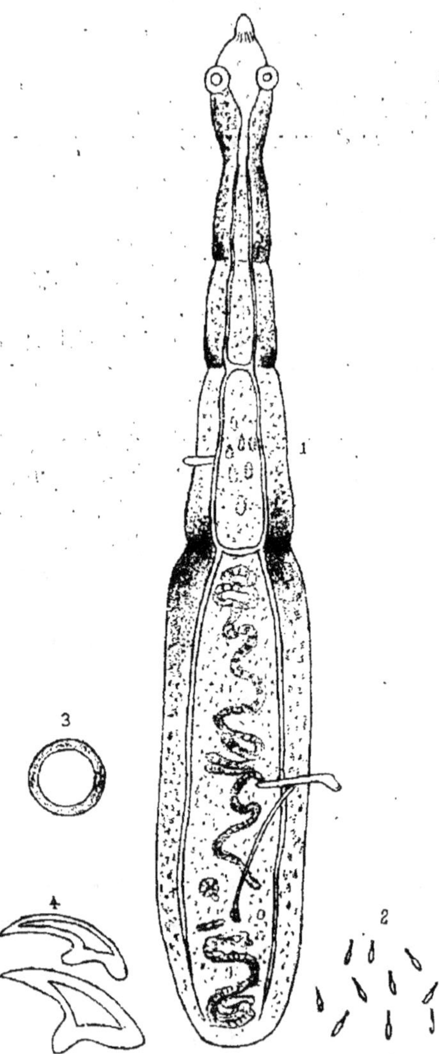

Fig. 238. (D'après Neveu-Lemaire) — *Tænia echinococcus* (*Kyste hydatique*).

1. Adulte, grossiss. : 30 ; 2. Adulte, grandeur naturelle ; 3. Œuf : grossiss. 250 ; 4. Crochets : grossiss. 600.

70 grammes par litre. Ils renferment le plus souvent une substance caractéristique, la *paralbumine* ou *pseudo-mucine*,

dont le diagnostic demande des manipulations compliquées.

L'*hydronéphrose* est caractérisée par la présence d'urée, d'acide urique ou d'urates.

Examen microscopique. — Le liquide abandonné à lui-même jusqu'à formation d'un dépôt, ou centrifugé, montre les éléments suivants.

Dans le *kyste hydatique* : des *scolex* ou têtes de jeunes ténias, invaginées ou dévaginées, d'environ 200 μ de long sur 100 μ de large; et surtout des *crochets* réfringents, de 15 à 30 μ de long, en forme d'aiguillons, d'aspect typique.

Dans le *kyste de l'ovaire* : de grandes cellules vacuolaires et multinucléées, des globules blancs et rouges, des granulations graisseuses, et surtout des *cellules cylindriques ci-liées*, qui proviennent du revêtement épithélial de la cavité kys-tique.

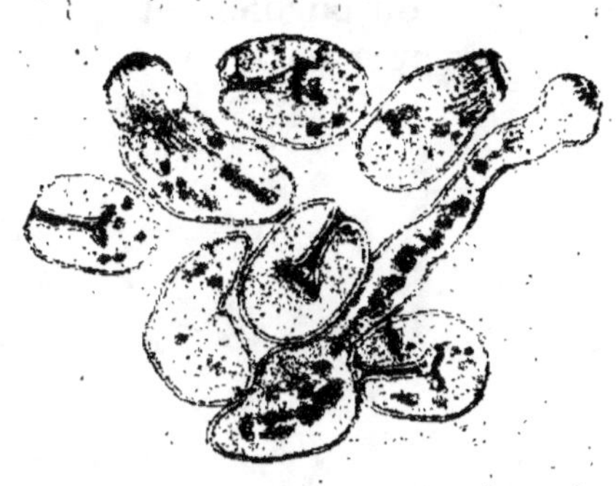

Fig. 239. (D'après Achard et Loeper.) — *Scolex d'Echinocoque provenant d'un kyste hydatique.*

Grossiss. : 100. On voit les deux aspects : *scolex invaginés*, ayant à leur centre la tête armée de crochets; *scolex dévaginés*, présentant à une de leurs extrémités la tête et ses crochets.

Dans le cas d'*hydronéphrose*, on peut trouver des *cylindres* rénaux.

Enfin dans les *kystes spermatiques*, les *spermatozoïdes* sont aisés à reconnaître.

Résumé des caractères distinctifs des principaux kystes

Voici, en résumé, les éléments du diagnostic :

Kyste hydatique : liquide le plus souvent d'aspect eau-de-roche, généralement non albumineux, renfermant des vési-cules-filles, des scolex et des crochets.

Kyste de l'ovaire : liquide épais, visqueux, dont le résidu sec dépasse généralement 70 grammes par litre, renfermant le plus souvent de la paralbumine, de grandes cellules vacuo-laires et des cellules cylindriques ciliées.

Kyste parovarique ou du **ligament large** : liquide fluide, clair, parfois légèrement opalescent.

Hydronéphrose : Liquide parfois à odeur urineuse, renfermant de l'urée, de l'acide urique ou des urates, et quelquefois des cylindres rénaux.

Hydropisie de la vésicule biliaire : Liquide clair, muqueux et séreux, ou purulent et fétide.

Kystes spermatiques : Présence de spermatozoïdes.

CHAPITRE III

LE LIQUIDE CEPHALO-RACHIDIEN

(Ponction lombaire et examens du liquide.)

1° Ponction lombaire.

Nécessité de connaître la technique de la ponction lombaire.
— Le liquide céphalo-rachidien, qui forme une couche protectrice entre l'arachnoïde et la pie-mère, qui d'autre part pénètre dans les ventricules cérébraux et dans l'intérieur même du névraxe, en suivant les gaines lymphatiques des vaisseaux, est par suite en contact intime avec tout le système nerveux central.

Il en résulte une répercussion réciproque des moindres altérations de l'un sur l'autre. Les modifications physiques ou chimiques, l'infection bactérienne ou parasitaire du liquide retentissent sur la moelle et le cerveau ; et, d'autre part, presque toutes les lésions de l'axe cérébro-spinal modifient les caractères normaux du liquide céphalo-rachidien : aussi est-il naturel que la ponction lombaire, imaginée par Quincke, et l'examen du liquide céphalo-rachidien soient définitivement passés dans la pratique courante. On n'a donc pas à hésiter, bien entendu dans le cas où les indications en sont précises, à faire supporter au malade la douleur, relativement légère, d'une ponction lombaire, et à lui faire subir une intervention qui est, à part de rares exceptions que nous étudierons plus loin, d'une innocuité absolue.

Nous n'avons pas à parler ici de la ponction lombaire au point de vue thérapeutique. Cependant, rappelons que cette intervention atténue souvent la céphalée, dans les cas de méningite avec hypertension du liquide céphalo-rachidien (1);

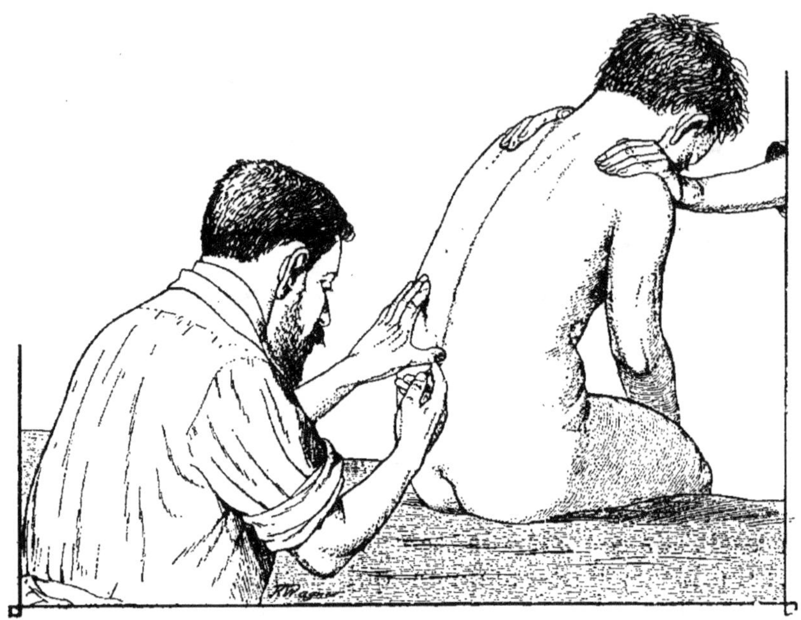

Fig. 240. — *Ponction lombaire dans la position assise.*

Un aide maintient le malade, et lui fait faire le *gros dos* pour écarter au maximum les apophyses épineuses. L'opérateur, avec le pouce de la main gauche, déprime les téguments au niveau de l'espace interépineux, entre la quatrième et la cinquième vertèbres lombaires. La main droite enfonce l'aiguille exactement sur la ligne médiane.

qu'elle permet la rachianesthésie; que son utilité a été fréquemment signalée en chirurgie de guerre (*fracture de la base du crâne, hernie cérébrale, épilepsie jacksonnienne traumatique,* etc.); qu'elle est la voie d'introduction, au siège même du mal, du sérum antiméningococcique contre la méningite cérébro-spinale, autrefois si meurtrière, aujourd'hui relativement bénigne; enfin, que par un mécanisme aussi simple qu'ingénieux de Le Filliâtre et G. Rosenthal, elle ouvre les méninges

(1) La ponction lombaire est *contre-indiquée* dans le cas de *tumeur cérébrale,* Elle exagère en effet les accidents et peut même causer la mort. Donc, lorsque ce diagnostic sera soupçonné, on devra s'en abstenir ou ne la faire qu'avec une extrême prudence : on retirera seulement quelques gouttes de liquide pour un examen cytologique. On devra aussi être très prudent chez les malades atteints de néphrite chronique ou d'urémie.

en leur point le plus déclive, pour un écoulement continu, dans le cas de méningite suppurée, comme on ouvre et comme on draine un abcès (fig. 241 et 245).

C'est donc une intervention que tout médecin est appelé à faire, avec laquelle il doit être familiarisé.

Nous allons indiquer d'abord la technique de la ponction lombaire; puis la façon dont le liquide doit être recueilli et préparé pour l'examen; enfin l'interprétation des résultats.

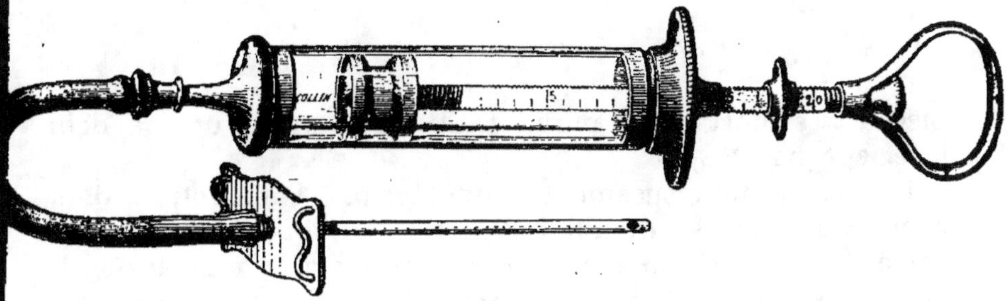

FIG. 241. — *Appareil de Le Filliâtre et G. Rosenthal, pour le drainage lombaire·*
On voit ici les parties essentielles de l'appareil : la *canule*, que l'on introduit avec un mandrin et que l'on peut laisser en place plusieurs jours ; une *plaque de fixation*, qui s'adapte à l'extrémité libre de la canule, la maintient en place, et limite sa pénétration ; une *seringue* stérilisable, avec laquelle on peut recueillir le liquide aseptiquement, pour inoculation et culture. Quand la canule est seule en place, avec la plaque de fixation, on peut : soit permettre *l'évacuation continue* en la recouvrant simplement d'un pansement aseptique ; soit faire des *évacuations intermittentes*, en fermant de temps à autre l'extrémité libre de la canule avec un obturateur métallique.

Ce qu'il faut préparer. — Préparez *des aiguilles* à ponction lombaire. Nous disons « des », car vous devez en avoir plusieurs, prêtes sous la main. Il n'est pas rare en effet que la pointe de l'aiguille soit émoussée d'emblée, au contact d'une apophyse épineuse, dans une première tentative infructueuse. Il faut que vous puissiez, pendant que tout est prêt, recommencer aussitôt.

Ce seront des aiguilles en acier ou en platine. Les unes et les autres ont leurs inconvénients : celles en acier se cassent et se

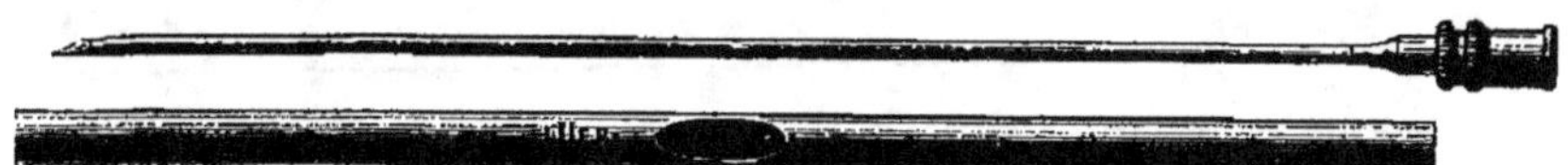

FIG. 242. — *Aiguille de* TUFFIER, *à biseau court, pour ponction lombaire et anesthésie par injection de cocaïne.*

rouillent; celles en platine se plient facilement. On se sert généralement de *l'aiguille de Tuffier* : elle est en platine, a 8 cen-

timètres de long, mesure 1 millimètre de diamètre extérieur,
6 dixièmes de millimètre de diamètre intérieur : elle est à

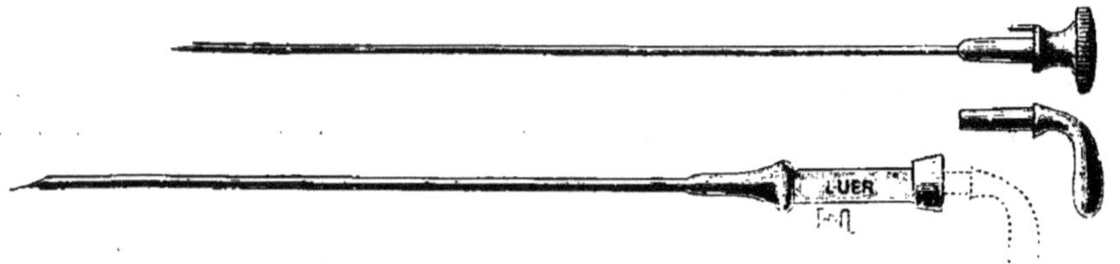

FIG. 243. — *Trocart pour ponction lombaire.*

biseau très court et très piquant. Elle est munie d'un mandrin
intérieur (fig. 242).

Elle est avantageusement modifiée par l'adjonction d'un
robinet qui permet, quand l'hypertension du liquide est trop
considérable, d'en modérer l'issue, et d'éviter ainsi les accidents dus à une brusque décompression.

Pour un petit enfant, les aiguilles ordinaires, de 3 à 4 centimètres, suffisent.

Les aiguilles seront stérilisées, bouillies, ou flambées (aiguilles en platine).

N'oubliez pas d'enlever le fil d'argent qui est à l'intérieur

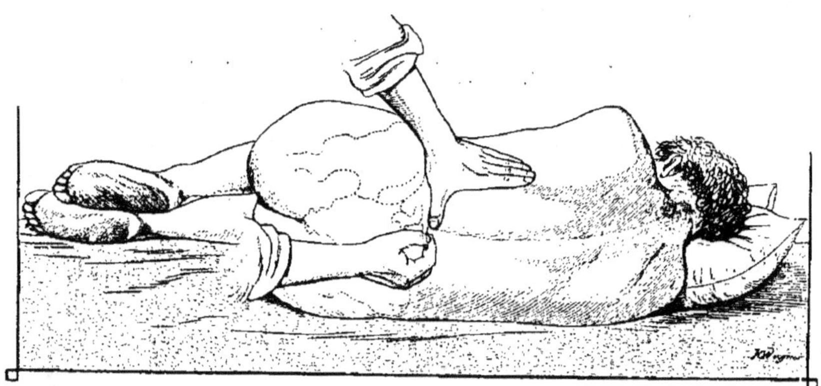

FIG. 244. — *Ponction lombaire dans la position couchée*

Le pouce de la main gauche déprime les téguments, au niveau de l'espace interépineux, entre la quatrième et la cinquième vertèbres lombaires. La main
droite enfonce l'aiguille exactement sur la ligne médiane.

(cet oubli n'est pas rare), et vérifiez vous-même, au moment
de faire la ponction, la perméabilité *complète* des aiguilles.

Beaucoup de ponctions blanches sont dues à ce fait que l'aiguille est imperméable, ou rouillée à l'intérieur; le fil d'argent n'y passe qu'avec peine en frottant : si vous faites la ponction avec une telle aiguille, pour peu que le liquide soit plus dense qu'à l'état normal, à plus forte raison s'il est purulent, il ne passera pas.

Ayez une *seringue*, qui s'adapte bien à l'aiguille, pour aspirer s'il est nécessaire.

Enfin 3 *à* 4 *tubes* (tubes à centrifuger ou tubes à essai) très propres et surtout très secs.

Pour l'asepsie de la peau, une application de teinture d'iode suffit.

Deux *aides* ne sont pas de trop, pour bien maintenir le malade.

Position du malade. — Si le malade est docile, choisissez la position assise, plus commode. Soutenu par un aide, il se penche fortement en avant, faisant le gros dos le plus possible, pour écarter au maximum les apophyses épineuses (fig. 240).

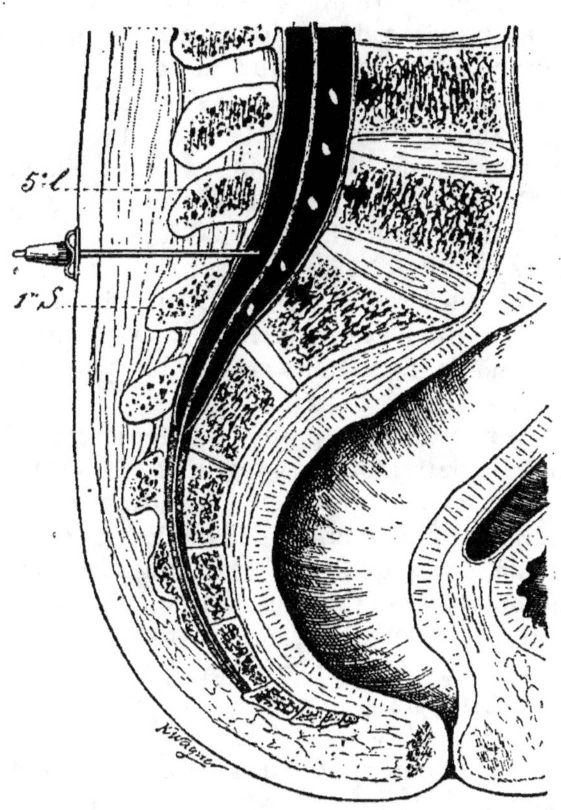

Fig. 245. — *Schéma de la ponction lombaire avec trocart à demeure.*

L'aiguille est introduite entre la 5ᵉ lombaire et la 1ʳᵉ sacrée. On peut aussi passer dans l'un des deux espaces au-dessus.

Si vous craignez que le malade ne remue, ou s'il est difficile de l'asseoir (méningite, coma), faites-le coucher en chien de fusil, les cuisses rapprochées du ventre, la tête penchée vers la poitrine (fig. 244). Un aide le tient ainsi, une main refoulant le ventre, pour que le dos soit bien arrondi. Assurez-vous que pendant l'opération, qui peut durer quelques minutes, on le maintiendra solidement dans une immobilité *absolue*.

Siège de la ponction. — Tracez à la teinture d'iode une ligne passant très exactement par les apophyses épineuses et une deuxième ligne perpendiculaire à la précédente, allant du sommet d'une crête iliaque à l'autre. Au point de rencontre de ces deux lignes, palpez attentivement en enfonçant l'extrémité du doigt. Tantôt à ce niveau, tantôt un peu au-dessus ou au-dessous, vous sentez facilement, s'il s'agit d'un enfant ou d'un sujet maigre, une dépression nette. Si les téguments sont épais, vous ne la sentirez pas, ou à peine, et vous opérerez un peu au hasard.

Ce point répond à l'intervalle entre la quatrième et la cinquième vertèbre lombaire. S'il est plus accessible, vous pouvez sans crainte choisir l'espace intervertébral qui est immédiatement au-dessous ou au-dessus (fig. 245). On sait en effet que l'extrémité de la moelle, qu'il ne faut pas léser, descend à peine jusqu'à la deuxième vertèbre lombaire chez l'adulte, jusqu'à la troisième chez l'enfant.

Nous préférons piquer exactement sur la ligne médiane, perpendiculairement aux téguments. Certains auteurs conseillent d'enfoncer l'aiguille à 1 centimètre au dehors, et de la conduire obliquement en dedans, pour atteindre la ligne médiane après quelques centimètres d'incursion : il faut alors donner une inclinaison plus ou moins grande à l'aiguille, variable dans chaque cas, suivant qu'est plus ou moins épaisse la couche de téguments à traverser.

Anesthésie. — Devez-vous employer l'anesthésie ?

Il y a intérêt à le faire. On pourra ainsi plus aisément essayer une deuxième tentative, si la première est infructueuse ; d'autre part on évite que le malade s'agite et mette obstacle à la ponction. Faites une injection intradermique de cocaïne ; ou encore anesthésiez par un jet de chlorure d'éthyle.

Pour certains malades très agités, on ne peut obtenir le calme nécessaire à la ponction que par une injection préalable de morphine. Exceptionnellement on fera l'anesthésie générale, par exemple par le chlorure d'éthyle.

La ponction. — Ces préparatifs une fois faits, les instruments à portée de la main, le malade maintenu en bonne position, l'asepsie et l'anesthésie obtenues, le point d'élection bien déterminé, vous devez, avec l'index de la main gauche, marquer exactement et déprimer l'endroit où vous allez piquer.

Puis l'aiguille est appliquée au point d'élection, et enfoncée lentement de 1 centimètre environ.

Vous avez peut-être alors une sensation de résistance osseuse, caractéristique. N'insistez pas : vous ramèneriez l'aiguille émoussée et tordue. Il faut la retirer un peu, puis essayer de l'enfoncer en passant en dehors, au-dessus ou au-dessous. D'ailleurs, après quelques secondes d'essais souvent infructueux, le plus simple est de retirer l'aiguille complètement et de recommencer à côté.

Mais par contre, si vous avez piqué à l'endroit voulu, vous constatez que l'aiguille s'enfonce sans obstacle, à travers les masses musculaires. On pénètre de 5, 6, 8 centimètres suivant l'épaisseur des muscles. Puis, quand vous arrivez sur le ligament et la dure-mère, vous avez une résistance légère, la sensation de crever une peau de tambour, et vous êtes enfin dans l'espace sous-arachnoïdien. Une goutte ou un jet de liquide, qui apparaît au pavillon de l'aiguille, vous en avertit. Parfois le liquide ne vient que par aspiration avec la séringue.

Récolte du liquide. — La récolte du liquide se fera avec des précautions différentes suivant le but poursuivi.

Veut-on faire une inoculation et surtout un ensemencement ? Il faut une asepsie rigoureuse de la peau (teinture d'iode ou pointe de feu) ; d'autre part, le liquide doit être aspiré directement dans une seringue stérilisée (1).

Est-ce au contraire pour un simple examen direct ? Le liquide, sans précaution particulière, est recueilli directement dans les tubes préparés à cet effet. Il faut avoir plusieurs tubes, au moins trois, et le recueillir successivement dans chacun d'eux. Voici pourquoi. Assez souvent, dans son trajet, l'aiguille traverse une veinule, et il s'écoule d'abord du sang pur ou du liquide céphalo-rachidien mêlé de sang. Si cet incident arrive, le premier liquide ne peut servir à l'examen, et c'est celui du deuxième ou du troisième tube qui sera seul utilisé.

Quantité de liquide à retirer. Incidents et accidents. — Le liquide s'écoule le plus souvent goutte à goutte, parfois en jet continu, surtout lorsque le malade est assis ou lorsqu'il y a hypertension. Quoi qu'il en soit, il est important de ne pas

---

(1) Si vous voulez employer le thermocautère, il est essentiel de vous rappeler que vous ne devez au préalable vous servir ni d'alcool, ni d'éther : il suffirait qu'il en reste quelques gouttes sur les linges ou sur les téguments, en un point déclive, pour produire les plus graves brûlures.

en retirer une quantité trop grande, ni trop rapidement. Chez l'adulte, 10 à 20 centimètres cubes; chez l'enfant, moitié moins. On se méfiera surtout quand il y a de l'hypertension chez les urémiques et les sujets atteints de tumeur cérébrale : nous avons vu (p. 536) que, dans ces cas, une décompression trop brusque et trop abondante a été quelquefois mortelle.

Comme incident, pénible mais passager, signalons une douleur vive que peut accuser le malade le long d'un membre inférieur, quand l'aiguille arrive dans le canal vertébral : c'est qu'elle a touché l'un des filets de la queue de cheval. Déplacez-la légèrement et la douleur cesse aussitôt.

Précautions consécutives. — Après la ponction, l'aiguille est enlevée brusquement. Il est à peine nécessaire d'obturer l'orifice cutané avec du collodion.

Le malade peut avoir de la céphalée. Il devra, pour y remédier ou pour l'éviter, rester couché, la tête basse, pendant au moins vingt-quatre heures, surtout si l'on a retiré beaucoup de liquide.

Ponctions blanches et leurs causes. — Dans quelques cas la ponction est *blanche :* l'aiguille est enfoncée à la profondeu voulue au point d'élection, et cependant le liquide ne coule pas.

Tantôt, et surtout chez le vieillard, il s'agit de ligaments ossifiés qui ne se laissent pas traverser.

Tantôt l'aiguille a traversé le canal et est venu buter et s'obturer sur sa paroi opposée : il faut alors la retirer doucement et le liquide paraît.

Tantôt l'aiguille est obstruée par un fragment de tissu, par du sang coagulé ou par un liquide trop épais, purulent : dans ces derniers cas une aspiration avec la seringue pourra rendre à l'aiguille sa perméabilité. On peut encore y remédier en passant à l'intérieur un fil d'argent stérilisé.

Exceptionnellement enfin il peut arriver, chez le jeune enfant, que l'on retire une petite quantité de substance blanche et gélatineuse, si l'aiguille a pénétré et s'est arrêtée dans le *noyau gélatineux du disque intervertébral* (P. Merle).

2° Examens du liquide.

Le liquide céphalo-rachidien ainsi obtenu sera envisagé successivement à cinq points de vue : examen physique ; examen chimique ; examen cytologique ; examen bactériologique et parasitologique ; examen biologique.

Examen physique.

L'examen physique portera : sur sa *couleur* et son *aspect ;* sur sa *tension ;* sur sa *coagulation* possible.

Comme pour le sérum sanguin, nous ne nous arrêterons pas, et pour les mêmes raisons, aux autres recherches physiques, cryoscopie, densité, etc.

Liquide transparent et incolore : il peut être normal ou pathologique. — A l'état normal il est, suivant la comparaison classique, absolument semblable à l'eau-de-roche, transparent et incolore.

Cet aspect normal ne devra pas faire conclure à l'absence d'une lésion : dans les affections syphilitiques (*tabes, paralysie générale*), de même que souvent dans la méningite, particulièrement dans la *méningite tuberculeuse*, le liquide peut rester incolore et transparent. Il en est de même dans la *méningite ourlienne*.

Liquide transparent mais jaune. — D'autre fois le liquide, tout en restant limpide, présente une légère teinte jaune. Elle est parfois si peu marquée qu'il faut le regarder sur un fond très blanc, et suivant sa plus grande épaisseur (c'est-à-dire en regardant de haut en bas, par l'orifice du tube) pour s'en apercevoir.

Cette teinte jaune se montre dans trois cas :

1° *Présence de pigment biliaire*. — En cas de doute, on en ferait facilement le diagnostic par la réaction à l'acide nitrique.

La constatation de pigment biliaire dans le liquide céphalorachidien des ictériques est importante. Elle n'est en effet nullement proportionnelle ni à l'intensité, ni à la durée de l'ictère. Elle coïncide souvent avec des troubles nerveux accentués, — sans qu'il s'agisse d'ictère grave. On explique ces troubles par l'imprégnation des centres par le pigment toxique.

En dehors des cas d'ictère on peut, exceptionnellement, constater la présence de pigment biliaire, par transformation des pigments du sang épanché dans le canal rachidien.

2° *Présence de sang*. — Tantôt le mélange du sang au liquide est récent, et, dans ce cas, le liquide est non seulement jaune mais aussi trouble, par présence d'éléments figurés.

Mais, lorsque l'épanchement est ancien, les éléments figurés ont disparu, et l'on ne retrouve que le pigment sanguin. C'est une constatation fréquente quand on ponctionne des malades qui ont eu, quelques jours auparavant, une hémorragie de l'axe cérébro-spinal en communication avec la cavité sous-arachnoïdienne : donc *hémorragie rachidienne* ou *cranienne, hémorragie méningée, fracture du crâne* ou *du rachis.*

3° Enfin dans le cas de *méningite tuberculeuse.* C'est un des bons signes immédiats de cette affection, que de constater que le liquide a une teinte légèrement jaune. Elle est due d'ailleurs au même mécanisme que nous venons d'indiquer : il y a dans le cours de l'affection de toutes petites hémorragies, ou peut-être même une simple transsudation de sang, dont on retrouve le pigment.

Liquide franchement hémorragique. — Le liquide peut être franchement hémorragique : il est alors trouble, jaunâtre, rosé, ou même rouge, suivant la quantité de sang qu'il renferme.

Nous avons vu que c'est un signe d'*hémorragie des centres nerveux* communiquant avec l'espace sous-arachnoïdien, d'*hémorragie des méninges,* de *fracture du crâne* ou du *rachis.* Exceptionnellement on peut le rencontrer dans les *méningites.*

Mais il y a une grosse cause d'erreur à éviter. Dans la longue traversée de l'aiguille à travers les téguments et les muscles, et à l'intérieur même du canal, il n'est pas rare qu'une veine soit perforée, et que le sang, s'unissant au liquide céphalo-rachidien, donne un mélange sanglant.

C'est alors que l'emploi des trois tubes avertit de l'erreur. Le sang ne se montre que dans le premier, ou en tout cas en quantité plus grande, et cette différence entre les trois tubes indique, d'une façon manifeste, qu'il ne s'agit pas d'un liquide céphalo-rachidien hémorragique, mais simplement d'un mélange de liquide céphalo-rachidien et de sang par piqûre d'un vaisseau.

Liquide trouble ou franchement purulent. — Enfin le liquide trouble, blanc grisâtre ou franchement jaune et purulent, indique sans restriction possible un afflux considérable de globules blancs, donc une forte réaction inflammatoire des méninges : il est l'apanage des *méningites aiguës,* à moins qu'il ne s'agisse par exception d'un *épanchement puriforme aseptique* (voir p. 521).

Mode d'écoulement et tension. — A l'état normal, et souvent à l'état pathologique, le liquide s'écoule goutte à goutte, surtout quand on fait la ponction dans la position couchée.

Il peut arriver au contraire qu'il sorte en jet continu, et l'on estime alors qu'il y a hypertension.

Mais il est évident que de nombreuses causes peuvent intervenir et provoquer une erreur dans un sens ou dans l'autre (calibre de l'aiguille, son oblitération partielle par un fragment de tissu, état du liquide suivant qu'il est limpide ou purulent, etc.).

Aussi est-il préférable d'employer un appareil de précision, par exemple le *manomètre anéroïde de Claude*.

Cet appareil permet, à la condition de se placer toujours dans les mêmes conditions, de mesurer la pression céphalo-rachidienne, et d'en étudier les variations. Elle est, à l'état normal, de 10 à 15 centimètres d'eau, et ses variations s'étendent de 4 à 94 centimètres.

Les variations physiologiques sont peu marquées pour les mouvements respiratoires ; elles sont plus nettes pour la toux, et sont grandes dans les mouvements du corps.

Les variations pathologiques sont surtout marquées dans l'*épilepsie*, la *paralysie générale*, les *syndromes d'hypertension intracranienne* (*hydrocéphalie, tumeur cérébrale*).

Des applications pratiques découlent de ces recherches : toute tension au-dessus de 20 doit faire penser à un processus pathologique.

Des ponctions répétées permettent d'établir une courbe, qui peut être un guide précieux pour le pronostic et la thérapeutique.

Syndrome de coagulation massive. — C'est un fait rare, mais curieux et intéressant à noter, que la possibilité d'une coagulation massive du liquide céphalo-rachidien. Signalée pour la première fois par Froin, cette coagulation massive a été constatée dans des circonstances diverses : *méningites tuberculeuses et non tuberculeuses, tumeurs méningées*, et surtout *méningo-radiculo-myélites avec paraplégie*.

Ce syndrome est caractérisé par le groupement de 3 signes principaux : coagulation en masse, coloration jaune, richesse plus ou moins grande en globules rouges et blancs.

On l'a expliqué par un cloisonnement (dont la cause morbide diffère suivant les cas) de la cavité sous-arachnoïdienne : s'il se produit alors une exsudation du plasma dans cette cavité close, ce plasma n'est pas dilué, comme habituellement, par le liquide céphalo-rachidien, et il présente les caractères de coagulation qui lui appartiennent en propre.

Examen chimique.

Les différentes recherches. — On peut faire la recherche et le dosage dans ce liquide du pigment biliaire, de l'urée, de l'albumine, du glucose, de l'acide diacétique et de l'acétone, des chlorures, etc.

Nous avons déjà parlé du *pigment biliaire* (p. 543).

Dosage de l'urée. — Ce dosage offre une grande importance, à rapprocher de son dosage dans le sérum. La technique est la même (voir p. 420). A l'état normal on trouve dans le liquide céphalo-rachidien de 0 gr. 15 à 0 gr. 40 d'urée par litre. Dans l'urémie ce chiffre monte à 1 et 2 grammes, et peut atteindre 4 gr. 50. Ce dosage est particulièrement important chez le nourrisson dont on ne pourrait examiner qu'une minime quantité de sang : il permet de déceler *l'azotémie du nourrisson*, qui peut simuler la méningite tuberculeuse.

Importance du dosage de l'albumine. — Le dosage de la quantité d'albumine du liquide céphalo-rachidien est aussi d'un grand intérêt.

Etat normal. — Le liquide normal en renferme seulement des traces, environ 0 gr. 10 à 0 gr. 15 p. 1.000.

Etats pathologiques. — Si le liquide est hémorragique ou purulent, la présence même du pus ou du sang fera que la quantité d'albumine sera très augmentée (voir recherche de l'albumine dans les urines.

Mais il arrive qu'avec un liquide d'aspect normal, limpide, incolore ou à peine teinté, la quantité d'albumine monte à 1, 2 et 4 grammes p. 1.000. Il s'agit alors d'un liquide pathologique, et le plus souvent de *méningite tuberculeuse*. Mais il peut s'agir d'une autre forme de méningite (*méningite ourlienne*, etc.), ou de lésion syphilitique des centres nerveux.

On a récemment attiré l'attention sur la possibilité d'une augmentation notable de l'albumine, alors que les éléments cellulaires restent aussi rares qu'à l'état normal ou relativement peu nombreux. C'est une véritable *dissociation albumino-cytologique*.

Elle a été signalée en particulier : dans la compression extra-duremérienne de la moelle, dans le mal de Pott, etc. (Sicard et

Foix) ; chez d'anciens syphilitiques, dont la séro-réaction est devenue rapidement négative à la suite d'un traitement intensif (Bloch et Vernes).

Dosage. — Quant à la façon de doser cette albumine, elle consiste,comme pour l'urine, dans l'emploi de plusieurs procédés.

L'un est plus rigoureux, mais plus délicat : la précipitation et la pesée.

L'autre, plus rapide, mais moins précis, consiste dans l'emploi de l'albuminimètre. Si l'on n'a pas une quantité suffisante de liquide céphalo-rachidien pour remplir le tube, on dédouble le liquide avec une égale quantité d'eau, et, bien entendu, on tient compte de ce dédoublement quand on enregistre les résultats.

Sicard et Cantaloube ont proposé l'emploi d'un *rachialbuminimètre*, basé sur le même principe de la précipitation ; mais la précipitation est obtenue à chaud par l'acide trichloracétique au tiers, et le tube est plus étroit que ne sont les albuminimètres habituels. Les résultats plus précis se rapprochent ainsi davantage de ceux donnés par la pesée.

D'ailleurs, comme le liquide normal ne renferme que des traces d'albumine, la simple ébullition peut donner des renseignements suffisamment précis : si l'on fait bouillir quelques centimètres cubes de liquide céphalo-rachidien normal placé dans un tube à essai très propre, on voit apparaître un louche *très léger :* dans le cours des processus méningés, le louche devient plus intense.

On a d'autre part cherché à reconnaître l'augmentation de la globuline seule (donc sans la sérine) en la précipitant, soit par le sulfate d'ammoniaque (réaction de Nonne-Apelt), soit par l'acide butyrique, le sulfate d'ammoniaque et la chaleur (réaction de Noguchi-Moore). Proposées comme étant très intéressantes pour le diagnostic différentiel des affections syphilitiques des centres nerveux, ces réactions sont, au contraire, considérées par d'autres auteurs comme dénuées d'intérêt, et ne donnant pas de renseignements différents de ceux de la recherche de l'albumine totale.

Glucose. — Le liquide céphalo-rachidien réduit la liqueur cupro-potassique, en produisant un précipité rouge abondant d'oxydule de cuivre.

La nature des substances qui entrent en jeu dans la réaction a été assez discutée.

On a incriminé différents corps réducteurs (alcaptone, acétone, nitrites).

Il semble aujourd'hui démontré que les substances qui précipitent la liqueur cupro-potassique sont, au moins pour la plus grande part, constituées par du glucose, qui se trouve dans le liquide céphalo-rachidien, comme dans le sang circulant.

L'importance pratique des variations du glucose du sang a été étudiée par nombre d'auteurs, en particulier Sicard, Gillard, Mestrezat, d'Anglada, Guy Laroche, Pignot, M.-P. Weil, etc.

Recherche. — La *technique* est simple. On fait tomber trois gouttes de liqueur cupro-potassique dans 2 centimètres cubes de liquide céphalo-rachidien centrifugé ou filtré. On porte à l'ébullition au-dessus de la flamme d'une lampe à alcool. Lorsque le liquide reste bleu, le résultat est négatif; s'il y a précipitation franche et rapide d'oxydule de cuivre, la réaction est positive. En certains cas, le liquide se décolore plus ou moins sans formation de précipité : il y a réduction sans précipitation. Ces cas correspondent à une diminution très forte du sucre sans disparition totale. Cette réaction très faiblement positive ne s'observe pas avec un liquide normal.

Cette technique donne des *renseignements* qualitatifs et non quantitatifs.

Lorsque la réaction est positive, un dosage chimique est nécessaire pour apprécier le taux exact.

Variations pathologiques. — D'une façon générale, on peut dire que, de même que la glycémie diminue dans les infections aiguës, de même le taux du sucre rachidien s'abaisse ou disparaît dans les infections de l'axe cérébro-spinal. Il s'agit là de phénomènes parallèles et d'interprétation analogue.

C'est ainsi qu'il est de règle de constater l'absence ou la diminution considérable du sucre dans le liquide céphalo-rachidien des malades atteints de *méningite cérébro-spinale aiguë.*

La réapparition du sucre coïncide avec un ensemble de phénomènes indiquant la marche favorable de la maladie.

Au contraire, l'absence persistante ou la redisparition du sucre au cours d'une méningite constitue un élément pronostique défavorable.

La disparition du sucre s'observe de même dans les méningites purulentes ou à liquide trouble, déterminées par d'autres microbes.

Dans les *méningites tuberculeuses* au contraire le sucre ne disparaît pas, sauf dans des cas rares, et peu de temps avant la mort.

Dans les états méningés aseptiques le sucre ne disparaît pas en général.

De même Costa et Troisier, recherchant le sucre dans le liquide céphalo-rachidien *d'ictériques* avec réaction méningée intense, n'ont pas non plus constaté de diminution notable.

On peut trouver d'autre part une augmentation du sucre céphalo-rachidien (hyperglycorachie) chez les *commotionnés de guerre*, chez les *épileptiques*, et dans le cas de *méningite syphilitique*.

L'interprétation de ces faits est discutée : les uns expliquent la diminution ou la disparition du sucre par l'action des microbes, les autres par celle des polynucléaires.

Recherche de l'acide diacétique et de l'acétone. — Cette recherche se fait par les mêmes procédés que nous indiquons pour l'urine.

Il y a généralement parallélisme entre l'intensité de la réaction dans l'urine et dans le liquide céphalo-rachidien, mais il n'en est pas toujours ainsi : la réaction peut être plus caractéristique dans l'urine, ou inversement.

La constatation de ces éléments, c'est-à-dire de l'acidose céphalo-rachidienne, est positive surtout dans le *coma diabétique*. Mais il peut en être de même en dehors du coma, chez les *diabétiques en état d'acidose*, ou dans les cas d'*acidose non diabétique*.

Dosage des chlorures. — Les chlorures, que l'on dose comme dans l'urine, s'y trouvent à *l'état normal* à un taux voisin de 7 grammes par litre. La rétention chlorurée, due à une *imperméabilité rénale*, augmente ce taux. *Les inflammations méningées* le font diminuer : quand l'abaissement est très notable, on doit songer surtout à la méningite tuberculeuse (Mestrezat).

Examen cytologique.

Technique. — La technique de l'examen cytologique est très simple. Elle offre les plus grandes analogies avec l'examen du sang et des épanchements des séreuses.

Si les éléments figurés paraissent très nombreux, c'est-à-dire si le liquide est franchement purulent, on étale directement sur lame comme pour une goutte de sang (voir p. 261).

Le liquide au contraire est-il clair, ou simplement trouble, et par conséquent les cellules moins nombreuses, on pourrait à la rigueur en déposer directement une goutte sur la lame, sans étalement, et la laisser sécher à l'abri de la poussière. Il sera beaucoup mieux, si l'on peut le faire, de centrifuger : on ne s'étonnera pas d'avoir un dépôt à peine visible. Après avoir vidé le tube, on aspire le dépôt avec une pipette pour le mettre ensuite sur une lame. Suivant qu'il est plus ou moins dense, on l'étale plus ou moins.

Après dessiccation, on a souvent sur la lame une couche assez épaisse, blanchâtre, beaucoup plus abondante que l'on ne l'aurait supposé. Ce sont des sels cristallisés, qui vont disparaître au cours des autres manipulations, fixation et coloration.

On fixe et on colore comme pour le sang et les sérosités (voir p. 266) :

Alcool-éther, puis hématéine-éosine.

Ou bien :

Acide chromique au 1/100 ou alcool absolu, puis bleu basique (thionine, etc.).

Les différents aspects cytologiques et leurs causes. — Quels éléments figurés peut-on voir, et comment interpréter les résultats ?

1° *Abondance des globules rouges.* — Les globules rouges, facilement reconnaissables à leur forme arrondie, à leurs dimensions, à leur absence de noyau, à leur centre moins coloré ou incolore, indiquent une *hémorragie* (1).

2° *Lymphocytose exclusive ou prédominante.* — Quant aux globules blancs, souvent on voit, exclusivement ou presque, des *lymphocytes*, à noyau arrondi ou légèrement échancré, fortement coloré, à protoplasma à peine visible.

On peut à l'état normal en trouver quelques-uns ; mais ils sont alors très rares (voir p. 553).

(1) Devraigne a montré l'utilité de la ponction lombaire chez le nouveau-né, en état de mort apparente Cette ponction est chez lui d'une simplicité extrême, et l'on peut retirer 10 à 15 cc. de liquide. Elle donne des résultats différents, que l'on doit interpréter de la façon suivante :

1° *On retire un liquide céphalo-rachidien clair.* — Il s'agit de simples phénomènes asphyxiques. On doit porter un pronostic favorable que viendra confirmer l'heureux résultat de la respiration artificielle, respiration que l'on doit poursuivre dans ce cas inlassablement jusqu'au succès.

2° *Le liquide est hémorragique et se coagule rapidement.* — Le sang vient d'une piqûre d'une veine, et il faut recommencer la ponction.

3° *Le liquide est rosé ou jaune verdâtre et ne se coagule pas.* — Il s'agit d'une hémorragie méningée. Très souvent une guérison définitive suivra cette unique intervention ; parfois il faudra la répéter deux ou trois fois à quelques heures d'intervalle. C'est une *véritable résurrection*, que ne peut donner aucune des thérapeutiques anciennement usitées.

Leur abondance permet le plus souvent, mais non toujours, de conclure à une affection chronique des méninges, syphilis ou tuberculose : par conséquent, *méningite tuberculeuse, méningite syphilitique, paralysie générale* ou *tabes.* On l'a constatée aussi dans quelques cas de *méningite saturnine* (Mosny).

D'ailleurs, dans la *méningite tuberculeuse,* les éléments sont assez variables suivant le moment de la ponction. Au début, dès les premiers symptômes, il n'est pas rare de trouver un nombre assez considérable de polynucléaires. Puis, au fur et à mesure que l'affection se précise, les polynucléaires diminuent et les lymphocytes tendent à se montrer presque seuls (fig. 246).

Ajoutons d'ailleurs que l'on peut, dans quelques affections essentiellement aiguës, telles que la *rougeole* et les *oreillons,* par exception à la règle précédente, trouver, sans complications méningées cliniquement appréciables, des lymphocytes assez nombreux. Quand les oreillons s'accompagnent de véritables symptômes méningés, une lymphocytose abondante et exclusive, accompagnée d'hyperalbuminose et d'hypertension céphalo-rachidienne peut souvent conduire à une erreur de diagnostic, et faire croire à une méningite tuberculeuse : on devra donc y songer, quand la recherche du bacille tuberculeux aura été négative. On en trouve aussi dans les *méningomyélites infectieuses,* et dans certains cas de *zona* et de *sciatique.* Exceptionnellement on a signalé de la lymphocytose dans des cas de *méningite cérébro-spinale,* et dès le début.

3° *Mononucléose à type de plasmacelles.* — Ravaut a montré que l'on trouve souvent, chez les syphilitiques, de gros éléments mononucléés, dont le noyau est excentrique, et dont le

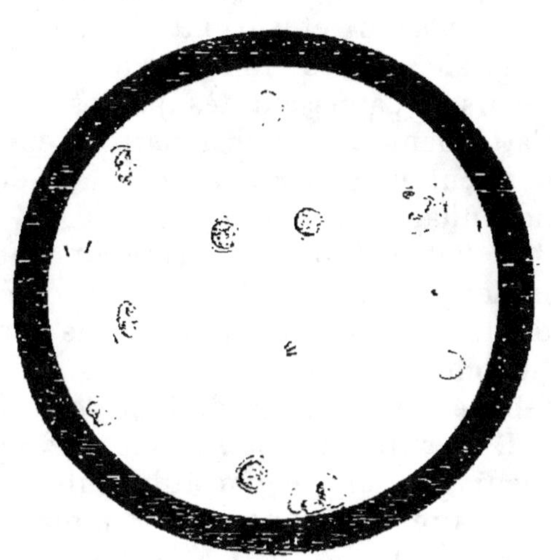

Fig. 246. — *Liquide céphalo-rachidien de méningite tuberculeuse (centrifugé).*

Coloration par la fuchsine phéniquée, avec recoloration par le bleu. Gros. : 800. Les bacilles tuberculeux sont colorés en rouge. Les cellules ont été recolorées par le bleu : les lymphocytes et les mononucléaires prédominent ; les polynucléaires sont rares. On voit aussi 2 globules rouges, en bleu pâle.

protoplasma très étendu se teinte en rouge vif. Lorsque
ces éléments sont frais, ils ont les caractères des *plasmacelles*
(voir p. 314) : on peut les désigner sous le nom de mononucléaires à type de *plasmacelles*. Ils sont souvent avariés, leur
protoplasma est déchiqueté. Leur présence est fréquente dans
le liquide rachidien des syphilitiques, à la période secondaire,
lorsque la réaction cellulaire est abondante, au cours des accidents nerveux et surtout au début du tabes et de la paralysie
générale : elle est l'indice de processus méningés en activité,
car ils disparaissent dès que les lésions qui les ont provoqués
s'atténuent ou se cicatrisent. Leur présence et leur nombre
donnent une mesure assez exacte de l'intensité des phénomènes inflammatoires.

4° *Polynucléose.* — Parfois au contraire on trouve une prédominance de polynucléaires plus ou moins altérés. C'est le signe
d'une *méningite aiguë* ou d'une poussée aiguë dans une affection chronique (par exemple reprise des accidents et poussée
fébrile dans le cours de la *paralysie générale*).

D'ailleurs, dans la période de déclin et de convalescence des
méningites aiguës non tuberculeuses qui guérissent, les polynucléaires cèdent peu à peu la place aux mononucléaires et aux
lymphocytes.

Par conséquent, ici aussi se vérifie, *sauf exceptions*, cette
notion que nous avons donnée pour l'examen des liquides
séreux : en règle générale, *la lymphocytose appartient aux
affections chroniques, la polynucléose aux affections aiguës.*

5° *Cellules cancéreuses.* — Les observations de méningites
cancéreuses sont rares. Elles sont le plus souvent secondaires
à des tumeurs de l'estomac, du rein ou du poumon. Dans la
moitié des cas à peu près on trouve dans le liquide céphalo-
rachidien de grandes cellules cancéreuses caractéristiques (voir
p. 520). Mais on peut ne constater que de la lymphocytose, et
le diagnostic est alors généralement orienté, à tort, vers la
méningite tuberculeuse ou syphilitique.

Polynucléose aseptique bénigne. — Ajoutons que dans certains cas on trouve des polynucléaires absolument intacts,
dont le noyau présente toute sa délicatesse normale de forme
et de coloration, dont le protoplasma n'est pas altéré et est limité par des contours absolument nets. Widal a montré que
cette intégrité des polynucléaires permet d'éliminer tout processus infectieux : il s'agit d'un afflux de ces éléments par dia-

pédèse au cours d'états congestifs (*urémie, syphilis, alcoolisme aigu, hémorragie, ramollissement cérébral*, etc.). Le pronostic de ces épanchements puriformes aseptiques est bénin, et leur durée éphémère.

On voit combien il est important de les connaître, et de ne pas porter immédiatement un pronostic grave en présence d'un liquide macroscopiquement et histologiquement purulent.

Dans les cas douteux, le diagnostic pourra s'appuyer, en outre de l'intégrité des polynucléaires, sur l'absence absolue de tout microorganisme : et aussi sur ce fait, qu'à la différence de la plupart des cas d'altérations méningées, la quantité d'albumine ne dépasse généralement pas la normale.

Numération des éléments cellulaires du liquide céphalo-rachidien. — A l'état normal, le liquide céphalo-rachidien est presque totalement dépourvu d'éléments cellulaires; on trouve à peine *1 à 2 lymphocytes par millimètre cube de liquide*. D'après Bloch et Vernes ce chiffre serait même trop élevé : le liquide céphalo-rachidien normal renfermerait moins de 1 lymphocyte par millimètre cube, et la constatation de 2 à 3 serait déjà le signe d'une légère réaction méningée. A l'état pathologique ce nombre peut devenir considérable.

Il en résulte que presque toujours l'aspect du liquide, l'existence d'un dépôt visible par centrifugation, enfin l'examen microscopique des préparations permettent d'affirmer la présence anormale d'éléments cellulaires, et d'en apprécier d'une façon suffisamment exacte la quantité.

Mais il est des cas limites, pour lesquels on peut se demander si les quelques éléments que l'on trouve ne sont pas les éléments d'un liquide normal, rassemblés par la centrifugation. Il peut d'autre part être utile (par exemple au cours d'un état chronique que l'on traite, syphilis, tabes, etc.) de connaître exactement les variations numériques des éléments cellulaires.

C'est dans de telles circonstances que la numération doit être employée.

On peut utiliser, dans ce but, soit la *cellule de Nageotte*, soit celle que nous avons imaginée pour répondre aussi bien à la numération des éléments du liquide céphalo-rachidien qu'à celle des globules du sang (voir p. 273).

Le *principe* est le même que celui de l'hématimètre. La seule différence consiste en ce que la cavité destinée à recevoir le liquide est plus vaste, les éléments cellulaires étant, dans le liquide céphalo-rachidien, beaucoup moins nombreux que dans le sang.

La *technique* est simple. Le liquide, recueilli comme à l'ordinaire, est coloré par une goutte de bleu basique (thionine ou bleu polychrome). La cellule de l'appareil est remplie, et la numération faite comme nous l'avons indiqué p. 273.

Pour l'interprétation des résultats enfin, on aura soin de noter très exactement la technique employée : on a montré que le nombre des éléments peut varier suivant que le malade est debout ou couché *avant* la ponction, suivant que le liquide examiné est celui du début ou de la fin de la ponction, et suivant le niveau de la colonne vertébrale choisi pour la ponction.

Examen bactériologique et parasitologique.

Technique. — De l'examen bactériologique, nous ne dirons que quelques mots, renvoyant pour les détails aux notions générales de bactériologie.

Veut-on faire un examen direct ? On colore par la thionine, le Gram, etc., suivant les cas.

Pour les inoculations et surtout pour les cultures, il faudra, — et ce n'est pas toujours facile, — que le liquide soit recueilli rigoureusement aseptique. Il faut que le liquide soit aspiré directement dans une seringue soigneusement stérilisée.

Ces différents procédés sont destinés à mettre en évidence surtout le bacille tuberculeux, le pneumocoque, le méningocoque, les paraméningocoques, etc. Dans l'étude que nous avons faite de chacun d'eux, nous avons donné la marche générale à suivre pour le reconnaître et s'assurer du diagnostic.

Particularités concernant les principaux agents pathogènes des méningites. — Nous nous contenterons donc ici de dire les particularités qui concernent la bactériologie du liquide céphalo-rachidien.

Bacille tuberculeux. — Dans la *méningite tuberculeuse*, le bacille est fréquemment rencontré par l'examen direct. Si le liquide est bien centrifugé, si vous examinez attentivement deux à trois lames, vous le trouverez dans la proportion de 7 fois sur 10 (fig. 246, p. 551).

Soyez prévenu que très souvent il y a, dans de vraies méningites tuberculeuses, associations microbiennes. Donc la constatation d'un autre microbe, pneumocoque, etc., ne doit pas, sans recherches complémentaires, vous faire rejeter le diagnostic de tuberculose.

L'inoculation et la culture donnent des résultats plus souvent positifs. Malheureusement elles demandent plusieurs jours d'attente, et par suite ne peuvent guère être utilisées pour le diagnostic.

Il est utile cependant de faire appel à ces moyens de vérification, ne serait-ce que dans le but de confirmer le résultat de l'examen microscopique, puisqu'il a déjà été publié des observations de méningites tuberculeuses, avec constatation de bacilles dans le liquide céphalo-rachidien, qui ont guéri.

Pneumocoque. — Le pneumocoque se montre généralement à l'examen direct avec son aspect bien caractéristique de diplocoque lancéolé, encapsulé, prenant le Gram. Il est d'autre part souvent en grande abondance, pullulant entre les polynucléaires (fig. 247). Parfois même, peu de temps avant la mort, les microbes sont si nombreux, avec des polynucléaires relativement rares, que l'on croirait avoir affaire à une véritable culture.

Nous avons vu que l'inoculation à la souris et l'ensemencement en sérum de

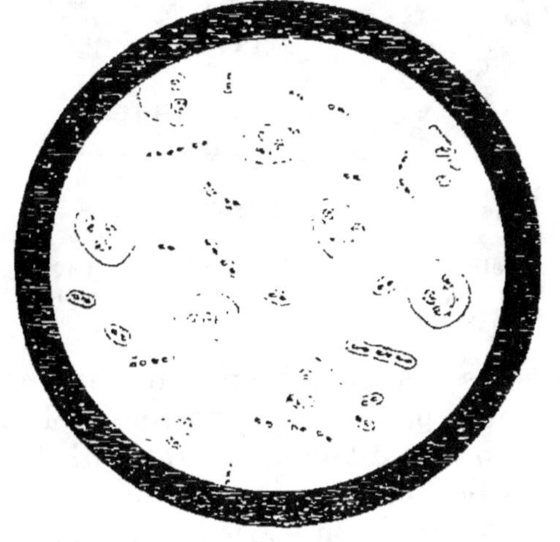

Fig. 247. — *Pus de méningite à pneumocoques.*
Coloration par la thionine. Grossiss. : 900 Épanchement purulent : les pneumocoques sont en chainettes, et les leucocytes sont altérés.

lapin jeune, généralement inutiles pour affirmer le diagnostic, donnent cependant, en cas de doute, des résultats presque immédiats (voir p. 160 et 162).

Malgré sa gravité, il semble que cette méningite peut guérir à la suite d'injections intra-rachidiennes d'électrargol.

Méningocoque et paraméningocoques. — L'étude détaillée que nous en avons faite, page 145, et qui se rapporte surtout à leur recherche et à leur diagnostic dans le liquide céphalo-rachidien, nous dispense d'en parler ici endétail : il nous suffit de rappeler que la *rapidité* et la *précision* du diagnostic sont d'une extrêmeimportance, pour instituer un traitement efficace.

Autres microbes. — Nous n'étudierons pas ici les autres microbes moins caractéristiques des méningites, et d'ailleurs moins fréquemment rencontrés, streptocoque de Bonome, staphylocoque, tétragène, streptocoque pyogène, pneumobacille, colibacille, pyocyanique, bacille typhique et bacilles paratyphiques, coccobacille, pneumobacile, etc.

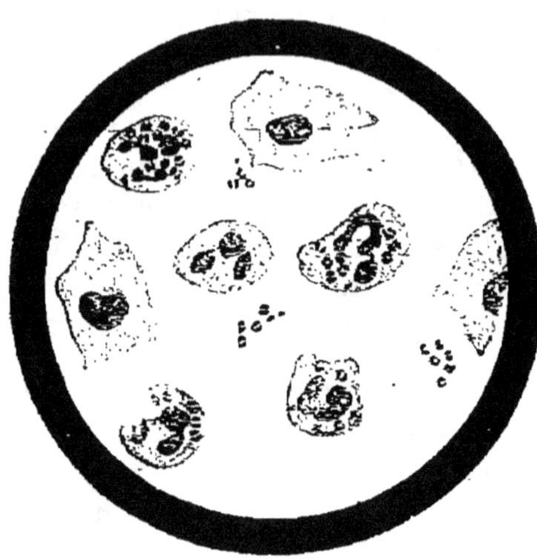

Fig. 248. — *Méningite cérébro-spinale épidémique.*

Coloration par la thionine Grossiss. : 1 100. On voit les globules du pus et les méningocoques.

Parasites du liquide céphalo-rachidien. — Quant aux parasites du liquide céphalo-rachidien, faciles à diagnostiquer par l'examen direct, avec les méthodes de coloration appropriées, ce sont :

Le *treponema pallida*, trouvé dans des cas de lésions nerveuses syphilitiques. Mais on aura soin de ne pas prendre pour des tréponèmes, à l'examen ultramicroscopique, de simples filaments spiralés fibrineux (1).

Le *trypanosoma gambiense*, agent de la *trypanosomiase fébrile*, qui devient la *maladie du sommeil*, précisément quand le parasite envahit le liquide céphalo-rachidien (voir p. 243).

Enfin des vésicules, des têtes et des crochets de *kyste hydatique* (voir p. 533).

Nous avons étudié les uns et les autres en parasitologie et dans le chapitre des parasites du sang.

Examen biologique.

Les recherches biologiques que l'on fait habituellement avec le sérum sanguin, et que nous avons étudiées en détails (p. 437),

---

(1) Des recherches récentes de A. Marie et Levaditi semblent démontrer que l'agent pathogène de la *paralysie générale* n'est pas le même que celui des autres manifestations de la syphilis. Cette notion est basée sur des caractères particuliers d'inoculation.

peuvent être faites aussi avec les autres humeurs de l'organisme, et en particulier avec le liquide céphalo-rachidien.

Les résultats sont souvent concordants. *Mais il est des cas où ils diffèrent, et c'est alors un appoint précieux pour déterminer les localisations de l'affection causale*, en particulier en ce qui concerne la syphilis.

Réactions de la syphilis. — Les nombreuses réactions de la syphilis, obtenues avec le sérum sanguin, peuvent en général l'être aussi avec le liquide céphalo-rachidien. D'autre part, comme nous venons de l'indiquer, dans le cas de syphilis nerveuse, en activité, cliniquement appréciable ou encore latente, les réactions peuvent être négatives avec le sang, alors qu'elles seront positives avec le liquide céphalo-rachidien. C'est une notion essentielle à connaître pour savoir dépister les syphilis nerveuses à leur début.

Précipitines. — Nous avons vu que la recherche de *précipitines* dans ce liquide est un moyen de diagnostic de la *méningite cérébro-spinale* (voir p. 149).

Séro-diagnostic. — La recherche des *agglutinines* (*séro-diagnostic de Widal*) est négative avec le liquide céphalo-rachidien, à moins que les méninges ne participent à l'infection.

Recherche d'une peroxydase. — Marfan, considérant la peroxydase du colostrum comme dérivée des polynucléaires, a appliqué cette donnée à l'étude du liquide céphalo-rachidien.

La technique de Bourquelot est la suivante : on mélange à parties égales le liquide à examiner et de l'eau gaïacolée à 1 p. 100 ; on ajoute quelques gouttes d'eau oxygénée. Si la réaction est négative, la couleur du mélange ne change pas ; positive, elle se caractérise par l'apparition d'une coloration variant du jaune orangé (réaction faible), au rouge brique (réaction forte). Les résultats sont faussés quand il y a, dans le liquide à examiner, une quantité de sang appréciable à l'œil nu.

On obtient les résultats suivants :

Réaction négative avec le liquide céphalo-rachidien *normal*, et dans les cas de *lymphocytose exclusive* ;

Réaction positive, et plus ou moins forte, suivant que les polynucléaires sont plus ou moins abondants.

Donc cette méthode pourrait à la rigueur, si l'on n'avait pas la possibilité de faire un examen microscopique, y suppléer, tout au moins pour distinguer les épanchements à polynucléaires de ceux à lymphocytes.

CHAPITRE IV

L'EXAMEN DU LAIT (PARTICULIÈREMENT DU LAIT DE FEMME)

Importance. Indications. Division.

L'emploi pour l'examen du lait de certaines recherches de laboratoire, physiques, chimiques ou microscopiques, offre, dans plusieurs circonstances, une grande importance pratique.

Tantôt on veut s'assurer de la valeur nutritive et aussi de l'innocuité d'un lait d'origine animale, pour lequel on a quelque doute sur la façon dont il est recueilli, ou sur la possibilité de manipulations qu'on lui aurait fait subir.

Tantôt il s'agit d'une nourrice, dont on veut connaître le lait, avant de lui confier un enfant.

Tantôt enfin c'est dans le cours d'un allaitement, parce que le nourrisson, ou bien *ne profite pas*, ou présente des troubles gastro-intestinaux, que l'on veut voir si la cause n'en est pas dans la mauvaise qualité du lait qu'il reçoit. Cette mauvaise qualité peut être due à l'insuffisance des éléments nutritifs, *mais aussi à leur excès* (excès de beurre, excès de sels) ; ou encore à la présence d'éléments anormaux (éléments du colostrum, globules du pus, microbes, etc.).

Nous ne nous occuperons pas ici des fraudes du lait, dont le diagnostic nous entraînerait bien au delà du cadre de cet ouvrage. Nous étudierons seulement les modifications et les altérations que peut présenter *spontanément* le lait.

C'est donc une étude pratiquement complète du lait de

femme. Mais en outre les notions que nous donnons sont applicables au lait d'origine animale, de chèvre, d'ânesse, de vache, etc., quand on a la certitude que ce lait n'a pas subi de manipulations, ébullition, écrémage, addition de tel ou tel antiseptique, etc.

Nous allons étudier d'abord le dosage des éléments normaux; puis la recherche des éléments anormaux.

Les éléments normaux.

Quels sont-ils? — Le lait est formé des éléments suivants :

1° Des *corps gras*, qui s'y trouvent sous forme de globules de dimensions inégales. Il suffit pour les voir d'examiner au microscope une goutte de lait, mise entre lame et lamelle : cet examen doit être fait en préparation humide, sans dessiccation, ni fixation, ni coloration. Ces globules ont de 2 à 10 μ de diamètre (fig. 249).

Ce sont les corps gras du lait, c'est-à-dire ces *globules du lait*, qui se réunissent à la surface pour former la *crème*.

Ce sont eux aussi qui, quand on agite le lait pendant un certain temps, quand on le *baratte*, constituent *le beurre*.

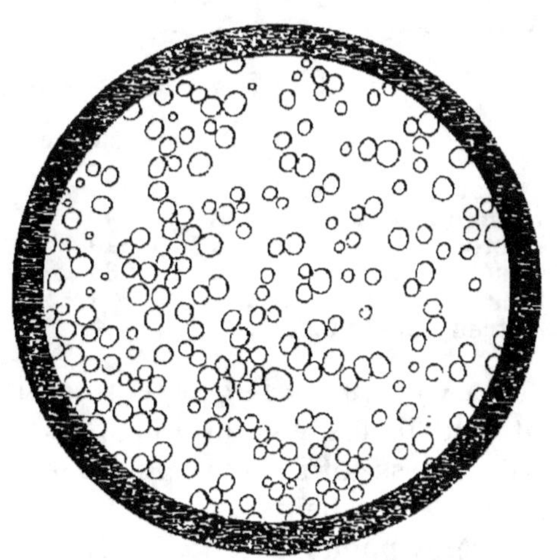

Fig. 249. — *Globules du lait.*
Examen en préparation humide
Grossiss. : 300.

Donc ces trois expressions : corps gras du lait, globules du lait, beurre, répondent à la même partie constituante du lait.

2° Quand on a séparé du lait les éléments figurés qui y sont en suspension, il reste un liquide, le *lactoplasma*, qui contient en dissolution différentes substances :

1. Un sucre, le sucre du lait ou *la lactose*.

2. Des substances protéiques : *caséine, lactalbumine* et *lacto-globuline*.

3. *Des sels minéraux* : chlorures, phosphates, citrates.

4. *Des substances indéterminées*.

Proportion de chacun de ces éléments. — La totalité de ces éléments constitue *l'extrait sec.*

La composition chimique du lait varie dans de grandes proportions suivant les individus, l'état de santé ou de maladie, l'espèce animale.

Les deux tableaux suivants donnent les notions indispensables à connaître. On trouve pour un litre :

Lait de femme.

	Maximum	Minimum	Moyenne
Extrait sec	160 gr.	100 gr.	130 gr.
Beurre	60	20	40
Lactose.	80	65	70
Caséine.	15	8	12
Sels	3	1	2
Autres substances . . .	6	2	4

Laits de différentes espèces.

	Chèvre	Anesse	Vache
Extrait sec	125 gr.	100 gr.	140 gr.
Beurre	40	15	40
Lactose	40	60	55
Caséine	35	15	35
Sels	6	5	7
Autres substances . . .	4	5	3

On voit que le lait de femme diffère par sa plus grande quantité de lactose, sa moindre quantité de caséine et de sels. Le lait d'ânesse offre avec celui de femme une grande ressemblance, sauf pour le beurre.

Prélèvement du lait. — Le lait de femme présente de très grandes variations dans sa composition suivant l'âge du lait, le moment de la tétée, l'heure de la journée. Enfin le lait des deux seins diffère parfois notablement.

Le mode de prélèvement du lait a donc une grande importance pour le résultat de l'analyse.

Il faut par suite :

1º Analyser le lait *à partir du 10e jour* de l'accouchement. C'est à ce moment qu'il acquiert ses qualités normales. Jusquelà il se rapproche plus ou moins du colostrum (voir p. 563).

2º Mêler en parties égales le lait du sein droit et celui du sein gauche. Ou, si l'on ne recueille que le lait d'un sein, signaler ce fait.

3º Vider complètement le sein à l'aide d'un tire-lait, ou bien recueillir du lait au début, au milieu et à la fin de la tétée, en trois prises égales, et les mélanger pour l'analyse.

4° Enfin, si c'est possible, recueillir le lait de deux ou trois tétées, à des heures différentes de la journée, et faire une analyse du mélange, ou bien faire des analyses distinctes et prendre la moyenne des résultats.

Le dosage des substances protéiques, caséine, etc., ne fournit guère de renseignements utiles à la clinique. Il suffit donc de doser : l'extrait sec, les sels minéraux, la lactose, le beurre.

Dosage de l'extrait sec. – On met 10 centimètres cubes de lait dans une capsule préalablement pesée. On maintient à l'étuve à 100° pendant 5 heures. On laisse refroidir et on pèse de nouveau. La différence de poids, entre la capsule vide et la capsule avec l'extrait sec, indique le poids d'extrait de 10 centimètres cubes de lait. Il suffit de multiplier par 100 pour avoir le résultat pour un litre.

Dosage des sels minéraux. — On peut se servir de l'extrait précédemment obtenu. Il suffit de le calciner modérément sur la flamme d'une lampe à alcool, jusqu'à ce que l'on obtienne des cendres blanches. Le poids de ces cendres représente la quantité de sels minéraux dans 10 centimètres cubes de lait. La multiplication par 100 donne le résultat pour un litre.

Dosage de la lactose. — Pour doser la lactose, on doit d'abord débarrasser le lait des substances protéiques. L'addition d'acide acétique, dans la proportion de 2 p. 1.000, précipite la caséine; puis l'ébullition coagule la lactalbumine et la lactoglobuline. On filtre.

Le dosage de la lactose dans le liquide filtré se fait suivant le même principe et la même technique que le dosage de la glucose dans l'urine.

Mais, le pouvoir réducteur de la lactose étant inférieur à celui de la glucose (dans la proportion de 0,70), il faut, quand on a obtenu le résultat, le multiplier par 1,4. On obtient ainsi la quantité réelle de lactose dans le lait.

Dosage du beurre ou des corps gras. — Nous avons vu que les corps gras, dont l'assemblage artificiel constitue le beurre, sont représentés par les globules du lait.

Par conséquent le dosage du beurre peut se faire par deux méthodes différentes : l'une, physique, qui consiste à rassembler les globules du lait, et à mesurer le volume qu'ils occupent par rapport à la masse totale du lait ; l'autre, chimique, qui consiste à extraire la graisse par l'éther et à la doser.

Méthode physique. — On met 10 centimètres cubes de lait dans un tube à long col, étiré et gradué au dixième de centimètre cube.

On centrifuge pendant quelques minutes.

On lit le volume occupé par le dépôt.

Il a été reconnu, par des recherches comparatives, qu'un dépôt de 1/10 de centimètre cube, pour 10 centimètres cubes de lait, répondrait à 3 grammes de beurre par litre.

Par conséquent, si le dépôt est par exemple de 8/10 de centimètre cube, on dira que le résultat est le suivant :

$$8 \times 3 = 24 \text{ grammes de beurre par litre.}$$

Méthode chimique ou d'extraction des graisses. — Le principe de cette méthode consiste à extraire les graisses par l'éther, et à peser l'extrait ainsi obtenu.

Des différents procédés préconisés, le plus pratique est le *procédé d'Adam.*

On prépare d'abord l'*alcool ammoniacal* :

Ammoniaque pure . . . . 30 cc.
Alcool à 90° . . . . 833 cc.
Eau distillée . . . . .Q. S. pour 1.000 cc.

Puis on mélange :

Alcool ammoniacal . . . . 100 cc.
Ether à 65° . . . . 110 cc.

C'est la *liqueur d'Adam.*

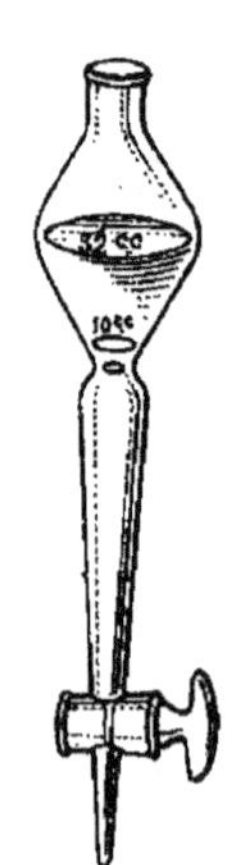

Fig. 250. — *Galactimètre Adam.*

Dans une ampoule spéciale à robinet (fig. 250), portant deux traits de jauge correspondant à 10 centimètres cubes et à 32 centimètres cubes, on introduit par aspiration 10 centimètres cubes de lait. On ferme le robinet et l'on y verse la liqueur d'Adam jusqu'au trait de jauge supérieur. On bouche l'appareil et on le renverse à plusieurs reprises pour mélanger. A ce moment, on le retourne complètement, et, quand tout le liquide est passé dans la grande boule, on ouvre le robinet ; la pression intérieure chasse la petite quantité de lait qui reste engagée dans la partie effilée du tube, située sous le robinet. Le robinet étant refermé, on laisse l'appareil au repos sur un support pendant un quart d'heure

Le liquide s'est partagé en deux couches : la supérieure limpide contient le beurre, l'inférieure opaline renferme les autres éléments.

On soutire et on laisse de côté la couche inférieure.

Recherche des éléments anormaux du lait.

Le lait peut renfermer des éléments anormaux, qu'il est indispensable de rechercher et de déceler, car leur présence le rend souvent impropre à l'alimentation, et même dangereux.

Nous occupant spécialement du *lait de femme*, nous laissons de côté la recherche des substances chimiques, et la question des fraudes. Nous considérerons seulement les éléments anormaux qui peuvent se trouver dans le lait recueilli directement, et qui n'a pas pu subir de manipulations.

De ces éléments, les uns sont des corps figurés, reconnaissables au microscope, les autres des corps chimiques plus ou moins nettement définis.

1° *Éléments figurés anormaux.*

Ce sont les éléments du colostrum, les globules du pus, les microorganismes.

1° **Éléments du colostrum.** — On sait que le colostrum est le liquide, de teinte blanchâtre ou jaunâtre, sécrété par la glande mammaire à partir du 3ᵉ, 4ᵉ ou 5ᵉ mois de la grossesse, et pendant les 8 à 10 jours qui suivent l'accouchement.

Après ces quelques jours, le lait doit avoir ses caractères normaux : mais il peut arriver qu'il se produise un retour à l'état colostral, en particulier lorsque l'allaitement a été suspendu, ou lorsque, la nourrice ayant beaucoup de lait, l'enfant ne vide qu'incomplètement la mamelle.

Cet état colostral est facilement reconnu par l'examen microscopique.

a) A l'état frais, entre lame et lamelle, au lieu de voir seulement les corpuscules graisseux du lait, on aperçoit en outre :

Des *leucocytes*, dont on distingue le noyau ;

Des *croissants*, formés de débris nucléaires ;

Des *corpuscules géants du colostrum*, grandes cellules de 15 à 40 µ, par conséquent beaucoup plus volumineuses que les globules du lait. Ce sont des macrophages chargés de granulations graisseuses.

b) A l'état sec, en étalant le colostrum comme on étale le sang (voir p. 260), en fixant par l'alcool ou l'acide chromique (p. 27), et en colorant par exemple par la thionine, on distingue parfaitement ces éléments : seuls les globules graisseux, qui ne sont pas fixés, disparaissent au cours des différentes manipulations (fig. 251).

Si les éléments paraissent peu abondants, au lieu d'étaler directement le liquide, il est préférable de centrifuger et de faire les préparations avec le dépôt ainsi obtenu (V. Cytodiagnostic, p. 517).

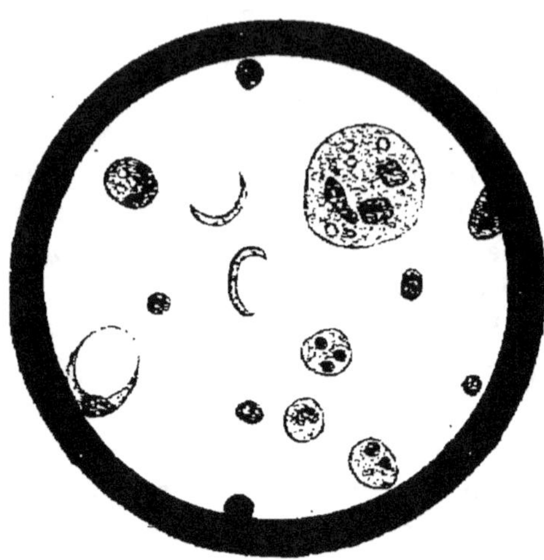

Fig. 251. — *Les éléments du colostrum.*

Coloration par la thionine. Grossiss. : 400. On voit : un *corpuscule géant ; deux croissants* libres et une *cellule en voie de transformation* ; des polynucléaires et des lymphocytes.

2° **Globules du pus.** — Lorsqu'il ne s'agit pas d'un retour à l'état colostral. la présence de leucocytes est le signe d'un engorgement, d'une inflammation, ou d'une suppuration de la mamelle.

On trouve des globules du pus, polynucléaires et mononucléaires plus ou moins altérés.

On les reconnaît à l'état frais sans coloration, mais surtout à l'état sec, en colorant (Voir examen des globules blancs du sang, p. 297, et examen du pus, p. 567).

3° **Microorganismes**. — Comme pour toute recherche bactériologique, on les reconnaît par examen direct, culture, inoculation.

Bien entendu, l'examen bactériologique direct par coloration doit être fait sur le lait au moment où on vient de le recueillir, pour éviter la cause d'erreur due à la pullulation de microorganismes, qui peuvent accidentellement le souiller au moment de l'extraction.

Quant aux inoculations et aux cultures, elles exigent que le lait soit recueilli avec la plus minutieuse asepsie.

Le lait peut renfermer le staphylocoque, le streptocoque, le pneumocoque, etc.

Il peut aussi être infecté par le bacille tuberculeux. Mais il faut ne se prononcer qu'avec prudence, et songer aux bacilles acido-résistants (voir p. 180). Récemment Wang et Coonley ont étudié le lait de 28 femmes tuberculeuses, présentant des lésions pulmonaires de gravité variable, mais sans lésions mammaires : dans aucun de ces laits, ils n'ont découvert de bacilles tuberculeux, ni par examen direct, ni par la méthode à l'antiformine (voir p. 183), ni par l'inoculation. Le danger pour le nourrisson vient par conséquent, soit des lésions mammaires, quand il en existe, soit du contact permanent entre la mère et l'enfant, et la contamination se fait par la salive et par l'expectoration.

2° *Éléments non figurés anormaux.*

Comme le sérum sanguin et les différentes humeurs de l'organisme, le lait peut présenter, au cours des infections, des modifications biologiques ou physico-chimiques.

On peut donc penser, *a priori*, que les différentes méthodes de séro-diagnostics sont applicables au lait, comme au sérum sanguin.

Nous avons étudié ces différentes méthodes en.hématologie (voir p. 437).

D'ailleurs ces méthodes étant de technique délicate et d'interprétation souvent difficile, il convient d'attendre que des recherches, suffisamment nombreuses et rigoureuses, aient déterminé exactement dans quelle mesure, sous quelles conditions, avec quelles techniques elles peuvent être appliquées à l'étude du lait, comme elles le sont à celle du sérum sanguin.

Nous n'avons pas besoin d'insister sur l'utilité qu'il y aurait, en particulier, à déceler chez une nourrice, dans son lait aussi bien que dans son sérum sanguin, des stigmates de syphilis.

LIVRE V
PUS. — SÉCRÉTIONS. — EXPECTORATIONS

CHAPITRE PREMIER

LE PUS (SUPPURATIONS ET PLAIES)
**Suppurations spontanées, suppurations traumatiques.
Plaies de guerre.**

Le rôle que doit jouer le laboratoire pour établir le diagnostic étiologique des suppurations, pour en fixer le pronostic et la thérapeutique, ce rôle a considérablement grandi au cours de ces dernières années.

Nous avions pu, et avec quelque raison, semble-t-il, écrire dans notre édition précédente, rédigée avant la guerre :

« L'examen microscopique et bactériologique du pus des *suppurations aiguës* n'est pas sans intérêt. Cependant il faut bien reconnaître que, dans la plupart des cas, les données cliniques suffisent pour affirmer presque à coup sûr la variété microbienne qui est en jeu ».

C'est qu'il convient en effet de faire une distinction absolue entre d'une part les *suppurations spontanées ou médicales*, et d'autre part les *suppurations traumatiques*, complications des blessures et des plaies.

L'aspect clinique des premières, ou les circonstances dans lesquelles elles se produisent (furoncle, anthrax, suppurations diverses compliquant la pneumonie, la typhoïde, la scarlatine, etc.) apportent au chirurgien des données qui lui paraissent presque toujours suffisantes.

Il n'en est pas de même des suppurations traumatiques. Mais, en temps normal, la vulgarisation des notions d'antisepsie et d'asepsie permettait de n'accorder à ces complications des plaies qu'une importance tout à fait secondaire. Voyait-on il y a quelques années des gangrènes gazeuses ? En parlait-on, sinon comme d'exceptionnelles curiosités ?

Aujourd'hui tout est changé. Des cas qui se sont malheureusement multipliés à l'infini, un champ d'étude trop vaste ont mis les suppurations traumatiques au premier plan.

Il convient donc que nous leur fassions une large place.

Pour la commodité de cette étude, et pour répondre aux données cliniques, il nous paraît utile d'étudier séparément les suppurations spontanées ou médicales et les suppurations traumatiques, tout en reconnaissant, bien entendu, qu'elles ont des liens nombreux, et se touchent par bien des points.

Suppurations spontanées ou médicales.

Ces suppurations spontanées, c'est-à-dire dont la porte d'entrée des germes ne se trouve pas dans une blessure déchirant les téguments, peuvent être aiguës ou chroniques.

Nous avons dit que, pour les premières, le laboratoire est assez rarement utilisé. Sans doute n'en sera-t-il pas de même dans l'avenir. L'habitude, acquise par les chirurgiens, de l'étude bactériologique des plaies de guerre a certainement attiré leur attention sur le profit qu'il peut y avoir, dans tous les cas de suppuration présentant quelque gravité, à seconder les examens cliniques par des examens bactériologiques, uniques ou en série.

Mais c'est surtout dans les suppurations chroniques spontanées que les recherches de laboratoire ont une importance capitale.

C'est par exemple une suppuration osseuse, cutanée, pulmonaire, etc., longtemps considérée comme due à la tuberculose, à la syphilis ou à une infection banale, et que l'examen microscopique permet de rattacher à une cause toute différente (actinomycose, aspergillose, sporotrichose, etc.). Si fréquentes sont ces erreurs, et le diagnostic exact est d'une telle importance, que nous ne saurions trop conseiller de ne jamais traiter une suppuration chronique, avant d'avoir fait appel aux épreuves de laboratoire, qui permettent de vérifier ou d'infirmer le diagnostic que la clinique a fait porter.

Nous allons envisager successivement :

1° La *constitution du pus ;*

2° La *technique de son examen ;*

3° Le *diagnostic de son agent pathogène.*

1° **Constitution du pus.** — LIQUIDE. — Le pus est formé d'un liquide séreux, albumineux, dans lequel se trouvent en proportion très variable des éléments figurés.

CELLULES. — La majeure partie de ces éléments est représentée par des cellules.

Ce sont d'abord des polynucléaires et mononucléaires. Tantôt ils sont très faciles à reconnaître et assez semblables à ceux que l'on trouve dans le sang; tantôt ils sont tellement déformés, altérés. dégénérés, que leur noyau est à peine visible et que l'on ne peut en déterminer la variété.

A ces éléments s'ajoutent parfois des macrophages, et, quand la suppuration vient d'un canal ou d'une cavité (urètre, vagin, etc.), des cellules *épithéliales* ou *endothéliales desquamées.*

MICROBES ET PARASITES. — Dans quelques cas rares on ne peut, par aucun moyen, mettre en évidence la présence de microbes ou de parasites. On dit que le pus est *stérile.*

Mais le plus souvent on décèle facilement des microbes par l'examen direct, ou tout au moins par l'inoculation et la culture.

Parfois enfin, on trouve dans le pus des agents pathogènes volumineux et reconnaissables à l'œil nu, oxyures, fragments de kyste hydatique (membrane feuilletée et vésicules-filles), etc.

2° **Technique de l'examen du pus** (1). — Quelle technique doit-on employer pour ces recherches, et comment arriver au diagnostic ?

Examen macroscopique. — Il est important de commencer par un examen macroscopique attentif.

La couleur bleue fait songer au bacille *pyocyanique*, la présence de petits grains jaunâtres à l'*actinomycose*, l'aspect granuleux à la *tuberculose*, etc.

Cet examen peut aussi permettre d'y reconnaître quelque

____

(1) Lorsqu'il s'agit d'un abcès fermé, dans lequel on veut faire une ponction exploratrice pour en examiner le liquide, on doit se demander s'il n'est pas probable qu'il s'agisse d'un *abcès tuberculeux.* Dans ce cas, la ponction pourrait être l'origine d'une fistule interminable à guérir. On devra donc, ou bien s'en abstenir, ou bien introduire l'aiguille à une certaine distance, et lui faire gagner la collection eu cheminant presque parallèlement aux téguments.

élément caractéristique, corps étranger, débris de tumeur, parasite, etc.

Examen direct sans coloration. — Il est utile d'examiner une goutte du pus en préparation humide, sans coloration, entre lame et lamelle, en se servant de préférence d'une cellule à rigole (voir p. 450).

On emploie un objectif à sec, fort, et un éclairage modéré. Souvent cet examen ne montre qu'un amas de leucocytes dégénérés.

Mais parfois on voit des microbes, dont on peut noter la forme et la mobilité, ou des filaments mycéliens de parasites végétaux.

Examen direct de lames colorées. — Le pus doit être recueilli aussi pur que possible. On doit en particulier éviter le mélange de sang.

S'il est homogène, il suffit d'en mettre une goutte sur une lame, et de l'étaler, comme pour une goutte de sang (fig. 252).

Insistons sur ce point qu'il ne faut pas écraser le pus entre lame

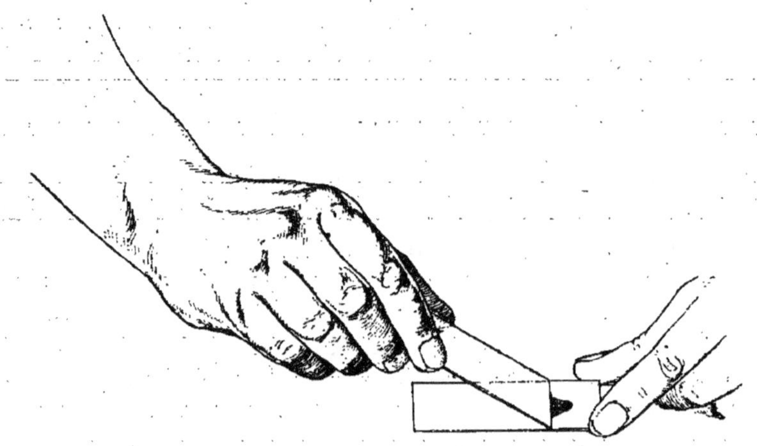

FIG. 252. — *Etalement du pus sur lame.*

Ce procédé donne une couche *plus uniforme* que l'étalement avec la pointe d'une pipette ou avec un fil de platine. Il est aussi très préférable à l'écrasement entre deux lames : les cellules sont mieux conservées. La pression doit être *légère*, pour ne pas entraîner les éléments volumineux.

et lamelle, ni entre deux lames : ce serait le plus sûr moyen de détruire les éléments figurés, et de rendre le diagnostic difficile.

Si le pus n'est pas homogène, il sera bon d'examiner particulièrement les grains plus ou moins volumineux qu'il contient :

ce sont eux souvent qui renferment les éléments caractéristiques (voir *actinomycose*, etc.).

Ajoutons que l'étalement du pus doit être fait, autant que possible, au moment où on le recueille. On devra donc apporter auprès du malade les lames nécessaires.

Si l'on attend au contraire plusieurs heures pour faire cet étalement, les cellules se déforment, les microbes se développent avec une grande rapidité, les constatations sont moins exactes.

Quoi qu'il en soit, le pus étalé, séché, fixé par la chaleur ou l'alcool, est coloré d'abord par les méthodes usuelles. La thionine donne de belles préparations.

Puis, d'après les constatations faites par cette première coloration, et les hypothèses qui paraissent les plus probables, on fait appel aux méthodes spéciales : méthode de Gram (voir p. 72), etc.

Inoculations ; cultures. — Le pus destiné à l'inoculation et aux cultures doit être recueilli avec une asepsie absolue. Le meilleur moyen est de se munir d'une seringue de verre stérilisée à l'autoclave ou au four Pasteur ou de pipettes à boule stérilisées (voir p. 353), dont on fait flamber la pointe, pour l'enfoncer ensuite au milieu du liquide purulent. On a ainsi toutes les chances d'éviter les infections secondaires, en particulier par les microbes de l'air, qui peuvent venir souiller la surface dans le cours de ces manipulations.

Si l'on a sous la main les milieux de culture ou l'animal, il est préférable d'ensemencer ou d'inoculer aussitôt.

Sinon la seringue, munie de son aiguille pour éviter l'écoulement du liquide, ou la pipette, que l'on a refermée à la lampe, sont emportées : on fait dans le laboratoire les manipulations nécessaires.

Quant à la question de savoir quels sont les milieux de culture à employer ou les animaux à inoculer, nous ne pouvons donner ici que des indications générales.

Si les renseignements cliniques d'une part, et d'autre part l'examen direct sur lame permettent de soupçonner la présence de tel ou tel microbe déterminé, on choisira l'animal ou le milieu qui convient, en se reportant aux notions que nous avons données en bactériologie, dans l'étude spéciale de chaque microbe.

Si l'on n'a aucune idée préconçue, il faut agir par tâtonnements, en cultivant d'abord sur les milieux les plus usuels (gélose, bouillon, etc.), et en inoculant les animaux les plus sensibles et les plus faciles à manier (souris blanche, cobaye, etc.).

3° **Diagnostic de l'agent ou des agents pathogènes.** — Lorsque ces différentes manipulations (examen macroscopique, examen direct sur lame colorée, inoculations, cultures) ont permis de mettre en évidence un ou plusieurs agents pathogènes, microbes ou parasites, une hypothèse sur leur nature vient naturellement à l'esprit. La couleur bleue du pus fait songer au *pyocyanique*, la présence de petits grains jaunes à l'*actinomycose*, des chaînettes de cocci au *streptocoque* (fig. 253), la mort rapide de la souris avec diplocoques dans le sang au *pneumocoque*, etc.

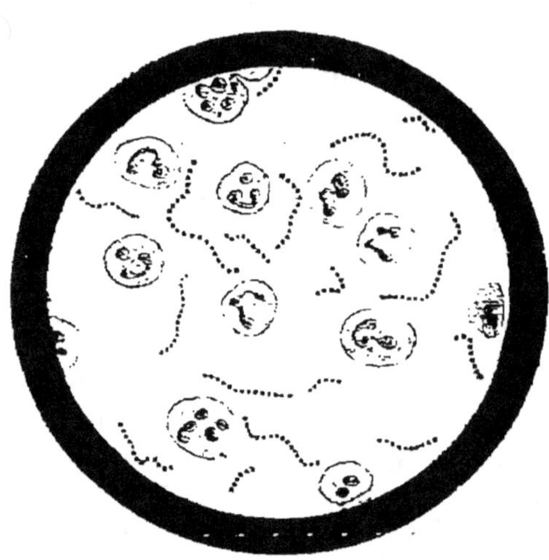

Fig. 253. — *Pus à streptocoques.*
Coloration par la thionine Grossiss. : 900.

On doit alors, pour établir avec certitude son diagnostic, ne pas se contenter de cette constatation unique, car on s'exposerait souvent, malgré les apparences, à faire de grossières erreurs. On ne se prononcera, qu'après avoir constaté que le microbe ou le parasite, qui paraît être en cause, possède bien *tous* les caractères distinctifs que nous avons énumérés dans son étude (voir *Bactériologie* ou *Parasitologie*).

Les pus stériles

Une place importante mérite d'être faite aux pus stériles. Ils présentent différentes variétés, qui ont chacune, pour des raisons diverses, leur intérêt.

On peut les diviser en 2 groupes : les *pus stériles microbiens;* les *pus stériles amicrobiens.*

A. — **Les pus stériles microbiens** sont des pus d'origine microbienne, mais dans lesquels le microbe pathogène finit par perdre sa vitalité et mourir. La condition essentielle est que le pus se trouve en cavité close, de telle sorte qu'il ne puisse pas y avoir, après la mort du germe initial, réinfection par des germes nouveaux. Ce qui se passe dans ces cas est une conséquence d'un fait bien connu en bactériologie, celui de la *vaccination du milieu* : les germes, en pullulant, produisent des substances qui gênent leur croissance et qui finissent par arrêter toute culture.

On constate ce phénomène fréquemment dans les vieux abcès enkystés, dans les pleurésies purulentes : l'examen microscopique du pus peut montrer en abondance des microbes qui paraissent redoutables (pneumocoques, streptocoques, etc.); mais la culture et l'inoculation aux animaux sont négatives. On comprend l'importance de ces faits au point de vue du pronostic et de la thérapeutique.

B. — **Les pus stériles amicrobiens** appartiennent à deux types distincts.

a) *Epanchements puriformes aseptiques.* — Lorsque l'examen cytologique d'un liquide purulent céphalo-rachidien ou d'une cavité séreuse montrera des polynucléaires particulièrement bien conservés, on ne s'étonnera pas de ne déceler de microbes ni par examen direct, ni par culture, ni par inoculation. On sera alors en présence de ces épanchements puriformes aseptiques, de durée éphémère, de pronostic bénin, sur lesquels Widal a attiré l'attention. Ils sont dus à de la diapédèse par congestion, et se montrent dans des circonstances multiples : chez les cardiaques, les urémiques, les syphilitiques, etc. (voir p. 521 et p. 552).

b) *Abcès provoqués par injections de substances irritantes.* — Ces abcès peuvent être provoqués dans un but thérapeutique (*abcès de fixation par essence de térébenthine*), et leur étiologie ne fait alors aucun doute.

Mais ils peuvent aussi être provoqués dans un but criminel (simulation d'un accident du travail, maladies simulées dans l'armée, etc.).

On comprend combien il est important de faire le diagnostic d'une façon précoce, en particulier dans les armées en campagne, pour enrayer la contagion par l'exemple. Un certain nombre de faits de ce genre ont été relatés au cours de la guerre. Nous avons eu l'occasion d'en dépister, un cas typique.

Pour montrer comment on peut arriver au diagnostic, nous

allons donner cette observation, telle qu'elle a été relatée par
le professeur Pozzi (1).

Il y a quelques mois, je ne précise pas davantage intentionnelle-
ment, le soldat X... est envoyé dans un de mes services, avec le diagnostic de « contusion grave du pied droit ». Il donne les renseignements suivants : il s'est violemment *heurté le pied* contre une pierre
au cours d'une marche pénible, qu'il n'a pas pu interrompre immédiatement. Le lendemain, la douleur augmentant, il a dû se faire hos-
pitaliser à l'infirmerie de son régiment. Il y est resté alité quarante-
huit heures, et a été traité par les pansements humides à l'eau
bouillie. C'est de là, son état s'étant aggravé, qu'il vient d'être évacué à l'hôpital. L'examen montre une rougeur uniforme et une tumé-
faction accentuée de la région malléolaire externe du pied droit et de
la partie inférieure de la jambe. *Pas de plaie, pas d'érosion, pas d'ecchymose.*

M. Agasse-Lafont recueillit du pus de cet abcès, au moment même
de l'incision, pour éviter toute contamination extérieure possible.
Cette incision amena l'évacuation brusque d'un pus *mal lié, grumeleux, accompagné de quelques bulles gazeuses, sans odeur.* Ajoutons que
la température du malade était élevée, mais que son état général
n'offrait rien d'inquiétant.
Nous étions donc en présence d'un sujet atteint de phlegmon gazeux, mais phlegmon d'étiologie obscure et d'aspect clinique vraiment anormal.
L'étude bactériologique réservait quelque surprise. L'examen du
pus sur lames, après coloration, montra les polynucléaires et mononucléaires habituels, plus ou moins altérés, mais pas un seul microbe.
Quant aux cultures, elles restèrent stériles. Le soupçon, qui nous
avait effleurés au cours des seules constatations cliniques, devint
alors une quasi-certitude. Nous retrouvions tous les caractères de
ces *abcès de fixation*, provoqués dans un but thérapeutique par l'injection sous-cutanée de substances médicamenteuses, l'essence de
térébenthine habituellement.

Il convenait donc, pour fixer cette étiologie, de faire des recherches
chimiques, capables seules de donner une certitude absolue. Nous
eûmes recours à l'obligeance de M. Béhal, professeur de chimie organique à l'Ecole de Pharmacie. Dès qu'il eut entre les mains le pus
suspect, — il s'agissait d'environ 1 centimètre cube de pus desséché
dans un verre de montre et exposé à l'air depuis quarante-huit
heures, — il put, à l'odeur seule, affirmer la présence de pétrole, et
même, précisa-t-il, de « pétrole américain ».
D'autre part, sur ses indications, M. Matrod, son élève, fit les manipulations nécessaires pour isoler le corps étranger de la matière
organique, et pour le caractériser chimiquement.
Dans ce but, il procéda à une distillation du pus dans un courant
de vapeur d'eau, en employant l'appareil classique.
Voici les détails de la recherche, et les conclusions qu'il fut permis
d'en tirer :
« Après avoir nettoyé soigneusement l'appareil à l'alcool et à l'eau
distillée, nous avons fait passer le courant de vapeur d'eau à vide,
pendant dix minutes, pour éliminer toute odeur, notamment celle du
soufre provenant du caoutchouc employé comme raccord.

(1) *Bulletins et Mémoires de la Société de Chirurgie de Paris.* — Séance du 6 octobre 1915

« Puis, nous avons introduit dans le ballon à expérience environ 1 centimètre cube de pus additionné de 1 gramme d'acide tartrique dissous dans 4 à 5 centimètres cubes d'eau distillée. Ce sel est destiné à empêcher la coagulation de l'albumine à la température de l'expérience.

« Nous avons alors procédé à une distillation très lente, après avoir chauffé préalablement le ballonnet au bain d'air, pour diminuer la condensation d'eau.

« Le distillat recueilli, mélange d'eau et du produit recherché, présentait une odeur très nette de pétrole. Pour confirmer cette impression, nous avons eu recours à une réaction chimique, basée sur la propriété qu'ont les carbures non saturés de donner des produits d'addition avec le brome qu'ils décolorent. Le pétrole, mélange de carbures saturés et non saturés, doit donner lieu à une décoloration de ce corps.

« Nous avons pris deux tubes à essai : l'un, tube témoin, contenait 2 centimètres cubes d'eau distillée ; l'autre, 2 centimètres cubes du distillat. Nous avons versé dans chaque tube 10 gouttes d'une eau de brome très diluée. Les deux tubes ayant été fortement agités, le tube témoin est resté coloré en jaune, l'autre s'est *décoloré presque instantanément*.

« Nous sommes donc fondés à admettre que le produit recherché est un des *carbures non saturés* ou un mélange de ceux-ci, ce qui, étant donnée l'odeur caractéristique observée, ne peut être que du *pétrole*. »

Fort de la certitude que nous donnait cet examen, il nous fut aisé d'obtenir les aveux du coupable : il s'était fait une injection d'environ 1 centimètre cube de pétrole dans la profondeur des tissus.

De notre observation et des faits antérieurement publiés, il résulte qu'un abcès, provoqué par le pétrole ou par quelque autre substance caustique analogue, offre un grand nombre de caractères différentiels, que l'on peut classer, d'après leur valeur croissante, dans l'ordre que voici :

1° *Symptômes cliniques qui ont fait naître le soupçon.* — Ce sont l'insuffisance et la bizarrerie des commémoratifs ; l'absence d'ecchymose alors qu'un traumatisme peut être invoqué par le malade ; l'aspect du pus, grumeleux et présentant des fragments de tissus sphacélés ; la présence de bulles gazeuses, sans odeur, lorsque, volontairement ou non, le malade s'est injecté de l'air, en même temps que le liquide irritant.

2° *Symptômes bactériologiques qui montrent l'origine caustique et non microbienne de la suppuration.* — L'examen direct et les cultures révèlent qu'il s'agit de pus stérile, caractère paradoxal pour une inflammation à marche suraiguë. Ce signe, d'ailleurs, peut manquer, s'il y a eu contamination au moment de la piqûre, ou surtout infection secondaire après l'incision.

3° *Symptômes chimiques qui imposent le diagnostic.* — S'il faut un odorat particulièrement exercé pour reconnaître l'odeur caractéristique plusieurs heures après la récolte, on peut concevoir qu'un examen immédiat ait des chances de donner à tout observateur des renseignements précieux. D'ailleurs, l'analyse chimique lèvera tous les doutes.

Une réserve cependant doit être faite. Il faut penser, pour ne laisser aucune hypothèse dans l'ombre, que, même avec un examen chimique positif, une erreur d'interprétation est cependant possible. Il

est indispensable, en effet, de vérifier si le malade n'a pas fait, dans
un but thérapeutique, l'emploi d'un liniment ou d'une friction avec le
liquide incriminé, car, dans certains cas, l'application externe d'essence de térébenthine a pu provoquer de véritables phlegmons. Une
suppuration de ce genre, d'origine accidentelle et non volontaire,
pourrait présenter des caractères bactériologiques et peut-être chimiques assez semblables à ceux que nous avons décrits. Il faut
donc une enquête complète avant de formuler une accusation.

Les plaies traumatiques : exsudats et suppurations.

Importance. — Jusqu'à ces dernières années, les examens de
laboratoire n'étaient pour ainsi dire pas utilisés en vue de suivre
l'évolution, de fixer le pronostic ou la thérapeutique des plaies
traumatiques. Le vaste champ d'expérience malheureusement
fourni par les blessures de guerre a montré que ces recherches
étaient du plus grand intérêt. Carrel, Wright, Policard furent
des premiers qui contribuèrent à répandre cette idée de l'utilité
d'une collaboration étroite entre le laboratoire et la chirurgie.
En même temps, ou après eux, les chercheurs multiplièrent leurs
travaux, s'attachant à résoudre les multiples problèmes que
soulèvent l'étiologie et la thérapeutique des plaies et de leurs
complications.

De ces travaux nous retiendrons ce qu'il est utile de savoir
pour comprendre et pour diagnostiquer la nature des accidents
infectieux consécutifs aux traumatismes, en vue de leur appliquer une prophylaxie et une thérapeutique appropriées.

Division. — Nous allons envisager successivement les notions
et les recherches concernant les plaies au point de vue bactériologique et au point de vue cytologique.

1° *Recherches bactériologiques sur les plaies*
traumatiques.

Quatre questions se posent successivement : d'où viennent
les microbes? comment se développent-ils? quels sont-ils?
comment les reconnaître ?

1° Origine et mode d'apport des microbes. — Dans les blessures de guerre, les projectiles, stériles par eux-mêmes, ne
peuvent guère transporter des germes que s'ils ont ricoché sur
le sol. Mais ils agissent surtout, soit en faisant pénétrer dans la
profondeur les microbes qui sont à la surface de la peau, soit
en entraînant des débris de vêtements, qui sont généralement

profondément souillés chez les combattants. D'autre part, la plaie ouverte peut s'infecter secondairement par les microbes des téguments voisins ou des vêtements, par les poussières de l'air, les souillures de terre, de matières fécales, etc.

2° **Développement des germes.** — Suivant leur état antérieur (forme végétative ordinaire ou forme de spores), suivant les conditions plus ou moins favorables, les germes ne se développent pas tous simultanément.

Policard et Phelip, par une étude attentive, d'heure en heure, ont pu se rendre compte qu'il existe, après le traumatisme, une période latente de 6 à 8 heures, période précieuse pour le chirurgien, puisqu'elle précède l'infection.

Puis, de la 6e à la 8e heure, le développement des germes commence ; il est manifeste vers la 12e heure.

3° **Nature des germes.** — La nature des germes est, bien entendu, très variable suivant les circonstances. Cependant un certain nombre de faits méritent d'être notés.

Au début il y a, quand

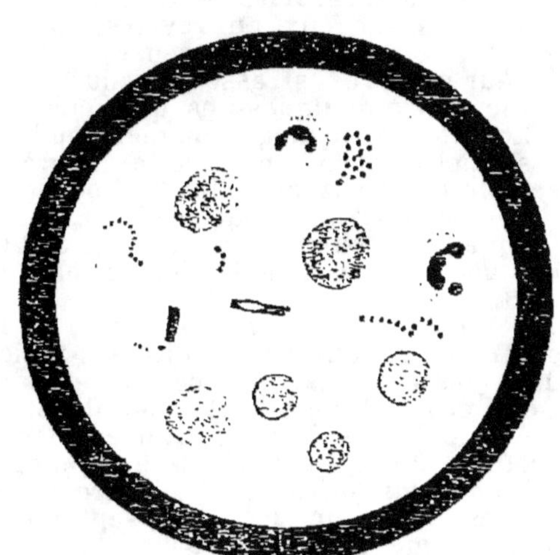

Fig. 254 — *Frottis de plaie de guerre vers la 12e heure.*

Coloration par la thionine. Grossiss. : 800. On voit une flore microbienne variée(cocci et bâtonnets d'anaérobies).

il s'agit d'une plaie largement souillée, une quantité considérable d'espèces différentes, avec prédominance des germes anaérobies, à forme de bâtonnets. Puis apparaissent des aérobies généralement à forme de cocci. Dans une troisième période enfin ces derniers deviennent prédominants.

Leur répartition d'ailleurs est très inégale, en surface et en profondeur. Wright a montré que, dans les anfractuosités, dans les espaces morts, où la lymphe ne circule pas, les microbes pullulent avec une plus grande facilité.

Comme on pouvait le prévoir, le nombre des germes identifiés dans les plaies est considérable. Mais un fait remarquable, c'est que la plupart ne s'y développent pas, soit que le milieu leur soit peu favorable, soit que le développement d'autres espèces vienne gêner leur végétation.

Pratiquement par conséquent tout l'intérêt revient aux seuls microbes qui poussent habituellement dans les plaies. Nous allons les passer en revue, et donner ici exclusivement les notions qui les concernent touchant les plaies traumatiques : leur étude d'ensemble se trouve dans le Livre II de Bactériologie (v. p. 65).

Microbes anaérobies. — Ce sont eux qui sont responsables du processus gangréneux, qui revêt si souvent, dans les plaies de guerre, le type de la gangrène gazeuse.

Leur nombre est assez considérable, mais le rôle capital revient seulement à quelques-uns, que voici.

Le *vibrion septique*, auquel nombre d'auteurs attribuent le rôle essentiel dans la genèse de la gangrène gazeuse. Mais pour d'autres ce rôle est assez restreint (v. Bactériologie, p.190).

Les *perfringens* (v. Bactériologie, p. 155), que l'on trouve souvent sur les plaies en simple saprophyte, semble être un agent. assez habituel des gangrènes : mais il n'en est pas, comme on l'a soutenu, l'agent exclusif.

Le *sporogenes* (v. Bactériologie, p. 165) qui a pour caractère essentiel de produire la fétidité des plaies, est fréquemment rencontré dans les cas de gangrène. Il est souvent associé au perfringens. Cette association, et celle d'aérobies, facilite son développement.

A côté de ces 3 types d'anaérobies, on a décrit des variétés nombreuses, dont la classification est discutée. Citons :

Le *bacillus fallax*, de Weinberg et Séguin, de caractères intermédiaires entre ceux du vibrion septique et du perfringens, et qui donne une énorme quantité de gaz.

Le *bacillus histolyticus* de Weinberg et Séguin, identique morphologiquement au perfringens, mais qui a des propriétés extrêmement nécrosantes.

Le *bacillus bellonensis* de Sacquepée et le *bacillus œdematiens* de Weinberg et Séguin, espèces très voisines du perfringens, mais caractérisées par leur extrême toxicité et leur aptitude à produire de l'œdème.

Une remarque importante s'impose à propos de ces différents germes des gangrènes. C'est qu'ils offrent entre eux une grande ressemblance, en particulier quand ils sont examinés immobiles sur des préparations fixées et colorées.

Or fatalement, dans les laboratoires des armées en campagne, les conditions d'examen étaient souvent défectueuses, et l'identification complète des germes difficile.

C'est sans doute une raison importante, sinon la seule, qui explique la divergence entre les travaux publiés sur les gangrènes, et les statistiques qui les accompagnent : travaux et statistiques qui affirment, les uns la fréquence, les autres au contraire la rareté de tel ou tel germe, et par suite lui attribuent un rôle ou secondaire ou primordial.

Microbes aérobies. — Le germe aérobie le plus important, et de beaucoup, dans les plaies de guerre, est le streptocoque. De nombreux autres aérobies peuvent être rencontrés : nous parlerons des principaux, staphylocoque, pyocyanique, etc.

Streptocoque. — Le rôle essentiel du streptocoque dans les compli cations des plaies tient à sa fréquence, et à la gravité des accidents qu'il provoque. Mais il convient d'attirer l'attention sur ce fait que ce microbe présente une virulence très variable, parce qu'i s'agit, soit de races réellement différentes, soit simplement de microbes dont la virulence s'est trouvée, par le fait de circonstances multiples, exaltée ou diminuée. Nous avons déjà indiqué, dans notre étude du streptocoque, les 2 formes de streptococcies et les caractères distinctifs de leurs agents pathogènes (v. p. 170).

Staphylocoque. — Le staphylocoque, si répandu à l'état normal sur les téguments sains, est par suite rencontré avec une grande fréquence dans les plaies.

Mais le plus souvent il est peu redoutable, car l'organisme se vaccine rapidement contre lui.

Dans certains cas, cependant, il peut présenter une virulence exaltée, et produire certaines complications, en particulier des ostéomyélites.

Pyocyanique. — Le pyocyanique est aussi fréquemment rencontré dans les plaies. Le plus habituellement son rôle pathogène est peu redoutable.

On peut même se demander s'il n'a pas parfois, comme dans certaines infections (v. Bactériologie, p. 164) une action bienfaisante. En effet sa toxine, la *pyocyanase*, a une action bactéricide.

Pneumo-bacille. Colibacille. Pseudo-diphtériques. Proteus. — Signalons enfin la présence souvent constatée de quelques microbes, dont le rôle est habituellement secondaire :

Le *pneumo-bacille* (voir p. 157).

Le *colibacille*, mais différent habituellement de la forme type que nous avons décrite.

Des *bacilles pseudo-diphtériques, ou diphtéroïdes*, hôtes habituels de la peau. Ce sont des bacilles plus ou moins allongés et ovalaires, disposés en palissade comme le vrai diphtérique, et prenant le Gram.

Le *proteus vulgaris*, *l'entérocoque*, etc.

4° **Diagnostic bactériologique.** — On sait que l'identification d'*un seul microbe* nécessite parfois de longues et patientes recherches. Or, étant donné le grand nombre de germes variés qui souillent le plus souvent les plaies, on ne s'étonnera pas qu'une analyse bactériologique complète soit, pour ainsi dire, presque toujours pratiquement impossible, même dans un laboratoire bien outillé. A plus forte raison en est-il ainsi, lorsque l'on se trouve dans la nécessité d'examiner rapidement un certain nombre de blessés, et que l'on ne dispose que de moyens de fortune.

Il en a résulté que l'on a dû établir un certain nombre de techniques, auxquelles on demande des réponses qui soient, sinon d'une rigueur absolue, du moins pratiquement suffisantes pour éclairer le diagnostic et guider le traitement.

Nous allons décrire, d'une part la technique d'étude par examen microscopique direct, d'autre part la technique par culture.

1° *Examen microscopique direct.* — Cette technique a été proposée et fixée par Carrel.

La préparation des frottis peut se faire de deux façons. Dans le procédé type, on prend un peu d'exsudat, à l'aide d'un fil métallique préalablement flambé ; on l'étale sur une lame nettoyée et bien sèche. On doit faire sur plusieurs lames des prélèvements en divers points. Cette technique est la plus pratique. Elle a l'inconvénient de ne donner sur chaque lame que l'image d'un point de la plaie. Or la teneur en microbes des différents territoires d'une plaie est souvent assez variable.

On peut procéder autrement, surtout pour des plaies à plat. La lame, préalablement flambée et refroidie, est appliquée à plat sur la plaie, ou sur une région de la plaie. Une pression douce est exercée ; puis on enlève la lame d'un coup. Une partie de l'exsudat reste imprimé sur la lame. C'est le procédé de l'impression par contact.

L'intérêt de cette technique est d'avoir, sur une même lame, l'image de la condition bactériologique et cytologique de nombreux points de la plaie, et d'autre part de réduire au minimum les altérations cellulaires d'ordre mécanique, et liées au frottis lui-même. Elle permet également de se rendre compte du degré d'infection de la région de la plaie immédiatement au contact du liséré épidermique. Il y a là une région où l'infection est toujours très marquée, en raison de la fréquence en ce point de tissu de bourgeonnement et de leucocytes nécrosés, et de la facilité de l'infection par les germes venus de la peau. L'inconvénient de la méthode de l'impression réside dans l'épaisseur irrégulière de l'exsudat et dans la difficulté de l'examen qui en résulte.

Les lames préparées par un de ces deux procédés sont fixées et colorées.

Les microbes apparaissent sous deux formes : bâtonnets ou cocci. La présence de bâtonnets implique un degré élevé d'infection ; on ne l'observe que dans les plaies de condition médiocre. D'une façon générale elle contre-indique toute suture.

Les plaies en bon état ne présentent que des cocci ; leur mode de groupement doit être noté (en amas, en chaînes, plus souvent en groupes de 2). La numération se fait toujours par champs microscopiques, l'épaisseur du frottis pouvant être considérée comme sensiblement identique en tous ses points.

En pratique trois cas se présentent, presque toujours les mêmes.

a) Les frottis montrent beaucoup de germes par champ,

plus de 20; souvent ils sont incomptables. C'est le cas des plaies en voie de détersion ou de réinfection. L'aspect clinique, dans ces cas, fait toujours prévoir les résultats de l'examen.

b) Les frottis montrent de 2 à 20 germes par champ. En général les plaies sont cliniquement très bonnes, et apparaissent bonnes à suturer. C'est donc dans ces cas que l'examen bactérioscopique est intéressant.

c) Les frottis montrent moins de 2 germes par champ, souvent 1 par 10 ou 20 champs. La plaie est pratiquement aseptique.

Il ne faut s'attacher qu'aux variations sensibles, et ne pas tenir compte des petites oscillations. Les travaux de Carrel, de Gaultier, etc., ont fixé les différentes images offertes par les frottis au cours de l'évolution d'une plaie. Il y a beaucoup de germes au début, tant que la plaie n'est pas détergée. Quand, sous l'influence du traitement ou du nettoyage spontané, la plaie est propre, bien rouge, la chute du nombre des microbes est rapide.

2° *Examen par culture.* — L'examen bactériologique direct fournit des renseignements déjà fort importants, mais l'examen par culture est également utile pour l'identification des germes avec certitude.

On a utilisé, au cours de la guerre, une technique instituée par Legroux, et dont voici le résumé.

Le pus est prélevé dans une pipette ou un petit tube de verre stérile. Les ensemencements sont faits au laboratoire à l'aide d'un fil de platine. On ensemence en stries sur un tube de gélose inclinée : ce tube, en 12 ou 15 heures, pourra fournir des renseignements concernant les microbes aérobies. L'attention sera spécialement apportée sur les staphylocoque, pyocyanique, pneumo-bacille, et surtout sur le streptocoque. Le pus sera d'autre part ensemencé en gélose glucosée Veillon, préalablement liquéfiée et maintenue à 40°. Ce tube renseignera sur les espèces anaérobies. La forme des colonies constituant un caractère insuffisant, on prélèvera à la pipette effilée un peu des colonies observées, et on recherchera le degré de mobilité du germe (type immobile, Perfringens ; type mobile, Vibrion septique).

2° *Examen cytologique.*

L'examen cytologique offre ici aussi un grand intérêt.

On utilise les lames préparées comme pour l'examen bactériologique, et colorées de différentes façons.

Cet examen permet de noter : la quantité relative d'éléments cellulaires ; les variétés de cellules ; l'état des cellules.

La densité plus ou moins grande des cellules indique l'abondance variable de l'exsudat.

Les cellules sont essentiellement des polynucléaires neutrophiles, et des éléments mononucléés de types divers. D'une façon générale, au fur et à mesure qu'une plaie s'améliore, il y a diminution des polynucléaires et augmentation des éléments mononucléés (Policard et Desplas).

Quant à l'état des cellules, il est intéressant en particulier en ce qui concerne les polynucléaires. Ils peuvent être normaux, ou au contraire altérés et méconnaissables. Quand ils sont en voie de *transformation pycnotique* (noyau réduit à 4 à 5 petites sphères fortement colorées), c'est un indice très favorable.

De l'emploi du pus comme milieu de culture.

Nous n'avons parlé jusqu'ici que de la culture du pus sur différents milieux, artificiels ou naturels : le pus étant simplement considéré, dans ce cas, comme un produit septique quelconque, que l'on juge utile d'ensemencer, pour en déceler, en identifier ou en sélectionner les germes.

Mais le problème peut être envisagé d'une façon différente : on peut essayer d'utiliser le pus lui-même comme milieu de culture, pour des microbes étrangers, ou pour ses propres microbes : cette technique a été proposée dans le but de fixer, soit le diagnostic, soit le pronostic des infections. Ces deux points doivent être envisagés successivement.

1° *Culture du pus et diagnostic.*

L'idée d'employer le pus comme milieu de culture, en vue du diagnostic, n'est pas une idée nouvelle. Pour favoriser le développement de certains microbes qui poussent mal en milieux artificiels, on a proposé, depuis longtemps déjà, non seulement les liquides organiques, tels que sang, sérum, ascite, etc., mais aussi le pus de certains abcès anciens, amicrobiens, en particulier d'abcès tuberculeux.

D'autre part, la culture à l'étuve des microbes *dans leur propre pus*, en vue d'augmenter leur nombre, et d'en faire une étude plus facile, est d'une pratique courante. Nous avons montré son utilité en particulier pour le diagnostic des méningites aiguës (Voir p. 147).

Dans un ordre d'idées presque identique, Sabouraud a proposé, en 1913, la culture en pipette de certaines sérosités, pour déceler et sélectionner les germes des streptococcies épidermiques : le streptocoque, qui est anaérobie facultatif, se sépare des germes aérobies, tels que le staphylocoque, en poussant seul ou plus abondant dans la partie inférieure de la pipette, où la sérosité, privée d'oxygène, réalise les conditions des cultures anaérobies.

2° *Culture du pus et pronostic,*

La pyoséroculture de Wright. — C'est dans un but tout différent du précédent, en vue cette fois du pronostic et de la thérapeutique, que Wright, au cours de ses remarquables et minutieuses recherches sur les opsonines, a étudié l'influence plus ou moins inhibitrice que pouvait avoir, sur la pullulation microbienne dans le pus, l'addition de sérum fourni par le malade chez qui le pus avait été recueilli (*pyo-séroculture*).

Le *Brislish Medical Journal*, à partir d'avril 1915, en a donné l'exposé dans d'importants [Mémoires « Sur l'infection des plaies ou sur quelques nouvelles méthodes pour l'étude des divers facteurs qui intéressent leur traitement ».

Cette étude ne peut être résumée en quelques mots ; il convient de la suivre dans les travaux mêmes de son auteur.

La pyoculture de Delbet.

Exposé primitif de la méthode. — C'est également un but thérapeutique que poursuit la méthode de pyoculture de M. Delbet, exposée pour la première fois devant l'Académie des Sciences le 7 juin 1915, et vulgarisée peu de jours après par un important article de la *Presse Médicale* (1ᵉʳ juillet 1915), et par une communication à la Société de Chirurgie (28 juillet 1915), dans les termes suivants :

« Voici comment je procède :
« Je prélève du pus de la plaie suivant la technique habituelle. Avec le contenu de la pipette, je fais un frottis sur lame, un ensemencement sur bouillon peptoné, puis je referme la pipette à la lampe, et, en la préservant de l'évaporation, je la place à l'étuve en même temps que le tube ensemencé.
« Vingt-quatre heures après, je fais des préparations avec le contenu de la pipette et avec le bouillon. C'est de la comparaison de

ces préparations que l'on peut tirer des renseignements précieux
sur le pronostic et sur les indications opératoires. Dans certains
cas, il est bon de refaire des ensemencements avec le contenu de la
pipette après vingt-quatre heures d'étuve.

« Il m'a semblé que si les conditions générales et locales étaient
telles que le malade ne puisse pas lutter contre les microbes, ceux-
ci seraient en grand nombre, et cultiveraient abondamment dans les
sécrétions de la plaie. Si au contraire ces conditions permettaient
la lutte, les microbes cultiveraient peu, et moins par exemple que
dans un bouillon ordinaire. Enfin, si ces conditions avaient permis le
triomphe du malade, les microbes ne cultiveraient pas dans les sécrétions de la plaie, et peut-être même y seraient détruits. On aurait
ainsi trois états correspondant au triomphe des microbes, à la lutte,
au triomphe du malade.

« L'expérience a montré la légitimité de ces hypothèses.

« Ne pouvant envisager ici, faute de place, toutes les éventualités
possibles, je me borne aux cas types.

« La pyoculture positive (culture abondante dans le pus, plus abondante que dans le bouillon) indique un pronostic très grave et commande les larges débridements.

« La pyoculture nulle (pas de culture dans le pus, culture dans le
bouillon) indique une lutte qu'il faut aider par la thérapeutique.

La pyoculture négative (bactériolyse des microbes dans le pus)
indique le triomphe du malade et commande l'abstention.

« Ne pouvant citer ici les observations, je dirai seulement que la
pyoculture m'a permis, d'une part, de faire certaines interventions
précoces qui ne paraissaient pas indiquées par la clinique, et qui,
j'en ai la conviction, ont sauvé les malades ; d'autres part, d'éviter
certaines opérations qui paraissaient indiquées par la clinique et qui
auraient été au moins inutiles ». (Académie des Sciences, 7 juin
1915).

Critiques soulevées par cette méthode. — Sous cette forme,
la méthode se présentait donc comme ayant une technique
simple et définitivement réglée, comme étant d'interprétation
facile, et d'application fréquente à la chirurgie.

Telle fut certainement la façon de voir de nombre de ceux
qui lurent cet exposé (1), et en particulier des chirurgiens qui
se basèrent sur les réponses fournies par cette méthode, pour
faire des opérations graves « qui ne paraissaient pas indiquées
par la clinique ».

Or, nous avons constaté, avec le professeur Pozzi, qu'à l'encontre de cette opinion, la technique de la pyoculture, telle
qu'elle était alors publiée, était imparfaite, que de toute

---

(1) Voici en effet comment s'exprimait, le 19 janvier 1916, devant la Société de
Chirurgie, M. J.-L. Faure, dans son Compte rendu annuel des travaux de cette
Société : « La méthode de M. Delbet est fort simple et consiste à étudier le développement des microbes du pus dans le pus lui-même, c'est-à-dire dans les
liquides organiques sécrétés par la plaie. Notre collègue en tire d'importants
éléments de pronostic, *et sa confiance dans sa méthode est assez grande pour
qu'il pense pouvoir, dans certains cas,* SANS MÊME AVOIR VU LE BLESSÉ, *et au seul
aspect de sa pyoculture, rejeter ou prescrire une intervention chirurgicale. Il fonde
de grandes espérances sur la valeur de sa méthode.* L'AVENIR SEUL NOUS FIXERA ».

façon l'interprétation des résultats en était complexe, et ne pouvait rentrer dans quelques courtes formules, que par suite enfin son application à la chirurgie était pour le moins prématurée.

L'auteur a, depuis, modifié du tout au tout sa façon de voir, ou tout au moins d'exposer sa pensée. Nos critiques d'alors ne seraient plus aujourd'hui justifiées Est-ce à dire que nous avons eu tort de les faire, et sous la forme que nous avons choisie? Nous ne le croyons pas.

En effet nous avons pensé que cette méthode étant publiée et vulgarisée par son auteur, et commençant à être appliquée en dehors de lui, il était de notre droit et de notre devoir de dire, publiquement, et sans tarder, les réserves et les critiques que nous avions à faire au sujet de son application à la chirurgie : c'est l'objet de plusieurs publications, de juillet 1915 à janvier 1916 (1). Depuis, notre but paraissant atteint, nous nous sommes abstenus de toute nouvelle publication sur ce sujet. Mais, dans son ouvrage récent sur *la Biologie de la plaie de guerre* (1918), M. Delbet a rouvert ce débat, est revenu longuement sur nos observations et sur nos critiques, et a déclaré qu'elles étaient sans valeur.

Il semble difficile cependant de ne pas reconnaître les points que voici :

1° En ce qui concerne la *technique primitive :* seul d'abord (Acad. de Médecine, 6 juillet 1915), puis avec M. Pozzi (Académie de Médecine, 4 et 18 janvier 1916, Presse Médicale, 27 janvier 1916) j'ai affirmé qu'elle était imprécise et défectueuse. Wright a fait par la suite des critiques du même ordre. M. Delbet donne actuellement une technique beaucoup plus détaillée et plus complexe, dont les détails ont de nombreux points communs avec les remarques que nous avions antérieurement faites à son sujet (nécessité de recueillir le pus en différents points de la plaie, d'éviter le mélange de sang, d'examiner tout le contenu de la pipette, de ne tenir que peu de compte de la culture en bouillon, etc.).

2° En ce qui concerne les *résultats,* nous avons affirmé, avec observations à l'appui, que la *formule primitive* était trop absolue, et en particulier que des pyocultures positives pou-

---

(1) E Agasse-Lafont, *Notes sur le procédé de pyoculture*, Académie de Méd., 6 juillet 1915. — S. Pozzi et E. Agasse-Lafont, Académie de Méd., 4 janvier, 18 janvier et 1ᵉʳ février 1916 ; Presse Médicale, 27 janvier 1916.

vaient être constatées, sans qu'il en résultât fatalement un pronostic grave ou la nécessité d'interventions (1).

Or, actuellement, M. Delbet reconnaît qu'il en est ainsi :

Pour les vieilles plaies ou fistules (Acad. de Médecine, 25 janvier 1916) ;

Pour les plaies ayant certaines localisations, cuir chevelu, face, dos, périnée (*la Biologie de la plaie de guerre*, 1918, p. 314-315).

Enfin il n'applique plus sa formule, qu'il s'agisse de pyocultures positives ou de pyocultures négatives, aux microbes anaérobies (Soc. Chirurgie, 3 janvier 1917).

3° En ce qui concerne l'*application de la pyoculture à la chirurgie*, nous avons demandé, et c'était le seul but que nous poursuivions, qu'elle fut retardée tout au moins jusqu'à ce que la méthode ait été précisée dans sa technique, et prudemment expérimentée. Or, il est indéniable qu'elle n'est pas encore, après quatre années, passée dans la pratique chirurgicale : d'où l'on peut conclure, comme nous l'avions prévu, qu'elle a dû donner quelques déboires à ceux mêmes qui l'avaient tout d'abord accueillie avec le plus de faveur.

Opinions actuelles sur la méthode de pyoculture. — Voici d'ailleurs l'opinion de quelques auteurs autorisés, qui ne furent mêlés en rien aux controverses du début, opinions publiées en 1918, c'est-à-dire après un intervalle suffisant pour qu'ils aient pu juger la méthode en toute connaissance de cause.

Dans la 3° édition (1918) de son *Précis des examens de laboratoire* (p. 600-602) le professeur Bard, de Genève, expose la technique de M. Delbet, mais mentionne nos critiques, et fait une large place aux causes d'erreur que nous avons signalées. Il a donc jugé, comme nous, que la technique initiale renfermait pour le moins quelques lacunes.

Dans son *Précis sur l'évolution de la plaie de guerre* (1918),

---

(1) M Delbet nous a reproché, entre autres choses, d'avoir émis publiquement des critiques sur sa méthode, en nous basant sur un nombre relativement restreint d'observations.

Pour juger si une méthode est bonne ou mauvaise, est-il vraiment nécessaire d'accumuler les documents, de multiplier les recherches, de s'efforcer d'opposer nombre à nombre, et statistiques à statistiques ? Nous avons entendu, dans l'une de ses inoubliables leçons, le professeur Farabeuf s'exprimer ainsi : « Certains anatomistes se vantent d'avoir disséqué trois cents articulations du genou ; moi j'en ai disséqué trois, et voici ce que j'ai vu ».

Il nous a semblé qu'ici aussi ce serait sans doute la bonne méthode, et que quelques faits précis, quoique peu nombreux, pouvaient suffire à entraîner la conviction.

Policard, professeur d'histologie à la Faculté de Lyon, reproduit l'exposé de M. Delbet, puis s'exprime ainsi (p. 151-152):

« Au début de la méthode, on a tiré des résultats de la pyoculture des conclusions d'ordre pratique qui ont paru exagérées à beaucoup... *En tout cas, et heureusement, on ne s'autorise plus de cette épreuve pour commander une intervention chirurgicale pouvant aller jusqu'à l'amputation. Les faits exposés plus haut montrent le peu d'intérêt, la banalité de cette pyoculture positive.*

« Beaucoup plus curieuse est la pyoculture négative. Mais son intérêt tend à devenir biologique, et moins clinique...

« Il est donc sage de ne donner à ce problème si obscur aucune explication. De nouvelles recherches sont nécessaires, qui auront avantage à présenter un caractère rigoureusement scientifique. Avant de créer un procédé clinique, il est peut-être bon d'étudier de près le déterminisme du phénomène utilisé...

« *La complexité du phénomène doit rendre le chirurgien infiniment prudent dans l'utilisation pratique de la méthode des pyocultures.* »

Nous trouvons aussi dans le récent ouvrage (1918) de N. Fiessinger sur *les Diagnostics biologiques,* un exposé de la technique, suivi des conclusions que voici (p. 144).

D'après le professeur Delbet :
Si la pyoculture est *positive* et surtout si le développement des microbes est plus abondant dans le pus que dans du bouillon = pronostic sérieux, souvent nécessité de débridement.
Si la pyoculture est *nulle,* le malade lutte utilement = aider cette lutte sans la troubler.
Si la pyoculture est *négative,* il faut s'abstenir.
Si la pyoculture est *élective,* elle n'a guère de significations que lorsque la multiplication intéresse les gros bacilles Gram positifs (perfringens ou vibrion), elle a alors la même signification qu'une pyoculture positive.
En réalité, l'expérience a montré que la pyoculture n'a pas une valeur suffisante pour indiquer ou contre-indiquer l'acte chirurgical. Il faut y voir seulement une source de renseignements pronostiques au sujet de l'évolution d'une suppuration. Ce renseignement prend place dans le faisceau des renseignements cliniques et ne possède pas à lui seul une valeur absolue.

N. Fiessinger est le collaborateur de M. Delbet dans son ouvrage sur *la Biologie de la plaie de guerre,* paru la même année 1918 : on ne saurait donc avoir un témoin mieux renseigné. Or son exposé n'indique-t-il pas clairement que la pyoculture primitive a dû être ramenée à des ambitions plus modestes?

Enfin, dans un ouvrage plus récent encore, sur les *Examens de laboratoire,* de Guy Laroche (1919), il n'est fait de la pyoculture aucune mention.

Renseignements que peut fournir la pyoculture ? — Que doit-il donc en réalité rester de cette méthode, après les modification et les remaniements qu'elle a subis? Dans quelles circonstances est-elle susceptible d'apporter un appui à la clinique, et quelle est la valeur de cet appui?

Il nous semble que les documents font encore défaut, pour se faire une opinion précise sur ce sujet. Dans le nouvel et long exposé auquel nous avons fait plusieurs fois allusions, M. Delbet reconnaît que bien des points sont encore obscurs et demandent de nouvelles recherches. D'autre part, depuis les controverses du début, peu de travaux ont été jusqu'ici publiés par d'autres auteurs sur ce sujet.

Il convient donc d'attendre, et de souhaiter que des faits indiscutables soient mis en pleine lumière, qui permettraient de dire dans quelles circonstances on serait en droit de tirer de la pyoculture des conclusions, utilisables pour guider la thérapeutique des suppurations et des plaies.

CHAPITRE II

INFECTIONS ET SUPPURATIONS VAGINALES ET URÉTRALES

Infections et suppurations vaginales.

Examen microscopique. — L'examen microscopique est destiné à rechercher les éléments microbiens, parasitaires ou cellulaires.

Gonocoque. — Dans les écoulements vaginaux, les recherches bactériologiques portent le plus souvent sur le *gonocoque*.

Son diagnostic, dont nous avons décrit ailleurs la technique, est ici rendu plus difficile par la présence d'un grand nombre de microorganismes, qui pullulent dans la cavité vaginale à l'état normal, et offrent une ressemblance plus ou moins grande avec lui (fig 255).

Cependant, ses caractères de diplocoques en grains de café, souvent

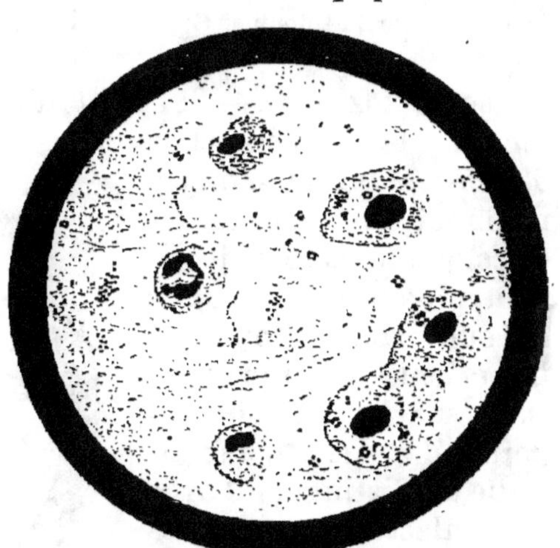

FIG. 255. - *Sécrétions vaginales.*
Coloration par la thionine. Grossiss. : 800.
On voit 3 leucocytes (2 mononucléaires et 1 polynucléaire); et 3 grandes cellules desquamées de la muqueuse et chargées de microbes. Différentes variétés de microbes : quelques-uns se présentent sous forme de diplocoques en grains de café : gonocoques probables (mais nécessité de vérifier par la coloration de Gram).

intracellulaires, ne prenant pas le Gram, permettent de le différencier.

Tréponème pâle. — La recherche du *tréponème pâle de la syphilis*, sur un chancre ou des plaques muqueuses, se fait suivant la technique ordinaire (p. 233).

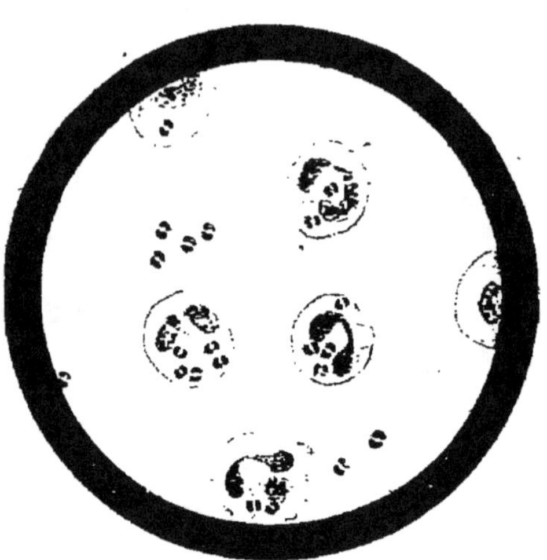

Fig. 256. — *Urétrite aiguë.*

Coloration par la thionine. Grossiss. : 1.200.

Trichomonas vaginalis. — On trouve fréquemment dans le vagin un parasite, sans doute inoffensif, du groupe des flagellés. C'est le *trichomonas vaginalis*, long de 20 μ., large de 7 à 10 μ., ayant plusieurs flagelles à l'une de ses extrémités (voir fig. 358, p. 847). Il se développe dans le cas de catarrhe vaginal avec *sécrétion acide*.

Spermatozoïdes. — Si l'on était appelé, dans une enquête médico-légale, à rechercher des *spermatozoïdes*, on les reconnaîtrait aux caractères que nous leur décrivons plus loin (p. 592).

Leucorrhée simple et infections. — Siredey insiste sur la nécessité, au point de vue thérapeutique, de distinguer d'avec les infections vaginales vraies les leucorrhées simples. Ces dernières montrent des leucocytes moins nombreux et moins altérés, et une flore microbienne banale. Chez les jeunes filles, les causes de ces leucorrhées simples sont multiples : elles relèvent presque toujours de troubles de la santé générale (ané-

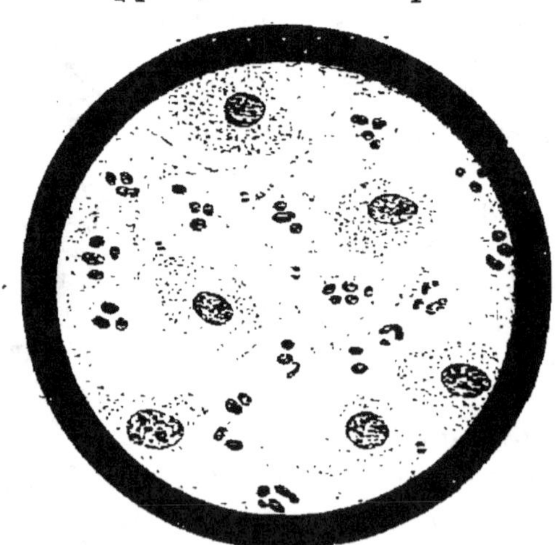

Fig. 257. — *Pus d'urétrite chronique.*

Coloration par la thionine Grossiss. : 800. On voit : 6 cellules épithéliales desquamées de l'urètre; de nombreux polynucléaires, et 4 diplocoques. La coloration par le Gram serait nécessaire pour affirmer qu'il s'agit de gonocoques.

mie, tuberculose, dyspepsie, constipation, surmenage, etc.), et guérissent par le traitement général.

Infections et suppurations urétrales.

Technique. — Les écoulements urétraux de l'homme et de de la femme, le plus souvent d'origine gonococcique, seront examinés suivant la technique que nous avons donnée pour l'étude du pus (p. 570).

Urétrites. — S'il s'agit d'une *urétrite aiguë*, on y verra un grand nombre de polynucléaires, et peu de cellules endothéliales desquamées de l'urètre : ces dernières sont de dimensions

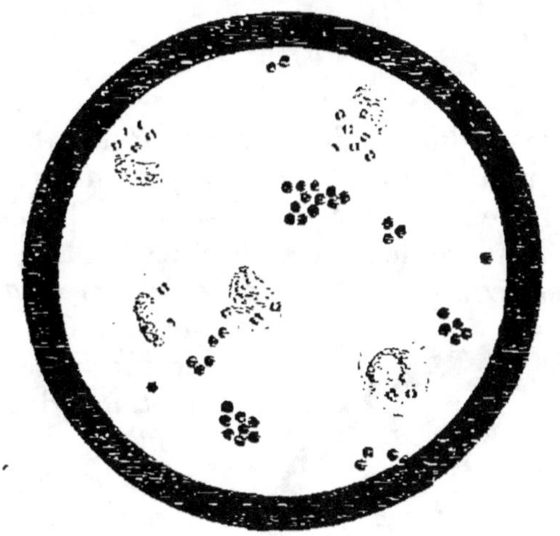

FIG. 258 — *Pus de blennorragie aiguë.*

Coloration par la méthode de Gram. Grossiss. : 1.200. Les gonocoques et les cellules, qui ne prennent pas le Gram, ont été recolorés en rose par la fuchsine. On voit en outre des staphylocoques, qui, prenant le Gram, sont colorés en violet.

et de forme assez variables, suivant la partie du canal dont elles se sont détachées. Les gonocoques, intra et extra-cellulaires, sont généralement nombreux.

Dans les *urétrites chroniques* au contraire, les polynucléaires sont moins nombreux, les cellules endothéliales plus abondantes, les gonocoques rares et souvent absents : ils sont remplacés par des microbes d'infections secondaires, apportés parfois par des injections ou des lavages faits sans une suffisante asepsie.

CHAPITRE III

LIQUIDE SPERMATIQUE

En dehors des enquêtes de *médecine légale*, cet examen est pratiqué, soit pour diagnostiquer la *spermatorrhée*, soit pour s'assurer, en présence d'un cas de *stérilité*, si la cause en est ou non dans une absence de spermatozoïdes (*azoospermie*).

Le sperme est composé de *corpuscules amyloïdes*, ovales ou arrondis, à stries concentriques ; de *cellules épithéliales* desquamées des canaux excréteurs ; de rares *leucocytes* ; enfin de *spermatozoïdes*.

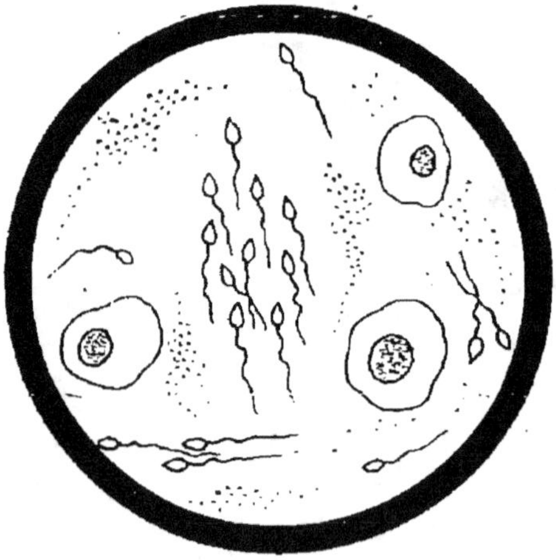

Les spermatozoïdes sont reconnus par deux méthodes : en préparation humide, sans coloration ; et d'autre part en préparations fixées et colorées.

L'examen en préparation humide peut être fait plusieurs heures, et même plusieurs jours après la récolte du liquide spermatique : les spermatozoïdes y sont encore vivants, mobiles, et aisés à reconnaître. La technique de leur recherche n'offre rien de spécial. On met une goutte de liquide

Fig. 259. — *Spermatozoïdes.*

Les spermatozoïdes sont examinés vivants, en préparation humide, sans fixation, ni coloration. On voit en outre des cellules épithéliales desquamées de l'urètre.

entre lame et lamelle, de préférence en employant la cellule à rigole. On examine avec un objectif fort, à sec, et un éclairage modéré (sans éclairage condensateur . On reconnaît les spermatozoïdes à leur tête ovale et volumineuse, à leur queue longue et sinueuse, à leur grande mobilité.

L'examen des préparations fixées et colorées confirme le diagnostic. On fixe par l'alcool absolu ou la chaleur. On colore par l'hématéine-éosine ou par un bleu basique.

Au premier abord, les spermatozoïdes colorés offrent une certaine ressemblance avec des lymphocytes : la confusion n'est pas rare pour les observateurs inexpérimentés. En réalité, un examen un peu attentif, avec une bonne mise au point, permettra de reconnaître leur aspect caractéristique (fig. 260).

Si l'on a coloré par la thionine, on verra la *tête* ovalaire, qui se colore

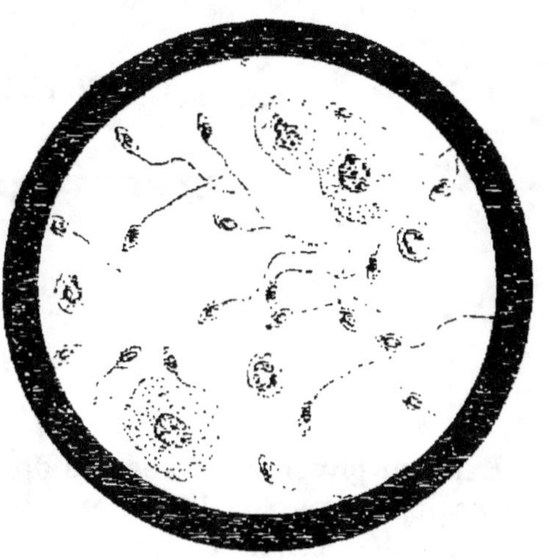

Fig. 260 — *Spermatorrhée.*

Grossiss. : 500. Les spermatozoïdes sont facilement reconnaissables à leur *tête ovale* et à leur queue longue et flexueuse. On voit en outre : 3 polynucléaires, et 3 cellules épithéliales desquamées de la muqueuse urétrale.

comme le noyau des cellules, plus claire vers son extrémité libre, et, partant de l'une des extrémités, une *queue* allongée, flexueuse, à peine colorée.

L'aspect est plus net encore par la coloration avec l'hématéine-éosine : la tête est bleue, la queue rose.

Pour le diagnostic de la *spermatorrhée*, et pour les recherches médico-légales, il est indispensable d'en bien connaître la morphologie et les caractères de coloration. Parfois la queue du spermatozoïde est détruite, et l'on doit faire le diagnostic sur le seul aspect de la tête, ovalaire, avec ses deux segments, dont l'antérieur est moins coloré.

CHAPITRE IV

EXPECTORATION

Généralités.

Examen physique ; il est du domaine de la clinique. — Nous ne parlerons pas de l'examen physique des crachats, c'est-à-dire des déductions à tirer de leur *aspect*, de leur *couleur*, de leur *viscosité* et de leur *adhérence*, de leur *quantité*, de leur *odeur*, de la présence de *concrétions calcaires*, de *moules fibrineux*, etc.

Ce sont là des renseignements que renferment tous les ouvrages de pathologie interne et de séméiologie clinique.

On y trouve, avec tous les détails, la description des crachats si caractéristiques de la *pneumonie*, du *cancer du poumon*, de la *dilatation des bronches* et de la *gangrène pulmonaire*, de *l'asthme*, etc.

Les autres modes d'examen. — Mais souvent cet examen physique ne suffit pas, et doit être complété par des examens chimiques, cytologiques, et surtout bactériologiques.

Nous allons voir et étudier en détails celles de ces recherches dont on a tiré des données utiles ou indispensables au diagnostic.

C'est à découvrir et à identifier des microbes ou des parasites qu'on s'applique le plus souvent : nous envisagerons ce point tout d'abord.

1° **Recherches bactériologiques et parasitologiques.**

Un très grand nombre de microbes, quelques parasites végétaux ou animaux peuvent être rencontrés dans les crachats.

Mais, dans la pratique courante, c'est surtout en vue de la tuberculose que cet examen est pratiqué. Or, comme il existe un certain nombre d'affections pulmonaires chroniques qui peuvent simuler cliniquement la tuberculose, tout en n'étant pas dues à son bacille, nous allons nous occuper d'abord de ces deux premiers groupes de recherches :

A. Recherche du bacille tuberculeux dans les crachats.

B. Diagnostic bactériologique et parasitologique des fausses tuberculoses pulmonaires.

Puis nous résumerons la marche à suivre pour les autres cas, dans lesquels l'examen bactériologique des crachats paraît indiqué : pneumonie, broncho-pneumonie, grippe, coqueluche, charbon broncho-pulmonaire, pneumonie pesteuse, etc.

Recherche du bacille tuberculeux.

Récolte des crachats. — Si l'on ne veut pas faire cette récolte soi-même, il suffit d'observer les règles suivantes.

On demande au malade de recueillir dans un flacon, soigneusement lavé, ses crachats les plus caractéristiques, c'est-à-dire des crachats venant du poumon ou des bronches, et non pas des sécrétions pharyngées ou de la salive.

Le flacon n'a nullement besoin d'être stérilisé. Il ne doit renfermer ni solution antiseptique, ni aucun liquide.

D'autre part, l'examen n'a pas besoin d'être immédiat : même après plusieurs jours, les bacilles tuberculeux sont aussi facilement colorés et reconnus. Mais, dans ce cas, on doit se méfier du développement possible de bacilles acido-résistants, qui rendront le diagnostic plus difficile. Aussi, lorsque l'examen ne peut pas être pratiqué dans les 24 heures qui suivent la récolte, le mieux est de demander au malade ou à son entourage de faire lui-même l'étalement sur quelques lames de verre, et de procéder comme pour les lames de sang, pour leur envoi (voir p. 262).

On doit, dans ce cas, insister sur les deux points suivants. D'abord indiquer que l'on doit étaler *une petite parcelle* de crachat, prise en son point le plus caractéristique, comme nous allons l'indiquer, étalement qu'il est aisé de faire avec une baguette de verre ou de métal : si cette indication n'est pas donnée, c'est presque toujours une quantité trop considérable, un crachat entier parfois, que l'on met sur une seule lame. Il faut ensuite faire remarquer que les lames ne doivent être mises en contact et enveloppées pour l'envoi qu'après leur dessiccation *complète*, à l'air libre, qui peut exiger une heure et même davantage.

Préparation des lames. Coloration. — Dans un crachat tuberculeux, c'est évidemment la partie la plus centrale, épaisse et jaune, qui renferme en plus grande abondance les bacilles. Aussi a-t-on conseillé de laver le crachat pour le débarrasser des impuretés périphériques, de le couper avec des ciseaux, etc. Une technique beaucoup plus simple a été imaginée par Wurtz. Prenez une tige métallique ou un fil de platine, chauffez-le au rouge blanc, et plongez-le *immédiatement* dans le crachat. Il vous est ainsi facile de traverser les couches périphériques, et de recueillir un fragment au centre du crachat. C'est

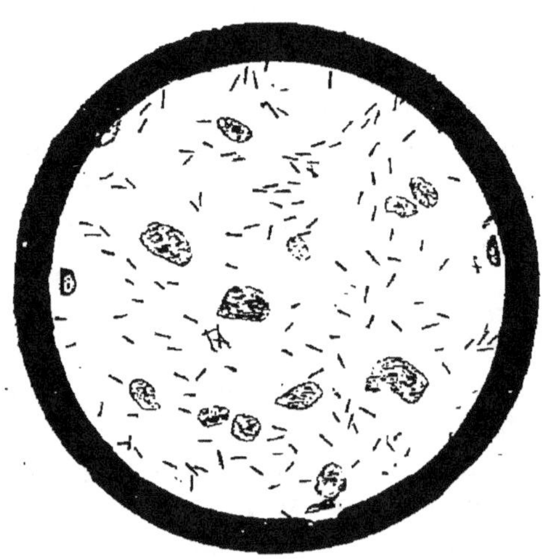

Fig. 261. — *Crachats de tuberculose ouverte.*
Coloration par la fuchsine phéniquée, sans recoloration. Grossiss. : 1.000. Les bacilles tuberculeux sont seuls colorés en rouge En gris, les cellules, à peine reconnaissables.

ce fragment que vous portez sur la lame et que vous étalez, toujours avec le fil de platine, en une couche aussi homogène que possible.

Examen des préparations. Interprétation des résultats. — On se reportera pour la technique de fixation, de coloration, et pour le diagnostic du bacille, aux notions que nous avons données dans le chapitre de bactériologie (voir p. 174).

Dans les cas de tuberculose ouverte, on voit des bacilles caractéristiques, isolés ou en petits amas (fig. 261).

Ils sont tantôt homogènes, tantôt granuleux. Dans ce

deuxième cas, ils présentent de petits espaces clairs, de telle sorte qu'ils paraissent formés de très courts bâtonnets placés bout à bout. Il semble, sans que l'on puisse voir là une règle absolue, que c'est plutôt dans la tuberculose à marche plus rapide que les crachats renferment des bacilles granuleux.

Il est bien entendu qu'un résultat négatif ne permet pas d'éliminer la tuberculose. Il se peut qu'il s'agisse d'une tuberculose fermée. Et d'autre part il peut arriver, même dans une tuberculose ouverte, qu'un premier examen ne montre pas de bacilles. le fragment de crachat que l'on examine n'en renfermant pas. Il sera donc utile, en

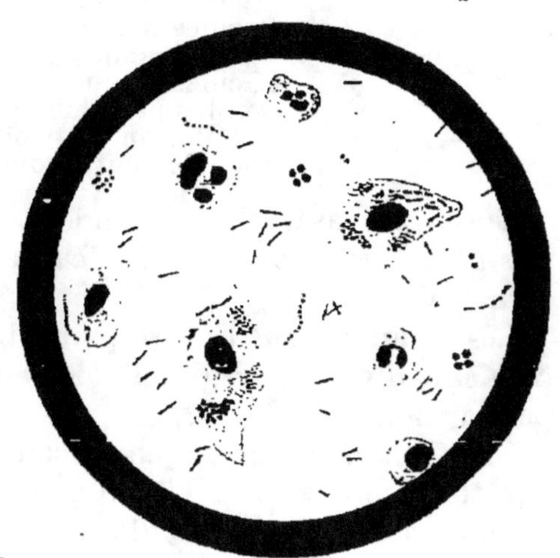

Fig. 262. — *Crachats de tuberculose ouverte.*
Coloration par la fuchsine phéniquée et recoloration par le bleu. Grossiss. : 1 000. En rouge, bacilles tuberculeux. En bleu : microbes et levures, deux grandes cellules épithéliales de la bouche, cinq globules du pus.

cas de doute, de recommencer l'examen à quelques jours de distance, deux et trois fois, surtout si le crachat que l'on a examiné était peu caractéristique, aéré, mousseux, ayant plutôt l'aspect de salive.

Numération des bacilles tuberculeux. — Pour un même malade le nombre des bacilles trouvés sur différentes préparations, faites le même jour, peut varier considérablement : le mode de prélèvement, le mode d'étalement, et bien d'autres circonstances interviennent. Cependant il peut être utile, si l'on examine des malades en série, ou si l'on examine un même malade à différentes reprises, de disposer d'un mode de notation qui servira de point de repère.

On peut adopter l'un des deux que voici.

Tantôt on examine un certain nombre de champs microscopiques, pris au hasard sur la préparation, et l'on compte combien de bacilles sont rencontrés dans la totalité de ces examens. Supposons que l'on adopte par exemple le nombre de dix champs microscopiques à examiner, et que l'on trouve, chez plusieurs malades, ou chez le même à différentes époques, tantôt 15 bacilles, tantôt 25, tantôt 60, on marquera ces résultats de la façon suivante : 15/10, 25/10, 60/10.

Tantôt on classe les résultats de ces examens en différentes catégories, d'après le nombre moyen de bacilles par chaque champ. La classification suivante, par exemple, peut être adoptée :

Catégorie 1. — Bacilles exceptionnels : un seul bacille pour plusieurs champs.

Catégorie II. — Bacilles rares : en moyenne un bacille par champ.
   —   III. — Bacilles assez rares : en moyenne, 2 à 5 bacilles
                     par champ.
   —   IV. — Bacilles nombreux : en moyenne, 5 à 20 bacilles
                     par champ.
   —   V. — Bacilles très nombreux : en moyenne, 20 à 100 ba-
                     cilles par champ.
   —   VI. — Pullulation de bacilles : leur abondance est telle
                     qu'ils sont incomptables.

Erreurs à éviter. — Quand le résultat de l'examen paraît
positif, il faut songer aux causes d'erreur que nous avons
signalées.

Les éléments que l'on voit sont-ils des bacilles tuberculeux ?
Ne s'agit-il pas de fragments de cellules qui sont restés colorés
par la fuchsine ?

Et surtout n'est-on pas en présence de bacilles acido-résistants
non tuberculeux ? rappelez-vous qu'on peut en rencontrer spécialement dans le cas de *dilatation des bronches* ou de *gangrène
pulmonaire*. Quant aux moyens de les différencier, nous les
avons donnés ailleurs (voir *Bactériologie*, p. 180).

D'une façon générale, et surtout pour les premiers essais, nous
conseillons de toujours comparer une préparation renfermant
de vrais bacilles tuberculeux à celle des crachats que l'on veut
examiner. C'est le moyen le plus sûr d'éviter de grossières
erreurs, en constatant que l'aspect des microbes (dimensions,
longueur, épaisseur, forme, coloration) est exactement le même
dans les deux cas.

En cas de résultat négatif, autres méthodes à employer. —
Quand le résultat de l'examen est négatif, on peut se demander
si ce fait ne tient pas à la rareté des bacilles. Dans ce cas, différentes méthodes peuvent être employées pour rassembler les
bacilles peu nombreux. Nous les avons décrites en détail dans
le chapitre sur le bacille tuberculeux (voir p. 181).

Vérification par inoculation au cobaye. — S'il y a doute,
le diagnostic ne peut pas être fait par culture : la présence
d'une infinité d'autres microbes qui se trouvent toujours dans
les crachats, et dont les colonies se développent plus vite que
celles du bacille tuberculeux, empêche ces derniers de se montrer.

On ne pourra donc s'adresser qu'à l'inoculation des crachats.
On fera une inoculation au cobaye, sous-cutanée et non intra-
péritonéale : cette dernière pourrait entraîner la mort rapide
par péritonite non tuberculeuse ou septicémie.

Fausses tuberculoses pulmonaires.

Nécessité de toujours vérifier le diagnostic de tuberculose par la recherche du bacille tuberculeux. — *En présence d'un malade chez qui vous faites le diagnostic de tuberculose pulmonaire ouverte, quels que soient l'évidence des symptômes et le degré des lésions, vous devez vous poser comme règle de conduite absolue, de n'accepter ce diagnostic comme définitif qu'après la constatation dûment faite de bacilles tuberculeux dans les crachats.*

On a déjà publié de nombreuses observations de malades, traités comme des tuberculeux et voués à une mort certaine, qu'un hasard permettait de reconnaître atteints de syphilis, d'abcès du poumon, de pleurésie interlobaire, d'actinomycose, etc., et par suite de traiter d'une façon efficace et de guérir.

Il n'est pas douteux que si l'on faisait un examen systématique des crachats de tous les prétendus tuberculeux, il ne serait pas

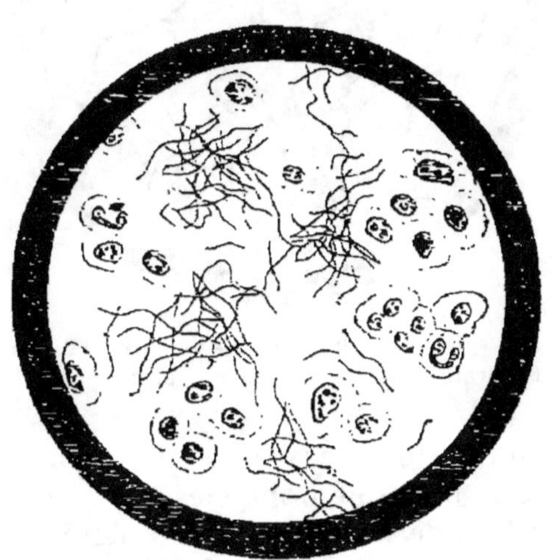

Fig. 263. (D'après Achard et Loeper.) — *Actinomycose pulmonaire.*

Coloration par la thionine. Grossiss. : 700. On voit les globules du pus, et le mycélium de l'actinomyces.

rare que des erreurs de ce genre soient reconnues et réparées.

Donc, lorsqu'un de ces malades n'aura pas de bacilles tuberculeux dans les crachats, on devra voir s'il ne s'agit pas de l'une des affections que nous avons citées (1).

Diagnostic des fausses tuberculoses. Douves pulmonaires. — Nous renvoyons, pour ces diagnostics, aux chapitres spéciaux

(1) Sans doute on peut exceptionnellement considérer comme justifié un diagnostic clinique de tuberculose pulmonaire ouverte, malgré l'absence de bacilles dans les crachats. On peut dire que dans ce cas l'élimination des bacilles est intermittente. On peut affirmer aussi que le bacille tuberculeux peut présenter des formes de dégénérescence ou de défense qui ne sont pas décelables par la technique habituelle que nous avons donnée. Mais l'intérêt du malade exige que, dans ces cas douteux, l'on ait toujours présente à l'esprit la phrase de Bériel : « Je frémis en songeant au nombre de phtisiques qui meurent, parce que nous n'avons pas su que c'étaient des syphilitiques. »

qui traitent de *l'aspergillose* (p. 200), de *l'actinomycose* (p. 197), des autres *bronchites mycosiques* (p. 205) (1), de la *broncho-spirochétose* (p. 222), du *kyste hydatique* (p. 533), de la *tuberculose zoogléique* (p. 189). On devra songer aussi au *cancer du poumon.*

Signalons enfin, comme cause d'erreur, la présence de *Douves* dans le poumon.

La plus importante est la *Douve de Westermann* (*Paragonimus Westermanni*), trématode ovoïde, rouge brun, de 1 à 2 centimètres de long, assez répandu dans l'Asie orientale, chez l'homme et chez les animaux. Les accidents qu'elle provoque, souvent

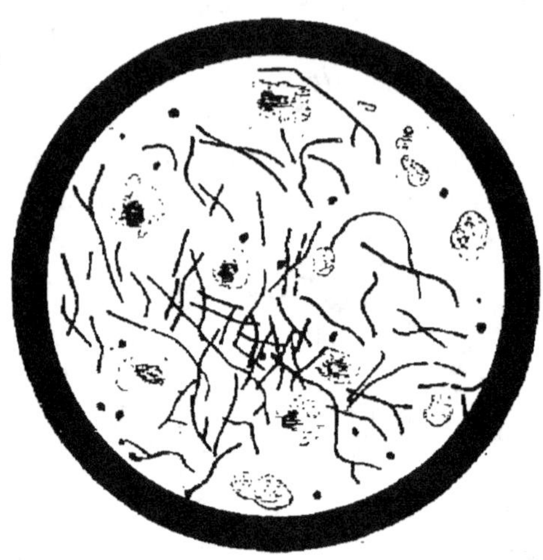

Fig. 264. — *Crachat d'aspergillose pulmonaire.*
Coloration par la thionine. Grossiss. : 1.000.

confondus avec ceux de la tuberculose, sont essentiellement la toux et les hémoptysies. Le diagnostic est facile par l'examen direct des crachats, sans coloration : on a pu trouver dans l'expectoration d'un seul jour jusqu'à 10.000 œufs du parasite : ce sont des œufs ovoïdes, ayant 100 μ sur 50 μ, à clapet, avec une coque jaune et mince.

Exceptionnellement, on trouvera dans les crachats des œufs de la *douve hépatique*, que nous étudions à propos des matières fécales (voir p. 743).

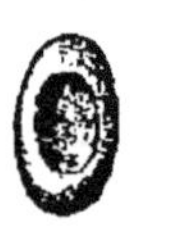
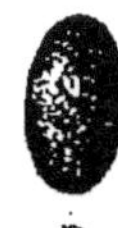

Fig. 265. (D'après Guiart.) — *Paragonimus Westermanni.*
A. face ventrale ; B. face dorsale. Grandeur naturelle.

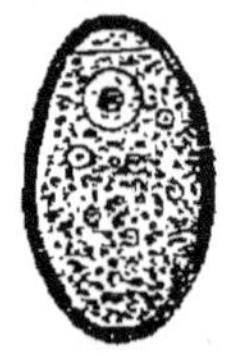

Fig. 266. — *Œuf de Paragonimus Westermanni.*

Grossiss. 200. On voit à la partie supérieure un clapet dont la limite est peu visible

Ces affections, peu connues en France, sont très fréquentes en Extrême-Orient. Étant donné le séjour prolongé de troupes indigènes dans nos ré-

(1) Pour découvrir aisément les champignons parasites chez les malades atteints de bronchite chronique, Bazin indique la technique simple que voici : introduire avec les précautions d'usage les crachats dans un ballon renfermant de l'eau glucosée à 2 p. 100 et glycérinée à 1 p. 100. Le ballon est ensuite mis à l'étuve à 37°. Dans ces conditions, on voit au bout de quarante-huit heures se développer des touffes mycéliennes, dont il convient ensuite de déterminer l'espèce.

gions, il convient donc de penser à cette affection pour la dépister au plus tôt chez les malades , afin d'éviter que les *porteurs de douves* ne deviennent par leurs expectorations des agents d'infection, comme ils l'ont été en Asie et en Amérique.

Autres recherches bactériologiques concernant les crachats.

Pneumocoque. - Pour cette recherche, on doit se reporter à l'étude générale que nous avons faite du pneumocoque.

Sa constatation est déjà facile par l'*examen direct* des crachats sur lame colorée. On fait l'étalement comme pour le bacille tuberculeux ; on colore par les méthodes usuelles et par le Gram ; on constate un fourmillement de diplocoques lancéolés, encapsulés, prenant le Gram.

On peut l'isoler par *inoculation* sous-cutanée à la souris. qui meurt en vingt-quatre heures, avec pullulation de pneumocoques dans le sang.

L'*ensemencement* en sérum de lapin jeune donne des pneumocoques encapsulés typiques.

L'ensemencement d'un fragment de crachats dans le sérum même du malade donne, s'il est atteint d'une infection à pneumocoques, une culture de microbes agglutinés (Griffon).

Cet ensemencement, en sérum *humain*, peut être fait *directement* avec les crachats, malgré la multiplicité des microbes qu'ils renferment : après 24 heures, *dans ce milieu*, le pneumocoque généralement pousse seul, à l'exclusion des microbes habituels des voies aériennes.

Pneumobacille, bacille pesteux, bacille de la coqueluche, etc. — L'étude que nous avons faite de ces différents microbes donne les indications nécessaires pour leur recherche et leur diagnostic.

2º *Examen histologique des crachats*.

Cet examen, dont on trouvera une étude complète dans la thèse d'I. de Jong (Paris, 1907), permet des constatations qu'il est intéressant de noter.

La **technique** en est simple. On étale par dissociation minutieuse avec un fil de platine. On fixe par l'acide chromique au 1/100 (voir p. 28). On colore par l'hématéine-éosine, et par le bleu polychrome.

La coloration par le bleu met en évidence : du *mucus*, qui prend une teinte rougeâtre ; ou d'autres fois une *substance séro-albumineuse*, qui se montre sous forme de gouttelettes ou d'une nappe continue, de couleur bleu violet.

Quant aux éléments cellulaires, ce sont les suivants :

Cellules bronchiques, rarement à l'état normal (asthme, œdème pulmonaire), le plus souvent dégénérées.

Cellules de l'épithélium alvéolaire, dont la présence n'est pas normale, mais indique une réaction de cet épithélium. Elles se présentent sous trois aspects : cellule pulmonaire jeune, ressemblant à un leucocyte mononucléaire ; cellule pulmonaire tuméfiée et devenue macrophagique, souvent pigmentée et chargée de grains de poussières ou d'hémoglobine modifiée ; cellule pulmonaire en dégénérescence réticulée, ayant la réaction colorante du mucus.

Leucocytes polynucléaires à granulations neutrophiles. Leur présence n'est pas, comme on l'a dit, un phénomène banal. Ils manquent au début de toutes les réactions aiguës, en particulier de la pneumonie et de la congestion pulmonaire. Ils n'apparaissent qu'à la période de résolution de ces états.

Leucocytes éosinophiles : ils manquent dans les infections aiguës (il faut avoir soin de ne considérer comme éosinophiles que les éléments typiques). Ils caractérisent le crachat des crises d'asthme et des états similaires.

Globules rouges. Se montrent dans les crachats hémoptoïques, et souvent aussi dans des crachats qui cliniquement ne paraissent pas renfermer de sang.

Si nous envisageons maintenant les principales affections broncho-pulmonaires, on peut résumer ainsi les notions cytologiques qui les concernent :

Dans la *pneumonie* et la *congestion pulmonaire aiguë :* au début il n'y a guère de polynucléaires, mais seulement des globules rouges et des cellules alvéolaires jeunes ; — à la *période de résolution,* les globules rouges sont rares,

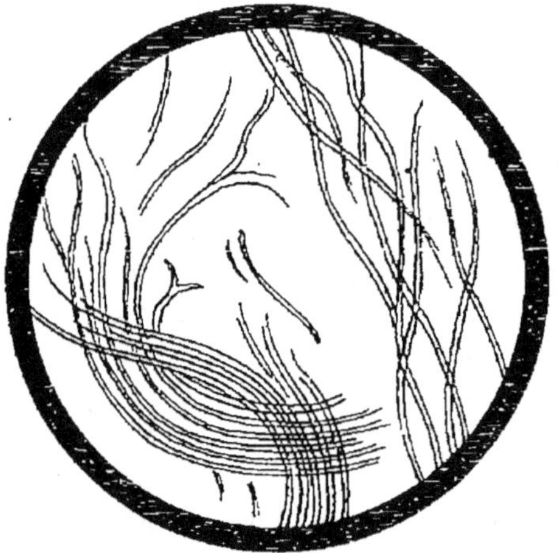

Fig. 267. — *Fibres élastiques dans les crachats.*

les éosinophiles absents, mais on trouve de nombreux polynucléaires, et des cellules endothéliales devenues macrophagiques.

Dans la *bronchite aiguë,* on trouve : *au début* des cellules bronchiques dégénérées ; quand la bronchite devient *profonde,* des cellules pulmonaires, qui traduisent l'atteinte de la bronchiole terminale ; — à la *période de coction,* les polynucléaires sont nombreux.

Dans l'*œdème aigu du poumon* on voit, au milieu de l'abondant exsudat séro-albumineux en gouttelettes, quelques cellules alvéolaires, bronchiques ou sanguines, entraînées mécaniquement.

Dans la *congestion pulmonaire passive,* on trouve des cellules endothéliales, macrophagiques et chargées de pigment sanguin.

L'asthme et les *états similaires* sont caractérisés par des cellules bronchiques presque normales, brutalement desquamées, et de très nombreux leucocytes éosinophiles.

Autres éléments histologiques. — On peut rencontrer également dans les crachats :

Des fibres élastiques. Elles se présentent sous forme de fibres à double contour, de longueur variable, ayant parfois une disposition alvéolaire (fig. 267).

Lorsqu'elles sont assez abondantes, il suffit, pour les trouver, d'étaler un fragment de crachat sur une lame, de le recouvrir d'une lamelle, et de presser fortement sur celle-ci, de façon à obtenir une couche mince ; dans une couche épaisse de crachats on les distingue, en effet, plus difficilement.

Leur présence dans les crachats indique la destruction du parenchyme pulmonaire (*tuberculose ulcéreuse, abcès* du poumon).

Dans la *gangrène pulmonaire* les fibres élastiques manquent souvent, même lorsqu'on trouve dans les crachats des fragments de parenchyme pulmonaire : sans doute par la présence d'un ferment, semblable à la trypsine, qui détruirait les fibres élastiques.

Des spirales de mucine. Ce sont des spirales de 1 à 2 centimètres de long, de 1 millimètre environ d'épaisseur (fig. 268); elles sont formées de petites masses blanchâtres et épaisses, qui se distinguent

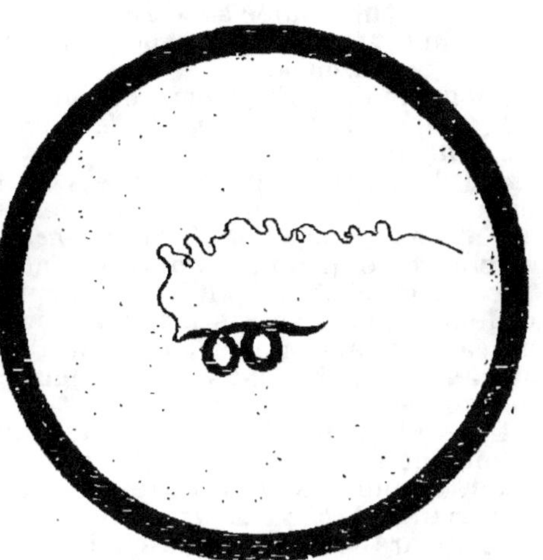

Fig. 268. — *Filament de mucine dans l'expectoration.*

par leur consistance ferme et leur coloration claire. On les reconnaît souvent à l'œil nu. Au microscope, on distingue un ruban central, autour duquel sont enroulés des filaments. Elles sont constituées par une substance semblable à la mucine.

Des cristaux de Charcot-Robin. Nous les étudions ailleurs (voir p. 726). Ils sont fréquemment rencontrés dans les crachats des asthmatiques.

3° Examen chimique des crachats.

La recherche de l'albumine dans les crachats mérite de prendre place au nombre des méthodes par lesquelles la tuberculose pulmonaire peut être décelée.

On s'adressera soit à la méthode histo-chimique de Bezançon et de Jong, soit à la méthode de Roger.

Méthode histo-chimique de Bezançon et de Jong. — Le crachat étant étalé sur une lame, on le fixe par immersion pendant une seconde dans une solution d'acide chromique à 1 p. 100 ; on lave à l'eau et on colore pendant cinq minutes avec le bleu polychrome ; la coloration est différenciée par l'alcool à 90°. Dans ces conditions, la mucine et la fibrine prennent une coloration rouge métachromatique, tandis que l'albumine (la séro-albumine) est disposée en gouttelettes arrondies d'un bleu franc ortho-chromatique. Par cette méthode, Bezançon et de Jong ont pu constater la présence d'albumine dans l'expectoration de la pneumonie, de l'œdème aigu, des œdèmes brightiques et cardiopathiques, et dans les crachats des tuberculeux à la période de processus aigu. Par contre, l'albumine fait défaut chez les bronchitiques simples, les emphysémateux, les asthmatiques.

Méthode de Roger. — Cette méthode, imaginée par Roger, qui l'a spécialement étudiée avec Lévy-Valensi, a été contrôlée par de nombreux auteurs, qui ont généralement confirmé les résultats des premières recherches.

Technique. — Elle comprend les trois opérations que voici :

1er TEMPS. *Dissolution de l'albumine des crachats*. — On prend une certaine quantité de crachats que l'on mélange dans une quantité égale de sérum physiologique. On triture deux minutes avec une baguette de verre, doucement, sans trop écraser.

2e TEMPS. *Séparation de la mucine*. — Dans le mélange, on coagule la mucine avec quelques gouttes d'acide acétique (cinq gouttes pour 5 cc. de crachats). On filtre sur papier Chardin ou sur un papier filtre ordinaire (dans ce cas il faudra faire un filtre double). Une bonne précaution, si l'on veut que la filtration soit rapide, consiste à se débarrasser rapidement, à ce moment, par simple décantation, des parties solides.

Dans le liquide filtrant, on pourra, avec une goutte d'acide, précipiter la mucine qui n'aurait pas été précipitée d'abord, et l'on filtre de nouveau. Le plus souvent cette précaution est inutile.

3e TEMPS. *Recherche de l'albumine*. — Roger se sert généralement et comparativement de la chaleur et du ferrocyanure de potassium.

Chaleur. L'ébullition du liquide coagule l'albumine.

Ferrocyanure de potassium. En liqueur acétique, ce réactif donne un précipité très manifeste de la solution albumineuse.

Autres procédés. On peut se servir d'acide trichloracétique, d'acide acétique, du réactif de Tanret, et des autres réactifs usités pour la recherche de l'albumine.

Précautions. — Si l'on veut obtenir par l'albumino-réaction des résultats précis, il faut s'entourer de précautions indispensables.

1° Employer des expectorations *fraîches*, surtout si l'on est en période estivale. Sinon, ou bien les albumines pourront être désintégrées par les microbes, ou bien ces mêmes microbes de la putréfaction en dédoublant les produits, et notamment la mucine, mettront de l'albumine en liberté.

2° Eviter la salive. En réalité, l'albumine salivaire est insignifiante, sauf en cas de stomatite. Mais la salive dilue l'expectoration et se substitue à elle, donnant indûment des réponses négatives.

3° Avoir un crachoir sec, ne renfermant pas d'antiseptique, du sublimé en particulier, qui coagulerait l'albumine.

4° Recommencer plusieurs fois la réaction pour éviter les causes d'erreur.

5e Pissavy et Abrami estiment que l'albumino-réaction ne doit être considérée comme positive, que si l'on constate l'apparition d'un *louche épais d'albumine* dans le liquide chauffé. Quand le louche est léger ou nul, l'albumino-réaction doit être considérée comme négative.

Résultats. La réaction est *positive* dans les cas suivants :

Tuberculose pulmonaire, à toutes les périodes, dans les cas aigus et chroniques (excepté la granulie) ;

Inflammation aiguë du parenchyme pulmonaire (pneumonie, bronchopneumonie, gangrène pulmonaire) ;

Lésions pulmonaires d'origine cardiaque ou rénale ;

Anthracose pulmonaire.

Elle est *négative* dans les bronchites aiguës et chroniques, dans l'asthme.

On voit donc, qu'en se plaçant au point de vue spécial de la *tuberculose*, on peut dire :

Une réaction négative permet presque à coup sûr d'éliminer la tuberculose.

Une réaction positive permet d'affirmer la tuberculose (à moins qu'il ne s'agisse de pneumonie, broncho-pneumonie, gangrène, œdème pulmonaire, pneumopathie d'origine cardiaque ou rénale).

D'autre part, cette recherche peut aussi être utile pour le pronostic de cette affection : la quantité d'albumine varie généralement avec la gravité des lésions (il convient de l'apprécier par la méthode précise de la pesée) ; par suite la diminution ou la disparition de l'albumine indiquent un processus de guérison.

LES FOSSES NASALES
LA CAVITÉ BUCCO-PHARYNGÉE

Fosses nasales.

Dans les sécrétions nasales, on recherche le *bacille tuberculeux*, le *bacille de la lèpre*, le *bacille diphtérique*, le *méningocoque*, etc.

La technique n'offrant ici rien de particulier, nous renvoyons à l'étude de chacun de ces microbes : on y verra quels sont ses caractères, et sur quels signes on s'appuie pour en affirmer le diagnostic.

Cavité bucco-pharyngée.

La cavité bucco-pharyngée, pour laquelle différentes recherches chimiques et microscopiques présentent le plus grand intérêt, renferme les éléments suivants :

1° La *salive mixte*, mélange du produit de sécrétion des différentes glandes salivaires et des glandes muqueuses. Sa quantité est en moyenne de 1.500 grammes par 24 heures.

2° Différentes variétés de cellules :

Grandes *cellules pavimenteuses*, desquamées de l'épithélium stratifié pavimenteux de la bouche et du pharynx.

Cellules à cils vibratiles, desquamées de l'épithélium du pharynx nasal.

Globules blancs, désignés sous le nom de *corpuscules sali-*

vaires, et venant en particulier du tissu adénoïde de la base de la langue, des amygdales, etc.

Parfois *globules rouges*, s'il y a une érosion en un point quelconque, gencives, etc.

3° *Des microbes, des parasites végétaux, des parasites animaux.*

Ils sont extrêmement nombreux et variés. Les uns sont constants et généralement inoffensifs, les autres accidentels et souvent pathogènes.

Leurs origines sont multiples : les uns viennent de l'extérieur, les autres de l'intérieur même de l'organisme, apportés par les sécrétions nasales, laryngées, bronchiques, pulmonaires, et parfois par les vomissements.

Recherches chimiques sur le contenu bucco-pharyngé.

La salive est alcaline.

Elle est composée d'eau, de sels minéraux, de mucine, de globuline, d'un sulfocyanate alcalin, et d'un ferment, l'amylase salivaire ou ptyaline.

Deux recherches chimiques sont pratiquement intéressantes.

1° **Recherche de la réaction.** — La réaction de la cavité bucco-pharyngée est souvent importante à connaître.

État normal. — A l'état normal elle présente les variations suivantes :

Chez le *nouveau-né* et le *nourrisson*, le contenu buccal et la salive sont acides.

Chez l'*adulte*, le matin, au réveil, l'enduit bucco-lingual est acide. Cette acidité est due à la production d'acide lactique par les bactéries normales de la bouche. Elle altère l'émail des dents et est l'une des causes de carie dentaire.

Mais cette acidité à jeun disparaît rapidement sous l'influence de la production de salive, qui est nettement alcaline.

État pathologique. — La réaction peut rester acide dans certains états pathologiques (*cachexie, muguet*).

Technique. — La technique de la recherche de la réaction est simple : elle consiste dans l'emploi du papier de tournesol.

2° **Dosage du pouvoir amylolytique.** — *Importance.* — On sait que la salive joue un rôle important dans la digestion des matières amylacées. Son action est due au ferment amylolytique, ou amylase salivaire, ou ptyaline. Elle s'exerce non seulement dans la cavité buccale, où les aliments ne font que passer, mais elle se continue en outre dans l'estomac, lorsque le contenu n'en est pas trop acide.

La ptyaline transforme l'amidon cuit (polysaccharide) en dextrine et maltose. C'est le premier dédoublement nécessaire des matières amylacées : l'action du suc pancréatique viendra se surajouter à la précédente, pour produire un dédoublement nouveau, et donner enfin des monosaccharides directement assimilables.

Principe. — Le dosage du pouvoir amylolytique de la salive est facile.

Il consiste à faire agir sur une quantité donnée d'empois d'amidon une quantité fixée de salive, pendant un temps déterminé, et à doser la quantité de maltose obtenue.

Technique. — La technique est la suivante :

On prépare un empois avec 4 grammes d'amidon desséché et 100 centimètres cubes d'eau distillée.

Après refroidissement, on ajoute 4 centimètres cubes de salive filtrée.

On met à l'étuve, à 40°, pendant 15 minutes.

On transvase alors l'empois partiellement liquéfié dans une éprouvette. On ajoute de l'eau distillée jusqu'à avoir 200 centimètres cubes. On filtre.

Dans le liquide filtré on dose la maltose par le réactif cupro-potassique titré, qui sert pour le dosage du glucose dans l'urine. La technique et les calculs sont les mêmes (voir p. 802).

Mais comme la maltose a un pouvoir réducteur plus faible que le glucose, et que le réactif cupro-potassique est titré par rapport au glucose, quand le résultat est obtenu, il faut l'augmenter de moitié pour connaître la teneur en maltose du liquide examiné.

Si l'on trouve par exemple 6 grammes p. 1.000, le résultat réel sera 6 grammes $+ \dfrac{6}{2}$ gr. $= 9$ grammes de maltose par litre du liquide examiné.

Etat normal. — En suivant la technique que nous avons donnée, la salive normale, employée dans cette proportion et agissant pendant cette durée, entraîne l'apparition d'une proportion de maltose qui varie de 0,4 à 0,6 p. 100.

Par convention, et en sous-entendant que la technique sera

toujours la même, on dit que le pouvoir amylolytique de la salive normale varie de 0,4 à 0, 6 p. 100.

Étude cytologique.

Cette étude n'offre rien de spécial.

Il est important cependant de connaître les éléments que l'on y trouve à l'état normal, pour deux raisons : d'abord pour ne pas croire que leur présence est due à une cause pathologique ; ensuite pour savoir reconnaître leur origine, quand ils seront mêlés à d'autres sécrétions, suc gastrique et crachats.

Ces éléments cellulaires, que nous avons déjà énumérés, présentent les caractères suivants :

1° *Grandes cellules pavimenteuses*. Elles sont desquamées de l'épithélium stratifié pavimenteux de la bouche et du pharynx.

On les reconnaît à leurs dimensions considérables (10 et 20 fois plus grandes qu'un globule blanc) ; à leur noyau arrondi ou ovale ; à leur protoplasma très étendu, et qui prend parfois très peu les matières colorantes, de telle sorte qu'on en devine le contour plus qu'on ne le voit.

2° *Cellules à cils vibratiles*, venues de l'épithélium du pharynx nasal, et dont l'aspect est typique.

3° *Globules blancs* (*corpuscules salivaires*), venant du tissu adénoïde, en particulier de la base de la langue et des amygdales. Ils sont généralement gonflés et plus volumineux que les leucocytes du sang.

4° Enfin on peut trouver des *globules rouges*, s'il y a érosion ou ulcération des gencives, de la langue, des joues, etc. Leur aspect, leur forme arrondie, leur absence de noyau sont des caractères suffisants pour les reconnaître,

Recherches bactériologiques et parasitologiques.

Technique et but des recherches. — La marche à suivre est celle que nous avons donnée en bactériologie.

Le plus souvent ces recherches auront pour but de découvrir : sur une ulcération chancriforme ou sur des plaques muqueuses, le *tréponème de la syphilis* ; sur un dépôt amygdalien, le *bacille de la diphtérie* ou le *bacille fusiforme de Vincent* ; sur un enduit lingual, le champignon du *muguet* ; sur des ulcérations, le *bacille tuberculeux* ou le parasite de *l'actinomycose*, etc.

La salive à l'état normal. — Le microbe spécifique pourra être assez difficile à reconnaître, étant donné l'infinité de germes variés qui vivent et se développent dans la bouche à l'état normal.

En effet, l'examen d'une goutte de salive d'un individu sain, étalée sur lame, et colorée suivant la technique ordinaire (par

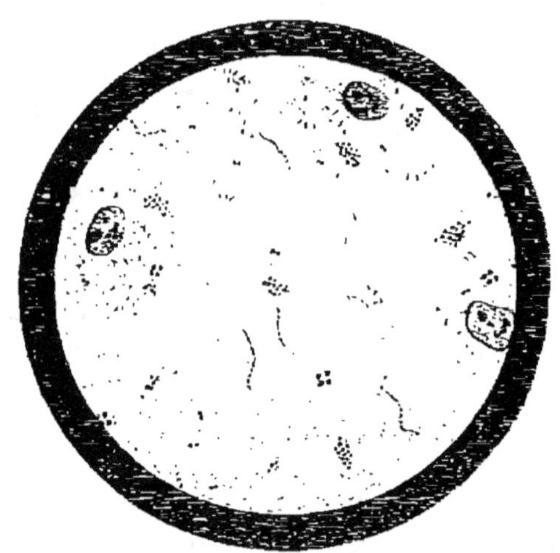

· Fig. 269. — *Salive normale.*

Coloration par la thionine. Grossiss. : 1.000. On voit 3 grandes cellules épithéliales, desquamées de la muqueuse buccale et chargées de microbes. Nombreux microbes et levures, intra ou extra-cellulaires. Leur nature exacte ne pourrait être déterminée que par d'autres recherches (coloration par le Gram, cultures, inoculations).

exemple par la thionine phéniquée), montre une multitude de microorganismes.

On les voit (cocci, bâtonnets, spirilles, spirochètes, etc.), tantôt isolés, tantôt en amas, tantôt libres, tantôt inclus dans de très volumineuses cellules endothéliales, desquamées de la muqueuse buccale.

États pathologiques. — Récemment G. Rosenthal et J. Cheville ont insisté sur ce fait que *beaucoup de cas de grandes infections, considérées comme sans localisation, sont des infections du rhino-pharynx* ou *des adénoïdites postérieures*, dues à des microbes divers, avec septicémies ou formation secondaire de foyers. Un prélèvement rhino-pharyngien, suivi de mise en culture et d'examen microscopique, éclaire singulièrement ces cas cliniques. Il permet de séparer les cas sans adénoïdite, qui ne rentrent pas dans cette catégorie, des cas avec localisation rhino-pharyngienne. Dans la première série des cas, on trouve des éléments rares, surtout épithéliaux, avec microbes peu nombreux. Dans la deuxième, fourmillent les polynucléaires à noyaux et protoplasma très altérés, avec présence de noyaux isolés, de noyaux en pycnose, de protoplasma effrité, etc. Le simple frottis montre déjà la *prédominance* d'une variété microbienne, diplocoques en grains de café (souvent *micrococcus catarrhalis*), petits bacilles fins, difficilement colorables (coccobacilles de Pfeiffer), diplocoques en flamme de bougie (pneumocoques ou entérocoques). La culture précise la formule microbienne. Elle ne saurait en aucun cas remplacer le frottis, qui seul donne la preuve de la localisation inflammatoire.

Les examens répétés permettent de suivre l'évolution de la maladie. L'augmentation des mononucléaires et des cellules épithéliales, la diminution de nombre des germes et leur phagocytose sont des signes d'évolution favorable. La pullulation des germes, l'altération croissante des polynucléaires sont des signes d'aggravation.

La notion de la valeur du point de départ rhino-pharyngien indique la nécessité de la thérapeutique de désinfection du rhino-pharynx, par les méthodes classiques d'injections intranasales d'huile aromatique, eucalyptolée, goménolée ou résorcinée. Cette thérapeutique locale, en atteignant le foyer originaire de la maladie, diminue la durée et la gravité de ces « grippes sans localisations ».

LIVRE VI

LE CONTENU GASTRIQUE

***

CHAPITRE PREMIER

IMPORTANCE DE SON EXAMEN ; TECHNIQUE D'EXTRACTION

Utilité de l'examen du contenu gastrique.

L'examen purement clinique, même avec l'appoint précieux que lui apporte la radiologie, est loin de suffire dans la plupart des cas, pour établir avec précision le diagnostic et le traitement des affections gastriques. Nombre d'erreurs et de tâtonnements seraient évités, si l'on faisait plus souvent appel à l'examen du chimisme gastrique ; le *cancer de l'estomac* serait plus fréquemment reconnu à son début, dans sa période encore chirurgicale, si l'on utilisait les nombreux procédés de laboratoire, dont les réponses constituent des arguments précieux pour porter ou rejeter ce diagnostic ; bien des opérations inutiles de *fausse sténose* auraient été évitées, si l'on avait pris soin d'abord d'en rechercher ce signe presque pathognomonique, la présence plusieurs fois constatée dans l'estomac, à jeun, de liquide et de débris alimentaires.

Il convient donc d'étudier en détail les nombreuses méthodes, physiques, chimiques et microscopiques, d'exploration du contenu gastrique.

Mais auparavant nous devons donner la technique générale d'extraction de ce contenu, quelle que soit sa nature, sécrétion pure, liquide de stase, repas d'épreuve, liquide de lavage, etc.

Nous aurons d'ailleurs, à propos de certains procédés, à compléter ces notions générales en indiquant la technique spéciale qui convient à chacun d'eux.

Extraction du contenu gatrique (tubage, aspiration).

Nécessité d'employer le tubage de l'estomac. — Le contenu gastrique peut être rejeté par vomissement : dans certains cas l'examen des seules matières vomies peut suffire au diagnostic.

Mais, outre que ce symptôme est inconstant, il peut être trompeur. Il arrive souvent en effet que l'estomac atone ne se vide pas complètement, mais rejette seulement le trop-plein de son contenu : or, s'il ne constitue pas une masse homogène, l'aspect du vomissement ne donne qu'une idée très imparfaite de ce que renferme l'estomac.

Aussi presque toujours, qu'il y ait ou non des vomissements, doit-on, pour avoir des renseignements précis, pratiquer le tubage de l'estomac.

Indications. Innocuité. Contre-indications. — Sans qu'il soit possible, ni d'ailleurs utile, d'énumérer ici tous les cas dans lesquels le cathétérisme est indiqué, on peut poser en règle générale qu'il s'impose toutes les fois que l'examen purement clinique est en défaut.

On ne doit pas hésiter à l'employer, car il est sans inconvénients, et ne donne naissance à aucun accident.

Ses seules contre-indications sont les suivantes :

D'une part chez les malades dont l'estomac saigne actuellement, ou chez qui une hémorragie est particulièrement à redouter (ulcère en activité, néoplasme ayant déjà donné des hématémèses, etc.). Encore faut-il remarquer que le danger de provoquer une hématémèse, chez des malades atteints d'ulcère ou de cancer, est beaucoup moindre qu'on ne le croit généralement : malgré le nombre considérable de malades examinés par cette méthode, en particulier dans la Clinique du professeur Hayem, nous n'avons pas eu connaissance que jamais une hémorragie ait pu être attribuée au cathétérisme, c'est-à-dire se soit produite au moment même du cathétérisme ou peu de temps après lui.

D'autre part, bien entendu, on ne devra pas insister outre mesure pour les malades particulièrement pusillanimes ou nerveux, chez qui des spasmes s'opposeront à des essais suffisamment prolongés et répétés.

On doit enfin s'abstenir, ou procéder avec de grandes précautions, pour les malades chez qui l'on connaît ou l'on soupçonne l'existence d'une ectasie aortique.

Les différentes méthodes. — L'étude de ces méthodes peut être divisée de la façon suivante :

D'une part la technique commune à tous les cas et à toutes les méthodes.

D'autre part les modifications qu'il convient d'apporter en vue de tel ou tel but particulier. De ces modifications, les unes peuvent être réunies en une étude d'ensemble, que nous ferons dans ce chapitre, les autres sont spéciales à telle ou telle recherche (cytologie, etc,) : nous les indiquons dans les chapitres qui traitent de ces sujets.

Instrumentation et technique générales.

Appareil. — *Description.* — On emploie une sonde de caoutchouc. La distance de l'arcade dentaire au cardia étant en moyenne de 40 centimètres, on voit que la sonde doit être sensiblement plus longue, puisque son extrémité reste à l'extérieur, et que d'autre part certains estomacs très dilatés ont un bas-fond, qu'il convient d'atteindre, et qui peut descendre jusqu'au pubis. La longueur de 70 à 80 centimètres est généralement adoptée. Il est commode qu'une marque indique la distance de 45 centimètres, c'est-à-dire la longueur d'introduction qui est utile, *en moyenne,* pour atteindre la cavité gastrique.

Son calibre doit être large, d'au moins 8 à 12 millimètres, pour permettre le passage facile de débris alimentaires et du mucus, qui est souvent particulièrement abondant et épais.

Sans être rigide, elle ne doit pas être trop molle : une fermeté suffisante en rend l'introduction plus facile, et évite l'enroulement ou les coudures dans le pharynx.

Il est utile enfin de noter que le caoutchouc vieux, ou qui a trop souvent bouilli, est friable et cassant. On doit donc vérifier, avant toute introduction, la solidité de l'instrument que l'on emploie.

L'extrémité stomacale de la sonde présente un large orifice terminal et une œillère latérale. En outre, pour amorcer plus facilement la sortie du liquide, on peut pratiquer en face de l'œillère latérale une série de petits trous de la dimension d'une tête d'épingle, ou faire percer au-dessus de la même œillère deux trous circulaires diamétralement opposés.

Stérilisation. — La sonde stomacale doit être, bien entendu, stérilisée avant chaque introduction.

Lorsque l'appareil sert toujours pour le même malade, il suffit, après une première stérilisation soigneuse, de se contenter de lavages à l'eau bouillie, que l'on fait passer à l'intérieur de la sonde.

Mais lorsque l'appareil est employé pour des malades différents, non seulement ces lavages, mais l'ébullition même ne suffisent plus. On sait en effet que la simple ébullition est loin de donner une stérilisation complète : plusieurs microorganismes, et particulièrement leurs spores, lui résistent. Or, en l'absence de notion précise sur la nature et l'étiologie du cancer, comment se croirait-on autorisé à tuber, avec la même sonde insuffisamment désinfectée, après un malade atteint de néoplasme, un sujet indemne de cette affection ?

Il convient donc, dans ce cas, d'employer l'un des moyens de stérilisation parfaite qui ont été préconisés, par exemple les vapeurs de formol.

Introduction de la sonde. — *Inutilité de l'anesthésie.* — Convient-il d'anesthésier le fond de la gorge, par exemple avec une solution de cocaïne ou de stovaïne au 1/150, comme on a proposé parfois de le faire ?

En général cette précaution est inutile. Elle présente même des inconvénients. D'une part il en résulte une sécheresse du pharynx, qui rend le glissement moins facile. En outre, l'anesthésie supprime les efforts de vomissements, et empêche ainsi la large ouverture de l'œsophage.

Cependant, lorsque les réflexes sont trop accentués, ou lorsqu'il s'agit de sujets très pusillanimes, il peut être nécessaire d'avoir recours à ce moyen.

Position du malade. — On doit tâcher de rassurer le malade et d'obtenir de lui le plus grand calme, en lui expliquant la simplicité et l'innocuité de la manœuvre que l'on va exécuter.

Il faut qu'il soit, non pas couché, mais assis, et *la tête un peu inclinée en avant*, pour rendre le passage plus facile au niveau de l'isthme pharyngien.

Il est bon, pour la première tentative, qu'un aide, placé en arrière, maintienne la tête dans cette position, pour éviter les mouvements, et en particulier le recul instinctif.

Il convient enfin de mettre sur ses genoux une serviette ou une cuvette, car, si l'estomac n'est pas vide, les matières qu'il contient peuvent être rejetées par un vomissement.

Première manœuvre pour franchir l'orifice supérieur de l'œsophage. — Pour faciliter le glissement, l'extrémité du tube est humectée par un peu d'huile, de glycérine, ou simplement d'eau.

L'opérateur se place devant le malade, mais un peu de côté, pour éviter d'être souillé par les produits qui peuvent être projetés par les nausées ou par la toux.

L'introduction se fait suivant deux procédés différents.

Chez les malades particulièrement dociles, ou chez ceux qui ont un peu l'habitude du tubage, il suffit de placer le tube sur l'extrémité de la langue, de demander au patient de le mâchonner légèrement, puis de faire un mouvement de déglutition : on profite de ce moment pour pousser le tube et lui faire franchir le pharynx.

Mais il en est chez qui cette technique ne réussit pas. Il faut alors, avec deux doigts de la main gauche, abaisser légèrement la langue ; et, tenant le tube comme une plume à écrire, le pousser assez rapidement, en se maintenant très exactement sur la ligne médiane.

Il est facile de se rendre compte, par une sensation de résistance particulière, que le tube, au lieu de descendre, se replie dans la bouche ou le pharynx.

D'autre part, la pénétration, exceptionnelle d'ailleurs, dans l'entrée du larynx, provoque immédiatement des efforts de toux et un malaise caractéristiques.

Au contraire, quand on est dans la bonne voie, on a l'impression très nette de la descente rectiligne du tube, et le malade n'éprouve qu'un léger malaise, qu'il lui est facile de surmonter.

Enfin, il faut demander au malade d'éviter, par un mouvement instinctif, en fermant la bouche, de mordre les doigts de l'opérateur.

Deuxième temps du tubage. — Lorsque cette principale difficulté est vaincue et que l'on a pénétré dans l'œsophage, il convient de s'arrêter pendant quelques secondes. On demande au malade de respirer largement, et de dominer la légère sensation d'angoisse ou d'étouffement qu'il éprouve parfois. On doit avoir soin, pendant ce temps, de maintenir le tube, pour éviter (ce qui n'est pas rare), qu'il soit rejeté.

La fin de la manœuvre est aisée. En même temps que le malade fait des mouvements de déglutition, ou même sans leur concours, on fait avancer le tube, par poussées successives, jusqu'au moment où le point de repère de la sonde se trouve près des arcades dentaires, et par conséquent l'extrémité dans la cavité stomacale.

Il faut savoir prendre son temps, faire avancer la sonde de préférence à l'occasion d'un mouvement de déglutition ; enfin insister pour que le malade respire une ou plusieurs fois après chaque mouvement de progression de l'instrument, et ne fasse aucune tentative pour avaler, tant que se manifeste le moindre effort de vomissement.

D'ailleurs, même quand le tube est suffisamment enfoncé, il convient de le maintenir en place, car il peut être expulsé par un effort de vomissement. Parfois même le malade, exagérant la gêne qu'il en éprouve, le retire inconsciemment.

Il arrive assez souvent qu'au moment de la pénétration de la sonde, l'estomac se contractant violemment, le liquide qu'il contient soit rejeté à travers la sonde, ou à côté : on doit dans ce cas faire pencher la tête du malade en avant, pour éviter la pénétration des matières vomies dans le larynx.

Les premiers essais sont quelquefois un peu pénibles, le passage du pharynx est souvent difficile ; mais il est rare qu'au bout de deux ou trois cathétérismes un malade n'arrive pas à introduire le tube sans le secours du médecin. Il en est même qui, se faisant des lavages d'estomac, abusent d'un procédé devenu pour eux d'une extrême simplicité.

Incidents et accidents. – Les accidents que l'on pourrait avoir à redouter sont exceptionnels, et d'ailleurs évitables.

On est averti rapidement, par la toux violente, de la pénétration dans le larynx.

La déchirure de la paroi œsophagienne nécessiterait l'existence à ce niveau d'une tumeur méconnue et particulièrement friable, en même temps qu'une poussée trop énergique de la part de l'opérateur : le tube en bonne voie doit s'avancer sous un léger effort.

Nous avons vu que l'hémorragie gastrique n'est guère à redouter.

Instrumentations et techniques spéciales.

Il peut arriver que le simple tube dont nous venons de parler suffise, et que l'on soit averti de son arrivée dans l'estomac par la sortie brusque, au niveau de son extrémité libre, d'une quantité plus ou moins abondante de contenu stomacal. Le fait se produit par exemple dans le cas de sténose, lorsqu'il y a une rétention considérable, ou encore lorsque les parois sont particulièrement irritables, et se contractent énergiquement.

Mais le plus souvent, et en particulier lorsque l'on veut s'assurer d'une évacuation complète, il faut s'adresser soit au procédé du siphon, soit à l'aspiration.

Enfin lorsqu'il s'agit d'un contenu peu abondant, ou si l'on veut faire certaines recherches, telles que l'examen cytologique, il faut employer le procédé du lavage, pour entraîner au dehors des éléments que seul un liquide introduit peut ramener avec lui.

L'instrumentation et la technique se modifient et se compliquent dans ces différents cas.

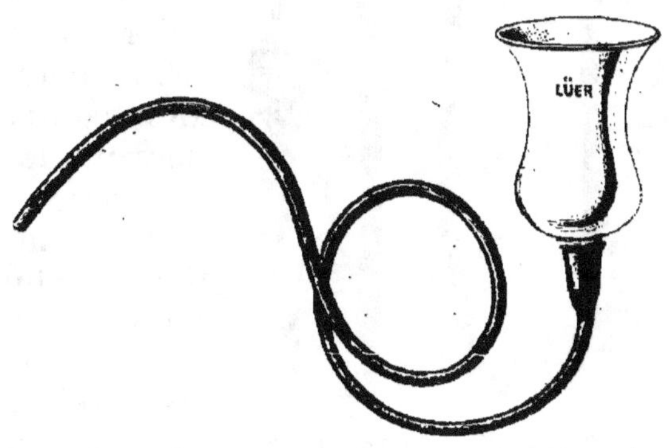

Fig. 272. — *Tube de Faucher primitif.*

1° **Procédé du siphon.** — Ce procédé a été imaginé par Faucher.

On le pratique avec l'appareil qui porte son nom, et dont le modèle est souvent modifié.

La sonde que nous avons décrite est complétée par les deux éléments suivants :

Un entonnoir, de préférence en verre; un entonnoir en métal peut le suppléer.

Un tuyau de caoutchouc, qui, d'une part s'adapte à l'entonnoir, et qui est muni à l'autre extrémité d'un ajutage en verre : on le fixe à l'extrémité libre de la sonde, après que celle-ci a été introduite dans l'estomac.

Le schéma ci-joint montre les différentes parties de l'appareil (fig. 271).

Dans l'appareil primitif, l'ensemble du tube de caoutchouc forme une seule pièce (fig. 270).

La division en deux parties, avec index de verre, est plus commode : elle permet en particulier de combiner, avec une seule sonde, le système du siphon, et celui de l'aspiration dont nous parlons plus loin (fig. 271).

Technique. — Le principe est celui des vases communicants.

Il suffit donc que l'extrémité libre du tube et l'entonnoir soient placés à un niveau inférieur à celui du bas-fond de l'estomac, pour que celui-ci se vide du liquide qu'il renferme.

Parfois cette évacuation se fait même alors que l'entonnoir est encore maintenu élevé (elle s'explique alors par les mouvements actifs de contraction de l'estomac ou des muscles de la paroi abdominale). Mais le plus souvent ce n'est que lorsque l'entonnoir a été abaissé entre les genoux du malade.

Il arrive d'ailleurs que la simple différence de niveau ne suffise pas : il faut amorcer l'évacuation. On y

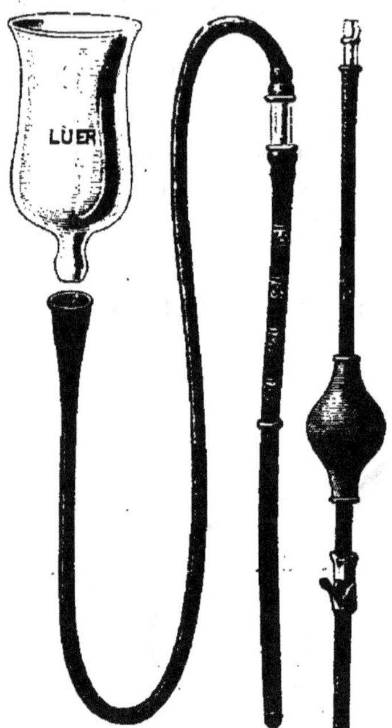

Fig. 271. — *Tube de Faucher divisé, et poire de Frémont.*

arrive aisément, soit en faisant tousser le malade, soit en comprimant l'épigastre, soit en imprimant au tube de légers mouvements de va-et-vient, qui excitent l'estomac et amènent des contractions.

On a enfin une dernière ressource, qui est d'amorcer, en procédant comme pour un lavage d'estomac. On met dans l'entonnoir, que l'on empêche de se vider en comprimant le caoutchouc, environ un quart de litre d'eau bouillie. Puis on laisse pénétrer ce liquide dans l'estomac, et quand on voit que l'entonnoir va être presque complètement vide, on le retourne et on l'abaisse brusquement : le siphon est amorcé, le liquide introduit s'échappe, et avec lui s'écoule le contenu stomacal.

Ce dernier procédé a évidemment un inconvénient : le contenu est modifié par le liquide que l'on introduit, et il est plus difficile de juger de sa quantité et de sa nature.

2° **Procédé de l'aspiration.** — Ce procédé est un peu plus compliqué, comme appareil et comme technique.

Mais il a de multiples avantages. Il permet d'obtenir l'évacuation *dans tous les cas*, pour si petite que soit la quantité du liquide. On peut d'autre part avoir une évacuation presque *complète*. Enfin on peut *doser* exactement l'évacuation, c'est-à-dire retirer exactement la quantité de liquide que l'on désire : cela est important par exemple pour les repas d'épreuve, lorsque l'on veut faire des évacuations successives, en série, pour étudier les différents stades de la digestion.

Les appareils. La technique. — On peut se servir d'un appareil aspirateur quelconque, par exemple l'aspirateur de Potain ou de Dieulafoy, que l'on adapte aisément à la sonde stomacale. Mais on doit alors faire l'aspiration avec une *extrême prudence*, et nous en donnons plus loin la raison.

Le plus souvent on emploie un appareil spécial. Le plus simple et le plus couramment employé est la *poire de Frémont* (fig. 271). Le tube de prolongement porte une pince qui permet de le fermer, et une poire en caoutchouc dans laquelle on fait le vide par compression.

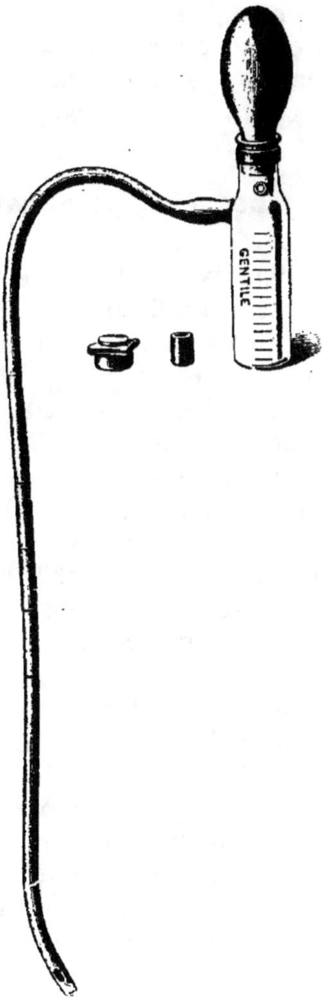

En comprimant la poire, on obtient un espace vide dans lequel le liquide stomacal est aspiré. Il suffit alors de fermer la pince et de vider la poire, dont on recueille le contenu

Fig. 272. — *Appareil de Señorans.*

dans un récipient. On renouvelle l'aspiration à plusieurs reprises, si l'on veut retirer tout le contenu gastrique.

L'appareil de Señorans, basé sur la même principe, est d'un emploi commode : le liquide est directement recueilli dans un flacon gradué (fig. 272).

De la nécessité de modérer l'aspiration. — D'une façon générale, quand on emploie l'aspiration, il convient de se rappeler qu'elle peut offrir quelque danger. Une aspiration trop forte peut léser et faire saigner la muqueuse, parfois même en arracher un fragment. A tel point même que ce procédé a pu être proposé pour faire une véritable biopsie de la muqueuse stomacale : nous citons ce fait à titre de curiosité, car en aucun cas il ne saurait être préconisé.

Les principales causes d'insuccès dans le tubage.

Il arrive parfois que l'on est dans l'impossibilité de retirer le moindre liquide de l'estomac, alors qu'il en renferme sans aucun doute : on a pu s'en assurer par exemple par la constatation d'un clapotage net, ou même parce que l'on vient de faire ingérer au malade, à l'instant même, une boisson quelconque ou un repas d'épreuve.

Tantôt la cause en est banale : la sonde se trouve obstruée par des débris alimentaires trop volumineux.

Dans d'autres cas, c'est la longueur d'introduction du tube qui ne convient pas. Tantôt l'estomac étant dilaté ou ptosé, son fond est situé très bas, et l'introduction est insuffisante. Tantôt au contraire la sonde *trop enfoncée* s'est repliée sur elle-même, et c'est en la retirant légèrement que l'on obtient l'évacuation du liquide.

Mais il existe deux autres causes, très spéciales, et qu'il faut connaître.

C'est d'une part l'existence d'un *rétrécissement de l'œsophage*, avec diverticule, poche ou dilatation sus-jacente. La sonde s'arrête dans cette cavité, s'y enroule; parfois même elle ramène une quantité plus ou moins considérable de liquide et d'aliments qui y séjournent. On croit être dans la cavité gastrique, et cependant celle-ci n'est nullement évacuée, et le clapotage persiste comme auparavant. Cette cause d'erreur est particulièrement importante à connaître : elle peut faire croire à tort à la vacuité de l'estomac; ou encore fournir un liquide que l'on analyse, croyant analyser le suc gastrique, ce qui conduit, bien entendu, aux conclusions les plus erronées. Nous avons

vu des malades classés ainsi à tort dans le groupe des hypochlorhydriques ou des apeptiques, et longtemps traités comme
tels, bien entendu sans succès (voir p. 626).

D'autre part, *l'estomac biloculaire* peut entraîner une erreur
du même genre, son rétrécissement médian empêchant de pénétrer dans la poche inférieure qu'il conviendrait de vider.

CHAPITRE II

EXAMEN PHYSIQUE DU CONTENU GASTRIQUE

Aspect. Couleur. Odeur.

L'ASPECT est essentiellement différent suivant qu'il s'agit de suc gastrique pur, ou de suc gastrique avec débris alimentaires (extraction après repas d'épreuve, sténose, etc.).

On doit noter et chercher à interpréter toutes les particularités qui se présentent.

C'est ainsi qu'il peut renfermer parfois une quantité de *mucus* particulièrement abondante : on reconnaît ce fait à son aspect *filant,* quand on transvase le liquide.

D'autre part, on peut y trouver des éléments plus ou moins volumineux, sur la nature desquels on aura à se prononcer : *débris alimentaires, fragments de tumeurs, parasites,* etc.

La COULEUR est variable. Le suc normal est incolore ou légèrement jaunâtre. La *teinte verte* est généralement due à la présence de *bile,* qu'il y ait reflux spontané, ou reflux provoqué par le tubage. Mais il convient de savoir que souvent une teinte verte intense se montre sans présence de pigment biliaire : elle est alors due au développement de micro-organismes chromogènes. — Les *teintes rouge, brune ou noire* feront penser à la présence de sang ; en cas de doute, on peut se prononcer à coup sûr par les examens spectroscopique, chimique ou microscopique (voir p. 673).

L'ODEUR du suc gastrique normal est peu marquée. Une odeur piquante, aigre, doit faire penser à la présence d'acide acétique, fréquemment associé à l'hyperchlorhydrie. L'odeur de beurre rance révèle *l'acide butyrique*, qui se développe généralement dans le cas d'hypochlorhydrie. Les liquides de stase, et particulièrement dans les sténoses néoplasiques, ont une odeur de *putréfaction* accentuée.

Spectroscopie.

L'examen spectroscopique, de technique très simple (voir p. 46) permet d'affirmer ou de rejeter à coup sûr la présence en quantité notable, de deux éléments : le *sang* (voir p. 49), la *bile* (voir p. 52).

Cet examen n'est d'ailleurs pas indispensable, puisque les procédés chimiques sont plus sensibles.

Quantité.

La quantité du contenu gastrique est importante à connaître dans deux circonstances différentes.

1° **A jeun**. — *État normal*. — Un repas, même abondant, est complètement évacué, par un estomac normal, en 6 à 7 heures. Après ce temps l'estomac ne doit renfermer ni aliments, ni suc gastrique.

Par suite, quand on fait le tubage de l'estomac le matin, à jeun, chez un sujet n'ayant rien pris depuis au moins 10 à 12 heures, on ne doit normalement rien retirer.

Assez souvent cependant une aspiration énergique ramène quelques centimètres cubes de liquide : c'est un mélange de suc gastrique, de mucus et de salive déglutie pendant la nuit. Il n'est pas rare qu'il s'y ajoute un peu de bile, qui reflue dans l'estomac sous l'influence des contractions provoquées par l'introduction du tube.

États pathologiques. — Par contre, il peut arriver que l'on retire une grande quantité de liquide, avec des débris alimentaires, reconnaissables à l'œil nu ou seulement au microscope.

C'est la preuve presque indubitable d'un obstacle à l'évacuation de l'estomac.

Tantôt il s'agit d'un accident passager, dû à la nature ou à l'abondance des aliments ingérés, ou à une inflammation aiguë de la muqueuse gastrique. Cette absence d'évacuation caractérise *l'indigestion*, qui se termine généralement par le vomissement des aliments qui n'ont pu franchir le pylore.

Tantôt l'absence d'évacuation est habituelle, et peut être
constatée plusieurs jours de suite. Que la rétention soit totale
ou seulement partielle, elle est une preuve presque absolue de
sténose du pylore.

Pratiquement, on retiendra la notion suivante : sauf quelques
cas exceptionnels de dilatation avec atonie très marquée, on peut
affirmer la sténose, par lésion pylorique ou par lésion de voisinage, lorsque le tubage de l'estomac à jeun, pratiqué plusieurs
fois, à quelques jours de distance, a permis de retirer chaque
fois au moins 100 centimètres cubes de liquide. Lorsque la
quantité est moindre, on peut être encore affirmatif, si l'on
retire des débris alimentaires, reconnaissables à l'œil nu, ou
même seulement au microscope.

Incertitude et causes d'erreur. — Dans quelques cas, intermédiaires aux précédents, on retire une quantité de liquide assez
considérable (50 à 100 cc.), mais sans débris alimentaires.
Faut-il dire alors qu'il y a, ou qu'il n'y a pas sténose du pylore?
Il n'est pas douteux qu'on peut avoir une légère sécrétion à
jeun, sans sténose : elle atteint rarement 100 centimètres cubes.
Le mieux, pour se prononcer, est de renouveler plusieurs fois les
examens, et en outre de faire ingérer des aliments facilement
reconnaissables et de passage assez difficile (fruits avec la peau,
salade crue, etc.). Si l'on ne trouve jamais de débris alimentaires, le diagnostic de sténose peut être éliminé, malgré la
présence du liquide à jeun.

Nous devons enfin signaler une cause d'erreur fort importante. Il arrive que chez certains malades on constate, par vomissements ou par tubage, la rétention d'aliments ingérés la veille
et même plusieurs jours auparavant. Or, malgré ce symptôme
qui paraît pathognomonique, leur pylore est parfaitement perméable : la radioscopie et l'intervention chirurgicale même,
dans certains cas, le démontrent surabondamment. C'est qu'ils
sont alors atteints de *sténose du cardia ou de l'œsophage*, avec
dilatation ou poche œsophagienne (voir p. 622).

C'est une affection curieuse, qui n'est bien connue que depuis l'emploi de la radioscopie. Elle simule complètement la
sténose pylorique, car la poche œsophagienne peut être considérable et renfermer plus d'un litre de liquide ou de débris ali-

mentaires. Par l'examen radioscopique, après ingestion de bismuth, le diagnostic en est évident. Mais on peut déjà auparavant se prononcer par le simple examen du liquide, et dans quelques cas de ce genre il nous a été possible de le faire, en tenant compte de son aspect spécial. Il renferme une *grande quantité de mucus*, et, d'autre part, les aliments et surtout la viande y sont, malgré leur séjour prolongé, dans un *état de conservation remarquable*. C'est qu'ils n'ont pas été attaqués par le suc gastrique, comme dans le cas de sténose du pylore. Ajoutons enfin que l'examen chimique montre des caractères très différents de ceux du contenu gastrique, et en particulier une acidité très faible ; tandis qu'elle est au contraire élevée pour les liquides de rétention gastrique, par présence d'acide chlorhydrique, de ses combinaisons acides, et surtout d'acides de fermentation.

2° **Après repas d'épreuve.** — En même temps que les qualités du suc gastrique, il est important d'en connaître la quantité sécrétée par l'estomac pour un repas d'épreuve déterminé. Mais l'appréciation en est délicate. On la détermine par des méthodes complexes qui sont appelées en outre à mesurer le pouvoir moteur de l'estomac. Nous les étudions dans le chapitre suivant.

CHAPITRE III

MESURE DU POUVOIR MOTEUR ET DU POUVOIR SÉCRÉTOIRE

1° MOTRICITÉ GASTRIQUE

Par *motricité de l'estomac* on entend la façon dont l'estomac évacue son contenu dans l'intestin. On mesure cette motricité par la rapidité plus ou moins grande de l'évacuation.

Cette notion est importante à connaître, associée aux renseignements fournis par l'étude de la *sécrétion gastrique* (*quantité* et *qualité*).

A priori, les problèmes concernant l'évacuation sont au nombre de quatre, la réponse à chacun d'eux pouvant donner des renseignements utiles. Les voici *par ordre de complexité croissante :*

1° Après combien de temps l'évacuation est-elle *achevée ?*

2° Quel est le degré d'*évacuation à un moment donné ?*

3° Après combien de temps *commence* l'évacuation ?

4° Comment marche l'évacuation dans son ensemble, c'est-à-dire quelle est la *courbe d'évacuation ?*

Il est bien évident que la réponse à ces questions ne peut être utile, pour renseigner sur le fonctionnement d'un estomac, que si l'on connaît la quantité et la nature du repas ingéré. En d'autres termes, les résultats ne sont comparables qu'avec des repas d'épreuve identiques.

C'est ainsi que l'eau pure ne séjourne que peu de temps dans l'estomac ; au contraire un repas normal y reste 5 à 6 heures ; et, suivant la nature et la quantité des aliments, tous les intermédiaires existent entre ces deux extrêmes, aussi bien pour les estomacs normaux que pour les estomacs pathologiques.

Le rôle des recherches de laboratoire dans ces différents problèmes était considérable, il y a quelques années, et de nombreux procédés avaient été imaginés pour les résoudre. Parfois pénibles pour les malades, parfois de technique délicate et compliquée, ils sont aujourd'hui souvent délaissés, et remplacés par des examens radioscopiques. Ces derniers ne peuvent cependant pas toujours les suppléer, comme nous allons le voir : suivant les circonstances et l'outillage dont on dispose, on fera donc appel aux uns ou aux autres.

Premier problème : *Fin d'évacuation.*

Radioscopie. — La réponse à cette question peut être tranchée par les *examens radioscopiques*. Mais il faut des examens successifs, et d'autre part il est nécessaire que le repas ait été rendu visible à l'écran par l'association d'un corps opaque aux rayons.

Tubage. — L'exploration par le *tubage* permet aussi d'y répondre. On fait ingérer un repas de composition déterminée. On apprécie après combien de temps ce repas est évacué par un estomac sain. On tube le sujet en observation après avoir attendu le temps normal.

Voici la technique de Bourget-Faber. Le repas d'épreuve se compose de : 250 grammes de soupe d'avoine ; 50 grammes de viande grillée et hachée ; 50 grammes de pain blanc avec du beurre ; 8 pruneaux cuits ; une cuillerée à soupe de compote d'airelles.

Après 5 heures, l'estomac doit être vide.

S'il en est autrement, il y a retard d'évacuation.

Cette méthode d'ailleurs, quelle que soit la technique adoptée, a l'inconvénient d'être peu précise ou fastidieuse. Si l'estomac est vide quand on le tube, rien ne prouve que la fin de l'évacuation soit récente. Si d'autre part il renferme encore des aliments, il est nécessaire de multiplier les tubages.

Deuxième problème : Degré d'évacuation
après une heure.

Comment apprécier le degré d'évacuation, après une heure ?

Le problème, simple au premier abord, est en réalité assez complexe, comme nous allons le voir. Aussi différentes méthodes ont-elles été successivement préconisées, chacune d'elles ayant pour but d'éviter une objection faite à la méthode antérieure.

La première idée qui vient à l'esprit, c'est qu'il suffit de tuber le malade après une heure, de vider son estomac totalement, et de comparer le volume que l'on obtient au volume primitif du repas ingéré.

Cette méthode n'est pas applicable. En effet, il n'est guère possible d'obtenir une évacuation rigoureusement totale, et en tout cas on ne peut avoir la certitude que cette évacuation totale est réellement obtenue.

Cette impossibilité a été démontrée par la radioscopie. A. Weill a constaté qu'un estomac vidé par un technicien habile, et qui pratique consciencieusement les diverses manœuvres renferme encore du liquide dans 70 p. 100 des cas.

D'autre part, avec une telle méthode, on ne tiendrait pas compte de la quantité considérable de suc gastrique sécrété qui s'ajoute au repas d'épreuve (un estomac normal sécrète environ *4 à 5 litres* de suc gastrique par 24 heures) (1).

Différents procédés ont été exposés pour éviter cette double cause d'erreur. Chacun d'eux ne comprend qu'une seule technique. Mais, pour en rendre la compréhension plus facile, nous allons montrer successivement comment on mesure :

1° le volume total du contenu gastrique ;

2° la part qui revient, dans ce volume total, au repas d'épreuve même, et au liquide de sécrétion.

I. Mesure du volume total du contenu.

Principe. — Pour mesurer le volume total du contenu gastrique, sans retirer entièrement ce contenu (ce qui serait d'ailleurs pratiquement impossible), on emploie une méthode dont le principe a été donné par Mathieu et Rémond (de Metz).

(1) Gley, *Traité de Physiologie*. Cette sécrétion est donc beaucoup plus abondante que l'on ne le pense généralement. Mais il convient de se rappeler qu'une grande partie du suc gastrique sécrété est résorbée, soit dans l'estomac lui-même, soit dans l'intestin.

Une heure après le repas d'épreuve (quelle que soit sa nature), on extrait de l'estomac une partie du contenu gastrique.

Puis, on y verse, par la sonde laissée en place, une quantité connue d'eau distillée, pure ou renfermant un élément étranger.

On fait revenir, à deux reprises, dans l'entonnoir, la quantité la plus grande possible du contenu stomacal, puis on le fait repasser dans l'estomac, de façon à ce que le mélange soit parfait. Il convient, bien entendu, pendant cette opération, de veiller à ce que rien ne soit rejeté au dehors.

Quand le mélange est fait, on extrait une nouvelle quantité du contenu.

La comparaison entre les 2 liquides d'extraction (contenu pur et contenu mélangé) permet, par un calcul simple, de connaître le volume total du contenu.

Les différentes méthodes. — Ce principe a reçu des applications différentes.

Méthode de Mathieu et Rémond. — Dans leur méthode initiale, ces auteurs se contentaient d'introduire de *l'eau distillée pure :* c'est en dosant l'activité des deux liquides extraits, et en comparant les chiffres, qu'ils établissaient la valeur cherchée. Cette méthode a soulevé des objections que nous n'avons pas à discuter, car elle est généralement délaissée, et remplacée par l'une ou l'autre que voici.

Méthode de Laboulais et Goiffon. — Pour obvier aux causes d'erreur réelles, Laboulais et Goiffon proposent de diluer le contenu, à la soixantième minute, avec la solution titrée d'un sel, qui n'existe pas dans le milieu stomacal, et qui n'est pas résorbé par la muqueuse. Au lieu de doser l'acidité, on dose la quantité de ce sel contenue dans le liquide extrait, et il est facile d'en déduire la valeur cherchée.

Prenons un exemple. Un malade a ingéré un repas d'épreuve. On extrait au bout d'une heure 125 centimètres cubes de liquide, destinés à différents dosages. On introduit ensuite par le tube 200 centimètres cubes d'une solution de *sulfate de soude* à 1 p. 100, que l'on fait passer plusieurs fois dans l'estomac et revenir dans l'entonnoir, de manière à en assurer le mélange avec le contenu stomacal. On retire une partie du mélange et l'on y dose le sulfate.

Supposons que l'on ait retiré 100 centimètres cubes, et que l'on y trouve 0 gr. 50 du sulfate de soude, alors que la quantité introduite a été de 2 grammes (200 centimètres cubes de solution à 1 p. 100). Un calcul simple permet de connaître le volume total de la dilution (x) :

$$\frac{0,50}{2} = \frac{100}{x} = 400.$$

Donc ce volume total était de 400 centimètres cubes alors qu'on en avait introduit 200 : il restait donc 200 centimètres cubes de contenu gastrique. Et comme on avait retiré 125 centimètres cubes pour dosages divers au préalable, le contenu total était évidemment : 125 + 200 = 325 centimètres cubes.

III. Méthode au kaolin, de Léon Meunier. — Afin d'éviter l'erreur qui découle de la non-homogénéité du milieu gastrique, Meunier a proposé une méthode spéciale pour assurer cette homogénéité et doser le volume total.

Pour assurer l'homogénéité du milieu. — Soixante minutes après l'ingestion du repas d'épreuve, on fait boire au malade une mixture composée de 10 grammes de poudre de kaolin lavé (1), dans une quantité d'eau suffisante pour faire 100 centimètres cubes.

---

(1) Le kaolin naturel contient des traces de fer. Il est nécessaire de s'assurer que ce fer a disparu par le lavage à chaud dans de l'eau acidulée avec de l'eau régale.

L'eau régale est un mélange d'acide azotique (2/3) et d'acide chlorhydrique (1/3) servant à dissoudre l'or au moyen du chlore dégagé.

Le kaolin est un silicate d'alumine complètement insoluble et absolument indécomposable aux fortes températures.

On passe la sonde et on insuffle dans l'estomac un peu d'air avec une poire à insufflation. Cet air, en barbotant, divise la masse alimentaire et assure son mélange parfait avec le kaolin. On extrait alors tout ce que l'on peut retirer du contenu gastrique. Cette extraction se fait, grâce à la division de la masse, avec une extrême facilité, et donne une émulsion laiteuse parfaitement homogène.

Mesure du volume total du contenu gastrique. — On prend, après agitation, 10 centimètres cubes du contenu gastrique extrait, puis on les évapore et on les calcine dans une capsule, jusqu'à production de cendres blanches. Ces *cendres peuvent être considérées comme formées exclusivement de kaolin* (les cendres dues au repas d'épreuve pourraient être éliminées par un simple lavage à l'eau acidulée, mais elles donnent une erreur absolument négligeable). On les pèse.

Supposons que chaque centimètre cube du contenu stomacal extrait contienne 0 gr. 04 de kaolin. Comme nous avons introduit dans l'estomac un poids total de 10 grammes de kaolin, le volume total du milieu gastrique, y compris la suspension de kaolin, au moment de l'extraction, était formé d'autant de centimètres cubes que 0,4 est contenu de fois dans 10, soit $\dfrac{10}{0,04} = 250$ centimètres cubes.

Ces 250 centimètres cubes comprennent les 100 centimètres cubes de la suspension de kaolin et 150 centimètres cubes de contenu gastrique vrai (portion restante du repas d'épreuve et suc gastrique sécrété).

Il faut faire remarquer que, par ce procédé, la mesure du volume total porte sur tout le contenu gastrique, matières liquides et aliments solides.

II. Différenciation du repas d'épreuve et du liquide de sécrétion.

Principe. —Le principe consiste à incorporer dans le repas d'épreuve une substance qu'il soit possible de différencier et de doser. On en met un poids connu. Quand on fait l'extraction nécessaire pour apprécier le volume total, après une heure, on dose, dans le liquide extrait, cette substance. Ce dosage permet d'apprécier quelle quantité reste dans l'estomac, et quelle quantité a été évacuée. Il est facile d'en déduire les renseignements que l'on cherche pour l'ensemble du repas d'épreuve.

Diverses substances ont été proposées.

I. Procédés de l'huile ou du beurre. Critique de ces procédés. — Employés les premiers, ces procédés n'ont qu'un intérêt historique. On leur a en effet opposé les objections suivantes :

1° L'émulsion n'est pas parfaite, et par suite le liquide extrait par le dosage peut renfermer proportionnellement plus ou moins de ces substances que le liquide qui reste dans l'estomac.

2° La présence d'un corps gras peut modifier profondément, à la fois la quantité de sécrétion gastrique, et la marche de l'évacuation.

3° Le dosage nécessite une technique assez délicate et des appareils spéciaux.

II. Procédé du sulfate de fer, de Léon Meunier. — Au lieu d'huile, on ajoute au repas d'épreuve une petite quantité de fer, 3 centigrammes, sous forme de sulfate ferrique : le repas d'épreuve habituel (voir plus bas) ne contient pas de fer dosable. Meunier s'est assuré que l'absorption du sulfate ferrique par la muqueuse gastrique est nulle, et que l'addition de ce sel à la dose infinitésimale utilisée ne modifie nullement les éléments du suc gastrique, et ne gêne en rien leur dosage chimique.

A la fin du repas d'épreuve, on fait prendre au malade 30 centimètres cubes d'une solution ferrique contenant 1 milligramme de fer par centimètre cube.

La solution ferrique se prépare de la façon suivante : 1 gramme de fer pur est dissous à chaud dans environ 10 centimètres cubes d'eau distillée, additionnée de 2 centimètres cubes d'acide sulfurique pur. Après dissolution, on peroxyde avec environ 2 centimètres cubes d'acide azotique pur. La solution est évaporée lentement pour chasser l'excès d'acide, et amenée à 1.000 centimètres cubes par l'addition d'eau distillée. Cette solution se conserve indéfiniment, et on peut en préparer une grosse provision en une seule fois.

On compose le repas d'épreuve de la façon suivante : pain, 60 grammes (qui correspondent à un volume de 80 centimètres cubes), et eau, 190 centimètres cubes : soit 270 centimètres cubes, qui, avec les 30 centimètres cubes de solution ferrique, font 300 centimètres cubes.

Au bout d'une heure, on fait boire la suspension de kaolin, et on mesure le volume total comme il a été dit plus haut (voir p. 631).

Dans les cendres obtenues par calcination en vue de peser le kaolin contenu dans 10 centimètres cubes de l'émulsion gastrique, et d'apprécier ainsi le volume total du contenu (comme nous l'avons exposé, p. 631), on extrait le fer à chaud par de l'eau additionnée d'eau régale. On dose ce fer au colorimètre.

L'extrait de fer à chaud par l'eau régale est amené à 10 centimètres cubes par addition d'eau distillée. A la solution refroidie, on ajoute 5 centimètres cubes d'une solution de sulfocyanate d'ammoniaque à 120° ; la liqueur filtrée est prête pour l'examen colorimétrique.

Pour cela, on prépare une solution titrée de fer, en étendant au 120° la solution mère donnée au malade ; 10 centimètres cubes de cette solution titrée, qui contiennent 0 mgr. 5 de fer, sont étendus de 5 centimètres cubes de la solution de sulfocyanate d'ammoniaque, et versés dans un des godets du colorimètre. Ce godet est observé sous une épaisseur connue (on peut choisir l'épaisseur de 4 millimètres comme très sensible).

Dans le deuxième godet du colorimètre on verse la solution de fer à titrer, et on modifie l'épaisseur jusqu'à l'égalité de teinte entre les deux solutions. Soit *e* cette épaisseur. Les quantités de fer contenues dans les deux solutions étant en raison inverse des épaisseurs observées, la quantité de fer contenue dans les 10 centimètres cubes de la solution à titrer est $= \dfrac{4 + 0 \text{ mgr. } 5}{e}$.

Si l'on a pas de colorimètre, Meunier a montré que le dosage peut être fait d'une façon suffisamment exacte avec des tubes contenant des solutions titrées de fer.

On mesure 10 centimètres cubes de la solution ferrique au 1/1000° dans un ballon jaugé de 10 centimètres cubes, et on complète le volume avec de l'eau distillée ; on a ainsi une solution dont chaque centimètre cube correspond à un dixième de milligramme (0,0001).

Dans une série de tubes à essai de même calibre, on introduit successivement 1, 2, 3... 9, 10 centimètres cubes de cette solution, et une quantité suffisante d'eau distillée pour avoir exactement 10 centimètres cubes dans chaque tube. A chacun de ces tubes on ajoute 10 gouttes d'acide azotique, une goutte d'acide picrique au 1/100°, et 5 centimètres cubes de la solution de sulfocyanate d'ammonium à 5 p. 100. L'addition d'acide picrique a pour but de tenir compte de la coloration communiquée au suc gastrique par son ébullition avec l'acide nitrique.

On obtient de cette manière une gamme de teintes permettant d'évaluer, à 1/10ᵉ de milligramme près, le fer contenu dans le suc gastrique examiné.

Connaissant le poids de fer contenu dans 10 centimètres cubes du contenu gastrique (suspension de kaolin comprise) et le volume de ce contenu, on en déduit facilement le poids total de fer restant dans l'estomac au moment de l'extraction.

Or le repas d'épreuve additionné de 30 centimètres cubes de la solution ferrique donnant un volume de 300 centimètres cubes, chaque milligramme de fer correspond à 10 centimètres cubes de ce repas. Il en résulte qu'il suffit de multiplier par 10 le poids du fer trouvé pour avoir le volume de la partie du repas d'épreuve encore présente dans l'estomac au moment de l'extraction.

On se trouve donc en possession des valeurs suivantes : volume du repas d'épreuve (300 centimètres cubes), volume du contenu gastrique (partie restante du repas d'épreuve + sécrétion $= v$), volume de la partie du repas d'épreuve restant encore dans l'estomac au moment de l'extraction (r). D'où l'on déduit le volume de la partie du repas qui a été évacuée : $300 - r = e$; et le volume du suc gastrique sécrété encore dans l'estomac : $v - r = s$.

Ce procédé paraît actuellement le meilleur.

Cependant il comporte des causes d'erreur : d'abord celles inhérentes aux méthodes de dosage colorimétrique ; en outre une certaine quantité de fer peut être retenue par la muqueuse gastrique ; enfin, comme on doit opérer en liqueur filtrée, on ne tient pas compte du fer qui peut rester sur le filtre avec les résidus solides.

Procédé simplifié à la chlorophylle.

Ce procédé, beaucoup plus simple, consiste à faire ingérer 400 centimètres cubes d'eau colorée par 1 gramme de chlorophylle.

On tube le malade après 30 minutes.

On évalue la quantité de liquide qui reste dans l'estomac par la méthode colorimétrique.

Etat normal. — Chez les gens sains, les résultats sont concordants : après 30 minutes, on ne retrouve que 50 à 60 centimètres cubes du liquide ingéré.

Etats pathologiques. — L'évacuation peut être complète après 30 minutes, dans le cas d'*hypermotricité*.

Si la quantité dépasse 60 centimètres cubes, il y a *insuffisance motrice*.

La rétention complète ou presque complète prouve l'existence d'une *sténose* organique ou spasmodique.

Si ce procédé a l'avantage de la simplicité, il a l'inconvénient de ne pas permettre d'apprécier la sécrétion qu'aurait provoquée une véritable ingestion alimentaire.

Troisième problème : Début d'évacuation.

La recherche du début de l'évacuation est intéressante.

D'après certaines recherches, il serait établi que l'évacuation gastrique est beaucoup plus rapide chez un sujet porteur d'un ulcère du duodénum que chez un sujet sain. Mais comme, après un temps plus ou moins long, l'évacuation s'arrête par suite d'un spasme du pylore, il peut arriver que, malgré un *début* d'évacuation plus rapide, on trouve encore des résidus dans l'estomac 6 heures après le repas.

Deux techniques permettent de l'apprécier:

1° Examen radioscopique ;

2° Procédés basés sur la recherche, dans l'urine, de substances absorbables seulement par l'intestin.

Tous reposent sur le mélange aux repas de substances que la digestion gastrique ne modifie pas, et dont l'absorption ne commence que dans l'intestin.

L'emploi du salol, d'abord préconisé, a été ensuite rejeté, exposant à de multiples causes d'erreur.

Il est préférable d'employer *l'iodoforme (procédé de Fleischer)*. On donne au malade, au moment du repas d'épreuve, 0 gr. 10 d'iodoforme dans une capsule de gélatine. L'iodoforme est décomposé seulement dans l'intestin : on recherche l'iode dans l'urine et la salive : la réaction se montre chez les sujets normaux après 100 minutes.

On peut, comme le propose Bard, associer 0 gr. 15 de bleu de méthylène dans la même capsule : le passage rapide du bleu dans l'urine (avant l'iode) est la preuve que la capsule a bien été dissoute, et ses éléments mis en liberté.

Quatrième problème : Courbe d'évacuation.

On peut tracer cette courbe en réunissant les données précédentes. Mais on aura des données plus précises, si au lieu de se contenter d'un seul tubage on en fait plusieurs, à des moments de plus en plus éloignés de l'ingestion du repas d'épreuve.

État normal et états pathologiques de la motricité.

Il convient, lorsque l'on emploie les procédés d'extraction après 1 heure, de juger la motricité en considérant des rapports que l'on a désignés sous le nom de *coefficient d'évacuation* et de *rapport de motricité*.

Il faut bien remarquer que, d'une part ces rapports ne sont intéressants à connaître que s'ils sont établis dans des conditions toujours semblables.

On notera d'autre part que l'on pourrait sans inconvénient leur substituer d'autres rapports du même genre. Ceux que nous donnons ici ne sont pas les seuls : ce sont les plus commodes, et qui sont généralement adoptés.

1° *Coefficient d'évacuation* (C E). — On entend sous ce nom le rapport entre le liquide évacué et le liquide non évacué, après 1 heure. On obtient donc, en divisant ces deux nombres l'un par l'autre :

$$\text{Coefficient d'évacuation} = \frac{\text{liquide évacué}}{\text{liquide non évacué}} \quad \text{ou} \quad CE = \frac{E}{NE}$$

Supposons que le volume total du repas ingéré soit 300 centimètres cubes, et qu'après 1 heure on constate qu'il reste 100 centimètres cubes non évacués. Il y a donc eu 200 centimètres cubes évacués.

Donc :

$$\text{Liquide évacué} \qquad E = 200$$
$$\text{Liquide non évacué} \quad NE = 100$$

Par suite, on dira que le coefficient d'évacuation est :

$$CE = \frac{E}{NE} \quad \text{c'est-à-dire} \quad \frac{200}{100} = 2.$$

Le coefficient d'évacuation est, dans ce cas, égal à 2.

Il est bien évident que si le coefficient est élevé, on peut dire que *l'évacuation est accélérée*, et donc la *motricité forte*. Si au contraire le coefficient est moins élevé, c'est que *l'évacuation est ralentie* et la *motricité plus faible*.

A l'état normal, on le trouve oscillant entre 1,5 et 2,5.

On dit que l'évacuation est : *ralentie*, lorsqu'il est inférieur à 1,5 ; *accélérée*, lorsqu'il est supérieur à 2,5.

Rapport de motricité (M). — Nous avons vu que l'on appelle rapport de motricité, le rapport entre le volume du repas évacué après 1 heure, et le volume initial du repas ingéré.

On l'obtient donc en divisant le premier nombre par le second :

$$M = \frac{E}{V}$$

Reprenant l'exemple précédant, nous dirons que le rapport de motricité (M) est :

$$M = \frac{\text{Volume évacué}}{\text{Volume total}} = \frac{200}{300} = 0,66$$

A l'état normal, on le trouve oscillant entre 0,7 et 0,9.

Les chiffres plus élevés appartiennent aux motricités fortes, les chiffres moins élevés aux motricités faibles, à l'*insuffisance motrice*.

Au-dessous de 0,7 il y a insuffisance motrice.

2° DOSAGE DE LA SÉCRÉTION GASTRIQUE.

La quantité de la sécrétion est importante à connaître, aussi bien que sa qualité.

Les procédés pour l'apprécier se divisent en deux groupes.

I. **Procédés qui ont pour but de produire une sécrétion pure.** — Dans ce cas, il suffit, quand la sécrétion est obtenue, de la retirer par la sonde et de la mesurer.

Procédé du repas fictif de Carnot. — Il consiste à faire mastiquer au malade un repas de composition déterminée, mais sans lui permettre d'avaler la moindre parcelle d'aliment. Après mastication soigneuse, le bol alimentaire est rejeté au dehors. La sécrétion gastrique s'établit par réflexe. On retire par tubage le suc gastrique pur ainsi obtenu.

Procédé du repas sec. — On donne un repas constitué uniquement de biscuits secs, sans aucun liquide.

On l'extrait après trois quarts d'heure.

La quantité de suc gastrique est ainsi obtenue directement.

Mais il n'est pas certain que la sécrétion ne soit pas modifiée par cette absence de liquide ingéré.

II. **Procédés basés sur la différenciation entre la sécrétion et le repas ingéré.** — Ce sont ceux qne nous avons exposés pour déterminer le pouvoir moteur par tubage après une heure.

Puisque ces procédés permettent d'apprécier le volume total du contenu gastrique, et la part qui revient dans ce volume à ce qui reste du repas ingéré, il est évident qu'une simple soustraction permet d'en déduire la quantité *présente* de liquide sécrété.

Il faut donc remarquer que ces procédés *ne permettent pas* de résoudre les problèmes suivants :

1° Quelle est la quantité totale du suc sécrété?

2° Quelle est la quantité du suc sécrété à un moment donné?

Cela est évident, puisqu'il y a constamment évacuation dans l'intestin d'une partie du repas d'épreuve, associée à une partie de la sécrétion de l'estomac; et qu'il y a d'autre part résorption partielle du suc gastrique au niveau même de l'estomac.

Mais, par contre, ces procédés permettent d'apprécier la proportion qui existe, à un moment déterminé, entre le **volume** du suc sécrété et le volume du repas non évacué.

On donne à cette proportion, considérée après une heure, le nom de *rapport de sécrétion,* ou *coefficient de sécrétion.*

Si, par exemple, on constate que le volume du contenu gastrique, une heure après l'ingestion du repas d'épreuve, est de 250 centimètres cubes, et que 100 centimètres cubes appartiennent au repas ingéré, la quantité de suc sécrété que renferme à ce moment l'estomac est évidemment 250 — 100 = 150 centimètres cubes.

$$S = \frac{\text{sécrétion pure}}{\text{repas non évacué}} = \frac{150}{100} = 1,5$$

A l'état normal, le rapport de sécrétion oscille entre 1,5 et 1,2.

Au-dessus de ce chiffre, il y a hypersécrétion.

Au-dessous, il y a hyposécrétion.

Il faut bien remarquer qu'il est beaucoup plus important, pour juger de l'hypersécrétion, ou de l'hyposécrétion, de considérer le rapport de sécrétion plutôt que le chiffre brut de la sécrétion même.

En effet, si le malade a une évacuation ralentie, on trouve après une heure beaucoup de liquide de sécrétion, sans qu'il y ait en réalité hypersécrétion.

Au contraire, si l'évacuation est accélérée, l'estomac peut ne contenir que très peu de liquide de sécrétion, même si la sécrétion a été abondante.

Le rapport de sécrétion, en tenant compte de la rapidité d'évacuation, empêche toute erreur d'interprétation.

La concentration du suc gastrique.

Définition et technique. — La concentration du suc gastrique est le poids de matière *dissoute* dans l'unité de volume de ce liquide.

Prenons un exemple :

Supposons que 15 centimètres cubes de suc gastrique aient fourni par évaporation 0 gr. 75, la concentration (γ), c'est-à-dire la quantité de matière dissoute dans 1 centimètre cube de suc, sera : $\frac{0,75}{15} = 0,05$. Autrement dit, $\gamma = \frac{R}{V}$. Il en résulte que l'on peut encore définir la concentration : le rapport du poids (R) de matière dissoute au volume (V) de la dissolution.

Pour faire cette recherche, on prélève, avec une pipette soigneusement jaugée, suivant la quantité de liquide dont on dispose, 2 à 5 centimètres cubes de suc gastrique, qu'on laisse écouler lentement dans un verre de montre taré. On expose le verre et son contenu à la vapeur d'un bain-marie bouillant. L'évaporation se fait très vite ;

on achève la dessiccation en plaçant l'extrait pendant cinq à six heures sous la cloche à acide sulfurique ; on pèse alors rapidement.

Si, du poids trouvé, on retranche la tare du verre de montre, on a le poids (R) de résidu abandonné par le volume (V) du suc gastrique évaporé. Il n'y a plus alors qu'à effectuer le calcul. Quand le suc gastrique contient de l'HCl libre que l'évaporation chasse, on en tient compte, dans le calcul du résidu.

Les résidus fournis par les repas d'épreuve composés de pain ne sont que faiblement hygrométriques, mais il n'en est pas de même pour ceux qui proviennent de liquides à jeun, généralement riches en matières salines. Il convient alors de peser à l'abri de l'humidité ambiante.

Les principales données acquises jusqu'ici. — Ce sont les suivantes.

1° Le suc gastrique pur a une concentration qui oscille entre 0,006 et 0,012.

2° Quand on considère la concentration du contenu gastrique, retiré dans telle ou telle condition, il convient de se rappeler que le taux de sa concentration est dû à des facteurs multiples :

a) le suc gastrique même, sécrété en abondance plus ou moins grande ;

b) le liquide que l'on a absorbé, et les éléments qu'il tenait en dissolution (eau pure, eau sucrée, lait, etc.) ;

c) les matières amylacées dissoutes sous l'influence de la salive ;

d) les éléments dissous sous l'influence du suc gastrique lui-même, en particulier les matières albuminoïdes (viande, gluten, caséine du lait, etc.) ;

3° Cela nous explique qu'après un repas d'épreuve déterminé, la concentration évolue toujours dans un même sens ; — mais d'autre part qu'elle évolue dans des sens différents suivant la nature même de ce repas d'épreuve.

Prenons quelques exemples typiques.

a) *Ingestion d'eau pure.* — Peu après l'ingestion, le liquide retiré de l'estomac est évidemment presque exclusivement de l'eau pure : la concentration en est très faible. Puis la sécrétion gastrique s'y ajoute en proportion de plus en plus forte, et la concentration s'élève : c'est ce qui explique que, *pendant la digestion de l'eau distillée, la concentration est ascendante.*

b) *Ingestion d'aliments déjà dissous avant d'arriver dans l'estomac.* — Tantôt ils sont en dissolution dans le liquide ingéré (sucre, sel, matières extractives), tantôt ils se dissolvent sous l'influence de la diastase salivaire (matières amylacées). Quoi qu'il en soit, ce repas avec ses éléments dissous étant de concentration plus élevée que celle du suc gastrique, au fur et à mesure que la digestion avance et que la proportion de sécrétion gastrique devient plus abondante, il est évident que le mélange a une concentration moindre : la *concentration est descendante.*

c) *Ingestion d'aliments, qui se dissolvent sous l'action propre du suc gastrique (matières albuminoïdes, viandes, gluten, caséine, etc.).* Dans ce cas la quantité de matière dissoute augmente par l'activité même du travail digestif, et la *concentration est d'abord ascendante ;* puis, le travail de dissolution étant ralenti ou terminé, tandis que la sécrétion gastrique continue à se produire, la concentration décroît.

d) *Ingestion d'aliments mixtes, tels que ceux du repas d'épreuve* — Le pain est un aliment complexe. Il appartient donc simultanément aux deux groupes précédents d'aliments à évolutions différentes. Par suite, la concentration subit, pendant la digestion du pain, deux évolutions antagonistes.

Dans une première phase qui dure quatre-vingt-dix minutes (phase amylolytique), la concentration suit une marche franchement décroissante, analogue à celle qui se produirait avec la matière amylacée pure. L'action diluante de la sécrétion se fait seule sentir, et elle se traduit par l'abaissement de la concentration.

Dans une deuxième phase, quand la concentration atteint, dans sa chute progressive, des valeurs voisines de 0.03, la dissolution de la matière azotée fait sentir son action (phase peptique) et maintient la concentration au-dessus de 0,01 jusqu'à la cent cinquantième minute, à l'état physiologique ; alors que, sans elle, cette dernière atteindrait sa limite inférieure longtemps auparavant.

e) *Étude de la concentration, pendant la digestion du repas d'épreuve.* — Ce repas étant celui que nous adopterons plus loin pour l'examen chimique du contenu gastrique, il convient que nous indiquions la marche de la concentration.

Nous venons de voir qu'elle évolue, dans ce cas, des grandes vers les petites valeurs.

A l'état normal, elle est, en moyenne :

$$\begin{array}{lll} \text{après } 30 \text{ minutes} & 0,090 \\ \text{—} \quad 60 \quad \text{—} & 0,060 \\ \text{—} \quad 90 \quad \text{—} & 0,030 \end{array}$$

CHAPITRE IV

MICROBES ET LEVURES. CHAMPIGNONS PARASITES ANIMAUX

En ce qui concerne ces recherches, nous n'avons à donner que des notions très résumées : il s'agit en effet de constatations exceptionnelles, ou de peu de portée pratique.

Microbes et levures. — On trouve toujours un certain nombre de microorganismes d'aspect et de nature multiples. Les plus habituellement rencontrés sont le *bacillus mesentericus*, le *colibacille*, l'*entérocoque*, des *sarcines*.

Le *bacille innominé*, qui se montre souvent sous la forme de longs filaments flexueux, est fréquent dans les *néoplasmes gastriques*, et sa présence est peut-être une des causes de la fermentation lactique : mais on ne saurait la considérer comme un signe pathognomonique de cancer.

On peut aussi trouver, dans diverses circonstances cliniques, le bacille tuberculeux, le bacille typhique, le vibrion cholérique, etc.

Champignons. — Le développement des champignons dans l'estomac constitue une rareté.

Parasites animaux. — La présence possible de parasites animaux dans la cavité gastrique est une éventualité à laquelle il faut penser, en présence de symptômes cliniques d'allure anormale : c'est ainsi que des vers, *gordiens*, *tænias*, *lombrics*, *oxyures*, *trichines*, *ankylostomes*, peuvent séjourner dans l'estomac, et être rejetés par vomissement. De même des *larves de mouche* et des *myriapodes*.

ÉLÉMENTS CELLULAIRES. CYTODIAGNOSTIC GASTRIQUE

L'examen microscopique du contenu gastrique n'est pas exclusivement destiné à déceler les microorganismes, les œufs ou les fragments de parasites, dont nous avons parlé dans le chapitre précédent. Il permet en outre, et surtout, de reconnaître et d'étudier les débris alimentaires et les éléments cellulaires.

On le pratique dans les deux circonstances suivantes :

a) Examen microscopique du contenu gastrique expulsé par vomissement, ou retiré par la sonde ;

b) Examen microscopique d'un liquide de lavage (après évacuation de ce que l'estomac pouvait renfermer) : ce qui constitue l'épreuve du *cytodiagnostic.*

1° **Liquide à jeun, ou après repas.** — On y trouve :

a) Des *microorganismes* et des *parasites* (voir p. 641).

b) Des *globules rouges,* s'il y a hémorragie. On les reconnaît parfaitement dans un liquide, sans coloration.

Mais il faut remarquer que leur présence ne permet nullement d'affirmer une hémorragie gastrique : le tube a pu ramener accidentellement quelques filets de sang, par érosion de la muqueuse buccale ou œsophagienne. Nous avons vu des malades chez qui l'on avait fait *à tort,* en se basant sur ce symptôme mal interprété, le diagnostic de cancer de l'estomac.

D'autre part, le contenu gastrique peut renfermer une notable quantité de sang, sans que les globules soient reconnaissables au microscope ; par un séjour un peu prolongé, ils ont été digérés et détruits.

Mais, dans ce cas, l'examen spectroscopique, que nous avons étudié plus haut (voir p. 49), et surtout l'examen chimique (voir p. 673), permettent de déceler la présence d'hémoglobine.

c) De grandes *cellules épithéliales de la bouche*, chargées de microbes, semblables à celles que l'on trouve dans les crachats, apportées dans l'estomac par la salive déglutie.

d) Des *cellules cylindriques ou caliciformes*, desquamées de l'épithélium stomacal.

e) Des *globules blancs*, polynucléaires, mononucléaires et lymphocytes, souvent altérés et réduits à leur noyau.

f) Souvent on voit, en grande quantité, des globules réfringents, arrondis, de volume très inégal : ce sont des *globules graisseux du lait*.

g) Quant aux *fragments de tissus*, il sera aisé et

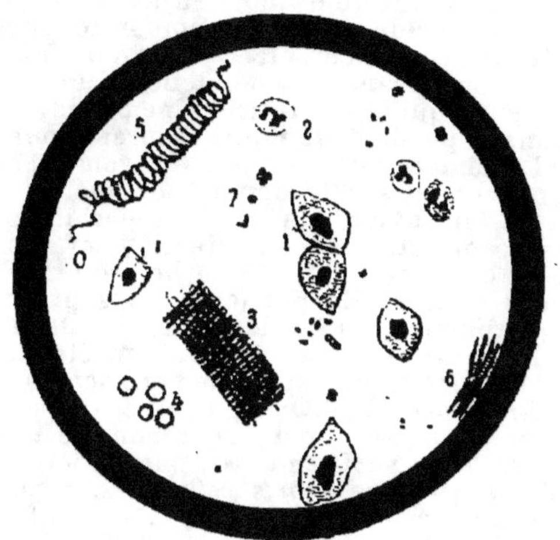

Fig. 273. — *Les principaux éléments qu'on peut trouver, à l'examen microscopique dans le contenu stomacal.*

Grossiss. : 500. Examen sans coloration avec un éclairage modéré. 1. Cellules pavimenteuses de la bouche ; 2. Polynucléaire ; 3. Fibre musculaire striée ; 4. Globules graisseux (globules du lait) ; 5. Fibre végétale spiralée ; 6. Cristaux d'acides gras ; 7. Levures et microbes.

important de reconnaître surtout les *fibres végétales* et les *fibres musculaires striées*. La figure ci-contre montre que les premières se présentent sous forme de spirales. Les secondes forment des masses de fibres jaunâtres, volumineuses, présentant une double striation caractéristique, longitudinale et transversale.

Parmi les autres débris alimentaires, citons les *fibres élastiques*, le *tissu conjonctif et graisseux*, les *grains d'amidon*. La présence de ce dernier est d'ailleurs aisément décelée par l'examen chimique.

Les fragments que l'on soupçonnera appartenir à un *tissu néoplasique* seront préparés, pour être examinés sous forme de coupes colorées (voir p. 60).

2° Cytodiagnostic gastrique. — La *technique* en est simple. Il faut s'assurer d'abord d'une évacuation complète de l'estomac. On fait donc le matin à jeun le tubage et l'aspiration ; et, même si l'on ne retire aucun résidu, on procède au lavage de l'estomac, avec de l'eau bouillie, jusqu'à ce que le liquide ressorte parfaitement limpide.

Cela fait, sans retirer la sonde, on introduit 250 centimètres cubes de sérum artificiel (eau salée à 9 p. 1.000), et on attend dix minutes. Il est bon, lorsque l'estomac est dilaté et atone, d'employer différents artifices, pour que le liquide de lavage ne s'accumule pas en un seul point, et pour qu'il vienne en contact avec toute l'étendue de la surface. Cela est évidemment très important si on soupçonne une lésion localisée, ulcère, cancer, etc. On doit donc faire prendre au malade différentes positions, assis, couché, debout, et malaxer prudemment son estomac. Puis le liquide est retiré. Une partie est centrifugée ; l'autre est abandonnée pendant quelques heures, pour obtenir un dépôt spontané.

L'examen portera comparativement sur le culot obtenu par centrifugation, et sur le dépôt spontané.

On fait, d'une part des préparations humides, que l'on examine sans coloration avec l'objectif à sec et un éclairage modéré ; — d'autre part des préparations sèches, que l'on étale, fixe, colore, comme pour le sang. En particulier, les préparations à l'hématéine-éosine, à la thionine, au liquide de Tribondeau sont indiquées.

D'après les recherches qui ont été faites sur le cytodiagnostic gastrique, les points suivants sont acquis.

État normal. — On ne trouve, en employant la technique que nous avons indiquée, qu'un petit nombre d'éléments cellulaires. Ce sont des *cellules pavimenteuses*, particulièrement abondantes chez les aérophages ; — des *débris cellulaires*, avec noyau plus ou moins net ; — des *noyaux* isolés, plus ou moins altérés. Tous ces éléments sont enveloppés de mucus.

États pathologiques. — Les *lésions hémorragiques* sont, bien entendu, caractérisées par la présence de globules rouges, en nombre considérable.

Dans les *gastrites*, on trouve de nombreux polynucléaires, quelques globules rouges et de nombreuses cellules épithéliales altérées. Cette formule est aussi celle qui caractérise l'*ulcère de l'estomac*.

Dans le *cancer*, on trouve tantôt de véritables petites masses néoplasiques, mais le plus souvent les cellules cancéreuses sont en groupes ou isolées, et, dans ce dernier cas, leur diagnostic est très difficile. On pourrait cependant les reconnaître à leurs noyaux volumineux, quelquefois doubles ou triples, et à l'intensité avec laquelle elles prennent les matières colorantes. Mais il faut une grande habitude des examens histologiques, car les causes d'erreur sont nombreuses. En même temps que ces cellules, on trouve des globules blancs et des globules rouges, des bacilles lactiques, etc.

EXAMENS CHIMIQUES ET BIOLOGIQUES DU CONTENU GASTRIQUE AU POINT DE VUE DU TRAVAIL DIGESTIF

I

NOTIONS PRÉLIMINAIRES

L'examen du contenu gastrique au cours de la digestion, pour apprécier la nature et l'intensité du travail exécuté par l'estomac, a suscité des travaux innombrables. Hayem et Winter ont poursuivi sur ce sujet les plus longues, les plus patientes et les plus fructueuses recherches : ils ont, en particulier, mis en lumière l'importance de l'acide chlorhydrique combiné.

Classification. — On peut classer ces recherches dans l'ordre suivant :

1° Dosage de *l'acidité totale* ;

2° Recherche et dosage de *l'acide chlorhydrique libre* et des *divers composés chlorés.*

Nous réunirons ces deux premiers chapitres, en exposant dans son ensemble la technique et l'interprétation de la *méthode d'Hayem et Winter.*

Cette méthode est de beaucoup la plus précise et doit être utilisée chaque fois qu'il est possible de le faire. Elle a l'inconvénient d'être de technique délicate, et de donner des résultats dont l'interprétation peut paraître, au premier abord, assez difficile. Aussi a-t-on proposé de lui substituer des méthodes plus simples, mais beaucoup moins rigoureuses : parmi ces dernières, nous exposerons plus loin celles qui sont le plus employées.

3° Recherche et dosage des *acides organiques (lactique, butyrique, acétique)* ;

4° Recherche et dosage des *ferments (pepsine* et *ferment lab)*;

5° Recherche des *produits de digestion des albuminoïdes* (syntonines, albumoses, peptones); et recherche des produits de *transformation des matières amylacées* (maltose, dextrine), par la ptyaline de la salive, dont l'action peut se continuer dans l'estomac.

II

MÉTHODE CHLOROMÉTRIQUE
D'HAYEM ET WINTER

La méthode d'Hayem et Winter est basée sur ce fait que la recherche de l'acide chorhydrique libre, et son dosage, ne paraissent pas avoir, pour le diagnostic des affections gastriques, une importance aussi grande qu'on le croit en général. Ce qui importe surtout, c'est la *chlorhydrie,* c'est-à-dire la *somme totale* représentée par l'acide chlorhydrique libre et les combinaisons organiques du chlore : à la différence du dosage de l'acide chlorhydrique libre, le dosage de la chlorhydrie ne prête pas à discussion.

D'autre part, elle permet, en dosant le chlore total et les chlorures fixes, d'établir, avec les dosages précédents, des coefficients de la plus grande valeur.

Les critiques qu'elle a d'abord suscitées ont été aisément réfutées par les auteurs de la méthode.

On ne saurait donc mettre trop de soin à en posséder exactement la technique, et à savoir en lire les résultats.

Nous allons donner ici un résumé de ces notions, que l'on trouvera exposées tout au long dans l'ouvrage de M. Hayem : *les Évolutions pathologiques de la digestion stomacale.*

Obtention du liquide à analyser. Repas d'épreuve. — Suivant les circonstances cliniques, on analyse, soit un liquide retiré de l'estomac à jeun, soit un liquide rejeté par vomissement, soit le plus souvent le mélange obtenu après repas d'épreuve. Dans ce dernier cas, pour que les résultats soient comparables, il est nécessaire de donner un repas de composition invariable.

Hayem a adopté le repas suivant : 60 grammes de pain blanc rassis et un quart de litre de thé léger sans lait ; il est utile d'y ajouter 10 grammes de sucre, pour l'étude de la concentration.

Ce repas a l'avantage d'être suffisamment complet, car il contient des matières azotées, des matières amylacées, des matières salines et même une petite quantité de graisse. En outre, il n'est pas trop copieux, aussi arrive-t-on à le faire prendre à la grande majorité des malades.

Suivant les circonstances cliniques, on retire le repas à des moments différents. On peut l'extraire en une fois, au bout d'une heure. Mais on a des renseignements plus précis si l'on fait une extraction partielle, de demi-heure en demi-heure, jusqu'à ce que l'on ne retire plus rien, ce qui arrive généralement après une heure et demie à deux heures.

Si l'on fait l'extraction partielle, il faut retirer chaque fois au moins 30 centimètres cubes, quantité nécessaire à l'analyse chimique. Mais il faut n'en retirer guère plus, sinon les extractions suivantes seraient insuffisantes.

Titrage de l'acidité totale. — On prend 10 centimètres cubes de suc gastrique filtré, et l'on y ajoute quelques gouttes de solution alcoolique de phtaléine du phénol à 2 p. 100. Cette substance, incolore en milieu acide, prend une teinte rose dès qu'elle se trouve en présence d'une trace d'alcali en excès.

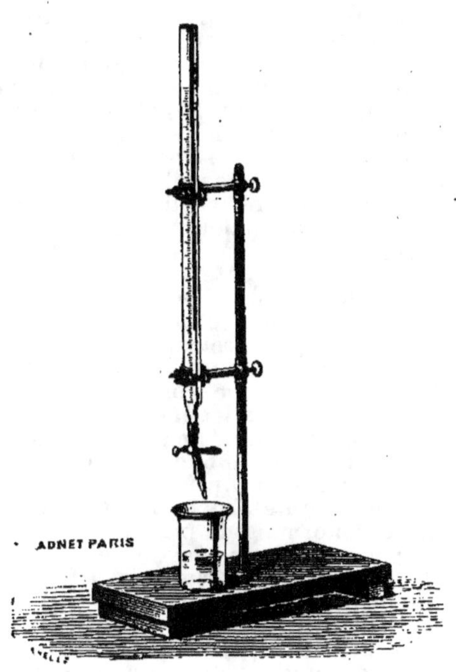

FIG. 274. — *Burette à robinet.*
Pour le titrage de l'acidité totale du suc gastrique.

On fait donc tomber dans ce mélange, goutte à goutte, avec une burette à robinet, une solution alcaline de soude déci-normale (au dixième), jusqu'à neutralisation, c'est-à-dire jusqu'à ce que la teinte rose apparaisse et persiste.

On sait que 1 centimètre cube de la solution de soude neutralise 0 gr. 003646 d'acide, exprimé en HCl : donc il suffit, pour connaître l'acidité totale exprimée en HCl, de multiplier la quantité de la solution de soude employée par 0 gr.003646.

Cette acidité totale représente la réunion de plusieurs éléments acides : l'acide chlorhydrique libre, la majeure partie des combinaisons organiques du chlore, les acides organiques, et les sels minéraux acides, tels que les phosphates monobasiques. Comme nous le verrons plus loin, ces différents éléments varient dans des proportions considérables, et se combinent de diverses façons.

Dosage du chlore. — Dans trois petites capsules de porcelaine, *a*, *b*, *c*, on verse 5 centimètres cubes de liquide stomacal filtré.

Dans la capsule *a*, on ajoute un excès de carbonate de soude. On la porte à l'étuve à 100 degrés. Par suite de l'addition du carbonate, elle renferme tout le chlore à l'état de chlorures fixes. Elle servira donc à doser le chlore total.

Dans ce but, on la porte, progressivement et avec précautions, au rouge sombre naissant, en évitant les projections.

On hâte la destruction des matières organiques, et on diminue l'action de la chaleur, en agitant fréquemment avec une baguette de verre. Dès que la masse ne présente plus de points en ignition, et qu'elle devient pâteuse, par commencement de fusion du carbonate de soude, la calcination est suffisante. L opération ne doit durer que quelques minutes, et le résidu, repris par l'eau, doit fournir une solution incolore. Après refroidissement, on ajoute de l'eau distillée et un léger excès d'acide nitrique pur ; on fait bouillir, pour chasser l'excès d'acide carbonique ; on ramène alors la solution à la neutralité ou même à une très légère alcalinité, par addition de carbonate de soude pur. On chauffe, et on est averti que cette dernière limite est atteinte, par une abondante précipitation de sels calcaires entraînant tout le charbon. Après filtration et lavage du résidu à l'eau bouillante, on réunit toutes les liqueurs, et on dose le chlore à l'aide de la solution décinormale de nitrate d'argent, en présence du chromate neutre de potasse. Cette réaction est extrêmement sensible. La quantité de chlore total est exprimée en HCl, afin que toutes les valeurs trouvées soient comparables entre elles.

Les capsules *b* et *c*, exposées à une évaporation prolongée à 100 degrés, sont ainsi privées de tout HCl libre.

Si on ajoute alors dans la capsule *b* un excès de carbonate de soude, on fixe tout le chlore restant. Il suffit, pour doser ce chlore, de procéder comme on l'a fait pour le chlore total (capsule *a*). La valeur obtenue, soustraite de celle qui représente le chlore total, donnera la quantité d'HCl libre. Autrement dit $a - b = $ HCl libre (H).

La capsule *c*, une fois desséchée, est soumise à la calcination directe, sans addition de carbonate de soude. L'opération doit être faite rapidement, en évitant toute surchauffe. A cet effet la capsule, chauffée par le fond, est garantie latéralement par une toile métallique, et on écrase le charbon à l'aide d'un agitateur, de manière à hâter la calcination. On s'arrête dès que le charbon est sec et friable. On détruit ainsi les combinaisons organiques du chlore, et on obtient un résidu qui ne contient plus que les chlorures fixes.

Ceux-ci sont dosés toujours par la même méthode.

Connaissant le chiffre des chlorures fixes (F), il suffit de le retrancher de la valeur fournie par b (chlore moins HCl libre) pour obtenir la quantité de chlore combiné aux matières organiques et à l'ammoniaque. En d'autres termes $b - c =$ HCl combiné aux matières organiques (C).

Il est un point sur lequel il faut attirer l'attention. Dans les capsules dont on évapore le contenu, sans addition préalable de carbonate de soude, on voit toujours apparaître, lorsque le liquide contient de l'HCl libre, une coloration noirâtre, dont l'intensité est en rapport avec la proportion de cet acide libre. S'il n'existe pas d'HCl libre dans le liquide gastrique, le résidu offre au contraire une couleur jaune paille.

Il est bon, de plus, quand on peut disposer d'une certaine quantité de liquide, de contrôler les résultats chimiques par la recherche de l'HCl libre, à l'aide de l'une des méthodes que nous donnons plus loin (voir p. 654).

Enfin, pour inscrire le résultat définitif, on doit se rappeler ceci. Pour faire chacun de ces dosages on a employé *cinq* centimètres cubes du suc gastrique; or le résultat est généralement indiqué pour *cent* (c'est ainsi que nous le donnons dans les pages suivantes), parfois pour *mille*. Il faut donc multiplier les chiffres que l'on obtient, soit par 20, soit par 200.

Interprétation des résultats de la méthode chlorométrique.

Nous ne pouvons donner ici l'exposé détaillé de l'interprétation des résultats obtenus par la méthode chlorométrique. Du moins nous allons en indiquer les grandes lignes.

État normal. — 1° LE SUC GASTRIQUE A L'ACMÉ DE LA DIGESTION. — A l'état normal, si l'on fait une extraction unique du repas d'épreuve dont nous avons donné la composition, après une heure, on obtient les chiffres suivants :

Acidité totale	A	:	0,189
Acide chlorhydrique libre	H	:	0,044
Chlore combiné organique	C	:	0,168
Chlorhydrie	H+C	:	0,212
Chlore total	T	:	0,321
Chlore fixe	F	:	0,109
Rapport du chlore total au chlore fixe	T/F	:	3

$$\text{Rapport } \frac{A - H}{C} \text{ ou } \alpha : 0,86.$$

Certains de ces chiffres sont obtenus directement (A, T, H, F). Les connaissant, il est facile de connaître les autres (C, H + C, T/F, α).

Que représentent ces différentes valeurs ?

A ou acidité totale. — Elle représente la réunion de plusieurs éléments acides : l'acide chlorhydrique libre (H); les acides organiques, quand il y en a ; enfin la majeure partie des combinaisons organiques du chlore (C).

H ou acide chlorhydrique libre. — Il n'est nullement, comme on l'a admis généralement, l'élément principal. Il paraît, au contraire, n'être qu'un produit accessoire, en quelque sorte accidentel, de l'acte digestif. Pour certains auteurs même il manquerait totalement dans le suc gastrique impur, c'est-à-dire obtenu après repas d'épreuve, et il s'agirait en réalité d'HCl appartenant aux combinaisons chlorées organiques acides.

C ou chlore combiné organique. — Le développement de C paraît lié à la peptonisation. Quand cette valeur est élevée, on doit en conclure que le travail chimique de l'estomac est intensif. D'ailleurs la nature exacte de ces combinaisons chlorées organiques est inconnue.

H + C ou chlorhydrie. — Cette somme montre la quantité de chlore qui a été utilisée pour la digestion. Dans les conditions physiologiques, elle est un peu supérieure à l'acidité totale (A). En voici la raison. L'acidité totale, à l'état normal, n'est due qu'à l'acide chlorhydrique libre et aux combinaisons organiques acides du chlore. Si toutes les combinaisons organiques du chlore étaient acides, il est évident que, à l'état normal, on aurait A = H + C. Mais, comme une petite partie des combinaisons organiques est neutre, A doit être plus petit que H + C, quand il n'y a pas d'acides anormaux.

T ou chlore total. — C'est la somme des valeurs H, C et F.

F ou chlore minéral ou chlore fixe. — C'est le résidu non utilisé de la sécrétion chlorée.

Rapport $\dfrac{T}{F}$. — Le rapport T/F montre la proportion du chlore total au chlore inutilisé : c'est un élément d'appréciation important pour l'étude de l'évolution digestive.

Rapport α ou $\dfrac{A - H}{C}$. Il permet d'apprécier le rapport des combinaisons neutres et des combinaisons acides de C, et aussi l'abondance des acides gras.

2° LE CYCLE CHIMIQUE NORMAL. — Toujours à l'état normal, si l'on fait, non pas une, mais plusieurs extractions succes-

sives, de demi-heure en demi-heure, on trouve les variations
suivantes :

	Après 1/2 heure	Après 1 heure	Après 1 heure 1/2
A	0,075	0,189	0,126
H	0,000	0,044	0,014
C	0,072	0,168	0,106
H+C	0,073	0,212	0,120
T	0,255	0,321	0,284
F	0,182	0,109	0,164
T/F	1,4	3	1,7
α	1,02	0,86	1,05

D'après ce tableau il est facile de voir que l'acmé de la digestion se produit au bout d'une heure. A ce moment en effet les
produits de la sécrétion T et la somme H + C atteignent leur
plus grande valeur ; c'est donc le moment où il y a utilisation
au maximum du chlore sécrété.

Après ce temps, les valeurs T et H + C décroissent.

Si l'on attend au delà d'une heure et demie pour faire l'extraction, on constate qu'il ne reste plus dans l'estomac assez
de liquide pour faire une analyse : la digestion peut être considérée comme terminée.

États pathologiques. — Quels sont les principaux renseignements fournis par les variations pathologiques de ces valeurs ?

Comme pour l'étude de l'état normal, considérons d'abord
les cas dans lesquels les chiffres trouvés à l'acmé de la digestion
ne répondent pas aux chiffres habituels ; puis les cas de cycle
chimique anormal.

1° Variations des différentes valeurs a l'acmé de la digestion. — *A ou acidité totale.* — Les variations pathologiques
de A doivent être étudiées surtout au point de vue des modifi-

cations qualitatives : voir le rapport $\dfrac{A - H}{C}$.

H ou acide chlorhydrique libre. — Il peut être égal à 0, ou
au contraire monter jusqu'à 0,450. Mais il est essentiel de noter que, contrairement aux idées anciennes, la digestion peut
être active sans acide chlorhydrique libre ; et que, par contre,
elle peut être défectueuse alors que H est en proportion exagérée.

C ou chlore combiné organique. — Ses variations, qui sont
parallèles à l'intensité du travail chimique de l'estomac, se
font sur une grande étendue : C peut être absent, ou au contraire monter à 0,350.

H + C ou chlorhydrie. — Les limites extrêmes que l'on a trouvées vont de 0 à 0,480.

Les variations, isolées ou associées, de ces trois valeurs, H, C, H + C, caractérisent les différents types d'hyperpepsies et d'hypopepsies (voir pages suivantes).

T ou chlore total ou chlorurie. — La chlorurie peut être augmentée ou diminuée. Les chiffres extrêmes que l'on a trouvés sont 0,570 et 0,060.

F ou chlore minéral ou chlore fixe. — Représentant le résidu non utilisé de la sécrétion chlorée, on comprend que sa quantité sera normale ou diminuée dans les processus intenses : il peut descendre à 0,060. Au contraire, quand le pouvoir de digestion est faible, F pourra être très élevé.

Rapport $\frac{T}{F}$. Les variations pathologiques de ce rapport sont intéressantes à étudier, dans les anomalies de l'évolution digestive (voir p. 653).

Rapport α *ou* $\frac{A - H}{C}$. — On tirera des renseignements intéressants surtout de l'élévation de α, qui peut monter à 2, 3 et même 50. Lorsque sa valeur atteint 3 à 4, elle est la conséquence de fermentations, qui parfois atteignent un développement considérable. Ces fermentations sont presque toujours dues aux acides lactique et butyrique, assez souvent associés. Elles ont une signification pathologique incontestable. Hayem n'a trouvé des valeurs s'élevant à 3 et au-dessus que dans les sténoses serrées, et particulièrement dans celles qui résultent de la présence d'un cancer ou d'un ulcéro-cancer.

Types chimiques pathologiques. — La division en hyperchlorhydrie, hypochlorhydrie et anachlorhydrie, autrefois admise, est aujourd'hui insuffisante. Hayem décrit les principaux types suivants :

Hyperpepsie. — Elle est caractérisée par l'augmentation de la chlorhydrie (H + C).

Tantôt ces deux valeurs, H et C, sont augmentées : *l'hyperpepsie est générale.*

Tantôt C seul est augmenté : c'est *l'hyperpepsie chloro-organique.*

Tantôt H seul est augmenté : c'est *l'hyperpepsie chlorhydrique* ou *hyperchlorhydrie.*

La fermentation acétique se rencontre généralement avec les différents types d'hyperpepsie.

Hypopepsie. — Elle est marquée par la diminution de la

chlorhydrie. Son degré extrême est *l'apepsie*, dans laquelle la fonction de l'estomac se trouve supprimée.

La fermentation lactique leur est souvent associée.

2° VARIATIONS PATHOLOGIQUES DE L'ÉVOLUTION DIGESTIVE OU DU CYCLE CHIMIQUE. - On peut distinguer trois types de troubles évolutifs.

Accélération du processus digestif. — Les différents stades se précipitent, et l'estomac se vide d'une façon précoce.

Si l'on a fait plusieurs tubages successifs, de demi-heure en demi-heure, il est facile, par la comparaison des résultats obtenus, de voir que l'acmé de la digestion est plus précoce qu'à l'état normal.

Mais on comprend que si l'on n'a fait qu'un tubage, après une heure, on n'a qu'un liquide de fin de digestion, qui fournit à l'analyse des chiffres plus ou moins faibles, dont l'interprétation peut être l'origine d'erreur.

Il peut donc arriver que, chez certains hyperpeptiques, l'examen des valeurs dosées après une heure fasse croire à un chimisme normal ou à de l'hypopepsie, alors que l'examen pratiqué à la trentième minute révèle l'hyperpepsie. En cas de doute, on fera donc un tubage en série.

Cette accélération du processus digestif peut se rencontrer dans *l'hyperpepsie*, *l'hypopepsie* et *l'apepsie*.

Ralentissement du processus digestif. — L'acmé est retardée; la durée du processus peut être doublée.

Ce ralentissement est fréquent dans *l'hyperpepsie* et dans *l'hypopepsie*. Il est exceptionnel dans l'apepsie.

Continuité du processus digestif. — La digestion est indéfiniment prolongée, l'estomac n'est jamais vide : même le matin à jeun on y trouve du liquide avec résidus alimentaires. C'est un signe presque pathognomonique (quand on l'a constaté plusieurs fois chez le même sujet) de *sténose du pylore*.

III

MÉTHODES SIMPLIFIÉES D'ANALYSE CHIMIQUE

A côté de la méthode d'Hayem et Winter, il convient de faire place, pour les besoins de la clinique courante, à des méthodes, moins précises, mais plus simples de technique et d'interprétation.

Ces méthodes sont fort nombreuses. Nous décrirons seulement celles qui nous paraissent les meilleures, en envisageant successivement : le dosage de l'acidité totale ; — la recherche et le dosage de l'acide chlorhydrique libre ; — la recherche et le dosage simultanés de l'acidité totale et de l'acide chlorhydrique libre ; — le dosage des autres éléments acides.

Enfin nous donnerons une vue d'ensemble sur toutes ces méthodes, et sur la façon dont il est logique de comprendre, suivant les circonstances cliniques, leur emploi.

1° DOSAGE DE L'ACIDITÉ TOTALE.

Nous avons vu que l'acidité totale du contenu gastrique est due à des éléments acides très différents (acide chlorhydrique libre, acides organiques, acide chlorhydrique combiné, sels minéraux acides).

Par suite le résultat varie, dans de notables proportions, suivant la méthode et l'indicateur coloré que l'on emploie. Des résultats ne sont donc comparables, que si l'on a employé la même méthode.

Le plus habituellement, on choisit comme indicateur coloré la phtaléine du phénol, en solution alcoolique à 2 p. 100. C'est cet indicateur qui est employé dans la méthode d'Hayem et Winter : on trouvera page 647, la technique de ce dosage.

D'autres méthodes emploient le tournesol, l'acide rosolique, etc.

2° RECHERCHE ET DOSAGE DE L'ACIDE CHLORHYDRIQUE LIBRE.

Avant de parler de ce dosage, nous devons faire remarquer que deux questions préalables se posent à son sujet.

1° *Le suc gastrique renferme-t-il de l'acide chlorhydrique libre ?* — Il peut paraître étonnant que cette question soit discutée, et que l'accord ne soit pas fait sur ce point. C'est que l'on ne définit pas toujours de la même façon ce qu'il faut entendre par acide chlorhydrique libre. Pour les uns, on ne peut dire qu'un liquide renferme de l'acide chlorhydrique libre, que lorsqu'il présente *toutes* les propriétés que possède une solution d'acide chlorhydrique dans l'eau. Pour d'autres auteurs, au contraire, il suffit de tel ou tel caractère pour pouvoir affirmer sa présence. Par suite, les uns affirment et les autres nient

que le suc gastrique impur, c'est-à-dire obtenu après repas d'é-
preuve, renferme de l'acide chlorhydrique libre.

Il serait trop long de donner et de discuter ici les arguments
pour ou contre ces deux théories. On les trouvera dans les
Traités de physiologie.

2° *Importance de la recherche qualitative et quantitative de
l'acide chlorhydrique libre.* — Cette importance est diversement
appréciée. Comme nous l'avons vu, Hayem et Winter estiment
que ce qu'il est utile avant tout de connaître, c'est, non pas
l'absence ou la présence d'HCl libre, et son taux, mais la somme
totale de l'HCl libre et de l'HCl combiné, ou chlorhydrie
(voir p. 650).

Par contre, beaucoup d'auteurs considèrent que la seule
constatation d'hyperchlorhydrie, d'hypochlorhydrie ou d'anachlorhydrie peut fournir déjà des renseignements fort importants.

Recherche qualitative de l'HCl libre. — Plusieurs réactifs
sont employés dans ce but. Voici les principaux.

1° Le réactif à la phloroglycine. Il est composé de :

Phloroglycine	2 grammes
Vanilline	1 —
Alcool à 95°	30 —

On verse dans une petite capsule de porcelaine 4 à 5 gouttes
du liquide à examiner et autant du réactif, puis on porte la
capsule sur un bain-marie, chauffé à 60°. Au fur et à mesure
que le liquide s'évapore, il se développe une coloration rouge, si
l'échantillon contient de l'acide chlorhydrique libre. Cette réaction ne se produit, ni avec les acides organiques (acétique, lactique), ni avec les phosphates acides.

2° Le *vert brillant*, que nous étudions plus loin (voir dosage
de HCl libre, p. 657).

3° La solution alcoolique à 0,50 p. 100 de *diméthylamidoazobenzol*, qui vire du jaune au rouge en présence de traces d'a-
cide chlorhydrique ; mais son virage, peu net, demande une certaine habitude pour être apprécié. De plus, elle réagit aussi avec
l'acide lactique et les phosphates-acides, quand ces dernières
substances sont en proportion notable.

D'autres réactifs encore ont été proposés, mais ils sont moins
sûrs, car ils révèlent aussi, au moins partiellement, l'acide
chlorhydrique combiné et les acides organiques. Tels sont :
la *tropéoline* en solution alcoolique concentrée, qui vire du

jaune au rouge ; le *violet de méthyle*, qui passe au bleu ; le *rouge Congo*, qui passe au bleu sombre, etc.

Ces différents réactifs peuvent s'altérer à la longue : il est bon qu'ils soient fraîchement préparés.

Une variante de la technique habituelle consiste à chercher la réaction dans l'estomac même, pour éviter le tubage. On fait avaler au malade une capsule portée par un fil coloré au rouge Congo. Après 30 minutes de séjour dans l'estomac, le fil retiré présente une teinte variable, suivant la composition du suc gastrique avec lequel il a été en contact.

Dosage de l'acide chlorhydrique libre. — 1° Ce dosage peut être effectué au moyen du *diméthylamidoazobenzol*, en solution alcoolique à 0 gr. 50 p. 100. En voici la technique exposée par Guiart et Grimbert.

Le *diméthylamidoazobenzol* passe du jaune au rouge en présence de traces d'acide chlorhydrique libre. Les acides organiques n'agissent que s'ils sont concentrés. Inversement, une solution d'HCl, additionnée du réactif, vire du rouge au jaune au moment de la saturation par une base alcaline. Lorsqu'on exécute ce virage sur une solution aqueuse d'acide chlorhydrique, le passage de la teinte rouge carmin au jaune serin est très net, et pour ainsi dire instantané : mais il n'en est pas de même avec le suc gastrique.

Si au suc gastrique on ajoute 1 goutte de réactif, puis goutte à goutte la solution titrée de soude, il arrive un moment où la teinte carminée change d'aspect et vire insensiblement à l'orangé, sans qu'on puisse assigner un point précis à ce virage. En continuant l'addition d'alcali, l'orangé pâlit peu à peu, et on arrive finalement à la teinte jaune.

On a coutume d'adopter le passage à l'orangé comme terme de la réaction, et d'admettre qu'à ce moment l'HCl libre est saturé, et que la teinte orangée est due à la présence des acides gras.

La meilleure manière d'opérer consiste à effectuer le titrage dans un verre de Bohême à fond plat, placé sur une feuille de papier blanc.

On opère sur 5 cm³ de suc gastrique, auxquels on ajoute une goutte du réactif, puis de la soude décinormale, goutte à goutte, jusqu'au virage orangé.

Le nombre de centimètres cubes, multiplié par 0,00365 puis par 200, ou plus simplement multiplié par 0.73 (0,00365 × 200

= 0,73), donne la quantité d'acide chlorhydrique libre contenu dans 1.000 cm³ de suc gastrique.

Toutefois, une correction est nécessaire, car, si, pour saturer 5 cm³ de solution décinormale d'acide chlorhydrique, il faut exactement 5 cm³ de soude décime, quand on emploie la phénolphtaléine ou le tournesol comme indicateur, il en faut seulement 4 cm³ 9 avec le diméthylamidoazobenzol. Il faudrait donc multiplier le résultat trouvé par 1,02, pour être tout à fait exact, si l'erreur d'appréciation que l'on peut commettre ne rendait cette correction illusoire.

2° On peut aussi employer le *vert brillant*.

Le *vert brillant* est un des réactifs à maniement le plus facile pour déceler, dans un liquide, la présence d'acide chlorhydrique libre. De bleue qu'elle est à l'état normal, la solution devient verte, passant par différentes teintes, suivant la teneur en HCl libre du liquide qui lui est mélangé.

Son nom chimique est : *sulfate de tétraéthyldiamidotriphénylcarbinol ;* ses noms usuels : *vert brillant, vert solide, vert victoria.*

Introduit dans la pratique médicale par Lépine, il a été particulièrement expérimenté par Mathieu et ses collaborateurs. Laboulais en a précisé la technique usuelle.

La solution à adopter est à 1 p. 5.000. Si on mélange 2 cc. de cette solution à 2 c.c. d'un liquide à examiner (en l'espèce le suc gastrique), deux phénomènes se produisent : *un changement de teinte, une décoloration.*

Changement de teinte. Le mélange passe : à la teinte verte, avec une solution de 0,05 d'acide chlorhydrique p. 1.000 ; à la teinte jaune vert, avec une solution de 0 gr. 30 p. 1.000 ; à la teinte jaune plus accentuée, avec une solution de 2 grammes p. 1.000.

Décoloration. Il n'y a aucune décoloration au-dessous de 0 gr. 30 d'acide chlorhydrique pour 1.000. Il y a décoloration, en 1 à 2 heures, avec une solution de 1 gramme d'acide chlorhydrique pour 1.000 grammes.

Delort et Roche ont imaginé le dosage de l'acide chlorhydrique libre, au moyen d'une *échelle colorimétrique* préparée avec des solutions de ce réactif.

Ils ont constaté que le seul et immédiat changement de teinte peut servir à préciser rapidement la teneur en acide recherchée : cela a un grand intérêt, soit dans un laboratoire, à titre de contrôle, soit loin de tout secours des réactions chimiques, pour pouvoir faire cette évaluation rapidement et exactement, sans appareil ni réactif compliqué.

Leur échelle comprend 7 tubes, et permet le dosage de l'HCl libre, de 0,25 en 0,25 centigrammes, jusqu'à 2 grammes p. 1.000.

Pour se servir de l'appareil, il suffit de mélanger 2 cc. du liquide à examiner à 2 cc. d'une solution de vert brillant à 1 p. 5.000.

On fait le mélange dans un tube de diamètre sensiblement égal à celui des tubes de leur échelle colorimétrique. On compare à la lumière diffuse, et on lit le résultat.

Quelques remarques doivent être faites au sujet de cette méthode et de cet appareil :

a) Il est nécessaire de faire l'examen rapidement, particulièrement pour les liquides à taux élevés d'HCl, parce qu'il y a une décoloration progressive rapide. L'échelle a été calculée pour un examen immédiat.

b) Il est indispensable de maintenir l'échelle à l'abri de la lumière : c'est la seule cause d'altération, mais elle est très nette et importante. Il est bon de recouvrir le porte-tubes d'un couvercle, que l'on enlèvera seulement pendant l'expérience.

c) Deux *causes d'erreurs sont à discuter :* l'action de l'acide lactique, fréquemment présent dans le suc gastrique ; l'action de l'acide chlorhydrique combiné.

L'acide lactique fait virer le vert brillant à partir de 0,25 p 1.000. Il vire au vert très net à partir de 0,80, mais *jamais* au vert nuancé de jaune. La teinte obtenue avec 2 p. 1.000 d'acide lactique correspond environ à celle obtenue avec 0,20 d'HCl. Mais le vert obtenu est très différent : il se rapproche du bleu turquoise. D'autre part, dans un mélange, même très faible en HCl, c'est ce dernier, *acide fort* minéral, qui impose la teinte fournie, et non l'acide lactique, *acide faible* organique.

On a cherché à savoir si l'acide chlorhydrique combiné n'influence pas la réaction colorée. La concordance du dosage de l'acide chlorhydrique libre, par le réactif de Linossier et par le vert brillant, permet de conclure que l'acide combiné n'influence pas la réaction d'une façon sensible.

3° DOSAGE DE L'ACIDITÉ TOTALE ET DE L'ACIDE CHLORHYDRIQUE LIBRE.

Méthode de Linossier. — En combinant les deux méthodes que nous avons exposées, celle du dosage de l'acidité totale, et celle du dosage de l'acide chlorhydrique libre, Linossier a imaginé une méthode, qui peut, sur un seul échantillon de suc gastrique, donner les trois renseignements suivants :

Y a-t-il ou non de l'acide chlorhydrique libre ?

Quelle est la quantité d'acide chlorhydrique libre ?

Quelle est l'acidité totale ?

Le réactif est ainsi composé :

Diméthylamidoazobenzol	25 centigrammes
Phénolphtaléine.	2 grammes
Alcool à 90°	100 cent. cubes.

On introduit dans un verre de montre 5 cc. de suc gastrique, auquel on ajoute une ou deux gouttes du réactif. Si la coloration reste jaune, c'est qu'il n'y a pas d'acide chlorhydrique libre. S'il y en a, la coloration vire au rose. On a donc ainsi la réponse à la première question.

On laisse alors tomber, de la burette dans le verre, la solution déci-normale de soude en agitant constamment, jusqu'à disparition de la coloration rose. On note à ce moment le nombre de centimètres cubes de soude employés.

Cette première variation de teinte, du rose au jaune, est due au virage du diméthylamidoazobenzol, et montre que l'HCl libre est saturé. On en connaît la quantité en faisant le calcul que nous avons indiqué pour cette méthode (voir page 647).

Mais il y a en outre, dans le réactif, la phénolphtaléine, incolore en milieu acide, et qui devient rose quand tous les acides sont saturés. Il convient donc de continuer à ajouter la solution de soude, jusqu'à nouvelle apparition d'une teinte rose : la totalité du nombre de centimètres cubes employés permet de connaître l'acidité totale.

4° DOSAGES DES AUTRES ÉLÉMENTS ACIDES.

Différentes autres méthodes ont été proposées, qui permettent de doser, soit la chlorhydrie (acide chlorhydrique libre et combinaisons acides organiques du chlore), soit la chlorhydrie et les acides gras.

Mais si l'on désire connaître la totalité de ces renseignements, il est préférable de s'adresser à la méthode plus précise d'Hayem et Winter.

IV

RÉSUMÉ DE L'EMPLOI DES DIFFÉRENTES MÉTHODES D'ANALYSE CHIMIQUE DU CONTENU GASTRIQUE

En résumé, on peut diviser les procédés d'exploration du chimisme gastrique en deux groupes.

Procédés purement cliniques. — Les uns sont très simples, purement cliniques ; on peut les employer au lit même du malade, par exemple pour juger immédiatement des principaux caractères de matières vomies.

Ce sont ceux qui permettent de reconnaître qualitativement l'HCl libre, en particulier les procédés à la phloroglycine, au rouge Congo, au vert brillant.

On a d'ailleurs, pour simplifier encore la technique de leur emploi, proposé l'usage de papiers réactifs.

Par exemple un *papier réactif au rouge Congo*, qui vire au bleu, s'il y a dans le liquide que l'on examine de l'*acide chlorhydrique libre*, et qui vire d'autant plus que la quantité d'HCl est plus grande.

De même un *papier réactif à la tropéoline*, qui vire du jaune au brun, et d'autant plus que *l'acidité totale* est plus forte.

Procédés de laboratoire proprement dits. — Quant aux procédés de laboratoire proprement dits, on peut considérer qu'ils sont représentés dans leur ensemble : soit par *le procédé de Linossier*, relativement simple, mais dont les résultats sont seulement approximatifs et les renseignements, quoique fort utiles, encore incomplets ; — soit par la méthode d'Hayem et Winter, la plus précise, et qui fournit les renseignements les plus étendus.

V

ACIDES ORGANIQUES

Les acides organiques du contenu gastrique, acides que l'on ne rencontre généralement qu'à l'état pathologique, sont :

L'acide acétique ;

Les acides gras, en particulier *l'acide butyrique ;*

L'acide lactique.

Nous allons les étudier successivement, en insistant particulièrement sur l'acide lactique, dont l'abondance est un argument important en faveur du diagnostic de cancer de l'estomac.

1° *Acide acétique.*

La présence de l'acide acétique est facilement décelée par son odeur particulière.

Mais, pour avoir une certitude absolue, il est nécessaire d'employer la réaction suivante :

On agite une portion de suc gastrique avec de l'éther. Celui-ci, évaporé dans une capsule de verre, laisse un faible résidu à réaction acide que l'on traite par quelques gouttes d'eau. On neutralise avec du carbonate de soude ; on additionne d'une goutte de perchlorure de fer officinal au 1/10°, on transvase dans un petit tube à essai. S'il y a de l'acide acétique, le perchlorure de fer donne une teinte rouge sang. Dans ce cas, on porte le liquide à l'ébullition, et un précipité ocreux d'acétate ferrique se forme.

Il est important, dans cette réaction, de ne pas employer un trop grand excès de perchlorure de fer, sinon le précipité ocreux ne se formerait pas.

Les *acétates* et *l'acide formique* donnent la même réaction.

L'acide acétique est généralement associé à l'*hyperpepsie* et à l'*hyperchlorhydrie.*

2° *Acide butyrique.*

Il se reconnaît suffisamment, en général, à son odeur de beurre rance.

On peut le rechercher, en ajoutant au suc gastrique une égale quantité d'alcool absolu et quelques gouttes d'acide sulfurique concentré ; on chauffe *prudemment* dans une éprouvette ; il se dégage une odeur d'ananas, due au butyrate d'éthyle qui prend naissance.

On peut encore traiter le suc gastrique par l'éther, puis évaporer ; le résidu, repris par l'eau, est additionné de quelques petits fragments

de chlorure de calcium ; on voit surnager des gouttelettes graisseuse
à odeur caractéristique.

L'acide butyrique se montre généralement associé à l'*hypopepsie* et à l'*hypochlorhydrie.*

3° **Acide lactique.**

Physiologie. — L'acide lactique est engendré sous l'influence de divers microorganismes, désignés sous le nom de
ferments lactiques.

Lorsque le point de départ est la lactose, la transformation
se fait suivant la formule :

$$C^{12}(H^2O)^{11} + H^2O = 4(C^3H^6O^3).$$

Mais des hydrates de carbone, autres que la lactose, peuvent
en être l'origine : glucose, lévulose, saccharose, etc.

Existe-t-il à l'état normal dans le suc gastrique ?

On a pu le penser, et même certains auteurs ont prétendu
que c'était à lui, et non pas à l'acide chlorhydrique, que l'acidité
du suc gastrique devait être attribuée.

En réalité, voici ce qui paraît établi. Le suc gastrique renferme
toujours de l'acide lactique chez les *herbivores,* et surtout chez
les ruminants : c'est que leur estomac n'est jamais vide, et
l'acide lactique provient chez eux de fermentations microbiennes, s'accomplissant dans les cavités gastriques, aux dépens des hydrates de carbone ingérés.

Chez les *carnivores,* il n'en est pas de même, à la condition
que l'on recueille le suc gastrique après un repas d'épreuve ne
contenant pas d'acide lactique, et que l'on se soit assuré
que l'estomac était complètement vide du dernier repas régulier.

Technique de recherche. — On emploie le *réactif de Bourget*
ainsi composé :

> Eau distillée . . . .   10 cent. cubes
> Solution concentrée de perchlorure
>   de fer . . . .   V gouttes.

Ce réactif est jaune brun. Il passe au jaune-serin sous l'influence de l'acide lactique, et n'est influencé, ni par l'acide chlorhydrique, ni par l'acide butyrique ; il ne peut donc donner
lieu à aucune erreur d'interprétation.

Interprétation des résultats. — Qu'indique exactement cette réaction ?

1° *Réaction positive*. — Elle est positive non seulement en présence d'acide lactique, mais aussi de lactates.

D'autre part elle sert à caractériser non seulement l'acide lactique, mais tous les acides-alcools en général. Mais comme, de ces derniers, l'acide lactique est le seul qui ait été rencontré dans le suc gastrique, son emploi est suffisamment justifié.

2° *Réaction négative*. — Malgré la présence d'acide lactique, la réaction peut être négative, s'il y a un poids d'acide chlorhydrique six fois supérieur à celui de l'acide lactique.

En cas de doute, on traite le liquide gastrique par l'éther, qui s'empare de l'acide lactique ; on décante, on évapore, et l'on fait agir le réactif à petite dose sur le résidu aqueux.

On peut employer, pour cette recherche, une burette graduée, qui porte deux traits marquant, l'inférieur 5 centimètres cubes, le supérieur 25 centimètres cubes.

On verse le suc gastrique jusqu'au trait 5, de l'éther jusqu'au trait 25 ; on agite énergiquement, à plusieurs reprises, puis on laisse reposer ; en ouvrant le robinet, on laisse écouler le suc épuisé ; on le remplace par de l'eau jusqu'au trait 25 ; on ajoute 2 gouttes de solution de perchlorure de fer au 1/10°, et l'on agite fortement. L'eau prend une coloration jaune vert.

Dosage de l'acide lactique. — Ce dosage est rarement utile. Le plus souvent on se contente de rechercher la présence d'acide lactique. On peut d'ailleurs en apprécier approximativement la quantité par l'intensité de la réaction.

Cependant le dosage exact peut être fait par le procédé suivant.

L'acide lactique est le seul acide *organique non volatil* du suc gastrique. Il suffit donc, dans le mélange de plusieurs acides que peut renfermer le suc gastrique, d'éliminer les acides minéraux et les acides volatils (acide acétique et acides gras), pour connaître, par différence, la quantité d'acide lactique. C'est donc un dosage indirect.

On procède de la façon que voici :

1° Dosage de l'*acidité totale*, et des *acides volatils*.

On additionne une quantité déterminée de suc gastrique filtré de quelques gouttes d'une solution étendue d'acide sulfurique ; on titre l'acidité, puis on chauffe, de façon à coaguler les albumines. Après filtration, on évapore au bain-marie jusqu'à consistance sirupeuse ; on ramène au volume primitif par addition d'eau distillée ; on titre ; la différence entre l'acidité totale initiale et le chiffre obtenu correspond à l'acidité des acides volatils.

2° Dosage des *acides minéraux* et des *acides organiques*.

Il est basé sur le principe suivant :

Lorsque le suc gastrique contient des acides organiques, il est possible d'extraire ces acides par l'éther. Lorsque l'on agite avec de

l'éther une solution aqueuse d'un acide minéral, tel que l'acide chlorhydrique, la presque totalité de l'acide reste en solution dans l'eau.
Lorsque l'on agite avec de l'éther une solution aqueuse d'acides organiques, la presque totalité des acides passe en solution dans l'éther.
— Les composés chlorés organiques acides du suc gastrique se comportent vis-à-vis de l'éther comme les acides minéraux : ils restent en
solution dans l'eau.

On traite donc par l'éther 10 centimètres cubes de suc gastrique ;
on évapore l'éther ; on dissout le résidu dans l'eau distillée, et l'on
dose l'acidité de cette solution ; ce dosage indique la quantité d'acides
minéraux. Par différence avec l'acidité totale déjà connue, on obtient
la quantité d'acides organiques.

Il est évident, d'après la notion que nous avons donnée plus haut,
que la quantité d'acide lactique est représentée par la quantité trouvée
pour les acides organiques, dont on retranche le chiffre des acides
volatils.

Il peut arriver que le liquide ne renferme pas d'acides volatils,
c'est-à-dire ne renferme comme acides organiques que de l'acide lactique : dans ce cas évidemment c'est le chiffre total des acides organiques qui représente le taux d'acide lactique.

Déductions cliniques. — L'acide lactique coïncide en général avec l'hypochlorhydrie. Son abondance est un argument
important en faveur du diagnostic de cancer gastrique.

VI

RECHERCHE ET DOSAGE DES DIASTASES DU SUC GASTRIQUE

(Pepsine et labferment.)

Le suc gastrique renferme deux diastases, la pepsine et le
labferment.

Il est parfois utile de les rechercher dans un suc gastrique,
et de doser leur pouvoir.

Nous devons rappeler qu'on a pu se demander s'il ne s'agirait pas d'une même diastase qui aurait une action différente
suivant la réaction du milieu. En réalité, il semble qu'il s'agit
bien de deux diastases distinctes, et pratiquement il convient
de les étudier isolément : un suc gastrique, en effet, peut être
faiblement peptonisant et fortement caséifiant, et réciproquement.

1° *Pepsine.*

Physiologie. — Cette diastase agit sur les substances *albumineuses* ou *protéines.*

On avait cru d'abord qu'il s'agissait d'une simple dissolution des protéines : on disait donc que le suc gastrique possédait un *pouvoir protéolytique.*

En réalité il s'agit, non pas de dissolution, mais de transformation des substances albumineuses en substances solubles dans les liqueurs aqueuses, ou *protéoses.*

Les protéoses étaient désignées autrefois sous le nom de *peptone* (nom que l'on réserve aujourd'hui à l'une d'elles). En raison de cette appellation ancienne, on dit que la pepsine a un *pouvoir peptonisant :* grâce à elle, le suc gastrique *peptonise* les substances albumineuses.

Cette peptonisation, d'ailleurs, exige le concours à la fois de la pepsine et de l'acidité gastrique.

En effet, d'une part le suc gastrique neutralisé perd son pouvoir peptonisant ; d'autre part il le perd aussi, s'il est privé de sa diastase par ébullition.

Donc le suc gastrique possède un pouvoir protéolytique ou peptonisant, dû à une diastase, la pepsine, agissant sur les substances albumineuses en milieu acide.

Physiologiquement il convient de donner, dans cette association, le rôle principal à la pepsine, le rôle adjuvant à l'acide. La pepsine en effet ne saurait être remplacée par un agent équivalent, tandis que l'acide chlorhydrique peut être suppléé par un autre acide ou par un phosphate acide.

Degré d'utilité de la recherche et du dosage de la pepsine. — Étant donné le rôle essentiel de la pepsine, et comme on peut préparer des extraits et des solutions de pepsine utilisables en thérapeutique, il semble, à priori, qu'il doit être d'une importance capitale de rechercher et de doser la pepsine dans le contenu gastrique.

En réalité il n'en est rien. Le suc gastrique contient presque toujours assez de pepsine pour digérer les matières albuminoïdes, et les différences que l'on constate dans son pouvoir peptonisant proviennent surtout des variations de l'acidité : théoriquement le maximum d'action d'une pepsine se manifeste dans un milieu dont l'acidité correspond à 2 gr. 50 d'acide chlorhydrique par litre.

Cependant de nombreuses méthodes ont été proposées, auxquelles il convient de faire appel dans certains cas.

Principe des méthodes. — Pour le dosage de la pepsine, il ne peut être question d'en déterminer la quantité ou le poids.

Nous ignorons en effet sa nature chimique, **et** nous ne pouvons l'isoler à l'état de pureté.

Aussi, toutes les méthodes ont-elles pour principe commun de doser indirectement la pepsine en mesurant son pouvoir peptonisant. Elles consistent donc à mesurer la quantité d'albumine qui est digérée par une quantité donnée de suc gastrique, en un temps déterminé. Étant donné l'influence de l'acidité dont nous avons parlé, il faut se mettre en outre, pour des essais à comparer, dans les mêmes conditions d'acidité ; ce que l'on obtient, suivant les méthodes, par des artifices différents.

Il est important, enfin, de remarquer qu'il faut faire cette recherche avec le chyme gastrique même, et non avec le liquide obtenu par filtration : en effet la pepsine a tendance à se fixer sur les substances insolubles, et par conséquent resterait en partie sur le filtre.

Parmi les nombreux procédés qui ont été préconisés, nous allons d'abord en décrire deux, qui donnent des renseignements approximatifs ; puis une méthode un peu plus délicate, mais beaucoup plus précise, la *méthode de Mett*, modifiée par Linossier.

Procédés approximatifs. — Divers *procédés approximatifs* ont été proposés pour apprécier la quantité de pepsine, et en même temps pour se rendre compte si la proportion d'acide est suffisante dans le suc que l'on analyse.

1° *Procédé simple.* — On prend trois tubes. Dans le premier, on met du suc gastrique pur ; dans le second, du suc gastrique additionné de 0,10 p. 100 d'HCl ; dans le troisième, du suc gastrique additionné de pepsine. Dans chaque tube on introduit de la fibrine fraîche ou de petits cubes d'albumine, coupés à la mécanique, de telle sorte qu'ils aient tous le même volume. On porte à l'étuve à 37°. On estime ainsi grossièrement par comparaison la valeur digestive du suc, et la raison possible de son insuffisance.

2° *Procédé colorimétrique.* — La technique est la même que la précédente, au point de vue de la préparation et de la répartition du liquide gastrique dans les 3 tubes.

Mais on emploie des fragments de fibrine ou d'albumine colorés, de telle sorte que l'on juge du degré de pouvoir peptique par l'intensité de coloration du liquide après un temps donné (1 à 2 heures) : cette intensité dépend évidemment de la quantité de fibrine ou d'albumine qui a été dissoute.

On procède de la même façon, qu'il s'agisse de fibrine ou d'albumine colorées, mais la digestion de l'albumine est environ 10 fois plus longue que celle de la fibrine. On prépare l'une ou l'autre de ces deux substances par les procédés suivants.

a) *Fibrine colorée.* — On obtient la fibrine par battage du sang de bœuf. On la lave jusqu'à ce qu'elle soit complètement décolorée. On la coupe ensuite en petits fragments de grosseur égale, que l'on place pendant un jour ou deux dans l'alcool. On les plonge ensuite pendant 48 heures dans une solution concentrée neutre de carmin ; on les lave à l'eau jusqu'à ce que celle-ci ne soit plus colorée ; on les exprime et on les conserve dans de la glycérine carminée. Avant l'emploi, on les retire et on les lave de nouveau à l'eau jusqu'à ce que celle-ci reste incolore.

b) *Albumine colorée.* — On introduit 2 blancs d'œufs dans un flacon carré, avec 10 centimètres cubes de solution de carmin ammoniacal. On agite jusqu'à ce que la masse soit uniformément colorée ; on plonge le flacon dans l'eau, et l'on chauffe jusqu'à coagulation complète de l'albumine. Après refroidissement on casse le flacon, et l'on coupe l'albumine en tranches de 1 centimètre carré et de 1 millimètre d'épaisseur.

Méthode de Mett, modifiée par Linossier. — *Principe.* — Elle consiste à plonger dans le liquide à étudier des fragments de tubes capillaires renfermant de l'albumine coagulée. Le pouvoir peptonisant est apprécié par l'étendue sur laquelle l'albumine est digérée après un temps donné.

Préparation des tubes. — On prend des tubes de verre mince de 20 à 30 centimètres de longueur, et de 1 à 2 millimètres de diamètre. Il n'est pas indispensable que les tubes aient un diamètre bien exact : avec des tubes variant de 1 à 2 millimètres les résultats sont sensiblement les mêmes. On aspire dans chacun d'eux la partie fluide d'un blanc d'œuf très frais (la partie épaisse se digère un peu plus lentement). Fermant avec le doigt l'extrémité supérieure du tube, on le porte dans un bain-marie bouillant où il doit être immergé complètement. Après 5 *minutes*, on le retire, on l'essuie, et l'on plonge ses deux extrémités dans de la paraffine fondue, pour éviter la dessiccation de l'albumine. Au moment où on le retire de l'eau, le cylindre est criblé de petites bulles microscopiques, mais celles-ci disparaissent peu à peu, et après deux jours le tube est prêt à servir.

Au moment d'employer les tubes, on les coupe en fragments de la longueur voulue, en ayant soin de n'employer que ceux dans lesquels l'albumine est bien homogène.

On peut substituer au blanc d'œuf du sérum sanguin, que l'on coagule de même par la chaleur.

On peut aussi employer une solution de gélatine à 15 ou 20 p. 100, que l'on laisse gélifier par refroidissement : dans ce cas l'essai devra être fait à la température ordinaire (15 à 20°), car à 37° la gélatine fond spontanément.

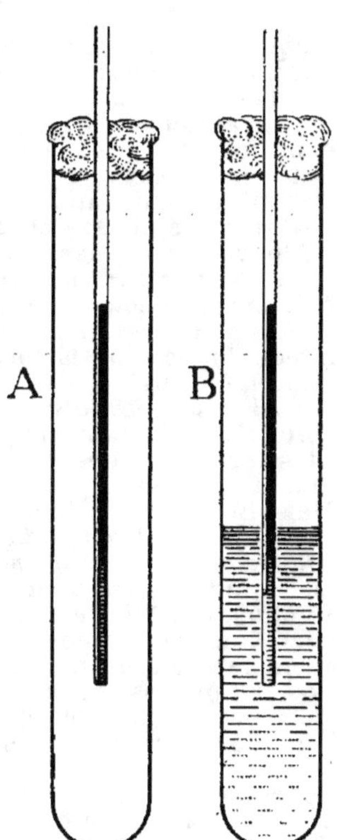

Fig. 275. — *Tubes de Mett.*

A, tube prêt à servir. — B, tube digéré en partie par le suc gastrique.

Préparation du suc gastrique, en vue d'une acidité invariable. — D'autre part, on mesure 5 centimètres cubes de suc gastrique (ou mieux, comme nous l'avons dit, de bouillie

gastrique); on les additionne de 50 centimètres cubes d'acide chlorhydrique à 2 p. 1.000.

On pourrait, pour plus d'exactitude, ajouter au mélange, *après*
l'addition d'acide, un volume de soude décinormale égal à celui qui
correspond à l'acidité due à HCl libre, dans le suc que l'on étudie,
de manière à avoir une acidité constante dans tous les essais : mais
l'expérience a montré que cette précaution n'était pas indispensable
et modifiait peu les résultats.

Recherche du pouvoir digestif. — On peut disposer la recherche de
2 façons différentes.

Ou bien on met dans un petit récipient le chyme gastrique, et l'on
y plonge 2 à 3 tubes de Mett de 1 centimètre environ de longueur.

Ou bien on plonge le tube, d'une longueur beaucoup plus grande,
dans un tube de verre contenant le chyme gastrique ; on peut se
servir d'un tube à essai, ou plutôt d'un des petits tubes qui servent à
la recherche de l'hémolyse. De toute façon, le tube d'albumine ne
doit pas toucher le fond : il est commode de le faire passer à frottement dur dans un bouchon d'ouate, et de le maintenir ainsi, comme
l'indique la figure ci-jointe.

On place le tout à l'étuve, à 37°, pendant 24 heures.

Après ce temps, on mesure, à la loupe ou au microscope, la longueur d'albumine dissoute. Dans le premier procédé, la digestion
s'étant faite par les 2 bouts, on additionne et l'on prend la moyenne.

Cette mesure peut être malaisée à l'œil nu : il est utile d'employer
la technique suivante, conseillée par Linossier. Sur une réglette de
bois ordinaire divisée en demi-millimètres, on colle avec du baume
de Canada, et de manière qu'elle déborde de quelques millimètres,
une lame ordinaire. Le tube à mesurer est posé dans la rainure formée par l'accolement de la réglette de bois et de la lame de verre.
En l'examinant au microscope avec un très faible grossissement, on
apprécie facilement la longueur d'albumine dissoute, à un dixième
de millimètre près.

Notation des résultats. État normal. — On pourrait inscrire les résultats en indiquant simplement la longueur d'albumine dissoute,
toutes les conditions de l'expérience restant, bien entendu, invariablement les mêmes.

Mais Borissow a démontré que, toutes choses égales d'ailleurs,
*les longueurs d'albumine digérées croissent comme les racines carrées des
quantités de pepsine contenues dans le liquide digestif.* Autrement dit,
si un liquide digère 2 millimètres d'albumine et un autre 3 millimètres dans le même temps, les quantités respectives de pepsine contenues dans ces liquides ne sont pas entre elles comme 2 et 3, mais
comme le carré de ces nombres, c'est-à-dire comme 4 et 9. Aussi
Linossier propose-t-il d'exprimer la teneur en pepsine d'un suc gastrique, par un nombre représentant le carré de la longueur de l'albumine digérée en 24 heures à 37°, dans les conditions d'acidité préci-
tées.

Pour un suc gastrique normal, les longueurs digérées étant de
2 mm. 4 à 3 mm., on dira que la teneur en pepsine varie entre 7, 8
et 9.

2° Labferment ou présure.

Physiologie. — Le labferment est encore appelé *présure*.
Mais il convient de remarquer que certains auteurs réservent
le nom de présure aux extraits de muqueuses gastriques capa-

bles de caséifier le lait, et non pas seulement à son principe actif : dans ce cas, le principe actif doit être désigné sous le nom de labferment ou de *diastase de la présure*.

On emploie enfin aussi le nom de *chymosine*.

L'action du labferment sur le lait n'est pas une simple précipitation ni une coagulation, comme on pourrait le penser tout d'abord : c'est une *caséification*. C'est donc une véritable transformation de la caséine du lait, son dédoublement en deux substances : l'une est la substance caséogène, donnant en présence des sels solubles de chaux un précipité de caséum ; l'autre une substance albumineuse qui se dissout dans le lacto-sérum.

La caséification diffère de la simple précipitation obtenue par action des acides sur le lait. Mais cette précipitation par les acides (acide chlorhydrique, acide acétique à 5 p. 1.000, etc.) peut être une cause d'erreur, quand on recherche le pouvoir caséifiant d'un suc gastrique : d'où l'utilité, comme nous le verrons, de la supprimer en neutralisant le suc gastrique que l'on étudie à ce point de vue.

Le labferment existe toujours en quantité notable dans le suc gastrique des enfants et des mammifères jeunes : aussi est-ce avec l'estomac des animaux jeunes (veau, chevreau, etc.) que l'on fabrique les extraits employés en thérapeutique et désignés sous le nom de présures : ils possèdent un pouvoir caséifiant énergique.

Recherche du labferment. — On neutralise partiellement, avec une solution décinormale de soude, 10 cm^3 de suc gastrique de manière à lui laisser une réaction très faiblement acide; on ajoute un volume égale de lait frais, et 5 gouttes d'une solution de chlorure de calcium à 5 p. 100, qui accélère l'action du labferment; puis on maintient le tube à 40°, soit dans une étuve, soit au bain-marie. Dans ces conditions, la coagulation doit avoir lieu en moins d'une demi-heure. Le caillot formé est cohérent, et ne saurait être confondu avec le précipité floconneux de caséine provoqué par l'action des acides.

Dosage du labferment. — Les procédés de dosage sont basés sur l'essai du suc gastrique, en dilutions de plus en plus étendues, et sur la comparaison des résultats obtenus avec ceux que donne un suc normal.

Variations pathologiques du labferment. — La teneur d'un

suc gastrique en labferment varie dans des proportions considérables. Il est diminué chez les *hypopeptiques*, les *tuberculeux*, etc.

VII

RECHERCHE DES PRODUITS DE DIGESTION OU DE TRANSFORMATION DES ALBUMINOÏDES ET DES MATIÈRES AMYLACÉES

**Appréciation du degré de transformation des matières albu-
minoïdes.** — Sous l'influence de la pepsine, les matières albuminoïdes sont transformées en peptones. Mais, avant d'arriver
à cet état, elles passent par des phases intermédiaires (*acidal-
bumine, syntonine, propeptones*). Théoriquement, il semble que
la recherche de ces produits intermédiaires, faite comparativement à celle des peptones, est importante, et qu'ils doivent être
d'autant moins nombreux que la digestion est plus parfaite.
En réalité, d'après Linossier, cette notion est inexacte : la présence d'une forte proportion de produits définitifs ou peptones
peut tenir à un simple retard d'évacuation.

Dans le cas où l'on jugerait utile de les rechercher, voici comment on peut les mettre en évidence.

Syntonines. — On prend 20 centimètres cubes de liquide filtré, et
on les neutralise exactement par de la soude diluée, ajoutée goutte à
goutte. S'il y a des syntonines, on obtient un louche ou un précipité.
On centrifuge; une partie du résidu est délayée dans un petit tube
à essai avec 1 centimètre cube de réactif de Millon et chauffée à l'ébullition. Si le précipité examiné est bien dû à des syntonines, on obtient
des flocons albumineux colorés en rouge brique.
Le réactif de Millon est ainsi composé :

    Mercure . . . . 20 grammes.
    Acide azotique pur. 40   —

Faire dissoudre à froid et ajouter à la solution deux fois son volume d'eau distillée. Laisser reposer 24 heures et décanter.
Albumoses. — Le liquide précédent, débarrassé des syntonines,
peut servir à la recherche des albumoses et des peptones. A cet
effet, les 20 centimètres cubes sont additionnés de 16 grammes de
sulfate d'ammoniaque pulvérisé, et agités jusqu'à dissolution du sel.
Le sulfate d'ammoniaque précipite les albumoses seulement. On peut
les recueillir par filtration ou par centrifugation. Pour s'assurer que
l'on a bien à faire à une substance albuminoïde, le précipité est dissous dans l'eau et soumis à la *réaction du biuret* Voir le paragraphe
suivant).

Peptones. — Le liquide, saturé de sulfate d'ammoniaque et privé d'albumoses, renferme les peptones. Pour les caractériser, on ajoute à 10 centimètres cubes environ, 4 centimètres cubes de lessive de soude et quelques gouttes d'une solution de sulfate de cuivre à 1 p. 100. S'il y a des peptones, il se produit une coloration violacée tirant sur le rose. C'est la *réaction du biuret*, réaction commune à toutes les substances albuminoïdes, mais qui, dans le cas présent, ne peut s'adresser qu'aux peptones seules.

Recherche des produits de transformation des matières amylacées. — Les matières amylacées ne subissent pas l'influence du suc gastrique même. Mais l'action de la diastase salivaire se prolonge dans l'estomac, plus ou moins longtemps suivant la nature du suc gastrique. Il importe en particulier de savoir que, lorsque le suc gastrique est trop acide, il y a là une cause empêchante pour la diastase salivaire. Cette notion est pratiquement fort importante. Elle nous explique que certains malades hyperchlorhydriques aient une véritable répulsion pour le régime végétarien auquel on veut les soumettre : il peut arriver que l'excès d'acidité de leur suc gastrique entrave définitivement l'action de la diastase salivaire, et soit même un obstacle à l'action de la diastase pancréatique.

On voit donc qu'il est utile d'étudier, dans le contenu gastrique, après repas d'épreuve, le degré de transformation des matières amylacées qui ont été ingérées.

Sous l'action de la salive, l'amidon se transforme d'abord en amidon soluble, amido-dextrine, qui donne avec l'iode une coloration violette; puis en érythro-dextrine, qui donne dans les mêmes conditions une coloration rouge; enfin en achroo-dextrine et en maltose, qui ne donnent pas de coloration avec l'iode.

Pour rechercher l'état auquel est arrivée la dextrine, on ajoute à 1 ou 2 centimètres cubes de suc gastrique filtré, 1 à 2 gouttes de solution iodo-iodurée (voir p. 72).

Si la couleur du liquide ne change pas, ou devient seulement jaunâtre, c'est que l'amidon est transformé en *achroo-dextrine*. Une coloration rouge violet indique la présence d'*érythro-dextrine;* une coloration bleue la présence d'*amidon soluble*.

La maltose réduit la liqueur cupro-potassique.

Dosage de la maltose. — Il peut être intéressant, bien que cette question ait été encore insuffisamment étudiée, d'apprécier la quantité de maltose, obtenue après un repas d'épreuve déterminé chez des sujets normaux, chez des hyperchlorhydriques, et chez des hypochlorhydriques.

Dans ce cas on emploie la technique suivante :

Dans une éprouvette graduée, on mesure 20 centimètres cubes de suc gastrique, auxquels on ajoute 2 centimètres cubes du réactif mercurique de Patein (1), puis, après agitation et repos, une quantité suffisante de soude diluée pour avoir une réaction neutre. On note le volume final. On filtre, on agite la liqueur filtrée avec 1 gramme de poudre de zinc. Après deux heures de contact, on filtre de nouveau et on procède au dosage au moyen de la liqueur cupro-potassique.

Cette dernière aura été préalablement titrée par rapport au glycose et au maltose, et le résultat final, rapporté à 1.000 centimètres cubes de suc gastrique, sera exprimé en glycose et en maltose.

(1) Ce réactif se prépare de la façon suivante :
Mettre dans une capsule de porcelaine 160 centimètres cubes d'acide azotique de D = 1,39 (40° B) et ajouter, en remuant vivement pour éviter la formation de grumeaux, 220 grammes d'oxyde rouge de mercure. Au bout de 5 à 6 minutes d'agitation, ajouter 160 centimètres cubes d'eau distillée et porter à l'ébullition.
Après dissolution totale de l'oxyde, laisser refroidir, et verser en filet mince 40 centimètres cubes de lessive de soude (36° B.) au quart. Agiter, compléter le volume à un litre avec de l'eau distillée et filtrer.

CHAPITRE VII

AUTRES RECHERCHES, CHIMIQUES OU BIOLOGIQUES

1° *Recherches du sang, de l'hémoglobine et de ses dérivés.*

Les deux circonstances cliniques. — Les recherches de laboratoire sont destinées à mettre en évidence la présence de sang dans les deux circonstances suivantes.

Tantôt il s'agit d'un contenu gastrique dont l'aspect est nettement anormal, de couleur brune ou noirâtre, mais pour lequel cependant le seul examen clinique ne peut donner une certitude absolue. Dans ce cas on peut affirmer à priori que, si la teinte anormale est due à la présence du sang, il doit s'y trouver en grande abondance

Tantôt l'aspect n'est guère, ou n'est nullement anormal. Mais on a des raisons cliniques de soupçonner la présence d'hémorragies occultes et minimes.

Technique générale. — Suivant qu'il s'agit de la première circonstance ou de la seconde, la méthode de recherche sera différente.

Dans le premier cas, on pourra faire l'examen sans qu'il soit utile de s'entourer de précautions préalables. On examinera le contenu gastrique obtenu par vomissement ou par tubage, et sans que le malade ait été mis à un régime spécial. Mais on ne devra, par contre, tenir compte que des réactions qui, même avec des procédés peu sensibles, seront nettement positives.

Au contraire, veut-on déceler des hémorragies occultes, il est indispensable de prendre les précautions suivantes :

1° Le malade ne devra pas être tubé, car le tubage peut toujours provoquer une érosion et un suintement sanguin, sans doute léger et même insignifiant, mais suffisant pour donner une réaction positive avec des procédés très sensibles, et par suite pour faire croire à tort à une hémorragie spontanée.

2° L'examen doit donc porter sur un contenu gastrique rejeté spontanément par vomissement; — ou mieux sur les matières fécales : en effet, c'est généralement par l'examen des matières fécales que l'on affirme la présence ou l'absence d'hémorragies occultes de l'estomac.

3° On comprend par suite que les matières ne doivent pas renfermer d'*hémoglobine alimentaire*. Aussi faut-il que le malade soit soumis, pendant 3 jours avant la récolte des fèces, au régime lacto-végétarien. Il serait encore plus précis de donner au début de ce régime du charbon, et d'attendre son élimination pour s'assurer que les fèces, sur lesquelles portera l'examen, sont bien celles répondant à la période pendant laquelle il n'a pas été ingéré d'hémoglobine.

4° Une réaction positive permet de conclure à l'existence de sang; mais il faut, bien entendu, s'assurer qu'il n'y a pas eu, dans cette période, d'hémorragie d'une autre origine, capable de venir fausser les résultats (épistaxis, hémorragies buccales, flux ou suintement hémorroïdaire, sang des règles, etc.).

5° Il est prudent de ne conclure définitivement qu'après 2 ou 3 résultats positifs, chaque examen étant séparé du précédent par quelques jours d'intervalle.

Importance de cette recherche. — La recherche des hémorragies gastriques est extrêmement importante pour le diagnostic des affections de l'estomac.

En l'absence des érosions traumatiques par tubage, dont nous avons parlé, les *gastrites chroniques* ne donnent qu'exceptionnellement lieu à des hémorragies (mentionnons cependant les hémorragies gastriques des athéromateux, et surtout les hémorragies de la gastrite alcoolique associée à la cirrhose). En tout cas ces hémorragies sont intermittentes.

L'*ulcère* saigne dans sa période d'activité, mais les hémorragies s'arrêtent quand il se cicatrise, alors que peuvent persister et même s'aggraver les signes fonctionnels par sténose ou périgastrite.

Par contre le *cancer de l'estomac*, même à une période rapprochée de son début, a un suintement constant, à de rares exceptions près. De telle sorte qu'en présence d'un diagnostic clinique hésitant, on a de fortes présomptions pour ou contre le cancer gastrique, suivant que deux à trois recherches, espacées de quelques jours, ont été positives ou négatives (1).

Ajoutons enfin que les techniques que nous allons donner sont d'un emploi général. Elles conviennent non seulement pour le contenu gastrique, mais aussi pour les *matières fécales*, les *urines*, les *sérosités*, le *liquide céphalo-rachidien*, les *taches suspectes* qu'il faut identifier en médecine légale.

Les différentes méthodes de recherche du sang. — Le sang peut être décelé :

1° Par *l'examen spectroscopique* (voir p. 49). — Un résultat positif donne une certitude absolue. Mais la méthode est peu sensible et ne révèle pas les minimes quantités de sang.

2° Par *l'examen microscopique*. — La constatation de globules rouges est évidemment pathognomonique de la présence de sang, et il est aisé de les reconnaître sur les préparations non colorées ou colorées.

Mais on ne doit pas accepter définitivement un résultat négatif : il peut y avoir hémoglobine sans globules rouges reconnaissables, s'ils ont été hémolysés, digérés ou détruits, ce qui est habituel, sous l'influence du suc gastrique, de la bile, etc.

3° Par *l'examen microscopique associé à l'examen chimique*. — C'est la recherche des cristaux d'hémine, méthode très sensible, mais de technique délicate.

4° Par *l'examen chimique seul*. — A ce groupe appartiennent de nombreuses méthodes. Nous allons en décrire deux, qu'il est nécessaire et suffisant de connaître. C'est avec elles que les résultats sont les plus précis, et les causes d'erreur réduites au minimum. Nous ne pouvons, faute de place, donner toutes les autres malgré leur intérêt (*méthode à la benzidine, méthode de Thévenon, méthode de Bayer*, etc.). Signalons en particulier que la *réaction à la benzidine*, qui a l'avantage d'être extrêmement sensible, a l'inconvénient d'exposer à de nombreuses causes d'erreur

(1) Les parasites intestinaux, si fréquents, peuvent aussi provoquer des hémorragies occultes, décelables dans les fèces : c'est donc une cause à éliminer, avant de conclure à la probabilité d'un cancer, en se basant sur le résultat positif d'une recherche de sang dans les fèces.

Réaction a la phénolphtaléine.

Principe. Technique. — Elle est basée sur l'apparition de la teinte rouge de la phénolphtaléine ; cette teinte se montre par oxydation, en présence d'hémoglobine, d'une solution de phénolphtaléine, qui est incolore.

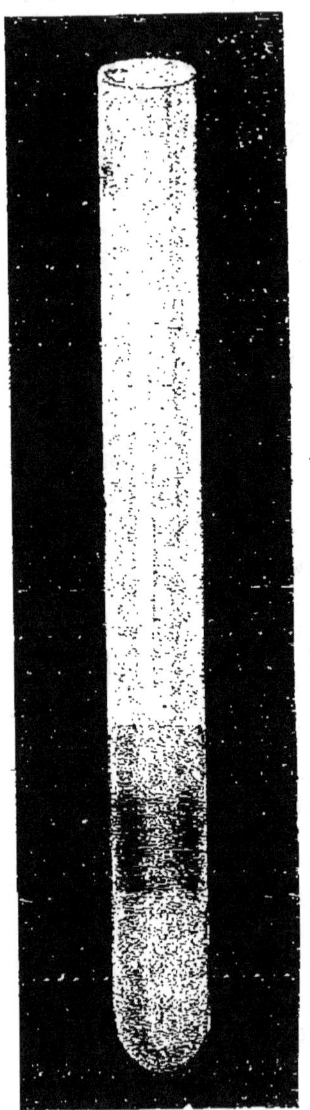

Fig. 276. — *Réaction à la phénolphtaléine.*

Cette réaction est appelée aussi *réaction de Meyer*. Elle exige :

1° De *l'eau oxygénée* fraîche, à 12 volumes ;

2° Le *réactif*, qui doit être soigneusement préparé suivant les règles que voici. On mélange :

a.	Potasse anhydre .	20	} 120 grammes.
	Eau distillée . .	100	
b.	Phtaléine du phénol	2	—
c.	Poudre de zinc impalpable . . .	10	—

On porte à l'ébullition, dans un ballon, *en agitant* sans cesse. Le liquide, rouge au début, se décolore peu à peu. On doit alors filtrer *immédiatement*, l'ébullition ne devant pas dépasser 5 minutes. On obtient un liquide sirupeux, légèrement jaunâtre ou rosé, qu'il faut conserver à l'abri de l'air et de toute cause d'oxydation extérieure. Il est bon d'entretenir un dégagement actif d'hydrogène dans la solution, par la présence d'un dépôt de zinc pulvérulent au fond du flacon.

Quant à la recherche de la réaction, elle est fort simple. S'il s'agit d'un liquide (suc gastrique, urines, sérosités) on l'emploie tel qu'il est, sans filtration ; s'il s'agit d'un corps solide ou demi-solide (matières fécales. etc.) il faut le délayer, dans une assez grande quantité d'eau distillée.

On verse alors quelques centimètres cubes du liquide à examiner dans un tube à essai ; on ajoute environ une quantité deux fois moindre de réactif ; puis 4 à 5 gouttes d'eau oxygénée fraîche.

La réaction positive est marquée par l'apparition d'une teinte rouge, qui doit être *immédiate, diffuse* et *durable* (Triboulet).

Valeur de la réaction. — Deux questions se posent à propos de la valeur de cette réaction :

1° Quel est son *degré de sensibilité?* c'est-à-dire jusqu'à quel point une réaction négative permet-elle d'assurer l'absence de sang ?

Elle est certainement plus sensible que la réaction suivante, à la teinture de gaïac.

Il est à remarquer cependant qu'elle est moins sensible pour le sang dilué dans un milieu organique (urines, etc.), que pour le sang simplement dilué dans l'eau distillée.

Malgré cette restriction, elle permet, dans les conditions habituelles où on l'emploie (fèces, urines, suc gastrique, etc.) de déceler du sang jusqu'à une dilution de 1 p. 20.000.

2° Quel est son *degré de spécificité?* c'est-à-dire jusqu'à quel point une réaction positive permet-elle d'avoir une certitude et d'affirmer la présence de sang ?

Les rares réserves que l'on a faites jusqu'ici permettent de lui attribuer une valeur presque absolue, car les seules causes d'erreur que l'on a signalées sont les suivantes :

a) Les *acides forts*, même très dilués, ont la faculté de réduire la phénolphtaléine : la réaction doit donc se faire en milieu alcalin. Pratiquement cette condition est presque toujours réalisée, car l'alcalinité du réactif suffit généralement à saturer l'acidité du produit examiné. En cas de doute, il est facile de s'en assurer et d'y remédier.

b) Sartory a signalé que des *solutions de bicarbonates alcalins*, de l'eau de Vichy, de Vals, de l'eau de Seltz et de nombreux *composés chimiques* peuvent provoquer une réaction positive. Mais cette cause d'erreur ne serait pas un obstacle à la recherche de la réaction dans la plupart des cas, et d'ailleurs il semble qu'elle n'existe que quand le réactif est altéré par l'air atmosphérique (Deléarde, Benoit, Grimbert).

c) Triboulet a montré que chez certains malades, infectés et fébricitants, l'insuffisance de fonctionnement de la cellule hépatique peut avoir pour conséquence la formation de *pigments anormaux*, qui donnent une réaction positive. Cette cause d'erreur, importante pour l'examen des matières fécales, peut être reconnue au caractère suivant : dans ce cas, la réaction se montre sous la forme d'un anneau discret, à la partie moyenne du tube, sans tendance à la diffusion. Au contraire l'hémoglobine donne un large anneau supérieur, dont la teinte rouge a tendance à diffuser.

d) Bien entendu, il faut s'assurer que l'alimentation a été surveillée depuis 3 à 4 jours, et que l'hémoglobine constatée n'a pas une *origine alimentaire* (viande, produits opothérapiques, etc.).

e) Enfin, un examen clinique attentif est indispensable, pour déterminer le *siège réel de l'hémorragie* : le contenu gastrique peut renfermer du sang d'origine stomacale, mais aussi d'origine œsophagienne. pharyngée, buccale, broncho-pulmonaire, ou nasale ; le sang des urines peut venir de l'urètre, de la vessie ou du rein, de l'utérus ou du vagin ; celui des matières fécales peut être d'origine hémorroïdaire, etc.

Pour éliminer cette dernière cause, il convient de faire porter l'examen sur des matières prises au centre du bloc fécal et non à la périphérie : car il est bien évident que c'est surtout à leur surface que l'écoulement sanguin hémorroïdaire vient imprégner les fèces.

RÉACTION A LA TEINTURE DE GAÏAC.

Ce qu'il faut avoir. — Pour cette réaction, souvent appelée *réaction de Weber*, on doit avoir :

Un verre à expérience, une baguette de verre, quelques tubes à essai.

Comme liquides : de l'acide acétique glacial ou cristallisable ; de l'éther ; de l'eau oxygénée fraîche ; enfin de la teinture de gaïac fraîche.

Pour cette dernière, si l'on ne doit pas faire la recherche de l'hémoglobine d'une façon courante, nous conseillons de procéder ainsi. On se procure quelques grammes de racine de gaïac rapée ; et, lorsque l'on a besoin de teinture de gaïac, on met une pincée de racine de gaïac dans 2 à 3 centimètres cubes d'alcool : en quelques minutes, l'alcool teinté de jaune peut servir à la réaction.

Technique. — Pour faire la réaction, on met dans un verre à expérience quelques grammes du liquide suspect. S'il s'agit d'un produit solide (par exemple de matières fécales), il faut délayer soigneusement dans un peu d'eau.

On ajoute à ce liquide une égale quantité d'acide acétique glacial ou cristallisable, et l'on mélange soigneusement avec une baguette de verre. L'acide acétique est destiné à détruire le stroma des globules, et à mettre l'hémoglobine en liberté.

On ajoute alors de l'éther : environ la même quantité que l'on a mis d'acide acétique. On agite de nouveau, puis on laisse

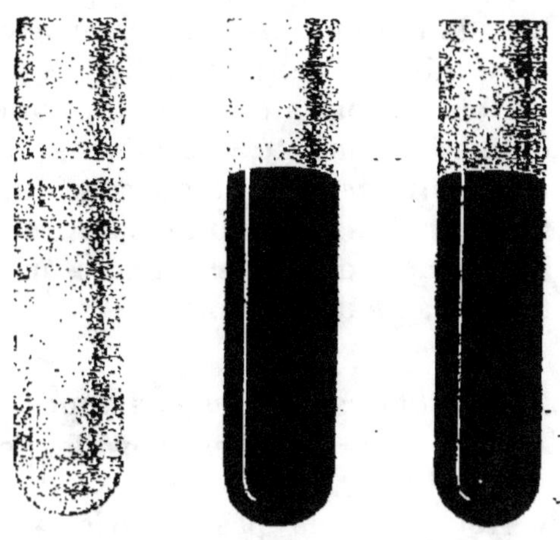

Fig. 277. — *Recherche chimique du sang (Procédé à la teinture de Gaïac).*

1er tube : réaction négative ; 2e tube : réaction légèrement positive (permet d'affirmer la présence d'hémoglobine); 3e tube : réaction franchement positive.

reposer un moment. L'éther vient à la surface, tantôt incolore, tantôt coloré en jaune. S'il y a de l'hémoglobine, elle a été entraînée par lui : c'est donc dans le liquide qui surnage qu'on doit la chercher.

On décante 2 à 5 centimètres cubes de la couche d'éther dans un tube à essai. Puis on ajoute 8 à 10 gouttes de teinture de gaïac, et de l'eau oxygénée, goutte à goutte, en agitant le tube.

Interprétation des résultats. — Si la réaction est négative, la couleur ne change pas.

Si elle est positive, le liquide prend une teinte bleue d'intensité variable. Tantôt cette teinte paraît rapidement ; tantôt après quelques minutes, et si l'on a pris soin d'agiter le tube. Elle est d'ailleurs *passagère*, s'atténue et disparaît quelques instants après s'être montrée

Quelle est la valeur de cette réaction ? Elle est beaucoup moins sensible que la précédente. Elle est négative quand la quantité de sang est très faible. D'autre part Goiffon a signalé qu'elle est négative dans certains cas de melœna abondant, peut-être par excès d'albumine.

Par contre, quand elle est positive, la présence de sang peut être affirmée.

Pour s'assurer qu'on en possède bien la technique, il sera bon de faire un premier essai avec un liquide dans lequel on aura mis une petite quantité de sang.

Nous devons ajouter enfin, notion fort importante et sur laquelle on a insisté avec raison, que la réaction est moins aisée à obtenir avec le contenu gastrique qu'avec les matières fécales. C'est une raison de plus pour que l'on s'adresse de préférence à l'examen des selles, même quand il s'agit de déceler une hémorragie de l'estomac.

2° *Méthodes diverses proposées pour le diagnostic du cancer de l'estomac.*

Nous n'avons pas à parler ici des recherches portant sur le sang, éléments figurés ou plasma, et étudiées ailleurs

D'autre part nous avons déjà montré l'intérêt de l'examen du contenu gastrique à divers points de vue : anomalies constatées par la méthode d'Hayem et Winter, acide lactique, recherche des hémorragies latentes, etc.

Mais, en outre, on décrit constamment des méthodes nouvelles. Il ne semble pas que nous ayons à leur attribuer encore une grande place : il est cependant utile de les connaître, et de savoir le degré de confiance que l'on peut leur attribuer.

1° Recherche du pouvoir hémolytique du suc gastrique. — On le recherche en mettant du suc gastrique (obtenu après repas d'épreuve, saturé par une solution de soude, puis traité par de l'éther et une solution de chlorure de sodium) en présence de globules rouges de lapin.

Certaines substances, d'origine duodénale ou pancréatique, ont un pouvoir hémolytique, et peuvent se mêler au contenu gastrique, sans qu'il soit possible d'en être averti : il y a là une cause d'erreur qui enlève à la méthode tout son intérêt.

2° Recherche de la présence de sensibilisatrice. — On a recherché la présence dans le contenu gastrique de sensibilisatrice, suivant la méthode générale de fixation du complément (voir p. 464). L'antigène est préparé avec une tumeur cancéreuse ; le suc gastrique, filtré et neutralisé par la soude, est inactivé par un chauffage à 57°, comme on fait pour le sérum sanguin.

Cette méthode est encore à l'étude.

3° Recherche de la toxicité. — La toxicité du suc gastrique, recherchée par inoculation intra-cranienne chez le cobaye, serait, d'après Livierato, plus grande chez les cancéreux. Mais des expériences multipliées ont montré qu'un suc gastrique d'un sujet non cancéreux peut être également hypertoxique.

4° **Procédé de Salomon.** — *Principe.* — Il consiste à mettre en évidence une sécrétion séreuse, qui se produit à la surface des tumeurs cancéreuses, comme d'ailleurs dans tous les cas d'ulcération non cicatrisée. On la reconnaît par la constatation d'albumine. Comme le sérum sanguin renferme une grande quantité d'albumine (80 gr. par litre), il est bien évident qu'un liquide renfermant du sang doit donner nécessairement la même réaction.

Technique. — La veille du jour de l'expérience, le malade ne reçoit dans la matinée que des aliments liquides, et dans l'après-midi également des liquides dépourvus de matières albuminoïdes. Le soir, on pratique un lavage de l'estomac, jusqu'à ce que l'eau en ressorte complètement limpide.

Le lendemain, à jeun, on introduit dans l'estomac 400 centimètres cubes d'une solution de sérum physiologique ; on vide ensuite le liquide, autant que possible en entier.

Il ne faut pas retirer le liquide avec la pompe aspiratrice, de peur de produire une érosion, et par suite une petite hémorragie, dont la présence fausserait les résultats.

On recherche l'albumine dans le liquide ainsi obtenu en employant soit le procédé d'Esbach, soit la méthode plus précise de la pesée. D'autre part, on doit doser la quantité d'azote, en employant la méthode de Kjeldahl (voir p. 576).

Interprétation des résultats. — Dans les *gastrites chroniques* les quantités d'albumine et d'azote sont très faibles ; il en est de même dans les *ulcères* guéris. Dans les ulcères en activité, non cicatrisés, leur quantité est plus grande. Mais c'est dans le *cancer de l'estomac* que l'on trouve les chiffres les plus élevés : ils atteignent le plus souvent 5 centigrammes d'albumine et 2 centigrammes d'azote pour 1.000 centimètres cubes de liquide.

Cette épreuve est importante surtout pour le diagnostic entre le cancer de l'estomac et les gastrites chroniques. Mais on ne devra se prononcer qu'avec prudence, quand il s'agira de trancher la question de savoir s'il s'agit d'un ulcère ou d'un cancer.

3° **Reflux duodénal dans l'estomac. Recherche de la bile et du suc pancréatique.**

On fait cette recherche dans les deux circonstances cliniques suivantes :

Tantôt on veut savoir s'il y a un reflux *spontané* du contenu duodénal dans l'estomac, et il suffit alors d'examiner le contenu gastrique extrait suivant la technique habituelle.

Tantôt on veut être renseigné sur la possibilité d'un reflux *provoqué*, c'est-à-dire savoir s'il y a un obstacle pylorique ou duodénal qui empêche ce reflux, et dans ce cas, il faut donner un repas d'épreuve spécial, que nous allons indiquer.

Quoi qu'il en soit, spontané ou provoqué, le reflux est caractérisé par la présence de bile et de suc pancréatique.

Technique pour la recherche du reflux spontané. — Le liquide est retiré après un repas d'épreuve quelconque. Il convient de l'alcaliniser immédiatement, pour éviter la destruction de la trypsine par la pepsine.

Technique pour la recherche du reflux provoqué. — Elle est basée sur le fait, constaté par Boldyreff chez l'animal, d'un reflux du suc duodénal dans l'estomac, lorsque celui-ci contient des aliments gras.

Volhard conseille la technique suivante. On introduit dans l'estomac à jeun, au moyen de la sonde, 200 grammes d'huile d'olives. On procède à l'extraction au bout d'une demi-heure. On retire un liquide huileux qui se sépare en deux couches par le repos : une supérieure, formée généralement par l'huile colorée en vert par la bile ; une inférieure, contenant le suc pancréatique. Comme dans le cas précédent, le liquide doit être alcalinisé aussitôt après qu'on l'a retiré, pour éviter la destruction de la trypsine par la pepsine. C'est dans la couche inférieure qu'on recherche le suc pancréatique, et la bile dans la couche supérieure. Pour éviter la destruction de la trypsine par le suc gastrique, Lewinski donne au malade, en même temps que l'huile, 1 gramme de magnésie calcinée.

Il convient de noter que, dans environ 1/5 des cas normaux, le reflux ne se produit pas.

Recherche de la bile. — Elle est reconnue par plusieurs procédés.

La *couleur* du liquide est loin d'être caractéristique. En effet, une petite quantité de bile peut ne pas donner une couleur anormale. D'autre part, le contenu gastrique peut être franchement vert, par production de pigments microbiens, sans qu'il y ait trace de bile.

L'*examen spectroscopique* est plus caractéristique (voir p. 52).

Mais c'est l'*examen chimique* qui permet de se prononcer avec certitude (voir recherche de la bile dans l'urine, p. 811).

Enfin, on peut faire aussi appel à l'*examen microscopique*. On a signalé dans quelques cas la présence de petites concrétions, auxquelles le microscope permet de reconnaître les caractères du sable biliaire.

Recherche du suc pancréatique. — Pour le déceler, il suffit de se rappeler qu'il possède les propriétés de digérer les matières albuminoïdes, de saccharifier l'amidon, et de dédoubler les graisses, le tout en milieu alcalin.

On prend donc trois petits flacons, et on introduit dans chacun d'eux une quantité déterminée de liquide gastrique, que l'on neutralise exactement avec une solution de carbonate de soude.

Dans le premier, on place un petit tube de Mett; dans le second, on met 10 centimètres cubes d'une solution d'empois d'amidon à 1 p. 100; dans le troisième, on verse quelques gouttes de teinture de tournesol sensible, et 10 centimètres cubes d'une émulsion faite avec 10 grammes d'huile d'amandes douces, 5 grammes de gomme arabique et 35 grammes d'eau distillée (si la liqueur vire au rouge sous l'influence de l'acide que renferme toujours l'huile, on la ramène au bleu par l'addition de quelques gouttes d'une solution diluée de carbonate de soude).

Les trois flacons sont ensuite mis à l'étuve, à une température de 37°, pendant six heures.

Au bout de ce temps, si le liquide gastrique contient du suc pancréatique, on constate les faits suivants :

Un ou plusieurs millimètres de l'albumine du tube de Mett ont été digérés, ce qui décèle la présence de la trypsine; le contenu du deuxième flacon filtré réduit la liqueur cupropotassique, preuve de la saccharification de l'amidon sous l'influence du ferment amylolytique; enfin, le troisième flacon a pris une coloration pelure d'oignon, par suite de la mise en liberté de l'acide gras de l'huile, dédoublée par le ferment stéatolytique du suc pancréatique.

LIVRE VII

LES MATIÈRES FÉCALES

———

CHAPITRE PREMIER

GÉNÉRALITÉS

Importance et buts de leur examen. — L'examen des *matières fécales* ou *fèces*, ne saurait être négligé dans aucune des affections du tube digestif et des glandes annexes, qu'il s'agisse de l'estomac, de l'intestin, du foie ou du pancréas. Il donne en outre des renseignements importants dans bon nombre d'affections générales, aiguës ou chroniques. Il n'est pas douteux, enfin, que le champ de leur étude s'est considérablement étendu, au cours de ces dernières années, par la multiplication chez nous des cas d'entérites aiguës et chroniques, des différentes formes de dysenteries, et de leurs reliquats.

Il est donc indispensable de se renseigner, chez tous les malades, sur l'état du fonctionnement intestinal, et de faire l'examen des fèces dans tous les cas où l'interrogatoire relève quelque anomalie.

Tantôt on fait un examen systématique et complet.

Le plus souvent, l'attention ayant été attirée sur un point spécial, on fait appel au laboratoire pour rechercher les renseignements que la clinique ne donne pas.

Division de leur étude. — Quelles sont les méthodes d'investigation à employer, et sur quoi portent les examens ?

Les **méthodes** sont celles que nous avons employées jusqu'ici :

L'examen macroscopique, qui renseigne sur les différents caractères (couleur, aspect), d'une part des fèces dans leur ensemble, et d'autre part des éléments particuliers qu'elles peuvent renfermer. Cet examen doit souvent être précédé de manipulations diverses (lavage, tamisage, etc.), pour mettre en évidence certains de ces éléments (calculs, etc.).

L'examen microscopique, avec ses différentes modalités (préparations humides, préparations colorées, action de certains réactifs, etc.).

L'examen chimique, enfin, destiné à reconnaître et à doser certains éléments.

Quant aux **éléments** sur lesquels ces examens doivent porter, ils sont nombreux. On peut les classer de la façon suivante :

1° *Éléments d'origine alimentaire (aliments intacts, débris ou résidus alimentaires)*. — On comprend que leur étude soit fort importante, puisqu'elle permet de juger du mode de fonctionnement du tube digestif.

2° *Ferments*. — La recherche des ferments digestifs, bien que délicate, est destinée à seconder l'étude précédente.

3° *Éléments dérivés de l'organisme, et dont la présence ou la quantité sont anormales dans les fèces*. — Ce sont surtout : le sang ; — les pigments biliaires et leurs dérivés ; — l'albumine soluble ; — l'excès de mucus ; — les cristaux de Charcot-Robin ; — les calculs.

4° *Éléments vivants, et dont la présence ou l'abondance sont anormales dans les fèces*. — Il s'agit des microbes, des parasites végétaux, et surtout des parasites animaux, dont le rôle est primordial.

Plan suivi pour cette étude. — Il pourrait paraître logique de faire cet exposé dans l'ordre même généralement adopté pour ces recherches, c'est-à-dire d'envisager successivement tous les renseignements que peuvent donner l'examen macroscopique d'abord, puis l'examen microscopique, et enfin l'examen chimique.

En réalité, il est préférable de faire une étude analytique des quatre groupes d'éléments que nous avons énumérés, et de voir quelles sont les méthodes de recherche et d'analyse que nous possédons pour chacun d'eux. Dans la pratique, il sera aisé de réunir ces notions éparses, et, quand ce sera nécessaire, de les utiliser simultanément.

CHAPITRE II

ALIMENTS, DÉBRIS ET RÉSIDUS ALIMENTAIRES

La comparaison entre les aliments ingérés et ce que l'on retrouve de ces aliments dans les fèces offre le plus grand intérêt, pour apprécier comment fonctionnent le tube digestif et ses glandes annexes.

Mais il convient de savoir que cette étude se heurte à de nombreuses difficultés de technique, et d'interprétation.

En ce qui concerne la technique, nous verrons en particulier les obstacles que rencontrent des dosages chimiques rigoureux.

Quant à l'interprétation des résultats, elle est souvent délicate, étant donnée la multiplicité des causes qui interviennent, et font varier la quantité, la nature et l'aspect des résidus alimentaires que l'on peut retrouver dans des fèces.

C'est d'abord la quantité et la nature même des *aliments ingérés*. — En second lieu, les *actes mécaniques* qui se passent dans le tube digestif (mode de mastication, motricité gastrique et intestinale, évacuation plus ou moins rapide, etc.). — Enfin les *actes physiologiques* de la digestion, variables suivant l'abondance et la valeur des sucs sécrétés, suivant le pouvoir d'absorption des muqueuses, etc.

On voit donc qu'il peut être difficile, dans un cas donné, de rapporter à sa vraie cause une anomalie constatée.

Mais ces réserves faites, nous allons voir que l'on peut, dans beaucoup de circonstances, tirer de ces recherches des renseignements fort importants.

Examen macroscopique des débris
et résidus alimentaires.

1° Technique.

L'examen macroscopique exige, pour donner des renseignements importants et précis, une technique spéciale, dont voici les points principaux.

Les fèces doivent être examinées aussitôt que possible après leur émission.

Si elles sont solides, elles doivent être triturées, et au besoin délayées dans un peu d'eau, pour mettre en évidence les éléments intéressants qu'elles peuvent renfermer. Au cours des affections chroniques de l'intestin, on peut confier au malade ou à son entourage le soin de faire cette trituration et de rechercher les éléments anormaux (débris alimentaires, et aussi calculs, parasites, etc.).

La selle liquide ou la selle triturée est placée dans une boîte de verre, large, plate et à couvercle, du même type que la boîte de Pétri. En examinant la boîte par transparence, par exemple au-dessus d'une lampe électrique, ou en la faisant reposer sur un fond noir, puis sur un fond blanc, on met successivement en évidence ses différents éléments.

D'autre part, si l'on veut rechercher exclusivement des corps volumineux et résistants (certains débris alimentaires, et aussi parasites, calculs, etc.), on peut mettre les fèces dans un tamis ou dans un filet fait avec une étoffe à mailles résistantes et fines, et les exposer ainsi à l'eau courante : après quelques heures, tous les éléments solubles et toutes les fines particules ont été entraînés, et l'on constate aisément la présence ou l'absence des corps étrangers que l'on recherche.

2° Constatations macroscopiques ;
diagnostics et déductions.

La grande variété des aliments rend impossible une description complète des débris et résidus que l'on peut rencontrer dans les selles. Souvent d'ailleurs ils sont, par leur couleur ou par leur aspect, immédiatement reconnaissables (carottes, pois, haricots non digérés, etc.).

Nous devons cependant signaler quelques particularités inté-

ressantes, des erreurs de diagnostic possible, et des déductions
pathogéniques d'un grand intérêt.

1° Viande. — On peut trouver des morceaux de viande plus ou
moins reconnaissables. L'examen microscopique lèverait tous
les doutes.

Dans certains cas, ces résidus sont surtout constitués de
fibres musculaires, et ressemblent à de petits bâtonnets brunâtres, semblables à des éclats de bois : à la pression on les
écrase aisément.

On peut d'autre part trouver du *tissu conjonctif et des tendons*, de forme filamenteuse, de consistance ferme, et de couleur blanc jaunâtre. On pourrait les confondre avec le mucus.
L'examen microscopique les différencie (voir p. 696).

Ces différents éléments indiquent un trouble de la digestion
gastrique et intestinale, ou bien une traversée digestive extrêmement rapide.

2° Végétaux, fruits, légumes. — La couleur et l'aspect des
débris permettent généralement de les identifier. On devra
cependant ne pas prendre pour des débris de végétaux à chlorophylle des éléments teintés par la bile, ou par des pigments
microbiens. Des débris de légumes verts, cuits ou crus, de
salades, de pois, de haricots non décortiqués sont souvent rencontrés.

Les résidus de pomme de terre se présentent sous forme de
grains, qui peuvent être pris pour des flocons de mucus, mais
l'examen microscopique permet le diagnostic.

3° Matières grasses (1). — On sait que les matières grasses
sont des éléments de réserve, répartis à l'état d'enclave et
d'une façon inégale dans les cellules. On les trouve dans les
aliments d'origine végétale, aussi bien que dans ceux d'origine
animale.

Leur aspect varie suivant qu'elles appartiennent à l'un ou à
l'autre des groupes suivants : acides gras, graisses, savons
d'acides gras.

Les graisses dérivent de l'union des acides gras et de la glycérine ; les acides gras combinés a des oxydes métalliques donnent
des savons.

La présence de matières grasses dans les fèces peut être dans

(1) On désigne souvent les *matières grasses* sous le nom de *graisses*. Cette
deuxième expression a chimiquement un sens plus restreint, comme nous le
verrons plus loin. Aussi nous paraît-il préférable, pour éviter toute confusion,
de l'employer exclusivement dans ce dernier sens.

certains cas reconnue par le simple examen à l'œil nu. Cet examen permet en outre de juger approximativement de leur quantité.

Les constatations d'ailleurs varient suivant les circonstances de cet examen, en particulier suivant la nature des aliments gras qui ont été ingérés, suivant leur transformation plus ou moins complète dans le tube digestif, suivant enfin la consistance des selles.

S'il s'agit de selles solides, elles se présentent tantôt comme enrobées dans une enveloppe, analogue à du suif, de consistance relativement molle, mais durcissant à l'air. Tantôt elles sont décolorées, pâteuses semblables à une pommade, assez homogènes ou parsemées de petites masses plus blanches, qui sont exclusivement composées de matières grasses.

Si les selles sont liquides, la graisse surnage à leur surface, semblable à une couche huileuse : cette couche est grise ou verte, suivant l'absence ou la présence de bile ou de pigments ; elle est brillante ; elle se fixe et se durcit sur les parois du récipient dans lequel les selles ont été recueillies. On peut constater une forte odeur butyrique, et une réaction acide.

Dans certains cas, en particulier chez les sujets soumis au régime lacté, on trouve de petites masses arrondies, que l'on pourrait prendre pour du sable intestinal, et qui sont en réalité constituées par des agglomérats de graisse.

Exceptionnellement enfin des aliments gras peuvent être retrouvés dans les selles, sous une forme semblable à celle sous laquelle ils ont été ingérés (morceaux de beurre, morceaux de lard, etc.).

Si l'on veut préciser ces premières constatations, plusieurs moyens peuvent être employés, pour vérifier qu'il s'agit réellement de matières grasses. Citons en particulier l'action de l'éther. Les matières suspectes sont triturées avec de l'éther. Celui-ci dissout et entraîne les matières grasses : si l'on plonge alors dans l'éther qui surnage une feuille de buvard, on voit apparaître la tache translucide que donnent les corps gras.

On ne confondra pas la couleur blanche des selles graisseuses avec la teinte jaune clair des selles normales de tout sujet mis au *régime lacté* (les malades, dans leur description, s'y trompent souvent).

Nous verrons l'importance de cette surabondance de matières grasses pour le diagnostic des *insuffisances ou des rétentions biliaires ou pancréatiques*.

Examen chimique des débris et résidus alimentaires.

L'examen chimique des fèces est destiné à donner des renseignements sur la qualité des éléments qu'elles renferment, et sur leur quantité.

L'examen chimique qualitatif est associé à l'examen macroscopique ou à l'examen microscopique : nous en avons parlé quand il était nécessaire.

Quant à l'examen chimique quantitatif, c'est-à-dire au dosage, il est destiné à indiquer avec précision la quantité d'aliments, de telle ou telle classe, que renferment les fèces.

On conçoit sans peine combien ces renseignements précis sont importants, pour permettre une étude comparative entre les aliments ingérés et les excreta. On peut ainsi déterminer avec précision le rapport entre la quantité ingérée et la quantité éliminée de graisses, d'hydrate de carbone et d'azote total.

Mais ces recherches sont loin d'être courantes : étant donné qu'il s'agit de dosages rigoureux, elles exigent une grande docilité du malade, et d'autre part des analyses chimiques longues et minutieuses.

Hydrates de carbone. — La technique proposée pour les hydrates de carbone ne paraît pas offrir le degré de précision désirable ; aussi se contente-t-on habituellement de l'approximation fournie par l'examen microscopique (voir p. 697).

Matières grasses. — Pour les graisses au contraire les dosages chimiques ont fait l'objet de travaux nombreux, qui en ont précisé la technique et marqué l'importance. Nous allons les exposer en détails.

Importance clinique des matières grasses fécales. — Cette importance a été particulièrement mise en lumière par les recherches de R. Gaultier, H. Labbé, etc. Elle doit être envisagée à un double point de vue :

1° Le dosage de la totalité des matières grasses, qui renseigne en bloc sur le fonctionnement du tube digestif à leur sujet.

2° Le dosage de leurs variétés. Ce dernier permet souvent de faire une analyse plus serrée, et de rapporter à une origine biliaire, pancréatique ou intestinale les troubles constatés.

Origine et nature des matières grasses contenues dans les selles. — Elles ont une double origine. D'abord et surtout les matières grasses provenant des *aliments gras* ingérés. En second lieu les matières grasses non alimentaires, qui entrent dans la composition des *sucs digestifs*. L'importance de ce deuxième groupe est diversement appréciée : tandis que les uns considèrent que leur quantité est négligeable (Gaultier, etc.), d'autres auteurs, au contraire, leur attribuent une importance notable (H. Labbé, etc.).

Les matières grasses des fèces se trouvent sous les formes suivantes :

1° *Graisses neutres ;*
2° *Acides gras libres ;*
3° *Acides gras combinés à l'état de savons alcalins ou alcalino-terreux ;*
4° *Matières grasses insaponifiables* (cholestérine, etc.).

Méthodes de recherche et de dosage. — La simple *inspection* des selles suffit à révéler leur présence lorsque les matières grasses sont particulièrement abondantes, c'est-à-dire dans les cas de *stéarrhée :* les selles moulées sont pâteuses et décolorées ; les selles diarrhéiques présentent une couche huileuse à leur surface.

L'examen microscopique les montre sous des aspects que nous étudierons plus loin (voir p. 701).

Mais il convient de s'adresser à *l'examen chimique* pour obtenir deux notions dont nous verrons l'intérêt pratique : leur dosage global et le dosage de leurs différentes variétés.

Ce dosage, surtout celui de leurs différentes variétés, a suscité de nombreuses méthodes. Nous allons donner la technique détaillée de deux d'entre elles, qui sont parmi les plus récentes et les plus couramment employées.

1° *Méthode de Henri Labbé.* — On prend 50 à 100 grammes de matières fécales fraîches, que l'on dessèche au bain-marie dans une capsule de porcelaine, en ayant soin de renouveler de temps à autre, avec une spatule de porcelaine, le point de contact avec l'air. Au bout de dix-huit à vingt heures, la dessiccation est à peu près complète. La pratique qui consiste, pour la rendre plus parfaite, à placer la capsule une heure ou deux à l'étuve à 105°, offre pour la précision plus d'inconvénients que d'avantages.

Dosage des matières grasses neutres, des acides gras libres et des matières insaponifiables. — La matière sèche est finement pulvérisée dans un mortier de verre. On pèse 4 à 10 grammes de poudre sèche, suivant la richesse présumée en matières grasses. On la place dans un petit filtre, que l'on introduit à l'intérieur d'un appareil extracteur. Cet appareil se compose de deux cylindres légèrement différents de diamètre, et dont le plus petit pénètre dans l'autre en y reposant sur 3 pointes de verre faisant saillie dans l'intérieur du cylindre. On effectue l'épuisement complet de la matière grasse par *l'éther anhydre rectifié sur le sodium.* L'opération est terminée en une heure et demie au maximum, et souvent en un temps plus court ; on arrête l'épuisement trente minutes après que l'on a constaté que la goutte d'éther tombant de la pointe du filtre est incolore.

Cet extrait éthéré est évaporé au bain-marie, dans une capsule tarée. La différence des poids de la capsule vide et de la capsule pleine donne la quantité de matières grasses. (Il vaut mieux prolonger la dessiccation au bain-marie que de porter systématiquement à l'étuve à 100°, car les homologues inférieurs des acides gras sont volatils à cette température, et, s'il en existait dans l'extrait, il pourrait en résulter une perte).

Cet extrait comprend :
Les matières grasses neutres (glycérides) ;
Les matières grasses acides (libres) ;
Les matières insaponifiables (alcools, cholestérine, etc.).

Pour doser les acides gras libres, on reprend par un mélange d'éther à 65° et d'alcool absolu, qui redissout l'extrait. On additionne de quelques gouttes de solution alcoolique de phénolphtaléine à 5 p. 100, et la solution est neutralisée vis-à-vis de cet indicateur par la potasse alcoolique quart-normale.

Le nombre de centimètres cubes de la solution alcaline écoulés donne, en le multipliant par le facteur 0,071, le poids des acides gras, arbitrairement évalués en acide stéarique.

En retranchant ce nombre du total, on obtient la somme des graisses neutres + les matières insaponifiables. Pour déterminer l'indice de saponification, on ajoute un excès, soit 5 centimètres cubes de potasse alcoolique demi-normale, on transvase dans un petit ballon surmonté d'un réfrigérant ascendant, et l'on porte à l'ébullition pendant dix minutes. Au bout de ce temps, on retire par l'acide sulfurique demi-normal l'excès de potasse non employée.

Le nombre de centimètres cubes de potasse entrés en combinaison, divisé par 2, puis multiplié par le $\frac{PM}{3}$ de la tristéarine (soit 0,2966), donne le poids de glycérides évalués en tristéarine.

En retranchant ce poids du total précédent, on détermine, par différence, la quantité de matières insaponifiables.

Dosage des acides gras combinés à l'état de savons alcalins ou alcalino-terreux. — On mélange dans un petit mortier le résidu d'épuisement de l'opération précédente avec un large excès (6 ou 7 fois son poids) de sable fin lavé. On verse, à l'aide d'une pipette graduée, de 3 à 5 centimètres d'acide chlorhydrique au tiers (1 volume HCl concentré + 2 volumes d'eau). On triture soigneusement avec le pilon et l'on fait passer la masse fort peu humide et non agglomérée dans un cristallisoir bas qu'on place au bain-marie jusqu'à dessiccation convenable. Alors on introduit le mélange sans trop le tasser dans le cylindre de l'appareil d'épuisement, à l'extrémité inférieure duquel on a placé un petit tampon de coton hydrophile. On épuise à nouveau par l'éther anhydre en continuant l'opération quinze à trente minutes après que la goutte retombe incolore. On verse le liquide d'épuisement dans un cristallisoir, que l'on place au bain-marie à 100° pendant quinze à trente minutes, et l'on pèse.

On obtient ainsi le poids *réel* des acides combinés à l'état de savons. On reprend la masse par le mélange d'alcool absolu + éther, et on titre les acides par la potasse alcoolique quart-normale

Le résultat est exprimé en acide stéarique en multipliant le nombre de centimètres cubes de potasse absorbés par 0,071. On obtient ainsi le poids arbitraire des acides combinés (savons).

Dosage de la totalité des matières grasses. — Sa valeur est connue par l'addition des valeurs précédentes.

2° *Méthode de R. Gaultier.* — Le repas d'épreuve se compose de :

Pain	100 grammes.
Viande de bœuf	60 —
Beurre	30 —
Lait	500 —
Pommes de terre	200 —

La viande doit être préparée sur le gril et saignante. Les pommes de terre sont cuites à l'eau, écrasées en purée et accommodées au beurre et au lait. Le reste du lait sert de boisson.

Le malade, au lait depuis deux jours, prend ce repas le matin du 3ᵉ jour en même temps que 3 cachets de poudre de charbon de 0 gr. 20, l'un au commencement, l'autre au milieu et le troisième à la fin du repas. Il laisse ensuite un intervalle de 6 à 8 heures entre ce repas et le suivant.

On doit recueillir, sans aucun mélange d'urine, toutes les fèces colorées par le charbon, en notant exactement le moment de l'apparition de la première selle colorée et de la disparition de la dernière.

L'heure du repas étant connue, on a ainsi les éléments nécessaires pour apprécier la durée de la traversée digestive.

La totalité des matières fécales colorées en noir est déposée dans un vase hermétiquement clos et transportée au laboratoire.

La quantité de graisse ingérée dans le repas d'épreuve est connue. Les 30 grammes de beurre représentent 25 grammes de matière grasse et les 500 grammes de lait 18 grammes de beurre. En évaluant le reste à 4 grammes pour la viande, le pain et les pommes de terre, on voit que la quantité de graisse ingérée dans ce repas est d'environ 47 grammes.

Dosages. — Une certaine quantité de matières fécales fraîches, environ 100 grammes, est séchée, broyée, puis triturée avec du sable fin, à l'aide de l'appareil extracteur. De cette matière sèche, on épuise la graisse par l'éther, qui dissout les *graisses neutres* et les *acides gras* dont on connaîtra le poids total par pesée après évaporation. Cet extrait éthéré est redissous dans l'éther, et dans cette solution on dose les acides gras avec une solution alcoolique, décinormale, de potasse, en présence de la phénolphtaléine (chaque centimètre cube de cette solution correspondant à 0 gr. 0284 d'acide stéarique); par différence on obtient les graisses neutres. Le résidu des fèces est traité par l'acide chlorhydrique dilué, lequel dissout les savons; de la masse desséchée, on extrait de nouveau avec l'éther les acides gras de ces savons ainsi mis en liberté. Comme précédemment, on les dose par la solution de potasse.

Les différents coefficients. — L'analyse des matières grasses des fèces permettant de connaître un certain nombre de valeurs, on peut en comparant ces valeurs entre elles, et avec celles des matières grasses ingérées, établir un certain nombre de coefficients. On ne sera pas surpris que les différents auteurs attachent à chacun d'eux une importance variable, et souvent en proposent de nouveaux.

Voici les principaux, qui sont le plus souvent et le plus utilement recherchés.

1° *Coefficient d'utilisation quantitative.* — C'est le rapport entre les matières grasses excrétées et les matières grasses ingérées, considérées dans leur totalité, donc :

$$\frac{\text{totalité des matières grasses excrétées}}{\text{totalité des matières grasses ingérées}}$$

2° *Coefficient d'élimination de A. Gaultier.* — C'est le rapport, dans les matières grasses excrétées, entre les matières grasses non dédoublées (graisses neutres) et les matières grasses dédoublées (acides gras et savons), donc :

$$\frac{\text{matières grasses non dédoublées (graisses neutres)}}{\text{matières grasses dédoublées (acides gras et savons)}}$$

3° *Coefficient du dédoublement d'Henri Labbé.* — C'est le rapport entre les graisses neutres excrétées et les graisses neutres ingérées, donc :

$$\frac{\text{graisses neutres excrétées}}{\text{graisses neutres ingérées}}$$

État normal. Influence du régime. — *a) Les matières grasses considérées dans leur totalité.* — La totalité, ou la presque totalité des matières grasses des fèces vient de l'alimentation : en effet, chez les individus soumis au jeûne, ou chez ceux qui ont un régime sans graisses, on n'en trouve pas dans les fèces, ou on n'en trouve que des traces faibles.

Chez un individu sain, ayant une alimentation normale, les recherches des différents auteurs sont concordantes ; il y a 92 à 96 p. 100

de matières grasses qui sont utilisées. On en retrouve donc de 4 à 8 p. 100 dans les fèces.

Différents facteurs d'ailleurs influent, et peuvent, si on se met dans des conditions particulières et anormales de régime, faire varier considérablement ces chiffres. Ce sont en particulier les suivants :

Quand la *quantité de matières grasses* alimentaires est surabondante, on voit augmenter considérablement la proportion d'élimination par les fèces, c'est-à-dire la quantité inutilisée.

L'état de digestibilité des matières grasses ingérées influe aussi : l'absorption est plus considérable pour le lait et le beurre que pour la viande.

Leur *point de fusion* a aussi un rôle : plus le point de fusion se rapproche de la température de l'intestin, plus est grande la quantité résorbée.

b) Les matières grasses considérées dans leurs différentes variétés. — Chez un individu sain, avec un régime normal, quelle est la proportion des différentes variétés excrétées par les fèces ?

On trouve en moyenne les chiffres suivants. Pour 100 grammes de matières grasses excrétées, il y a :

Graisses neutres et corps gras insaponifiables	25
Acides gras	37,5
Savons	37,5

Ce qui revient à dire que : 25 p. 100 des matières grasses excrétées n'ont pas été dédoublées, mais que 75 p. 100 ont été dédoublées et donc étaient facilement absorbables.

États pathologiques. — Le suc gastrique ne paraît pas avoir d'action sur la digestion des matières grasses : l'estomac n'a en effet pour elles qu'un rôle |mécanique, qui consiste, par trituration plus ou moins complète des matières premières, à mettre en liberté les matières grasses qu'elles renferment. C'est donc à la bile, au suc pancréatique, au suc intestinal, et au fonctionnement de la muqueuse intestinale, que sont dus les phénomènes d'émulsion, de saponification, d'absorption des matières grasses.

Aussi de très nombreuses recherches expérimentales et cliniques ont été faites pour juger, d'après l'excrétion des matières grasses, du fonctionnement du foie, du pancréas et de l'intestin.

Mais l'accord est loin d'être fait sur tous les points, et l'on a tendance, actuellement, à faire jouer au suc pancréatique un rôle moins important que celui qui lui fût attribué tout d'abord.

Examen microscopique des débris et résidus alimentaires

A. — Viandes, légumes, fruits, aliments, hydro-carbonés.

1° TECHNIQUE.

Les débris alimentaires sont généralement visibles et reconnaissables au microscope sans technique spéciale. On met le débris à identifier, ou une goutte des selles liquides, entre lame et lamelle. Si les selles sont solides, il peut être utile de délayer sur la lame un fragment de matières fécales dans une goutte d'eau : mais on s'expose ainsi à altérer ou à détruire certains éléments.

On regarde d'abord à un faible grossissement, pour avoir une vue d'ensemble, et pour voir si la préparation n'est pas en couche trop épaisse : dans ce dernier cas, il suffit d'en examiner les bords, généralement amincis, ou de presser légèrement sur la lamelle. Puis on examine à des grossissements variables l'élément à identifier. Dans certains cas nous verrons qu'il faut faire appel à des réactifs ou à des colorants.

2° DESCRIPTION.

Quel est l'aspect des principaux débris que l'on est appelé à identifier?

Débris de viande. — Ils montrent soit du tissu musculaire, soit du tissu conjonctif.

Le *tissu musculaire* est reconnaissable aisément à ses *fibres musculaires striées.* Elles se présentent sous forme de fragments jaunâtres, ayant une double striation, longitudinale et transversale : mais les stries de l'un et l'autre sens ne sont généralement pas vues en même temps : on aperçoit les unes ou les autres, suivant que l'on varie la mise au point (voir fig. 278).

Il est habituel de trouver à l'état normal quelques rares fibres musculaires striées. Elles sont plus nombreuses et mieux conservées dans certains états pathologiques (apepsie, etc.).

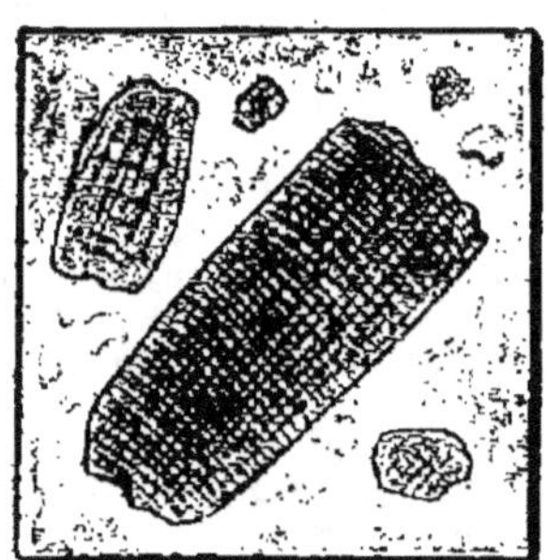

Fig. 278.— *Fragment de fibres musculaires striées dans les fèces.*

Grossiss. : 600.

Le *tissu conjonctif* forme des masses plus ou moins volumineuses, composées de fibres conjonctives, de fibres élastiques et de cellules. Les fibres conjonctives se gonflent et deviennent transparentes sous l'influence de l'acide acétique, mais sans être détruites : il suffit en effet de neutraliser le milieu, pour qu'elles reprennent leur aspect primitif. Elles se colorent en rose par l'éosine. On n'en trouve pas à l'état normal.

Végétaux, fruits, aliments hydro-carbonés. — Ces éléments se présentent sous les aspects les plus divers, suivants les variétés d'aliments ingérés. On rencontrera le plus habituellement :

Des vaisseaux de végétaux de formes différentes : vaisseaux spiralés, annelés, ponctués (fig. 279 et 280);

Des fragments de végétaux à chlorophylle, reconnaissables à leur couleur verte, et à leur trame spéciale : cellules à chlorophylle avec leurs corps chlorophylliens (fig. 282 et 291) ;

Des poils végétaux, de plusieurs types : poil cylindro-conique, poil court ou papille, poil étoilé (voir fig. 281) ;

Des peaux et des pelures de légumes et de fruits (voir fig. 285, etc.) ;

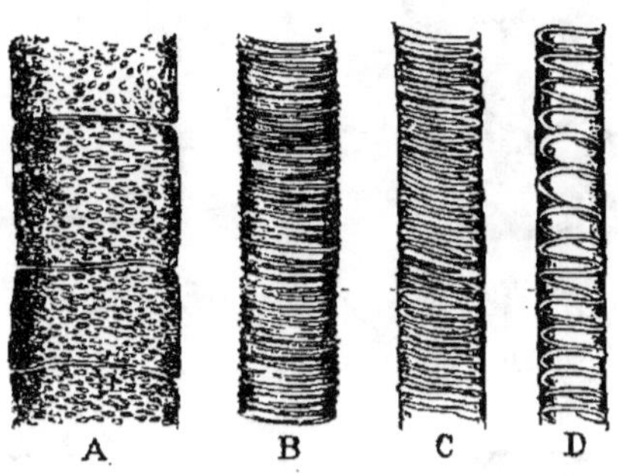

FIG. 279. — *Les principaux types de vaisseaux des végétaux.*
A : vaisseau ponctué ; B : vaisseau annelé ; C, D : vaisseau spiralés.

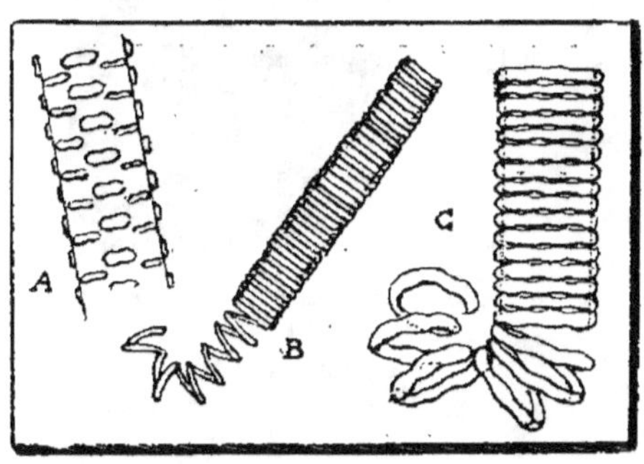

FIG. 280. — *Vaisseaux de végétaux dans les fèces.*

A, Vaisseau ponctué ; B, C, Vaisseaux spiralés.

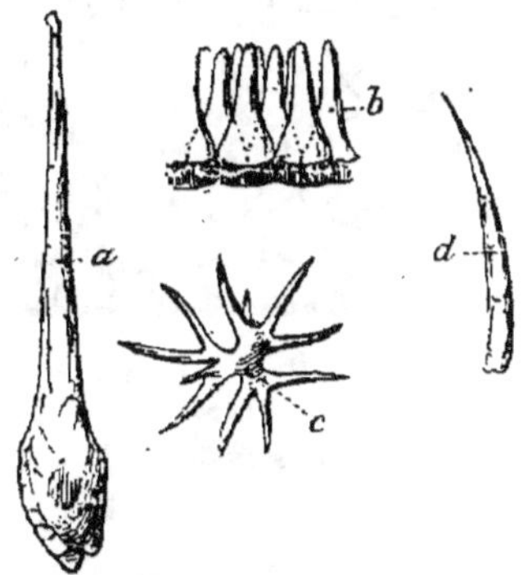

FIG. 281. — *Quelques types de poils végétaux.*

a, d : poils cylindro-coniques ; *b :* poils courts ou papilles ; *c :* poil étoilé.

Des fragments de légumes et de fruits, reconnaissables : soit à leur couleur et à leur structure spéciale (carottes, oranges, etc., v. fig. 284) ; soit à leurs grains d'amidon, qui se présentent sous des aspects divers.

L'amidon est particulièrement important à reconnaître dans les fèces. Il convient que nous précisions quelques détails.

On sait que l'amidon ou fécule constitue la plus grande partie des végétaux. Il s'y présente sous forme de grains de

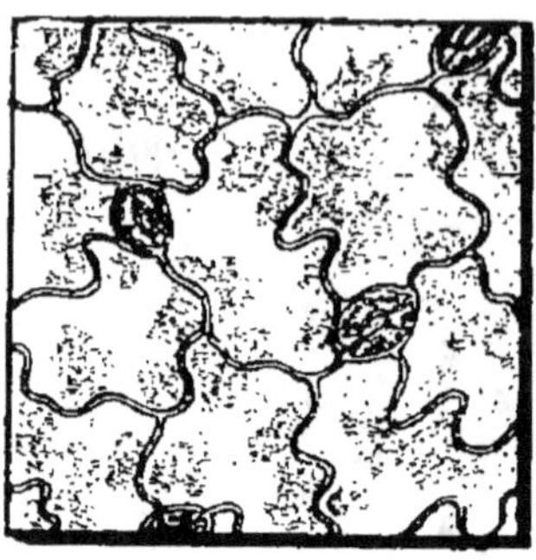

Fig. 282. — *Débris de végétal à chlorophylle.*
Grossiss. : 500.

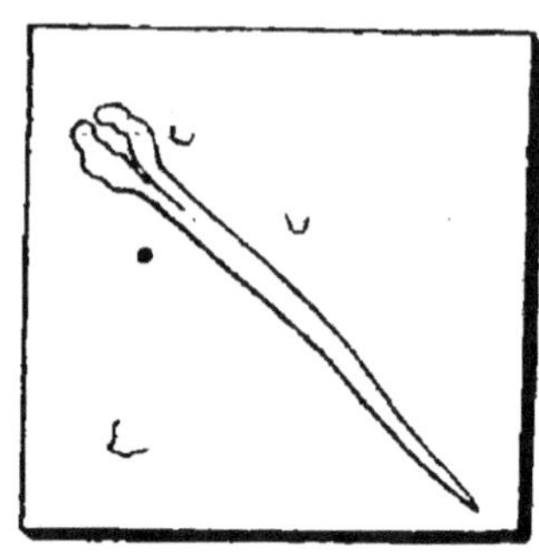

Fig. 283. — *Poil végétal dans les fèces.*
Grossiss. : 500.

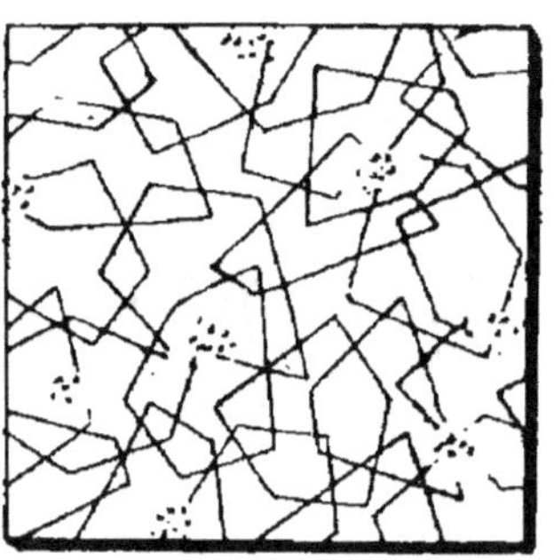

Fig. 284. — *Débris de carotte dans les fèces.*
Grossiss. : 500.

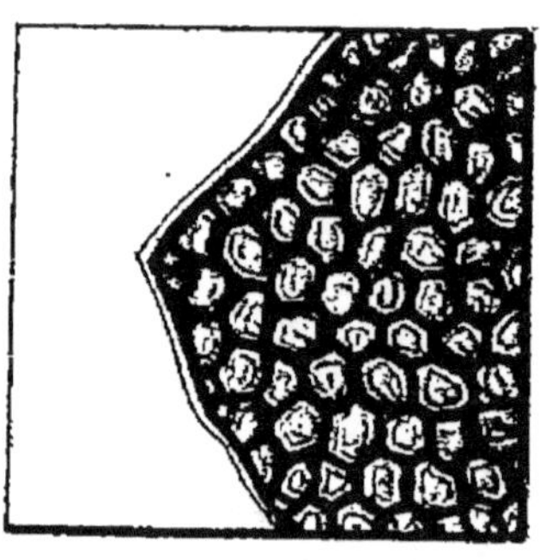

Fig. 285. — *Pelure de noix (surface externe).*
Grossiss. : 500.

volume et d'aspect très différents. La figure 292 montre quelques-uns des grains les plus typiques.

Si le simple examen ne suffit pas, on peut, en cas de doute, rechercher les deux caractères que voici :

La *chaleur* modérée fait gonfler les grains d'amidon, et rend eurs stries plus nettes. Avec une chaleur plus forte, le gonflement augmente, mais les stries disparaissent, et les grains voisins se confondent en une masse uniforme et méconnaissable (*colle d'amidon*). En chauffant plus ou moins, on obtiendra ces divers aspects (voir fig. 294).

D'autre part, l'iode donne avec l'amidon une coloration carac-

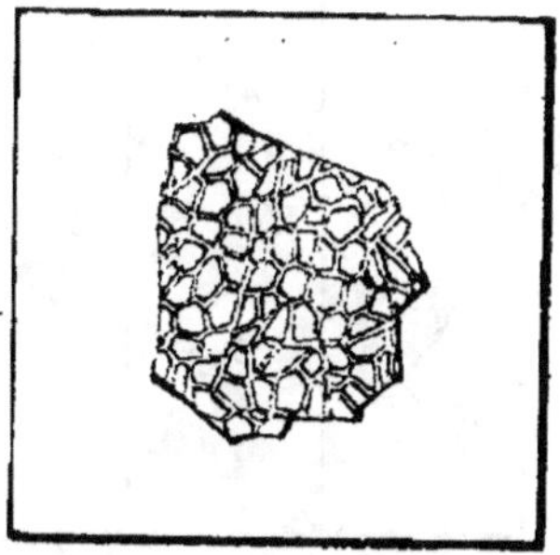

FIG. 286. — *Cellules cristallines de peau de pois cuit (surface externe).*

Aspect au microscope. Grossiss. : 500.

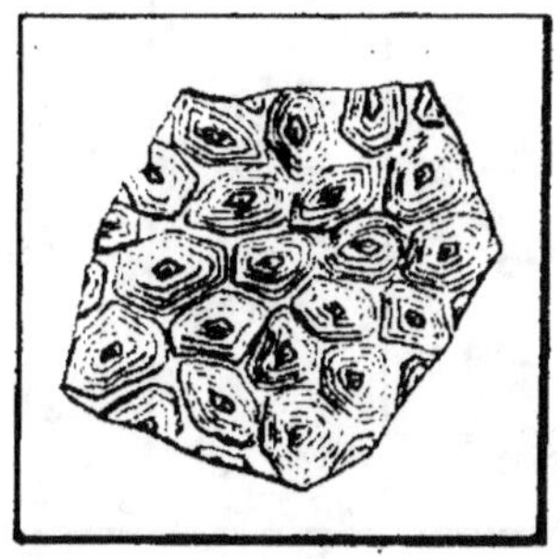

FIG. 287. — *Cellules cristallines de peau de pois cuit (surface interne).*

Aspect au microscope. Grossiss. : 500.

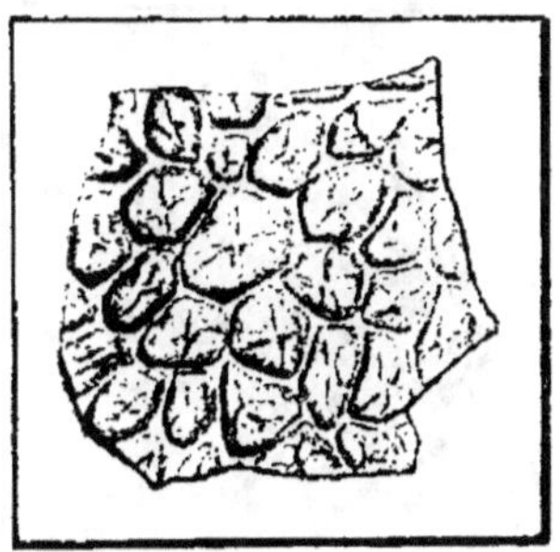

FIG. 288. — *Cellules cristallines de peau de haricot cuit (surface externe).*

Aspect au microscope. Grossiss. : 500.

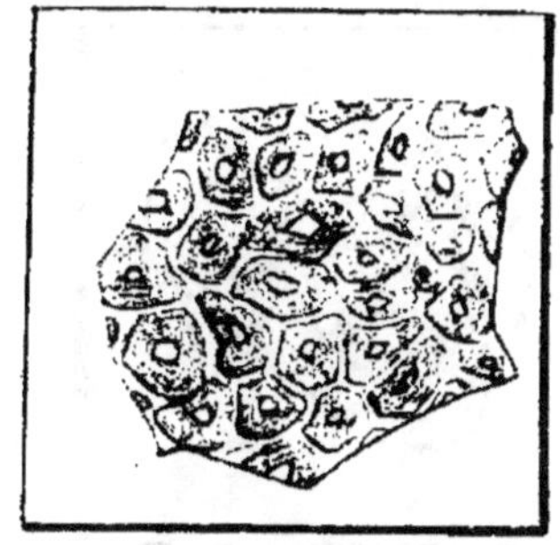

FIG. 289. — *Cellules cristallines de peau de haricot cuit (surface interne).*

Aspect au microscope. Grossiss. : 500.

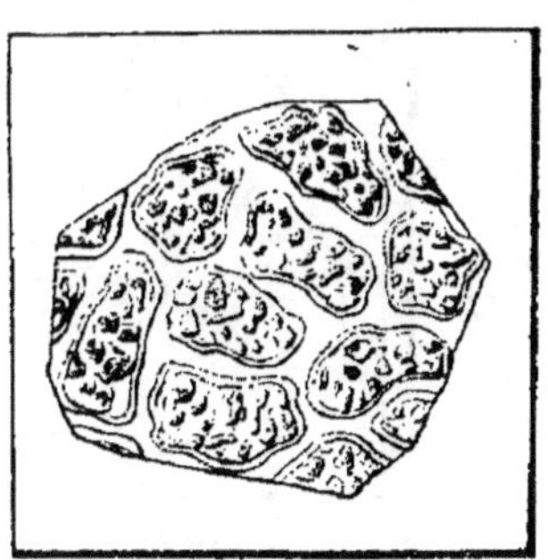

FIG. 290. *Pellicule d'amande.*

Grossiss. : 150.

C'est la pellicule fine et blanche qui se trouve sous la peau de l'amande.

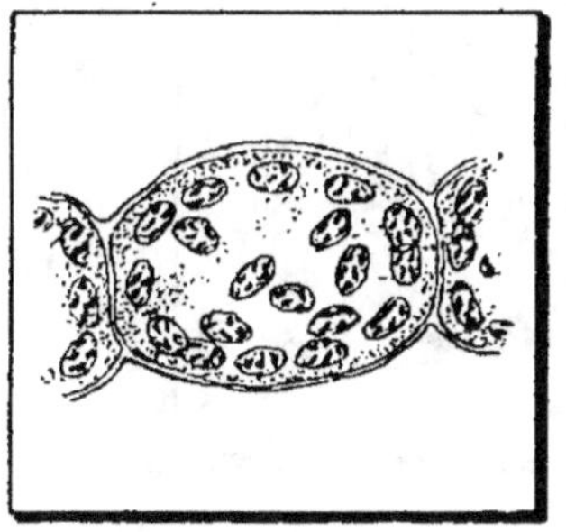

FIG. 291. — *Cellules à chlorophylle (feuille de laitue).*

On y voit les grains chlorophylliens ou chloroleucites.

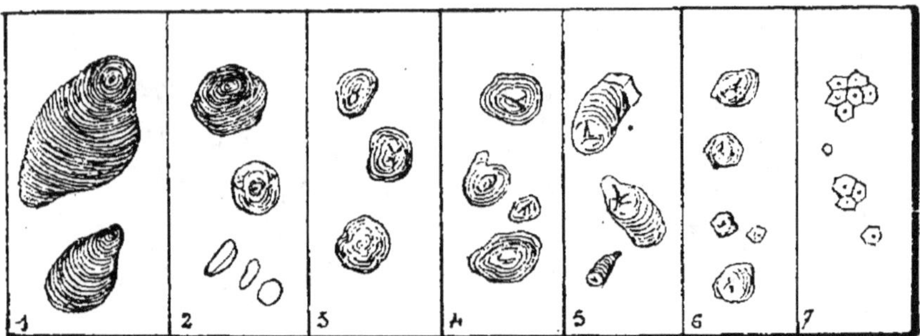

FIG. 292. — *Dimensions et aspects différents de quelques variétés de grains d'amidon alimentaire.*

Aspect au microscope. Grossiss. : 500.

1. Pomme de terre ; 2, Blé ; 3, Seigle ; 4, Orge ; 5, Fécule de sagou ; 6, Maïs 7, Riz

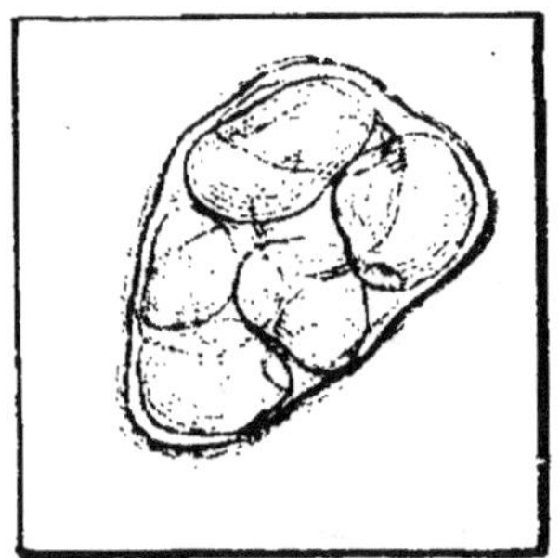

FIG. 293 *a.*

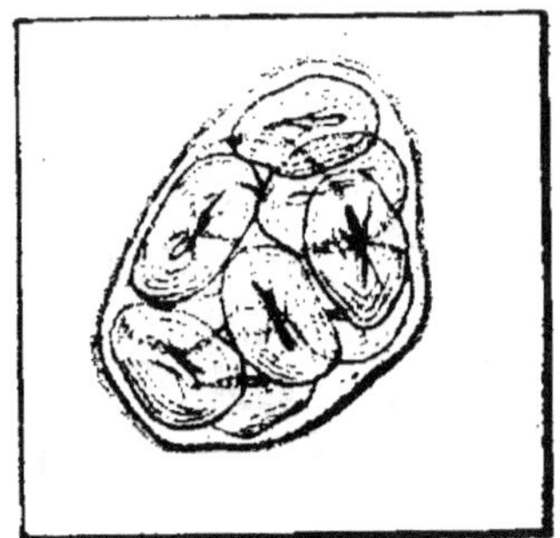

FIG. 293 *b.*

Débris alimentaires dans les fèces. Parenchymes de cotylédons de pois cuit (fig. *a*), de haricot cuit (fig. *b*), vus au microscope. Grossiss. : 500

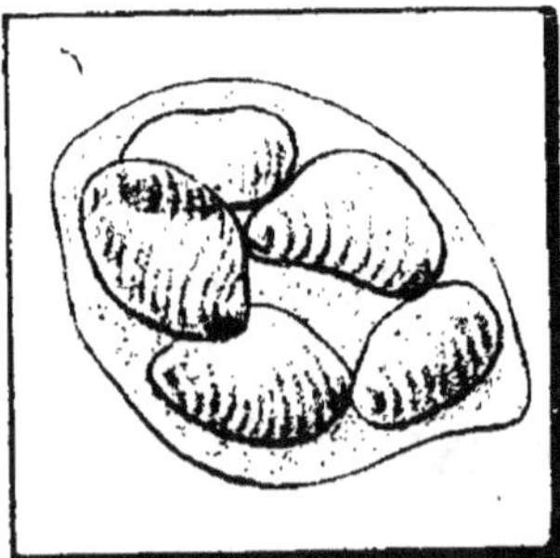

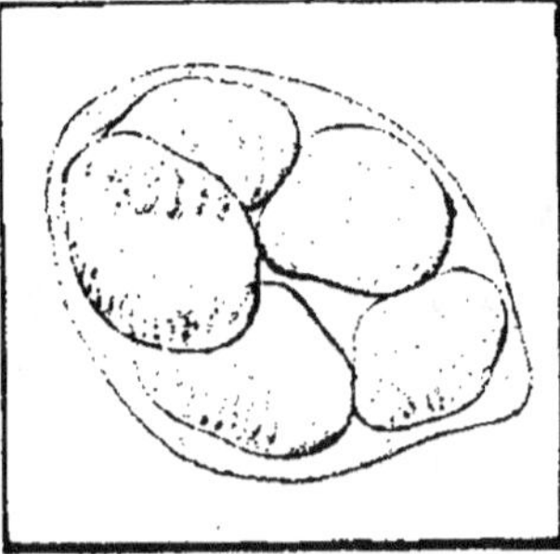

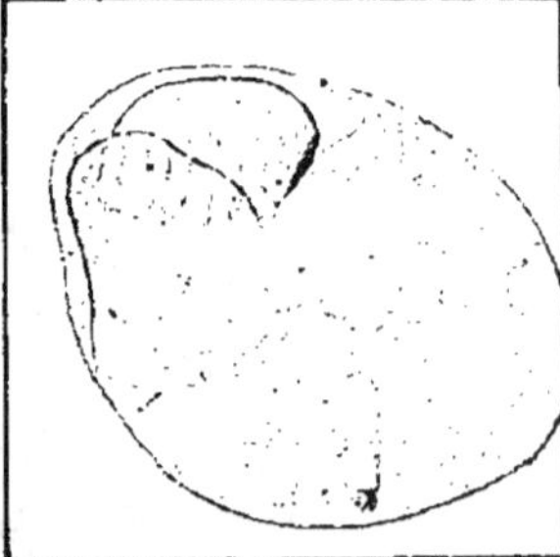

FIG. 294. — *Effet de la chaleur ou de la potasse sur l'amidon*

Examen au microscope. Grossiss. : 500.

On voit à gauche des grains d'amidon cru (banane). La figure suivante montre l'influence de la chaleur au début ; les grains deviennent plus gros et les stries plus nettes. Avec une chaleur plus forte (figure de droite) les stries et les limites des grains disparaissent : on obtient une masse uniforme et méconnaissable (*colle d'amidon*).

La potasse produit des altérations semblables.

téristique. Pour la constater, il suffit de mettre en contact avec les selles une goutte de teinture d'iode.

On obtient une belle couleur bleue, par formation d'iodure d'amidon. Si l'amidon a été digéré et transformé en dextrine, la couleur ne se produit pas. Mais il existe entre ces deux réactions des intermédiaires : une digestion partielle de l'amidon donne une réaction violette ; elle est rouge, si la digestion est plus avancée sans être complète : la figure 295 montre des grains d'amidon dans les selles, ayant donné, sous l'influence de l'iode, des réactions différentes suivant le degré de leur transformation.

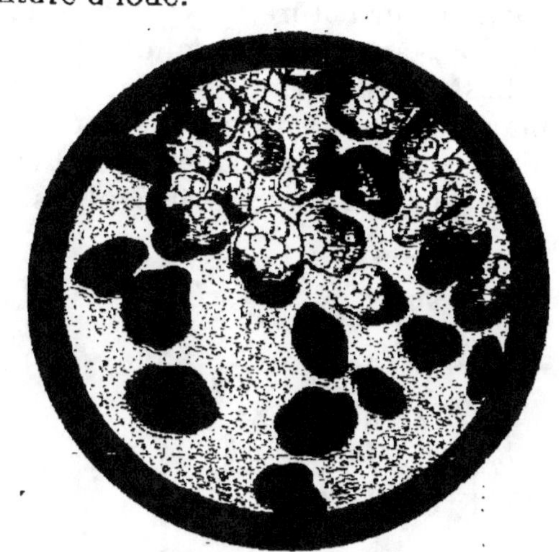

Fig. 295. — *Grains d'amidon insuffisamment digérés, retrouvés dans les fèces.*

Examen microscopique. Grossiss : 500. Sous l'action de l'iode, certains grains se sont colorés en violet-noir ; d'autres sont peu colorés ; d'autres sont restés incolores.

La présence d'amidon non digéré dans les selles indique le plus habituellement une *traversée digestive trop rapide*, plus rarement une *insuffisance pancréatique*.

B. — Matières grasses.

Étant donnée son importance, cet examen mérite d'être étudié en détails. Nous allons résumer ici les recherches que nous avons faites avec Douris, Professeur de Chimie à la Faculté de Nancy.

Sous le microscope, les matières grasses se présentent avec des aspects divers, et généralement caractéristiques.

Nous allons voir d'abord ce que montre l'examen direct. Puis nous verrons les modifications qui permettent de préciser le diagnostic, et qui se produisent sous l'influence de la température, et de différents réactifs ou colorants.

1° Examen microscopique direct.

L'aspect microscopique varie suivant qu'il s'agit de graisses neutres, d'acides gras, de savons.

Graisses neutres. — Leur point normal de fusion variant suivant leur nature, cet examen direct les montre, tantôt à l'état liquide, tantôt à l'état solide.

Les graisses neutres liquides se présentent comme des masses blanches et réfringentes, tantôt arrondies en gouttelettes de dimensions très variables, tantôt en nappes plus ou moins volumineuses, à contours irréguliers.

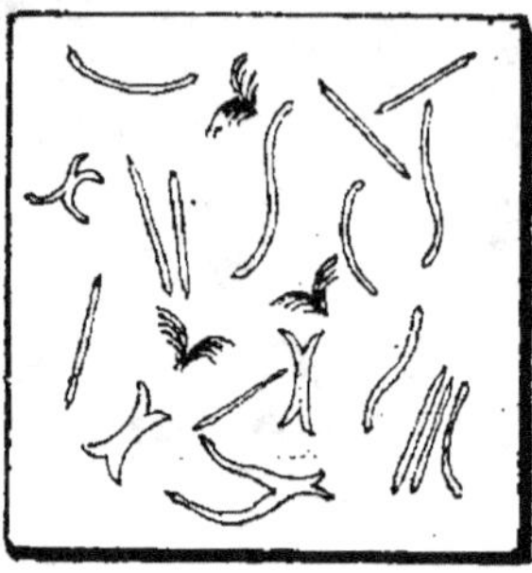

FIG. 296. — *Cristaux d'acide palmitique.*

Aspect au microscope. Grossiss. : 500. Ce sont des cristaux mous, c'est-à-dire facilement déformables, obtenus par évaporation d'une solution d'acide palmitique dans l'alcool.

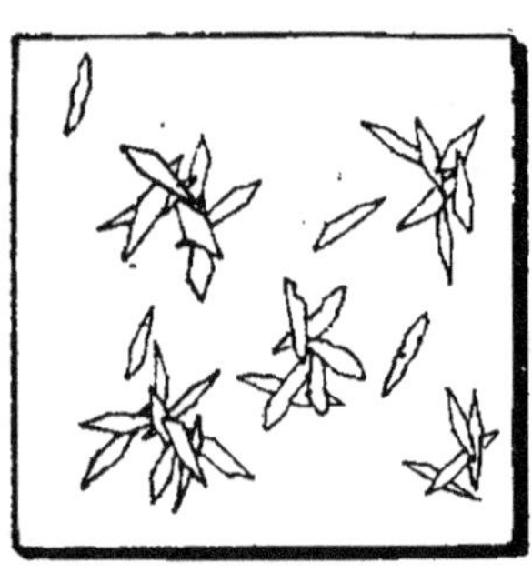

FIG. 297. — *Aspect de l'acide stéarique cristallisé dans l'alcool (cristaux en fer de lance).*

Vus au microscope. Grossiss. : 150

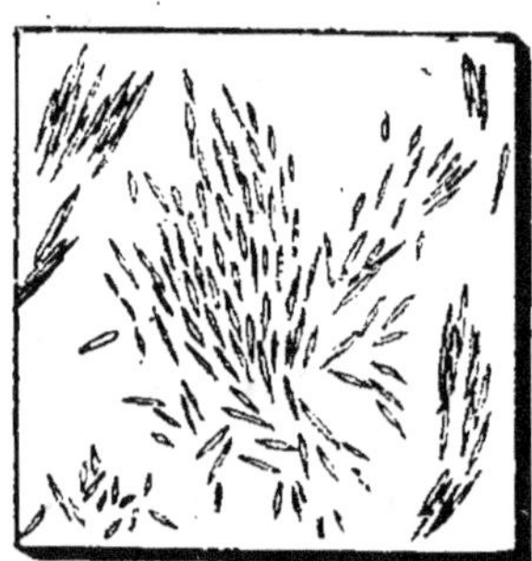

FIG. 298. — *Cristaux de butyrate de sodium.*

Vus au microscope. Grossiss. : 150. Ces cristaux pourraient être confondus avec des cristaux d'acides gras Il suffit, pour les distinguer, d'ajouter une goutte d'eau sous la lamelle : on voit les cristaux de butyrate se dissoudre et disparaître, tandis que s'il s'agissait d'acides gras les cristaux resteraient insolubles.

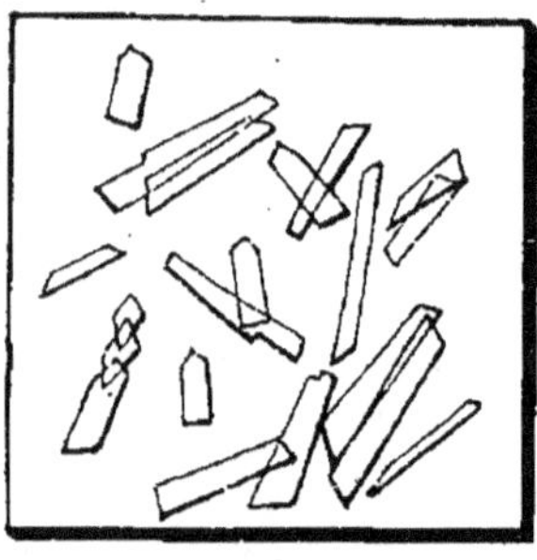

FIG. 299. — *Cristaux de butyrate de calcium.*

Vus au microscope. Grossiss. : 150.

Les graisses neutres solides forment des masses opaques, à bords irréguliers, incolores ou jaunâtres, qu'il s'agisse soit d'une coloration qui leur est propre, soit d'une imprégnation par les pigments des fèces.

Acides gras. — Les *acides gras* libres se montrent, le plus souvent, sous la forme de cristaux aciculés d'aiguilles finement recourbées, disposées par amas ; ou encore sous forme de cristaux arborescents et radiés, effilés vers leurs bords. Quelquefois, certains d'entre eux forment de petites plaques lancéolées, se rapprochant des placards de savons que nous allons étudier plus loin ; habituellement ils sont incolores, transparents.

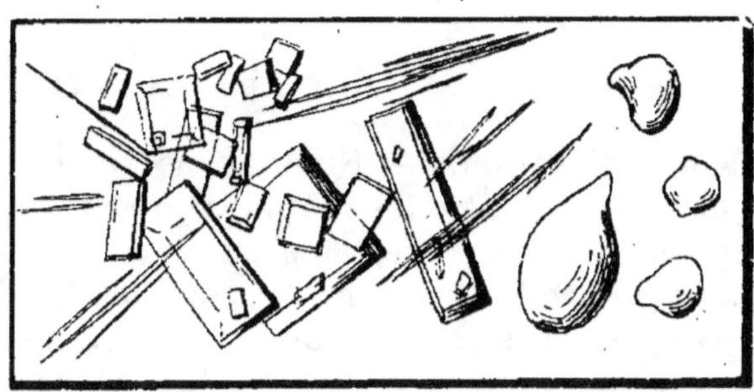

FIG. 300. — *Savon alcalin décomposé par l'acide chlorhydrique.*
Grossiss. : 150.
On voit les acides gras en aiguilles, le chlorure de sodium en cubes

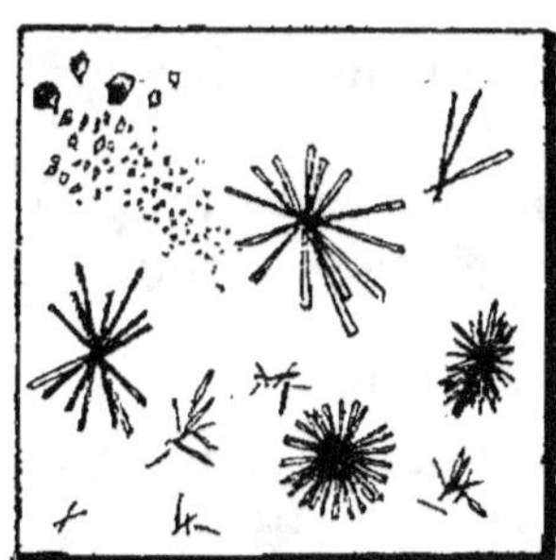

FIG. 301. — *Savon alcalino-terreux (chaux) décomposé par l'acide sulfurique.*

Vu au microscope. Grossiss. : 150. En haut et à gauche de la préparation, on voit une petite partie du savon non décomposé, et dont l'aspect n'est pas caractéristique.
Au-dessous, des *aiguilles* d'acide gras et des *rosaces* de sulfate de chaux.

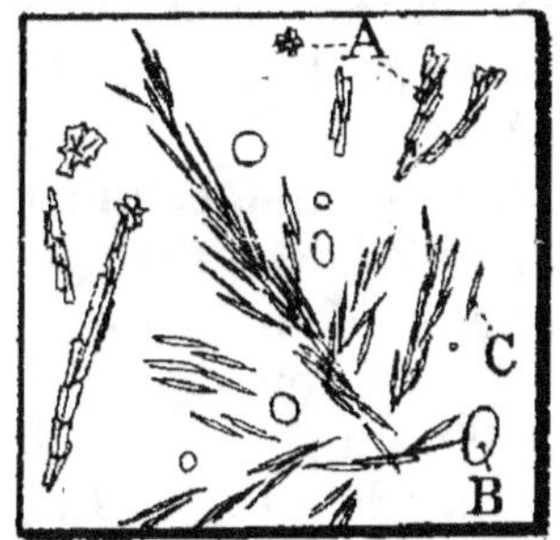

FIG. 302. — *Savon alcalin décomposé par l'acide sulfurique.*

Vu au microscope. Grossiss. : 150. A, sulfate de soude ; B, acide gras liquide ; C, acide gras en cristaux.

Enfin certains acides gras, liquides à la température ordinaire, se montrent sous forme de gouttelettes réfringentes, identiques à celles de graisses neutres.

Savons. — Quant aux savons, ils se montrent dans les fèces, soit amorphes, soit sous forme de cristaux ; ils sont moins brillants que les graisses neutres et les acides, ils ont des contours plus nets, ils sont plutôt polygonaux qu'arrondis. Tantôt ce sont des sels de chaux jaunes avec les bords irréguliers, parfois ovalaires, fractionnés par des scissures plus ou moins profondes ; tantôt ce sont des aiguilles plus massives que celles des acides gras, aiguilles courtes et larges, ou encore des corpuscules arrondis, radiés, semblables à des œufs de tænia ou à des grains d'amidon, indemnes ou fissurés (savon de magnésie).

2° EXAMEN MICROSCOPIQUE APRÈS COLORATION.

Conditions de coloration. — Nous avons vu que l'examen microscopique direct montre les matières grasses tantôt cristallisées (certains savons et certains acides gras), tantôt non cristallisées, en gouttelettes ou mottes (une partie des acides gras et des savons, et la totalité des graisses neutres).

Les cristaux ne peuvent être colorés. Les corps cristallisés devront donc être reconnus et diagnostiqués par leur aspect. Mais on peut, pour les colorer aussi, employer l'artifice suivant : les décomposer ou les transformer en corps non cristallisés, qui deviendront ainsi colorables.

Cette transformation est aisément obtenue par plusieurs procédés :

1° Par chauffage, qui transforme en mottes la plupart des cristaux d'acides gras : généralement le refroidissement ne leur redonne pas leur forme cristalline ;

2° Par action d'un acide, par exemple l'acide acétique à 30 p. 100, qui, *à chaud,* décompose les cristaux de savons, et met les acides gras en liberté sous forme de mottes.

Méthodes de coloration. — Les méthodes de coloration se divisent en 4 groupes :

1° Celles qui colorent à la fois graisses neutres et acides gras (ces derniers d'ailleurs partiellement) ;

2° Celles qui colorent seulement les acides gras ;

2° Celles qui colorent seulement les graisses neutres ;

4° Celles qui colorent seulement les savons.

Méthodes du 1ᵉʳ groupe. — Elles colorent à la fois les graisses neutres, et partiellement les acides gras. Ce sont les méthodes à *l'acide osmique,* au *soudan III,* et au *diméthylamidoazobenzol.*

Acide osmique à 1 p. 100 dans l'eau distillée.

L'acide osmique se présente sous forme de cristaux, que l'on trouve dans le commerce en tubes scellés de 0 gr. 50 à 1 gramme. L'ouverture de ces tubes doit se faire avec de grandes précautions, car les vapeurs d'acide osmique peuvent donner lieu à de graves troubles oculaires ou respiratoires.

La solution d'acide osmique doit être conservée dans un flacon à verre noir. Malgré cette précaution, il se forme rapidement un dépôt noir d'osmium réduit. On ne doit donc préparer à l'avance que de petites quantités de ce réactif.

Lorsqu'on fait agir cette solution sur une matière grasse non cristallisée, l'acide osmique est décomposé, et l'osmium se précipite sous forme de petites granulations, qui imprègnent la matière grasse, et lui donnent une teinte noire.

Il convient de remarquer d'ailleurs que les graisses neutres se colorent en noir par l'acide osmique d'une façon plus ou moins intense, suivant les proportions d'oléine qu'elles contiennent, car, d'après Starke, la palmitine et la stéarine ne réduisent pas l'acide osmique.

Soudan III.

C'est une couleur d'aniline, que l'on trouve en poudre dans le commerce, et qui est employée en anatomie pathologique pour colorer les graisses en jaune intense ou en rouge.

Elle est soluble dans l'alcool.

En coprologie, on emploie la solution suivante :

Alcool à 96°	10 centimètres cubes.
Acide acétique	90 —
Soudan III	0 gr. 30

La solution doit être filtrée. Il convient en outre de la vérifier au microscope (en en mettant une goutte entre lame et lamelle), pour voir si elle ne renferme pas de cristaux non dissous de matière co-

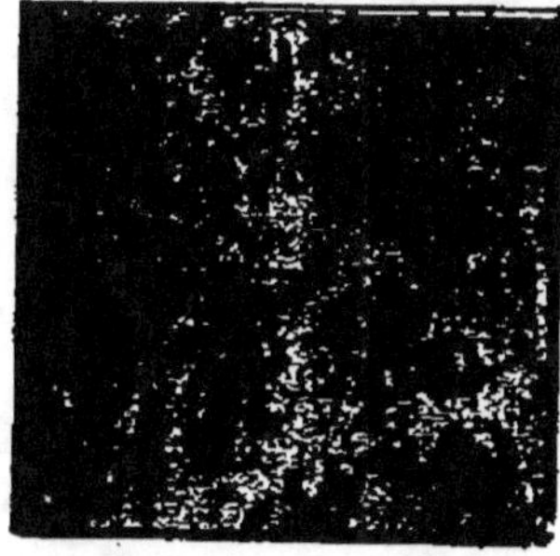

FIG. 303. — *Fèces avec abondance de matières grasses.*

Examen microscopique. Grossiss. : 500. On voit des cristaux d'acides gras et de savons, des gouttelettes d'acides gras, de savons et de graisses neutres.

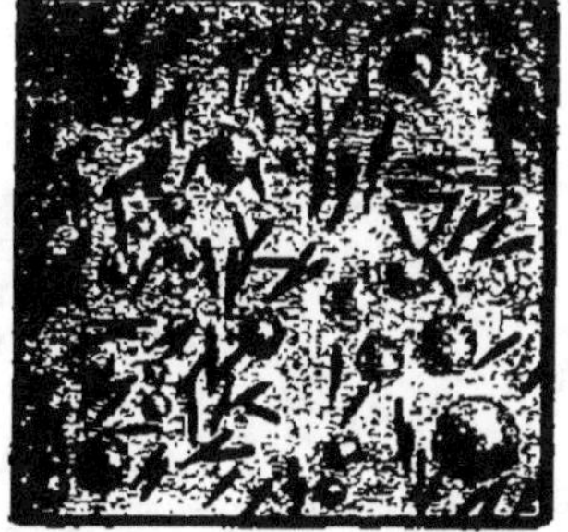

FIG. 304. — *Fèces avec abondance de matières grasses, colorées à froid par le soudan III.*

Examen microscopique. Grossiss. : 500. Les cristaux restent incolores. Les acides gras liquides et les graisses neutres sont colorés.

lorante : ces cristaux en effet pourraient être pris pour des cristaux de matière grasse, et entraîner à l'erreur.

On fait un mélange d'une partie des fèces à examiner avec cette solution, on chauffe légèrement, et on regarde au microscope.

Que deviennent, sous l'influence de ce réactif, les 3 groupes de matières grasses (graisses neutres, acides gras, savons) ?

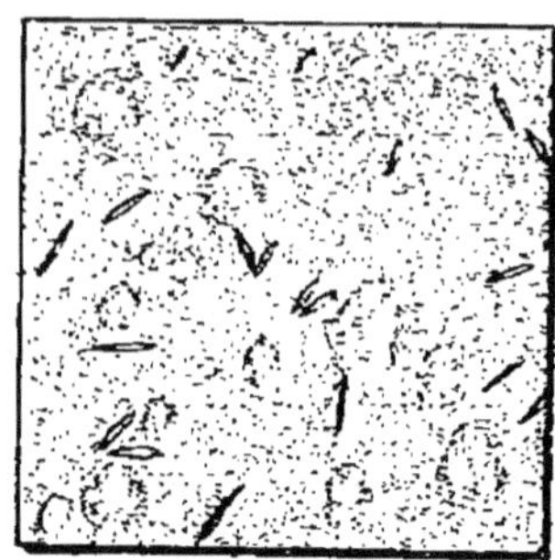

FIG. 305. — *Fèces avec abondance de matières grasses, colorées à chaud par le soudan III.*

Examen au microscope. Grossiss.: 500. Sous l'influence de la chaleur la plupart des cristaux d'acides gras se sont fondus.

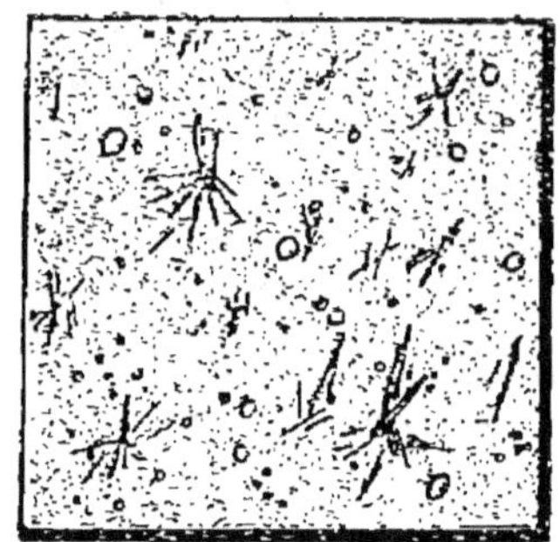

FIG. 306. — *Savons d'acide gras décomposés par le soudan III.*

Examen au microscope. Grossiss.. 300.

Les *graisses neutres* prennent une belle coloration jaune-orange ou jaune-rougeâtre.

Pour les *acides gras*, l'action est différente suivant l'acide considéré :

L'acide oléique, qui est liquide, et par suite en gouttelettes, se colore faiblement en rose.

L'acide butyrique, également liquide, se colore en rose rougeâtre ; mais si la proportion d'acide butyrique est faible, on peut très bien ne pas apercevoir les gouttelettes, par suite de la dissolution de l'acide butyrique dans le réactif.

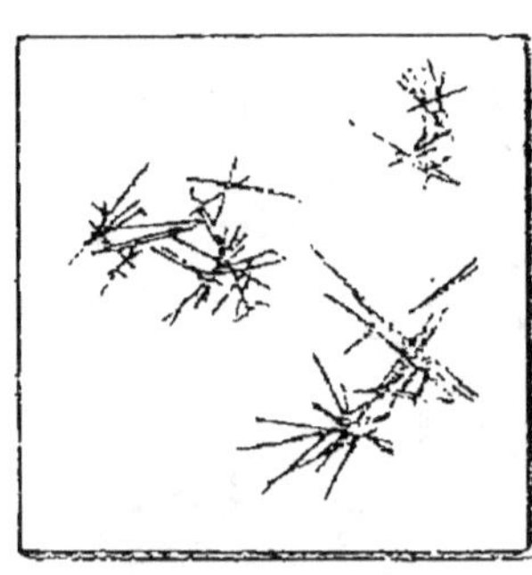

FIG. 307. — *Cristaux de soudan III.*

Vus au microscope. Grossiss. 300.

Quant aux *acides cristallisés*, — acide palmitique et acide stéarique, — l'alcool du réactif dissout leurs cristaux, si ceux-ci sont peu abondants; et d'autre part les gouttelettes liquides, obtenues par suite de l'emploi du réactif à chaud, ne se colorent pas.

Qu'advient-il des *savons* ? Le Soudan III renferme une forte proportion d'acide acétique, qui décompose les savons ou sels d'acides gras (qu'ils soient ou non sous forme de cristaux), en mettant les acides gras en liberté. Donc, a priori, les savons ne peuvent être retrouvés par cette méthode, sous leur forme initiale.

Par contre, si, une fois décomposés, ils fournissent des acides se colorant par le Soudan III (acide oléique, acide butyrique), on en retrouve des traces sous cette forme. Si, au contraire, ce sont des savons dérivés d'acides gras que le Soudan III ne colore pas (acide palmitique, acide stéarique), cette méthode ne les décèle d'aucune façon.

Diméthylamidoazobenzol.

Ce dernier colorant paraît être le meilleur.

C'est un colorant azoïque, qui se présente sous forme de cristaux jaune d'or.

On emploie la solution suivante :

Diméthylamidoazobenzol.	0 gr. 30
Alcool à 96°	100 grammes.
HCl concentré	V gouttes.

Filtrer et vérifier au microscope, pour voir si la solution ne tient pas en suspension des cristaux de matière colorante.

Si l'on veut colorer seulement les graisses et les acides gras non cristallisés, on met une goutte du colorant sur la lame chargée du produit à examiner. On peut procéder à froid. Il est préférable de chauffer légèrement, ce qui transforme en mottes les acides gras cristallisés.

De toute façon, il convient de mettre le *minimum* de colorant : un excès a en effet l'inconvénient de modifier complètement l'apparence des gouttelettes et des mottes, qui deviennent moins reconnaissables.

Si l'on veut colorer aussi les savons, on les décompose au préalable, en ajoutant au produit à examiner une goutte d'acide acétique à 30 p. 100, et en chauffant légèrement. On procède ensuite comme précédemment (1).

Sous l'influence de cette solution colorante, on constate :

Pour les *graisses neutres* : coloration jaune.

Pour les *acides gras* :

Les acides gras liquides, — *acides oléique et butyrique* — se montrent sous forme de gouttelettes jaunes;

Les acides gras solides, — *acides palmitique et stéarique* — ne sont colorés, ni sous forme de cristaux, ni après fusion.

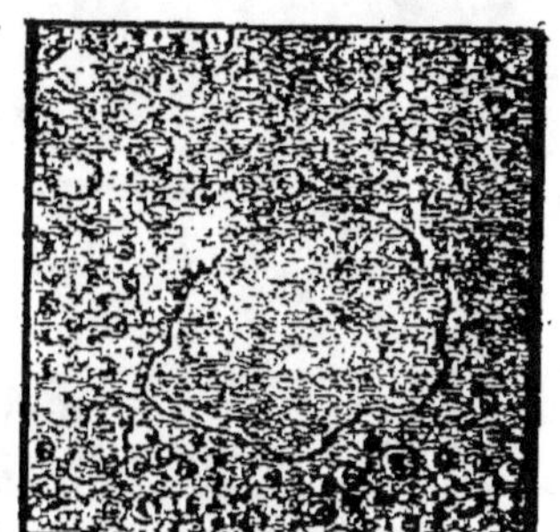

Fig. 308. — *Gouttelettes de graisses neutres et acides gras liquides teintés au diméthylamidoazobenzol.*

Grossiss. : 500.

3° Pour les *savons*, ils ne se colorent pas. Mais si on les décompose, comme nous l'avons indiqué, les savons dérivant d'acides gras liquides se révèlent par l'apparition de gouttelettes jaunes de ces acides.

Méthodes du 2ᵉ groupe. — Ces méthodes colorent exclusivement les acides gras (non cristallisés).

Violet de gentiane aniliné.

Le violet de gentiane aniliné se prépare de la façon suivante, au moment même de l'utiliser :

Solution aqueuse saturée d'aniline.	10 centimètres cubes.
Solution alcoolique saturée de violet de gentiane	1 —

Cette solution colore les acides gras en violet.

---

(1) Les savons traités par de l'acide acétique à 30 p. 100 sont décomposés. Les acides gras, mis ainsi en liberté, fondent sous l'action de la chaleur et recristallisent par refroidissement, d'une façon plus ou moins nette, en emprisonnant de la matière colorante, si l'on a ajouté du diméthylamidoazobenzol. Cependant un examen attentif ne permet pas de conclure à une coloration véritable des acides gras.

Fuchsine phéniquée.

On prépare le réactif en mettant 4 à 5 gouttes de la solution de fuchsine phéniquée dans un tube à essai plein d'eau distillée, ce qui donne à ce réactif une couleur rose foncée.

Il suffit de placer 2 gouttes de réactif sur la selle étalée sur un porte-objet, de recouvrir avec une lamelle, et d'examiner au microscope.

Résultats. — Les *acides gras cristallisés*, tels que l'acide stéarique, se colorent légèrement en rose sous l'influence du réactif. L'imprégnation se trouve à la surface, la structure cristalline s'opposant à la pénétration d'une substance non isomorphe.

Au contraire les *acides en masses informes ou fondus* prennent davantage la matière colorante (coloration rouge). On observe ce phénomène en faisant agir à chaud le colorant sur l'acide gras cristallisé, qui fond au dessous de la température de l'ébullition de l'eau.

En ce qui concerne les *acides liquides*, l'acide oléique par exemple, la coloration est très accentuée.

Les *graisses neutres* ne se colorent *absolument pas;* la nature aqueuse du dissolvant du réactif ne permet d'ailleurs pas l'imprégnation.

Les *savons* ne prennent pas de coloration. Dans le cas d'un savon d'acide gras à poids moléculaire peu élevé, tel que le butyrate de sodium cristallisé, non seulement il n'y a pas de coloration, mais l'eau du réactif peut déterminer la dissolution du butyrate, et faire disparaître dans la préparation les cristaux correspondant.

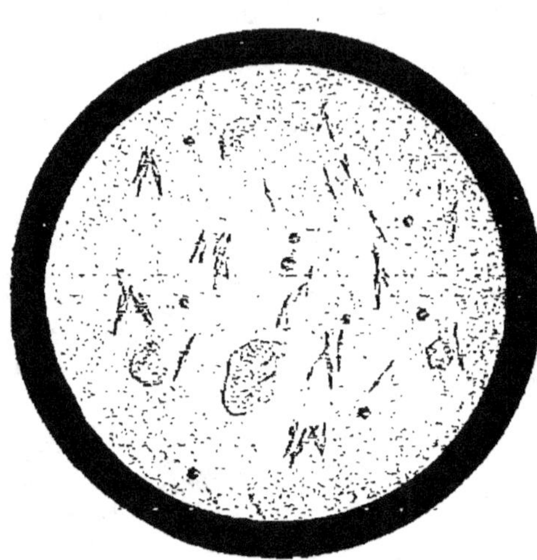

Fig. 309. — *Matières grasses traitées par la fuchsine phéniquée*

Grosssis. : 150 Les *graisses neutres* ne se colorent pas et se présentent sous l'aspect de gouttelettes blanches. Les *savons* sont constitués par des masses amorphes, qui se colorent à peine Les *acides gras liquides* sont en gouttelettes fortement teintées. Les acides gras cristallisés ne prennent pas le colorant, mais le retiennent à leur pourtour.

On observe quelquefois des parcelles de savon présentant une très légère coloration rose. Cette coloration peut s'expliquer par la coloration des acides gras résultant de la dissociation du savon.

Cependant Jacobson aurait obtenu la coloration avec un savon de chaux très pur, non mêlé d'acide gras.

Méthodes du 3ᵉ groupe. — Les méthodes de ce groupe colorent seulement les graisses neutres. Nous allons décrire la méthode à l'orcanette.

Méthode à l'orcanette.

La racine d'orcanette contient une matière colorante d'une grande affinité pour les matières grasses.

Il était rationnel de songer à l'employer dans les recherches coprologiques. La teinture éthérée d'orcanette détermine bien la coloration des matières grasses des fèces, mais la grande volatilité du dissolvant du réactif est plutôt une gène à son emploi. Il vaut mieux avoir recours aux réactifs tels qu'ils sont utilisés en histologie végétale, c'est-à-dire soit l'orcanette acétique, soit l'orcanette au chloral (formule Guignard).

Solutions. — 1° On prépare *l'orcanette acétique* de la manière suivante :

On pèse 200 grammes de poudre de racine d'orcanette, que l'on épuise dans un percolateur par une quantité suffisante d'éther ordinaire. On laisse évaporer l'éther à l'air libre, et l'on reprend le résidu par 100 grammes d'acide acétique cristallisable, qui dissout la matière colorante. On dilue la solution acétique avec 1.000 centimètres cubes d'alcool à 50°, et on filtre après un jour de repos.

Pour faire usage de ce réactif, on doit toujours avoir soin de recouvrir le verre de montre qui le contient d'un deuxième verre de montre ; on évite ainsi, partiel-

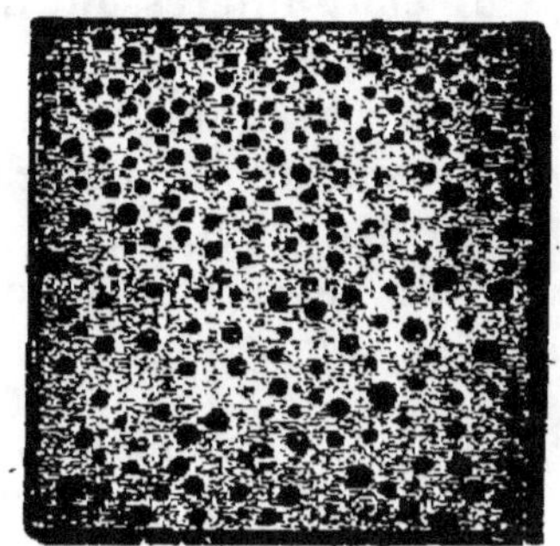

Fig. 310. — *Gouttelettes de graisses neutres teintées à l'orcanette acétique.*

Grossiss. : 150.

lement toutefois, l'évaporation de l'alcool et la précipitation de la matière colorante.

2° On pourra obvier à cet inconvénient en employant le réactif suivant, dans lequel les proportions d'alcool et d'acide acétique se trouvent considérablement diminuées, ces liquides étant remplacés par une solution aqueuse à 1/2 d'hydrate de chloral, comme dissolvant de la matière colorante de l'orcanette.

Voici la formule de l'orcanette au chloral :

      Orcanette pulvérisée. . . . . 10 grammes
      Alcool à 95° (ou éther) . . . . 50 cent. cubes

On épuise dans un appareil approprié ; on évapore la solution alcoolique, puis on traite le résidu à froid par le mélange suivant :

      Acide acétique cristallisé. . . . . 5 cent. cubes
      Solution aqueuse d'hydrate de chloral à 1/2 50   —
      Alcool à 80°. 50   —

Après agitation, on laisse reposer quelques heures et on filtre.

Ce réactif se conserve parfaitement bien et, pendant son emploi, malgré l'évaporation lente de l'alcool, il ne donne pas de précipité, le chloral retenant en dissolution la matière colorante.

Mode d'emploi. — On emploie l'orcanette comme le Soudan III, mais à froid.

Résultats. — L'orcanette ne colore ni les acides gras, ni les savons. Par contre les graisses neutres prennent une teinte rose ou rougeâtre. L'orcanette acétique semble donc un colorant des graisses neutres, plus spécifique que le Soudan III, puisqu'on n'observe pas de coloration des acides gras liquides, tels que l'acide oléique, sous l'influence du réactif.

Méthodes du 4e groupe. — De tous les réactifs précédents, aucun n'est spécifique des savons. Le réactif à la fuchsine phéniquée colore les savons de même que les acides gras, mais d'une façon généralement moins intense. Cette coloration présente la particularité d'être plutôt le résultat d'une réaction physique que d'une réaction chimique. De plus cette adhérence paraît peu stable.

Il était intéressant de chercher un réactif qui permette de caractériser les savons à l'exclusion des graisses *neutres* et des acides gras libres.

Le sulfate de cuivre en solution aqueuse semble réaliser cette condition.

Voici le résumé des essais que nous avons faits, avec Douris, sur ce sujet.

Coloration par le sulfate de cuivre.

Principe. — Une solution aqueuse de savon alcalin (soude par exemple), additionnée d'une solution de sulfate de cuivre à 5 ou à 10 p. 100, précipite totalement le savon, sous forme de savon de cuivre verdâtre insoluble dans l'eau. Une double décomposition s'est effectuée, donnant naissance au savon de cuivre insoluble et à du sulfate alcalin (soude par exemple) qui reste en dissolution.

Si on examine comparativement sous le microscope, d'une part des savons alcalins, par exemple ceux obtenus par saponification des

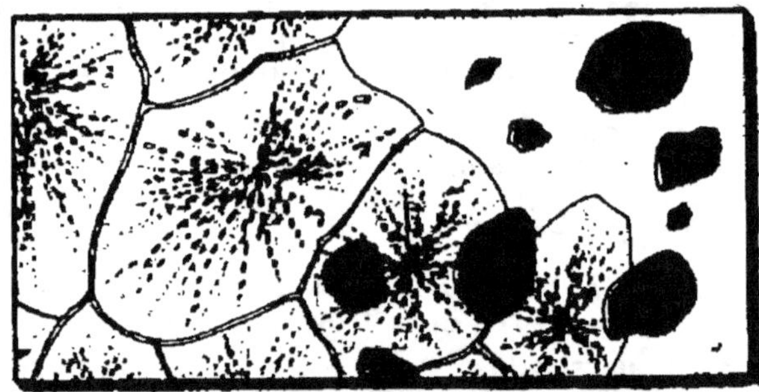

Fig. 311. — *Savon alcalin décomposé et coloré par le sulfate de cuivre à chaud.*
Grossiss. : 150. Examen *à chaud*. On voit les masses vertes de savon de cuivre
Le sulfate de cuivre *anhydre*, en excès, forme des masses *blanches*.

graisses neutres du beurre ou de graisse de porc (c'est-à-dire des savons susceptibles de se rencontrer dans les fèces), et d'autre part les mêmes savons additionnés de 2 ou 3 gouttes de solution de sulfate de cuivre à 7 gr. 50 p. 100 : on observe que les masses amorphes translucides de la première préparation sont devenues opaques et présentent une coloration vert noirâtre plus ou moins foncée dans la seconde préparation. Il est d'ailleurs à remarquer que cette coloration s'accentue, au point de prendre une magnifique teinte verte foncée au bout de 24 heures. Cette augmentation de la couleur tient à la pénétration plus complète du réactif dans la masse du savon et non à une concentration du réactif. On peut d'ailleurs éliminer cette cause d'erreur en lavant abondamment la plaque à l'eau distillée, qui enlève le sulfate de cuivre en excès. D'ailleurs l'examen microscopique ne permet pas de confondre les cristaux de sulfate de cuivre bleus, qui se présentent en lames très caractéristiques, avec le savon de cuivre verdâtre dont l'aspect est très différent.

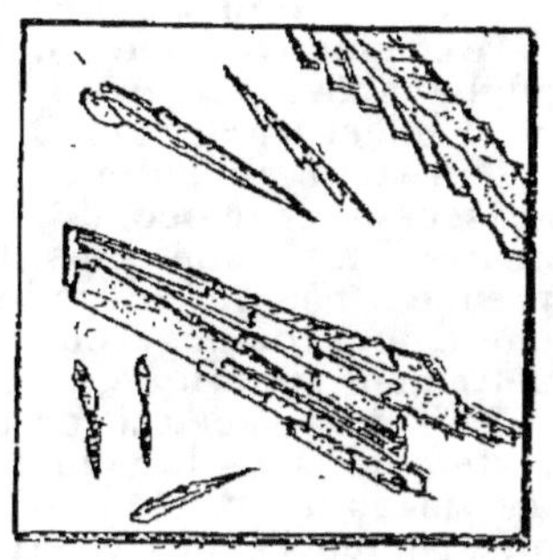

Fig. 312. — *Cristaux de sulfate de cuivre hydraté, vus isolément.*

Grossiss. : 150.

Technique. — La technique, lorsqu'il s'agit d'examen de matières fécales, est identique à la précédente.

On peut encore opérer à chaud de la manière suivante :

La préparation dans laquelle on doit rechercher les savons est additionnée de quelques gouttes de sulfate de cuivre en solution aqueuse à 5 p. 100. On laisse bien s'imprégner la préparation durant 5 ou 10 minutes et on la place ensuite quelques minutes sur une plaque chauffante jusqu'à dessiccation et disparition de la teinte bleue.

Si on examine rapidement sous le microscope, en évitant l'action de l'humidité, on observe les masses savonneuses colorées en vert. Le sulfate de cuivre, déshydraté sous l'influence de la chaleur, se présente en lames souvent dentelées mais incolores, et qui par suite ne prêtent pas à confusion. De là la nécessité d'examiner rapidement la préparation, de façon à ne pas donner au sulfate de cuivre le temps de s'hydrater de nouveau.

Il est d'ailleurs possible de débarrasser rapidement la préparation du sulfate de cuivre anhydre provenant du réactif en excès, en lavant la préparation aussitôt retirée de la plaque chauffante au moyen d'un jet de pissette.

Résultats. — Ce réactif permet de caractériser non seulement les sa-

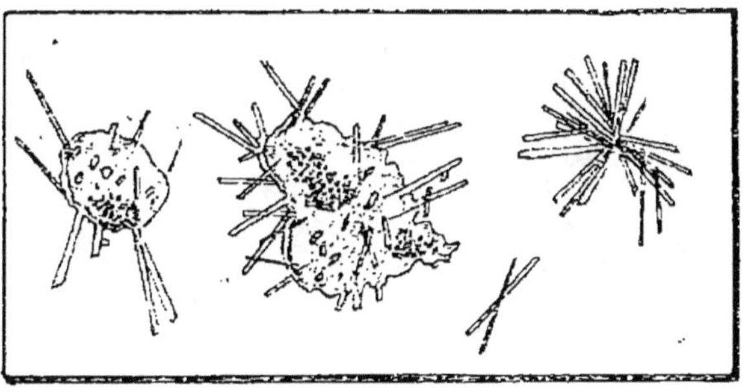

Fig. 313. *Savon alcalino-terreux décomposé par le sulfate de cuivre.*

Grossiss. : 150. On voit les masses vertes de savon de cuivre, et les aiguilles incolores de sulfate de chaux.

vons alcalins mais les savons alcalino-terreux (de chaux par exemple).

On pourrait penser que cette réaction ne se produirait pas avec un savon alcalino-terreux, étant donné leur insolubilité.

En réalité, nous avons constaté que cette décomposition est possible, à chaud ; et nous en avons une double preuve : la préparation montre des masses amorphes de savons de cuivre verts, et d'autre part des cristaux de sulfate de chaux, dont l'aspect est des plus caractéristiques.

Quelle en est l'explication ? Elle se trouve sans doute dans une solubilité partielle des savons alcalino-terreux à chaud, ou en une dissociation de ces derniers en acides gras et alcalis terreux.

On sait en effet que le sulfate de chaux, sel alcalino-terreux considéré comme très peu soluble, a cependant une solubilité qui n'est pas négligeable : puisqu'on se sert de ce sel en solution comme réactif pour effectuer des doubles décompositions.

Le réactif au sulfate de cuivre n'agit pas sur les autres matières grasses dans les conditions des expériences précédentes. Les graisses neutres, les acides gras, tels que les acides palmitique, stéarique, ne prennent pas de coloration. L'acide oléique liquide prend cependant une coloration légèrement verdâtre, mais se distingue par la forme nettement sphérique de ses gouttelettes.

Emploi de l'acétate de cuivre. — Ce réactif ayant été proposé en histologie, sous le nom de *Méthode de Benda*, pour caractériser dans les tissus les cristaux d'acides gras libres ou en combinaisons calciques, nous l'avons essayé en remplacement du sulfate de cuivre. Nous avons constaté que l'acétate de cuivre en solution à 1 p. 100, ou en solution saturée, ne présente pas d'avantages sur le sulfate de cuivre. Avec lui, l'acide oléique prend une coloration verdâtre plus accentuée qu'avec le sulfate de cuivre.

CHAPITRE III

RÉACTION ET FERMENTATION DES FÈCES LES FERMENTS

La réaction des fèces et l'épreuve de fermentation peuvent donner d'utiles renseignements.

Réaction.

La réaction normale des fèces, après repas d'épreuve, doit être neutre au tournesol.

Cette réaction peut être modifiée par divers facteurs.

Une traversée digestive prolongée, coïncidant avec une réaction acide, indique un défaut de motricité de l'intestin grêle ; elle indique au contraire un défaut de motricité du gros intestin, si la réaction est alcaline.

L'absence de sécrétion biliaire amène habituellement l'acidité. Un ralentissement de la sécrétion pancréatique produit au contraire une réaction alcaline.

Enfin, la réaction acide des fèces semble être influencée par le degré d'acidité gastrique.

Fermentation.

La fermentation est étudiée de la façon suivante.

On prend gros comme une noix de matières, qu'on délaye avec de l'eau, dans un flacon spécial, de manière à le remplir entièrement.

Ce flacon est muni d'un dispositif permettant de recueillir les gaz. L'appareil ainsi disposé est placé à l'étuve à 37° pendant 24 heures. On a soin de noter la réaction du mélange, avant et après son séjour à l'étuve.

A l'état normal, il y a peu ou pas de production de gaz, et la réaction finale reste la même que la réaction initiale.

Un dégagement notable de gaz indique un état pathologique :

Si la réaction finale est *acide*, la fermentation est due aux *hydrates de carbone :* il y a donc eu insuffisance de digestion de ces derniers ;

Si la réaction finale est *alcaline*, on a affaire à une fermentation putride des *matières protéiques;*

Enfin si, malgré la production gazeuse, la réaction finale n'est pas modifiée, c'est que probablement les deux fermentations se sont produites simultanément.

Les ferments digestifs dans les fèces. Recherche et dosage de l'amylase fécale.

Divers ferments digestifs peuvent être recherchés dans les fèces (trypsine, stéapsine, etc.).

Mais jusqu'ici c'est pour l'amylase seule que l'on a pu établir une technique suffisamment simple et précise, et obtenir des résultats cliniquement intéressants.

Technique. — Différentes méthodes ont été proposées.

La *méthode d'Enriquez, Ambard et Binet* est basée sur le dosage du sucre formé au contact d'amidon et de fèces en un temps donné. On utilise les fèces obtenues au moyen d'un purgatif. Sa technique est assez délicate. On la trouvera exposée en détails dans une étude très complète faite par G. Durand (*Arch. des Mal. de l'Appareil digestif*, février 1911).

La *méthode de Goiffon et Tallarico* utilise les fèces évacuées spontanément. Elle permet d'une part la recherche qualitative de l'amylase, et d'autre part son dosage. C'est celle que nous allons exposer ici.

Elle consiste essentiellement à constater au bout de combien de temps un mélange de quantités données de dilution des fèces et d'une solution d'amidon perd le pouvoir de se colorer en bleu par l'iode ; autrement dit, en combien de temps l'amidon aura disparu.

Les fèces ne doivent pas être filtrées, comme certains auteurs l'ont proposé : les résultats seraient moins précis.

La question de la réaction a une grande importance. Dans un dosage d'amylase, il est impossible d'utiliser telles quelles des selles de réaction différente, car la réaction influe beaucoup sur l'activité amylolytique. On constate des différences allant du simple au triple, selon que l'on se place ou non dans les conditions de réaction optima pour l'amylase. Pour obtenir des résultats comparables, on a conseillé la neutralisation préalable. Mais on se heurte ici à des difficultés théoriques et pratiques. En effet les selles sont très souvent à la fois acides à la phtaléine et alcalines au tournesol. Lequel de ces indicateurs employer? En outre la couleur sombre des fèces rend difficile parfois l'appréciation du moment où la neutralisation est obtenue.

Il est préférable, suivant l'exemple d'Enriquez, Ambard et Binet, de se placer toujours dans les conditions optima de la digestion amylolytique. En effet on constate que la réaction doit être d'un léger degré d'acidité. Gaston Durand a fixé ses limites : elles se trouvent comprises entre les acidités de 0,4 à 0,8 p. 100 d'HCl décinormal. Il suffit dès lors de diluer 2 centimètres cubes de solution fécale à 5 p. 100 dans la solution acide suivante :

Solution normale d'HCl.	10 centimètres cubes.
Chlorure de sodium	5 grammes.
Eau q. s. pour	1.000 centimètres cubes.

Le mélange en digestion comporterait une acidité de 0,55 p. 100 d'HCl décinormal, si les autres composants étaient neutres. Or l'acidité ou l'alcalinité de la solution fécale très étendue ne sera jamais capable de modifier la réaction de l'ensemble, soit vers l'alcalinité, soit vers l'acidité, au point de lui faire dépasser les limites de la réaction optima.

En effet l'expérience prouve qu'il est impossible, en faisant varier dans un sens quelconque la réaction des fèces, d'obtenir une activité amylolytique plus grande que celle qui est obtenue avec cette technique.

Voici comment, pratiquement, on fait la dilution de fèces à 5 p. 100. On peut peser. Mais il est plus expéditif d'agir ainsi : on mesure dans une éprouvette 50 centimètres cubes d'eau. A l'aide de cette eau, on dilue au mortier mouillé *à peu près* 5 centimètres cubes de fèces. La dilution faite, on renverse le tout dans l'éprouvette. Ce qui dépasse les 50 centimètres cubes primitifs représente le volume de fèces ; on n'a plus qu'à remplir d'eau à raison de 20 centimètres cubes par centimètre cube de fèces employées.

D'autre part on a préparé une solution de Lugol (voir p. 72) et une solution à $\frac{1}{100}$ d'amidon soluble : additionnée d'un peu de toluène, elle se conserve intacte des semaines.

On met dans un tube à essai 2 centimètres cubes de solution d'amidon, environ 5 centimètres cubes de solution acide, et on laisse un instant réchauffer vers 39 à 40°. Puis, en notant l'heure, on ajoute 2 centimètres cubes de la solution fécale, et on remet à 40° (thermostat à eau).

On prélève de temps en temps une goutte du mélange qu'on laisse tomber sur une goutte de solution iodo-iodurée, et on répète cette manœuvre jusqu'à ce que toute coloration bleue, puis rouge, ait disparu. On passe ainsi par toute la gamme du bleu noir au rouge pâle, et la vitesse avec laquelle se modifient ces couleurs indique la vitesse probable de la digestion, et permet de ne faire en tout que 3 ou 4 essais à l'iode.

On note alors le temps de la digestion.

Technique simplifiée pour la recherche qualitative de l'amylase. — On peut utiliser un récipient quelconque rempli d'eau chaude ; ou bien on se contente de réchauffer sur une lampe le tube contenant la solution chlorhydrique d'amylase, avant d'y verser les 2 centimètres cubes de dilution fécale, et souvent le dosage sera fait avant que l'ensemble se soit refroidi.

La question qui se pose est en effet souvent celle-ci : la selle contient-elle beaucoup d'amylase, ou très peu ? S'il y en a beaucoup, avant cinq minutes, la digestion sera accomplie ; s'il y en a très peu, la quantité réelle n'a plus d'intérêt.

Dans cet ordre d'idées, tous les éléments qui justement faisaient la précision du dosage, peuvent disparaître: on peut se contenter de verser à peu près 2 centimètres cubes, dans un tube à essai, de la solution d'amidon et d'une dilution approximative de fèces. On réchauffe rapidement dans l'eau chaude, et au bout de quelques minutes, la recherche *qualitative* de l'amylase est terminée.

Sans doute on s'éloigne ainsi progressivement de la rigueur d'un vrai dosage. Mais cette souplesse de la méthode lui donne précisément sa valeur clinique ; une appréciation de l'activité amylolytique dans une selle devient tellement simple, qu'on ne peut hésiter à acquérir ce renseignement.

Conditions d'application. — Dans quelles conditions doit-on se placer, pour qu'il soit possible de tirer des conclusions légitimes de l'emploi de cette méthode ?

Les auteurs qui ont dosé l'amylase dans des selles obtenues par purgatifs, selles qui sont par suite le siège de putréfactions intenses, ont noté la fragilité très grande du ferment amylolytique. Il était donc utile de rechercher dans quelle mesure le temps atténue ou fait disparaître l'amylase dans les fèces spontanément évacuées.

Les résultats obtenus sont assez variables. A la température ambiante (18°), les selles ne perdent pour ainsi dire rien de leur pouvoir diastasique, pendant les quatre ou cinq premières heures. Plus tard, des putréfactions ou fermentations s'établissent, qui peuvent les modifier notablement. Cependant les selles qui contiennent beaucoup d'amylase gardent un ou deux jours le même pouvoir digestif ; certaines même gardent leur rapidité de digestion de l'amidon au bout de six à vingt-quatre heures d'étuve.

C'est en effet, comme on peut le prévoir, à 40° que l'amylase est le plus rapidement détruite. Mais si les fèces sont diluées, au bout de trois heures d'étuve le pouvoir digestif est doublé, pour retomber au bout de six heures à la moitié de ce qu'il était antérieurement.

De ces recherches ressort cependant ce fait important qu'il suffit, quand on fait une analyse de selle, de pratiquer en même temps le dosage de l'amylase sans être obligé d'opérer sur une selle fraîchement émise ou conservée dans la glace. Les malades apportent en général leur selle du matin : il suffit que le dosage soit fait le jour même.

Ce qu'on doit craindre avant tout, c'est le contact de l'urine avec les fèces ; il se produit alors une putréfaction rapide et intense, avec formation d'ammoniaque qui annihile très vite l'amylase.

Déductions cliniques. — La recherche de l'amylase ainsi comprise rend de nombreux services.

Diagnostic des affections pancréatiques. — Elle permet d'éliminer le diagnostic d'insuffisance pancréatique, en révélant la présence d'une grande quantité de diastase ; et cela dans deux séries de cas :

1° Dans ceux où les *phénomènes cliniques* faisaient pencher le diagnostic vers une affection pancréatique;

2° Dans les cas où l'*examen coprologique* donne le tableau plus ou moins complet de la selle d'insuffisance pancréatique (fibres musculaires intactes, amidon, graisses neutres, stercobiline). Deux hypothèses se présentent alors : ou les sucs digestifs sont absents, ou bien la traversée très rapide du tractus digestif n'a pas permis leur action. Pour trancher la question, il suffit de rechercher l'amylase ; si l'on a affaire à une lientérie, cette diastase est très abondante ; en quelques minutes le problème est résolu.

Diagnostic étiologique des diarrhées du gros intestin. — Il est une autre catégorie de cas, où la recherche de l'amylase révèle son utilité :

c'est dans l'étude *des diarrhées du gros intestin.* La recherche systématique de l'amylase dans les selles semi-diarrhéiques, pâteuses, mène à des notions intéressantes

Le contenu intestinal n'a pas achevé d'être digéré quand il arrive dans le côlon. Une grosse partie de la digestion reste à faire : celle de la cellulose presque entière, celle de l'amidon, et un peu celle de la graisse. C'est au fur et à mesure de leur séjour dans le gros intestin que les éléments digestibles disparaissent, et cette digestion, toutes choses égales d'ailleurs, est proportionnelle à la durée du séjour intestinal. Si l'évacuation, pour une raison quelconque, est plus rapide, on a une selle pâteuse, jaune, contenant beaucoup de cellulose, de l'amidon, quelques globules gras, des levures iodophiles.

Devant une selle semblable, deux hypothèses se présentent : ou bien la faiblesse des sucs digestifs a laissé intacts de nombreux éléments alimentaires, provoquant par leur masse et leur fermentation une évacuation hâtive ; ou bien, au contraire, on se trouve en face d'une évacuation prématurée, qui n'a pas laissé le temps à la digestion de se parfaire normalement. Là encore, le dosage de l'amylase montre, dans la majorité des cas, une grande quantité de ferments, ne laissant subsister que la seconde hypothèse.

On peut donc faire ainsi le diagnostic coprologique de l'évacuation rapide simple, sans commettre l'erreur, dans ces cas, d'attribuer à une insuffisance sécrétoire la présence d'aliments indigérés dans les selles.

CHAPITRE IV

LE SANG, LES PIGMENTS BILIAIRES ET LEURS DÉRIVÉS

Sang.

Les différentes méthodes de recherche. — La présence du sang dans les matières fécales est souvent révélée par le seul examen clinique. Mais s'il ne s'y trouve qu'en petite quantité, ou tellement transformé (selles noirâtres, melæna) qu'on ne puisse se prononcer à coup sûr, il est très facile d'avoir une certitude absolue, par les procédés à la phénolphtaléine ou à la teinture de gaïac, qui sont à la fois simples et rapides, très précis et très sensibles, permettant de découvrir des traces de sang. Nous en avons étudié la technique ailleurs (voir *Suc gastrique*, p. 673).

On peut d'ailleurs aussi, en tenant compte des réserves que nous avons faites, s'adresser à l'examen spectroscopique, et à l'examen microscopique.

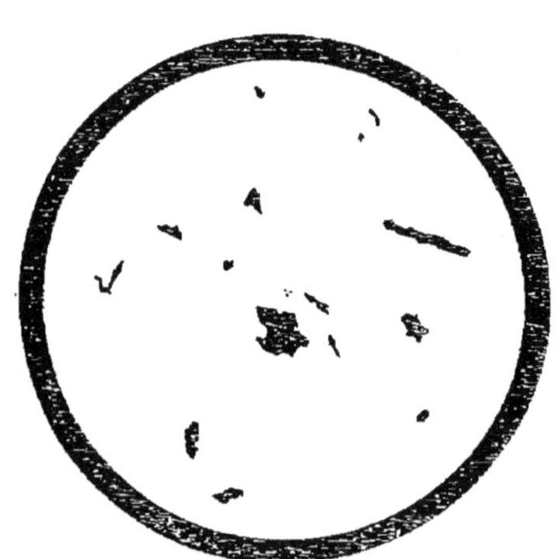

Fig. 314   *Poudre de charbon dans les fèces.*
Grossiss. : 300.

Diagnostic microscopique du melæna. — En présence de

selles franchement noires, il convient de ne pas affirmer sans

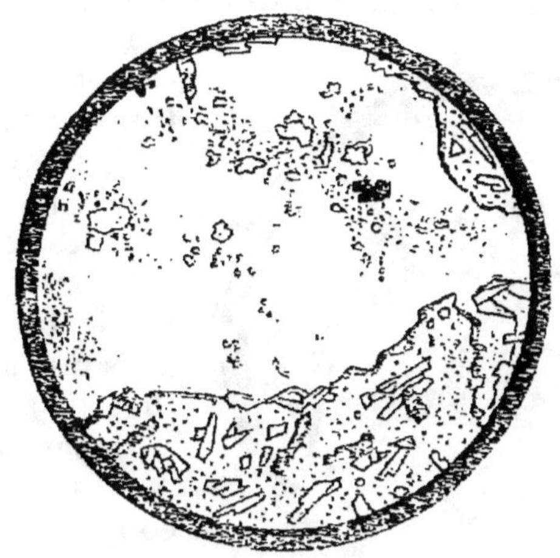

Fig. 315. — *Aspect microscopique des fèces, après ingestion
de sous-nitrate de bismuth.*
On voit des cristaux incolores, et d'autres cristaux colorés en noir, par dépôt
a leur surface de sulfure de bismuth. Grossiss. : 300.

vérification le diagnostic de melæna, si le malade prend des médicaments, en particulier du charbon ou du bismuth. L'exa-

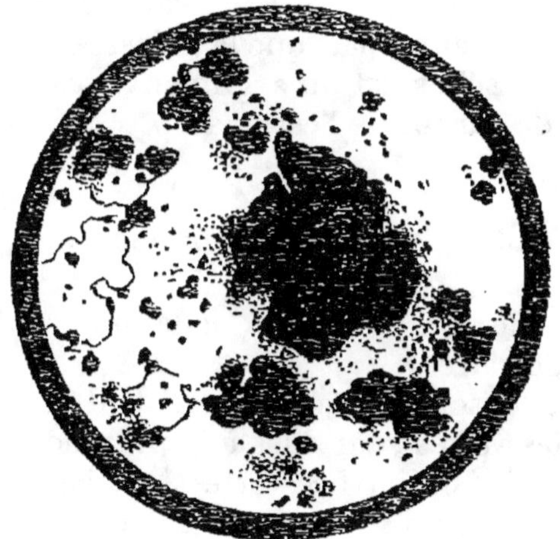

Fig. 316. — *Aspect microscopique des fèces, après ingestion du carbonate de bismuth.*
Grossiss. : 316. Le carbonate a été transformé en sulfure de bismuth
noir et amorphe

men au microscope lève aisément tous les doutes. Comme le montrent les figures ci-jointes, l'aspect est le suivant :

Dans les selles vraiment hémorragiques (melæna vrai) on

trouve des cristaux, et généralement des globules rouges
plus ou moins nombreux, et plus ou moins altérés.

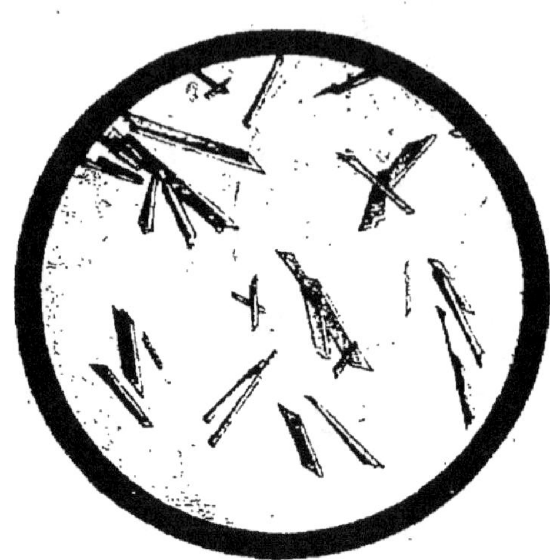

Fig. 317. — *Melœna : aspect microscopique
des fèces.*

Grossiss : 200. On voit des globules rouges,
non digérés, colorés en jaune pâle, et des
cristaux

Le sous-nitrate et le carbonate de bismuth se transforment en sulfure de bismuth noir, et donnent dans les selles l'aspect des figures 315 et 316.

Quant au charbon, ses particules se présentent sous un aspect différent (fig. 314).

Importance clinique. — La recherche et la constatation des traces de sang dans les matières ont une grande importance pratique. Elles permettent souvent de découvrir la cause d'une anémie jusque-là indéterminée (voir p. 323).

Nous avons vu d'autre part que la présence *constante* de traces de sang dans les selles est un argument très sérieux en faveur du diagnostic de cancer de l'estomac.

Pigments biliaires.

L'abondance de bile donne aux selles une couleur verte, parfois presque noirâtre.

Chez les nourrissons particulièrement, il est essentiel de savoir si les selles vertes sont dues à la présence de bile ou à des produits microbiens (diarrhée verte). Le diagnostic en est aisé. Mettez sur le linge souillé une goutte d'acide nitrique nitreux. S'il s'agit de bile, la couleur verte augmente, puis devient violette et rose. Sinon la réaction ne se produit pas, et la teinte verte disparaît.

Mais on aura des renseignements beaucoup plus précis par la *réaction de Triboulet* ou *réaction du sublimé acétique,* que nous allons étudier.

Importance. — Triboulet a imaginé un procédé de recherche des pigments dans les matières fécales, de technique simple, et dont on peut tirer d'importantes déductions cliniques, comme le montrent les constatations qu'il a faites, en étudiant un très grand nombre de sujets normaux, ou atteints des affections les plus diverses.

Technique. — Il suffit d'avoir quelques tubes à essai, et la solution que voici :

Eau distillée	100 centimètres cubes.
Sublimé	3 gr. 50
Acide acétique	1 centimètre cube.

Il faut prendre, d'une selle fraîchement émise, gros comme une noisette ; délayer dans un tube à essai renfermant 10 à 15 centimètres cubes d'eau ; ajouter 8 à 10 gouttes de la solution de sublimé acétique ; et laisser reposer le tube un temps variable, de une heure à vingt-quatre heures.

Causes d'erreur — Des produits alimentaires, à coloration propre un peu active, peuvent modifier l'aspect de la réaction et tromper pour l'interprétation. Notamment la viande et certains jus de fruits (cerises noires et prunes), et aussi les bonbons, les pâtes à coloration artificielle vive. Ajoutons le sang, qui donne une coloration noirâtre ; enfin quelques médicaments, le charbon, etc. On doit se rappeler, en sens opposé, que les selles de l'ictère par rétention sont décolorées naturellement.

Ces causes d'erreur, on le voit, sont, pour la plupart, faciles à éviter avec un peu d'attention.

Règle importante. — L'examen des selles doit être *systématique* ; il doit suivre l'observation clinique au jour le jour, car nous verrons que, dans la plupart des cas, c'est à cette seule condition qu'il peut prendre toute sa valeur documentaire.

Résultats. — La technique que nous venons d'indiquer a probablement pour résultat d'oxyder les pigments contenus dans les selles. Nous allons donc avoir une coloration variable. Elle sera d'une part, d'autant plus intense que la *quantité* de pigment sera plus considérable ; et d'autre part la teinte en sera différente suivant la *qualité* du pigment.

Les variétés de coloration peuvent être ramenées à 4 types principaux :

Type *rose*. — Rouge violet, gris rose, gris violet.
— *vert*. — Vert vif, vert éteint, jaune vert, blanc vert.
— *jaune*. — Gris jaune, jaune rosé.
— *blanc*. — Et gris à tous les degrés.

En second lieu, une autre constatation frappe vite l'observateur : c'est que, sous l'influence du réactif, il se fait une précipitation et, lentement ou rapidement, une séparation en deux, avec dépôt à la partie inférieure, surmonté d'un liquide trouble ou clair suivant les cas. Il y a tous les degrés observables, depuis le liquide limpide, eau de roche, jusqu'au magma en véritable purée opaque, formé d'innombrables particules, elles-mêmes colorées ou non par les pigments.

Aussi obtient-on :

Des liquides clairs, incolores	
Des liquides demi-troubles	} Ou jaunâtres, ou rosés, ou verdâtres.
Des liquides tout à fait troubles	

Un dépôt pigmentaire diversement coloré, un liquide clair ou trouble, à différents degrés, voilà les résultats fournis par la réaction.

Interprétation. — Nous avons à nous demander maintenant ce que signifient :

Les variations de couleur du dépôt ;

L'état clair ou trouble du liquide.

1° LES VARIATIONS DE COULEUR DU DÉPÔT. — 1. *Type vert*. — Tout dépôt vert foncé vif indique une abondance de *bilirubine* dans les selles. On sait que le *méconium* est de la bilirubine pure.

On peut trouver cette réaction *normalement* chez le nourrisson au sein jusqu'à l'âge de 6 et 8 mois.

Quand on la constate chez un sujet plus âgé ou chez un adulte, il s'agit d'ordinaire d'un flux biliaire, provoqué souvent dans les états infectieux par un catarrhe du duodénum. Ces selles muqueuses, chargées de bilirubine, appartiennent souvent à un véritable catarrhe de défense, et la réaction vert vif, surtout si le liquide sus-jacent est rosé clair ou trouble, n'est d'ordinaire pas d'un mauvais pronostic, malgré l'acidité parfois marquée des selles.

2. *Type rose*. — A partir du deuxième au sixième mois en général, le nourrisson au sein fait subir au pigment biliaire versé dans son intestin une réduction progressive. La bilirubine, prenant une molécule d'eau et un atome d'hydrogène, devient *hydrobilirubine*, dont le synonyme clinique est *stercobiline*.

Après cet âge donc les selles normales renferment de la stercobiline ; or le sublimé acétique donne avec elle un dépôt rose franc. Par conséquent, une selle qui donne cette réaction indique un fonctionnement digestif normal, action d'un intestin normal sur une bile normale.

Se basant sur un grand nombre d'autopsies, Triboulet a constaté que la stercobiline n'apparaît qu'au niveau du segment de la valvule iléo-cœcale.

Pratiquement donc, quand on trouve dans une selle la réaction rose de stercobiline, on peut affirmer que la muqueuse du segment indiqué travaille et est indemne. Quand la réaction manque, et s'il y a cependant de la bile évidente dans les selles (réaction vert-vif), c'est que ce segment valvulaire iléo-cœcal est inhibé physiologiquement ou histologiquement altéré. C'est une indication topographique importante pour l'étude des *entérites* quelconques, et, plus particulièrement, pour les entérites spécifiques (*typhoïde*, *tuberculose*, etc.).

3. *Type jaune*. — Lorsque la réduction de la bilirubine est incomplète, l'action du sublimé acétique donne une teinte jaune rosée, ou même jaune urine. Elle est due au chromogène de la stercobiline.

4. *Type blanc ou gris*. — Le dépôt blanc-de-lait montre l'absence de tout pigment : c'est l'*acholie pigmentaire*.

5. *Types intermédiaires*. — On ne constate pas toujours ces types dans leur pureté. Tous les intermédiaires peuvent être rencontrés. Par exemple, entre l'acholie pigmentaire totale, d'ailleurs assez exceptionnelle, que caractérise la réaction du sublimé acétique par le dépôt blanc-de-lait, et la réaction normale rose, il y a tous les degrés de colorations intermédiaires : blanc, gris, gris mat, gris jaune, gris bleuté, gris vert, gris rosé ; puis la gamme des verts pâles ; puis plus vifs ; des lilas clair, lilas, et enfin tons rosés plus ou moins francs. A y regarder de près, que cela signifie-t-il ? Cela veut dire qu'il y a, même dans la plupart des acholies pigmentaires presque totales, la possibilité de passage pour un peu de bilirubine, qui, oxydée ou réduite, mêlera le blanc (sans pigment) d'un peu de biliverdine ou d'hydrobilirubine, dont le mélange, en proportions variables, nous donnera le jeu des tons colorés que nous venons d'énumérer.

Il y a donc à reconnaître dans l'étude systématique des selles par la réaction du sublimé acétique, à côté des spécimens franchement verts ou roses, dénotant la bilirubine oxydée (biliverdine), ou réduite (stercobiline), une série de mélanges pigmentaires atténués en quantité et peut-être en qualité colorante, mais provenant cependant de ces deux produits initiaux. Est-on en droit de supposer, pour expliquer certains des tons intermédiaires, notamment les gris et les jaunes, l'existence de pigments pathologiques nouveaux de cette nuance ? Rien n'y autorise, et la chimie physiologique est très peu explicite à ce sujet.

6. *Types de colorations fortes ou anormales par excès.* — On voit parfois des teintes orangé, violet, cerise, grenat.

Elles paraissent dues à l'association à la stercobiline de pigments anormaux. Ils appartiennent sans doute au groupe des dérivés de l'hémoglobine. Il s'agirait alors de pigments inférieurs, imparfaits, résultant d'un véritable surmenage momentané de la glande biliaire, ainsi qu'il arrive si souvent dans les pyrexies intenses et au moment des crises, notamment dans la *pneumonie*, où la phase critique qui précède la défervescence est si accentuée (hémolyse, etc.).

En résumé toute coloration du dépôt des tubes, forte ou atténuée, prouve un passage des pigments biliaires, normaux ou anormaux ; le foie fonctionne trop, mal, ou peu, mais il fonctionne.

2° L'ÉTAT CLAIR OU TROUBLE DU LIQUIDE. — Lorsqu'on examine la couche supérieure du tube, on constate, soit au microscope, soit par les réactions chimiques, que les liquides troubles renferment un grand nombre de microbes et une grande quantité d'acides gras, ainsi que des précipités de nature albuminoïde, favorablement modifiés par les sucs digestifs, qui les mettent, pour ainsi dire, à la portée d'une assimilation plus facile. Au contraire les liquides clairs renferment seulement quelques microbes, et pas d'acides gras.

Cette émulsion de corps gras et cette préparation favorable des albuminoïdes sont-elles dues à l'action de la bile, du suc pancréatique ou d'une lipase intestinale ? Peut-être à toutes ces influences réunies.

Les faits cliniques confirment ces données, et l'on doit pratiquement retenir ceci :

Quand l'intestin fonctionne, le liquide qui surmonte le dépôt de la réaction est *trouble;* il peut même être coloré, lui aussi. Quand l'intestin fonctionne peu, ce trouble va diminuant. Quand l'intestin ne fonctionne plus, le liquide peut devenir clair comme de l'eau de roche.

Déductions cliniques. — Quelles sont les conséquences pratiques, pour la clinique ?

Sujets apyrétiques. — Chez un nourrisson, à partir du 4ᵉ mois s'il est au biberon, du 7ᵉ mois s'il est au sein, on doit avoir une réaction rose franc, avec trouble du liquide ; c'est la preuve d'une assimilation normale et de la présence de stercobiline. Dès que cette réaction existe, le nourrisson est déjà apte, dans une certaine mesure, à assimiler des hydrates de carbone, sous forme de farines, bouillies, etc.

Par contre, les *atrophiques* ont des réactions vert clair, vert gris, grises ou blanches, avec liquide clair dans les cas les plus mauvais.

Dans les cas intermédiaires, à pronostic incertain, on peut, à l'aide de la réaction, suivre les fluctuations physiologiques de l'enfant, prévoir l'orientation bonne ou mauvaise de l'alimentation.

Sujets fébricitants. — Si la réaction est normale, on peut affirmer l'intégrité du tube digestif, et c'est un gros argument en faveur d'un bon pronostic, surtout chez les enfants.

Si la réaction est anormale, le pronostic doit être très réservé.

CHAPITRE V

AUTRES ÉLÉMENTS DES SELLES PATHOLOGIQUES

Excès de mucus.

A l'état normal, le mucus, sécrété par l'appareil digestif, est intimement uni aux fèces, et ne peut en être distingué.

A l'état pathologique, il se présente sous des aspects très différents.

Tantôt il enrobe les matières fécales, et est semblable à du blanc d'œuf.

Tantôt il forme de petites masses jaunâtres.

Tantôt il forme de longs filaments, qui peuvent atteindre 40 et 50 centimètres, aplatis ou arrondis, et qui sont parfois confondus avec des parasites, ténias, lombrics, etc.

Examen microscopique. — Au microscope, le mucus se présente sous l'aspect d'une masse amorphe, formée de filaments dans les mailles desquels sont enfermés des éléments cellulaires.

Déductions cliniques. — Dans le cas de constipation très opiniâtre, on peut constater une couche de mucus à la surface des selles, sans que l'on puisse en déduire l'existence d'une lésion de l'intestin.

En dehors de ce fait, le mucus est un signe important d'inflammation de la muqueuse de l'intestin, et généralement du gros intestin.

Albumine soluble.

La recherche de l'albumine soluble dans les selles est importante, car elle indique des lésions graves ulcéreuses ou néoplasiques du tube digestif. Elle a été particulièrement étudiée en France par Triboulet, Goiffon, Marcel Labbé et Canat, etc.

Techniques de sa recherche. — L'albumine soluble est recherchée par deux procédés : 1° la précipitation par la chaleur et l'acide acétique; 2° la précipitation par le sublimé (méthode de Triboulet).

1° *Précipitation par la chaleur et l'acide acétique.* — On triture dans un mortier une certaine quantité de selles fraîches avec de l'eau distillée, puis on fait passer deux ou trois fois le mélange sur du papier filtre, jusqu'à ce que le liquide s'écoule clair. On le met dans un tube à essai, et l'on ajoute avec précaution quelques gouttes d'acide acétique. S'il se fait un précipité, c'est qu'il existe des nucléoalbumines ou de la mucine dans les selles. On se débarrasse du précipité en filtrant de nouveau le liquide, jusqu'à ce qu'il ressorte clair. On ajoute à ce liquide encore une goutte d'acide acétique : s'il ne se produit plus de trouble, c'est que l'on a bien précipité toutes les nucléoalbumines et mucines. On recherche alors l'albumine soluble par la précipitation, au moyen de la chaleur en milieu acétifié, comme on le fait pour l'albumine de l'urine.

2° *Précipitation par le sublimé acétique.* — C'est le procédé de Triboulet que nous avons déjà étudié.

La réaction se produit en l'espace d'un quart d'heure à deux heures. A l'état normal, lorsqu'il n'y a point d'albumine soluble, il se fait un dépôt fécal au fond du tube et le liquide surmontant est trouble. S'il y a de l'albumine soluble dans la selle, la coagulation de celle-ci par le sublimé emprisonne dans un fin réseau toutes les particules solides en suspension, par une sorte d'action de collage, et le liquide contenu dans le tube devient clair.

Déductions cliniques. — La présence d'albumine soluble indique toujours, du moins chez les adultes, un état pathologique. Elle ne provient pas des aliments, les albumines solubles ingérées parvenant toujours à être digérées au cours de la traversée intestinale. Elle provient de la paroi intestinale qui, au niveau d'une ulcération, laisse suinter de la sérosité constituée par les albumines du sérum sanguin; il faut même que le suintement soit assez considérable, sans quoi l'albumine aurait le temps d'être digérée et de disparaître avant d'être rejetée dans les fèces. Pour la même raison, l'on comprend que cette albumine soluble ait plus de chances de persister si la lésion siège dans la partie inférieure du tube digestif. On l'a rencontrée dans les *entérites*, les *colites*, la *fièvre typhoïde*, le *choléra*, les *abcès de l'intestin*, la *tuberculose* et le *cancer de l'intestin*, la *dégénérescence amyloïde*, l'*invagination de l'intestin*, la *péritonite*.

Goiffon regarde la présence de l'albumine soluble dans les selles comme un bon signe d'ulcération intestinale; il l'a trouvée au cours des ulcérations en voie de guérison, qui ne saignent plus, mais laissent encore suinter de la sérosité, dans les *colites graves*, la *tuberculose* et les *néoplasmes du gros intestin*.

Pus, éléments cellulaires, cristaux.

Le *pus* est reconnaissable au microscope grâce à la présence de ses éléments caractéristiques (voir p. 569).

On trouve, à l'état normal, des éléments cellulaires desquamés de l'anus (*cellules pavimenteuses*) ou de l'intestin (*cellules cylindriques*). A l'état pathologique, ces éléments peuvent être en grande abondance, réunis en amas, et plus ou moins dégénérés.

Cristaux.

On peut y trouver également de nombreux *cristaux* (phosphate ammoniaco-magnésien, etc.). Nous avons déjà cité les *cristaux d'acides gras* (voir p.702). Nous allons étudier les cristaux de Charcot-Robin, désignés aussi sous le nom de *cristaux de Charcot-Leyden*.

Cristaux de Charcot-Robin. — Ces cristaux, de grosseurs différentes, qui ont 20 à 50 μ de long sur 6 à 8 μ de large, sont difficiles à voir, à cause de leur transparence. Il faut employer un grossissement de 300 à 400 diamètres, et les rechercher sur les bords de la préparation, là où la couche des fèces est plus mince, ou encore aux points où s'observe un courant liquide.

Ce sont des octaèdres incolores, taillés en pointe, mélangés plus ou moins intimement aux débris de mucus ou aux cellules épithéliales desquamées de la muqueuse ; insolubles dans l'eau froide, l'éther, l'alcool et le chloroforme. ils sont solubles dans les alcalis, les acides minéraux, l'eau chaude, l'ammoniaque et l'acide acétique. Leurs dimensions plus grandes, leur insolubilité dans l'éther, l'alcool et le chloroforme, les distinguent des aiguilles d'acides gras, avec lesquelles ils peuvent être confondus.

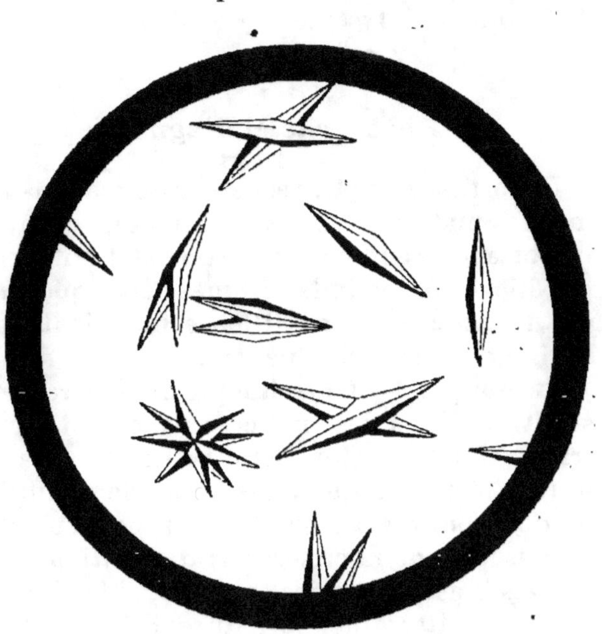

Fig. 318. — *Cristaux de Charcot-Robin.*

Importance clinique. — On les trouve rarement dans les matières normales.

Ils sont presque constants dans les cas d'*helminthiase intestinale :* en particulier avec l'ankylostome, l'anguillule, l'ascaride, l'oxyure et les ténias. Avec le trichocéphale, on les rencontre moins fréquemment.

Ce fait permet de soupçonner l'existence de l'helminthiase, en l'absence même des parasites et de leurs œufs. Leur persistance dans les matières fécales, après l'évacuation d'un ténia, serait même l'indice que la tête n'a pas été expulsée.

Enfin ces cristaux ont été observés également dans la *dysenterie amibienne.*

Mais on peut les rencontrer aussi, *en l'absence de parasites,* quand l'irritation intestinale est produite par des agents microbiens ou même chimiques (*calomel*.

Rappelons qu'on trouve ces mêmes cristaux en grande abondance dans les *crachats des asthmatiques,* associés à de nombreuses cellules éosinophiles ; et dans le *sang des leucémies.*

Il est intéressant de remarquer la coexistence, dans tous ces cas, de cristaux de Charcot-Robin et d'éosinophilie, sanguine (helminthiase, dysenterie, leucémie) ou locale (crachats d'asthmatiques).

Recherche et diagnostic des calculs.

Importance. — La recherche des calculs que peuvent renfermer les matières fécales (c. biliaires, c. intestinaux) est d'une importance extrême. Leur constatation permet de faire le diagnostic rétrospectif de coliques hépatiques frustes; d'expliquer, par l'existence d'une lithiase intestinale, des douleurs dont l'origine était méconnue, etc.

Technique. — La technique de leur recherche est simple : il suffit de diluer les matières dans de l'eau, et de les passer à travers un tamis fin. Cette recherche sera prolongée pendant tout le temps voulu ; dans le cas de résultat négatif au début, on doit continuer l'investigation pendant plusieurs jours après la cessation de la crise ou la disparition de l'ictère.

Mais il est nécessaire en outre, si le simple examen ne suffit pas à en déterminer la nature, de faire différentes manipulations chimiques, qui permettent d'affirmer qu'il s'agit de vrais calculs, d'en préciser la composition exacte, et d'en fixer l'origine. Nous les exposons plus loin.

Les différents calculs : origine, composition, caractères physiques. — 1° Les *calculs biliaires* présentent 3 variétés :

Calculs de cholestérine. — Ce sont *les plus fréquents*, et de beaucoup. Ils peuvent être de petite ou de grande taille (un grain de millet à un œuf de pigeon). Ils sont mous, blancs grisâtres, nageant sur l'eau. La cholestérine s'y présente en couches concentriques, à structure cristalline.

Calculs de bile. — Plus rares que les précédents, ils sont constitués par des pigments biliaires (bilirubinate et biliverdinate de chaux et produits d'oxydation de ces corps), auxquels s'associent souvent des sels biliaires (glycocholates et taurocholates). Ils sont généralement petits (constituant du *sable biliaire*) et durs. Leur couleur varie du jaune orange au brun noir. Ils sont plus lourds que l'eau.

Calculs de sels calcaires. — Ils ont généralement un contour très irrégulier, et sont constitués par du carbonate et du phosphate de chaux. Ils ne sont qu'exceptionnellement rencontrés.

2° Les *calculs intestinaux*, ou *entérolithes*, se présentent sous forme de *sable intestinal* ou de véritables calculs, pouvant atteindre le volume d'une noix.

Leur aspect et leur couleur sont variables, car ils représentent un mélange complexe de matières organiques, de matières grasses et de sels (carbonates de chaux et de magnésie, phosphate ammoniaco-magnésien).

Glénard et Grigant ont montré que, dans certains cas. le diagnostic avec les calculs biliaires peut être difficile : l'examen microscopique et chimique, en décelant des débris alimentaires, des œufs de parasites, etc., et surtout la présence d'une grande quantité d'urobiline, prouve qu'ils se sont formés dans le milieu intestinal.

Pseudo-calculs. — On peut trouver, dans les fèces, les pseudo-calculs suivants, qu'il est important de ne pas confondre avec les précédents :

1° *Pseudo-calculs stercoraux* ou *coprolithes*. Ce sont des concrétions noirâtres, formées exclusivement de matières fécales durcies. Il est assez rare de les trouver dans les selles : le plus souvent on les découvre, au cours des autopsies, enchatonnés dans des dépressions intestinales.

2° *Pseudo-calculs alimentaires*, d'origine et d'aspect divers : cellules scléreuses de poires, graines de figues, spores de truffes, etc. L'examen microscopique permet aisément d'en reconnaître la structure.

3° *Pseudo-calculs médicamenteux*, constitués par des amas, réunis par du mucus, de médicaments divers. sels de bismuth, carbonate de magnésie, soufre, etc.

Analyse chimique complète d'un calcul biliaire ou intestinal. — Lorsque les données précédentes ne suffiront pas au diagnostic, et qu'on voudra faire une analyse chimique complète d'un calcul, on pourra suivre la marche méthodique suivante, indiquée par Denigès :

1" Le calcul est en partie pulvérisé ; on en met gros comme 2 ou 3 grains de millet dans un tube à essai, avec 2 centimètres cubes d'acide acétique cristallisable, et on porte à l'ébullition pendant une demi-minute. Si le liquide se colore en jaune rougeâtre ou verdâtre ou en vert, on doit soupçonner la présence de pigments biliaires. Pour s'en assurer, on décante la moitié du liquide acétique encore chaud dans un tube, et on y ajoute une goutte ou deux d'eau oxygénée ; il se produit alors une coloration verte persistante, due à la formation de biliverdine

2° Une goutte de la solution acétique précédente, encore chaude, est portée sur une lame de verre. On laisse évaporer l'acide, on achève la dessiccation à une douce chaleur, et on dépose sur le résidu une goutte d'alcool. Quand ce dissolvant est évaporé, on met une goutte d'eau, une lamelle, et on examine au microscope. La *cholestérine*, se présentera sous forme de lamelles, rhomboïdales dentelées.

D'autre part, on met dans un tube 2 ou 3 gouttes de la solution acétique du calcul, 3 ou 4 centimètres cubes de chloroforme et 2 centimètres cubes d'acide sulfurique pur, et on agite. Dans le cas de présence de *cholestérine*, la couche supérieure chloroformique se colore peu à peu en jaune ou jaune rougeâtre. Il n'y a pas lieu de s'occuper de la couche sulfurique inférieure, qui peut être colorée même en l'absence de cholestérine.

3° On emploie ensuite la réaction suivante. On met dans un tube 2 ou 3 gouttes de solution acétique du calcul, 1 goutte de solution de saccharose à 1 p. 100, 1 centimètre cube d'alcool et 1 centimètre cube d'acide sulfurique. On agite et, s'il se développe une coloration violette ou rouge violet, on pourra conclure à la présence de *sels biliaires, pourvu que les calculs essayés ne renferment pas de cholestérine.*

4° On recherche l'urobiline pour distinguer le sable intestinal du sable biliaire. En effet, le sable biliaire, en général jaunâtre, renferme du bilirubinate de chaux, accompagné ou non de cholestérine ; il donne par conséquent les réactions précédentes. Le sable intestinal, constitué par des phosphates de chaux et de magnésie, avec ou sans carbonate de chaux, est presque toujours imprégné d'urobiline, sans pigments biliaires. On la met en évidence par les procédés que nous étudions plus loin (Voir *Urines*, p. 813).

5° Une parcelle du calcul pulvérisé est traitée par 2 ou 3 gouttes d'acide azotique et autant d'eau. Une effervescence indique la présence d'un *carbonate.*

On porte à l'ébullition, on étend à 2 ou 3 centimètres cubes avec de l'eau distillée et on filtre. Un centimètre cube du liquide filtré est additionné de 3 centimètres cubes de réactif molybdique et chauffé légèrement : un précipité jaune caractérise un *phosphate.*

6° Le reste de la liqueur azotique est additionné de son volume d'acétate de soude à 25 p. 100, on porte à l'ébullition, et on ajoute un excès d'oxalate d'ammoniaque : un précipité indique la présence de chaux.

7° On filtre le liquide bouillant, on s'assure qu'il ne précipite plus par l'oxalate d'ammoniaque, on ajoute de l'ammoniaque jusqu'à réaction fortement alcaline, puis du phosphate d'ammoniaque ou de soude : un précipité cristallin de phosphate ammoniaco-magnésien décèle la magnésie.

8° La silice, qui ne fait pas partie intégrante des calculs ni des sables intestinaux, se rencontre néanmoins assez souvent dans ces derniers. Elle provient, soit du sable qui adhère aux légumes crus (salade), soit des eaux de cuisine, soit de fragments d'émail ou de porcelaine provenant des assiettes ou d'autres ustensiles. On la reconnaît à son insolubilité dans les acides et dans les alcalis, et à la propriété qu'elle a de rayer le verre.

CHAPITRE VI

MICROBES ET CHAMPIGNONS

Généralités. — La multiplicité des germes dans les matières fécales en rend l'étude bactériologique fort compliquée.

Lorsqu'on voudra chercher la présence de tel ou tel microbe, on devra suivre la marche spéciale que nous indiquons. dans le chapitre de bactériologie. pour chacun d'eux : vibrion cholérique, bacille de la dysenterie, bacilles typhiques et paratyphiques, etc. De même pour le diagnostic de l'actinomycose intestinale.

Bacille tuberculeux. — Quant au bacille tuberculeux. sa présence ne prouve l'existence d'une tuberculose intestinale que s'il n'existe pas de tuberculose pulmonaire.

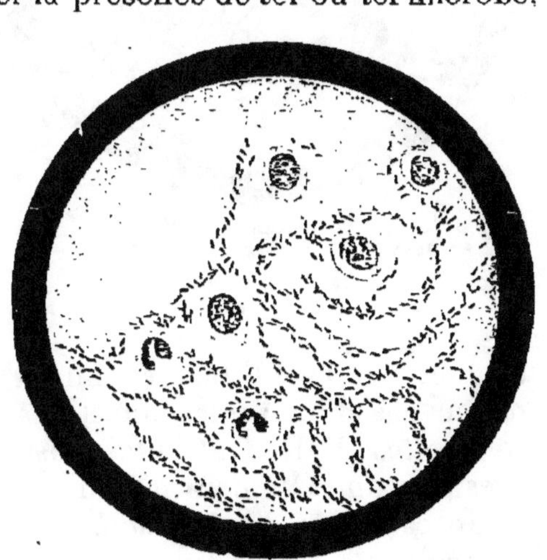

Fig. 319. — *Bacilles de la dysenterie dans la muqueuse du gros intestin.*
Coloration à la thionine. Grossiss : 800.

En effet *les bacilles, chez les tuberculeux pulmonaires, sont presque aussi fréquents dans les fèces que dans les crachats.*

La technique de la recherche, dans les matières fécales, bien que délicate, n'est pas très compliquée.

On emploie l'un des procédés spéciaux, et particulièrement le procédé d'homogénéisation à l'antiformine que nous avons décrit (v. *Bacille tuberculeux*, p. 183).

La flore iodophile de l'intestin.

S'il est pratiquement difficile de préciser la nature de la flore intestinale, et d'identifier ses nombreux microbes, il est un caractère de cette flore qui présente un grand intérêt : c'est son degré de colorabilité par l'iode.

Le principe de cette recherche est le suivant.

Les bactéries, rares dans l'intestin grêle, commencent à proliférer à la fin de l'iléon ; elles sont surtout abondantes dans le cæcum ; elles meurent et leur nombre diminue petit à petit jusqu'au rectum ; elles se retrouvent très peu nombreuses dans les selles de constipation. Leur quantité serait difficile à apprécier dans un examen sommaire, si de grosses levures, colorables en bleu par la solution de Lugol (voir p. 72), ne se développaient pas d'habitude dans le cæcum, en assez grande quantité ; elles diminuent, elles aussi, de nombre et disparaissent presque complètement dans les matières formées.

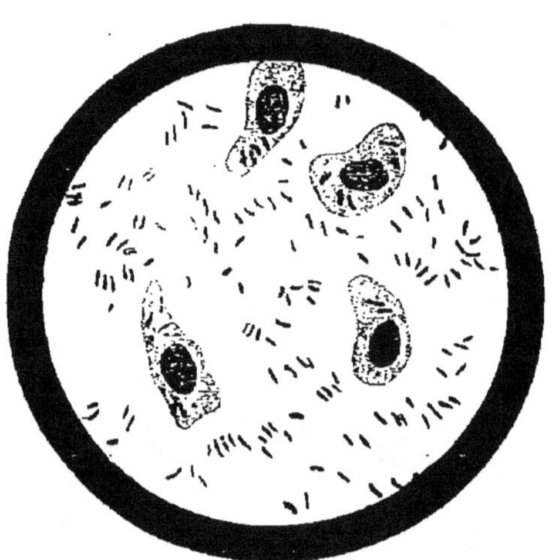

Fig. 320, (D'après Macé.) — *Vibrions cholériques dans les selles riziformes.*
Coloration par la solution de fuchsine (sans décoloration). Grossiss. : 1000.

Un caractère de ces bactéries se modifie également suivant les régions de l'intestin : leur colorabilité par l'iode. Cette propriété semble parallèle à l'évolution de la digestion de la cellulose. Dès la fin de l'intestin grêle, les bactéries se colorent en abondance en bleu-noir par la solution de Lugol ; elles conservent cette propriété en majeure partie dans le cæcum, et la perdent très vite dès que le contenu intestinal quitte normalement le côlon ascendant, que l'amidon a achevé de disparaître, et que la cellulose est moins abondante.

CHAPITRE VII

PARASITES ANIMAUX

Importance de la parasitologie intestinale. — L'étude parasitologique des matières fécales est aussi facile qu'importante. La faire systématiquement, chez tous les malades dont le diagnostic présente quelque incertitude, serait éviter bien des mécomptes et bien des erreurs.

Sans citer tous les exemples qu'on en pourrait donner, qu'il nous suffise de rappeler les cas *d'appendicites vermineuses* dont les observations se multiplient chaque jour ; les *anémies* profondes et parfois lentement mortelles, quand on n'en fait pas le diagnostic étiologique, et qui sont simplement dues au botriocéphale ou à l'ankylostome ; les *troubles nerveux* souvent fort graves des enfants porteurs d'oxyures ou d'ascaris, symptômes qui peuvent *être pris pour ceux d'une méningite tuberculeuse*, même par le clinicien le plus expérimenté ; l'*amaigrissement* et les *troubles digestifs* de malades, soignés pendant des mois à contre-sens jusqu'au jour où l'on s'aperçoit — et parfois c'est le malade même qui la révèle à son médecin avec quelque ironie — de la simple présence d'un ténia.

Fréquence. — La fréquence de la présence de parasites intestinaux est très variable suivant diverses circonstances. On en trouve beaucoup plus souvent chez l'enfant que chez l'adulte. Plus fréquemment aussi chez les sujets qui habitent ou qui reviennent des régions tropicales que dans les climats tempérés. Enfin certaines professions y prédisposent : c'est ainsi, qu'ayant

TABLEAU DES CARACTÈRES DISTINCTIFS DES TENIAS ET DU BOTHRIOCÉPHALE

	Tænia solium ou T. armé.	Tænia saginata ou T. inerme.	Bothriocéphale (Bothriocephalus latus).
Mode de contagion pour l'homme.	Par la chair du *porc*. Le parasite s'y trouve à *l'état larvaire*, dans *tous les tissus*, sous forme de *cysticerques*. vésicules de 1 à 2 centimètres de diamètre. L'affection est la *cysticercose* ou *ladrerie*. La grande abondance des cysticerques a pour conséquence heureuse que l'affection est *facilement reconnue* avant la consommation : d'où *rareté de la contagion* pour l'homme. Contagion par ingestion de viande de porc crue ou mal cuite.	Par la chair du *bœuf*. Le parasite s'y trouve à *l'état larvaire* sous forme de cysticerques, qui ont ici seulement 1/2 centimètre de diamètre, et qui se trouvent *dans les amas graisseux* intermusculaires. La rareté des cysticerques et leur petite dimension ont pour conséquence fâcheuse que l'affection passe *très souvent inaperçue* : d'où *fréquence de la contagion* pour l'homme. Contagion par ingestion de viande de bœuf crue ou mal cuite.	Par la chair de certains poissons, surtout des lacs de Suisse. d'Italie, de Russie, etc (saumon, truite, brochet, perche, lotte, etc). Le parasite s'y trouve à l'état larvaire, dans les muscles et les viscères. Contagion par ingestion de poisson cru ou mal cuit.
Manifestations cliniques.	Troubles gastro-intestinaux. Troubles nerveux : crises épileptiformes, convulsives ; méningisme, etc. Troubles généraux : amaigrissement, anémie, cachexie	Idem.	Idem. Parfois anémie pernicieuse, par mort du parasite et résorption des toxines.
Symptômes révélateurs.	Expulsion des *anneaux*: par *fragments de chaînes* ; au moment de la *défécation*. *Pas d'œufs isolés dans les selles*.	Expulsion des *anneaux*: souvent *isolés* les uns des autres ; même *en dehors de la défécation* (anneaux dans le linge, les draps). *Pas d'œufs isolés dans les selles*.	Très rarement expulsion spontanée des anneaux par longs fragments de chaîne. Mais *présence constante dans les selles d'œufs caractéristiques*, ovales, à clapet.
Identification du parasite.	*Longueur :* Plusieurs mètres. *Tête* ayant un rostre et des crochets. Dans les anneaux mûrs, *utérus* à branches latérales peu nombreuses, 5 à 10. *Pores génitaux* latéraux, alternes régulièrement. *Œufs* (obtenus par dissociation d'un anneau) : arrondis, à cuticule continue, avec une coque très épaisse ; embryon avec crochets.	*Longueur :* plusieurs mètres. *Tête* n'ayant ni rostre, ni crochets. Dans les anneaux mûrs, *utérus* à branches latérales plus nombreuses, 15 à 30. *Pores génitaux* latéraux, alternes irrégulièrement. *Œufs* (obtenus par dissociation d'un anneau) : un peu ovales, avec une coque épaisse. Embryon sans crochets.	*Longueur :* plusieurs mètres. *Tête* ayant 2 longues fentes latérales. Dans les anneaux mûrs, *utérus* en rosette. *Pores génitaux* médians, sur la face ventrale. *Œufs* libres dans les selles, ovales, à clapet.

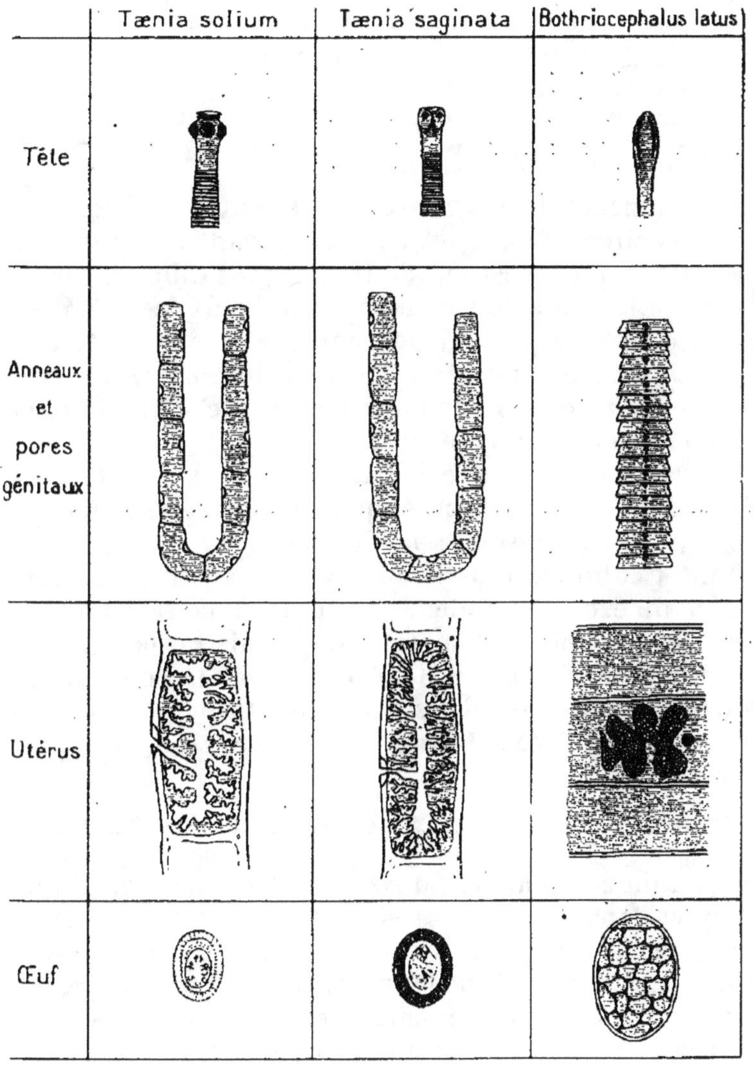

	Tænia solium	Tænia saginata	Bothriocephalus latus
Tête			
Anneaux et pores génitaux			
Utérus			
Œuf			

Fig. 321. — *Tænia et bothriocéphale.*

Têtes : gross. : 5 — *Anneaux :* dimensions normales. — Utérus : gross. : 5. — Œufs : gross. : 250.

examiné des ouvriers mineurs de Lorraine, G. Thiry, de Nancy, a pu dresser l'intéressante statistique que voici :

Porteurs de vers divers	76	p. 100
Trichocéphales	72	—
Ascaris	16	—
Ankylostomes	1,2	—
Anguillules	0,94	—
Oxyures	0,67	—
Tænias	0,53	—

Les trois modes de diagnostic du parasitisme intestinal. — Suivant les circonstances, et surtout suivant la nature des parasites, le diagnostic est fait de trois façons différentes :

1° Tantôt il s'agit de parasites volumineux, reconnaissables aisément à l'œil nu, et qui peuvent être rejetés en totalité ou en partie avec les matières fécales : lombrics, anneaux de ténias, etc. Dans ce cas donc une simple recherche faite par le malade ou son entourage peut suffire.

2° Tantôt il s'agit encore de parasites rejetés sous forme d'individus adultes, mais si petits, que l'examen à la loupe, ou au microscope, est nécessaire pour les découvrir.

3° Tantôt enfin les individus adultes restent dans l'intestin et ne sont qu'exceptionnellement expulsés : ce serait un hasard heureux de les trouver dans les selles. Mais on peut découvrir et affirmer leur présence et leur nature par la constatation de leurs œufs, reconnaissables seulement au microscope.

Nous allons envisager successivement ces trois groupes.

Principaux parasites reconnaissables à l'œil nu.

On examine les matières directement si elles sont liquides, ou délayées dans un peu d'eau si elles sont compactes. On peut, comme pour la recherche des débris alimentaires, les laver sur un tamis, à la condition que les mailles soient assez serrées pour ne pas laisser passer les parasites très petits (oxyures, etc.).

Les parasites doivent autant que possible être examinés immédiatement, ou conservés vivants, par exemple dans un peu d'eau. On les mettra également dans l'eau si l'examen doit être assez rapproché : l'alcool ou le formol, utiles pour une conservation prolongée, ont l'inconvénient de les durcir et de les rendre moins reconnaissables à l'œil nu.

Cestodes ou vers plats. — Parmi eux, nous devons citer :

Le *tænia solium* ou *armé*. Il vit dans l'intestin de l'homme, et généralement seul. Sa tête est armée de crochets. Sa larve s'enkyste dans les tissus du porc, et exceptionnellement de l'homme, occasionnant la *ladrerie* ou *cysticercose*. La ladrerie du porc étant toujours très apparente, il n'arrive guère qu'un animal infecté soit livré à la consommation : c'est ce qui explique la rareté de cette affection chez l'homme.

La *tænia saginata* ou *inerme*, dont la larve se trouve dans les amas graisseux de la viande du bœuf, est beaucoup plus fréquent chez l'homme que le premier : ce qui est dû à ce fait que les cysticerques sont peu nombreux chez le bœuf, et par suite difficiles à découvrir, même par un examen minutieux. La prophylaxie en est donc difficile.

Les anneaux du tænia solium sont rendus par fragments de chaîne, et avec les matières fécales. Au contraire les anneaux du tænia inerme sortent isolés, et souvent en dehors des moments de défécation, par leur propre mouvement de reptation : aussi le malade en trouve-t-il dans son linge et dans ses draps.

Le *dypilidium caninum* est un tænia, parasite habituel du chien et du chat, que l'on trouve rarement chez l'homme. Il est assez petit, a de 15 à 40 centimètres de long sur 2 à 3 millimètres de large. On trouve dans les matières des anneaux mûrs, expulsés isolément ou par groupes. Ils sont allongés et reconnaissables à leur coloration rougeâtre.

Quant au *bothriocéphale*, qui est macroscopiquement très semblable aux ténias, l'expulsion de fragments de chaînes est *beaucoup plus rare*. Le plus souvent on ne peut faire le diagnostic que par la constatation des œufs dans les selles ; aussi en parlons-nous plus loin (voir p. 742).

Nématodes ou vers ronds. — Ce sont :

Le *lombric* ou *ascaris lumbricoïdes* (fig. 322), blanc laiteux, à extrémités effilées, long de 15 à 20 centimètres, est très fréquent dans l'intestin, et provoque les troubles les plus divers, douleurs, insomnies, convulsions, accidents dysentériformes,

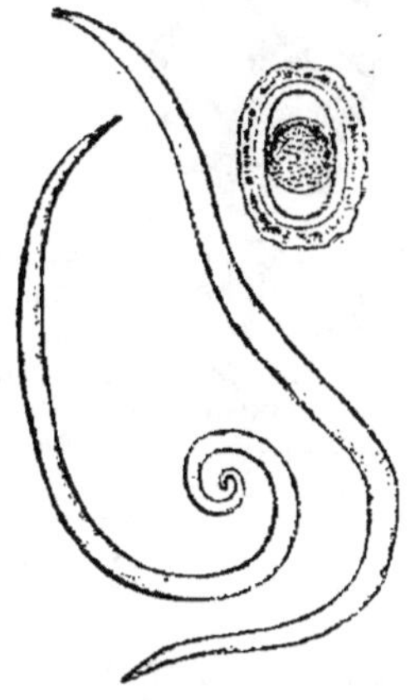

Fig. 322. (D'après Neveu-Lemaire.) — *Ascaris lumbricoïdes* (lombric).

A gauche, le mâle, avec son extrémité caudale recourbée ; à droite, la femelle. Ils n'ont ici que le tiers de leurs dimensions naturelles.

En haut, l'œuf, avec sa coque mamelonnée. Grossiss. : 150.

cholériformes, appendiculaires ou d'occlusion : on a pu en trouver jusqu'à 1.000 chez le même individu. Parfois le ver est rejeté et facile à reconnaître ; le plus souvent il est nécessaire de rechercher les œufs, qui sont caractéristiques et seuls expulsés (fig. 322).

L'*ascaris canis* (fig. 323), parasite du chien, et accidentellement de l'homme, est plus petit : il a de 4 à 12 centimètres.

L'*oxyure* (*oxyurus vermicularis*) est blanchâtre. La femelle, qui gagne seule la région anale, et que l'on trouvera seule dans les matières, a 1 centimètre de long, une extrémité effilée. Sa présence provoque du prurit anal, périnéal, vulvaire et cutané (fig. 324). On peut constater aussi en outre la présence d'œufs dans les selles (voir p. 339).

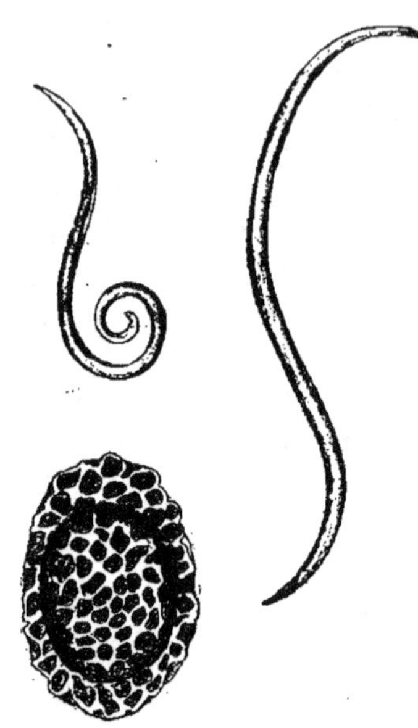

FIG. 323. (D'après Quillet et Schneider.) — *Ascaris canis* (*Ascaride*).

En haut, *individus adultes*, grandeur naturelle. Le mâle, un peu plus petit, a l'extrémité caudale recourbée.

En bas, *l'œuf* à surface alvéolée. Grossiss. : 300.

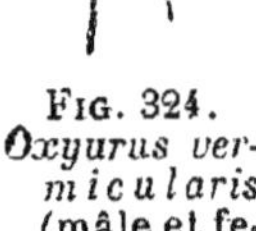

FIG. 324. *Oxyurus vermicularis* (mâle et femelle).

Le mâle a une extrémité caudale enroulée.

Grossiss. : 3 fois.

L'*anguillule intestinale*, que l'on peut trouver à l'état adulte dans les matières, n'est guère visible à l'œil nu : elle mesure à peine 2 millimètres de long. On la reconnaît le plus souvent à l'examen microscopique, et par la constatation des larves ou des œufs, que nous étudions plus loin (voir p. 748).

Myriapodes et larves d'insectes. — On peut accidentellement en trouver.

Les *larves* provoquent des accidents variés (entérocolite, hémorragies, etc.). Elles appartiennent à des espèces différentes, et de détermination souvent difficile.

Aussi, quand on les rencontre, doit-on se contenter de constater leur présence, de les conserver vivantes, ou, si c'est impossible, dans l'alcool, pour que le diagnostic de l'espèce puisse en être fait plus tard.

Principaux parasites reconnaissables au microscope et trouvés dans les selles.

Technique. — L'examen au microscope permettra souvent de voir, soit des parasites trop petits, soit des œufs.

Pour cette recherche, on délaie un fragment de matières dans une goutte d'eau, et l'on met entre lame et lamelle, en employant de préférence une cellule à rigole. On examine donc directement les préparations humides, sans coloration. On doit regarder avec un grossissement faible. Les éléments que l'on cherche sont en effet relativement volumineux : il y a donc tout intérêt à avoir, avec un grossissement faible, un champ plus étendu.

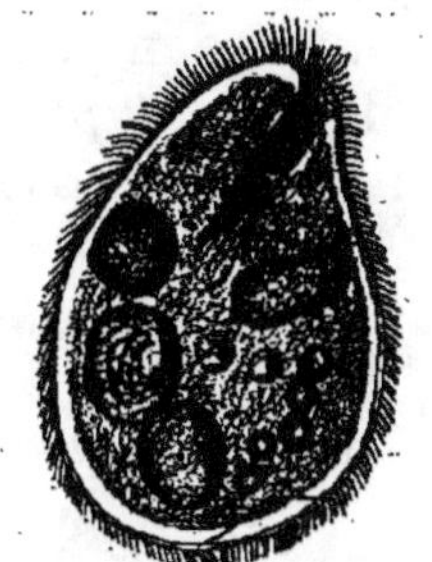

Fig. 325. (D'après Neveu-Lemaire.) *Balantidium coli.* Grossiss : 200.

Au milieu de débris alimentaires (*végétaux et fibres musculaires*), de cristaux de sels, de microbes, on verra les éléments caractéristiques, dont on fera le diagnostic en tenant compte de tous leurs caractères, en particulier de la forme et de la dimension.

Amibes. — Nous les avons étudiées à propos de la dysenterie (voir *Bactériologie*, p. 114).

Infusoires. — Parmi eux le *balantidium coli* : il est ovalaire ou piriforme, d'environ 200 μ de long sur 100 μ de large, ayant une cuticule striée sur laquelle sont implantés des cils vibratiles (fig. 325).

Vers. — Ce sont :

L'anguillule intestinale, que nous avons déjà décrite (voir p. 738), qui n'est le plus souvent reconnaissable qu'au microscope, à cause de ses dimensions très réduites

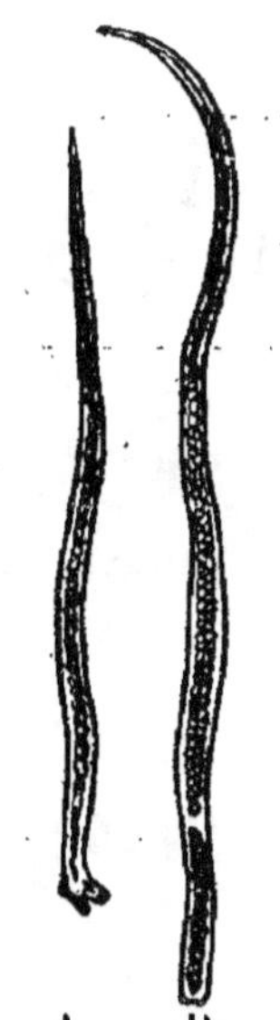

A   B

Fig. 326. (D'après Chatin) — *Trichinella spiralis.*

A. Mâle ; B. Femelle. Grossiss. : 50.

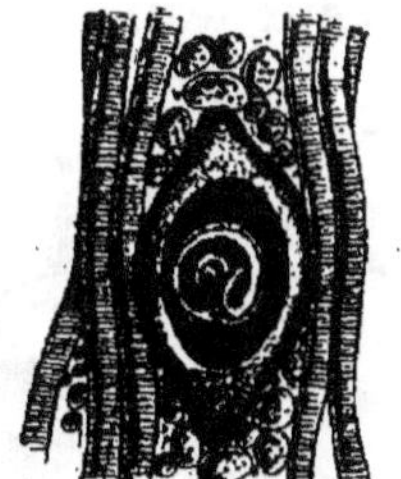

Fig. 327. (D'après J. Chatin.)— *Larve de trichine enkystée dans un muscle.* Grossiss. : 50.

(2 mm. de long). D'ailleurs on trouve aussi dans les selles des larves et des œufs (voir p. 748).

La *trichine* (*Trichinella spiralis*) peut aussi être trouvée dans les matières, dans les premiers jours de l'infection (fig. 326). On voit, soit l'individu adulte, ver de petite taille, de 1 à 3 millimètres de long ; soit des embryons allongés, de 100 μ de long sur 6 de large, obtus en avant, effilés en arrière. Ces embryons sont toujours mis en liberté dans l'utérus même de la femelle : c'est pourquoi les matières fécales ne renferment jamais d'œufs intacts.

Acariens. — Accidentellement ingérés, ils peuvent être retrouvés dans les selles. Ce sont :

Le *tyroglyphus farinæ* (fig. 328), qui vit sur le blé et le fromage : il est ovale, de 1/2 millimètre de long.

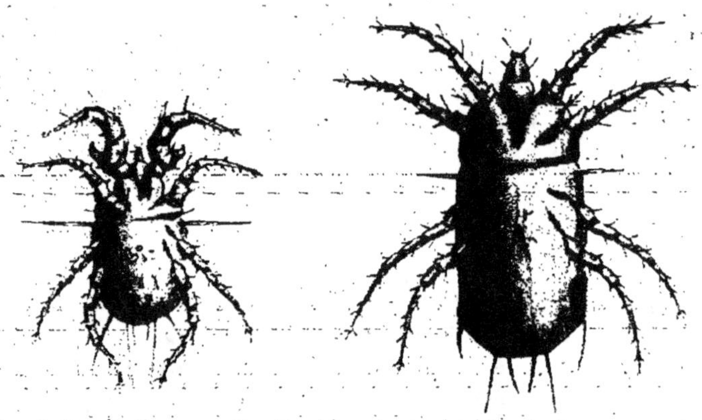

FIG. 328. — *Tyroglyphus farinæ.*
A gauche, mâle, face ventrale ; à droite, femelle, face ventrale. Grossiss. : 50.

Le *tyroglyphus siro* (fig. 329), qui a les mêmes dimensions, vit sur les fromages, la farine et la vanille.

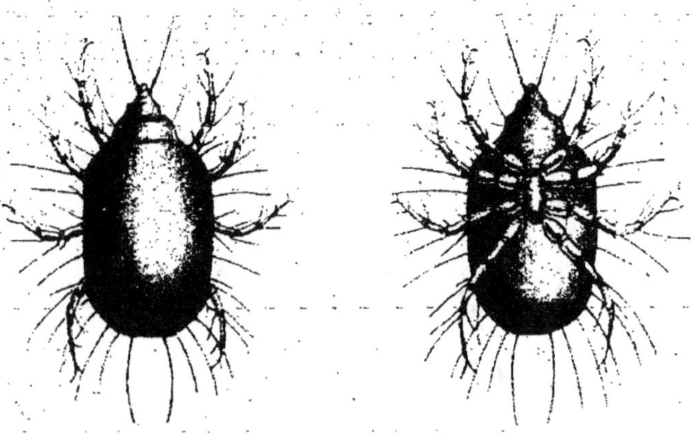

FIG. 329. — *Tyroglyphus siro.*
Faces dorsale et ventrale. Grossiss. : 50

Principaux vers dont on ne trouve généralement que les œufs dans les selles (1).

Parmi les caractères qui permettent de diagnostiquer un œuf de parasite (forme, contour, aspect des extrémités, couleur, etc.), il faut mettre au premier rang ses *dimensions*. On doit donc tenir grand compte du grossissement que l'on emploie, et comparer l'élément que l'on croit être un œuf de parasite avec des éléments dont on connaît les dimensions, et vus au même grossissement (par exemple globules rouges, globules blancs, etc.).

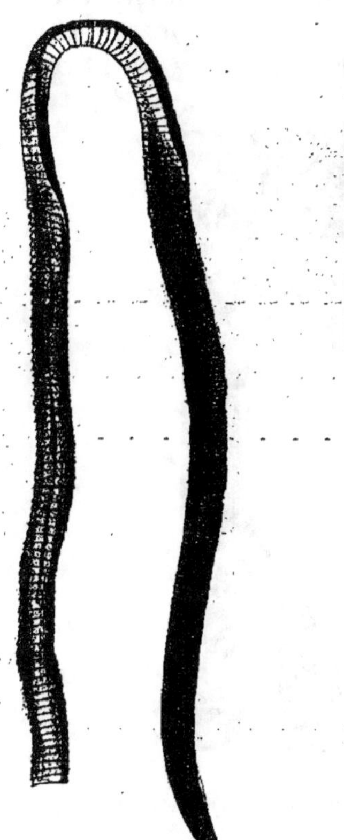

Cestodes. — On ne cherchera pas des œufs isolés des tænias saginata et inerme dans les selles : enfermés dans les anneaux expulsés, les œufs ne sont mis en liberté que plus tard.

L'*hymenolepis nana* (fig. 330), ver de 1 à 4 centimètres de long, formé d'environ 150 anneaux, est sans doute identique à l'*hymenolepis murina*, parasite intestinal fréquent du rat et de la souris. Il a été trouvé accidentellement chez l'enfant, surtout en Égypte, en Italie, en Sicile. Mais récemment Chatin et Garin ont signalé son existence en France, et depuis les observations se multiplient. Les œufs sont mis en liberté dans l'intestin par déchirure des anneaux mûrs. Ils sont elliptiques,

Fɪɢ. 330. (D'après R. Blanchard.) — *Hymenolepis nana.* Grossiss.: 4.

Fɪɢ. 331. *Bothriocephalus cordatus* Individu adulte et individu jeune: Grandeur naturelle. Parasite du chien, etc., il n'a été qu'exceptionnellement rencontré chez l'homme.

---

(1) Nous avons décrit, p. 119, le *procédé de Carles et Barthélemy*, qui permet de retrouver beaucoup plus facilement les œufs de parasites, en les rassemblant après les avoir séparés des résidus alimentaires.

entourés de trois membranes, ont à chaque pôle un mamelon, et mesurent de 30 à 35 µ.

Le *bothriocéphale*, à tête oblongue parcourue par deux fentes latérales. formé de très nombreux anneaux, et atteignant une longueur de 8 à 10 mètres, est très important à connaître (p. 735). Nous avons vu qu'il peut provoquer l'anémie pernicieuse (voir Hématologie, p. 326). Sa larve se trouve dans les muscles de nombreux poissons. L'affection est fréquente surtout sur le bord des mers et des lacs. On la diagnostiquera exceptionnellement par le rejet d'anneaux, le plus souvent par la présence dans les selles d'œufs caractéristiques. Ils sont bru-

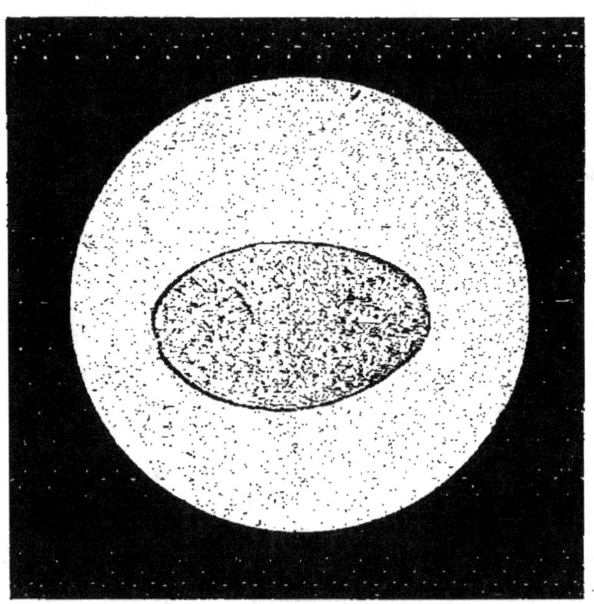

Fig. 332. — OEuf de *Bothriocephalus latus* (d'après Carles et Barthélemy).
Grossiss. : 380.

nâtres, elliptiques, longs de 70 µ, larges de 45 µ ; à l'un des pôles ils ont un opercule, qu'il n'est pas toujours facile de distinguer (fig. 332).

C'est le *bothriocephalus latus* que nous venons de décrire, et qui est habituellement rencontré chez l'homme. Le *bothriocephalus cordatus* est de dimensions beaucoup plus réduites : c'est un parasite du chien, rare chez l'homme (fig. 331).

Trématodes. — Vivant dans le foie ou dans l'intestin, ils ne sont qu'exceptionnellement expulsés, à l'état adulte, hors de l'organisme. Aussi est-ce exclusivement par la présence des œufs dans les selles que l'on fera le diagnostic.

D'une façon générale, on reconnaîtra qu'il s'agit d'un œuf de trématode à la présence à l'un des pôles (sauf pour les bilharzies) d'un clapet caractéristique, que l'on ne trouve,

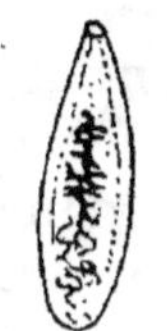
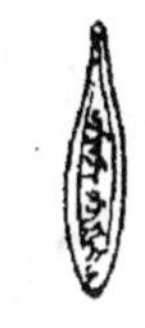

FIG. 333 (D'après Neveu-Lemaire.) — *Clonorchis sinensis.*

Grandeur naturelle.

parmi les autres parasites de l'homme, que chez le bothriocéphale. Mais, pour déterminer l'espèce par l'examen de l'œuf, on pourra rencontrer de grandes difficultés.

Les deux variétés de *Clonorchis sinensis* (*Opistorchis sinensis*), parasites des ca-

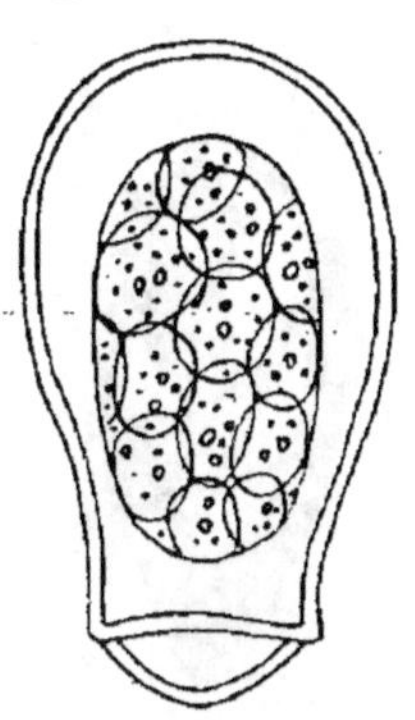

FIG. 334 (D'après Neveu-Lemaire.) — *Œuf de Clonorchis sinensis (Douve)* Grossiss. : 1.000.

naux biliaires, sont des *douves* redoutables, fréquentes en Asie (Chine, Tonkin, Japon, Inde, etc.), où elles tuent un grand nombre d'indigènes (hypertrophie hépatique, ictère, ascite). L'œuf, à opercule, est ovoïde, de 30 μ sur 15 μ, presque noir (fig. 334).

L'*opistorchis felineus*, douve de 1 à 2 centimètres, qui habite aussi les canaux biliaires, provoque des accidents du même genre. On l'a rencontrée surtout en Prusse et en Sibérie (fig. 335).

L'œuf qui est ovoïde, de 30 μ sur 15 μ, a un opercule à l'un des pôles et une petite saillie au pôle opposé : il est jaune-brunâtre clair.

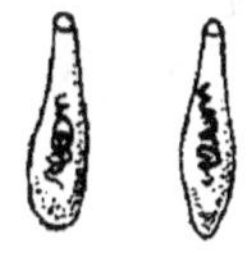

FIG. 335. (D'après Neveu-Lemaire.) — *Opistorchis felineus.*

Grandeur naturelle.

La *Grande Douve hépatique* (*Fasciola hepatica*), qui a 2 à 3 centimètres, parasite fréquent du foie du mouton et de quelques autres mammifères, est rare chez l'homme (fig. 337). Sa localisation la plus fréquente est au niveau du pharynx : elle s'y fixe

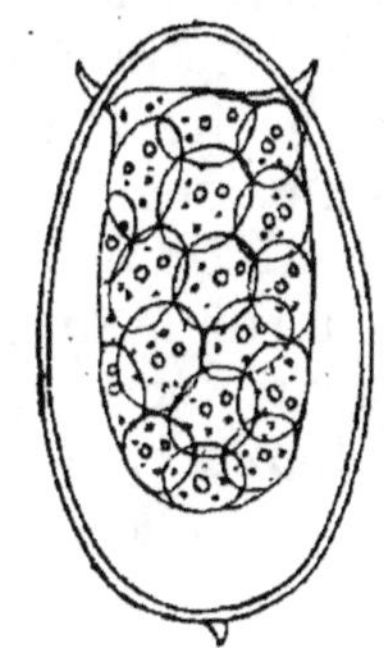

FIG. 336. (D'après Raillet.) — *Œufs d'opistorchis felineus* (*Douve du chat*).

Grossiss. : 1.000.

comme une sangsue. Les habitants du Liban consomment du foie cru et peuvent s'infecter ainsi. En dehors de ces faits, il

n'y a guère qu'une vingtaine d'observations de sa présence dans
le sang, les abcès sous-cutanés, le poumon, le foie. Dans ce
dernier cas, on trouvera dans les selles les
œufs caractéristiques, ovoïdes, de 150 μ sur
80 μ, bruns jaunâtres, avec clapet.

La bilharzie, dont nous avons déjà parlé,
habite les vaisseaux sanguins. Il en existe
3 variétés.

La première, la plus anciennement connue,
est la *bilharzia hæmatobia* (*Schistosomum
hæmatobium*) : le parasite habite la veine
porte. Ses œufs, ovoïdes, ont de 100 μ sur 60,
et un éperon médian : ils traversent les
parois vésicales, et on les retrouve dans les
urines.

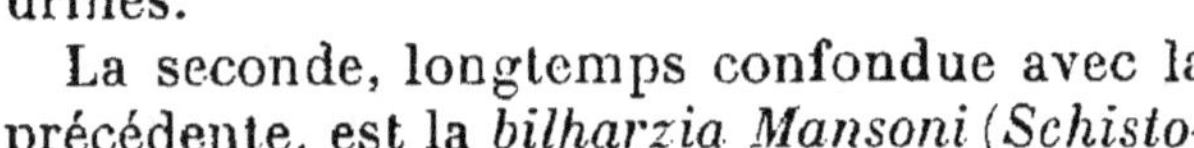

FIG. 337. (D'après
Neveu-Lemaire.)
— *Fasciola hepati-
ca* (face ventrale).
Grandeur naturelle.

La seconde, longtemps confondue avec la
précédente, est la *bilharzia Mansoni* (*Schistosomum Mansoni*). Ses œufs ont les dimensions des précédents
(150 μ sur 60 μ), sont aussi sans opercule, mais leur *éperon est
latéral*. Ils sont pondus dans les plexus veineux du gros intestin, et provoquent des tumeurs polypeuses de l'intestin et
des hémorragies intestinales. Ce sont eux par conséquent que
l'on peut trouver dans les matières fécales.

La bilharziose intestinale peut être associée à la précédente, ou au contraire isolée : Piraja da Silva a le premier signalé
son existence au Brésil, et affirmé dès le
début qu'il s'agissait d'une espèce différente de la précédente. Carnot en a récemment décrit deux cas, chez des soldats
coloniaux, et a fait de cette affection une
étude très complète (Archiv. de l'App.
digestif, 1918, n° 12).

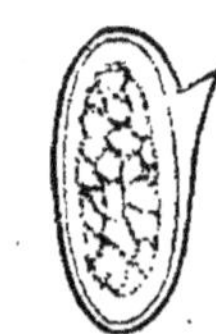
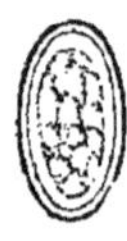

FIG. 338.— *OEuf de schistosomum japonicum,
sans éperon.*

*OEuf de schistosomum
Mansoni, avec un épe-
ron latéral.*

Grossiss. : 150.

Il existe enfin une troisième variété de
bilharziose, la *bilharziose artérielle ou sino-japonaise*. Le parasite (*Schistosomum Cattoï*), plus petit que le précédent, vit dans
les artères mésentériques, provoque des troubles digestifs, des
selles sanguinolentes, de l'anémie et de la cachexie. L'affection
est fréquente surtout en Chine et au Japon. On fera le diagnostic
par la présence, dans les matières, d'œufs de 80 μ sur 40 μ,
ovales, bruns jaunâtres, sans opercule ni épine.

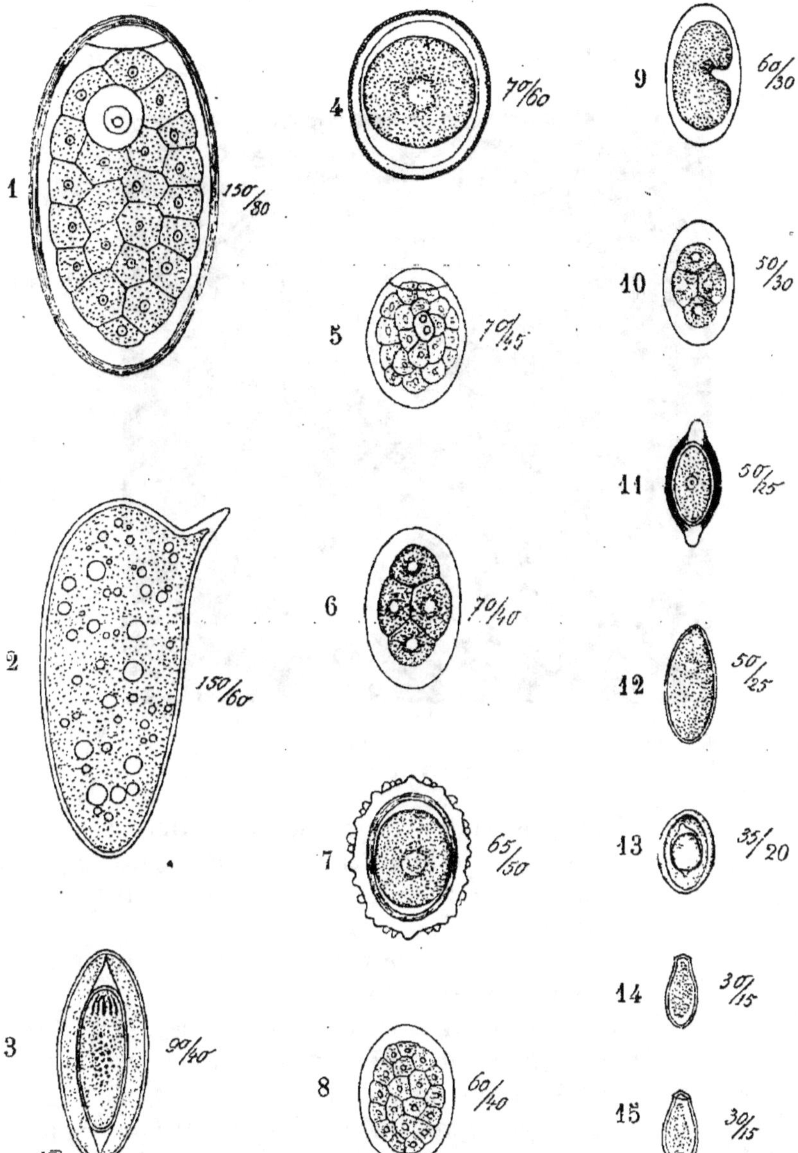

Fɪɢ. 339. — *Les principaux œufs de parasites rencontrés dans les selles.*

Ils sont tous vus au *même grossissement* : 250.

1. O. de Fasciola hepatica (grande Douve); 2. O de Schistosomum Manson (Bilharzie); 3. O. de Gigantorhynchus gigas (Echinorhynque); 4. O. d'Ascaris canis (Ascaride); 5. O. de Bothriocephalus latus (Bothriocéphale; 6. O. d'Uncinaria americana (Ankylostome d'Amérique); 7. O. d'Ascaris lumbricoïdes (Lombric); 8. O. de Trichostrongylus instabilis (Strongle); 9 O. de Strongyloïdes intestinalis (Anguillule); 10. O. d'Uncinaria duodenalis (Ankylostome); 11.. O. de Trichocephalus trichiurus (Trichocéphale); 12. O. d'Oxyurus vermicularis (Oxyure); 13. O d'Hymenolepis murina (Hymenolepis); 14. O. d'Opistorchis felineus (Douve du chat); 15. O de Clonorchis sinensis (Douve).

Nématodes. — Ils sont reconnus par le rejet d'individus

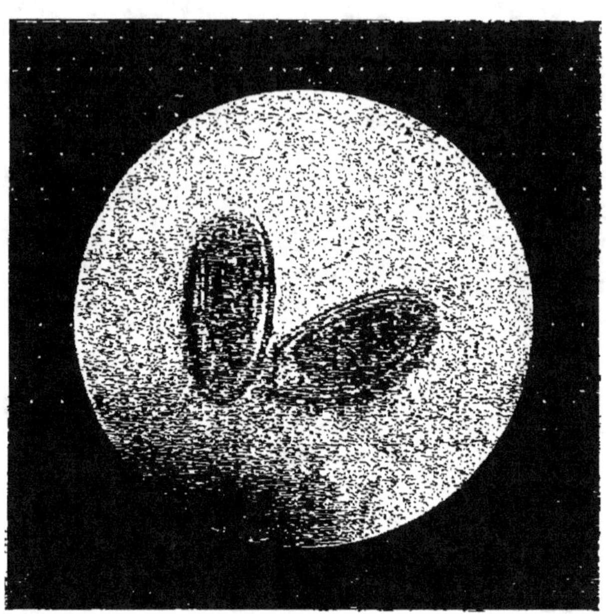

FIG. 340. — *Œufs d'oxyurus vermiculari,* (d'après Carles et Barthélemy).
Grossiss. : 380.

adultes (voir p. 737), ou par la recherche des œufs.

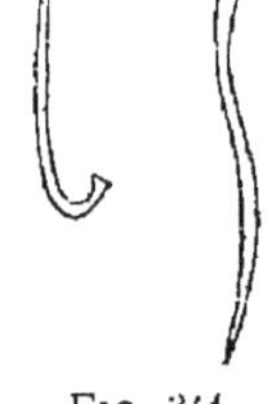

FIG. 341

(D'après Neveu-Lemaire.) — *Uncinaria duodenalis* (*Ankylostome*).

Mâle et femelle : grandeur naturelle. A gauche, le mâle avec sa bourse candale.

Les œufs de *lombric* sont ovoïdes, de 65 μ sur 50 μ, avec une coque lisse entourée d'une couche transparente mamelonnée.

L'œuf de l'*ascaris canis*, qui a 70 μ sur 60, a une surface alvéolée.

Les œufs d'*oxyures* sont lisses, ovalaires, aplatis sur une de leurs faces latérales, de 50 μ sur 25 μ (voir fig. 340).

L'*ankylostome* ou *uncinaria duodenalis*, petit parasite blanc rosé, cylindrique, de 1 à 2 centimètres de long, peut vivre par milliers dans l'intestin grêle. Il se fixe à la muqueuse et provoque des hémorragies cliniquement invisibles, et qui peuvent aboutir à l'anémie pernicieuse. Fréquent surtout dans les régions minières et dans les régions tropicales, il est l'agent de la chlorose d'Égypte, de l'*anémie tropicale*, de l'*anémie des mi-*

neurs. On diagnostique l'ankylostomiase par la présence, dans

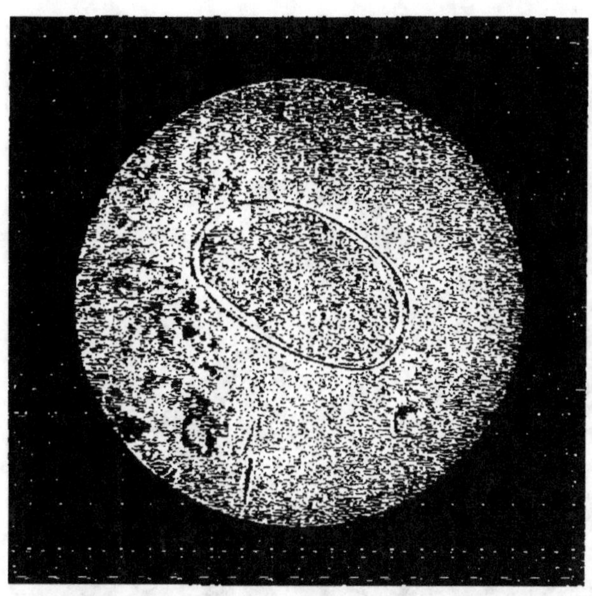

Fig. 342. *Œuf d'uncinaria duodenalis* (*Ankylostome*),
(d'après Barthélemy). Grossiss. : 400.

les selles, d'œufs ellipsoïdes, à coque mince, de 50 µ. sur 30 µ,
à protoplasma granuleux et segmenté en
2, 4, 8 éléments.

Les œufs de l'*uncinaria americana*, qui
provoque les mêmes accidents (Amérique,
Italie), sont assez semblables, mais un peu
plus volumineux (70 µ sur 40 µ.).

Le *trichostrongylus instabilis*, qui a à
peine de 1/2 à 1 centimètre de long, habite
l'intestin grêle, et ne paraît produire que
peu d'accidents ; il a été fréquemment
rencontré en Égypte et au Japon. On
trouve dans les matières un œuf ovale de
60 µ sur 40 µ, à coque mince.

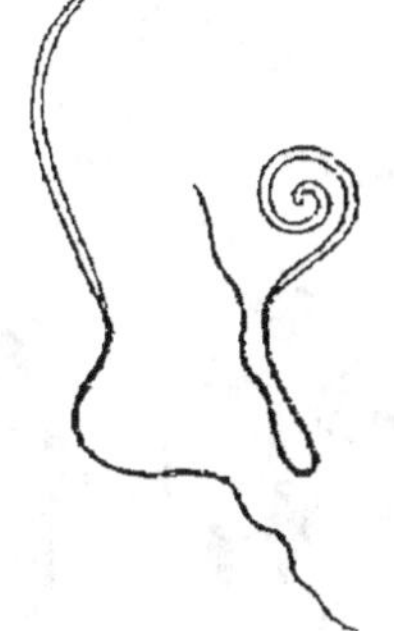

Fig.343 (D'après Neveu-Lemaire). — *Trichocephalus Trichiurus*.

Mâle et femelle ; grandeur naturelle. Le mâle, à gauche, a sa partie postérieure contournée en spirale.

Le *trichocéphale* (*trichocephalus trichiurus*) est, dans tous les pays, un hôte banal
et généralement inoffensif de l'intestin.
L'importance de son rôle dans l'*appendi-
cite* et la *fièvre typhoïde* est diversement appréciée. Le parasite,

qui habite d'ordinaire le cæcum, a de 3 à 5 centimètres ; il est

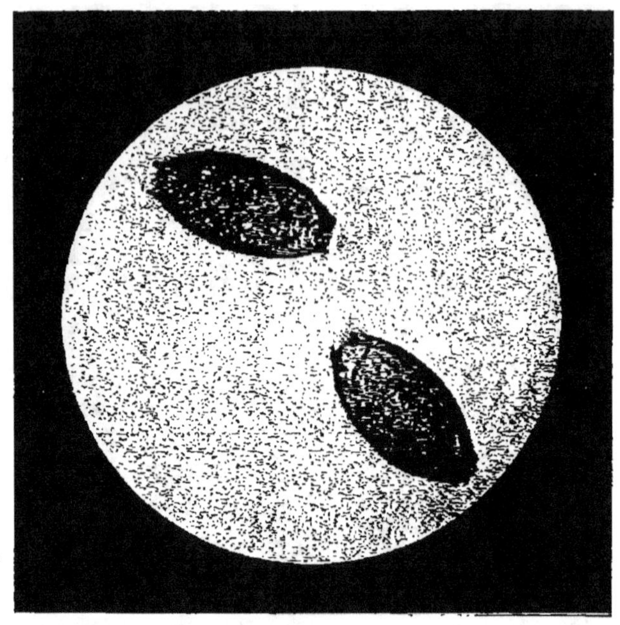

Fig. 344. — *Œuf de trichocephalus trichiurus (Trichocéphale).*
(d'après Carles et Barthélemy). Grossiss. : 400.

rarement expulsé. On le diagnostique par le rejet d'œufs
ovales, de 50 μ sur 25 μ., brunâtres, ayant aux deux pôles un
bouchon un peu saillant et plus clair que la coque.

L'anguillule intestinale (anguillula stercoralis, strongyloïdes intestinalis) est un parasite de l'intestin grêle, long de 2 à 3 millimètres. Il est très répandu en Asie, mais on le trouve aussi en Amérique, en Italie, en Suisse, dans le sud de la France. Il peut provoquer des accidents d'entérite ; certains auteurs même l'ont considéré comme l'agent de la *diarrhée de Cochinchine.* Les œufs donnent, dans l'intestin 'même, naissance à des larves. Aussi trouve-t-on, dans les matières, à

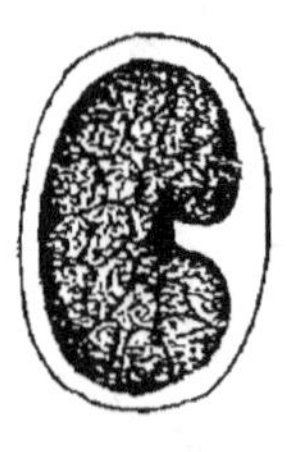
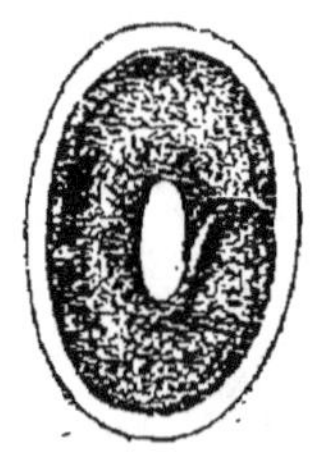

Fig. 345 — *Œufs de strongyloïdes intestinalis (Anguillule).*
Grossiss. : 400.

Ils renferment chacun un embryon, à un stade différent de son développement.

la fois des œufs ellipsoïdes, de 60 μ. sur 30 μ, et des larves,

allongées et minces, qui ont, au maximum, un demi-millimètre de long.

Acanthocéphales. — Signalons enfin un parasite
rare de ce groupe, le *gigantorhynchus gigas*. Long
de 5 à 40 centimètres, parasite assez fréquent du
porc, il a été accidentellement trouvé chez l'homme.
On voit dans les selles des œufs oblongs, de 90 μ
sur 40 μ, pourvus de trois enveloppes.

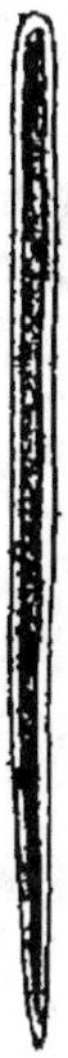

Causes d'erreur dans la recherche des œufs de parasites.

Avec les caractères que nous venons d'indiquer,
il est généralement facile, en présence d'un œuf
de parasite, de déterminer à quelle espèce il appartient.

Dans quelques cas, on peut voir dans les préparations des éléments différents, que l'on prend au
premier abord pour des œufs : c'est une cause
d'erreur dont il est bon d'être prévenu.

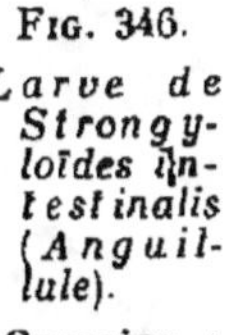

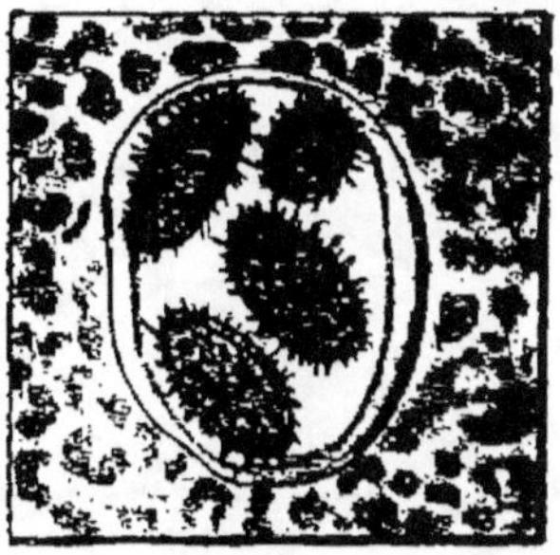

Fig. 346.
Larve de Strongy-loïdes in-testinalis (Anguil-lule).

Grossiss. : 150.

Citons d'abord, mais
ici l'erreur serait gros-
sière, des *bulles d'air* :
généralement *multiples* et
de *volume très variable*, elles sont
nettement arrondies, avec un centre
incolore, un contour noir, épais. En
cas de doute, il suffit de faire, avec
plus de précautions, une nouvelle préparation, pour ne plus les voir.

Les *cristaux de Charcot-Robin* sont
incolores, longs de 20 à 50 μ, octaé-
driques (p. 318).

Les *spores de truffes* ont des dimensions (60 μ sur 40 μ) et un
aspect assez semblables à ceux de
certains œufs. En cas de doute, on aura soin de s'informer si
le malade n'a pas mangé de truffes dans les jours qui précèdent
l'examen.

Enfin des *grains de pollen* de Conifères peuvent se trou-

Fig. 347. *Spores de truffes dans les fèces.*

Grossiss. : 500. Elles offrent
une grande ressemblance
avec des œufs de parasites,
avec lesquels il convient
de ne pas les confondre.

ver dans les selles de sujets qui ont séjourné dans le voisinage de pins ou de sapins On les reconnaît à ce qu'ils sont formés de trois parties ovalaires, l'une médiane, les deux autres latérales. Ces dernières sont des vésicules pleines d'air, qui leur permettent d'être entraînés par le vent et facilement disséminés.

LIVRE VIII

LES URINES

CHAPITRE PREMIER

NOTIONS PRÉLIMINAIRES

Ce qui sera étudié ici. — Parmi les nombreuses recherches
que l'on peut faire sur les urines, aux points de vue physique,
chimique, microscopique et bactériologique, il est un certain
nombre de procédés d'une technique facile et dont les renseignements constituent pour la clinique un adjuvant précieux.
Ce sont ceux que nous allons particulièrement étudier (1).

Nous commencerons d'abord par les procédés physiques
et chimiques, d'applications les plus courantes, car ils n'exigent que l'emploi d'une source de chaleur et de quelques
réactifs.

Puis nous étudierons les notions fournies par l'examen
microscopique, c'est-à-dire les notions essentielles de cytologie,
de bactériologie et de parasitologie urinaires.

Importance de l'examen systématique des urines. — Mais,
auparavant, nous voulons appeler l'attention sur l'intérêt qu'il

---

(1) Dans le *Traité des urines* (*L'Analyse des urines considérée comme un des éléments de diagnostic*) du professeur Gérard, de Lille, on trouvera tous les détails dans lesquels nous ne pouvons entrer (Paris, Vigot frères, 3ᵉ édition, 1913).

y aurait à ce que l'examen des urines soit encore plus fréquemment pratiqué qu'il ne l'est. En prenant l'habitude *d'examiner systématiquement les urines de tous ses malades*, on
aura souvent l'occasion de dépister des albuminuries et des
glycosuries latentes, et de ramener à leur vraie cause des
troubles divers, dont l'origine était insoupçonnée.

Les trois façons dont se pose cliniquement le problème. —
Tous les cas dans lesquels on se propose de faire un examen des urines peuvent être rapportés aux 3 catégories que
voici :

1° Tantôt, guidé par une idée préconçue qu'a suggérée
l'examen clinique, on se propose de doser tel ou tel élément
normal, ou de rechercher la présence d'un élément anormal.
Quelle quantité ce malade élimine-t-il de chlorures ? L'urine de
tel autre renferme-t-elle de l'albumine ? ou du sucre ? ou des
cylindres ? ou du sang ? ou des bacilles tuberculeux ? etc.

2° Tantôt, en présence d'une symptomatologie complexe, il
semble qu'un examen complet s'impose, portant, sans idée
préconçue, sur le dosage des éléments normaux et la recherche
des éléments anormaux.

3° Tantôt enfin ce n'est pas l'examen clinique qui suggère
l'idée d'analyser les urines. C'est l'aspect anormal de ces urines
qui attire l'attention, par exemple par sa couleur ou la présence
d'un trouble ou d'un dépôt. Et l'on se pose alors la question
de savoir, quelles sont la nature et la cause de cette coloration
particulière, de ce trouble, de ce dépôt.

La marche à suivre n'est évidemment pas la même, et nous
devons envisager successivement ces trois cas.

Nous nous occuperons d'abord des deux premiers problèmes,
c'est-à-dire des cas dans lesquels on doit étudier tel ou tel élément particulier, ou l'ensemble des éléments normaux et anormaux. Nous les avons rangés en plusieurs chapitres, dans
l'ordre qui paraît le plus logique pour leur étude, quand on
veut faire une analyse complète. Il sera facile d'autre part d'y
trouver, en des paragraphes distincts, les notions se rapportant
à la recherche de tel ou tel élément particulier.

Puis, en un dernier chapitre, nous envisagerons le troisième
problème, c'est-à-dire de savoir comment on peut facilement
remonter à la cause d'un aspect anormal, et particulièrement
comment on doit conduire le diagnostic d'un trouble ou d'un
dépôt urinaire.

Récolte de l'urine. — On doit, bien entendu, recueillir l'urine de vingt-quatre heures, et même, si c'est possible, de quarante-huit heures. Il faut avoir l'urine totale : d'abord pour en connaître la quantité ; mais surtout parce que, suivant le moment de la journée, suivant que le malade est ou n'est pas dans la période digestive, l'urine renferme une proportion variable de ses éléments normaux.

Il est en outre une précaution indispensable, c'est d'avoir mis le malade à un régime déterminé, de connaître très exactement la quantité et la nature des aliments qu'il a ingérés. Plusieurs auteurs, et Marcel Labbé en particulier, insistent avec raison sur ce point, qui est essentiel. Chez le même sujet, le dosage des éléments normaux donne, quand on fait varier l'alimentation, des résultats tout à fait différents.

Un moyen commode, dans certains cas, est de mettre le malade au régime lacté, et de mesurer la quantité de lait qu'il prend en vingt-quatre heures.

Quoi qu'il en soit, lait ou alimentation mixte, le détail en sera donné au chimiste chargé de l'analyse : il lui sera facile, d'après les tables que renferment les ouvrages spéciaux, et qui donnent pour chaque aliment leur teneur en éléments minéraux ou organiques, de calculer ce que le malade, étant donné son alimentation, devait normalement éliminer. La comparaison avec les chiffres trouvés dans ses urines montrera dans quel sens son excrétion urinaire se trouve altérée.

En outre, il est utile, quand on peut le faire, d'envoyer, dans un flacon à part, de l'urine récemment émise, en indiquant l'heure exacte de l'émission. En effet, si l'examen peut être rapidement fait, on apprécie ainsi d'une façon beaucoup plus exacte la nature et le nombre des germes qu'elle contient.

Résumé de la composition d'une urine normale. — Les variations *physiologiques* de l'urine expliquent les discordances assez grandes des renseignements fournis sur sa composition normale.

Les chiffres suivants sont utiles à retenir, en les considérant comme de simples moyennes, dont tout sujet s'écarte plus ou moins, en raison de circonstances diverses, alimentation, poids, sexe, âge, etc.

L'urine renferme des sels minéraux et des substances organiques. Voici, pour les uns et les autres, les taux qu'il est important de connaître.

Chez *l'adulte,* à l'état normal, les urines de 24 heures renferment en moyenne :

Sels minéraux : poids total. . . . .   15 à 25 grammes

    Parmi eux :

    CHLORURES (exprimés en *chlorure de sodium*) .   10 à 15 grammes
    PHOSPHATES (teneur en *anhydride phosphorique*)   2 à 4   —

Soufre urinaire (soufre minéral et soufre organique) : teneur en anhydride sulfurique . . .   2 à 4 grammes

Substances organiques : poids total. . . . . .   25 à 40 grammes

    Parmi elles :

SUBSTANCES AZOTÉES { poids total . . . .   20 à 35 grammes
                     { teneur en *azote* . . . .   10 à 16   —
    En particulier :

    Urée { poids total . . . .   20 à 30 grammes
          { teneur en *azote* . . . .   10 à 14   —
    Urates { teneur en *acide urique*. . . . .   0,50 à 1 gramme
            { teneur en *azote* . . . .   0.15 à 0,30
    Ammoniaque (sel ammoniacaux et acides aminés). . . . .   0,50 à 1 gramme
    INDOXYLE A L'ÉTAT CONJUGUÉ (INDICAN) . . . . .   traces

Ce sont ces différents éléments, dont les variations sont particulièrement utiles à connaître, que nous allons étudier.

Mais auparavant nous allons, en quelques mots, résumer des notions, sur lesquelles nous ne croyons pas utile de donner de nombreux détails.

De quelques caractères des urines normales, et de leurs variations. — L'étude de la QUANTITÉ des urines est du domaine de la clinique, et les traités de pathologie analysent les variations et les causes des *polyuries*, des *oliguries*, de *l'anurie*, de *l'opsiurie* ou retard de l'élimination aqueuse de l'urine (Gilbert, Villaret, Lereboullet). Si la moyenne normale est généralement de 1.200 à 1.500 cc. par 24 heures, on aura grand soin, avant de conclure à une oligurie pathologique, de s'informer des habitudes du sujet au point de vue de la quantité de boissons ingérées. Ce sera d'ailleurs souvent une occasion de s'élever contre les *abus du régime sec,* utile sans doute dans certaines gastropathies, mais dangereux pour l'état général du sujet, et auquel on doit remédier par l'ingestion de boissons suffisantes, à jeun et entre les repas.

Pour L'ASPECT des urines, on doit tenir grand compte de la présence d'un trouble ou d'un dépôt, mais se rappeler qu'ils peuvent se produire chez un sujet normal (*pseudo-mucine, pré-cipitation de sels*, etc., voir p. 850).

L'ACIDITÉ de l'urine normale est due aux phosphates acides et aux traces d'acides gras et d'acides aromatiques. Ses variations ont été étudiées, et donneraient peut-être des renseignements importants en clinique, mais il faudrait que les dosages soient faits avec une extrême précision. Or, le principal obstacle réside dans ce fait que l'acidité de l'urine varie peu à peu après l'émission, et baisse, sous l'influence du développement des bactéries. D'autre part, mesurer l'acidité d'une seule émission ne suffit pas, car l'acidité varie, chez un même individu, d'une émission à l'autre. Enfin, suivant le procédé de dosage employé, on trouve des chiffres discordants.

La DENSITÉ de l'urine, en moyenne de 1.018, peut varier dans des limites considérables, suivant les substances qu'elle tient en dissolution. Si ces variations étaient dues seulement aux variations de quantité de ces substances, il y aurait là un moyen aisé d'apprécier cette quantité. Mais la qualité de ces éléments intervient aussi, ce qui enlève à ce procédé toute rigueur.

Cette quantité totale d'éléments dissous, appréciée en poids, et rapportée à l'urine des 24 heures, porte le nom de RÉSIDU TOTAL OU EXTRAIT SEC.

Généralement on l'obtient par évaporation d'un volume connu d'urine, suivie de dessiccation à 100°. Quoique souvent employé, ce procédé n'est pas tout à fait exact, car il occasionne de légères pertes de substances azotées.

Parmi les éléments dissous, une partie est représentée par les sels minéraux : leur poids s'obtient par calcination du résidu total, en ayant soin de ne pas dépasser le rouge sombre, pour ne pas volatiliser les chlorures. Le poids des sels minéraux porte le nom de RÉSIDU FIXE.

La différence entre le résidu total et le résidu fixe donne évidemment le poids des MATIÈRES ORGANIQUES.

Les chiffres moyens de ces valeurs, chez l'adulte, sont les suivants :

Résidu total ou extrait sec.	40 à 65 grammes
Résidu fixe ou sels minéraux	15 à 25 —
Matières organiques	25 à 40 —

L'oxalurie a été l'objet de nombreuses recherches. Elle consiste dans l'élimination d'acide oxalique, surtout sous la forme de cristaux caractéristiques *d'oxalate de chaux* (aspect *d'enveloppe de lettre*, etc.).

Elle a été récemment étudiée en particulier par Lœper, Tessier, etc., avec une notion nouvelle, celle de la comparaison entre l'*oxalurie* et l'*oxalémie*. Malheureusement les dosages sont très délicats, et les causes d'erreur nombreuses, en particulier parce qu'il s'agit toujours de très faibles doses. *L'oxalurie physiologique* est au maximum de *deux centigrammes* par vingt-quatre heures ; à l'état pathologique elle ne dépasse guère 7 centigrammes. De même *l'oxalémie* est infime à l'état normal.

Sels minéraux de l'urine. — Les sels minéraux de l'urine sont :

Des *chlorures* ;

Des *phosphates* ;

Des *carbonates* et des *bicarbonates*.

Quant aux *sulfates* et aux *phénylsulfates*, nous les étudierons avec les composés sulfurés organiques, en un chapitre d'ensemble sur le *soufre urinaire*.

Cliniquement, le dosage des chlorures a une importance extrême ; celui des phosphates est souvent utile : nous en donnerons donc la technique détaillée. Quant aux carbonates, comme il n'existe pas de procédé simple pour les doser dans les urines, et que l'on ne pourrait d'ailleurs tirer de leur dosage que peu de renseignements cliniques, nous ne nous y arrêterons pas.

CHAPITRE II

LES CHLORURES

Importance des chlorures urinaires et de leur dosage.

Des recherches, dont l'honneur revient en grande partie à
l'Ecole Française, ont établi l'intérêt à la fois scientifique et
pratique du dosage des chlorures, et spécialement de la comparaison entre le taux des chlorures ingérés et celui des chlorures urinaires. Elles ont montré que le sel alimentaire peut
être nocif pour l'organisme chez certains malades, et, en particulier, au cours des affections rénales : s'éliminant mal par les
urines et retenu dans les tissus, il y retient à son tour du
liquide. D'où l'insuffisance de la diurèse, et l'apparition
d'essoufflement, de congestions passives et d'œdèmes.

Par suite, chez les sujets atteints d'affections rénales et surtout de néphrites aiguës ou chroniques, de cardiopathies,
d'œdèmes de pathogénie plus ou moins obscure, d'épanchements pathologiques des séreuses, et aussi au cours de l'hyperchlorhydrie, des crises gastriques, des infections aiguës, etc.,
ce dosage des chlorures peut donner, au point de vue du diagnostic, de la pathogénie et de la thérapeutique, les renseignements les plus précieux.

Il permet, en effet, de reconnaître un état *d'équilibre* entre
l'apport et l'excrétion des chlorures, ou au contraire une anomalie, dans le sens soit de la *décharge*, soit de la *rétention*. Il
permet aussi, ce qui est fort important au point de vue diététique chez les brightiques, d'établir leur *limite de tolérance* indi-

viduelle pour les chlorures, et de déterminer la dose journalière qu'ils peuvent prendre sans inconvénients.

Or il semble, quelqu'importantes et vulgarisées que soient ces notions, que l'on ne fait pas appel aussi souvent qu'il conviendrait au dosage des chlorures, et particulièrement à leur *dosage en série*.

La principale raison paraît être que les techniques actuellement employées, quoique pour la plupart rapides et simples, sont encore des *techniques de laboratoire* : on ne les exécute pas auprès du malade. Pour des dosages en série, cet inconvénient est appréciable, même dans les services hospitaliers ; il devient presque insurmontable, et les raisons en sont multiples, quand il s'agit de malades soignés chez eux.

Il était donc intéressant de chercher un procédé de dosage suffisamment précis pour répondre aux exigences de la clinique courante, et suffisamment simple pour pouvoir être exécuté au lit du malade, par le médecin ou par l'entourage, sans instrumentation compliquée et sans perte de temps.

Ces conditions sont réalisées par l'emploi de l'appareil que nous avons imaginé avec Douzis et que nous décrivons plus loin.

Mais auparavant nous allons rappeler les notions essentielles de physiologie et de pathologie concernant les chlorures, notions qu'il est indispensable d'avoir bien présentes à l'esprit, pour utiliser la chlorurimétrie, et pour interpréter avec exactitude les renseignements qu'elle fournit.

Notions de physiologie concernant les chlorures.

Considérons d'abord ce qui se passe chez l'individu normal, c'est-à-dire comment le sel est introduit dans l'organisme, quel est le sort qu'il y subit, quel est le rôle qu'il est destiné à jouer, comment enfin il est éliminé.

Introduction du chlorure de sodium dans l'organisme. — Un adulte, ayant une alimentation normale, absorbe en moyenne de 15 à 20 grammes de chlorure de sodium par jour (1). En effet, d'après Dastre, la consommation quotidienne du sel en Europe est de 17 grammes par tête. D'autre part, on compte pour le soldat français 16 grammes comme ration quotidienne en temps de paix, 20 grammes comme ration de campagne.

Cette dose journalière est apportée par les boissons et les aliments,

(1) Les humeurs et les tissus renferment, non pas le chlorure de sodium pur, mais les chlorures de sodium et de potassium associés. La proportion du second est généralement beaucoup moindre. D'autre part il est souvent très difficile de les différencier, leurs propriétés biologiques et chimiques étant presque identiques. Aussi est-il habituel de désigner sous le nom de chlorure de sodium la totalité des chlorures.

soit qu'ils renferment du chlorure de sodium, soit que le sel y ait été ajouté au moment de la préparation ou de l'ingestion.

Voici quelques chiffres sur les boissons et les aliments les plus usuels (1).

Boissons.

(Teneur en chlorure de sodium, pour 1 litre).

Lait	de 1 gr. 50 à 3 gr.
Thé	
Café	traces.
Cidre	
Vin	
Bière française	traces.
— anglaise	de 2 à 4 gr.
Bouillon	*Teneur très variable :* en moyenne 10 à 15 gr.
Eaux minérales	quelques centigrammes.

Aliments non apprêtés (2).

(Teneur en chlorure de sodium, pour 100 grammes.)

Pain . . . . 0 gr. 80 à 1 gr.

(La croûte est, proportionnellement à son poids, plus salée que la mie ; les pains de luxe sont plus salés que les pains de ménage : la croûte d'un pain de luxe peut renfermer 2 grammes de chlorure p. 100).

OEufs . . . . 0 gr. 15

(soit 0 gr. 08 pour un œuf de poids moyen, de 50 gr.)

Beurre	non salé	de 0 gr. 1 à 1 gr. 5
	salé.	6 à 7 gr.
	Pommes de terre	0 gr. 05
	Haricots	0 gr. 09
Légumes	Pois	0 gr. 06
	Lentilles	0 gr. 20
	Riz	traces.
	d'eau douce	0 gr. 05
	de mer	0 gr. 50
Poissons	Morue	8
	Hareng	14
	Caviar	6
	Anchois	20
Viandes rouges et Viandes blanches		de 0 gr. 03 à 0 gr. 25
Viande de porc salée		5 grammes.

Chocolat { traces de sel. peut être utile par la théobromine, dont il renferme de 0 gr. 50 à 2 gr. pour 100 (A. Gautier).

Fruits (Fraises, Cerises, Prunes, etc.) : Traces, 1 à 2 centigrammes.

Sort et rôle du chlorure de sodium dans l'organisme. — Le chlorure de sodium ingéré contribue à maintenir à un taux constant le chiffre qu'en renferme le sang et les humeurs : pour le sérum ce chiffre est de 5 à 6 grammes par litre ; pour les humeurs, il dépasse légèrement 6 grammes. A l'état pathologique, ces taux peuvent être notablement modifiés.

L'excès de chlorure ingéré ne s'accumule pas en grande quantité

---

(1) Nous donnons ici la teneur en chlorure de sodium. On pourra trouver, dans des ouvrages traitant du même sujet, des chiffres différents. Il conviendra de s'assurer si cette divergence ne tient pas à ce fait que la teneur y serait donnée, non en chlorure de sodium, mais en chlore. Dans ce dernier cas, les chiffres sont moins élevés. Pour évaluer en chlorure de sodium un chiffre donné en chlore, il faut multiplier ce dernier par 1,65.

(2) Il est essentiel de remarquer qu'il s'agit ici des aliments en nature, non apprêtés.

dans le sang : il est éliminé par les différents mécanismes que nous allons indiquer plus loin, ou bien il se dépose dans les tissus.

Le rôle du chlorure de sodium dans l'organisme est capital. Comme Winter l'a montré, les actes physiologiques tendent constamment à modifier la pression osmotique des milieux de l'organisme, au détriment de leur bon fonctionnement : mais le chlorure de sodium, en se déplaçant à travers les membranes vivantes, vient rétablir l'équilibre.

D'autre part, Lesné et Ch. Richet-fils ont établi son rôle antitoxique : il diminue par sa présence l'influence nocive des poisons et des toxines.

Il en résulte que, si l'abus de ce sel ou son accumulation dans l'organisme peuvent être nuisibles, l'excès contraire, c'est-à-dire sa suppression, soit injustifiée, soit trop radicale ou trop prolongée, n'est pas sans inconvénient.

La chlorurimétrie, qui permet d'éviter l'un et l'autre danger, est donc une méthode d'un grand intérêt pratique.

Elimination du chlorure de sodium. — Le chlorure de sodium, qui n'est pas nécessaire à l'organisme, ou qui ne s'y trouve pas accidentellement retenu, est éliminé presque exclusivement par les urines. Il convient cependant de signaler aussi l'élimination par les matières fécales et par la sueur.

Chez un adulte normal, *l'élimination par les fèces* est peu importante : de 0,05 à 0,25 centigrammes par jour. S'il y a diarrhée, elle devient plus abondante, surtout dans le cas de rétention chlorurée : Javal et Adler ont publié l'observation d'un brightique qui élimina, par des selles diarrhéiques, 9 gr. 50 de chlorure de sodium en un jour.

La *sueur* renferme environ 2 grammes de chlorure par litre. Dans les conditions normales, un adulte excrète par la peau quelques centaines de grammes de sueur chaque jour : cette voie par conséquent n'élimine d'ordinaire, comme la précédente, qu'une petite quantité de chlorures.

Quant à l'élimination *urinaire*, elle représente la presque totalité. Elle est en moyenne de 10 à 15 grammes. Elle peut descendre à 1 gramme et même moins, et d'autre part monter à 20 ou 30 grammes par 24 heures. Widal, Lemierre et Digne ont relaté un cas de polyurie hystérique, avec élimination de 80 grammes de chlorures par jour.

Comparaison entre le taux d'ingestion et celui d'élimination des chlorures à l'état normal. — Chez un adulte normal, ayant une alimentation moyenne, et qui n'a été récemment, ni privé de sel, ni soumis à un régime hyperchloruré, il y a équilibre chloruré, c'est-à-dire que le taux des chlorures excrétés est sensiblement le même, à quelques décigrammes près, que celui des chlorures ingérés.

Notions de pathologie concernant les chlorures (1).

A l'état pathologique, l'équilibre entre l'apport et l'excrétion des chlorures peut être troublé au cours d'un grand nombre de maladies. Mais ce fait se manifeste surtout dans les affections rénales ; c'est à leur sujet qu'il a été particulièrement étudié, et qu'il présente pratiquement le plus d'intérêt. Nous allons les envisager tout d'abord.

____

(1) Nous avons fait de larges emprunts à l'excellente Monographie de F. Widal et A. Javal : *la Cure de déchloruration*, Baillière, Paris, 2ᵉ édition, 1913.

I. La rétention chlorurée au cours des affections rénales.

1° **Ses manifestations cliniques.** — L'équilibre chloruré (c'est-à-dire l'égalité entre le taux d'ingestion et le taux d'excrétion des chlorures) est souvent troublé au cours des affections rénales, en particulier dans les néphrites à prédominance épithéliale. Dans ce cas, la perméabilité pour les chlorures étant diminuée, l'élimination devient insuffisante, et les chlorures retenus dans l'organisme y retiennent à leur tour en général du liquide. Cette rétention hydrique se manifeste par des œdèmes, de la congestion passive, des épanchements dans les séreuses, des accidents cardiaques, gastro-intestinaux et nerveux.

D'intéressants travaux avaient déjà, depuis de nombreuses années, attiré l'attention sur le rôle des chlorures dans l'organisme, et sur leur action, suivant les circonstances, favorable ou nuisible. (Achard, Chauffard, Hallion, Laubry, etc.) Mais l'importance pratique de la rétention chlorurée, au cours des néphrites, a été mise surtout en pleine lumière, à partir de 1903, par les recherches et les publications de F. Widal et de ses collaborateurs.

De cette époque date l'emploi courant de la cure de déchloruration, aujourd'hui si fréquemment et si utilement appliquée.

Ils ont montré, en particulier, par la méthode des pesées journalières, que la rétention des chlorures, et l'hydratation qui en est la conséquence, ne se révèlent pas immédiatement par l'œdème apparent sous-cutané. Il y a d'abord une phase de *préœdème*, ou d'infiltration profonde des tissus. Chez un sujet de poids moyen, cette rétention sans œdème est en général d'environ 5 à 6 litres.

Il en résulte, qu'avec ou sans œdèmes apparents, la rétention chlorurée entraîne différents troubles viscéraux, dont l'origine est souvent méconnue, et par suite la thérapeutique mal dirigée. En voici les principaux :

Du côté des *poumons*, de la congestion passive et de la dyspnée.

Pour le *cœur*, des accidents de dilatation, d'hyposystolie ou d'asystolie, provoqués ou facilités par la gêne mécanique qu'entraîne l'hydropisie.

L'urémie gastro-intestinale, avec vomissements et diarrhée, témoigne d'un effort de l'organisme pour suppléer à l'insuffisance du fonctionnement rénal. La chlorurémie peut en être la cause aussi bien que l'azotémie.

De même, l'efficacité de la cure de déchloruration démontre que certains accidents nerveux et visuels, qui éclatent au cours du mal de Bright, peuvent avoir pour cause l'imprégnation chlorurée, ou les œdèmes localisés qui en résultent, au niveau des centres nerveux ou sensoriels. Telle peut être, sinon toujours, du moins souvent, l'explication de la *céphalée*, de la *respiration de Cheynes-Stokes*, des *crises éclampsiques*, de *l'amblyopie* et de *l'amaurose*.

Il n'est pas jusqu'au *rein*, dont la rétention chlorurée ne puisse à son tour entraver le fonctionnement déjà défectueux. Souvent en effet on constate un parallélisme étroit, chez les brightiques en état de rétention, entre le taux de *l'albuminurie* et celui des chlorures ingérés. Ce fait a reçu des interprétations diverses. Il semble qu'on doit incriminer l'œdème qui, se localisant au niveau des reins, vient encore en aggraver le mauvais état.

D'ailleurs il convient de noter que certains brightiques, en particulier du type interstitiel, peuvent faire de la rétention chlorurée, sans rétention simultanée de liquide. Ambard et Beaujard ont montré qu'il s'agit d'une *rétention sèche*, sans hydratation des tissus, et qui n'entraîne pas par conséquent la série des accidents morbides que nous venons d'énumérer (1).

2° **Ses degrés.** — Cette rétention chlorurée des affections rénales a des degrés, et plusieurs facteurs influent pour l'apparition ou l'aggravation des symptômes morbides.

Ce sont : le degré même de l'imperméabilité rénale pour les chlorures ; la nature du régime et le taux des chlorures ingérés ; enfin l'emploi de certains agents thérapeutiques, dont l'action peut être favorable ou contraire à leur élimination.

Nous devons les envisager successivement.

a) Le degré de rétention est variable suivant la *nature, et l'étendue des lésions.*

Les brightiques peuvent en général éliminer plusieurs grammes de chlorures par jour. Cependant, et particulièrement dans la phase terminale, ce taux d'élimination peut baisser à quelques centigrammes.

Il ne faut pas croire d'ailleurs que, chez un même malade, la perméabilité pour les chlorures soit fixe, ou progressivement décroissante au fur et à mesure que la maladie devient plus ancienne. Il y a des variations considérables d'un moment à l'autre. C'est ainsi que l'on constate souvent qu'au cours de la cure de déchloruration le rein s'ouvre de plus en plus à l'élimination des chlorures. Ce fait est, on le conçoit, très important au point de vue thérapeutique. Il montre qu'il n'est nullement nécessaire de maintenir les brightiques toujours au même régime strictement déchloruré. Il est bien préférable, quand on les a ramenés à l'état d'équilibre, de rechercher leur limite de tolérance, en s'aidant des méthodes chlorurimétriques, dont nous allons bientôt parler.

b) *L'influence du régime* est aussi capitale. Si le malade, spontanément ou dans un but thérapeutique, suit un régime qui ne dépasse pas sa limite de tolérance, il est évident qu'il ne fera pas de rétention.

A ce point de vue, les chiffres suivants sont intéressants à noter.

Le régime lacté exclusif représente, pour ses 3 litres de lait, une ingestion de chlorures de 4 à 7 grammes par jour.

L'alimentation normale, à la dose qui convient à un adulte d'appétit moyen, et composée de pain non salé, vin, viandes, légumes, fruits, ne représente que 1 gr. 50 environ de chlorures par 24 heures, *si ces aliments sont apprêtés sans sel*, et assaisonnés exclusivement d'autres condiments (moutarde, poivre, vinaigre, etc.).

Par contre l'alimentation salée introduit dans l'organisme une quantité très variable de sel. Si l'on peut dire, pour fixer les idées, qu'elle est, en moyenne, de 15 grammes par jour, il faut bien savoir qu'il y a des différences individuelles considérables. Certains sujets, sous l'influence de l'habitude, absorbent, sans s'en douter, des quantités beaucoup plus considérables.

c) Enfin *certains agents thérapeutiques* peuvent faire varier la perméabilité rénale aux chlorures.

Les *sels alcalins*, en particulier le bicarbonate de soude à dose massive, entravent l'élimination des chlorures. On peut voir dans ce fait l'explication des œdèmes qui apparaissent parfois chez les diabétiques au cours des cures alcalines intensives. Ainsi peut-être

____

(1) Récemment enfin l'attention a été attirée sur la fréquence de l'albuminurie et des néphrites parmi les troupes en campagne, en particulier par Ameuille, Mac Leod, Parisot, Petges et Peyré, Massy et Ch. Richet fils, Monsseaux, etc. ; or, parmi les causes invoquées pour expliquer l'étiologie de ces accidents, on a incriminé, avec juste raison, l'usage presque exclusif de conserves, et l'abus de chlorure de sodium qui en résulte fatalement.

s'expliquent également les œdèmes de la cachexie alcaline, chez les gastropathes qui abusent de ce médicament. F. Martinez, qui a récemment étudié cette question en détails, constate que l'influence du bicarbonate de soude sur l'élimination chlorurée ne se fait guère sentir qu'avec des doses fortes (3 à 10 gr. de bicarbonate par jour), et surtout quand ce médicament est pris très dilué, à doses fractionnées et en dehors des repas. Mais des doses modérées, longtemps prolongées, ont sans doute aussi une influence.

D'autres médicaments au contraire en facilitent l'élimination : au premier rang il convient de citer la *théobromine, ses composés et ses dérivés*.

L'influence du *repos au lit* qui, facilitant la circulation, permet l'élimination plus aisée des chlorures, mérite aussi d'être signalée.

3° **Son association à d'autres syndromes.** — Au cours des néphrites, le syndrome de rétention chlorurée que nous venons de décrire peut exister seul, ou être prédominant. C'est ainsi que l'élimination des chlorures peut être très défectueuse, alors que celle de l'urée se fait normalement.

Par contre, chez certains brightiques, c'est l'élimination azotée qui est insuffisante, alors que la perméabilité pour les chlorures est conservée. Dans ce cas l'état de prostration et de torpeur, l'inappétence, les vomissements, le prurit, la rétinite sont les principaux symptômes révélateurs de l'azotémie.

Le plus souvent d'ailleurs, aussi bien pour les néphrites aiguës que chroniques, les différents syndromes, rétention chlorurée, azotémie, hypertension, s'associent ou se succèdent : une analyse attentive est nécessaire pour discerner la part de chacun et fixer le traitement.

4° **Sa disparition : mécanisme, modalités, incidents et accidents.** — *a)* L'organisme en état de rétention chlorurée et de surhydratation cherche à se débarrasser du liquide qui l'encombre, par le jeu de son appareil cardio-vasculaire. Deux conditions suffisent pour cette décharge : le bon fonctionnement de l'appareil circulatoire, et la diminution des chlorures alimentaires, dont le taux devra être momentanément inférieur à celui des chlorures qui peuvent être éliminés.

Quand ces conditions sont réalisées, on voit marcher de pair la diminution du poids, c'est-à-dire l'élimination du liquide retenu, et l'excès d'excrétion des chlorures.

En général, un litre de liquide éliminé, c'est-à-dire la diminution de poids de 1 kilogramme, répond à l'excrétion supplémentaire de 6 à 7 grammes de sel.

b) D'ailleurs la marche de cette déchloruration et de cette déshydratation est, suivant le cas, très variable.

Tantôt elle est massive. Javal a vu, chez un brightique, s'éliminer en 17 jours 171 grammes de chlorures et 28 litres de liquide d'œdème. Personnellement, chez un de nos malades, nous avons observé l'élimination, en 17 jours, de 102 grammes de chlorures en plus des chlorures ingérés, avec perte de 11 litres d'œdème.

Tantôt elle est lente et progressive : l'élimination s'amorce peu à peu, pour devenir plus parfaite après quelques jours.

Tantôt elle est incomplète : malgré une cure prolongée, la totalité de l'œdème ne disparaît pas.

Tantôt enfin elle peut échouer totalement, soit parce que l'imperméabilité rénale est trop absolue, soit par une insuffisance de l'appareil cardio-vasculaire.

c) La décharge chlorurée, dont nous venons d'indiquer le mécanisme et les modalités a, en général, comme conséquence naturelle, une amélioration progressive du malade, chez qui les accidents morbides de la rétention disparaissent peu à peu. Cependant elle peut s'accompagner, — exceptionnellement d'ailleurs, — de troubles divers, dont l'interprétation est délicate.

Tantôt il s'agit de dyspnée, par œdème pulmonaire ; tantôt d'accidents nerveux (torpeur cérébrale, crises convulsives, etc.).

La durée de ces troubles varie de quelques jours à quelques semaines, et leur pronostic est généralement bénin.

Ils ne s'observent guère que dans le cas de disparition trop rapide des œdèmes, sous une influence médicamenteuse très énergique (théobromine, digitale).

Il convient donc, — sans attacher à ces accidents exceptionnels plus d'importance qu'ils ne méritent, — de ne pas d'emblée provoquer une décharge chlorurée trop brutale, par un régime trop strict ou des diurétiques trop puissants, à moins qu'il ne soit urgent de le faire. Le plus souvent le malade se trouvera mieux d'une élimination journalière modérée, par exemple de 5 à 10 grammes de sel (en surcroît de son ingestion alimentaire) : cette décharge entrainera une polyurie supplémentaire et une diminution de poids de 1 à 2 kilogrammes par jour.

II. La rétention chlorurée en dehors des affections rénales.

Nombre d'affections, autres que les néphrites, peuvent s'accompagner de rétention chlorurée.

Ce sont d'abord les *maladies aiguës* à leur période d'état, *scarlatine, typhoïde, pneumonie,* etc. : la rétention cesse avec la crise polyurique qui annonce la convalescence.

Signalons d'autre part les affections qui se manifestent par des œdèmes généralisés ou localisés, de même que celles caractérisées par des épanchements des séreuses. On peut en effet constater cette rétention chez les *cardiaques asystoliques,* chez les *pleurétiques,* chez les *ascitiques,* au cours de la *phlegmatia alba dolens,* etc.

Peut-être en est-il de même, si l'on se base sur les succès thérapeutiques obtenus par la cure de déchloruration, chez les *hyperchlorhydriques,* les *asthmatiques,* les sujets atteints de *dermatose suintante* avec exsudation interstitielle dermo-épidermique, etc.

Récemment Marcel Labbé et Marcorelles ont attiré de nouveau l'attention sur la possibilité de grands œdèmes dus à la rétention chlorurée, en dehors des néphrites, au cours de la dysenterie et des entérites graves.

Chez le *nourrisson,* Nobécourt et Maillet ont établi que la rétention chlorurée a une importance beaucoup moindre que chez l'adulte, comme d'ailleurs la rétention azotée : la pathogénie en est, chez lui, mal élucidée.

Le dosage des chlorures.

Le dosage des chlorures dans les liquides organiques, et en particulier dans l'urine, est effectué suivant deux groupes de méthodes.

Dans le premier groupe on procède par dessiccation, incinération et *pesée.* Quand la technique est impeccable, les renseignements sont d'une grande précision. Mais cet avantage est contre-balancé par la délicatesse et la difficulté de la méthode, la fréquence des causes d'erreur en des mains peu exercées, enfin la longueur de cette recherche.

Aussi, pratiquement, s'adresse-t-on presque toujours aux méthodes de *dosage volumétrique*. Parmi elles, la méthode de Charpentier-Vohlard paraît actuellement la plus employée : elle est considérée comme unissant à une précision suffisante le maximum de simplicité.

Malgré la facilité et la rapidité de leur technique, les méthodes de dosage volumétrique n'en restent pas moins, telles qu'elles sont généralement pratiquées, des méthodes de laboratoire, exigeant l'emploi de plusieurs solutions et récipients de verre, de pipettes graduées, d'une burette à robinet.

C'est pour remédier à cet inconvénient que notre chlorurimètre a été imaginé. Ce n'est pas le premier appareil employé dans ce but. Il y a près de vingt ans déjà, Achard et Thomas ont présenté devant la Société Médicale des Hôpitaux un *tube pour le dosage des chlorures :* mais son emploi exige des manipulations (recherche de la réaction, dilution préalable des urines) et des calculs assez compliqués (1).

Depuis, d'autres appareils plus ou moins semblables ont été proposés à l'étranger : les rares auteurs français qui les signalent les considèrent comme peu précis.

Plus récemment Valdiguier et Cadenat ont préconisé également une méthode clinique de dosage des chlorures, mais de technique toute différente : la réaction est obtenue dans une capsule de porcelaine, par mélange d'un certain nombre de gouttes d'urine et de deux réactifs.

Quant à notre chlorurimètre, nous allons voir qu'il est d'une exactitude qui suffit aux exigences de la clinique. Il a en outre l'avantage de permettre non seulement le dosage des chlorures, mais aussi celui de l'albumine.

Méthode de Charpentier-Vohlard.

Principe. — Cette méthode a pour principe la précipitation des chlorures par une solution *titrée* de nitrate d'argent, qui forme avec eux du chlorure d'argent insoluble.

Théoriquement donc ce titrage est fort simple.

En pratique, on rencontre une double difficulté.

D'une part, il existe dans l'urine des substances qui précipitent aussi le nitrate d'argent, et dont il faut par conséquent se débarrasser

(1) Ch Achard et L Thomas Dosage approximatif des chlorures urinaires. *Bull. et Mém. de la Soc. médic. des Hôpit.*, 20 juin 1902, p. 596.

tout d'abord. Pour un dosage *rigoureux*, on ne peut le faire qu'en *incinérant* l'urine : les manipulations de cette méthode sont assez compliquées ; nous ne la décrirons pas. D'ailleurs, cliniquement, on se contente d'un résultat, qui est *suffisamment approximatif*, en acidulant l'urine par l'acide azotique : c'est le procédé que nous donnons ici.

Mais, d'autre part, on ne peut apprécier directement le moment précis où les chlorures sont totalement précipités, c'est-à-dire le moment où la solution de nitrate d'argent a été mise en quantité suffisante. Aussi faut-il employer l'artifice suivant : ajouter à l'urine de la solution de nitrate d'argent *en excès ;* et, dans le mélange séparé du précipité, doser la quantité de nitrate d'argent, qui n'a pas été utilisée pour précipiter les chlorures. Une simple soustraction donne alors le renseignement cherché.

Solutions nécessaires. — 1° *Pour précipiter les chlorures.*

a) Solution d'azotate d'argent, à 29 gr. 075 par litre. Elle est ainsi choisie, pour que 1 centimètre cube de la solution précipite exactement 1 centigramme de chlorure de sodium. Les calculs sont ainsi grandement facilités.

b) De l'acide azotique *pur :* c'est-à-dire sans trace de chlore, dont la présence viendrait évidemment fausser les résultats.

2° *Pour doser le nitrate d'argent en excès.*

c) Solution de *sulfocyanure de potassium* à 8 gr. 30 par litre.

A ce titre, 2 cc. de cette solution précipitent le nitrate d'argent contenu dans 1 cc. de la solution *a*.

d) Solution saturée à la température ordinaire *d'alun de fer* ou de *sulfate de fer* purs.

Manipulations. — Dans un récipient gradué, pouvant contenir 100 cc. de liquide, on met : 10 cc. d'urine ; 50 cc. d'eau ; 5 cc. d'acide nitrique ; 20 cc. de la solution de nitrate d'argent. On complète, avec de l'eau, le mélange à 100 cc.

On agite et on jette le mélange sur un filtre pour séparer le précipité.

Pour éviter une cause d'erreur par déperdition du liquide, on prend seulement la moitié du liquide filtré *que l'on devrait théoriquement obtenir*, soit 50 cc.

On y ajoute 3 cc. de la solution ferrique, puis, goutte à goutte, la solution de sulfocyanure de potassium.

Le sulfocyanure forme avec le nitrate d'argent un précipité de sulfocyanure d'argent. Mais, quand le nitrate d'argent est totalement précipité, le sulfocyanure agissant sur le fer en solution produit du sulfocyanure de fer. Sa couleur rose le fait aisément reconnaître. On s'arrête donc quand cette couleur est persistante.

Lecture du résultat. — Les manipulations sont terminées et le résultat facile à connaître. Il suffit de regarder combien on a dû employer de centimètres cubes de la solution de sulfocyanure, et de retrancher ce nombre du nombre 20. La différence indique la quantité de chlorures, contenue dans un litre d'urine, quantité exprimée en grammes, et en chlorure de sodium.

Supposons, par exemple, que l'on ait dû ajouter 8 cc. 5 de la solution de sulfocyanure pour arriver au rose persistant. Nous dirons

$$20 - 8,5 = 11,5$$

donc l'urine examinée contient 11 gr. 5 de chlorure de sodium par litre.

Nous n'avons pas besoin d'ajouter que, dans le cas exceptionnel où l'on obtient la couleur rose persistante dès l'addition des premières gouttes de sulfocyanure, on doit en déduire que tout le nitrate d'argent est déjà précipité, et que, par conséquent, la quantité de chlorures atteint ou dépasse 20 grammes par litre. Dans ce cas, on doit recommencer l'épreuve en prenant moitié moins d'urine, c'est-à-dire 5 centimètres cubes au lieu de 10, et doubler le résultat obtenu.

Explication. — Avec la technique et les solutions que nous venons d'indiquer, nous avons vu que le résultat est obtenu immédiatement, et qu'on évite tout calcul.

On peut avoir la curiosité de se demander pourquoi il en est ainsi.

Nous allons donc reprendre l'exemple précédent, et faire l'analyse des opérations successives qui mènent au résultat que nous avons trouvé.

Le mélange total, dans lequel il s'agit de doser le nitrate d'argent en excès, représente 100 centimètres cubes.

Or, nous prenons seulement 50 centimètres cubes du liquide filtré, donc la moitié du mélange total.

Pour précipiter le nitrate d'argent en excès dans 50 centimètres cubes, nous avons dû ajouter 8 cc. 5 de la solution de sulfocyanure. Donc les 100 cc. du mélange total en auraient évidemment exigé le double :

$$8,5 \times 2 = 17 \text{ cc.}$$

Nous avons vu, d'autre part, que 2 centimètres cubes de ce réactif précipitent le nitrate d'argent de 1 cc. de la solution *a*. C'est donc la moitié de 17, soit 8 cc. 5 de la solution de nitrate d'argent qui se trouvaient en excès, et qui, par conséquent, n'avaient pas été précipités par les chlorures.

Or, nous avions mis dans le mélange 20 centimètres cubes de la solution titrée de nitrate d'argent : donc les chlorures de l'urine ont précipité 20 cc. — 8,5 = 11 cc. 5 de la solution de nitrate d'argent.

Mais nous savons que 1 centimètre cube de notre solution titrée de nitrate d'argent répond exactement à 1 centigramme de chlorure. Donc, il y a 11 cgr. 5 de chlorures dans les 10 centimètres cubes d'urine. Il y en a par conséquent 100 fois plus dans un litre, soit

$$0 \text{ gr. } 115 \times 100 = 11 \text{ gr. } 5 \text{ de chlorure par litre.}$$

Dosage par le chlorurimètre d'Agasse-Lafont et Douris.

Description et mode d'emploi du chlorurimètre. — Le chlorurimètre est un tube de verre gradué et fermé par un bouchon de liège ou de caoutchouc.

Il présente un trait longitudinal séparant 2 graduations, absolument indépendantes l'une de l'autre, et destinées à des usages différents. L'une (celle de gauche) est utilisée quand on veut doser les chlorures, l'autre (celle de droite) quand on veut doser l'albumine.

1. — *Dosage des chlorures.* — Verser l'urine (ou tout autre liquide à analyser) jusqu'au trait inférieur gauche marqué U. Verser ensuite jusqu'au trait marqué R, du même côté, le réactif jaune au bichromate (1) et bien mélanger en renversant le tube 2 ou 3 fois. Ajouter alors, par petite quantité à la fois, la solution de nitrate d'argent (2) :

(1) La composition du réactif au bichromate est la suivante (on doit le préparer à froid) :

Bichromate de potasse, 2 gr. ; acide acétique, 3 gr. ; acétate de soude, 10 gr. ; eau distillée, q s. pour 1.000 cc.

Le réactif au bichromate est destiné à donner la réaction colorante caractéristique, et à neutraliser l'action de certaines matières organiques de l'urine, qui fausseraient les résultats.

(2) Formule du réactif argentique :

Nitrate d'argent cristallisé pur, 29 gr. 075 ; eau distillée, q. s. pour 1.000 cc.

Pour la précision du dosage, il convient de prendre du nitrate d'argent crisil se produit un trouble de teinte rouge, qui disparaît quand on assure le mélange. Par des additions successives, la teinte devient de plus en plus intense, et est plus lente à disparaître. On s'arrête d'ajouter le réactif lorsqu'elle est persistante.

Une simple lecture donne la réponse : le niveau atteint par le liquide indique, en grammes, la quantité de chlorures que renferme un litre de l'urine analysée.

II. — *Dosage de l'albumine.* — La réponse pour le dosage des chlorures étant immédiate, il était utile de pouvoir employer le même tube pour doser l'albumine.

C'est dans ce but que le tube présente sa deuxième graduation (à droite). Celle-ci est identique comme utilisation à celle du tube d'Esbach : un trait inférieur U (côté droit) marque la quantité d'urine à introduire. Un trait supérieur R (côté droit) indique le niveau à atteindre avec le réactif d'Esbach (1).

On renverse plusieurs fois le tube pour assurer le mélange, puis on le maintient immobile et vertical pendant 24 heures. Une graduation inférieure permet, d'après la hauteur du dépôt, de connaître la quantité d'albumine que renferme un litre de l'urine analysée.

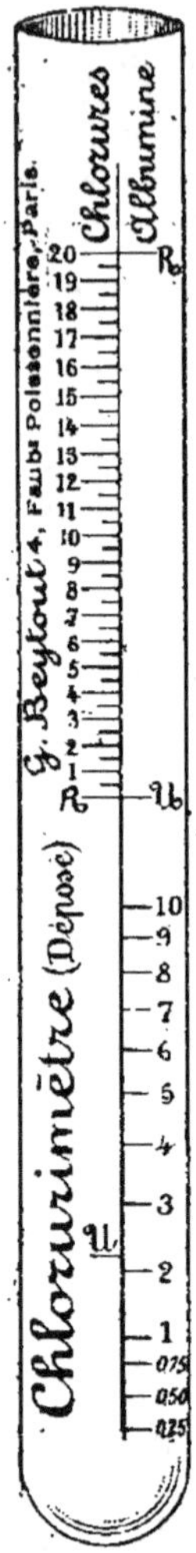

Remarques pour l'emploi du chlorurimètre. — 1° Pour la précision du dosage, il convient de prendre exactement la quantité voulue du liquide à analyser, c'est-à-dire d'atteindre exactement le trait U. Par contre, quand on ajoute le premier réactif (bichromate), l'introduction accidentelle d'un excès de ce réactif n'offre aucun inconvénient. Il suffit simplement, dans ce cas, d'en tenir compte au moment de la lecture.

Supposons, par exemple, qu'en ajoutant le réactif au bichromate nous ayons dépassé le trait R, et que nous soyons arrivés au chiffre 3. Si, pour arriver à la teinte rouge persistante, nous devons ajouter le réactif argentique jusqu'au chiffre 13, la réponse sera évidemment : 13 — 3 = 10 grammes par litre.

2° La teinte franchement rouge est précédée d'une teinte plus atténuée, rose ou orange. Le dosage est plus précis, si l'on cesse d'ajouter le réactif argentique dès que persiste cette teinte atténuée. Quelques essais permettent aisément de saisir cette nuance.

3° Dans le tâtonnement des premiers essais, il peut arriver que l'on mette en trop grande quantité le réactif argentique : on obtient alors, d'emblée, le rouge-brique persistant, sans passer par les teintes intermédiaires. Il convient, dans ce cas, de recommencer le dosage.

4° Dans les cas exceptionnels où la réaction complète n'est pas obtenue, alors qu'on a ajouté le réactif jusqu'au nombre 20 de la graduation, c'est évidemment que la quantité de chlorures dépasse ce chiffre. Il faut recommencer l'épreuve, en dédoublant le liquide à analyser avec de l'eau, et en doublant ensuite le résultat obtenu. La même remarque s'applique au dosage de l'albumine.

Fig. 348. — *Chlorurimètre.*

tallisé, totalement exempt d'acide en excès. Il est mieux d'utiliser le sel fondu dans une petite capsule de porcelaine : la fusion doit être faite à température assez basse pour éviter la décomposition du sel, qui se manifesterait par une coloration noire due à l'argent.

(1) Formule du réactif d'Esbach :

Acide picrique, 10 gr. ; acide citrique, 20 gr. ; eau distillée, q. s. pour 1.000 cc.

5° La solution argentique, au contact de la peau, donne des taches qui noircissent peu à peu à la lumière. On doit donc éviter son contact. D'autre part, et pour le même motif, il est recommandé de vider et de laver le chlorurimètre immédiatement après chaque opération.

6° Les *bromures* et les *iodures* précipitent, comme les chlorures, quand ils sont mis en présence de nitrate d'argent. Leur absorption fausse donc les résultats et donne un chiffre trop élevé.

Cet inconvénient existe d'ailleurs aussi dans les autres méthodes. On ne peut l'éviter que par des manipulations compliquées, pour débarrasser au préalable l'urine de ces sels. Le mieux sera par conséquent de s'abstenir des dosages pendant la période d'ingestion de ces médicaments, ou de n'attribuer aux résultats qu'une valeur approximative.

Degré de précision. — Les renseignements donnés par le chlorurimètre sont d'une précision suffisante pour les usages cliniques auxquels il est destiné : elle est sensiblement égale à celle des techniques de laboratoire couramment employées dans ce but.

Malgré la similitude d'aspect, on n'a pas en effet à craindre, pour le dosage des chlorures, les écarts, souvent assez considérables, que donne pour l'albumine le procédé d'Esbach.

Les écarts sont en somme les mêmes — ce qui était évident a priori — que ceux trouvés en employant comparativement dans un laboratoire, avec les techniques usuelles, d'une part la méthode au bichromate et d'autre part la méthode de Charpentier-Vohlard.

Or il n'est pas douteux que, pour des recherches cliniques de cette nature, ces divergences sont pratiquement sans intérêt. Ne faut-il pas en outre remarquer que l'on ne saurait d'aucune façon, dans cet ordre de recherches, prétendre à une précision absolue ? Quelle que soit la rigueur des dosages urinaires, on se heurterait par ailleurs à des obstacles insurmontables, si l'on voulait connaître avec une précision absolue la quantité de chlorures ingérés, et d'autre part juxtaposer exactement la période d'ingestion de ces chlorures, et la période correspondante pendant laquelle les urines doivent être recueillies.

En résumé, le chlorurimètre ne vise pas à devenir un appareil de laboratoire : il y ferait double emploi. Mais pour le clinicien, qui n'a pas de laboratoire à sa disposition, ou qui se trouve empêché d'y faire appel, cet appareil très simple peut, dans beaucoup de circonstances, être un auxiliaire d'une grande utilité.

Ce sont les principales de ces circonstances que nous allons maintenant envisager.

Les applications cliniques de la chlorurimétrie.

Des notions qui précèdent, il est facile de déduire quelles sont les circonstances dans lesquelles la chlorurimétrie est indiquée, et quelle est la marche à suivre en vue d'obtenir les renseignements nécessaires pour fixer le diagnostic, préciser la pathogénie, instituer la thérapeutique qui convient.

A ces différents points de vue, trois groupes de faits et trois techniques peuvent être successivement envisagés.

1° **Emploi de la chlorurimétrie pour dépister l'abus du chlorure de sodium, et prévenir le danger de cet abus.** —

Nous avons vu qu'un sujet s'alimentant de façon normale ingère en moyenne 15 grammes de sel par jour. Mais nous avons fait remarquer qu'il n'y a là qu'une moyenne : les habitudes varient beaucoup suivant les individus, les familles, les races et les climats.

C'est ainsi qu'en particulier la nature de l'alimentation joue, à ce point de vue, un rôle capital.

La viande étant en général assez savoureuse par elle-même, les individus dont l'alimentation est surtout carnée (viandes fraîches et non viandes conservées) n'usent de sel qu'en petite quantité, et sont souvent hypochloruriques.

Au contraire l'alimentation végétarienne, moins savoureuse par elle-même, et qui, d'autre part, doit être plus abondante, incite à prendre beaucoup de sel, et rend hyperchlorurique.

Mais on comprend sans peine que ces sujets, entraînés à tel ou tel mode d'alimentation, puissent ne pas se rendre compte que leurs habitudes sont anormales. Par suite, rien ne sert de les interroger, tandis que quelques dosages de chlorures urinaires mettront aisément l'anomalie en pleine lumière.

Or il n'est pas douteux que, même chez les sujets qui paraissent le tolérer, il est bon de déceler assez tôt l'abus journalier de chlorures. Leurs reins peuvent à la longue en souffrir. Les récents travaux, que nous avons cités plus haut, sur la fréquence des néphrites et l'abus du sel chez les troupes en campagne, paraissent démontrer l'exactitude de cette hypothèse. Et l'on s'est aussi demandé, avec raison, semble-t-il, s'il n'y a pas, dans cette erreur d'hygiène alimentaire, une explication au moins partielle de l'hyperchlorhydrie gastrique.

2° **Emploi de la chlorurimétrie pour diagnostiquer la rétention chlorurée, et pour instituer la cure de déchloruration.** — C'est, nous l'avons vu, surtout au cours des affections rénales hydropigènes, avec œdèmes ¡avérés ou latents (précœdème) que cette recherche est particulièrement indiquée : elle permet de dépister la rétention dès son début, d'en mesurer le degré, d'en suivre l'évolution, d'en instituer le traitement raisonné (1).

Mais elle est également indiquée au cours des autres affec-

---

(1) Chez ces malades, il est utile, au moins pendant un certain temps ou dans les périodes de crises, de noter journellement, sur une feuille de courbes, les renseignements concernant les points suivants : albumine ? chlorures ingérés et chlorures urinaires ? boissons ingérées et urines ? poids ? Sur nos indications. M. Beytout a fait établir une feuille de courbes dont nous donnons le modèle réduit.

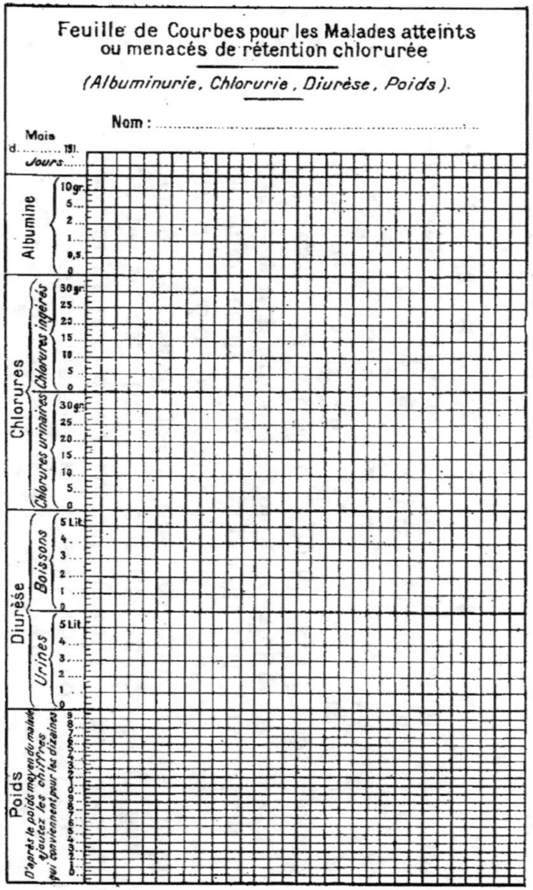

Feuille de Courbes pour les Malades atteints
ou menacés de rétention chlorurée
(Albuminurie, Chlorurie, Diurèse, Poids).
Nom :
Mois
d. .... 191.
Jours
Albumine
10gr.
5.
2.
1.
0,5.
0
Chlorures
Chlorures ingérés
30gr.
25.
20.
15.
10.
5.
0
Chlorures urinaires
30gr.
25.
20.
15.
10.
5.
0
Diurèse
Boissons
5 Lit.
4.
3.
2.
1.
0
Urines
5 Lit.
4.
3.
2.
1.
0
Poids
D'après le poids moyen du malade
ajoutez les chiffres
qui conviennent pour les dizaines

Fig 349

tions que nous avons indiquées : *œdèmes cardiaques ou de pathogénie plus ou moins obscure*, épanchements des séreuses (*ascite* et *pleurésie*), *phlegmatia alba dolens, glaucome*, etc., auxquelles il convient d'ajouter différentes maladies qui ne s'accompagnent pas de rétention apparente de liquide, *asthme, hyperchlorhydrie* et *ulcère, dermatites suintantes, neurasthénie, hystérie*, etc. Ces affections pouvant bénéficier de la cure de déchloruration, il convient, pour elles aussi, d'établir par la chlorurimétrie la comparaison entre les chlorures ingérés et les chlorures urinaires.

Dans ces différentes circonstances, deux techniques peuvent être utilisées.

I) L'une, plus simple, n'apporte que des données très approximatives. Elle consiste, en laissant le malade à son alimentation habituelle, à doser exclusivement les chlorures urinaires.

On peut ainsi obtenir des renseignements suffisants dans les cas extrêmes de rétention très marquée ou de décharge abondante. Mais, si l'écart n'est pas considérable, les notions ainsi obtenues ne peuvent guère être utilisées, étant donné les différences individuelles d'habitudes alimentaires.

II) Aussi convient-il en général, sauf impossibilité absolue, d'adopter une deuxième technique, plus rigoureuse, celle de la comparaison entre l'apport et l'excrétion des chlorures.

A) Le moyen le plus simple est de mettre le sujet au *régime lacté exclusif.* Il est ainsi facile de connaître exactement la quantité de lait ingérée, et par suite la quantité de chlorures. Le lait de vache renferme en effet, en moyenne, 1 gr. 50 à 3 grammes de chlorures par litre. Ce taux cependant n'est pas fixe. Voici les données de quelques auteurs :

Marchand	1 gr. 45
Haidlin	2 gr. 17
Filhol et Joly	4 gr. 22

Étant donné ces différences appréciables, provenant surtout de l'alimentation très variable des animaux, le mieux sera donc de doser les chlorures du lait qu'ingère le sujet. En effet, on peut, avec le chlorurimètre, obtenir pour le lait des renseignements qui sont presque identiques à ceux de l'incinération et de la pesée, et à ceux de la méthode de Charpentier-Vohlard.

De toute façon, il faut mettre le malade au régime lacté pendant trois à quatre jours, avant de commencer les dosages : cette précaution est nécessaire, en vue d'obtenir l'équilibre, et de ne pas être induit en erreur par le régime différent antérieurement suivi.

B) Mais l'épreuve de la chlorurimétrie avec le régime lacté exclusif offre l'inconvénient de porter sur une ingestion faible de chlorures, et sur une diurèse généralement abondante. On peut se demander si le résultat obtenu ne serait pas différent avec le régime habituel.

C'est pour répondre à ces objections que l'on a proposé de modifier l'épreuve, en faisant ingérer au sujet, en même temps que le régime lacté, une dose fixe de chlorure de sodium.

On procède de la façon suivante :

Après avoir soumis le malade au régime lacté exclusif pendant 4 jours, on lui fait absorber une quantité connue de chlorure de sodium : par exemple 10 grammes par jour, pendant 3 jours. On peut le donner sous forme de cachets, ou dilué dans de l'eau, en 3 à 4 fois dans la journée.

On fait alors des dosages journaliers, que l'on doit continuer pendant 3 jours après la dernière ingestion du sel supplémentaire.

S'il y a une élimination normale, la quantité de sel ingérée doit être retrouvée en entier dans ces dosages.

Dans l'exemple que nous avons pris, c'est donc 30 grammes de chlorure de sodium que l'on doit retrouver dans la totalité des dosages, en plus du chlorure de sodium fourni par le régime lacté, auquel le malade a été soumis.

La même épreuve peut être faite chez l'enfant, mais il conviendra suivant son âge, de diminuer plus ou moins la quantité de sel ingérée.

C) On peut essayer enfin de se rapprocher plus encore de la réalité, en mettant le malade à une alimentation normale. Mais la difficulté est alors beaucoup plus grande pour connaître exactement le taux des chlorures ingérés.

On peut cependant y arriver d'une façon suffisamment approximative, en composant les repas d'aliments pesés, de teneur en chlorures assez fixe, et en pesant la quantité de sel qu'on leur ajoute (1).

---

(1) Quand on fait cette épreuve, et surtout quand on ne permet à un malade qu'une quantité limitée de sel, il est préférable que le sel soit ajouté, non pas au moment de la cuisson, mais par le malade même, au moment de l'ingestion des aliments. Il suffit qu'il ait à sa disposition, pour chaque repas, des paquets de 1 à 2 grammes de sel. Cette façon de procéder est plus précise. En outre, l'expérience montre qu'elle a l'avantage de satisfaire le goût du malade, *tout en lui faisant absorber une quantité beaucoup moins grande de sel*.

Pour la composition du repas de ce genre, nous avons donné, page 759, tous les renseignements nécessaires.

3° Emploi de la chlorurimétrie pour rechercher la limite de tolérance aux chlorures et instituer le régime. — Chez les malades atteints de néphrite ou d'œdèmes, et d'une façon plus générale chez tous ceux qui sont menacés de rétention chlorurée, il est habituel de prescrire la suppression aussi complète que possible du sel alimentaire, et cela pour une durée indéterminée.

Or cette pratique présente un double inconvénient.

D'abord elle astreint le malade à un régime alimentaire pénible. Aussi, arrive-t-il souvent, qu'après quelques jours d'essais, il refuse de s'astreindre à une diététique dont il sent moins les avantages que les inconvénients.

D'autre part, il a été reconnu que cette abstention trop absolue de chlorures peut, à la longue, devenir nuisible pour l'organisme.

Sans doute la suppression presque radicale des chlorures peut être utile, et même indispensable, chez certains malades, dans telle ou telle circonstance, et pour une période déterminée : mais en dehors des périodes de crise, ce qui importe, c'est de rester un peu au-dessous du taux *qui peut être toléré par le malade*. Or cette limite de tolérance varie suivant les malades, suivant la nature et les phases de leur affection.

Il convient donc de faire des dosages fréquents, en faisant varier le taux des chlorures ingérés. On arrive ainsi à fixer la limite que le malade, s'il n'est pas sous le coup d'une rétention antérieure, peut atteindre sans inconvénient.

Quand le malade fait lui-même ses dosages, au moyen du chlorurimètre, et a compris le mécanisme des accidents provoqués chez lui par les chlorures, on peut résumer ainsi les conseils qu'on lui donne : *il est autorisé à prendre chaque jour une dose de sel sensiblement égale à l'élimination journalière qu'il constate.* D'autre part il se rendra compte ainsi, par lui-même, du danger plus ou moins grand qu'offrent les infractions au régime qu'on lui a conseillé.

CHAPITRE III

ACIDE PHOSPHORIQUE ET PHOSPHATES. CARBONATES. SOUFRE URINAIRE

Acide phosphorique. — Phosphates.

L'acide phosphorique existe dans l'urine à l'état de phosphates alcalins et alcalino-terreux.

Ils proviennent en partie de l'alimentation, en partie de la désassimilation des tissus de l'organisme.

Le taux d'acide phosphorique total, éliminé dans les 24 heures, est, en moyenne, de 2 gr. 50 pour un adulte de poids normal et soumis à un régime mixte.

La diminution du taux des phosphates (*hypophosphaturie*) se montre dans la plupart des *pyrexies*, à la phase aiguë, dans la *tuberculose* et dans la *néphrite chronique diffuse*.

L'*hyperphosphaturie* est constatée dans les différentes formes de *diabète* (*diabète azoturique, diabète sucré*), dans la *convalescence des maladies aiguës*, et parfois au début de la tuberculose. Elle peut être le principal symptôme urinaire d'une forme spéciale de diabète, le *diabète phosphaturique* : dans ce cas l'élimination journalière peut être considérable, et monter à 20 grammes.

Ici encore, pour ne pas commettre d'erreur et faire à tort le diagnostic de phosphaturie, il est essentiel de connaître exactement les aliments ingérés (A. Robin).

Il faut d'autre part savoir que la quantité de phosphates ne peut être jugée que sur l'analyse chimique, et non pas sur la présence ou l'abondance du dépôt. Des urines peuvent présenter un dépôt de phosphates, sans que cependant la proportion dépasse la normale ; et, inversement, des urines qui contiennent beaucoup de phosphates souvent ne déposent pas.

Dosage volumétrique de l'acide phosphorique.

Principe. — Il convient de noter les points suivants.

Ce dosage est un dosage total de tout l'acide phosphorique de l'urine : les essais faits pour doser séparément les *phosphates alcalins*, les *phosphates alcalino-terreux*, et ce que l'on a désigné sous le nom de *phosphore incomplétement oxydé*, sont à rejeter.

On a l'habitude d'exprimer le résultat en anhydride phosphorique (P^2O^5) : nous avons vu qu'un *adulte*, de *poids moyen* (70 kgr.), prenant une *alimentation mixte*, en élimine en moyenne 2 gr. 50 par 24 heures.

Dans l'urine, le dosage se fait généralement par la méthode volumétrique, dont le principe est le suivant :

Lorsque l'on verse goutte à goutte une solution titrée d'azotate d'urane dans une solution acétique de phosphates, exempte d'acides minéraux et portée à une température voisine de l'ébullition, on obtient un précipité insoluble de phosphate d'urane, tant qu'il y a de l'acide phosphorique dans la liqueur. La fin de la réaction se reconnaît au moyen de la teinture de cochenille, qui donne avec les sels d'urane une teinte vert foncé.

Les solutions nécessaires. — Pour faire le titrage, il faudra donc préparer les éléments suivants :

1° *L'urine.* Si elle est albumineuse, il faut la débarrasser de son albumine par la chaleur et la filtration.

2° *Teinture de cochenille :* on la prépare en faisant macérer, pendant quelques jours, 3 grammes de cochenilles pulvérisées dans un mélange de 100 centimètres cubes d'alcool à 90° et de 400 centimètres cubes d'eau. On décante, et on filtre.

3° *Solution acétique d'acétate de soude :*

Acétate de soude cristallisé, pur.	100 grammes
Acide acétique cristallisable	60 cc.
Eau distillée, Q. S. pour.	1.000 —

4° *Solution titrée d'azotate d'urane.* Pour préparer cette solution, il ne suffit pas de dissoudre un poids connu d'azotate d'urane dans une quantité d'eau déterminée. Il faut en outre en vérifier le titre *exact*, en employant une solution d'acide phosphorique, de quantité exactement connue. Voici, d'après Girard, comment ce titrage doit être fait.

On dissout 40 grammes d'azotate d'urane dans 800 centimètres cubes d'eau distillée, et, comme ce sel renferme souvent un peu d'acide azotique libre, on ajoute à la solution de l'ammoniaque goutte à goutte, jusqu'à ce qu'il se forme un précipité persistant que l'on fait ensuite disparaître par addition d'acide acétique. On complète avec de l'eau distillée le volume à un litre, et on abandonne la liqueur à elle-même, puis on la filtre.

D'autre part, on prend du phosphate disodique pur et sec, mais non effleuri ($PO^4Na^2H, 12H^2O$), on en pèse 25 gr. 211 que l'on dissout dans 800 centimètres cubes d'eau distillée ; la dissolution faite, on complète exactement le volume à un litre.

Un centimètre cube de cette solution correspond à 0 gr. 005 d'acide phosphorique anhydre (P^2O^5).

On procède ensuite au titrage de la solution d'urane. Pour cela, on met 10 centimètres cubes de la solution titrée de phosphate de soude dans une capsule de porcelaine ; on ajoute 1 centimètre cube de teinture de cochenille et quelques gouttes d'ammoniaque : on obtient une teinte violet-pourpre, que l'on ramène au jaune-rougeâtre par une trace d'acide azotique au 1/10. On y verse alors 5 centimètres cubes de la solution d'acétate de soude, et environ 20 centimètres cubes d'eau. On porte à l'ébullition, et on ajoute la solution d'urane, à l'aide d'une burette graduée, en ayant soin d'agiter constamment le mélange.

On s'arrête lorsque l'on obtient une teinte verte persistante : on ne doit pas se préoccuper des colorations grisâtres intermédiaires, qui peuvent se produire avant que tout l'acide phosphorique soit précipité.

On lit le nombre de centimètres cubes employés à la précipitation des 10 centimètres cubes de la solution titrée de phosphate de soude.

Soit n le nombre de centimètres cubes de solution d'urane utilisée : ce volume correspond à 0 gr. 05 d'acide phosphorique anhydre. Le poids d'acide phosphorique précipité par 1 centimètre cube de solution d'urane sera :

$$\frac{0,05}{n} = P.$$

P représente le titre de la solution d'urane, c'est-à-dire la quantité d'acide phosphorique précipitée par 1 centimètre cube de cette liqueur.

Technique du dosage. — On met 50 centimètres cubes d'urine dans une capsule de porcelaine, ou dans un vase de Bohême pouvant aller sur le feu. On ajoute 1 centimètre cube de teinture de cochenille et quelques gouttes d'ammoniaque, pour faire virer la teinte au violet pourpre ; puis une trace d'acide azotique au 1/10, pour la ramener au jaune rougeâtre. On verse alors 5 centimètres cubes de la solution d'acétate de soude. On porte à l'ébullition et on procède au titrage par la liqueur d'urane : c'est-à-dire que l'on fait tomber cette liqueur, par petite quantité à la fois, au moyen d'une burette graduée, dans l'urine bouillante.

On s'arrête quand le mélange a pris une teinte vert olive nette persistante.

On lit alors le nombre de centimètres cubes de la solution titrée d'urane que l'on a dû déverser dans l'urine pour obtenir ce résultat. Un calcul simple permet d'obtenir le renseignement cherché.

Supposons par exemple que le titre de la solution d'urane soit 0 gr. 005, c'est-à-dire que 1 centimètre cube de cette solution précipite 5 milligrammes d'acide phosphorique. Supposons, d'autre part, que dans notre dosage nous ayons eu à ajouter aux 50 cc. d'urine, 15 cc. de la solution d'urane pour obtenir une précipitation totale des phosphates. Nous en conclurons que les 50 cc. d'urine renfermaient 0 gr. 005 × 15 d'acide phosphorique, c'est-à-dire 0 gr. 075. Et, puisque nous avons pris seulement 50 cc. d'urine, pour obtenir le résultat pour 1.000 cc., il convient de multiplier par 20.

Donc l'urine examinée renferme par litre

$$0 \text{ gr. } 075 \times 20 = 1 \text{ gr. } 50 \text{ de } P^2O^5.$$

Carbonates.

Les carbonates de l'urine proviennent des aliments : d'une part par passage dans l'urine des carbonates alimentaires ; d'autre part par transformation des malates, tartrates, lactates

de potasse et de soude que renferment les légumes et les fruits :
l'oxydation de ces sels dans l'organisme donne des carbonates
et des bicarbonates.

Soufre urinaire
(Sulfates, soufre sulfoconjugué, soufre neutre.)

Origines; variétés. — Les recherches récentes permettent
d'attribuer une importance capitale à l'étude du soufre urinaire,
et aux proportions de ses différentes variétés.

Il a une double origine : en faible partie, les *aliments*; en
presque totalité, la désassimilation des matières albuminoïdes
de l'organisme.

Il se présente dans l'urine sous trois formes :

1° Des *sulfates*, dont l'élimination suit une marche parallèle
à celle de l'urée;

2° Des *dérivés sulfoconjugués*, combinaisons de l'acide sulfurique avec des composés de la série aromatique, indol,
phénol, paracrésol, etc.

Ces deux premières formes constituent le *soufre complètement oxydé* (désigné aussi sous le nom de *soufre acide*);

3° Des *combinaisons organiques du soufre* (taurine, cystine, etc.), appelées encore *soufre organique, soufre neutre,
soufre incomplètement oxydé.*

État normal. — Le soufre total est exprimé en anhydride
sulfurique (SO^3).

La dose moyenne des urines des 24 heures, chez un adulte
sain, ayant une alimentation mixte, est de 3 grammes, ainsi
répartis :

Anhydride sulfurique des sulfates	2 gr. 10
— du soufre organique . . .	0 gr. 60
— des sulfo-conjugués . . .	0 gr. 30

Les seules variations de régime, sans intervention d'une
cause pathologique, font augmenter ou diminuer ces valeurs
moyennes.

Dosages. — Voici, pour le dosage de ces différentes valeurs,
soufre total, sulfates, soufre sulfo-conjugué, soufre organique,
le procédé de Gauvin et Skarzinski, modification et simplifica-
tion des procédés antérieurs.

1° Dosage des sulfates seuls.

Dans un verre de 500 centimètres cubes de capacité, mettre 20 cc. d'urine filtrée neutralisée ; aciduler par 2 cc. d'acide chlorhydrique au dixième, pour empêcher la précipitation des oxalates, phosphates, etc. Un excès d'acide chlorhydrique serait nuisible parce qu'il retarderait la précipitation. Ajouter 350 cc. (c'est-à-dire un excès) de la solution suivante :

Solution mère de benzidine . . . . 50 cc.
Eau distillée . . . . Q. S. p. 1.000 —

La solution mère de benzidine se prépare ainsi :

Benzidine pure . . . . 40 grammes
Broyer au mortier avec acide chlorhydri-
que concentré et pur . . . . 50 cc.
Eau distillée . . . . Q. S. p. 1.000 —

Agiter vigoureusement avec une baguette de verre pour amorcer la précipitation. Attendre 15 à 20 minutes pour qu'elle soit complète.

Il se forme un volumineux précipité de sulfate neutre de benzidine insoluble dans un excès de solution benzidinique.

Ce précipité est filtré à la trompe sur un entonnoir en porcelaine, avec plaque fixe percée de trous. On lave le vase avec quelques centimètres cubes de solution benzidinique, puis le précipité est lavé sur le filtre avec 5 cc. environ d'eau distillée, et essoré à la trompe. Le filtre et son précipité sont introduits dans une fiole conique en verre de Bohême de 250 cc. L'entonnoir est lavé, à l'aide d'un agitateur muni d'un caoutchouc, avec un peu d'eau (30 cc. environ), pour entraîner les particules de précipité qui y adhèrent. On ajoute 2 à 3 gouttes de phtaléine du phénol en solution alcoolique à 2 p. 100 et on porte à l'ébullition. Le sulfate de benzidine est dédoublé par l'eau à chaud en donnant de l'hydrate de benzidine et de l'acide sulfurique libre, lequel est dosé par addition de soude décinormale jusqu'à franche coloration persistant à l'ébullition pendant quelques minutes.

La quantité d'acide sulfurique par litre est:

$$n \times 0,0049 \times 50.$$

2° Dosage du soufre oxydé total : Sulfates et sulfo-conjugués.

On hydrolyse les sulfo-conjugués par l'acide chlorhydrique à l'ébullition pendant 15 minutes.

Pour cela, mettre 20 centimètres cubes d'urine filtrée dans une fiole conique en verre de Bohême de 125 cc. de capacité ; ajouter 20 cc. d'acide chlorhydrique au dixième, porter à l'ébullition pendant 5 minutes : laisser refroidir, verser dans un verre de 500 cc., laver la fiole à plusieurs reprises avec un peu d'eau. Neutraliser exactement avec de la soude en présence de tournesol, puis ajouter 2 cc. d'acide chlorhydrique au dixième et 350 cc. de solution benzidinique. On termine comme ci-dessus.

3° Soufre total (soufre non oxydé, sulfo-éthers et sulfates).

Pour transformer le soufre non oxydé en sulfates, le procédé le meilleur est celui de Folin, modifié.

Dans une fiole conique, en verre de Bohême, de 125 centimètres cubes de capacité, mettre :

Urine filtrée.	20 cc.
Chlorate de potasse	0 gr. 20
Acide chlorhydrique au dixième	20 cc.

Porter à l'ébullition pendant 20 minutes, enlever l'excès de chlorate en ajoutant goutte à goutte, sans arrêter l'ébullition, 1 centimètre cube de solution de sucre à 10 p. 100; laisser bouillir quelques minutes, puis laisser refroidir.

L'addition de sucre, qui détruit l'excès de chlorate, a pour but d'empêcher l'action oxydante de celui-ci sur la benzidine. On sait que la benzidine donne avec les oxydants des colorations intenses. Dans cet état, elle n'est plus susceptible de précipiter les sulfates.

Verser le contenu de la fiole dans un verre de 500 centimètres cubes de capacité, neutraliser, ajouter 2 centimètres cubes d'acide chlorhydrique au dixième et terminer comme ci-dessus.

Il convient, pour les urines fortement albumineuses, de coaguler l'albumine par la chaleur, de ramener l'urine à son volume, de filtrer et d'effectuer sur le filtrat les opérations nécessaires.

Variations pathologiques. — Le *soufre total* étant surtout représenté par les *sulfates*, et les variations des sulfates étant parallèles à celles de l'urée, on ne peut pas tirer de renseignements cliniques bien spéciaux des chiffres fournis par ces deux premiers dosages, soufre total et sulfates, considérés en eux-mêmes.

Les variations des *dérivés sulfo-conjugués* sont plus importantes : l'un d'eux représente la presque totalité de *l'indoxyle ou indican urinaire*. Nous renvoyons à l'étude que nous faisons plus loin de cet élément (p. 816), mais en insistant sur cette double remarque : un seul sulfo-conjugué (l'acide indoxylsulfurique) entre dans la constitution de l'indoxyle urinaire ; d'autre part l'indoxyle urinaire peut comprendre un élément autre que ce sulfo-conjugué, mais de moindre importance, l'acide indoxylglycuronique.

Reste le *soufre organique*. Il semble démontré que son augmentation tient à la destruction exagérée des substances protéiques de l'organisme. On la constate dans la tuberculose, le carcinome, etc.

CHAPITRE IV

SUBSTANCES AZOTÉES DE L'URINE NORMALE

Les principales substances azotées de l'urine sont :

L'*urée* ;

L'*ammoniaque* et *ses sels* ;

L'*acide urique* et les *urates*, desquels il convient de rapprocher les *bases xanthiques* : l'ensemble de ces corps constitue le groupe des *dérivés puriques* ;

L'*acide hippurique* et les *hippurates* ;

La *créatinine*.

Il est particulièrement important de connaître, au point de vue clinique :

1° La quantité d'*azote total* éliminé ;

2° La quantité d'*urée*, de laquelle on déduit, par un simple calcul, la quantité d'*azote éliminé sous forme d'urée* ;

3° La quantité d'*acide urique* (*éliminé sous forme d'urates*) ;

4° La quantité d'*ammoniaque*.

Ces valeurs sont intéressantes en elles-mêmes, et aussi dans leurs rapports.

Nous allons donc les envisager successivement.

Pour ce qui concerne par contre *l'acide hippurique* et la *créatinine*, les notions qui les concernent, et auxquelles on n'aura que rarement à faire appel, doivent être réservées aux Traités d'Urologie.

1° Azote total urinaire. Son dosage.

Chez un adulte, ayant une alimentation mixte, l'azote total urinaire est en moyenne de 12 à 15 grammes par jour.

D'ailleurs, considérée en elle-même, la quantité d'azote total éliminé n'a qu'une valeur secondaire, au point de vue clinique.

Mais elle est importante :

1° Par comparaison avec la quantité d'urée ;

2° Par comparaison avec l'azote de l'alimentation. A l'état normal en effet l'azote total urinaire, *additionné à l'azote total des fèces*, représente une valeur égale à l'azote total alimentaire. En d'autres termes, il y a un *équilibre azoté* entre l'azote ingéré et l'azote excrété. Cet équilibre est rompu dans certains états pathologiques, et un dosage rigoureux de ces 3 valeurs peut donner des renseignements importants (1).

Dosage de l'azote total. — Ce dosage se fait généralement par la *méthode de Kjeldahl*. Elle repose sur les notions suivantes :

1° Si l'on fait bouillir une matière organique quelconque avec de l'acide sulfurique concentré, la matière organique est totalement détruite, et tout l'azote qu'elle contenait se trouve à l'état de sulfate d'ammoniaque ;

2° Si l'on fait bouillir une solution de sulfate d'ammoniaque avec un excès de soude caustique, l'ammoniaque est totalement chassée de sa combinaison.

Le dosage peut se faire de la façon suivante :

Dans un ballon de 800 cc., on introduit 5 cc. d'urine, 15 cc. d'un mélange d'acide sulfurique concentré et d'acide phosphorique anhydre (mélange formé avec un litre d'acide sulfurique et 200 grammes d'anhydrique phosphorique) et 1 gr. 50 de mercure.

L'acide phosphorique anhydre sert à fixer l'eau de la substance et à empêcher l'hydratation de l'acide sulfurique, qui, pour cette opération, doit être et rester concentré. D'autre part, on a constaté que lorsque l'on ajoute un peu de mercure, la destruction et l'oxydation de la matière organique se font plus rapidement. Ce mélange est porté et maintenu à l'ébullition jusqu'à ce que la décoloration soit complète : environ 3 à 4 heures. La liqueur contient alors du sulfate d'ammoniaque, du sulfate de mercure et de l'acide sulfurique en excès.

Après refroidissement, on doit précipiter le mercure. Pour le faire, on ajoute dans le ballon 500 cc. d'eau et 1 gramme d'hypophosphite de soude. L'élévation de température résultant du mélange de l'eau et de l'acide sulfurique suffit à la dissolution de l'hypophosphite : on peut d'ailleurs, pour plus de sûreté, chauffer le mélange, pendant 10 minutes, à 80°.

On laisse refroidir de nouveau.

On ajoute de la soude caustique, par petites fractions, pour éviter toute élévation notable de température (solution de soude de densité 1,25) ; on en met jusqu'à réaction nettement alcaline.

On réunit alors le ballon à un appareil à distillation et condensation de l'ammoniaque, et on chauffe. L'ammoniaque, mise en liberté et chassée, est reçue dans une quantité connue d'une solution acide titrée.

(1) On a étudié également le rapport entre l'azote total et l'azote colloïdal urinaire. L'élévation de ce rapport est un indice d'insuffisance hépatique : on la constate dans les diabètes avec dénutrition, les cancers, surtout du tube digestif. (Voir sur ce sujet une importante étude de Marcel Labbé, *Annales de Médecine*, 1918.)

Quand la distillation de l'ammoniaque est terminée, on détermine le nouveau titre de la solution acide : la différence montre la quantité d'acide neutralisé par l'ammoniaque. On en déduit la quantité d'ammoniaque, et par suite la quantité d'azote de l'urine analysée.

2° Urée.

L'urée provient de la désagrégation des matières albuminoïdes de l'alimentation, et aussi, pour une part, de l'albumine de nos tissus.

Dosage. — Nous avons donné la technique du dosage dans le chapitre traitant de l'azotémie et de la recherche du coefficient uréo-sécrétoire (voir p. 422).

État normal et variations pathologiques. — Un adulte, prenant une alimentation mixte, excrète en moyenne 30 grammes d'urée par 24 heures. Mais les variations de l'alimentation font varier ce nombre dans de grandes proportions.

Il est essentiel de se rappeler, en particulier pour établir certains rapports urologiques, que 1 gramme d'urée renferme 0 gr. 4666 d'azote. Donc on peut dire qu'il y a, à l'état normal, $30 \times 0,4666 = 14$ grammes environ d'azote excrété sous forme d'urée.

L'augmentation de l'excrétion de l'urée, ou *hyperazoturie*, se montre dans le *diabète azoturique* (jusqu'à 130 grammes par jour), dans le *diabète pancréatique*, dans les *maladies fébriles*, dans la *goutte*, la *tuberculose*, la *cirrhose hypertrophique alcoolique* et l'*ictère catarrhal*.

Sa diminution ou *hypoazoturie* appartient aux affections du foie avec insuffisance fonctionnelle (*cirrhose atrophique, ictère grave, cancer du foie, foie cardiaque*, etc), aux affections rénales (*néphrites aiguës, mal de Bright*), à la *fièvre typhoïde*, aux *cachexies* ; mais, dans ce dernier cas, cachexies cancéreuses ou autres, on peut se demander si l'excrétion insuffisante d'urée ne tient pas exclusivement à l'insuffisance de l'alimentation.

3° Acide urique. Urates. Bases xanthiques.

L'acide urique se trouve dans l'urine à l'état d'urates, qui sont, pour l'urine humaine, surtout de l'urate de soude, et un peu d'urate de potasse.

« Les recherches récentes ayant établi nettement le rôle important de l'alimentation dans l'excrétion urique, contrairement aux idées anciennes, il en résulte que toute recherche expérimentale, toute appréciation clinique sur l'excrétion urique n'a de valeur qu'à la condition de tenir compte simultanément de l'alimentation » (Marcel Labbé).

Dosage des urates. — Plusieurs procédés de dosage de l'acide urique des urines ont été proposés. Les uns, comme celui de la précipitation par l'acide chlorhydrique, sont simples, mais peu précis. Les autres sont d'une technique compliquée.

Nous allons décrire la *méthode de* FOLIN-SCHAFFER, qui est à la fois d'une exactitude suffisante et d'une exécution facile.

Principe. — Elle est basée sur la précipitation de l'acide urique à l'état d'urate d'ammoniaque ; puis, sur le titrage volumétrique de l'acide urique par le permanganate de potasse. L'urine doit être au préalable débarrassée de la pseudo-mucine, qui donne les mêmes réactions que l'acide urique, et dont la présence par suite est une cause d'erreur.

Elimination de la substance mucoïde. — On prépare le réactif suivant :

Acétate d'urane	5 grammes
Sulfate d'ammoniaque	500 —
Acide acétique à 10/100	60 cent cubes
Eau	650 —

A 300 cc. d'urines, on ajoute 75 cc. de ce réactif. On agite, on laisse reposer 5 minutes, et l'on filtre.

Précipitation de l'acide urique à l'état d'urate d'ammoniaque. — On prend 125 cc. du liquide filtré : étant donné la proportion de l'urine et du réactif ajouté, ces 125 cc. correspondent à 100 grammes d'urine.

On ajoute 5 cc d'ammoniaque concentrée et, après avoir mélangé, on abandonne jusqu'au lendemain. Tout l'acide urique est ainsi précipité à l'état d'urate d'ammoniaque. On jette sur un filtre sans plis, et l'on lave le précipité à plusieurs reprises avec une solution de sulfate d'ammoniaque à 10 p. 100. On fait alors tomber le précipité dans un vase de Bohême en ouvrant le filtre et le balayant avec le jet d'une pissette. L'urate d'ammoniaque, entraîné dans 100 cc. d'eau environ, est additionné de 15 cc. d'acide sulfurique concentré. On porte le mélange à une température de 45 à 50°.

Préparation d'une solution normale, au 1/20, de permanganate de potasse. — Cette solution doit contenir par litre 1 gr. 578 de permanganate de potasse. Pour arriver à ce taux, on doit employer le moyen indirect que voici.

On prend 1 gr. 80 de permanganate que l'on dissout dans 1.000 cc. d'eau distillée. D'autre part, on dissout 3 gr. 15 d'acide oxalique, en cristaux hydratés, purs et secs, dans 300 cc. d'eau distillée chaude, et, après refroidissement, on complète le volume à 1 litre.

Il convient alors de faire correspondre la solution de permanganate avec celle d'acide oxalique. On met donc dans une capsule 20 cc. de la solution oxalique, 10 cc. d'acide sulfurique au 5°, on étend d'eau de façon à avoir environ 200 cc. On chauffe vers 45 à 50° et, au moyen d'une burette graduée, on verse le permanganate jusqu'à coloration rose persistante. Si les deux solutions étaient normales, elles se correspondraient volume à volume, et on devrait trouver qu'il faut 20 cc. de permanganate pour oxyder 20 cc. de la liqueur oxalique et obtenir une teinte rouge persistante. Comme on a pris à dessein un poids de permanganate légèrement supérieur au chiffre théorique, il faudra un peu moins de 20 cc. On calcule, dès lors, la quantité d'eau que l'on devra ajouter à cette dernière, pour que les deux solutions correspondent volume à volume.

Ces deux solutions titrées se conservent bien, à la condition qu'on les mette dans des flacons jaunes, qui seront enfermés, bien bouchés, à l'abri de la lumière.

Dosage. — Dans le liquide à analyser, on ajoute, à l'aide d'une burette graduée, la solution de permanganate jusqu'à coloration rose persistante.

Chaque centimètre cube de la solution de permanganate titrée répond à 0 gr. 00375 d'acide urique. On multipliera donc ce nombre par le nombre de centimètres cubes du réactif que l'on a dû ajouter. Le résultat indique la quantité d'acide urique contenue dans 100 cc. d'urine.

État normal et variations pathologiques des urates. — Un adulte, ayant une alimentation mixte, excrète en moyenne de 0 gr. 30 à 0 gr. 80 d'acide urique (sous forme d'urates) par 24 heures.

Ce taux varie notablement avec l'alimentation : il diminue avec le régime lacto-végétarien, augmente avec l'alimentation carnée.

Les variations pathologiques de l'acide urique ne sont nullement parallèles à celles de l'urée.

On constate son augmentation au *début de la fièvre typhoïde,* dans la *leucémie,* la *cirrhose atrophique,* le *diabète azoturique,* etc.

Bases xanthiques. — L'acide urique est le plus important d'un ensemble de corps azotés, dérivés de la *purine,* et que l'on désigne sous le nom de *dérivés puriques* ou *corps alloxuriques.* Ceux de ces corps que l'on trouve dans l'urine forment deux groupes :

1° *L'acide urique et les urates;*

2° Les *bases xanthiques* : la *I-méthylxanthine,* l'*hétéroxanthine,* la *paraxanthine,* la *xanthine,* l'*adénine.*

Il suffit généralement, pour les besoins de la clinique, de faire le dosage de l'acide urique et des urates, suivant le procédé que nous avons donné. Le dosage de l'ensemble des dérivés puriques (acide urique, bases xanthiques) et celui des bases xanthiques seules sont d'une technique plus délicate.

A l'état normal, les bases xanthiques excrétées par un adulte, prenant une alimentation mixte, sont en moyenne de 0 gr. 10 par 24 heures.

4° ***Ammoniaque totale.***
(Sels ammoniacaux et acides aminés.)

Dans les urines qui fermentent, l'ammoniaque se montre par décomposition de l'urée sous l'influence des bactéries.

Mais déjà, dès l'émission, on trouve de l'ammoniaque dans l'urine. C'est évidemment la seule dont nous ayons à nous occuper.

Cette ammoniaque urinaire a une double origine : d'une part l'ammoniaque absorbée, et d'autre par la désassimilation des substances protéiques des tissus.

Elle y existe sous une double forme : les *sels ammoniacaux* et les *acides aminés*.

Chez un individu sain, soumis à un régime moyen, comportant 10 à 12 grammes d'azote total, la quantité d'ammoniaque totale est de 0 gr. 50 à 1 gramme par 24 heures. Dans cette quantité, l'ammoniaque des acides aminés représente 0 gr. 10 à 0 gr. 30.

Au point de vue clinique, l'ammoniaque urinaire a une double importance, récemment mise en lumière : d'une part dans l'étude de l'intoxication acide, qui produit le coma diabétique ; d'autre part dans l'étude du fonctionnement du foie.

SELS AMMONIACAUX ET INTOXICATION ACIDE

L'intoxication acide, prélude du coma diabétique, trouve son antagonisme dans la présence des sels ammoniacaux : ces sels saturent les acides, d'origine exogène ou endogène, qui doivent être normalement détruits.

Or le dosage des sels ammoniacaux urinaires permet de suivre les phases de cette lutte. Et, comme ces sels représentent la presque totalité de l'ammoniaque urinaire, on se contente généralement du dosage de l'ammoniaque totale, dont la technique est plus simple que celle du dosage des sels ammoniacaux isolés.

Dosage de l'ammoniaque totale : Méthode de Ronchèse. — Cette méthode est basée sur ce fait que l'aldéhyde formique, mise en présence des sels ammoniacaux, donne naissance à de l'hexaméthylène-tétramine, avec mise en liberté des acides primitivement combinés à l'ammoniaque. L'hexaméthylène-tétramine n'influence pas la phénolphtaléine ; dès lors la soude qui sera nécessaire pour neutraliser les acides mis en liberté, en opérant en présence de cet indicateur, sera justement équivalente à la proportion d'ammoniaque déplacée. Pour que la transformation de l'ammoniaque en hexaméthylène-tétramine soit totale, il est nécessaire d'employer un excès de formol.

Voici la technique fixée par Ronchèse.

Dans un verre à expérience, on met 10 cc. d'urine que l'on étend à 100 cc. avec de l'eau distillée préalablement privée de gaz carbonique par ébullition ; on ajoute quelques gouttes de phénolphtaléine, et l'on neutralise l'urine acide par addition de soude décinormale, jusqu'à ce que l'on obtienne une teinte rose pâle.

A l'urine étendue et neutralisée, on ajoute 20 cc. de solution commerciale de formol, préalablement additionnée de son volume d'eau et *neutralisée* par la soude ; la teinte rose disparaît, et, à l'aide d'une burette graduée, on verse de la soude décinormale jusqu'à réapparition de la coloration rose.

Comme les sels ammoniacaux agissent sur la phénolphtaléine en retardant l'apparition de la teinte rose, on est amené, lors de la neutralisation apparente de l'urine diluée, à ajouter quelques gouttes de soude en excès : il faut, pour obvier à cet inconvénient, augmenter le nombre de centimètres cubes obtenus de 0 cc. 1 par 3 cc. de soude.

Soit N le volume de soude ; la proportion d'ammoniaque contenue dans 1 litre d'urine sera :

$$N \times 0,17.$$

Pour obtenir l'azote ammoniacal, résultat utile pour déterminer la proportion relative de cet azote ammoniacal dans l'azote total urinaire, il suffit de multiplier la quantité d'ammoniaque trouvée par 0,824.

Dosage des sels ammoniacaux seuls. — Différents procédés sont employés, qui donnent des résultats sensiblement pareils. Voici celui de *Schlœsing*.

On place sous la cloche d'un dessiccateur, reposant sur une plaque de verre rodée, un cristallisoir à fond plat d'au moins 10 centimètres de diamètre et contenant 25 cc. d'urine filtrée ; au-dessus on dispose un trépied en verre qui supporte un autre cristallisoir, dans lequel on met 10 cc. d'acide sulfurique décinormal. On enduit avec soin les bords de la cloche d'un mélange de suif et de lanoline, et l'on ajoute à l'urine 10 à 15 cc. d'un lait de chaux clair. L'ammoniaque des sels ammoniacaux, mise en liberté, se trouve absorbée par l'acide sulfurique. Au bout de 3 jours, on détermine l'excès d'acide sulfurique, en ajoutant quelques gouttes de phénolphtaléine, et en versant à l'aide d'une burette graduée une solution décinormale de soude jusqu'à virage au rouge.

Soit *n* le nombre de centimètres cubes de solution alcaline employés : $10 - n$ représente le volume d'acide sulfurique décinormal saturé par l'ammoniaque, et, par suite, $10 - n \times 0,0017$ donne la quantité d'ammoniaque qui correspond à 10 cc. d'urine (GÉRARD, *Traité des urines*).

Variations pathologiques. — C'est surtout chez le diabétique menacé d'intoxication acide que l'excrétion d'ammoniaque s'exagère. D'après Marcel Labbé, les doses de 2 à 3 grammes d'ammoniaque indiquent déjà une petite acidose. Dans l'intoxication acide menant au coma, on trouve des quantités de 6 à 8 et même 12 grammes d'ammoniaque dans les vingt-quatre heures. En dehors des périodes de précoma et de coma, l'excrétion ammoniacale ne semble pas exagérée.

D'ailleurs, pour diagnostiquer l'ammoniurie, c'est surtout le rapport de l'azote ammoniacal à l'azote total qu'il faut considérer, plutôt que la valeur absolue de l'ammoniaque excrétée (voir p. 791).

ACIDES AMINÉS ET FONCTIONNEMENT HÉPATIQUE

Énumération, origine, dosage. — Les acides aminés de l'urine sont multiples : leucine, tyrosine, asparagine, glycocolle, alanine, etc.

Les recherches chimiques modernes ont montré que ces acides sont dus à la désagrégation des matières albuminoïdes, sous l'influence de la digestion ; et que, d'autre part, les acides aminés ainsi mis en liberté sont détruits en presque totalité par le foie, à l'état normal.

Leur dosage peut se faire en associant les deux méthodes précédentes : on dose l'ammoniaque totale, et simultanément l'ammoniaque des seuls sels ammoniacaux : la différence donne la quantité d'acides aminés. C'est donc une méthode indirecte.

État normal et variations pathologiques. — L'élimination d'acides aminés par les urines (*aminoacidurie normale*) oscille dans des limites assez étroites, de 0,10 à 0,30 par 24 heures.

Les recherches faites en France sur cette question, en particulier par Marcel Labbé, Bith, Lematte, montrent que l'augmentation notable de l'amino-acidurie doit être généralement interprétée comme un signe *d'insuffisance du foie*, dont l'une des fonctions au moins est troublée, celle du métabolisme azoté.

On trouve une amino-acidurie notable (0,50 à 0,90) dans le *cancer du foie*, les *cirrhoses*, l'*ictère catarrhal*, l'*ictère grave*, etc.

Epreuve de l'amino-acidurie provoquée ou épreuve de l'ingestion de peptone. — Cette épreuve est destinée à mettre en évidence l'insuffisance hépatique latente, chez les malades pour lesquels le régime habituel ne permet pas de la déceler : on essaie de provoquer l'amino-acidurie pathologique par ingestion supplémentaire d'acides aminés.

Labbé et Bith en ont réglé ainsi la technique.

Il n'est pas pratique de se servir des amino-acides : on utilise les peptones commerciales, qui sont des agrégats d'acides aminés.

Le sujet mis au régime lacto-végétarien, on dose ses amino-acides et son azote total pour établir le rapport $\dfrac{Na}{NT}\left(\dfrac{\text{azote aminé}}{\text{azote total}}\right)$; puis on lui fait prendre 20 grammes de peptone, et l'on dose, pendant 2 jours, les amino-acides excrétés. Normalement, les amino-acides n'augmentent pas notablement, et le rapport $\dfrac{Na}{NT}$ ne varie pas.

A l'état pathologique, il n'en est pas de même. Au cours de l'*ictère catarrhal*, l'épreuve est ordinairement négative. Dans la *cirrhose de Laënnec*, elle se montre négative ou positive, suivant la période de l'affection. Dans la *cirrhose tuberculeuse*, elle est habituellement positive. Au cours du *cancer hépatique*, les résultats sont variables. Chez les *diabétiques avec dénutrition*, l'épreuve est toujours positive plus ou moins fortement.

Si l'on compare les résultats de l'épreuve avec les données de la clinique et de l'anatomie pathologique, on se rend compte qu'il existe un rapport entre le degré de dégénérescence de la cellule hépatique et la production de l'amino-acidurie par ingestion de peptone. Cette épreuve peut donc servir à apprécier l'activité fonctionnelle du foie à l'égard du métabolisme azoté.

CHAPITRE V

RAPPORTS UROLOGIQUES OU COEFFICIENTS URINAIRES

Définition. — On appelle *rapport urologique* ou *coefficient urinaire* le rapport qui existe entre les quantités de deux substances quelconques, éliminées dans un même volume d'urine. Généralement, pour éviter les décimales, on multiplie par 100 le nombre réel obtenu : c'est ainsi que le rapport azoturique, qui est en moyenne chez l'adulte 0,82, est écrit souvent : 82.

Étant donné la variété des substances éliminées, le nombre des rapports urologiques est considérable. En réalité, il n'y en a que quelques-uns qui permettent des déductions cliniquement intéressantes : ce sont les seuls que nous étudierons.

Notions préalables. — Avant de résumer les notions actuellement établies sur les principaux rapports urologiques, il convient, pour en tirer des déductions exactes, d'avoir présentes à l'esprit les notions suivantes.

1° *Influence du régime.* — De même que le régime alimentaire influe d'une façon considérable sur le taux des éléments normaux de l'urine, il influe aussi sur leurs rapports réciproques. Par exemple, toutes les autres conditions restant les mêmes, le rapport azoturique varie suivant que le régime est ou fortement carné, ou carno-végétarien, ou lacté.

Les conditions les meilleures seraient donc réalisées en soumettant les malades à un *régime d'épreuve*, qui permettrait d'apprécier leur chimisme urinaire comme on apprécie leur chimisme gastrique.

En tout cas, il est utile de noter la quantité et la qualité des aliments ingérés par le malade.

2° *Moyens propres à préciser les résultats.* — On diminuera les causes d'erreur : d'une part, bien entendu, en employant pour les dosages les procédés les plus précis ; d'autre part en faisant pendant quelques jours des analyses quotidiennes, et en prenant la moyenne des résultats.

1° **Rapport azoturique ou coefficient d'oxydation de A. Robin.** — C'est le rapport qui existe entre l'azote éliminé sous forme d'urée, et l'azote total des urines.

On sait que la proportion d'azote de l'urée est de 0,4666 ; c'est dire que, connaissant la quantité d'urée, on obtient le poids d'azote uréique en multipliant cette quantité par 0,4666.

Etat normal. — Le rapport azoturique de l'adulte, à l'état normal, est de 0,85. Chez l'enfant il est plus élevé : 0,90. Il varie d'ailleurs avec la nature des albumines ingérées : un régime végétal donne 80, un régime animal 88, un régime mixte 85.

Variations pathologiques. — C'est l'urée qui constitue, avec l'acide urique, le mode de transformation le plus complet des matières azotées : on voit donc que, plus est parfaite l'utilisation des éléments azotés, plus élevée sera la proportion d'urée; et dans ce cas, bien entendu, le coefficient azoturique a plus de tendance à se rapprocher de l'unité. Sa valeur baisse au contraire quand les fonctions nutritives sont troublées, et que les éléments azotés sont éliminés avant leur transformation complète : cet abaissement, par conséquent, décèle une insuffisance fonctionnelle de l'organe qui préside en premier lieu au métabolisme digestif, le foie.

Mais il convient de n'attacher une importance réelle qu'aux abaissements notables : 75, 70, 60. Le rapport peut tomber à 50 dans les cas extrêmes.

2° **Rapport ammoniurique ou coefficient d'acidose.** — C'est le rapport entre l'azote ammoniacal et l'azote total.

Même chez un individu sain, ce rapport varie suivant la nature des aliments. C'est ainsi qu'il est plus élevé avec un régime fortement carné : il peut monter alors à 0,06 et 0,07 (que l'on exprime aussi en disant simplement : 6 ou 7). Au contraire il baisse à 0,04 ou 0,05 (4 ou 5) dans le régime végétarien.

L'étude de ce rapport a été d'abord utilisée pour apprécier

le fonctionnement hépatique. On faisait une *épreuve d'ammoniurie provoquée* en faisant ingérer un sel ammoniacal, qui était considéré comme une substance toxique, qu'un foie normal devait détruire. En réalité, les résultats discordants obtenus n'ont pas permis de faire passer cette épreuve dans la pratique.

Par contre, sa recherche est d'une importance capitale chez les diabétiques : on sait que le coma diabétique est dû à une intoxication acide. Or l'ammoniaque est le véritable antidote organique de cette intoxication.

On voit donc que l'on peut apprécier le degré de résistance de l'organisme contre l'intoxication acide, en mesurant la quantité d'ammoniaque des urines, qui est en surplus de ce que le régime alimentaire des malades devrait fournir. On peut donner à ce surplus le nom d'*ammoniaque d'origine antitoxique*. L'élévation anormale du coefficient ammoniurique (8 à 10) permet de mesurer ce processus antitoxique de défense, et par suite l'intoxication acide qui le provoque.

3° **Rapport de l'acide urique à l'urée.** — Ce rapport est, en moyenne, de 0,025 (ou 2,5).

Quand ce rapport est nettement abaissé, chez un sujet qui a un régime alimentaire normal, on peut conclure à la rétention d'acide urique dans l'organisme.

4° **Rapport de l'acide phosphorique à l'azote total.** — L'acide phosphorique et l'azote urinaire, produits de désassimilation de même origine, ont dans l'urine une élimination parallèle. Aussi leur rapport est-il assez constant. Il est, avec une alimentation mixte, chez l'adulte, d'environ 0,18 (ou 18).

L'élévation de ce rapport caractérise la phosphaturie.

5° **Rapport des matières minérales au résidu fixe ou coefficient de déminéralisation de A. Robin.** — C'est le rapport des substances minérales à la totalité des substances dissoutes.

Il est à l'état normal de 0,3 (ou 30).

L'augmentation de ce coefficient, c'est-à-dire une déminéralisation plus intense, a été constatée dans le *diabète*, la *cachexie cancéreuse*, la *tuberculose* (A. Robin).

CHAPITRE VI

ALBUMINE

NOTIONS PRÉLIMINAIRES

L'albuminurie est habituellement due à la présence dans l'urine des deux matières albuminoïdes du sérum sanguin : la sérine et la globuline.

Avant d'indiquer les techniques qui permettent de la reconnaître et de la doser, il convient de fixer en quelques mots l'état actuel de nos connaissances sur les problèmes qui se posent à ce sujet.

1° **Y a-t-il une albuminurie physiologique?** — La question est double. C'est d'abord celle de l'existence d'une *albuminurie physiologique constante*. Certains auteurs l'affirment : toute urine renfermerait des traces d'albumine. Nous ne devons pas nous y arrêter, puisque les procédés habituels de recherche ne permettent pas de la déceler.

C'est ensuite l'existence d'une *albuminurie physiologique intermittente*, se produisant par exemple à la suite d'efforts violents, de repas copieux, etc. Les avis sont partagés à son sujet : les uns y voient un phénomène physiologique; les autres une manifestation pathologique, un indice de *débilité rénale*, acquise ou héréditaire.

2° **La proportion de sérine et de globuline est-elle variable, et y a-t-il intérêt à connaître ces variations?** — Souvent la proportion reste, dans l'albuminurie, voisine de ce qu'elle est dans le sérum : 2/3 de sérine pour 1/3 de globuline.

Mais ce rapport peut être modifié en faveur de l'une ou de l'autre. Cependant, les constatations faites jusqu'ici ne permettent pas encore, semble-t-il, d'en tirer des données intéressantes pour le diagnostic. Aussi nous nous contenterons d'indiquer les méthodes de *dosage global* de ces deux substances.

3° **Peut-on rencontrer dans l'urine d'autres matières albuminoïdes, et quel est l'intérêt pratique de leur étude ?** — A côté de la *sérine* et de la *globuline* (qui appartiennent au groupe des *matières albuminoïdes proprement dites* ou *naturelles*), il y a d'abord le groupe des *substances albuminoïdes dénaturées ou de transformation*. Elles sont dues à l'action d'acides, d'alcalis, de ferments, de bactéries : donc on ne doit, de toute façon, les rechercher que dans les *urines fraîches* et non dans des urines fermentées. Celles que l'on peut rencontrer dans l'urine sont :

Les *albumoses* : l'*albumosurie* est assez fréquente, et peut alterner avec l'albuminurie ;

Les *peptones* : la *peptonurie* est exceptionnelle.

Il y a d'autre part les *substances albuminoïdes complexes ou conjuguées*, c'est-à-dire formées de l'association d'une substance albuminoïde et d'une autre substance. Parmi elles, on trouve dans l'urine :

La *pseudo-mucine*, qui précipite par l'acide acétique, et provient surtout du mucus vaginal ou du catarrhe des voies urinaires ;

Les *nucléo-albumines*, que l'on trouve isolées ou associées aux albumines proprement dites.

L'étude de ces différentes substances est loin d'être sans intérêt. Mais elle est complexe, la technique en est délicate, les déductions cliniques à en tirer ne sont pas encore suffisamment établies. On n'aura donc que très rarement à y faire appel, et l'on devra, dans ce cas, s'adresser aux traités spéciaux d'Urologie.

CAUSE D'ERREUR A ÉVITER

De toutes les recherches chimiques portant sur les urines, celle de l'albumine est certainement la plus fréquente. Il n'est pas rare cependant qu'elle soit mal faite, ou les résultats mal interprétés.

Il y a d'abord une notion négative, que nous devons donner ici. parce qu'elle est d'une importance capitale. *Quand une urine renferme du sang d'une origine quelconque (urètre, vessie,*

*rein, sang des règles), quand elle renferme du pus, ne cherchez
pas l'albumine, même après filtration : il y en a toujours.*

En effet, le sérum sanguin est un liquide très albumineux :
un demi-litre de sérum, c'est-à-dire un litre de sang, renferme
40 grammes d'albumine. La sérosité du pus renferme aussi de
l'albumine, quoiqu'en quantité moindre.

On voit que si l'on ne songe pas à cette cause d'erreur, on
peut être entraîné à des interprétations inexactes : telle malade
chez qui l'on trouvera une assez forte albuminurie sera considérée comme atteinte d'une grave lésion rénale, et mise au
régime déchloruré ou lacté, alors que cette albuminurie sera
due simplement au passage de quelques grammes de pus ou
de sang, venus de l'utérus, du vagin, de l'urètre ou de la vessie. Une interprétation exacte modifiera du tout au tout l'étiologie, le pronostic, le traitement.

Aussi, en cas de doute, doit-on rechercher d'abord la présence ou l'absence du pus et du sang, par les procédés que
nous indiquons plus loin (voir p. 840).

PROCÉDÉS POUR LA RECHERCHE DE L'ALBUMINE

Deux procédés peuvent être employés pour la recherche de
l'albumine. L'un et l'autre exigent que les urines soient parfaitement limpides : elles seront donc filtrées, s'il est nécessaire.

D'autre part la recherche doit être conduite très méthodiquement, suivant une technique rigoureuse.

Il faut enfin ne pas considérer ces procédés comme parfaits,
et tenir compte, pour l'un et l'autre, des causes d'erreur que
nous allons signaler.

1° **Recherche par la chaleur et l'acide acétique.** — Il convient
de procéder très exactement suivant la méthode que voici :

a) *Chauffage.* — Dans un tube à essai, on met l'urine jusqu'aux deux tiers de la hauteur (fig. 350). *En le tenant par la
partie inférieure,* on chauffe doucement jusqu'à l'ébullition la
couche supérieure du liquide, sur une *flamme qui ne dégage
pas de fumée.* En chauffant on doit *agiter le tube,* pour que la
surface du liquide se déplace : on n'aura pas à craindre ainsi
qu'il soit brisé par la chaleur. Dès que l'ébullition commence
à se produire, on arrête le chauffage, et on regarde si quelque
trouble s'est produit.

C'est un procédé courant, mais mauvais, de ne mettre que
quelques centimètres cubes de liquide, et de chauffer le fond,
en tenant le tube par
son extrémité libre.

Cette technique a deux
inconvénients.

D'abord la transmis-
sion de chaleur est beau-
coup plus intense : si
l'on ne tient pas le tube
avec une pince, on risque
de se brûler car le verre
s'échauffe trèsvite, et
parfois même l'urine est
projetée par une ébulli-
tion trop rapide. Au con-
traire, par la technique
que nous indiquons,
seule la partie supérieure
du liquide s'échauffe et
entre en ébullition, alors
qu'au-dessous urine et
tube restent froids.

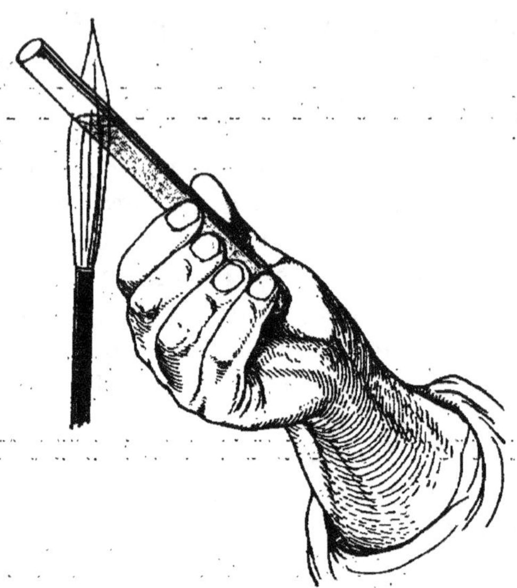

Fig. 350. — *Comment on doit tenir le tube à
essai pour la recherche de l'albumine par la
chaleur.*

La partie inférieure du tube reste froide,
même quand la couche supérieure du liquide arrive à l'ébullition. On évite ainsi
de se brûler ; et l'on peut d'autre part, en
comparant les deux couches, reconnaître
le trouble le plus léger.

Mais, en outre, si l'on
chauffe tout le liquide,
il peut se produire un
très léger trouble qui
passera inaperçu. Si l'on n'en chauffe qu'une partie, il est très
facile de comparer la couche supérieure chauffée avec l'inférieure restée froide, et de voir si elles ont exactement le même
aspect.

Quant à la constatation du trouble, il n'est pas rare aussi
qu'elle soit faite suivant une technique défectueuse. S'il y a
beaucoup d'albumine, le trouble est aisément visible. Mais
quand il y en a peu, si l'on regarde par transparence, en pleine
lumière, on ne le voit pas : il faut se mettre au contraire sur
un fond sombre, et la plus petite différence devient alors visible pour l'œil le moins exercé.

b) *En cas de trouble, nécessité d'aciduler.* — Si la chaleur
trouble l'urine, il s'agit soit d'albumine, soit de sels maintenus
en dissolution par l'acide carbonique, et qui se précipitent

quand l'acide carbonique est chassé par la chaleur (phosphates ou carbonates).

Pour savoir à laquelle de ces deux causes est dû le trouble, il faut aciduler l'urine : s'il s'agit d'albumine, le trouble persiste ; — s'il s'agit de phosphates ou de carbonates, ils se dissolvent en milieu acide, et le trouble disparaît.

On peut employer dans ce but l'un des procédés suivants :

Ajouter à l'urine 2 à 3 gouttes d'acide acétique, *dilué au* 1/10. On ne doit pas en mettre davantage, car l'acide acétique en excès pourrait redissoudre l'albumine précipitée.

Il est préférable d'employer l'acide trichloracétique, dilué, en solution aqueuse à 30/100. Il existe en effet certaines albumines (albumines acéto-solubles de Patein) qu'un léger excès d'acide acétique, même dilué, peut dissoudre. Avec l'acide trichloracétique, cet inconvénient n'existe pas.

c) *Moyen d'éviter la cause d'erreur due à la présence de pseudomucine.* — Très souvent, chez les femmes, l'urine renferme de la pseudo-mucine (*pseudo-albumine* de Grimbert et Dufau, *corps mucoïde*) provenant du mucus vaginal. Elle est incoagulable à chaud, en milieu neutre ou alcalin, mais elle est précipitée par l'acide acétique. En cas de doute, le moyen suivant permet de se prononcer. On verse dans l'urine *à froid* un *excès* d'acide acétique : s'il se produit un trouble, il est dû, non à de l'albumine, mais à de la pseudo-mucine.

d) *Cause d'erreur due à l'insuffisance de chlorures.* — Dans les urines très pauvres en chlorures, l'albumine ne se coagule pas par la chaleur. Donc, en cas de doute (*néphrite interstitielle*, malades soumis au régime déchloruré), on doit ajouter à l'urine quelques gouttes d'une solution de chlorure de sodium.

2° **Recherche par l'acide azotique à froid.** — a) *Technique.* — Dans un verre conique à expériences on met quelques centimètres cubes d'urine limpide. Puis, *avec un entonnoir*, on fait arriver *lentement, au fond du verre*, de l'acide azotique (fig. 351). L'urine, plus légère, s'élève au fur et à mesure que l'on ajoute de l'acide. Quand la couche inférieure d'acide, incolore, atteint 3 à 4 centimètres, on retire l'entonnoir, lentement, pour éviter le mélange. Si l'opération a été bien conduite, on a deux couches nettement séparées, urine au-dessus, acide au-dessous ; c'est à la limite qu'il faut regarder, et de préférence sur fond sombre, pour les mêmes raisons que dans le procédé précédent. S'il y a de l'albumine, on voit, *à la limite exacte de séparation*, un anneau blanc.

Ici aussi il est essentiel de procéder avec méthode, et de ne pas mettre l'acide azotique directement, sans entonnoir, en le faisant couler le long des parois du verre, comme on le conseille parfois. Car alors la limite des deux liquides devient imprécise, et, s'il y a un trouble, on ne peut définir son siège exact.

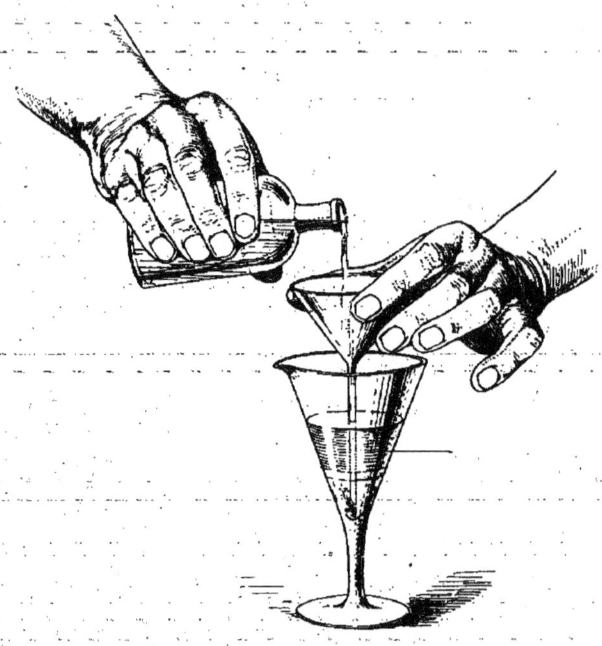

FIG. 351. — *Recherche des réactions obtenues par l'action de l'acide azotique sur l'urine (albumine, acide urique, pigments biliaires, indoxyle).*

On met d'abord l'urine ; puis l'acide avec un entonnoir *qui touche le fond du verre*, et que l'on retire *très lentement* quand la quantité d'acide paraît suffisante.

b) Causes d'erreur. — Un anneau blanc peut se montrer sans qu'il s'agisse d'albumine. Il est dû alors à l'une des causes suivantes :

1° *Acide urique.* — Si l'urine est riche en urates l'addition d'acide azotique provoque l'apparition d'un anneau blanc d'acide urique. Mais il se trouve toujours au-dessus de la ligne de séparation des deux liquides, au lieu d'être à son niveau, comme l'anneau d'albumine : de telle sorte que, quand les deux anneaux coexistent, ils sont superposés et séparés par une mince couche d'urine (pl. IV). D'ailleurs l'anneau d'acide urique disparaît par une chaleur modérée, 40 à 50°. D'autre part, bien entendu, il ne se montre pas quand on emploie le procédé de la chaleur, que nous avons indiqué tout d'abord.

2° *Azotate d'urée.* — Si l'urine est très chargée en urée, on voit un anneau d'azotate d'urée. Mais il est *d'aspect cristallin*, et disparaît par l'addition d'eau, ou par la chaleur.

3° *Médicaments*. — Certains médicaments résineux, *térében-thine*, *copahu*, etc., peuvent donner un précipité. Il disparaît par l'addition d'alcool.

4° *Pseudo-mucine*. — Elle peut aussi donner un anneau nébuleux. Mais nous avons vu qu'on la met en évidence, à la différence de l'albumine, par l'acide acétique en excès, *à froid*.

DOSAGE DE L'ALBUMINE

Il n'existe qu'un *procédé rigoureux* de dosage de l'albumine : c'est de peser l'albumine précipitée par la chaleur.

1° **Par pesée**. — La technique en est la suivante : prendre 100 centimètres cubes d'urine exactement mesurés ; l'additionner de 20 centimètres cubes de solution saturée de chlorure de sodium ; acidifier avec quelques gouttes d'acide acétique à 20 p. 100 ; faire bouillir pendant une minute ; jeter sur un filtre séché à 100° et très exactement pesé. Le filtre, qui a retenu l'albumine précipitée doit être lavé très soigneusement à l'eau, pour être débarrassé du chlorure de sodium : on constate qu'il en est ainsi lorsque l'eau de lavage ne précipite plus par le nitrate d'argent. On termine les lavages avec de l'alcool, puis avec de l'éther. Le filtre est alors de nouveau séché à 100°, puis pesé.

La différence avec son poids antérieur indique la quantité d'albumine contenue dans les 100 centimètres cubes d'urine.

2° **Par les albuminimètres**. — Pratiquement on fait un dosage approximatif par les albuminimètres : l'erreur peut atteindre 40 p. 100, mais l'emploi en est d'une extrême simplicité.

Dans le tube gradué à cet effet, on met de l'urine jusqu'au point *U*. Puis on ajoute, jusqu'à la marque *R*, le réactif d'Esbach ainsi composé :

Acide picrique	1
Acide citrique	2
Eau	100

On mélange avec soin les deux liquides, on laisse reposer, en mettant le tube dans une position bien verticale pendant vingt-quatre heures. S'il y a de l'albumine, un dépôt se forme. Le tube est gradué, et la hauteur du dépôt indique, en grammes, la quantité d'albumine par litre.

Parfois, la quantité d'albumine étant considérable, le dépôt dépasse la partie graduée et l'on ne peut connaître le dosage exact. Il suffit alors de recommencer l'expérience en dédoublant l'urine avec une égale quantité d'eau : bien entendu, on double ensuite le chiffre du résultat obtenu.

On pourrait employer le même moyen si l'on avait une quantité insuffisante d'urine.

Le chlorurimètre, que nous avons imaginé avec Douris, est aussi un simple tube gradué, mais qui permet de doser, d'une part l'albumine, et d'autre part les chlorures, (v. p. 768).

Variations de la quantité d'albumine. — On sait que la quantité d'albumine que l'urine peut renfermer est très variable. La statistique publiée par Guillaumin est intéressante, car elle porte sur un nombre considérable de cas. En voici le détail. Sur 5.488 cas d'urines albumineuses analysées, il a trouvé :

Traces indosables d'albumine.	2.101 cas
De 0 gr. 01 à 0 gr. 25 par litre	1.739 —
De 0 gr. 25 à 1 gr. » —	1.101 —
De 1 gr. » à 5 gr. » —	462 —
De 5 gr. » à 20 gr. » —	84 —

Enfin, une seule fois, il a trouvé 60 grammes par litre, et 105 grammes par 24 heures.

ÉPREUVE DE L'ALBUMINURIE PROVOQUÉE

Elle repose sur la constatation suivante : l'ingestion de blanc d'œuf peut, chez des sujets n'ayant pas d'albumine, provoquer de l'albuminurie. Castaigne imagina d'appliquer ce fait à la recherche des lésions latentes du rein, en particulier pour dépister l'état morbide qu'il désigne sous le nom de *débilité rénale.*

La *technique* en est très simple, et d'ailleurs variable.

On a proposé successivement : *l'injection sous-cutanée* (mais elle peut avoir des inconvénients); *l'ingestion par voie gastrique* (mais elle nécessite l'absorption d'un grand nombre de blancs d'œuf, et ne tient pas compte de l'action variable des ferments digestifs); enfin le lavement albumineux, simple et inoffensif.

Voici, pour ce dernier, la façon de procéder que conseille Chiray.

Après avoir constaté que le malade ne présente pas spontanément d'albumine urinaire, on lui administre, le soir, un grand lavement évacuateur ou mieux purgatif. Le lendemain matin à jeûn il reçoit un lavement de six blancs d'œuf, dilués par battage dans une petite quantité d'eau et additionnés de 10 à 15 gouttes de laudanum. On introduit ce lavement à l'aide d'une sonde rectale, enfoncée aussi haut que possible, et avec un bock à injections. Il est nécessaire de porter ce lavement très haut dans l'intestin, car l'épreuve n'est valable que si le blanc d'œuf est mis au contact des parties absorbantes de l'intestin, et l'on sait que les tout derniers segments ne sont que faiblement absorbants.

On recherche ensuite l'albumine dans les divers échantillons d'urine recueillis pendant trente-six heures, et, bien entendu, examinés séparément.

Chez les sujets sains, cette épreuve est négative.

Quand elle est positive, c'est que le sujet a un épithélium rénal légèrement lésé. Il doit être donc particulièrement surveillé de ce côté; il sera susceptible de faire de l'albuminurie sous l'influence de la plus légère action morbide, infectieuse ou toxique.

ALBUMINURIE SIMULÉE

L'albuminurie peut être simulée par introduction de blanc d'œuf dans la vessie, ou par son addition à l'urine, sans parler des cas d'ingestion buccale abondante, de lavement albumineux, ou d'injection sous-cutanée

Il est extrêmement important de pouvoir dépister la fraude, mais il est d'autre part essentiel d'éviter toute erreur.

Or les réactions proposées ne donnent qu'une probabilité et non la certitude, que leur réponse soit positive ou négative.

Aussi, en cas de doute, il convient de mettre le malade en observation, et de recueillir les urines avec toutes les précautions nécessaires.

CHAPITRE VII

SUCRE, GLYCOSURIE ET GLYCURONURIE

1° *Sucre et glycosurie.*

Réactif utilisé pour la recherche du sucre. — On met le sucre en évidence au moyen de la liqueur cupro-potassique, encore appelée *liqueur de Fehling*.

Rappelons qu'elle est préparée de la façon suivante :

Solution I
- Sulfate de cuivre. . . . . 40 gr.
- Eau distillée . . . . 200 cc.

Solution II
- Potasse caustique . . . . 80 gr.
- Soude caustique . . . . 130 gr.
- Acide tartrique pur . . . . . . 105 gr.
- Eau distillée. . . . . 400 gr.

On mélange les solutions 1 et 2, puis on porte à l'ébullition pendant dix minutes. On laisse refroidir, et on complète avec de l'eau distillée, pour atteindre un volume total de 1 litre.

Technique de la recherche du sucre. — Mettez 3 à 4 centimètres cubes de cette solution dans un tube à essai, et chauffez jusqu'à l'ébullition. Elle doit conserver sa teinte bleue, et rester limpide. Si elle se trouble, c'est qu'elle est trop ancienne ou mal préparée : vous ne pouvez l'employer.

Cette vérification faite, on ajoute à peu près la même quantité d'urine, et l'on porte de nouveau à l'ébullition, pendant quelques secondes.

La recherche ne doit être faite qu'avec l'urine filtrée et exempte d'albumine. Si donc elle renferme de l'albumine, il faut faire bouillir l'urine, après avoir ajouté quelques gouttes d'acide acétique au 1/10. On filtre, et on recherche le sucre dans le liquide ainsi privé de son albumine.

Interprétation des résultats. — 1° Si le mélange reste *limpide*, les urines ne renferment pas de sucre.

2° S'il se forme rapidement un *précipité* d'oxydule de cuivre, la présence du sucre est certaine : ce précipité varie de couleur, du jaune brun au rouge brun.

3° Parfois enfin le *précipité est imparfait, jaune vert*, et *lent à se former* : il peut n'apparaître qu'après refroidissement. Cette fois, il n'est pas possible d'affirmer la présence ou l'absence de glucose. C'est, ou bien qu'il y a dans l'urine une petite quantité de sucre; ou bien que la réaction est gênée par des substances telles que la créatinine; ou bien que l'urine renferme quelque substance légèrement réductrice, telle qu'acide urique, urates, sels ammoniacaux en quantité anormale, ou phénol, essence de térébenthine, etc.

Vérification en cas de doute. — Si le précipité est imparfait, il faut déféquer l'urine, c'est-à-dire la débarrasser des substances qui gênent la réaction. Le plus simple est de procéder de la façon suivante.

On prépare le *réactif de Courtonne*, d'après la technique que voici : on dissout 300 grammes d'acétate neutre de plomb dans un litre d'eau distillée, on ajoute quelques gouttes d'acide acétique, et l'on filtre.

A 100 centimètres cubes d'urine, on ajoute d'abord 10 centimètres cubes du réactif. Puis on en ajoute encore, et par petites quantités à la fois, jusqu'au moment où une nouvelle addition de sel plombique ne produit plus de précipité : on agite et on filtre.

C'est avec ce liquide de filtration que l'on fait de nouveau la réaction, suivant la technique que nous avons déjà donnée. Cette fois, s'il se forme un précipité, quel que soit son aspect, c'est bien de sucre qu'il s'agit.

Dosage du sucre. — Le dosage du sucre dans l'urine peut être fait par la liqueur cupro-potassique, par le polarimètre, par la fermentation. Nous indiquerons seulement le premier procédé.

La liqueur cupro-potassique, suivant la formule classique que nous avons donnée, permet un dosage rigoureusement exact du sucre. Il suffit de savoir que 10 centimètres cubes de cette liqueur sont totalement réduits par 5 centigrammes de sucre, c'est-à-dire que cette quantité de sucre précipite complètement le sel de cuivre, et que par suite le liquide qui surnage devient alors incolore.

On pratique donc le dosage de la façon suivante. On met dans un flacon 10 centimètres cubes de liqueur cupro-potassique, que l'on porte à l'ébullition. Puis immédiatement on ajoute, peu à peu, de l'urine placée dans une burette graduée. Le précipité se forme et devient de plus en plus abondant. On s'arrête, quand le mélange a perdu complètement sa teinte bleue et se trouve décoloré. On regarde alors quelle est la quantité qui a été nécessaire, pour précipiter totalement les 10 centimètres cubes de liqueur. Cette quantité d'urine renferme évidemment 5 centigrammes de sucre. Un simple calcul montre quelle quantité de sucre se trouve dans un litre d'urine.

Supposons par exemple qu'il ait fallu, pour obtenir la précipitation totale, 2 centimètres cubes d'urine. Nous savons donc que 2 centimètres cubes de cette urine renferment 5 centigrammes de sucre. Donc un litre en renferme évidemment 500 fois plus : $0,05 \times 500 = 25$ grammes.

Épreuve de la glycosurie provoquée. — Cette épreuve est destinée à voir si le foie est capable, comme à l'état normal, d'emmagasiner le sucre en le transformant en glycogène, pour le céder ensuite, au fur et à mesure des besoins de l'économie.

Le sujet doit absorber le matin à jeun, en moins d'un quart d'heure, 150 grammes de glucose pure dissoute dans 300 centimètres cubes d'eau.

On recueille ensuite l'urine d'heure en heure. Si l'épreuve est positive, c'est-à dire s'il y a du sucre éliminé, on note le moment de son apparition, celui de sa disparition, et l'on en fait le dosage.

L'épreuve est positive dans *l'insuffisance hépatique,* mais aussi dans presque toutes *les maladies infectieuses.* Elle a été constatée également positive, quoique faible, et d'une façon passagère, chez les malades opérés de gastro-entérostomie pour sténose ulcéreuse du pylore (P. Le Noir).

Des recherches récentes ont en outre montré que l'interprétation des résultats de cette épreuve est beaucoup plus complexe que l'on ne l'avait pensé tout d'abord. En dehors de l'état du foie, il faut tenir compte en effet :

a) *De l'état de l'intestin et de l'absorption intestinale.* Si cette absorption est retardée, le sucre n'arrive plus au foie que par doses fractionnées, et l'organe peut paraître suffisant, tandis qu'une absorption massive aurait dépassé sa capacité fonctionnelle.

b) *De l'état des reins.* Leur sclérose peut retarder ou empêcher la glycosurie, alors qu'il y a cependant hyperglycémie.

c) Enfin et surtout il faut savoir, qu'à côté du foie, *divers tissus de l'organisme* ont un rôle prépondérant dans la fixation et la destruction de la glucose.

Les notions que nous venons de donner se rapportent à la recherche et au dosage de la *glucose,* qui est la matière sucrée que l'on rencontre le plus souvent dans l'urine.

Mais nous devons rappeler qu'elle n'est pas la seule. Aussi sera-t-il utile d'avoir présentes à l'esprit les notions suivantes, pour expliquer certains faits et éviter des erreurs d'interprétation.

En outre de la glucose, les urines peuvent renfermer :

1° La *lactose* ou *sucre de lait.* Elle réduit, comme la glucose, la liqueur cupro-potassique. Les réactions qui permettent de l'identifier et de la distinguer des autres matières sucrées sont difficiles à obtenir dans l'urine.

La *lactosurie* se rencontre dans le cours de la grossesse, et pendant l'allaitement. Elle est fréquente, mais peu intense (de 1 à 10 grammes). Comme elle provoque une réduction de la liqueur cupro-potassique, elle pourrait faire croire à tort à l'existence du diabète.

2° La *lévulose* ou *fructose* réduit aussi la liqueur cupro-potassique. La lévulosurie est rare, car elle n'est constatée guère qu'une fois sur mille cas de diabète.

3° Les *pentoses,* rencontrées dans la morphinomanie, la cocaïnomanie, les diabètes graves, réduisent aussi la liqueur cupro-potassique. Leur identification est délicate.

4° L'*inosite,* dont la présence ne serait pas rare, ne réduit pas la liqueur cupro-potassique.

2° *Glycuronurie.*

L'étude de la glycuronurie fournit des renseignements précieux sur la valeur protectrice du foie, c'est-à-dire sur son rôle pour neutraliser les poisons. Elle a fait l'objet d'importantes recherches (Roger, Chiray, etc.)

Principe. — Son principe est le suivant :

Diverses substances toxiques s'unissent dans le foie avec la glycose pour former des *glycosides.* Ceux-ci subissent une oxydation et se transforment en *acides glycuroniques conjugués.* En s'unissant avec la glycose, le poison perd une grande partie de sa toxicité et forme un composé glycuronique, qui a le double avantage d'être peu nocif, et de s'éliminer facilement par le rein.

Les substances capables de former des combinaisons glycuroniques sont fort nombreuses. Les unes sont ingérées (alcools, hydrate de chloral, phénol, thymol, naphtol, camphre, morphine, etc.). D'autres prennent naissance dans l'organisme lui-même : la plupart dépendent des fermentations microbiennes de l'intestin (phénol, indol, peut-être même scatol, ainsi que divers produits de putréfaction plus ou moins bien déterminés).

Etat normal et variations physiologiques. — Dans les conditions normales, l'urine contient toujours des composés glycuroniques. La

proportion est d'environ 0 gr. 04 par litre. La plus grande partie est
à l'état de conjugaison avec le phénol et l'indol.

Quand un individu normal est soumis au jeûne, la glycuronurie diminue en même temps que la richesse glycogénique du foie ; quand
il est soumis au régime lacté, elle diminue en même temps que les
putréfactions intestinales.

Épreuve de la glycuronurie provoquée. — Cette épreuve est simple.
On donne au sujet de 0,5 à 1 gramme de camphre, et on lui fait prendre
un aliment féculent ou sucré (le lait remplit parfaitement cet office).
Si les cellules hépatiques sont normales, la glycuronurie devient fort
intense. *L'épreuve du camphre* permet d'interpréter la valeur des variations glycuroniques.

Recherche et dosage. — Différentes méthodes ont été proposées.
Roger a fixé la technique suivante :

On verse 5 centimètres cubes de l'urine à analyser dans le tube
d'un centrifugeur. On ajoute 0 cc. 2 d'ammoniaque, puis 2 centimètres cubes de la solution commerciale de sous-acétate de plomb (extrait de saturne). Il se fait un abondant précipité qui renferme la
totalité de l'acide glycuronique. On complète le tube avec de l'eau
distillée contenant 1 p. 100 d'ammoniaque. On centrifuge, on décante
et on lave à deux reprises avec l'eau ammoniacale en centrifugeant
chaque fois. Les sels de plomb étant très lourds, la centrifugation
se fait facilement. Il est inutile que l'appareil soit doué d'une grande
vitesse : les centrifugeurs à eau ou à main sont suffisants. Si on n'en
a pas à sa disposition, on peut opérer par filtration ; mais les liquides
passent lentement, et les lavages exigent un temps assez considérable.

Le précipité ainsi purifié est délayé dans 5 centimètres cubes d'eau
distillée, et la bouillie blanche qu'on obtient est versée dans un tube
à expérience. On ajoute 1/2 centimètre cube de solution alcoolique
de naphto-résorcine à 1 p. 100. Pour entraîner le dépôt qui reste sur
les parois du tube centrifugeur, on y verse 5 centimètres cubes d'acide
chlorhydrique pur. On reverse dans le tube à expérience, et on porte
celui-ci dans le bain-marie à eau bouillante. Au bout d'un quart
d'heure, on reprend le tube, on le refroidit sous un courant d'eau, et
on agite avec 10 centimètres cubes d'éther.

Si l'urine ne contient pas d'acide glycuronique, la coloration sera
jaune ou très légèrement rose. Quand l'urine en renferme, l'éther
prend une coloration violette plus ou moins foncée.

La réaction à la naphto-résorcine est extrêmement sensible : elle
est encore très nette avec 2 milligrammes dans un litre. L'urine
en contient en moyenne 0 gr. 04 par litre. A ce taux, la réaction est
très intense. En opérant avec la solution titrée, on apprécie aisément
des variations de 0,01 p. 1.000 : le procédé est donc suffisant pour tous
les besoins de la clinique.

Variations pathologiques. — La glycuronurie spontanée ou provoquée est diminuée dans la *cirrhose hépatique*, souvent dans les *cancers*,
chez les *nourrissons atrophiques*, etc. Elle est augmentée dans *l'ictère
par rétention*, dans le *diabète*.

CHAPITRE VIII

INTOXICATION ACIDE ET ACÉTONURIE

Acétone. — Acide diacétique. — Acide β oxybutyrique.

Définition, importance, nature de ces corps. — Cliniquement, on désigne sous le nom *d'acétonurie* la présence dans l'urine de ces trois éléments, qui sont presque toujours associés : acétone, acide diacétique, acide β oxybutyrique.

Nous verrons que leur importance est grande, en particulier dans le *diabète*.

Ils représentent trois étapes de transformation des acides aminés, produits par désintégration des matières albuminoïdes : l'acide β oxybutyrique donne par oxydation l'acide diacétique, duquel dérive à son tour l'acétone.

Recherche de l'acide diacétique : réaction de Gerhardt — La recherche, la différenciation et le dosage de ces trois corps sont très complexes.

Aussi pratiquement, étant donné qu'à l'état pathologique leur association est presque constante, on se contente de rechercher l'un d'entre eux, *l'acide diacétique*, plus facile à déceler. De la constatation de sa présence on déduit que les deux autres doivent aussi se trouver dans l'urine examinée.

On recherche généralement l'acide diacétique par la *réaction de Gerhardt*, en ajoutant à l'urine *fraîche* (car cet acide s'altère rapidement) quelques gouttes d'une solution très diluée de perchlorure de fer : si la réaction est positive, on obtient une coloration rouge foncé, qui devient brune par un excès de réactif.

Bonnamour et Imbert ont modifié la réaction, pour la rendre plus sensible, et fixé la technique suivante :

L'urine est étendue de quatre volumes d'eau. Dans cette dilution, on verse goutte à goutte une solution de perchlorure de fer au 1/10.

L'urine contenant une trace d'acide diacétique (0,10 pour 1.000) donne un précipité nuageux, noir violet, très net.

Ce procédé est cliniquement très facile à appliquer, et sa sensibilité à l'œil est beaucoup plus grande que celle du procédé primitif.

Les urines des malades ayant pris du salicylate de soude, des dérivés du phénol, de l'antipyrine donnent une teinte analogue.

On peut cependant distinguer les deux réactions l'une de l'autre, par ce fait que la coloration formée par l'acide diacétique disparaît par la chaleur, et ne se produit plus dans une urine qui a été portée à l'ébullition.

Acétonurie. — Une acétonurie légère peut se montrer dans les maladies aiguës, *typhoïde*, *fièvres éruptives*, *éclampsie*, etc.

Elle peut être très intense dans *l'inanition* (inanition volontaire ou malades atteints de cancer des voies digestives), après la *chloroformisation*, enfin chez les sujets atteints de *vomissements cycliques*.

Dans le *diabète*, la constatation de la réaction doit faire redouter l'apparition d'accidents comateux. On avait cru d'abord que l'acétone même était la cause de ces accidents. On considère au contraire aujourd'hui qu'il s'agit d'une *intoxication acide*, et que par suite ce sont les deux autres éléments, l'acide diacétique et l'acide β oxybutyrique (ce dernier surtout), qui doivent être incriminés.

Recherche de l'acétone. — Nous venons de voir que, contrairement aux idées anciennes, la présence de l'acide diacétique et l'intoxication acide ont en réalité plus d'importance que celle de l'acétone isolée (acétonurie proprement dite).

Mais, dans le cas où l'on croira devoir rechercher l'acétone même, on pourra mettre ce corps en évidence par la *réaction de Legal*, modifiée par Bonnamour et Imbert.

Le réactif alcalin de Legal étant d'une conservation difficile, on prépare la solution suivante :

> Acide acétique glacial. . . . .   10 gr.
> Solution de nitroprussiate de soude au 1/10 . . .   10 cc.

Ce réactif, mis en flacon coloré et bouché, même au liège, se conserve sans altération pendant plusieurs mois.

On met 15 cc. d'urine filtrée dans un tube à essai, et l'on ajoute environ XX gouttes du réactif.

Après avoir mélangé doucement, on fait glisser avec précaution

une vingtaine de gouttes d'ammoniaque à 22° Baumé à la surface de
ce mélange.

La présence d'acétone, même à 1/2.000, fait apparaître un disque
violet à la surface de séparation des liquides. Ce disque est d'autant
plus coloré et épais, que la teneur en acétone de l'urine incriminée
est plus élevée.

Par ce procédé, on constate que l'acétone existe dans l'urine de
nombreux malades non glycosuriques; et aussi dans les macérations
de foie et d'intestin grêle (duodénum et jéjunum) d'animaux sacrifiés
en pleine digestion, en dehors de la présence de tout acide diacétique.

Si donc l'acétone décelée en masse peut être un indice d'acidose,
à elle seule elle n'indique pas l'imminence de coma, et surtout elle
ne permet pas d'affirmer la présence d'acide diacétique.

CHAPITRE IX

PIGMENTS ET CHROMOGÈNES DE L'URINE

La couleur de l'urine est due à la présence de PIGMENTS, dérivant, les uns des transformations de l'hémoglobine, les autres de produits dus à la digestion et aux fermentations intestinales.

De ces substances colorées, les unes existent dès l'émission : on les désigne sous le nom de *pigments proprement dits ;* — les autres sont incolores à l'émission, mais se transforment en pigments sous l'action de l'air, de la lumière ou de certains réactifs : ce sont les *chromogènes.*

Le nombre des pigments et des chromogènes décrits dans l'urine normale ou pathologique est considérable. Leur étude ne permet des déductions pratiques que pour quelques-uns d'entre eux, que nous étudions en détail.

Nous allons envisager d'abord les *pigments biliaires*, et d'une façon plus générale la recherche de la *bile (pigments* et *acides).*

Puis nous étudierons *l'urobiline* et *l'urobilinurie, l'indoxyle* ou *indican urinaire, l'alcaptonurie,* la *mélanurie des tumeurs mélaniques.* Ensuite la recherche du *sang,* de *l'hémoglobine* et des *grains de pigments du paludisme.*

Enfin nous parlerons de certaines réactions colorantes, utilisables pour le diagnostic : *diazo-réaction, aldéhyde-réaction, réaction au permanganate.*

On se rappellera d'autre part que la couleur anormale de l'urine peut être due à des éliminations médicamenteuses, qui donnent des teintes rouge, brune, jaune-d'or, etc. (voir pyramidon, salol, rhubarbe. p. 825 et 826).

Bile (pigments biliaires et acides biliaires).

Parmi les éléments de la bile, les urines peuvent ne renfermer que les pigments biliaires, ou bien à la fois l'association des pigments biliaires et des acides biliaires : ces derniers passent plus rarement dans les urines ictériques, parce qu'ils sont transformés rapidement dans le sang, avant leur élimination par les voies urinaires.

Nous allons indiquer successivement les procédés de recherche des uns et des autres.

1° PIGMENTS BILIAIRES.

Procédé par l'acide nitrique. — Le principe de ce procédé, désigné aussi sous le nom de *réaction de Gmelin*, est le suivant : les matières colorantes de la bile donnent, sous l'influence des oxydants, tels que l'acide nitrique nitreux, une série de produits d'oxydation de couleurs variées.

On met dans un verre à expériences, conique, quelques centimètres cubes d'urine. Puis avec un entonnoir, dont l'extrémité descend jusqu'au fond du verre, on fait couler peu à peu de l'acide nitrique nitreux ou fumant. Plus dense que l'urine, il forme une couche inférieure incolore. C'est à la ligne de séparation des deux liquides que la réaction se produit. On y voit une série de zones plus ou moins nettement distinctes, et qui sont ainsi superposées en allant de bas en haut : jaune-rouge, violette, bleue et verte. Ces teintes se fondent bientôt en un cercle unique vert-émeraude.

Parfois, lorsque la quantité de pigments biliaires est très abondante et l'urine fortement colorée, la réaction est plus distincte, si l'on a soin de diluer d'abord l'urine dans une égale quantité d'eau.

Procédé de Grimbert. — On a proposé différents procédés, plus précis que le précédent, et que l'on doit donc employer en particulier quand on recherche de petites quantités de pigments.
Nous indiquerons seulement celui de Grimbert, simple et d'une grande sensibilité.
On met, dans un tube à essai, 10 cc. d'urine et 5 cc. d'une solution de chlorure de baryum à 10 p. 100, on agite vivement, et l'on reçoit sur un petit filtre le précipité barytique formé de sulfate, de phosphate et de bilirubinate de baryte. Ce précipité est lavé avec un peu d'eau distillée, puis, perçant le filtre, on l'entraine dans un petit tube à essai, avec 5 cc. d'alcool à 90° contenant 5 p. 100 d'acide

chlorhydrique. On porte le tout au bain-marie bouillant, pendant une minute environ.

Si l'urine contient des pigments biliaires, l'alcool qui surnage le précipité barytique sera coloré en vert bleuâtre ou en vert foncé, selon la proportion des pigments.

Si la liqueur alcoolique présente une teinte brunâtre, c'est que l'acide chlorhydrique ajouté à l'alcool a été insuffisant pour oxyder entièrement le bilirubinate de baryum. Dans ce cas, *mais dans ce cas seulement*, on ajoute, dans le tube, 2 gouttes d'eau oxygénée à 10 volumes, et on le porte de nouveau au bain-marie. La teinte verte apparaîtra alors dans toute sa netteté.

Si l'on a à sa disposition un centrifugeur, l'opération pourra être faite beaucoup plus rapidement, en évitant ainsi la filtration du précipité barytique.

Quand on veut mettre en évidence des traces seulement de pigments biliaires, il est nécessaire d'opérer sur un volume plus grand d'urine, 100, 200 cc. et même davantage.

2° ACIDES BILIAIRES.

1° **Réaction du furfurol**. — On ajoute à l'urine quelques gouttes d'une solution de sucre à 10 p. 100, et l'on verse goutte à goutte, dans le mélange, de l'acide sulfurique concentré, en agitant continuellement. Il faut éviter que la température ne s'élève au-dessus de 60 à 70°. Si l'urine contient des acides biliaires, le liquide se colore en rouge pourpre très intense.

Cette réaction est souvent appelée *réaction de Pettenkofer*.

On peut employer la modification suivante : on dissout 1 ou 2 grammes de sucre dans l'urine, on y trempe une bande de papier à filtrer que l'on laisse ensuite sécher. On la touche ensuite avec un agitateur trempé dans l'acide sulfurique concentré : il se forme, au bout de quelques minutes, et au point de contact, une tache rouge pourpre, si l'urine contient des acides biliaires ; dans le cas contraire, on n'observe qu'une teinte brune, par suite de la carbonisation du papier.

La réaction est due au furfurol, produit par l'action de l'acide sulfurique sur le sucre. Le furfurol donne, en effet, une coloration rouge avec les acides biliaires.

2° **Réaction de Hay** (1). — Hay a donné un procédé de recherche basé sur l'observation suivante : lorsque l'on projette à la surface de l'urine, contenue dans un verre à expérience, de la fleur de soufre lavé, la poudre surnage si l'urine ne contient pas de sels biliaires ; elle se précipite, au con-

(1) HAY, médecin anglais.

traire, au fond du vase, si le liquide tient en dissolution des sels biliaires.

Ce fait tient à ce que la présence des acides biliaires diminue la tension superficielle du liquide, c'est-à-dire qu'elle diminue la force de cohésion qui s'oppose à la rupture de sa surface libre.

Pour que cet essai ait une certaine valeur, il faut que la chute du soufre soit presque instantanée : la réaction peut être considérée comme négative, si la précipitation du soufre a lieu après cinq minutes.

Cette réaction n'indique pas toujours d'une façon absolue la présence ou l'absence de sels biliaires : certaines substances, le chloroforme, le phénol et ses dérivés, le salicylate de soude, empêchent ou entraînent la chute du soufre.

Urobiline.

Nous ne pouvons étudier ici les nombreux problèmes qui concernent l'urobiline (origine, nature, variétés, etc.).

Nous devons simplement rappeler les notions suivantes :

1° L'urobiline est encore *mal connue* dans sa nature intime, et l'on n'est pas encore parvenu à l'obtenir à l'état de pureté suffisante. Nous indiquerons donc les méthodes de recherche de l'urobiline, mais nous ne parlerons pas de son dosage. *Un dosage rigoureux n'est pas possible ;* on ne peut qu'apprécier approximativement, par les procédés de recherche que nous indiquons plus loin, la proportion plus ou moins grande d'urobiline que renferme l'urine.

2° En général l'urine fraîchement émise renferme non de l'urobiline, mais le *chromogène de l'urobiline*, qui se transforme en urobiline en quelques heures, sous l'action de l'air et de la lumière. Certains oxydants produisent le même résultat. Parfois d'ailleurs les réactions oxydantes se produisent dans l'organisme même, et l'urine renferme de l'urobiline dès son émission.

Quoi qu'il en soit, les procédés de recherche que nous allons indiquer — et qui sont les plus couramment employés — mettent en évidence ce que l'on désigne sous le nom d'*urobiline totale*, c'est-à-dire l'urobiline même et son chromogène.

3° L'*origine* de l'urobiline a donné lieu à de nombreuses hypothèses : la plus probante est celle d'Hayem, qui la considère comme étant *d'origine hépatique* : dans le cas de fonctionnement anormal, le foie, au lieu de transformer les pigments sanguins en pigments biliaires vrais, produit en même temps des pigments anormaux, en particulier de l'urobiline.

Pour d'autres auteurs le foie n'aurait qu'une action indirecte : à l'état normal l'urobiline, formée dans *l'intestin*, serait résorbée et transformée par le foie. Mais, dans le cas de fonctionnement anormal de cet organe, cette transformation n'aurait pas lieu, et l'urobiline libre serait éliminée par l'urine.

La *théorie hématique* fait dériver directement l'urobiline des pigments sanguins détruits dans l'organisme.

Enfin Gilbert et Herscher donnent à l'urobiline urinaire une *origine rénale* : c'est le rein qui transformerait en urobiline les pigments biliaires du sang.

Recherche de l'urobiline. — Sa recherche se fait, soit par la spectroscopie, soit par les procédés chimiques.

Nous avons déjà étudié le procédé spectroscopique (p. 52).

Pour la recherche chimique, plusieurs méthodes ont été proposées. Nous allons en indiquer deux, l'une très simple et très rapide, l'autre plus compliquée, mais plus précise.

1° *Méthode.* — Elle met en évidence l'urobiline totale. Elle évite la défécation préalable de l'urine, en employant un excès de sel de zinc, qui élimine en grande partie les pigments étrangers.

On mélange, dans un verre à pied, 20 centimètres cubes d'urine avec 4 grammes d'acétate de zinc pulvérisé ; on ajoute 20 centimètres cubes d'alcool à 95°, et quelques gouttes de solution iodo-iodurée (iode 1 gramme, iodure de potassium 2 grammes, eau 200 centimètres cubes) ; on agite de nouveau quelques instants, on laisse en contact, puis on filtre. On observe par réflexion, et sur un fond noir, le liquide filtré : une fluorescence verte indique la présence de l'urobiline.

2° *Méthode de Denigès-Grimbert.* — Elle met en évidence l'urobiline totale. Elle est plus sensible que la méthode spectroscopique et que la précédente.

Elle nécessite la préparation préalable de deux réactifs.

Le réactif de Denigès est ainsi composé :

Oxyde rouge de mercure.	50 gr.
Acide sulfurique pur	300 cc.
Eau distillée	1.000 cc.

Mélanger l'acide et l'eau, ajouter l'oxyde mercurique, et faire dissoudre par agitation. Filtrer.

Il est essentiel de se rappeler que l'acide sulfurique doit être ajouté à l'eau, et par petites quantités à la fois : si l'on jetait l'eau sur l'acide, on provoquerait une projection violente, et l'on risquerait de graves brûlures.

Le réactif zincique est obtenu en dissolvant 0 gr. 10 d'acétate de zinc dans 200 centimètres cubes d'alcool à 95° ; on ajoute quelques gouttes d'acide acétique, pour obtenir une solution limpide.

On procède alors à la recherche de l'urobiline, et *en même temps de son chromogène*, de la façon suivante, d'après les indications de Grimbert. On prend 30 centimètres cubes d'urine, on ajoute 20 centimètres cubes du réactif mercurique de Deniges, on laisse déposer cinq minutes et on filtre. Le liquide filtré est mis dans une ampoule à robinet, avec 25 centimètres cubes de chloroforme ; on agite. Au bout de quelques instants, le chloroforme se sépare généralement avec la plus grande facilité ; et si, exceptionnellement, il s'émulsionne, il suffit de faire passer le liquide émulsionné sur un petit tampon de coton maintenu au fond d'un entonnoir. En pressant doucement le coton avec un agitateur, les deux liquides passent séparés et se superposent.

Le chloroforme, séparé et filtré sur un filtre bien sec, est reçu dans un tube à essai. On verse alors goutte à goutte la solution alcoolique d'acétate de zinc au millième, tant qu'il se produit un trouble (10 gouttes environ).

La liqueur s'éclaircit rapidement, et la fluorescence verte caractéristique apparaît. Si celle-ci n'est pas très visible, on peut la percevoir plus facilement en examinant le tube devant un fond noir.

La solution chloroformique fluorescente peut ensuite être examinée au spectroscope.

Urobilinurie. — L'urine normale paraît renfermer des traces d'urobiline ou de son chromogène.

Mais, quand cette quantité devient notable, il y a urobilinurie pathologique.

On la constate :

1° Dans certaines *affections hépatiques*. Elle constitue un caractère important des *ictères atypiques* (ictère hémaphéique de Gubler, ictère métapigmentaire d'Hayem, ictères acholuriques de Gilbert). Elle se montre dans les *contusions du foie*, les *cirrhoses*, l'*ictère grave*, le *cancer du foie*, etc.

2° Dans un grand nombre *d'intoxications* (hydrogène arsénié, oxyde de carbone, etc.).

3° Dans un grand nombre d'*infections* (typhoïde, pneumonie, grippe, diphtérie, rhumatisme, syphilis, etc.).

Indoxyle urinaire (indican urinaire).

Sous le nom impropre d'*indican urinaire* (1), on désigne un élément de l'urine, dont les variations pathologiques sont importantes à connaître.

Il s'agit, en réalité, d'une substance phénolique, l'*indoxyle*. L'indoxyle est, dans l'urine, non pas à l'état libre, mais à l'état conjugué (sous forme d'*acide indoxylsulfurique* et d'*acide indoxylglycuronique*).

Nous allons étudier son origine, ses propriétés et sa recherche, ses variations pathologiques.

Origine. — L'indoxyle résulte de l'oxydation de l'*indol*. L'indol a une double origine : il est produit par l'action sur les matières albuminoïdes, d'une part des sucs pancréatique et intestinal, d'autre part de certaines bactéries de la putréfaction. Quelques auteurs considèrent que cette seconde origine est la seule que l'on puisse affirmer avec certitude.

L'indol, produit dans l'intestin et résorbé par la muqueuse, est transformé par oxydation en indoxyle.

Dans le foie, probablement, l'indoxyle se combine à l'acide sulfurique, et (quand il y a excès d'indoxyle) à l'acide glycuronique.

Ainsi sont formés les acides indoxylsulfurique et indoxylglycuronique, qui sont éliminés, par les reins, sous forme de sels de potasse et de soude.

Propriétés et recherche de l'indoxyle. — Les notions suivantes montrent comment doit être recherché l'indoxyle urinaire.

Les acides indoxylconjugués, traités par l'acide chlorhydrique concentré, sont dédoublés, et régénèrent l'indoxyle. Or cet indoxyle, sous l'influence des agents d'oxydation, se transforme en deux substances colorantes, l'indigotine et l'indirubine, identiques à l'indigotine et à l'indirubine de l'indigo naturel. Mais il importe, pour que ces deux pigments ne soient pas

---

(1) *Indican* : ce nom est réservé au glucoside existant dans les plantes qui servent à la préparation de l'indigo.

transformés, que l'oxydation soit faible, sinon ils donneraient un nouveau pigment jaune faiblement coloré, l'isatine.

L'indigotine et l'indirubine sont solubles dans le chloroforme.

Voici la méthode de Maillard, pour la recherche de l'indoxyle.

On traite tout d'abord l'urine par le sous-acétate de plomb ; l'expérience a montré que l'on enlève ainsi des substances gênant l'oxydation de l'indoxyle, ou diminuant la pureté des pigments chloroformiques obtenus. On a avantage en outre à supprimer tout oxydant autre que l'oxygène de l'air, au moins dans la plupart des cas.

A 50 centimètres cubes d'urine, on ajoute 5 centimètres cubes de sous-acétate de plomb ; on agite et on filtre. Dans un tube à essai, on mélange parties égales du filtrat et d'acide chlorhydrique pur, et l'on y ajoute quelques centimètres cubes de chloroforme : il doit rester place, en haut du tube, pour quelques centimètres cubes d'air. On agite très vivement, puis on laisse retomber le chloroforme. Celui-ci est alors généralement coloré en bleu. Quand, par exception, il reste incolore, il convient d'ajouter au mélange 1 ou 2 gouttes d'eau oxygénée à 10 volumes, et de recommencer l'agitation.

Le chloroforme chargé du pigment bleu, séparé de la couche aqueuse sous-jacente, et agité avec une solution de soude à 1 p. 1.000, reste bleu indéfiniment. Au contraire, sans cette précaution, il passe, progressivement mais lentement, du bleu au violet, au pourpre et au rouge.

C'est l'intensité plus ou moins grande de la réaction qui permet un dosage approximatif de l'indoxyle ; les procédés de dosage rigoureux sont compliqués.

État normal et variations pathologiques. — L'indoxyle existe en petite quantité dans l'urine normale. Ses variations physiologiques sont liées à l'alimentation (Labbé et Vitry). Il est donc *nécessaire de tenir grand compte de l'alimentation du malade,* avant de conclure à un état pathologique.

En général on a constaté une augmentation notable dans les cas suivants :

Affections gastro-intestinales, dans lesquelles l'indoxylurie serait due, à la fois, à l'augmentation des putréfactions intestinales, et au mauvais état des parois, qui favoriserait une résorption plus rapide qu'à l'état normal ;

Affections entraînant de l'*insuffisance hépatique* ;

Suppurations, pleurésie purulente, etc. ;
Différentes *infections, typhoïde, variole, diphtérie*, etc.

Alcaptonurie.

Caractères de l'urine. — Dans ce cas l'urine, qui est normale à l'émission, change de teinte peu de. temps après, et prend une couleur brune ou même noire.

Ce changement de couleur apparaît d'abord dans les couches superficielles, en contact avec l'air. L'urine ne brunit pas quand elle est tout à fait à l'abri de l'air. La coloration se produit intensément et brusquement quand on alcalinise l'urine.

Notions chimiques. — L'alcaptonurie est due à la présence dans l'urine de l'alcaptone, ou acide homogentinisique ou hydroquinone-acétique. Il provient de la décomposition de l'albumine, dans l'organisme, en acides amino-aromatiques, d'où dérive l'acide homogentinisique.

Diagnostic chimique. — L'alcaptonurie peut être diagnostiquée par les réactions suivantes. Si l'on ajoute à l'urine une goutte de perchlorure de fer, il se produit une coloration verte, qui disparaît aussitôt, mais reparaît par une nouvelle addition de perchlorure.

Le réactif de Millon produit un précipité jaune, qui passe rapidement à l'orange ; en chauffant, il devient rouge-brique.

Ces urines ne doivent pas être confondues avec les urines colorées (phénol, tannin, acide chrysophanique, cryogénine), avec celles des mélanuries vraies ou fausses (hématuries, urobilinurie, indicanurie ou présence de pigments biliaires).

Conditions étiologiques. — L'alcaptonurie est une affection très rare. Elle peut être familiale et héréditaire. Elle peut durer toute la vie, sans s'accompagner d'autres troubles.

Elle peut être rapprochée de la *cystinurie*, provenant de la combustion incomplète des acides aminés, qui se rattache aussi à des troubles de désassimilation des albuminoïdes.

On a voulu rapprocher l'alcaptonurie de l'affection décrite sous le nom d'ochronose (pigmentation des cartilages) ; mais la preuve de la concordance des deux affections n'est pas encore faite.

Mélanurie des tumeurs mélaniques.

Au cours du développement des tumeurs mélaniques, on a signalé la présence de mélanurie.

Elle est caractérisée par ce fait que les urines, à l'émission, sont claires, parfois foncées, exceptionnellement noires. A l'air et à la lumière, elles se foncent légèrement. Sous l'influence de réactifs oxydants, dont les plus utilisables sont l'acide nitrique à chaud et le perchlorure de fer, elles prennent une coloration qui varie du brun rouge au noir d'ébène.

Cette coloration semble due à la précipitation d'un chromogène incolore, de nature inconnue. Elle ne semble pas due à la présence de grains de mélanine.

La mélanurie est un signe tardif, traduisant, non pas la généralisation mélanique, mais peut-être l'existence de métastases dans le foie.

Sang et hémoglobine.

Nous étudions plus loin (v. p. 840) les moyens de diagnostic des urines teintées en rouge, brun ou noir par le sang ou l'hémoglobine seule.

Grains de pigment du paludisme.

Rapprochons de ces notions la recherche des grains de pigment dans l'urine des paludéens. Leur recherche dans l'urine est importante pour le diagnostic du paludisme, et plus facile que dans le sang.

L'urine est centrifugée, et l'on étale sur lames le culot obtenu. Comme dans le plasma sanguin, le pigment se montre sous quatre aspects différents : grains très fins et groupés en amas ; grains un peu plus gros, avec le même groupement ; grosses masses polymorphes ; enfin grains inclus dans des plaques hyalines ou dans des leucocytes. On retrouve aussi, en petit nombre, des grains de pigment bleu, soit libres, soit inclus ; et enfin des masses et des grains de pigment ocre, beaucoup plus rarement, et d'une façon toute occasionnelle.

Diazo-réaction et aldéhyde-réaction.

En présence d'un diagnostic hésitant — en particulier, nous le verrons, pour la fièvre typhoïde — il est utile de rechercher dans l'urine la diazo-réaction.

Réactifs et technique. — Pour cette recherche, il faut avoir les deux solutions suivantes, fraîchement préparées :

Solution A

Acide sulfanilique	1 gr.
Acide chlorhydrique	10 —
Eau distillée	200 —

Solution B

Nitrite de soude	0 gr. 50
Eau distillée	100 gr.

On met dans un tube à essai 10 cc. de la solution A, deux gouttes de la solution B. On agite et l'on ajoute 10 cc. d'urines. On agite de nouveau, et l'on fait tomber quelques gouttes d'ammoniaque.

Réaction négative et réactions positives. — A *l'état normal*, ou quand la réaction est négative, la mousse reste blanche, l'urine reste jaune, mais devient légèrement plus foncée.

A *l'état pathologique*, quand la réaction est positive, la mousse et l'urine se colorent en un rouge d'intensité variable, écarlate, cerise ou vermillon (fig. 352).

La substance qui se forme est de nature inconnue : inconnue aussi est la substance anormale de l'urine qui contribue à la former.

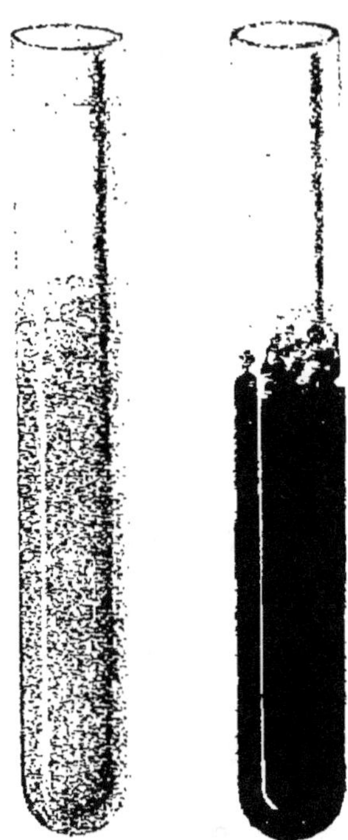

Fig. 352. — *Diazo-réaction*.

Réaction jaune : négative (urine normale). Réaction rouge : positive (typhoïde, etc.).

Cause d'erreur à éviter. — Il est important de noter que les urines médicamenteuses peuvent donner une réaction positive, en particulier celles qui renferment du phénol, du gaïacol, du thymol, de la créosote, du naphtol, de l'antipyrine.

Importance pour le diagnostic. — Cette réaction est fréquemment positive dans les *fièvres éruptives*, les *septicémies*, la *tuberculose aiguë*, les *cachexies*.

Mais elle est utile surtout pour le diagnostic de la *fièvre typhoïde*. Elle y est nettement positive dans 95 p. 100 des cas. Elle se montre à une période très précoce, dès les premiers jours, alors que les grands signes cliniques peuvent manquer et que le séro-diagnostic est encore négatif. Aussi une réaction négative permet-elle, presque à coup sûr, d'éliminer la fièvre typhoïde, quand on fait cette constatation à plusieurs reprises, et surtout du 5ᵉ au 10ᵉ jour de la maladie.

Nous avons vu qu'une réaction positive est loin d'être pathognomonique de la fièvre typhoïde ; mais elle permet d'éliminer l'*embarras gastrique* et la *méningite cérébro-spinale*.

L'aldéhyde-réaction. — L'aldéhyde-réaction, découverte plus récemment que la diazo-réaction, est de technique plus simple. Elle est employée dans les mêmes circonstances, et paraît avoir la même valeur.

Une seule solution suffit :

Diméthylamidobenzolaldéhyde . .	1 gramme
Acide chlorhydrique pur	25 —
Eau distillée	25 —

On en verse quelques gouttes dans 4 à 5 cc. d'urine.

Comme pour la diazo-réaction, on a, dans les cas positifs, une teinte rouge.

La signification diagnostique est la même dans les deux cas.

Réaction au permanganate de potasse.

C'est une réaction de technique très simple, et qui serait, si les résultats déjà publiés sont par la suite pleinement confirmés, d'une grande utilité pour le pronostic de la tuberculose.

Elle consiste à mettre en évidence la présence dans l'urine d'un pigment qui ne s'y montre, ni à l'état normal, ni *généralement* sous des influences médicamenteuses. On devra cependant se méfier des ingestions de certains médicaments : on a récemment montré que la *cryogénine* donne une réaction positive, et qui dure plusieurs jours après que le médicament a été supprimé.

Technique. — La technique est la suivante.

Il suffit d'avoir :

1° Une solution de permanganate de potasse au millième dans l'eau distillée (car autrement des altérations se produisent assez vite par oxydation) ;

2° L'urine à analyser, fraîchement émise ;

3° De l'eau ordinaire et des tubes à essai.

On remplit d'urine un des tubes à essai, jusqu'au tiers de sa hauteur. On y ajoute deux fois plus d'eau, jusqu'à remplir à peu près le tube ; on agite et l'on verse la moitié du mélange dans un autre tube, qui servira de témoin.

Avec un flacon compte-gouttes, on laisse tomber, dans l'un des tubes, trois gouttes de la solution de permanganate.

Dans le cas de réaction *positive*, l'urine prend, à sa partie supérieure, là où est tombé le permanganate, une coloration jaune d'or, qui persiste, en s'atténuant un peu, si l'on agite le tube.

Dans le cas de réaction *négative*, l'urine se teinte peu, et le permanganate lui donne seulement une coloration rougeâtre ou brunâtre.

En cas de doute, on accentue ces différences de teinte en ajoutant de trois à sept gouttes de permanganate.

Le tube témoin fait juger aisément la réaction, et son interprétation ne peut prêter à erreur ou à hésitation que dans le cas d'urines extrêmement claires. Il faut alors opérer soit en diluant peu, soit sans diluer.

Suivant l'intensité de la coloration jaune, l'épreuve est dite fortement ou faiblement positive.

Pour supprimer toute cause d'erreur, il est indispensable de faire deux ou trois épreuves chez le même malade, à quelques jours d'intervalle, en particulier dans le cas de réaction faible ou négative ; ainsi, on confirme ou non le premier résultat.

Utilité de la réaction. — Quels sont les cas qui donnent une réaction positive, et lesquels une réaction négative ? Quel est, en d'autres termes, l'intérêt pratique de cette réaction ?

D'études récentes de Laignel-Lavastine et Grandjean, Courmont, Vitry, Merklen, Tecon, etc., on peut tirer les conclusions suivantes.

La réaction peut être recherchée dans les trois circonstances que voici :

1° *Chez les tuberculeux avérés.* — Dans ce cas le résultat de la réaction permet d'apprécier l'état des lésions, et leur pronostic.

Elle est en effet presque toujours *positive* dans la *tuberculose cavitaire*, et dans la *tuberculose aiguë*.

Elle est *négative* dans la *tuberculose au début avec état général bon*.

Quant à la *tuberculose au 2° degré, aux pleurésies tuberculeuses*, aux localisations non pulmonaires de la tuberculose (*coxalgie, tuberculose rénale, maladie d'Addison*, etc.), elle est tantôt positive et tantôt négative, et l'on a généralement constaté une concordance entre le résultat de la réaction et l'évolution ultérieure : négative dans les formes fibreuses, ou à marche torpide, positive dans les autres.

Il arrive d'ailleurs aussi que la réaction change chez un même sujet, que de négative elle devient positive, ou réciproquement, suivant que les lésions s'aggravent, ou, au contraire, s'améliorent.

2° *Chez les malades non tuberculeux.* — Jusqu'ici on ne lui a trouvé chez eux qu'un médiocre intérêt. Elle est positive dans certaines affections (*pneumonie*, etc.), négative dans d'autres (*rhumatisme, gonococcie*, etc.). Elle pourrait être parfois positive à l'état normal.

3° *Chez les malades dont le diagnostic de tuberculose est incertain.* — Ce que nous venons de dire montre que la réaction n'est ici que d'un faible secours pour se prononcer, puisqu'elle peut être négative chez des tuberculeux avérés, et positive chez des non-tuberculeux.

D'autre part, en ce qui concerne la *tuberculose chirurgicale*, Monta=
nari est arrivé aux conclusions suivantes :

1° La réaction positive est très fréquente dans la tuberculose chirurgicale ;

2° Cette réaction est positive dans les tuberculoses chirurgicales à
foyers fermés ou avec un trajet fistuleux ne permettant pas l'écoulement facile des sécrétions : elle cesse d'être positive lorsque le trajet
fistuleux devient très perméable ;

3° Sa valeur pronostique est insignifiante ou nulle ;

4° Elle a une importance diagnostique, parce qu'elle indique la présence de foyers purulents cachés.

CHAPITRE X

RECHERCHE DE SUBSTANCES INGÉRÉES (MÉDICAMENTS, TOXIQUES, ETC.)

Cette recherche est faite dans des circonstances que l'on peut diviser en 3 groupes très distincts :

1° Tantôt il s'agit de savoir si une substance chimique quelconque, médicamenteuse ou toxique, a été absorbée et est éliminée (malade indocile qui pourrait ne pas prendre un médicament prescrit ; malade qui prendrait des médicaments en dehors des prescriptions : toxicomanes ; intoxications volontaires ou criminelles, etc.) ;

2° Tantôt il s'agit de déterminer dans quelle mesure et dans quelles conditions une substance chimique, réellement introduite dans l'organisme, est éliminée : soit en vue d'éviter une accumulation et une intoxication possibles, soit pour juger du fonctionnement rénal ;

3° Tantôt enfin les urines présentant des caractères anormaux (mélanurie, etc.), il convient de déterminer s'il ne s'agit pas d'anomalies dues à des éliminations médicamenteuses.

Nous allons passer en revue, par ordre alphabétique, les principales substances que l'on peut avoir à rechercher, et les moyens de diagnostic utilisés.

Nous réservons pour un chapitre spécial le bleu de méthylène et la phénosulfonephtaléine, dont la recherche est spécialement destinée à étudier le fonctionnement rénal (voir p. 828).

Acide picrique. — La recherche de l'acide picrique dans l'urine a pris une grande importance au cours de ces dernières années, étant donné la fréquence d'ictères picriques simulés, qui se sont montrés parfois sous la forme de véritables « épidémies ». Il s'agit le plus souvent de phénomènes aigus, mais parfois aussi de véritables ictères chroniques, le simulateur ingérant de temps à autre de nouvelles doses du colorant.

De nombreux procédés ont été préconisés. Le suivant, proposé par Kohn-Abrest récemment, donne les meilleurs résultats.

Prendre 20 centimètres cubes d'urine, les traiter par 10 centimètres cubes du réactif suivant de Denigès, pour déféquer les urines :

Oxyde rouge de mercure.	10 gr.
Eau	200 cc.
Acide sulfurique	40 cc.

Laisser reposer 5 minutes et filtrer. Agiter le liquide filtré avec 5 cc. de chloroforme dans une boule à décanter. Séparer le chloroforme, reprendre le liquide de nouveau avec environ 3 cc. de chloroforme, agiter, laisser reposer, décanter le chloroforme, et réunir les 2 solutions chloroformiques ; les filtrer s'il y a lieu. On introduit ces solutions chloroformiques additionnées d'un demi-centimètre cube d'eau dans un tube à essai, et on chasse le chloroforme au bain-marie.

S'il y a de l'acide picrique dans l'urine, le liquide obtenu finalement est jaune d'or (1). On le filtre, et on caractérise l'acide picrique par immersion dans ce liquide de quelques brins de laine ou de soie blanches : on constate la teinture en jaune des fibres. *La teinture doit résister à un lavage énergique*, et virer en une nuance plus ou moins rougeâtre, lorsqu'on met la fibre en contact avec une solution de cyanure de potassium additionnée de potasse ou de soude, et légèrement chauffée (formation d'isopurpurate).

Une urine d'ictérique très chargée en pigments biliaires, à laquelle on a ajouté par litre 0 gr. 02 d'acide picrique, donne très nettement les caractères ci-dessus indiqués. Au cas où l'on supposerait la présence de très faibles traces d'acide picrique, on pourrait prendre pour l'essai des volumes plus importants.

La formation d'isopurpurate de soude n'est obtenue *nettement* qu'avec des solutions concentrées d'acide picrique. C'est pourquoi l'essai de cette réaction doit être fait sur la fibre teinte.

Acide salicylique et salicylates. — On les met en évidence par 2 procédés :

1° Par le perchlorure de fer qui donne avec les salicylates une coloration violette.

2° Par la technique suivante, plus délicate mais plus précise. On acidule 100 cc. d'urine avec 1 cc. d'acide sulfurique, et l'on agite avec 50 cc. d'éther. L'éther décanté est agité à son tour avec 5 cc. d'eau distillée, contenant une goutte de perchlorure de fer. La liqueur aqueuse se colore en rouge violacé.

Antipyrine. — L'urine qui en renferme se colore en rouge par le perchlorure de fer (ferropyrine). Mais cette réaction est donnée aussi par l'acide acétylacétique et par l'acide salicylique. On s'assurera que l'urine bouillie quelques minutes donne encore la réaction (différence avec l'acide acétylacétique). Pour éliminer les salicylates, on déféquera l'urine neutralisée avec un léger excès d'*azotate* de plomb (et non d'acétate, qui donnerait aussi une coloration rouge avec le perchlorure de fer).

Arsenic (Arséniates, arrhénal, cacodylates, etc.). — Leur recherche est délicate.

____

(1) La coloration jaune d'or de l'eau apparaît déjà, sans qu'il soit nécessaire de chasser le chloroforme, par simple agitation du chloroforme avec de l'eau distillée.

Bromures. — On ajoute à 10 cc. d'urine 5 gouttes d'HCl et, goutte à goutte, de l'hypochlorite de soude ; on agite l'urine ainsi traitée avec 3 cc. de chloroforme, qui se colore en brun rougeâtre, s'il y a des bromures dans l'urine.

Chloral. — L'urine des personnes qui ont absorbé du chloral renferme de l'acide *urochloralique :* cette urine brunit à chaud par la potasse et réduit la liqueur cupro-potassique.

Cryogénine. — L'urine prend une coloration jaune d'or par la réaction au permanganate (voir p 820).

Chlorates. — On défèque 10 cc. d'urine avec 1 cc. de sous-acétate de plomb, on filtre et ajoute un léger excès de carbonate de soude. On filtre de nouveau. On prélève 1 cc. de filtrat, que l'on additionne de 1 goutte d'aniline et de 1 cc. d'acide sulfurique pur : il se développe une coloration bleue s'il y a des chlorates (Denigès).

Copahu. — L'urine donne un précipité avec l'acide nitrique, comme une urine albumineuse : mais ce précipité est soluble dans l'éther et dans l'alcool.

En outre l'urine réduit la liqueur cupro-potassique.

Enfin, lorsqu'on ajoute à l'urine de l'acide chlorhydrique goutte à goutte, il se produit un précipité d'acides résineux, et une coloration rougeâtre ou violacée.

Iodures. — Pour les iodures, 2 procédés sont utilisés.

1° On ajoute à l'urine, contenue dans un verre à expérience, quelques gouttes de perchlorure de fer ; on y plonge un morceau de papier écolier, ou mieux un fragment de pain azyme : tous deux se colorent en bleu-noirâtre s'il y a un iodure, par suite de la mise en liberté d'iode, et formation d'iodure d'amidon.

2° A 10 cc. d'urine, dans un tube à essai, on ajoute 3 cc. de chloroforme et quelques gouttes de perchlorure de fer ; on agite : le chloroforme se colore en violet s'il y a des iodures.

Mercure. — La recherche du mercure dans l'urine nécessite des opérations longues et délicates.

Morphine. — Cette recherche est particulièrement délicate, à cause de la facilité avec laquelle la morphine s'oxyde dans l'organisme, pour se transformer en *oxymorphine*, difficile à déceler.

Phénols. — Les urines des personnes ayant absorbé du phénol ou des dérivés phénoliques sont généralement colorées en brun noirâtre. Elles réduisent quelquefois la liqueur cupro-potassique (conjugués glycuroniques).

Pour rechercher le phénol, on distille 100 cc. d'urine additionnés de 1 cc. d'acide sulfurique. On recueille 20 cc., qu'on divise en trois portions.

Dans la première, on verse goutte à goutte de l'eau bromée, qui donne un précipité de tribromophénol.

Dans la deuxième, on ajoute une goutte de perchlorure de fer au 1/10 ; on obtient une coloration violette.

La troisième est chauffée avec le réactif de Millon, qui la colore en rouge intense.

Ces trois réactions réunies caractérisent les phénols.

Pyramidon. — Chez certains sujets, l'urine, après absorption de pyramidon, prend une coloration rougeâtre, qui passe dans le chloroforme par agitation.

Quinine. — La recherche de ce médicamment dans l'urine a acquis une grande importance au cours du traitement des paludéens : soit pour s'assurer que les malades hospitalisés absorbaient réellement le médicament prescrit; soit pour mesurer la rapidité et le mode d'élimination, variables suivant les sujets, suivant les doses et les voies de pénétration.

La quinine est caractérisée de la façon suivante :

L'urine, additionnée d'ammoniaque, est épuisée par de l'éther. L'éther séparé est agité avec de l'eau acidulée par de l'acide sulfurique. On soutire la partie aqueuse, qui doit présenter une fluorescence bleuâtre, s'il y a de la quinine. On y verse avec précaution quelques gouttes d'eau de brome, puis de l'ammoniaque, et l'on obtient une coloration vert émeraude. Si, avant d'ajouter l'ammoniaque, on verse quelques gouttes de ferrocyanure, la teinte obtenue est rouge.

Quant au dosage approximatif, on peut, cliniquement, procéder d'une façon très simple. Comme l'indiquent en effet Jeanselme et Dalimier, il est possible d'évaluer approximativement la teneur de l'urine en quinine sans recourir à des méthodes de dosage compliquées. On sait, en effet, que le réactif iodo-mercurique de Tanret précipite tous les alcaloïdes en solution, même à l'état de traces (1/100 de milligramme).

Cette réaction très sensible peut être utilisée, en clinique, pour étudier le rythme de l'élimination de la quinine par les urines. Afin d'éviter toute cause d'erreur, il suffit de s'assurer au préalable qu'elles ne sont pas albumineuses, et que le malade n'a pris avant l'examen aucun alcaloïde.

Si, dans un tube à essai contenant 10 cc. d'urine filtrée et transparente, on ajoute, goutte à goutte, du réactif de Tanret, le liquide, selon sa teneur en quinine, devient légèrement opalescent, laiteux et opaque, ou précipite en abondants flocons qui s'accumulent au fond du tube.

Rhubarbe, séné, santonine. — Les urines qui les renferment ont en général une teinte jaune foncé, qui pourrait faire penser aux pigments biliaires.

Il importe donc de pouvoir déceler et distinguer ces divers médicaments. On est prévenu de la présence de l'un d'eux par ce fait que l'urine, additionnée de soude ou d'ammoniaque, prend une teinte rougeâtre.

Pour les distinguer les uns des autres, on agite l'urine avec le quart de son volume de chloroforme ; on soutire ce dernier, et on l'évapore dans une capsule de porcelaine.

On dépose sur le résidu une goutte d'ammoniaque. Si on a affaire à la rhubarbe ou au séné, on obtient une coloration carminée, et rien avec la santonine.

Dans ce dernier cas, on touche un autre point du résidu avec une solution de potasse dans l'*alcool* ; s'il y a de la santonine, une coloration carminée apparaîtra.

Cette dernière réaction n'est caractéristique de la santonine qu'autant que la première (à l'ammoniaque) a été négative.

Salol (salicylate de phénol). — Le salol ne passe pas dans les urines à l'état libre, mais on y retrouve ses constituants, acide salicylique et phénol, par les réactions que nous avons indiquées. De plus l'urine réduit la liqueur cupro-potassique vraisemblablement par suite de la formation de conjugués glycuroniques ; on s'en débarrasse, comme il a été dit plus haut, par le sous-acétate de plomb.

Santal. — Voir Copahu, p. 825.

Strychnine. — Pour la recherche de la strychnine, le dissolvant de choix est le chloroforme, qu'on fait agir sur l'urine alcalinisée par l'ammoniaque.

Le chloroforme séparé est agité avec de l'eau acidulée par de l'acide sulfurique, et la solution acide est de nouveau traitée par l'ammoniaque et le chloroforme.

Finalement ce dernier est évaporé dans une capsule de porcelaine.

On ajoute au résidu une trace de bichromate de potasse pulvérisé qu'on écrase avec une baguette de verre trempée dans l'acide sulfurique. S'il y a de la strychnine on obtient de belles stries violettes.

Tanin. — Le tanin passe dans l'urine à l'état d'*acide gallique*.

L'urine qui contient de l'acide gallique prend avec le perchlorure de fer une coloration noire, et brunit à l'air quand on l'alcalinise. De plus, elle peut donner avec la soude et l'oxyde puce de plomb une coloration rouge, comme les urines contenant de l'alcaptone (p. 818) : mais ces dernières réduisent fortement la liqueur cupro-potassique.

CHAPITRE XI

ÉPREUVES D'APPRÉCIATION DES FONCTIONS RÉNALES

Les fonctions rénales et leurs modifications pathologiques sont appréciées par les différents examens que nous avons étudiés, ou que nous étudions plus loin.

Mais on a, en outre, imaginé quelques recherches basées sur *l'élimination provoquée*. Nous avons déjà cité l'albuminurie et la glycosurie provoquées.

Les autres méthodes que nous allons envisager se divisent en deux groupes.

Dans le premier, on recherche comment est éliminée telle ou telle substance, que l'on fait absorber au malade (*épreuve du bleu, épreuve de la phénolsulfonephtaléine*).

Dans le deuxième, une substance introduite dans l'organisme est étudiée, non pas au point de vue de son mode d'élimination même, mais au point de vue de l'effet qu'elle a sur l'apparition dans l'urine de tel ou tel élément nouveau : ce groupe est représenté par l'épreuve de *la glycosurie provoquée par la phloridzine*.

PREMIER GROUPE

Une remarque, purement clinique et de date ancienne, est à l'origine des recherches dont nous allons parler : c'est la constatation que les sujets atteints d'affections rénales éliminent mal, ou n'éliminent pas les substances odorantes (térébenthine, asperges, etc.). De là vint l'idée d'apprécier le fonctionnement rénal par le mode d'élimination de substances odorantes ou colorées.

Les épreuves proposées dans ce but sont nombreuses, mais de valeur très inégale. Nous décrirons seulement les deux plus intéressantes : *l'épreuve du bleu de méthylène*, et celle *de la phénolsulphonephtaléine*.

Nous laisserons en particulier de côté les épreuves de *l'élimination de la lactose* et de *l'élimination de l'iodure*. De recherches faites par différents auteurs, et en particulier par Pasteur-Vallery-Radot, il résulte que ces deux épreuves, donnant des réponses qui ne concordent ni avec les lésions anatomiques, ni avec les troubles fonctionnels, n'ont en pratique que peu d'intérêt.

Aucune de ces épreuves d'ailleurs n'approche de la précision que donne la recherche directe de la rétention chlorurée et de la rétention azotée.

Epreuve du bleu de méthylène.

Principe. — Cette épreuve, proposée par Achard et Castaigne en 1897, est un moyen commode et simple d'apprécier le degré de *perméabilité rénale*.

Son principe est le suivant : si l'on fait absorber du bleu de méthylène, cette substance s'élimine par les urines et les colore ; on peut donc, par un examen direct, en surveiller l'élimination.

Technique. — On prépare une solution stérilisée de bleu de méthylène chimiquement pur, au 1/20. On en injecte 1 cc. dans la fesse, profondément.

On recueille les urines, d'heure en heure autant que possible, au moins dans les premières heures.

Etat normal. — Chez un sujet normal, l'élimination commence rapidement, dès la première demi-heure.

Elle dure de 35 à 60 heures.

Elle est continue et cyclique, c'est-à-dire régulièrement croissante jusque vers la cinquième heure, puis régulièrement décroissante.

Etats pathologiques. — Tantôt le début de l'élimination est retardé d'une ou de plusieurs heures ; la quantité est diminuée ; enfin l'élimination se prolonge jusqu'à 5 ou 6 jours. C'est le syndrome type de *l'imperméabilité rénale* de la *néphrite interstitielle atrophique*.

Tantôt, au contraire, l'élimination est plus précoce et plus abondante qu'à l'état normal ; la perméabilité rénale est donc exagérée. Ce fait est constaté parfois dans les *néphrites aiguës* et *subaiguës*.

Tantôt enfin elle est discontinue ou polycyclique, c'est-à-dire alternativement plus et moins abondante ; elle serait alors caractéristique de *l'insuffisance hépatique*. Le même fait peut se produire cependant sous l'influence d'une émotivité exagérée.

Elimination sous forme de chromogène. — Il arrive parfois que le bleu, au lieu d'être éliminé en nature, se retrouve dans l'urine sous forme de chromogène, *incolore*. Il faut donc penser à cette cause d'erreur, et, quand l'élimination paraît anormale, on ajoute à l'urine quelques gouttes d'acide acétique : la présence du chromogène est révélée par l'apparition de la couleur bleue.

Epreuve de la phénolsulfonephtaléine

Ce produit a l'avantage de pouvoir être aisément dosable, et d'être éliminé par les reins plus rapidement que le précédent.

On procède de la façon suivante :

Une demi-heure avant l'épreuve, on fait absorber au malade 500 cc. d'eau, pour amener une légère diurèse, car on observe souvent une légère oligurie passagère lorsque l'on pratique le cathétérisme de l'urètre. Il faut, en effet, après cette ingestion d'eau, vider la vessie au moyen de la sonde. Ensuite on injecte dans la masse sacro-lombaire une solution stérilisée de 6 milligrammes de phénolsulfonephtaléine dans 1 cc. d'eau.

Chez les sujets gras et profondément infiltrés d'œdème, il est nécessaire de pousser l'injection à l'aide d'une longue aiguille, pour être sûr d'atteindre la masse musculaire.

Une heure après l'injection, on le fait uriner de nouveau. On alcalinise ces urines par la soude, et on obtient ainsi une coloration plus ou moins rouge. On ramène à 1 litre en versant dans cette urine de l'eau distillée. Puis on prépare un étalon, en versant dans un litre d'eau distillée 1 centimètre cube de la solution de phénolsulfonephtaléine ; on alcalinise. On prélève un échantillon de l'urine que l'on compare à l'étalon, au moyen d'un colorimètre à échelle graduée.

En 1 heure, un individu, dont les reins fonctionnent normalement, doit éliminer de 50 à 60 p. 100 de phtaléine.

Si l'on poursuit la recherche, on constate, au bout de 2 heures, une élimination totale de 60 à 85 p. 100.

Plus tard, on ne retrouve plus que des traces du produit injecté.

Quelle est la valeur de cette épreuve ?

À l'état pathologique, Mouriquand la résume ainsi :

1° Dans les néphrites aiguës, la perméabilité rénale est généralement diminuée ;

2° Dans les néphrites parenchymateuses chroniques, le temps d'apparition est généralement retardé, et la quantité totale excrétée reste au-dessous de la normale ;

3° Dans les néphrites chroniques interstitielles, elle a pu révéler la lésion rénale dans des cas où la clinique ne l'indiquait pas ;

4° Chez les cardiaques et les cardio-rénaux, l'épreuve serait capable de préciser la lésion rénale, dans les cas de diagnostic difficile ;

5° Chez 150 urinaires, pour la plupart prostatiques, le retard et l'insuffisance d'élimination ont souvent dénoncé une altération rénale concomitante.

D'autre part, Widal, A. Weill et Pasteur-Vallery-Radot ayant étudié les résultats de cette épreuve, comparativement à ceux du dosage de l'urée sanguine et de la recherche de la constante d'Ambard, ont reconnu sa valeur, et sont arrivés aux conclusions que voici :

Quand l'élimination répond aux chiffres normaux que nous avons donnés, on peut en conclure avec certitude qu'il en est de même pour l'urée du sang et la constante d'Ambard.

Un chiffre inférieur permet d'affirmer un trouble de l'excrétion uréique, mais il peut s'agir d'un simple trouble, auquel l'organisme s'est adapté, sans qu'il en résulte de rétention azotée.

Si l'élimination est diminuée de plus de moitié, le taux de l'urée du sang dépasse en général les limites normales, sans que l'on puisse l'évaluer avec précision.

Si la phtaléine n'est éliminée qu'à l'état de traces indosables, on peut en conclure que le chiffre d'urée du sérum doit être supérieur à 2 grammes.

DEUXIÈME GROUPE

Nous ne décrirons dans ce groupe que l'épreuve de la glycosurie provoquée par la phloridzine.

Epreuve de la phloridzine.

Elle est basée sur ce principe que lorsque l'on injecte à un individu *sain* une solution aqueuse de phloridzine (glucoside retiré des racines du pommier, prunier, etc.), cette injection provoque l'apparition de sucre dans l'urine. D'ailleurs, le mécanisme de cette glycosurie provoquée n'est pas expliqué. Quoi qu'il en soit, son insuffisance ou son absence semblent révéler un ralentissement de l'activité glandulaire des reins et aussi du foie, sans qu'il soit encore possible de juger de la part exacte, qui revient à l'un ou à l'autre de ces organes, dans les résultats de cette épreuve.

Voici la technique fixée par Achard et Delamare.

On s'assure tout d'abord, en faisant uriner le malade, que son urine ne contient pas de sucre. Puis on lui fait une injection sous-cutanée de 1 cc. d'une solution de phloridzine à 1 p. 200, soit 5 milligrammes de glucoside. La solution doit être fraîchement préparée. Pour dissoudre la phloridzine, il convient de chauffer modérément ou d'ajouter à l'eau distillée un peu de bicarbonate de soude. La solution doit être stérilisée par simple ébullition, car elle s'altère à l'autoclave.

On fait uriner le malade toutes les heures : et, dans les diverses émissions, on recherche le sucre, par les procédés classiques.

Chez un sujet sain, le sucre apparaît dans l'urine au bout d'une demi-heure, et disparaît au bout de deux à quatre heures. La proportion de sucre éliminée dans cette expérience est au total de 1 à 2 grammes.

CHAPITRE XII

EXAMEN MICROSCOPIQUE DES URINES

Cellules — Cylindres — Sédiments — Pus — Sang et Hémoglobine — Chylurie.

Chez tous les malades qui présentent des manifestations cliniques du côté de l'appareil uro-génital, et même chez ceux qui ont une atteinte de l'état général sans localisation cliniquement déterminée, il y a intérêt à faire l'examen microscopique des urines.

Cet examen permet d'étudier la cytologie, les sédiments, la bactériologie et la parasitologie urinaires.

I. — *Cytologie urinaire et cylindrurie.*

TECHNIQUE

Moment de l'examen. — On doit, autant que possible, examiner les *urines fraîches et acides*, car, dans les urines fermentées, les cellules s'altèrent très rapidement.

Utilité de la centrifugation dans beaucoup de cas. — La technique de l'examen des urines, pour la recherche des cellules ou des cylindres, n'a rien de spécial.

Si les urines sont d'aspect franchement purulent, on peut les examiner directement, en ayant soin d'ailleurs de prendre le dépôt, qui se forme généralement peu de temps après l'émission.

Mais si elles sont claires, ou ne présentent qu'un trouble léger, en un mot si elles paraissent peu chargées d'éléments figurés, il faudra : ou bien attendre plusieurs heures, pour qu'un dépôt ait eu le temps de se former ; ou bien il sera mieux de les centrifuger.

Quoi qu'il en soit, dépôt spontané ou culot de centrifugation doivent être successivement examinés de deux façons différentes.

Examen sans coloration. — Comme pour tout examen de ce genre, on met une goutte de l'urine ou du dépôt entre lame et lamelle, et de préférence en employant une cellule à rigole (voir p. 450). On examine avec les objectifs à sec, en prenant d'abord un grossissement faible, puis un grossissement fort, avec un éclairage modéré, sans éclairage condensateur (voir p. 22 .

Examen après coloration. — Le premier examen, dont nous allons voir les résultats tout à l'heure, doit être complété par l'examen de lames colorées.

Du mode d'étalement, de dessiccation, de fixation et de coloration, nous ne dirons rien : c'est exactement la technique employée pour les liquides séro-fibrineux ou purulents (voir p. 517). D'ordinaire deux colorations suffisent : l'une pour étudier les cellules, par exemple l'hématéine-éosine ; l'autre pour bien mettre en évidence les microbes et les parasites, par exemple la thionine phéniquée.

ÉLÉMENTS VISIBLES DANS LES PRÉPARATIONS HUMIDES

Les préparations humides, non colorées, vous permettront de reconnaître déjà plusieurs variétés d'éléments intéressants, *cellules épithéliales, leucocytes, microbes :* mais on fait mieux le diagnostic complet sur les préparations fixées et colorées. Par contre les premières sont particulièrement utiles pour diagnostiquer les *globules rouges*, les *cylindres*, enfin les *spermatozoïdes*.

Nous allons passer en revue ces deux groupes d'éléments, et dire comment ils se présentent en préparations humides : nous insisterons particulièrement sur les derniers.

1° Cellules épithéliales. — On voit, toujours, même dans les urines normales, quelques éléments assez volumineux, d'ailleurs de dimensions variables, arrondis, polyédriques ou ovales, qui sont des cellules desquamées de la vessie, de l'urètre, du méat ou du vagin.

Elles sont, bien entendu, plus nombreuses dans le cas de *vaginite*, d'*urétrite* ou de *cystite*. Dans les affections des voies urinaires supérieures, il peut y avoir aussi des cellules de l'uretère, du bassinet et du rein. Ce sont seulement les préparations colorées qui nous permettront de décrire et de diagnostiquer leurs différentes variétés.

2° **Leucocytes.** — Les globules du pus, — mononucléaires et polynucléaires plus ou moins altérés, — se présentent comme de petites masses réfringentes, qui diffèrent des éléments précédents en ce qu'ils sont plus régulièrement arrondis, et généralement plus petits. Ici encore ce sont les préparations colorées qui permettront de se prononcer à coup sûr.

Quand ils sont suffisamment nombreux, ils indiquent une *suppuration aiguë ou chronique du rein ou des voies urinaires:* à la condition, bien entendu, que l'on ait constaté qu'il n'y a pas de suppuration du gland (*chancre, herpès, balanite*, etc.), et surtout, chez la femme, que l'urine n'a pas été polluée par un *écoulement vaginal* ou *utérin*.

Nous indiquons plus loin (p. 840) les différents moyens de diagnostic de la *pyurie*.

3° **Globules rouges.** — Plus petits que les globules blancs, les globules rouges se présentent comme des éléments arrondis, à centre clair ou foncé, *très légèrement jaunâtres:* cette teinte, quoique peu marquée, est le plus sûr élément du diagnostic.

Comme il est essentiel de savoir reconnaître dans un liquide, examiné à l'état frais, et en particulier dans l'urine, des globules rouges, nous ne saurions trop conseiller de s'y exercer. Un moyen bien simple est d'examiner un mélange, que l'on aura fait soi-même, de quelques centimètres cubes d'urine avec une goutte de sang.

La présence de globules rouges dans l'urine est un symptôme fort important, puisqu'elle indique une *urétrorragie* ou une *hématurie*.

On devra, chez la femme, songer à la possibilité d'un mélange avec le *sang des règles:* en cas de métrorragie persistante, il est indispensable de recueillir l'urine par la sonde.

Une constatation négative, c'est-à-dire l'absence de globules rouges dans un cas où l'on s'attendait à en trouver, est également importante. Si les urines paraissent macroscopiquement hémorragiques, d'autre part si l'examen chimique (voir p. 675) et spectroscopique (voir p. 49) a permis de déceler la présence d'hémoglobine, c'est évidemment qu'il, s'agit d'*hémoglobinurie*.

Nous passons en revue les moyens de diagnostic du sang et de l'hémoglobine dans l'urine, p. 840.

4° **Spermatozoïdes**. — Plus rarement, on verra des éléments mobiles, à tête ovalaire assez volumineuse (un peu plus petite qu'un lymphocyte), à queue mince et douée de mouvements ondulants. Ce sont des *spermatozoïdes*, dont la coloration par l'hématéine-éosine permettra d'analyser la structure.

On fera alors le diagnostic de *spermatorrhée*, d'un intérêt capital, puisqu'il pourra permettre de ramener à sa vraie cause un affaiblissement général, et peut-être aussi une albuminurie jusque-là rattachée à une cause rénale, et par suite mal traitée.

5° **Cylindres**. — Quant aux *cylindres*, c'est sur les préparations humides, non colorées, qu'ils sont le plus visibles et le plus faciles à diagnostiquer.

Il sera préférable de les rechercher sans centrifugation, l'action centrifuge pouvant, dans certains cas, dissocier les éléments qui les constituent.

Il en existe plusieurs variétés, d'importance, de structure et d'origine différentes

Les figures ci-jointes, dans lesquelles ils sont très exactement représentés, nous éviteront d'en faire une longue description. Disons, en quelques mots, les caractères et la signification de chacun d'eux.

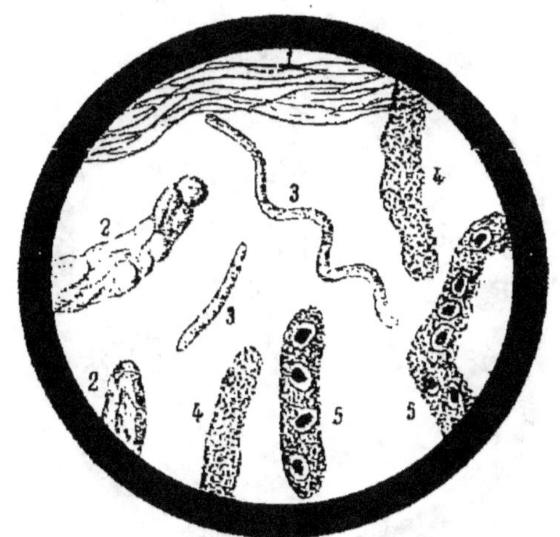

Fig. 353. — *Les cylindres urinaires incolores.*
Examen sur préparation humide, sans coloration. Grossiss. : 200.
1. Cylindroïdes ; 2. Cylindres fibrineux ; 3. Cylindres hyalins ; 4. Cylindres granuleux ; 5. Cylindres épithéliaux.

Les uns et les autres sont des éléments rectilignes ou
flexueux, de largeur variable (en moyenne 5 à 10 μ), beaucoup
plus longs que larges, incolores ou jaunâtres. On peut les
diviser en deux groupes, les uns d'aspect homogène, les autres
présentant des éléments figurés (fig. 353 et 354).

Dans l'un et l'autre groupe on trouve des variétés de cylindres
incolores, et d'autres colorés, jaunâtres.

CYLINDRES HOMOGÈNES. — Les *cylindroïdes, ou cylindres muqueux*, sont minces, longs, flexueux, avec parfois une striation
longitudinale. Ils se forment dans la partie inférieure des tubes
urinifères. Ils montrent qu'il existe un *catarrhe desquamatif*
des dernières voies excrétrices du rein.

Les *cylindres fibrineux* présentent l'aspect réticulé spécial de
la fibrine. D'origine sanguine, ils affirment l'existence d'une
congestion rénale.

Les *cylindres hyalins*, presque incolores, semblent constitués
par de l'albumine coagulée. Leur signification est la même que
celle de l'albumine. D'après Talamon, on en trouve parfois
chez les sujets bien portants.

Les *cylindres colloïdes*, assez semblables, ont une coloration
jaunâtre et une réfrin-
gence plus grande. Ils
paraissent provenir des
tubuli contorti altérés.
Ils sont assez rares. Ils
permettent d'affirmer
l'existence d'une *né-
phrite.*

Les *cylindres grais-
seux*, souvent confondus
avec les précédents, ont
un éclat plus marqué.
Jousset a montré que
l'on peut les distinguer
aisément, en les soumet-
tant aux vapeurs d'acide
osmique : ils prennent
une couleur sépia carac-
téristique. Ils indiquent
aussi une *altération des*

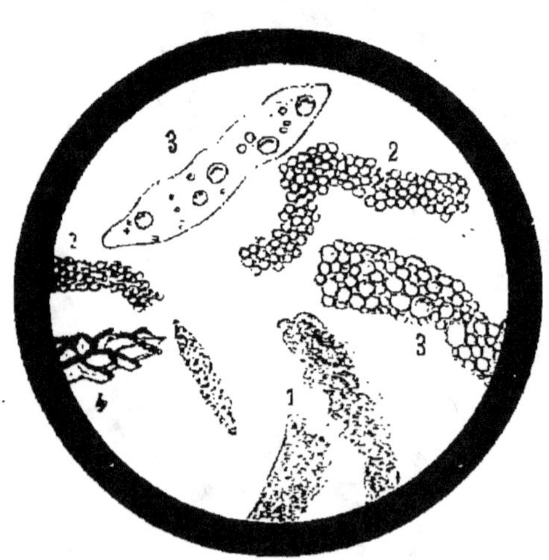

FIG. 354 — *Les cylindres urinaires jaunâtres.*
Examen en préparation humide, sans coloration. Grossiss. : 200.
1. Cylindres colloïdes ; 2. Cylindres hématiques ; 3. Cylindres graisseux ; 4 Pseudo-
cylindres d'acide urique.

tubuli contorti, mais *avec dégénérescence graisseuse* des cellules.

CYLINDRES ORGANISÉS. — Ils sont constitués par une matière fondamentale, réunissant des éléments figurés.

Cylindres hématiques. — Formés de globules rouges, ils sont l'indice de *congestion rénale* ou d'*hémorragie*.

Cylindres purulents. — La présence de leucocytes prouve l'existence d'une *suppuration rénale.*

Cylindres épithéliaux. — On y reconnaît les cellules des tubes collecteurs du rein : comme les cylindres muqueux, ils résultent du *catarrhe* des voies d'excrétion du rein.

Cylindres granuleux. — Nettement cylindriques, courts, friables. ils sont formés de granulations fines, réfringentes. Ce sont de beaucoup les plus importants. Castaigne et Rathery ont montré que les granulations viennent des cellules épithéliales des tubuli contorti altérés, et que leur constatation permet d'affirmer toujours l'existence d'une *néphrite*.

On voit, en résumé, que les cylindres granuleux, colloïdes ou graisseux appartiennent aux *lésions des tubuli contorti*; les cylindres muqueux, épithéliaux et purulents au *catarrhe* ou à la *suppuration* de la partie inférieure des tubes urinifères ; les cylindres fibrineux et hématiques aux *congestions* ou aux *hémorragies rénales*. Tous sont formés dans le rein et permettent d'affirmer l'existence d'une altération de cet organe.

PSEUDO-CYLINDRES. — Le diagnostic des cylindres est facile.

On aura soin cependant de ne pas les confondre avec les éléments suivants : amas de *microbes* (reconnaissables par coloration); *sels urinaires*, en cristaux réfringents ; *pigments urinaires* dans le *sarcome mélanique* et la *malaria*, caractérisés par leur couleur noire.

EXAMEN DES PRÉPARATIONS COLORÉES

Les préparations colorées ne permettent généralement pas de reconnaître les cylindres. Ils ont été dissociés ou détruits par les différentes manipulations (étalement, fixation, lavages, etc.) que l'on a dû faire.

Quels sont donc les éléments cellulaires que cette technique nous permettra de voir et de diagnostiquer ?

1° **Cellules épithéliales.** — Si l'on voit de grandes cellules, à protoplasma presque incolore, *chargées de microbes divers*, elles viennent du *vagin* ou du *méat urinaire*.

Les *cellules de l'urètre* peuvent se présenter avec le même aspect morphologique. Mais elles ne renferment pas de microbes, ou peu (et généralement alors une seule variété, des gonocoques par exemple). Cette différence est facile à expliquer : le passage constant de l'urine empêche les pullulations microbiennes, qui peuvent se produire au contraire au pourtour du méat ou dans la cavité vaginale.

Les cellules de la couche superficielle de la *vessie* sont plus petites, avec un noyau plus volumineux.

Les cellules du *bassinet* sont caudées.

Celles qui sont desquamées de l'*épithélium rénal* sont beaucoup plus petites, rondes ou ovales, à protoplasma clair ou granuleux.

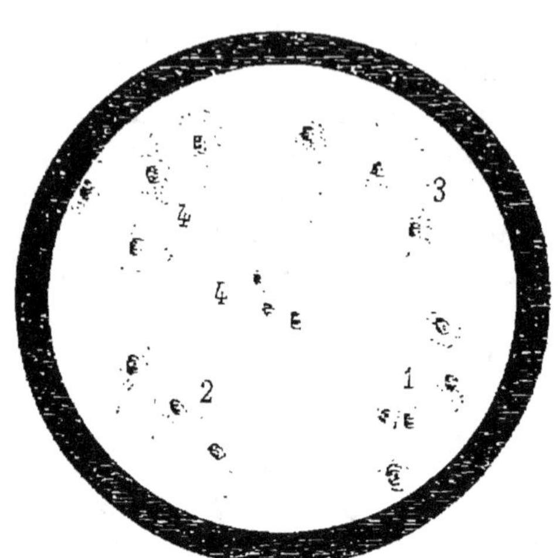

Fig. 835. — *Différentes variétés de cellules desquamées des voies urinaires.*

Coloration par la thionine. Grossiss. : 300. 1. Cellules rondes de l'épithélium rénal ; 2. Cellules allongées de la couche profonde de la vessie ; 3. Cellules caudées du bassinet ; 4. Cellules aplaties de la couche superficielle de la vessie et de l'urètre.

2° Leucocytes. — Pour les leucocytes, on peut se reporter à la description que nous en avons faite dans l'étude du sang.

Les polynucléaires sont aisés à reconnaître.

Quant aux mononucléaires, leur diagnostic avec les cellules épithéliales est souvent difficile. On se basera sur la dimension de l'élément, l'aspect de son noyau, et sur ce fait que les mononucléaires ne se montrent pas en placards, comme le font parfois les cellules épithéliales desquamées.

3° Globules rouges. — Quel que soit le mode de coloration employé, l'aspect du globule rouge est trop caractéristique, avec ses petites dimensions, son contour arrondi ou ovale, l'absence de noyau, *son centre généralement moins coloré*, pour que l'on ne le reconnaisse pas à première vue.

4° Spermatozoïdes. — Nous en avons fait la description dans l'étude du liquide spermatique (voir **p. 592**).

II. — *Sédiments urinaires.*

Définition et importance diagnostique. — Ce sont des éléments de nature chimique. qui peuvent se déposer dans l'urine et être vus au microscope.

Il est important de les connaître pour ne pas les confondre avec des éléments figurés, microbes. parasites ou cellules.

D'ailleurs, un moyen simple d'éviter l'erreur, est de se rappeler que ces sédiments ne seront visibles qu'en préparations humides. Sur les préparations colorées, les différentes manipulations (fixation, coloration, lavages) les font disparaître.

Description. — SÉDIMENTS ORGANIQUES. — Ils sont rares, et pratiquement peu intéressants. Ils se présentent sous forme de cristaux. Les principaux sont :

Tyrosine : fines aiguilles réunies en aigrettes ;

Xanthine : tablettes losangiques ;

Leucine : sphères à striation concentrique ;

SÉDIMENTS MINÉRAUX. — Les uns sont cristallins ; on rencontrera surtout :

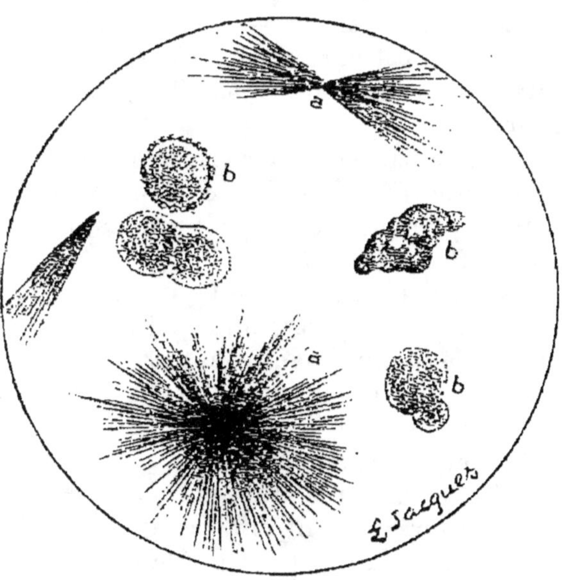

Fig. 356. — *a*) Tyrosine ; *b*) Leucine.

Phosphates ammoniacaux-magnésiens, en cristaux allongés (fig. 362 p. 853) ;

Acide urique : tablettes losangiques, hexagonales, ou fuseaux (fig. 363, p. 854) ;

Oxalate de chaux : forme octaédrique (fig. 364, p. 854).

Les autres sont amorphes, en fines granulations, isolées ou en amas :

Urates acides ;

Phosphates de chaux ;
Carbonates.

Valeur séméiologique. — L'interprétation de la valeur séméiologique des sédiments est très complexe.

En règle générale, on ne considérera leur présence comme pathologique que si elle est, non pas passagère, mais durable, et si les sels sont déjà précipités dans l'urine au moment de l'émission. La précipitation tardive peut en effet être accidentelle, due à la chaleur, à l'évaporation, à la fermentation des urines.

III. — **Pus**.

La pyurie est révélée par 3 modes d'examen.

Examen physique. — Le simple examen physique des urines purulentes est parfois caractéristique. Il peut arriver cependant que l'on soit trompé par la présence de sels en excès, de mucus, etc.

D'autre part, il peut arriver que les urines ne paraissent pas purulentes et cependant renferment des globules du pus ; elles restent presque claires et limpides, les leucocytes s'y trouvant en petite quantité.

Examen chimique. — La présence du pus sera révélée par l'ammoniaque. On acidifie l'urine avec l'acide acétique ; puis on ajoute de l'ammoniaque, et on agite avec une baguette de verre. L'urine purulente forme une gelée plus ou moins épaisse, semblable à du blanc d'œuf.

Examen microscopique. — L'examen microscopique permet de vérifier cette réaction, et même de la suppléer : les préparations colorées montrent des globules blancs, polynucléaires et mononucléaires (voir p. 549).

On devra se demander si la présence de ces éléments n'est pas due seulement à la présence du sang : dans ce cas, on trouve un grand nombre de globules rouges, et l'on reconnaît que la proportion entre globules rouges et globules blancs est sensiblement la même que dans le sang.

IV. — *Sang et Hémoglobine*.

La recherche du sang ou de l'hémoglobine dans l'urine est basée sur les constatations suivantes.

L'examen physique, qui montre des urines roses, rouges, brunes ou noires. Mais, d'une part, de petites hémorragies peuvent passer inaperçues par ce simple examen. En outre, la coloration anormale peut être due à d'autres causes, médicaments, pigments biliaires, urates, etc. Enfin, il ne permet pas de faire le diagnostic entre hématurie et hémoglobinurie.

L'examen spectroscopique, qui montre les raies caractéristiques de l'oxyhémoglobine, ou, par adjonction de sulfhydrate d'ammoniaque, de l'hémoglobine réduite (voir Spectroscopie, p. 49). Ce procédé est peu sensible : de petites quantités de sang ne seront pas décelées par lui. Par contre, un résultat positif permet d'affirmer la présence d'hémoglobine (hématurie ou hémoglobinurie).

L'examen chimique qui permet, par des procédés que nous avons étudiés ailleurs (voir Suc gastrique, p. 675), de mettre en évidence la présence d'hémoglobine. C'est la façon la plus sûre de déceler de petites traces d'hémoglobine (hématurie ou hémoglobinurie).

Rappelons aussi, pour mémoire, que le passage du sang dans l'urine entraîne fatalement la présence d'albumine. Il y a là une cause d'erreur dans le diagnostic des albuminuries, qui parfois ne sont pas rapportées à leur vraie cause.

L'examen microscopique enfin, sur préparation humide et sur préparation fixée et colorée, qui peut montrer la présence de globules rouges (voir p. 834 et p. 838). Il permet de diagnostiquer des hématuries, même d'une infime importance. Il permet, d'autre part, de faire le diagnostic entre hématurie et hémoglobinurie, puisque, dans le premier cas, il montre la présence de globules rouges, et n'en montre pas dans le second. On voit par conséquent que, s'il s'agit d'hémoglobinurie, le résultat de cet examen sera négatif.

Cause d'erreur à éviter. — Chez la femme, avant cette recherche, on s'assurera toujours que le *sang des règles* n'a pas pu se mêler à l'urine.

V. — *Chylurie.*

Diagnostic. — Les urines chyleuses ont un aspect blanc laiteux.

Au microscope, on y voit de fines gouttelettes de graisse. Il y a souvent association de globules rouges et blancs.

Par le repos, les urines chyleuses présentent une couche crémeuse qui se dissout dans l'éther.

Pathogénie. — La chylurie peut avoir une double origine :

a) La *chylurie parasitaire* est déterminée par la filaire ; ce parasite agit par obstruction, bouchant les lymphatiques qui se dilatent, d'où leur rupture possible dans la vessie et, comme résultat, la chylurie. Dans des cas plus rares, la chylurie dépend de la bilharzie, du tænia nana ou d'un strongle.

b) La *chylurie non parasitaire* est une affection de pathogénie souvent ignorée. Marion distingue deux formes, suivant que le passage du chyle dans l'urine se fait à la hauteur du rein (*chylurie sécrétoire*), ou au niveau des voies urinaires (*chylurie excrétoire*).

Il peut exister une fistule imperceptible livrant passage au chyle dans des conditions particulières, par exemple dans le décubitus dorsal : dans ce cas, le malade étant debout, la statique change, la fistule ne fonctionne plus, la chylurie cesse momentanément. Les causes déterminant ces fistules sont mal connues ; cependant on signale le traumatisme. les inflammations, la tuberculose des ganglions, les néoplasmes développés dans l'abdomen, affections qui entraînent une gêne dans la circulation lymphatique, et la formation de varices lymphatiques susceptibles de se rompre.

CHAPITRE XIII

BACTÉRIOLOGIE ET PARASITOLOGIE URINAIRES

Bactériologie urinaire.

Technique générale. — Ici encore, comme dans toutes les recherches bactériologiques, le problème se pose et peut être résolu de deux façons différentes.

Tantôt on soupçonne et on recherche chez un malade la présence dans les urines de tel ou tel microbe déterminé. C'est par exemple un cas de cystite, et l'on veut chercher le gonocoque ; une tumeur rénale, et l'on veut voir si les urines renferment des bacilles tuberculeux ; une convalescence de fièvre typhoïde, et l'on croit utile, au point de vue prophylactique, de constater dans les urines la présence ou l'absence du bacille typhique.

Dans ce cas, la technique sera très différente suivant le microbe que l'on recherche. Pour l'un, c'est l'examen direct sur lame colorée ; pour l'autre, l'inoculation ; pour un autre, la culture qui fournira le caractère pathognomonique sur lequel on basera le diagnostic.

Aussi devons-nous nous contenter ici de renvoyer aux notions de bactériologie (voir Livre II, p. 89), dans lesquelles on trouvera pour chaque microbe les caractères qui permettent d'en établir le diagnostic.

Tantôt le problème est tout autre. On est en présence d'une urine que l'on sait ou que l'on croit septique, et l'on veut déterminer la nature des microbes qu'elle contient. Il faut alors dans ce cas employer successivement les différentes techniques — examen direct sans coloration, examen sur lame colorée, inoculation, cultures — jusqu'au moment où l'on a trouvé le caractère pathognomonique qui permet de se prononcer à coup sûr.

Passons en revue les principaux microbes que l'on peut rencontrer dans l'urine, et voyons les particularités sur lesquelles il peut être utile ici d'attirer l'attention.

Bacille tuberculeux. — L'importance de sa recherche dans l'urine est telle, pour le diagnostic précoce et le traitement de la tuberculose rénale, qu'il convient de bien préciser les conditions de la recherche, et les déductions à tirer des résultats.

Recherche par examen direct. — Il faut examiner l'urine *fraîche* et *acide* : car, dans une urine émise depuis plusieurs heures, et devenue neutre ou alcaline, le bacille tuberculeux est plus difficile à reconnaître.

On doit se méfier spécialement ici des acido-résistants, et en particulier du bacille du smegma (voir p. 180). Aussi doit-on faire la recherche, chaque fois que c'est possible, dans l'urine prise directement dans la vessie, par cathétérisme, après lavage de l'urètre ; — ou bien, ce qui est préférable encore, dans l'urine recueillie dans l'uretère ou le rein, par *cathétérisme urétéral*.

Souvent les bacilles sont peu abondants dans l'urine, bien qu'il s'agisse cependant de tuberculose rénale avérée. Une recherche négative ne doit donc pas faire éliminer cette affection. Si le résultat est négatif, il faut répéter l'examen à plusieurs jours d'intervalle, car les bacilles sont fréquemment éliminés par intermittence.

On peut aussi centrifuger l'urine : pour obtenir la précipitation des bacilles, on doit modifier la densité de l'urine, résultat que l'on obtient en ajoutant une partie d'alcool à 50° pour 4 parties d'urine.

Parfois, par contre, ils sont en amas très volumineux, dont on ne soupçonne pas au premier abord la nature.

Quand les bacilles sont très abondants, il n'est pas rare d'assister, après la néphrectomie, à l'apparition de phénomènes fébriles, qui semblent dus, soit à une bacillémie passagère, soit à une colonisation nouvelle, localisation dans le tissu cellulo-graisseux de l'incision, épididymite, phlébite, congestion pleuro-pulmonaire, méningite.(Marion).

Inoculation. — Les statistiques montrent que, dans la tuberculose rénale, l'examen direct est négatif *4 fois sur 5.* Pour cette raison, et aussi pour éliminer les acido-résistants, *il est bon de contrôler tout résultat, positif ou négatif, par l'inoculation au cobaye.*

Cette inoculation se fait par la méthode classique, c'est-à-dire par l'injection sous-cutanée du dépôt de l'urine centrifugée.

Noguès recommande d'injecter 1 centimètre cube d'urine dans le péritoine et 1 centimètre cube sous la peau : les lésions se développent ainsi plus rapidement et plus nettement.

On peut aussi centrifuger une certaine quantité d'urine (1/2 litre par exemple), et inoculer le culot de centrifugation dilué dans un peu d'eau salée.

On n'oubliera pas que, même si l'inoculation au cobaye est négative, il ne faudra pas affirmer l'absence de tuberculose rénale. Deux ou trois nouveaux essais devront être faits à quelques semaines, ou à quelques mois d'intervalle.

On voit que cette méthode peut, elle aussi, donner une réponse négative, alors qu'une opération ultérieure démontrera l'existence d'une tuberculose urinaire.

Interprétations des résultats. — Deux cas doivent être envisagés.

Exceptionnellement, il s'agit de bacilles tuberculeux trouvés dans des urines claires, ne renfermant pas de pus. Il faut penser alors à :

a) *tuberculose urinaire tout à fait au début ;*
b) *néphrite chez un tuberculeux avéré ;*
c) *bacillurie.*

Le plus souvent, on trouve, associés, bacilles tuberculeux et pyurie : actuellement on considère que cette association permet d'affirmer la tuberculose urinaire, et, *98 fois sur 100,* la tuberculose rénale.

Autres microbes. — Parfois, bien que les urines soient purulentes, on ne décèle aucun microbe, au moins par la recherche directe sur lame. C'est là un signe négatif de grande valeur en faveur de tuberculose.

« Une pyurie aseptique, même en l'absence du bacille tuberculeux, doit être considérée comme tuberculeuse » (Albarran).

La présence d'un microbe banal n'a de valeur que si la recherche a été faite dans une urine fraîche. Ce microbe démontre alors une infection surajoutée, d'origine vésicale ou rénale. On peut trouver le streptocoque, le staphylocoque, le colibacille, des anaérobies.

Colibacille. — Il est banal de le rencontrer dans l'urine, au cours d'une infection même légère (*lithiase, néphrite, pyélite, cystite,* etc.). Il peut s'y trouver en très grande abondance. Il est l'agent le plus habituel des *bactériuries.* On peut l'y voir sous toutes ses formes : en éléments courts presque ovoïdes, en bâtonnets, ou en longs filaments flexueux (fig. 357).

On ne peut affirmer le diagnostic qu'après avoir constaté ses caractères morphologiques et de culture (voir p. 97).

Sa présence et son abondance ne permettent aucune déduction sur la gravité de l'infection.

Gonocoque, Streptocoque, Bacille typhique, Staphylocoque, etc. — Pour la recherche, le diagnostic et la signification de ces microbes, nous n'avons à donner ici aucune notion particulière (voir Bactériologie).

Microbes des urines fermentées. — Parfois l'examen bactériologique des urines ne pourra être fait que quelques heures après l'émission. Il faut donc connaître, pour les éliminer, les microbes saprophytes qui peuvent s'y développer (fig. 357).

Les principaux sont :

1° Le *micrococcus ureæ,* formé d'éléments arrondis, groupés par deux, ou en chaînettes.

2° La *sarcina ureæ,* dont les éléments, arrondis ou ovales, se disposent le plus souvent par quatre, prenant un aspect en ballot, caractéristique.

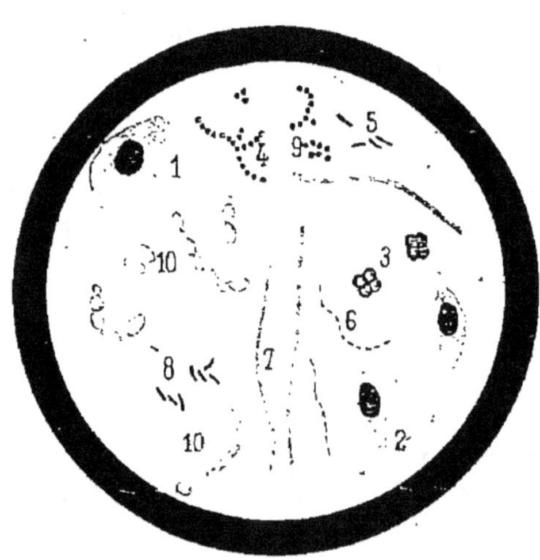

FIG. 355. — *Eléments figurés de l'urine.*

Coloration par la thionine. Grossiss. : 700.
1. Cellules de l'urètre ; 2. Cellules de la vessie ; 3. Sarcina ureæ ; 4. Micrococcus ureæ ; 5. Colibacilles ; 6. Vibrions ; 7. Leptothrix ; 8. Bacilles ; 9. Cocci ; 10. Saccharomyces cerevisiæ.

3° Le *saccharomyces cerevisiæ* se développe de préférence dans l'urine des diabétiques. Il est constitué par des éléments ovoïdes, réfringents et bourgeonnants.

Parasitologie urinaire.

Sauf quelques cas exceptionnels, on n'a rencontré dans l'urine, assez fréquemment pour que nous devions en parler ici, que les parasites suivants.

1° Parmi les *parasites végétaux* ou *champignons*, on a cité quelques rares cas de présence d'*Oospora*, dans l'urine de sujets considérés comme atteints de néphrite aiguë ou de tuberculose rénale (Sartory).

2° Parmi les protozoaires, différents *spirochètes*, et en particulier l'agent pathogène de la *spirochétose ictéro-hémorragique* (voir p. 228). On aura soin de recueillir l'urine avec les précautions voulues, pour ne pas être trompé par les spirochètes qui peuvent se trouver au niveau du méat urinaire à l'état normal (Fiessinger).

3° Le *trichomonas vaginalis*, petit flagellé, ovoïde, d'environ 20 µ de long, avec trois flagelles à l'une de ses extrémités (fig. 358). C'est un parasite fréquemment associé au catarrhe vaginal avec sécrétion acide. Il peut passer dans l'urine au moment de la miction, et même envahir l'urètre et la vessie.

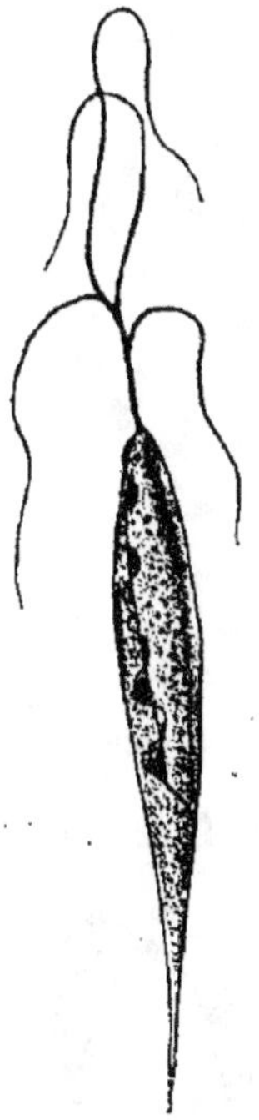

Fig. 358. — *Trichomonas vaginalis.*

Grossis. : 1.500.

4° Des *embryons de filaires* qui peuvent passer dans l'urine par rupture dans les voies urinaires de vaisseaux sanguins ou lymphatiques : ils seront donc associés à l'hématurie ou à la chylurie. Nous les avons décrits à propos du sang (voir p. 392).

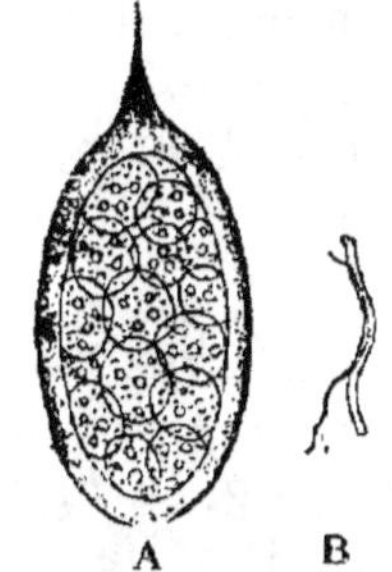

Fig. 359. (D'après Neveu-Lemaire.) — *Schistosomum haematobium (Bilharzie).*

A. Œuf, grossiss. : 150. B. Mâle et femelle accolés, grandeur naturelle. La femelle, filiforme, est partiellement enfermée dans le canal gynécophore.

5° Des éléments de *kyste hydatique* rompu dans les voies urinaires, c'est-à-dire des lambeaux de membrane stratifiée, des vésicules hydatiques complètes, des têtes d'échinocoques, enfin des crochets (voir pp. 531 et 533).

6° Des œufs de *bilharzia hæmatobia (schistosomum hæmatobium)*. Le parasite vit dans le système porte, et peut éliminer ses œufs à travers les parois de la vessie. Le traumatisme produit par leur passage entraîne des hématuries.

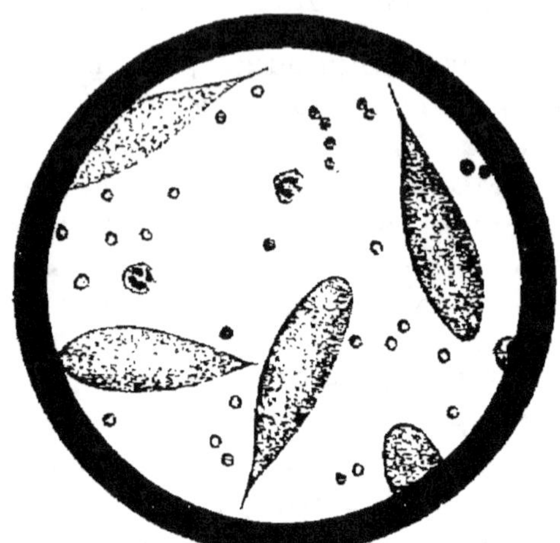

FIG 360. — *Œufs de Bilharzie dans des urines centrifugées.*

Examen sans coloration. Grossiss. : 150 On reconnaît les œufs à leur volume
et à leur éperon caractéristique. On voit en outre des éléments relativement
beaucoup plus petits, globules rouges et polynucléaires.

L'œuf ovoïde a 150 μ de long, et 60 μ de large. Il y a un long
éperon terminal (fig. 360).

Nous avons insisté, en hématologie, sur l'importance de cette affection et de ses complications, et sur
l'efficacité du traitement par l'émétine (voir p. 391).

7° Des œufs de *strongle géant* (*eustrongylus visceralis*). Le parasite, qui
a de 0 m. 20 à 1 mètre de long, se loge
dans le bassinet (fig. 361). Il a été signalé dans différents pays, rarement
en France, souvent en Italie. On
trouve dans les urines sanguinolentes
des œufs brunâtres, ellipsoïdes, de
60 μ sur 40 μ, à coque épaisse et cri-
blée de dépressions.

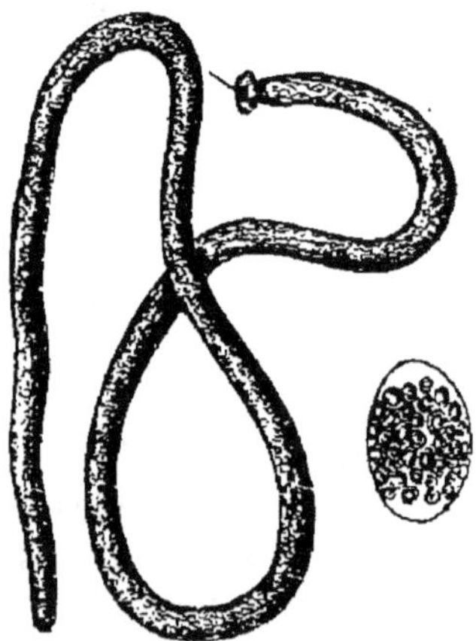

FIG. 361. (D'après Neveu-Lemaire.) — *Eustrongylus visceralis (Strongle géant).*

Mâle, grandeur naturelle. On
voit sortir un spicule par
l'extrémité caudale. A gauche, œuf : grossiss : 200.

Il faut se rappeler qu'il peut y avoir
dans l'urine des cylindres fibrineux,
atteignant une longueur de 5 et 10
centimètres, et qui sont pris parfois pour des vers.

Un examen attentif montre qu'ils ne sont pas organisés.

CHAPITRE XIV

CALCULS URINAIRES

Composition. — Les calculs urinaires sont en général des mélanges de différentes substances, aussi obtient-on des réactions peu nettes, quand on se propose d'étudier leur constitution : il faut d'ordinaire recourir à une analyse délicate.

Les calculs urinaires les plus fréquents sont les calculs d'acide urique et d'urates, puis les calculs de phosphates, enfin les calculs d'oxalates.

Diagnostic. — Les *calculs d'acide urique*, calcinés sur une lame de platine, brûlent sans laisser de résidu notable ; traités par la lessive de soude caustique à l'ébullition, ils ne dégagent pas d'ammoniaque. — Les *calculs d'urate d'ammoniaque* brûlent sans laisser de résidu notable ; ils dégagent des vapeurs ammoniacales, lorsqu'ils sont traités par la lessive de soude caustique à l'ébullition.

Les *calculs de phosphates* ne brûlent pas ; ils se dissolvent dans les acides chlorhydrique et acétique, sans effervescence.

Les *calculs d'oxalates* sont dissous par l'acide chlorhydrique sans effervescence, mais ne sont pas dissous par l'acide acétique ; après calcination, ils sont dissous par l'acide acétique avec effervescence (transformés en carbonates par la calcination).

On peut trouver d'autres calculs (*calculs de cystine, de xanthine*, etc.). Ils sont très rares ; mais ces substances sont assez souvent présentes dans les calculs uratiques, phosphatiques et oxaliques.

CHAPITRE XV

DIAGNOSTIC D'UN TROUBLE OU D'UN DÉPOT URINAIRE

Les principales causes. — En présence d'urines troubles ou présentant un dépôt, l'on doit songer aux causes suivantes, qui peuvent, bien entendu, être isolées ou associées :

Éléments minéraux : *phosphates, carbonates.*

Éléments organiques : *acide urique, urates, oxalates.*

Éléments figurés : *Globules rouges, globules blancs, cellules épithéliales, cellules néoplasiques, débris de tumeurs, chyle ;*

Microbes, champignons, œufs de parasites, embryons ou parasites adultes ;

Cylindres, d'origines très différentes, et souvent de composition complexe.

Technique de l'examen. — L'examen doit être fait sur des *urines fraîches,* autant que possible. En effet, très rapidement, en quelques heures parfois, il se développe dans l'urine une grande quantité de microbes ou de levures, dont les germes sont venus la souiller au moment de l'émission, ou se trouvaient dans l'urine même, mais en petite quantité.

Suivant le cas, l'examen portera sur la totalité des urines, uniformément troubles, ou, au contraire, plus particulièrement sur le dépôt. La centrifugation, qui a l'avantage de rassembler les éléments, est utile quand le trouble est léger et qu'il n'y a pas de dépôt. Mais elle a l'inconvénient d'altérer certains éléments, tels que les cylindres : on doit donc toujours l'associer à l'examen direct.

D'une façon générale voici comment il est logique de conduire le diagnostic : noter d'abord l'*aspect* du trouble ou du dépôt, ce qui permet déjà de penser plutôt à telle cause ou à telle autre ; rapprocher ce premier renseignement des notions cliniques sur le malade, si l'on en possède. On est alors orienté, suivant le cas, dans le sens d'un trouble par éléments non figurés (minéraux ou organiques), ou au contraire par éléments figurés.

Pense-t-on qu'il s'agit d'éléments non figurés ? on fera d'abord les *recherches chimiques* que nous indiquons, pour les compléter ensuite par l'examen microscopique, s'il y a lieu.

Croit-on qu'il s'agit d'éléments organisés ? on fera immédiatement l'*examen microscopique* en préparations humides, puis sèches et colorées. Et l'on pourra compléter par l'examen chimique, si l'on constate la présence exclusive ou l'association d'éléments minéraux ou organiques.

Bien entendu, enfin, les *cultures microbiennes* et les *inoculations* aux animaux viendront en dernier lieu, réservées à quelques cas particuliers, lorsque, par examen direct, on verra ou l'on soupçonnera la présence de microbes à déterminer.

1° Principaux renseignements fournis par l'examen physique des urines.

I. — **Moment d'apparition du trouble**. — Il peut être : immédiat, précoce, tardif.

a) *Trouble immédiat (au moment de l'émission)* : abondance *d'éléments figurés*, globules du pus, globules rouges, cellules épithéliales, cylindres, microbes, levures, parasites ; — *sels en excès* : oxalate de chaux, etc. ; — chylurie.

b) *Trouble précoce (quelques minutes après l'émission)* : précipitation, par refroidissement, de l'*acide urique* et des *urates*.

c) *Trouble tardif (plusieurs heures après l'émission)* : précipité floconneux de cellules épithéliales urétrales ou vaginales, ou de pseudo-mucine ; — transformation de l'urée en *carbonate d'ammoniaque*, par fermentation ammoniacale ; — *précipitation* de *phosphates* ammoniaco-magnésien, tricalcique, bicalcique, de *carbonate de chaux*, d'*oxalate de chaux* ; — développement de microorganismes, *microbes* ou *levures*.

II. — **Rapidité de formation du dépôt**. — Elle est plus rapide pour les sels minéraux, qui sont plus denses.

III. — **Couleur du trouble et du dépôt**. — Ils peuvent être : blanc, ou noir, ou d'un rouge variable.

a) *Blancs : phosphates, carbonate, oxalate de chaux*; — parfois *acide urique; cellules épithéliales, globules du pus*.

b) *Noirâtres : sang altéré*; — *pigment mélanique* (paludisme, cancer mélanique).

c) *Rouge-orangé et rouge-brique : acide urique* (le dépôt peut aussi être blanc); *urates* d'ammoniaque, de soude, de potasse.

d) *Rose-rouge, rouge-brun : sang* .

IV. — **Effet de l'ébullition.** — Elle peut, tantôt faire disparaître un trouble qui existait; tantôt au contraire faire apparaître un trouble, ou augmenter celui qui existait déjà.

a) *Disparition d'un trouble : acide urique, urates*.

b) *Apparition d'un trouble :* en urine acide, ce sont des *matières albuminoïdes* proprement dites (sérine-globuline) ou des *nucléo-albumines*; — en urine neutre ou alcaline, des *matières albuminoïdes*, ou des sels qui étaient maintenus en dissolution par l'acide carbonique que la chaleur a chassé : *phosphates terreux* (de chaux et de magnésie) et *carbonates*.

2° Principaux renseignements fournis par l'examen chimique des urines.

I. — **Effet des acides**. — Ils peuvent : faire disparaître un trouble; n'avoir pas d'action sur lui; ou enfin faire apparaître un trouble ou augmenter celui qui existe déjà.

a) *Disparition d'un trouble ou dépôt.* — Par un acide quelconque (acétique, chlorhydrique, etc.) :
Avec dégagement gazeux : *carbonate de chaux;*
Sans dégagement gazeux : *albumines acéto-solubles, phosphates calciques, phosphate ammoniaco-magnésien.*
Par l'acide chlorhydrique seul : *oxalate de chaux.*

b) *Pas de disparition d'un trouble ou dépôt : acide urique, urates.*

c) *Apparition d'un trouble ou précipité par l'acide azotique :* si le précipité ne disparaît pas par la chaleur, *matières albu-*

minoïdes et *nucléoalbumines*; — s'il disparaît par la chaleur, un précipité amorphe est de l'*acide urique* (excès d'urates), un précipité cristallisé de l'*azotate d'urée* (excès d'urée).

II. — **Effet des alcalis.** — C'est l'effet produit par la potasse, la soude, l'ammoniaque, ou la fermentation ammoniacale spontanée.

a) *Dissolution :* acide urique, urates d'ammoniaque, de soude, de potasse.

b) *Pas de disparition*, ou *apparition d'un trouble* qui n'existait pas : *microbes, cellules épithéliales ;* — *oxalate de chaux, carbonate de chaux, phosphates* bicalcique

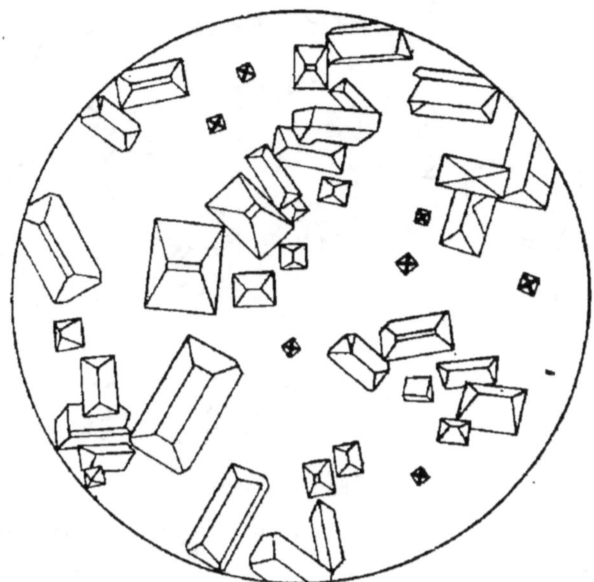

Fig. 362. — *Cristaux de phosphate ammoniaco-magnésien.*

et tricalcique et phosphate ammoniaco-magnésien.

c) *Formation d'une masse gélatineuse, filante et visqueuse :* présence de *pus*.

III. — **Recherche chimique de l'hémoglobine.** — Ces procédés, que nous avons étudiés ailleurs (voir p. 675 et ·p. 841), donnent les indications suivantes :

a) *Résultat positif :* certitude de la présence d'hémoglobine.

b) *Résultat négatif :* pas d'hémoglobine, ou en très infime quantité.

3° Principaux renseignements fournis par l'examen microscopique des urines.

I. — **Préparations non colorées, humides ou sèches.** — On y voit des éléments, dont on fait le diagnostic en se basant sur les caractères de forme, dimensions, couleur, aspect, mobilité, etc.

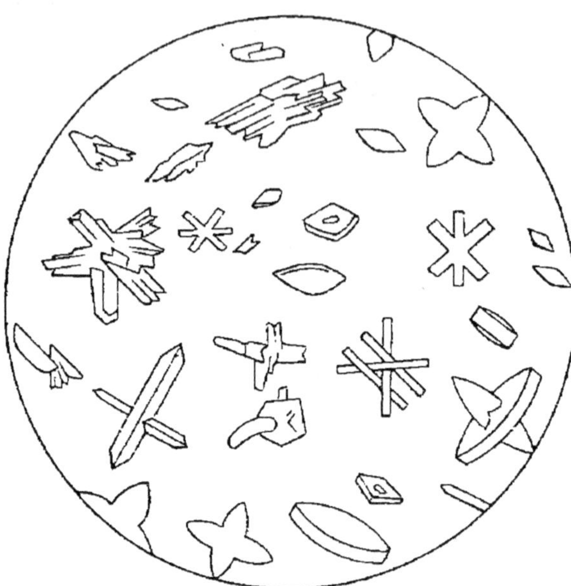

FIG. 363. — *Cristaux d'acide urique.*

a) *Cellules et cylindres : globules blancs, globules rouges, cellules épithéliales :* les différentes variétés de *cylindres : spermatozoïdes.*

b) *Microbes* et *parasites : cocci, bâtonnets, levures; œufs ou embryons* de parasites, *parasites adultes.*

c) *Cristaux :* — *d'acide urique* (volumineux, rouges, semblables à une meule à aiguiser, à une rosace, ou, au contraire, plus petits, losangiques, blancs) ;

— *d'oxalate de chaux* (transparents, réfringents, aspects de lettre, de pyramide, de prisme, de sablier); — *de phosphate ammoniacomagnésien* (prismes allongés, feuilles de fougère); — *de phosphate bicalcique* (cristaux en aiguilles, en croix ou en rayons).

d) *Granulations amorphes : urate* acide de soude, carbonate de chaux, phosphate tricalcique.

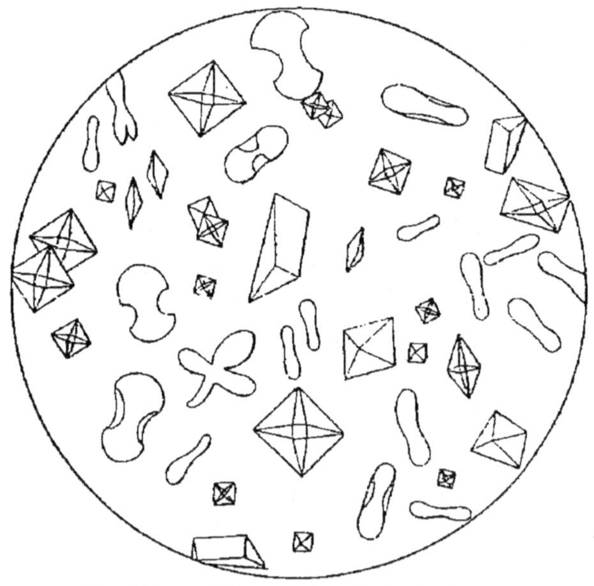

FIG. 364. — *Cristaux d'oxalate de chaux.*

e) *Sphères épineuses brunâtres : urate d'ammoniaque.*

II. — Préparations colorées. — Les différentes manipulations les débarrassent des sels. On n'y voit que : microbes, levures, parasites; cellules épithéliales, globules blancs et rouges, spermatozoïdes ; cellules néoplasiques; cylindres parfois.

4° Renseignements fournis par les cultures
et les inoculations.

Ces méthodes seront utilisées en dernier lieu, pour préciser ou confirmer le diagnostic des microbes, champignons, levures et autres parasites que l'examen microscopique n'a pas permis d'identifier.

LIVRE IX

RÉSUMÉ DES RECHERCHES DE LABORATOIRE APPLICABLES AU DIAGNOSTIC DES PRINCIPALES AFFECTIONS MÉDICALES ET CHIRURGICALES (1).

ABCÈS CHAUD

Le laboratoire peut être appelé à trancher successivement les deux questions suivantes, surtout s'il s'agit d'abcès profonds :
1° Y a-t-il abcès ?
2° Quel est son agent pathogène ?

I. — Y a-t-il abcès ?

La ponction exploratrice est évidemment le moyen le plus sûr, quand on peut et veut la pratiquer. On se méfiera cependant des résultats négatifs, car il y a de multiples causes d'erreur :

Ponction n'atteignant pas le siège exact de l'abcès ;

Aiguille non vérifiée, obstruée ou peu perméable ;

Aiguille trop fine, par laquelle le pus épais ne passe pas.

Par suite, *quand on ne fera pas* de ponction (abcès profond), ou *quand on se méfiera* d'un résultat négatif, on devra rechercher les trois signes hématologiques suivants :

1° Recherche du *réticulo-diagnostic d'Hayem :* présence d'un *réticulum fibrineux* phlegmasique franc (voir p. 410). La préparation est assez difficile à transporter, et ne se conserve guère que 4 à

---

(1) Nous ne mentionnons pas ici toutes les affections citées dans le cours de cet ouvrage, mais seulement celles pour le diagnostic desquelles les recherches de laboratoire offrent un intérêt particulier. La table des matières permettra de retrouver aisément les renseignements qui concernent les autres.

5 heures : il est donc préférable de faire l'examen microscopique auprès du malade, *bien que ce ne soit pas indispensable.*

2° Présence d'une *leucocytose abondante* (voir p. 295). On l'apprécie exactement par numération avec l'hématimètre, mais on peut la constater facilement par simple examen du sang frais et des lames de sang sec (voir p. 289).

3° Présence d'une polynucléose intense (voir p. 302).

Ces trois caractères sont très importants, sans être pathognomoniques, car on peut les trouver dans certaines infections aiguës non suppurées. Ils sont cependant, dans ce dernier cas, moins accentués généralement, sauf pour la pneumonie. Remarquer que les deux derniers peuvent être reconnus sur 2 à 3 lames de sang sec, faites auprès du malade, et emportées au laboratoire.

On peut aussi rechercher, sur lame de sang sec, la présence de globules blancs à granulations iodophiles (voir p. 313).

II. — Quel est son agent pathogène ?

1° *Si l'on n'a pas de pus,* l'examen du sérum sanguin (séro-diagnostic) peut donner une *probabilité* pour ou contre quelques infections :

Infections à pneumocoques. La culture d'un peu de salive du malade dans son propre sérum (voir p. 162) donne en 24 heures des pneumocoques agglutinés. Cette agglutination prouve seulement que le malade *a* une infection à pneumocoques. Mais son abcès peut être dû à des micr bes associés.

Infection à bacilles typhiques. Le séro-diagnostic (voir p. 444), s'il est négatif, permet de rejeter l'hypothèse d'une infection à bacilles typhiques. S'il est positif, il prouve que la malade *a ou a eu* une infection à bacilles typhiques. Mais son abcès peut être dû à des microbes associés.

2° *Si l'on a du pus :*

Nous avons donné en un chapitre spécial (p. 567) la marche à suivre pour diagnostiquer sa nature.

Donnons ici simplement cette règle générale :

L'aspect *macroscopique* du pus des abcès *aigus,* les *caractères de forme et de coloration des microbes* que l'on trouve parfois nombreux sur les lames colorées, joints aux *renseignements cliniques,* suffisent pour que l'on puisse *pratiquement* se prononcer dans la majorité des cas. Mais on ne peut presque toujours avoir une certitude absolue, rigoureusement scientifique, qu'en vérifiant cette probabilité par la constatation des caractères de culture et d'inoculation du microbe qui paraît en jeu.

ABCÈS DU CERVEAU ET DU CERVELET

Voir *Abcès chaud* (p. 857) et *Abcès froid*.

Pour éliminer les autres affections cérébrales (voir *Tumeurs du cerveau*, p. 921).

ABCÈS CHRONIQUE ENKYSTÉ

Il peut ne provoquer que des réactions hématologiques très atténuées, et par suite peu caractéristiques.

ABCÈS DU FOIE

Voir *Abcès chaud* (p. 857) et *Abcès tropical*.

ABCÈS FROID

Mêmes recherches que pour l'*Abcès chaud* (p. 857).

Mais les réactions hématologiques sont généralement moins intenses (réticulum fibrineux moins net, leucocytose et polynucléose moins élevées).

Pour la recherche de l'agent pathogène, voir *Bacille tuberculeux*.

Il faut avoir présentes à l'esprit les deux notions suivantes : 1° les bacilles tuberculeux sont parfois abondants dans le pus, isolés ou en amas, faciles à reconnaître ; parfois, au contraire, on n'en trouve pas dans le pus, mais seulement en grattant les parois de l'abcès.

2° Le plus souvent, surtout pour les abcès froids fistulisés, il y a des infections secondaires, et par suite on tr uve aisément de nombreux microorganismes, staphylocoques, colibacilles, etc., dont la présence ne doit pas, bien entendu, faire éliminer l'origine tuberculeuse de l'abcès.

ABCÈS PÉRINÉPHRÉTIQUE

Voir *Abcès chaud* et *Abcès froid*.

ABCÈS PROVOQUÉ

(Voir p. 573).

ABCÈS RÉTROPHARYNGIEN

Voir *Abcès chaud*.

ABCÈS SOUS-PHRÉNIQUE

Voir *Abcès chaud*.

ABCÈS TROPICAL

On fait le diagnostic d'abcès par les signes communs aux *Abcès chauds* u aux *Abcès froids*.

Suivant la remarque de Ravaut et Charpin, — remarque d'autant plus importante que les abcès dysentériques du foie se multiplient actuellement, même sous nos climats tempérés, — « dans le diagnostic de l'amibiase hépatique, un certain nombre de renseignements, sur lesquels le médecin se croit en droit de compter, peuvent faire défaut et égarer son diagnostic : *Il faut bien se persuader qu'un malade peut n'avoir dans son passé aucun signe dysentérique net, qu'il peut n'avoir jamais quitté la France, qu'il peut ne pas présenter de fièvre, que ses selles, d'apparence normale, peuvent ne contenir ni amibes ni kystes, et cependant une ponction exploratrice peut révéler la présence d'amibes colonisant au niveau de son foie ».*

Pour déceler l'origine dysentérique amibienne, voir *Dysenterie*, p. 110. Les amibes seront recherchées : dans les matières fécales, dans le pus de l'abcès, et dans les parois de l'abcès.

ACCÈS PERNICIEUX

Voir *Paludisme* (p. 908).

ACÉTONÉMIE

Voir *Diabète* (p. 878) et *Coma diabétique* (p. 875).

ACNÉ

Penser à la syphilis, et faire une séro-réaction.
Recherche du demodex folliculorum (p. 247).

ACROMÉGALIE

On peut faire une séro-réaction en vue d'une origine syphilitique possible (S. acquise ou S. héréditaire).
Voir aussi *Tumeurs du cerveau* (p. 921).

ACTINOMYCOSE

Quand on soupçonne l'actinomycose, on doit rechercher le parasite par *examen direct* : dans un fragment du tissu envahi ou d'une fongosité (enlevés par biopsie ou raclage) ; dans le pus ; plus rarement dans les crachats, les matières fécales, les urines, le liquide céphalo-rachidien.

Pour cette technique de recherche et de diagnostic, voir p. 197.

On doit avoir bien présentes à l'esprit les notions suivantes :

1° Le diagnostic ne se fait guère que par *examen direct*, sans coloration ou avec coloration : car les cultures et inoculations s nt d'une technique délicate.

2° Le grain jaune, élément caractéristique, ne se trouve pas toujours dans le pus : il faut parfois *le chercher profondément*, dans les fongosités et les anfractuosités de l'abcès.

3° La recherche du grain jaune doit être faite rapidement, après que le pus a été recueilli, car il se déforme et bientôt n'est plus reconnaissable.

4° La recherche est souvent négative, en particulier lorsque le malade est déjà soumis au traitement ioduré.

5° Lorsque l'examen direct donne un résultat négatif, ou lorsqu'il s'agit de lésions n'ayant pas de communication avec l'extérieur, et que par suite le pus ne peut pas être examiné, il faut s'adresser au *séro-diagnostic* (voir p. 199).

ADÉNIE DE TROUSSEAU

1° La première question à résoudre est de savoir s'il s'agit d'adénie ou de leucémie lymphatique. Elle ne peut être tranchée que par l'*examen du sang*, car les symptômes cliniques sont presque identiques.

A la place des caractères si particuliers de la leucémie lymphatique (voir p. 897), on trouve, *au point de vue des globules blancs, un sang sensiblement normal :* nombre total normal, ou légèrement augmenté ou diminué ; formule leucocytaire normale, ou encore avec polynucléose légère ou mononucléose modérée.

Quant aux globules rouges, il y a généralement *anémie*, souvent très accentuée.

2° On peut se demander si l'affection n'est pas d'origine syphilitique : faire une séro-réaction.

ADÉNOPATHIES

Pour le diagnostic étiologique, faire les recherches suivantes :

1° Examen des *globules blancs* du sang. Les *infections banales*, de même que la *tuberculose* et le *cancer*, provoquent généralement de la leucocytose et de la polynucléose.

La *leucémie lymphatique* (p. 897) a une formule sanguine tout à fait caractéristique ; *or il n'est pas rare que, cliniquement, les adénopathies leucémiques soient attribuées à une origine autre que la leucémie :* c'est une erreur grave, qu'il faut éviter à tout prix.

2° Faire une séro-réaction, en vue de la syphilis possible.

3° *Recherche des microbes et des parasites dans le suc ganglionnaire :* voir *peste, morve, trypanosomoses,* etc.

Dans certains cas, songer à la possibilité d'engorgements ganglionnaires et lymphatiques par la *filaire nocturne* (voir p. 392 et 887).

ALBUMINURIE

1° *Examen chimique des urines* (p. 795). Cet examen, plusieurs fois répété, permettra de connaître le taux de l'albuminurie, ses variations d'un jour à l'autre ou dans les différentes périodes de la journée (albuminurie orthostatique, albuminurie digestive, etc.).

2° *Examen microscopique des urines* (p. 832). Pour diagnostiquer les albuminuries d'origine rénale (présence de cylindres), d'origine génitale (spermatozoïdes), et aussi les fausses albuminuries par présence de sang ou de pus (voir p. 794).

3° *Examen du sang* : séro-réaction, pour déceler l'origine syphilitique possible.

Voir *néphrites* (p. 904).

ALBUMINURIE SIMULÉE

(Voir p. 804).

AMYGDALITES

Voir *Angines*.

ANASARQUE

1° *Examen des urines* (Voir *Albuminurie, Néphrites*).

2° *Examen du sang*. Il n'est pas rare que des œdèmes généralisés soient attribués à une affection cardiaque ou rénale, et soignés comme tels (diète, diurétiques, etc.), alors qu'il s'agit d'anémie pernicieuse, dont le traitement doit être tout différent. *Quelque paradoxal que ce fait paraisse, le diagnostic clinique des anémies graves est souvent très difficile, à cause précisément de la présence d'anasarque.* Mais l'examen du sang lève rapidement tous les doutes (voir anémie pernicieuse, p. 863).

ANÉMIES

Toute anémie, surtout si son étiologie est incertaine, comporte un examen approfondi du sang. Il sera, le plus souvent, utile de poursuivre les recherches dans l'ordre suivant :

1° Faire des lames de sang sec pour étudier : a) les *globules rouges :* volume, forme, affinités colorantes; présence ou non de globules rouges à granulations basophiles, à noyaux, à parasites; b) les *globules blancs :* nombre approximatif, formule leucocytaire, présence ou non de myélocytes; c) les *parasites*, hématozoaires, embryons, etc.; d) les *hématoblastes*.

2° Faire la *numération*, avec un *hématimètre*, des globules rouges, des globules blancs et des hématoblastes.

3° Mesurer la *quantité d'hémoglobine* (voir p. 279).

4° *Examiner, dans la cellule à rigole, du sang frais,* en particulier si l'on veut rechercher les embryons de filaire, qu'il est plus facile de reconnaître à l'état vivant (voir p. 322).

5° Rechercher la *résistance globulaire,* en particulier s'il y a de l'ictère ou du subictère, pour dépister les ictères hémolytiques.

6° Faire des *recherches bactériologiques* (ensemencement du sang et inoculations), si l'on soupçonne une infection sanguine.

7° Faire une séro-réaction de la syphilis, si l'on pense à une anémie syphilitique.

ANÉMIES PERNICIEUSES

1° *Y a-t-il anémie pernicieuse?*

Faire d'abord l'examen de lames de sang sec coloré, et rechercher les grandes altérations que l'on trouve presque toujours (mais
qui peuvent cependant manquer) dans les anémies pernicieuses :
inégalité de volume, de forme, d'affinités colorantes des globules
rouges ; présence de globules rouges nucléés ; présence de myélocytes.

Faire en même temps les numérations précises avec un hématimètre ; et doser l'hémoglobine.

2° *Quelle est son étiologie?*

Voir le résumé étiologique que nous donnons page 322. Suivant
le cas on aura à rechercher, par des moyens différents, la *syphilis*,
le *saturnisme*, le *paludisme*, les *cancers*, les *hémorragies latentes du
tube digestif*, les *parasites*, etc.

ANÉMIE PALUDÉENNE

Voir *Paludisme* (p. 908).

ANÉMIE PSEUDO-LEUCÉMIQUE INFANTILE

1° *Examen des éléments figurés du sang*, qui montrera : anémie,
grand nombre de globules rouges nucléés ; leucocytose modérée,
myéolocytes peu nombreux.

2° *Faire une séro-réaction*, pour dépister la syphilis héréditaire,
qui peut en être la cause.

3° Voir s'il ne s'agit pas de *leishmaniose* (p. 223).

ANÉMIE SATURNINE

Voir *Saturnisme* (p. 916).

ANÉVRYSME

Recherche de la syphilis par la séro-réaction.

ANGINES

1° *Examen direct* de l'exsudat au microscope ou à l'ultramicroscope. C'est le seul moyen de mettre en évidence la symbiose fuso-
spirillaire de Vincent et le tréponème de la syphilis. D'autre part,
même quand l'angine est due à des germes faciles à cultiver, l'examen direct doit d'abord être fait, pour voir quels sont les germes
prédominants : si l'on s'en tenait en effet à la culture seule, le développement des nombreux germes que l'on peut trouver, à l'état
normal, au niveau des amygdales, pourrait entraîner des déductions
inexactes.

Cet examen direct montre, suivant le cas, tantôt la présence
presque exclusive d'un seul microorganisme : *streptocoque, staphy-*

locoque, pneumocoque, pneumo-bacille, symbiose fuso-spirillaire, bacille diphtérique, bacille tuberculeux, endomyces albicans, etc.; tantôt au contraire la présence simultanée de plusieurs germes.

2° La *culture* permet d'identifier les germes que l'on a cru reconnaître. Elle est en particulier presque toujours indispensable pour la diphtérie (voir p. 879).

ANGINE DE POITRINE

Recherche de la syphilis par une séro-réaction.

D'ailleurs une séro-réaction négative ne doit pas empêcher d'employer un traitement d'épreuve antisyphilitique énergique.

ANGIOCHOLITE SUPPURÉE

Voir *Abcès* (p. 857).

ANKYLOSTOMIASE

Voir *Parasites intestinaux* (p. 910).

APOPLEXIE

Voir *Comas* (p. 875).

APPENDICITES AIGUËS

Étant donné l'importance extrême d'un diagnostic précoce et précis, l'appendicite est une des affections pour lesquelles on a le plus insisté, avec raison, sur l'utilité de l'*examen du sang.*

Pour en juger, et utiliser cet examen à bon droit, il suffit de se rappeler les notions schématiques suivantes :

1° Toute *inflammation* aiguë donnera déjà une modification des globules blancs : *leucocytose* (15 à 20.000) et *polynucléose* (75,85 p. 100); en outre, on aura un *réticulum fibrineux* plus visible qu'à l'état normal.

2° Toute *suppuration* donnera les mêmes modifications, mais plus accentuées : *leucocytose* au-dessus de 20.000; *polynucléose* de 85 à 95 p. 100; *réticulo-diagnostic d'Hayem* montrant un *réticulum fibrineux phlegmasique franc.*

3° Ces caractères peuvent manquer chez les sujets en état de cachexie *profonde,* ne réagissant plus, ou réagissant mal; et dans les *formes hypertoxiques.*

Par conséquent, l'examen hématologique est un guide précieux pour répondre aux deux questions suivantes :.

1° *Y a-t-il appendicite ?*

Les affections abdominales douloureusess, mais non inflammatoires, *colique saturnine, colique néphrétique, colique hépatique* (à moins qu'elle ne soit accompagnée d'une poussée de cholécystite, ce qui n'est pas rare), l'*hystérie*, l'*entérocolite* ne donneront pas les modifications précédentes.

La *fièvre typhoïde* donne au sang des caractères tout à fait différents.

2° Quelle est sa nature et son évolution ?

Le degré des altérations sanguines permet de conclure dans le sens soit de l'inflammation simple, soit de la suppuration.

Des examens successifs permettent de savoir si la suppuration s'étend, ou au contraire si elle diminue et s'enkyste. Ils permettent aussi de juger de l'effet d'une intervention : y a-t-il eu évacuation complète ? drainage suffisant ? etc.

L'*appendicite vermineuse* pourra être révélée par la constatation d'une éosinophilie, qui incitera à la recherche, dans les fèces, des parasites ou de leurs œufs.

Enfin, il est essentiel de se rappeler que la clinique ne doit pas perdre ses droits, et, qu'en présence d'un *état général grave*, la constatation de modifications peu accentuées des globules blancs ne doit, ni empêcher, ni retarder l'intervention : il peut s'agir d'une forme toxique d'emblée, dans laquelle l'organisme ne réagit pas.

APPENDICITES CHRONIQUES

Le retour du sang à l'état normal prouve la disparition complète des manifestations inflammatoires ou suppurées.

La persistance des signes des appendicites aiguës doit faire craindre l'existence d'un foyer mal éteint, et peut-être d'un abcès collecté.

On songera à la possibilité d'une appendicite chronique syphilitique, qu'une séro-réaction pourra révéler.

ARTÉRITES

Recherche de la syphilis par une séro-réaction.

ARTHRITES SUPPURÉES

Voir *Abcès* (p. 856).

ARTHROPATHIES

Voir *Tabes, Hémophilie, Syphilis,* etc.

ASCITES

Voir *examen des liquides ascitiques* (p. 512).

ASPERGILLOSE

Recherche du parasite par examen direct et par culture (p. 200).

ASPHYXIE

Examen spectroscopique pour la recherche de la carboxyhémoglobine, de la méthémoglobine, etc. (voir p. 50).

ASTHME

Il peut être d'origine *hérédo-syphilitique*. Faire une *séro-réaction*.

ATHÉROME

Recherche de la syphilis par une séro-réaction.

ATHREPSIE

Elle est souvent d'origine *hérédo-syphilitique* (Hutinel, Hudelo) : faire une *séro-réaction*.

Elle peut être due à l'*azotémie des nourrissons*, que l'on décèle par l'examen du sang ou du liquide céphalo-rachidien (voir p. 431).

ATROPHIE MUSCULAIRE PROGRESSIVE

Chercher à dépister la *syphilis* (qui a été incriminée et qu'il est important de déceler au plus tôt pour tenter un traitement énergique).

On emploiera : 1° la séro-réaction ; 2° la ponction lombaire et la recherche de la lymphocytose dans le liquide céphalo-rachidien : un résultat positif permet d'affirmer une lésion méningée chronique, et par suite, la probabilité de la syphilis (voir p. 551).

En cas de doute sur le diagnostic :

La *lèpre* pourrait être décelée par la réaction de fixation du complément.

Une *intoxication saturnine latente*, avec amyotrophie du type Aran-Duchenne, par la recherche dans le sang de globules rouges nucléés et de globules rouges à granulations basophiles (p. 344).

ATROPHIE OPTIQUE

Recherche de la séro-réaction (résultat positif dans 55 p. 100 des cas, d'après Liégard et Offret).

BALANITE, BALANOPOSTHITE

Faire l'examen direct du pus, et au besoin des cultures et des inoculations (voir *Pus*, p. 567).

Si l'on soupçonne : un chancre mou, voir recherche du bacille de Ducrey (p. 91); un chancre syphilitique, voir recherche du tréponème pâle (p. 233).

BENZINISME

L'*examen du sang* montre généralement de la monucléose et de l'éosinophilie (voir p. 305).

BILHARZIOSE

On peut avoir l'attention attirée sur elle par *l'éosinophilie :* son intensité est très variable (en moyenne 5 à 10 p. 100).

Recherche des œufs du parasite dans les urines, ou dans les matières fécales.

BLANCHET

Voir *Muguet* (p. 203).

BLENNORRHAGIE

Voir *Recherche et diagnostic du gonocoque* (p. 138).

On aura soin de ne pas écraser le pus entre deux lames, mais de faire un étalement, puis la dessiccation immédiate.

BOUTON D'ALEP, DE BAHIA, DE BISKRA, D'ORIENT

Voir *Leishmaniose cutanée* (p. 225).

BRIGHTISME

Voir *Néphrites chroniques* (p. 904).

BRONCHECTASIE

Voir *Dilatation des bronches* (p. 878).

BRONCHITES

1° L'*examen de l'expectoration* peut, dans certains cas, en préciser l'étiologie : voir diphtérie, etc. On songera également aux bronchites mycosiques (voir p. 205), aux bronchopathies syphilitiques.

2° *Examen des urines,* pour déceler les bronchites albuminuriques et diabétiques,

BRONCHITE SANGLANTE

Voir p. 222.

BRONCHO-PNEUMONIES

L'examen bactériologique des crachats permet d'en déterminer l'étiologie.

Il convient de faire des frottis avec la partie centrale du crachat, débarrassé autant que possible, par lavage dans l'eau distillée, des impuretés de la surface.

On obtient ainsi des préparations dans lesquelles souvent un microbe est exclusivement représenté, ou se trouve prédominant : *pneumocoque, streptocoque, pneumobacille, staphylocoque,* etc.

Pour chacun d'eux, on précise le diagnostic par les caractères, que nous avons décrits, de coloration, d'aspect, de culture et d'inoculation.

BUBONS

Examen du suc obtenu par ponction, si l'on soupçonne *peste, trypanosomiase,* etc. (voir ces mots).

CACHEXIE

En présence d'une cachexie de cause indéterminée, il est indispensable de faire, non seulement l'*examen des urines*, que l'on ne néglige généralement pas, mais en outre :

1° L'*examen des matières fécales*. D'une part la recherche chimique du *sang* (voir p. 718), qui peut déceler des hémorragies occultes (cancers du tube digestif, ankylostomiase, etc.). D'autre part la recherche des parasites (tænia, bothriocéphale, etc.) ou de leurs œufs (ankylostome, etc.).

2° L'*examen du sang*. Sans que nous puissions ici énumérer tous les cas, citons, à titre d'exemple :

Anémie pernicieuse, qui n'est parfois diagnostiquée, quelque paradoxal que ce fait paraisse, qu'à la suite d'un examen de sang (voir p. 322);

Leucémies, en particulier leucémie myéloïde (voir p. 897) ;

Saturnisme non professionnel, qui peut être insoupçonné, et que révéleront des hématies granuleuses (voir p. 344) ;

Paludisme ;

Suppurations profondes (abcès du foie, pleurésie interlobaire, phlegmon périnéphrétique, etc.), sur lesquelles l'attention sera attirée par la présence d'une leucocytose et d'une polynucléose accentuées, avec réticulum fibrineux abondant (voir p. 857).

CALCULS

Voir *Lithiases*.

CANCERS EN GÉNÉRAL

1° L'*examen des éléments figurés du sang* montre en général : d'une part une augmentation du nombre total des globules blancs (leucocytose) ; et d'autre part une modification de la formule leucocytaire (généralement polynucléose, parfois mononucléose).

Malheureusement pour le diagnostic du cancer ces deux modifications sont assez fréquentes dans le cours d'un grand nombre d'affections non cancéreuses. En outre, elles manquent le plus souvent dans les cancers au début.

2° *Examen du sérum sanguin*, pour la recherche de divers signes (voir les différentes méthodes de séro-diagnostic, et leur valeur relative, p. 437).

3° Songer à une erreur de diagnostic cliniquement toujours possible. Aussi, s'il n'y a pas eu confirmation par biopsie et examen histologique, faire les recherches de laboratoire utiles en vue de dépister : *syphilis, tuberculose, actinomycose, sporotrichose, suppuration profonde*, etc.

En outre, pour plusieurs variétés de cancers, que nous allons passer en revue, d'autres signes peuvent compléter les précédents.

CANCER DE L'AMPOULE DE VATER

Examen des matières fécales, pour rechercher l'insuffisance de digestion des graisses par suite de l'oblitération du canal pancréatique (voir p. 695).

CANCER DU CERVEAU

L'examen du liquide céphalo-rachidien a montré, dans certains cas, la présence de cellules néoplasiques (p. 552).

Il est essentiel de se rappeler que la ponction lombaire doit être faite avec une grande prudence : la décompression brusque, dans le cas de tumeur, pouvant entraîner la mort subite.

CANCERS DU CŒCUM ET DU COLON

Ils peuvent être décelés par la présence d'un suintement sanguin, que met en évidence l'examen chimique des fèces (voir p. 718). Ce signe n'est pas constant.

CANCER DE L'ESTOMAC

C'est une des localisations du cancer, pour lesquelles les recherches de laboratoire attentives et multipliées peuvent être du plus grand secours, pour essayer de dépister cette affection, même dès son début. On ne saurait donc leur attribuer trop d'importance, en vue de multiplier les cas d'interventions chirurgicales précoces qui peuvent donner, par une ablation totale, une longue survie, et même une guérison définitive.

1° *Examen des matières fécales.* La recherche chimique de traces de sang, en s'entourant de toutes les précautions voulues contre les causes d'erreur, est très importante (p. 718).

Des résultats positifs, obtenus plusieurs fois, à quelques jours de distance, ont une grande valeur, pour suspecter un cancer des voies digestives, et surtout de l'estomac.

Des résultats négatifs constituent un argument important contre ce diagnostic.

2° *Examen du contenu gastrique.* La constatation d'hypochlorhydrie, d'hypopesie ou d'apepsie, la présence d'acide lactique, l'élévation du coefficient α (voir p. 652) donnent des probabilités en faveur de néoplasme.

On peut y ajouter les renseignements fournis par la *recherche de l'albumine dans le liquide de lavage* (p. 681) ; et par l'*examen cytologique du liquide de lavage* (constatation d'une mononucléose prédominante, et parfois de cellules cancéreuses, voir p. 644). La valeur exacte qu'il convient d'attribuer à ces deux dernières recherches n'est pas encore nettement établie.

Nous avons fait une étude critique de quelques autres procédés, qui ont été récemment proposés (voir p. 680).

3° *Examen du sang.* On peut rechercher la leucocytose et la polynucléose habituelles.

Mais il est bon de se rappeler en outre que le cancer de l'estomac, par un mécanisme mal élucidé, peut, *dès son début et sans hémorragie abondante*, entraîner le développement d'une *anémie pernicieuse*, qui en est dans ce cas le symptôme révélateur (voir p. 325).

CANCER DU FOIE

C'est parfois l'*examen du sang* qui, en présence d'une hypertrophie hépatique, donne les arguments les plus sûrs pour ou contre le cancer du foie (voir *Fóie*, p. 887).

CANCER DE L'INTESTIN

Examen des fèces, et recherche d'hémorragies peu abondantes, mais persistantes, qui d'ailleurs peuvent manquer dans cette affection (voir p. 718).

CANCER DU PANCRÉAS

Examen des fèces, et recherche de la suppression du fonctionnement pancréatique, en particulier par l'insuffisance de digestion des graisses (voir p. 695).

CANCER DU PÉRITOINE

Examen cytologique du liquide d'ascite, et recherche des cellules néoplasiques (p. 520).

CANCERS DE LA PLÈVRE ET DU POUMON

Le cancer de la plèvre, et le cancer du poumon avec envahissement pleural, peuvent être affirmés par la présence de cellules néoplasiques dans le liquide de ponction (p. 520).

CANCER DU REIN

On s'aidera des recherches de laboratoire pour résoudre successivement les trois questions suivantes :

1° *Y a-t-il cancer du rein ?*

Si les urines paraissent normales, essayer de déceler une *hématurie latente* par la recherche microscopique de globules rouges, et par la recherche chimique (p. 840).

Si les urines paraissent hématuriques, vérification facile de la présence du sang par le spectroscope (p.675), le microscope ou les réactions chimiques (p. 841).

La recherche de cellules cancéreuses ou de débris de tumeur rénale n'a donné *qu'exceptionnellement* des résultats.

L'examen du sang, et la constatation d'une leucocytose et d'une polynucléose, seront des arguments en faveur de cancer : mais les mêmes signes existent dans la tuberculose.

Éliminer :

La *tuberculose*, par la recherche du bacille dans les urines : examen direct, et *surtout inoculation* (voir p. 844);

La *syphilis,* par l'emploi de l'une des méthodes de séro-diagnostic.

Le *kyste hydatique*, par la recherche de l'éosinophilie sanguine (p. 305) et la réaction de Weinberg-Parvu (p. 479);

Les *hématuries parasitaires*, par la recherche d'œufs de parasites dans l'urine.

2° *De quel côté siège le cancer ?*

Lorsque les signes cliniques font défaut, examen comparatif des urines des deux reins, après séparation ou cathétérisme des uretères.

Rechercher : de quel côté se produit l'hématurie? de quel côté la sécrétion urinaire est défectueuse?

3° *État du rein opposé.*

Recueillir séparément l'urine du rein supposé sain, et voir si elle présente les caractères de l'urine normale.

CANCER DU SEIN

Voir *Mastites* (p. 900).

CATARACTE

Examen des urines pour dépister le diabète.

CAVERNES PULMONAIRES

Quelle que soit l'évidence des symptômes cliniques, on doit avoir pour règle absolue de ne jamais affirmer le diagnostic de caverne tuberculeuse, sans s'être assuré de la présence de bacilles tuberculeux dans l'expectoration.

Si cette recherche est négative, on doit penser surtout à : *pleurésie interlobaire* fistulisée; *abcès du poumon; abcès sous-phrénique* ouvert dans les bronches; *kyste hydatique du poumon,* suppuré et ouvert (voir *Kyste hydatique*); *syphilis pulmonaire* (voir *Syphilis*); *dilatation des bronches :* dans ce dernier cas, l'expectoration peut renfermer des bacilles acido-résistants, qui offrent une grande ressemblance avec les vrais bacilles tuberculeux (voir p. 180).

CÉPHALÉE

En présence de céphalée tenace, d'étiologie incertaine, on essaiera de dépister la syphilis, la méningite aiguë ou chronique, le brightisme (voir ces mots, voir aussi *Migraine* (p. 903).

CHANCRE INDURÉ

Voir *Syphilis.*

CHANCRE MIXTE

1° *Examen direct, à l'ultramicroscope et en préparations colorées.* Mais il convient de savoir que l'on ne trouve dans le pus, le plus souvent, que le bacille de Ducrey. Le tréponème ne se montre qu'exceptionnellement dans le pus : on le trouve plus aisément dans la sérosité obtenue en raclant le bord du chancre.

2° Faire une séro-réaction de la syphilis (voir p. 440). Mais on doit se rappeler qu'elle est négative dans les premières semaines. En effet le chancre syphilitique ne se montre généralement que trois à quatre semaines après le début du chancre mou ; d'autre part la réaction ne commence elle-même à être positive que deux à quatre semaines après le début de la syphilis. Ce n'est donc que un mois et demi à deux mois environ après le début de l'affection que la réaction a une valeur probante.

CHANCRE MOU

Pour confirmer le diagnostic clinique, le seul moyen de laboratoire simple et pratique consiste dans *l'examen direct du pus avec coloration,* et la recherche du bacille de Ducrey (p. 91). L'interprétation du résultat obtenu exige une critique sévère.

Si le résultat est *positif,* l'existence du chancre mou est certaine.

Mais il peut y avoir association au chancre induré, et l'on doit songer à la fréquence du *chancre mixte,* qui est peut-être plus fréquent que le chancre mou isolé. On devra donc compléter par la recherche du tréponème.

Si le résultat est *négatif,* on doit se demander si le pus a été recueilli dans les conditions voulues (pus en contact direct avec l'ulcération), et, au besoin, renouveler les examens.

Mais il faut savoir qu'il existe des ulcérations molles suppurantes des organes génitaux, qui ne sont nullement dues au bacille de Ducrey : elles sont attribuables alors à différentes autres espèces, staphylocoque, streptocoque, colibacille, etc.

L'emploi de *l'auto-inoculation* n'a évidemment que de rares indications.

Il en est de même pour la *culture,* qui exige des milieux spéciaux, et qui est difficile à obtenir.

CHANCRE PHAGÉDÉNIQUE

Examen bactériologique, en particulier pour voir s'il n'y a pas association fuso-spirillaire de Vincent (p. 89), dont on triompherait aisément par les applications locales d'arsénobenzol.

CHARBON

Chez les animaux, recherche de la bactéridie charbonneuse dans le *sang*.

Chez l'homme, recherche au niveau de la pustule maligne, par examen direct, et au besoin par inoculation au cobaye (voir p. 92).

CHLOROSE

1° La première recherche doit consister dans la *mesure dé la quantité d'hémoglobine*, qui est toujours fortement diminuée (voir p. 334).

2° Apprécier ensuite le nombre des *globules rouges*, qui peut être relativement peu diminué, qui l'est en tout cas proportionnellement moins que l'hémoglobine : d'où abaissement de la richesse globulaire (voir p. 335), et de la valeur globulaire (voir p. 334). Les altérations des caractères des globules rouges sont en général proportionnelles au degré de l'anémie (inégalité de volume, de forme, de coloration ; présence exceptionnelle de globules rouges à noyau).

3° L'étude des *hématoblastes* est importante, et permet généralement de constater leur augmentation de volume (voir p. 368).

CHLOROSE D'ÉGYPTE

Voir *Parasites intestinaux* (p. 910).

CHOLÉCYSTITES

L'*examen du sang* est souvent utile.

1° Les formes *catarrhale, hydropique, scléro-atrophique* n'entraînent pas de modifications du sang. C'est donc un renseignement négatif important.

Il permet d'éliminer par exemple :

Le *kyste hydatique*, qui donnerait de l'éosinophilie et une réaction de déviation du complément positive (voir p. 896) ;

Les *tumeurs malignes* qui donneraient de la leucocytose ;

Les *collections suppurées*, qui donneraient de la leucocytose et de la polynucléose, etc.

2° La *cholécystite suppurée* entraîne de la leucocytose, de la polynucléose, et la présence d'un réticulum fibrineux abondant, comme toute suppuration (p. 443). Ce sont trois signes importants qui permettront, dans le cas d'examen clinique douteux, d'affirmer la suppuration (p. 857).

Un résultat négatif a aussi une grande valeur, mais est cependant moins probant : dans quelques cas graves, avec un organisme qui réagit mal, ces modifications sanguines peuvent ne pas apparaître, ou ne se montrer que sous une forme atténuée.

CHOLÉMIE

Examen du sérum, et appréciation de la quantité de pigment biliaire qu'il renferme (voir p. 399).

CHOLÉRA

1° S'il s'agit d'un *malade* soupçonné de choléra :
Rechercher dans les *selles* le microbe par examen direct, et surtout culture en eau peptonée (voir p. 93).
Un résultat *négatif* par culture permet, en moins de 12 heures, une *certitude absolue :* il ne s'agit pas de choléra.
Mais un résultat paraissant positif demande, pour être absolument confirmé, de nombreuses et délicates vérifications, que peut faire seul un bactériologiste expérimenté dans un laboratoire bien outillé.
Le *sang* présente quelques caractères intéressants, mais qui ne peuvent servir au diagnostic (polyglobulie, leucocytose, etc.).
2° S'il s'agit de *produits suspects* (selles d'un sujet sain soupçonné d'être un porteur latent de bacilles, eaux, linges souillés, etc.), procéder comme pour les selles du malade.
Donc, en règle générale :
Si l'examen direct et la culture donnent un résultat négatif, on élimine le choléra.
Si l'on obtient par ces deux méthodes un résultat positif, on doit envisager deux cas :
Ou bien l'on est en présence d'une *épidémie :* on peut alors considérer le choléra comme très probable.
Ou bien il s'agit d'un cas *isolé :* il convient alors de *réserver absolument son diagnostic,* jusqu'au moment où l'on aura fait, ou fait faire, les recherches nécessaires pour une identification certaine (agglutination, etc.).

CHORÉE ET ÉTATS CHORÉIFORMES

Emploi d'une méthode de séro-diagnostic (voir p. 436), en vue de dépister la syphilis héréditaire, qui serait souvent en cause, d'après les recherches récentes.

CHYLURIE

1° Examen des urines, pour confirmer le diagnostic de chylurie (voir p. 841).
2° Examen des urines et du sang, pour dépister l'origine parasitaire, qui est fréquente (voir *Filaire nocturne,* p. 394).

CIRRHOSES

1° *Examen du sang,* pour éliminer les autres causes d'altération et en particulier d'hypertrophie hépatique (voir *Foie,* p. 887).
2° Examen du liquide d'ascite (voir p. 512).

CLOU DE BISKRA

Recherche du parasite, sur frottis de la sécrétion de l'ulcère (voir *Leishmania furonculosa*, p. 225).

COLIBACILLOSES

Voir *Recherche et diagnostic des colibacilles* (p. 97).

COLIQUE HÉPATIQUE

Elle est souvent associée à la cholécystite (voir ce mot p. 873).

COLIQUE NÉPHRÉTIQUE

En l'absence d'hématurie manifeste, la recherche d'une hématurie latente peut éclairer le diagnostic (voir *Recherche chimique* et *recherche microscopique, du sang*, p. 840).

COLIQUE DE PLOMB

Faire l'*examen du sang*, pour vérifier la réalité de l'intoxication saturnine, professionnelle ou accidentelle.

L'*examen du liquide céphalo-rachidien* montre parfois l'association d'une méningite saturnine latente avec lymphocytose. Il peut arriver, en outre, qu'au cours ou à la fin de la colique de plomb, il se fasse une poussée paroxystique, avec augmentation du nombre des lymphocytes dans ce liquide, et association de grands mononucléaires et de polynucléaires en proportion variable.

Voir *Saturnisme* (p. 916).

COMAS

1° *Examen des urines* (coma diabétique et urémique). Mais il faut se rappeler que tout coma peut entraîner une glycosurie ou une albuminurie passagères.

2° *Examen du sang* (coma saturnin, coma urémique, coma syphilitique).

3° *Examen du liquide céphalo-rachidien*, qui peut révéler une méningite aiguë ou chronique (tuberculose, syphilis, saturnisme).

Parmi les causes auxquelles on pense rarement, se rappeler que le coma peut être dû à l'intoxication saturnine, professionnelle ou accidentelle (*encéphalopathie saturnine comateuse*, ou *méningite aiguë saturnine*). Pour vérifier cette étiologie, voir *Saturnisme*, p. 916.

COMA DIABÉTIQUE

Le diagnostic sera fait par les recherches suivantes :

1° Glucosurie, avec les réserves que nous faisons sur les comas non diabétiques avec glucosurie (voir *diabète*, p. 878).

2° Augmentation de la quantité de glucose du liquide céphalo-rachidien (1 à 5 gr. au lieu de traces).

3° Présence de globules à granulations iodophiles (voir p. 313).

4° Hyperglycémie : caractère difficile à constater.

5° Surtout acétonurie, en se rappelant d'ailleurs qu'elle peut être due à d'autres causes, qu'il faut éliminer avant de considérer le coma comme d'origine diabétique (voir p. 808).

6° Marcel Labbé et Gendron ont attiré l'attention sur le grand intérêt qu'il peut y avoir à rechercher les réactions d'acidose, *dans le liquide céphalo-rachidien*, pour préciser le diagnostic de coma diabétique. En effet, dans certains cas, il arrive que l'on n'a pas d'urines à examiner ; ou encore que leur examen laisse un doute, puisque la glycosurie peut exister en dehors du diabète, et que, d'autre part, ces réactions d'acidose des urines peuvent être trop *faibles*, pour que l'on puisse, d'après elles se prononcer avec certitude.

7° Étude de l'élimination des sels ammoniacaux et du coefficient d'acidose (voir pp. 785, 786, 791).

CONJONCTIVITES

Voir *Microbes des conjonctivites* (p. 98).
Songer à la possibilité de la *sporotrichose*.

CONVULSIONS

1° Chez les enfants, rechercher le parasitisme intestinal.

2° Recherche de lésions méningées, par la ponction lombaire (voir *Méningites*).

COQUELUCHE

L'emploi des recherches de laboratoire n'est pas encore passé dans la pratique courante, pour le diagnostic de la coqueluche.

Cependant la découverte du *microbe de Bordet-Gengou* (p. 100), qui en est l'agent pathogène, permettra d'y faire appel, quand les données qui paraissent acquises auront été précisées (recherche du microbe par culture, recherche de la déviation du complément).

CORONARITE

Recherche de la syphilis, par une séro-réaction.

CORYZAS

Voir *Diphtérie, syphilis, lèpre*, etc.

COXALGIE

Séro-réaction, en vue de la possibilité d'origine hérédo-syphilitique.

CROUP

Voir *Diphtérie* (p. 879).

CYANOSE

Recherche de la syphilis héréditaire, cause de malformation congénitale de l'appareil cardio-vasculaire.

Examen du sang pour déceler l'existence et le degré de la polyglobulie (voir p. 320).

CYSTICERCOSE

Voir *Recherche du parasite* (p. 734, 737).

CYSTITES

Examen des urines aux points de vue :

1º *Cytologique :* constatation de la présence de globules du pus ;

2º *Bactériologique :* recherche des principaux agents pathogènes, gonocoque, bacille tuberculeux, etc.

DÉGÉNÉRESCENCE AMYLOIDE

L'examen des urines est, bien entendu, indispensable pour constater les caractères qui manquent rarement : *polyurie*, urines limpides et jaunes-verdâtres, *grosse albuminurie* pouvant atteindre 20 à 30 grammes, *cylindrurie*. Aucun de ces caractères d'ailleurs, ni même leur association, n'est absolument pathognomonique.

Une séro-réaction peut être utile pour dépister la syphilis, en cas de doute.

Les autres recherches n'auraient pour but que d'éliminer différents diagnostics : paludisme, leucémie myéloïde, suppurations, etc.

DÉLIRES

Dans le cas de délire d'étiologie incertaine, on pourra trouver des indications précieuses dans :

1º La *ponction lombaire* et l'*examen du liquide céphalo-rachidien* (méningite aiguë, méningite chronique, paralysie générale) ;

2º L'examen des *urines* (délire urémique) ;

3º L'examen du *sang*. Séro-réaction de la syphilis (*syphilis des centres nerveux*). Examen des globules rouges et recherche des hématies granuleuses, pour dépister le *délire saturnin*, dans le cas d'intoxication non professionnelle ou insoupçonnée (voir p. 916).

DERMATOSES

Songer à syphilis, mycoses, diabète, etc.

DIABÈTE AZOTURIQUE

Recherche de l'excrétion de l'urée (voir p. 783).

DIABÈTE SUCRÉ

1° La recherche du sucre dans les urines est, bien entendu, la première et la principale recherche (voir p. 802). On aura soin cependant de ne pas accorder à cette épreuve une valeur absolue.

D'une part, en effet, il peut y avoir glycosurie sans diabète vrai (glycosurie de la grossesse, glycosurie des comas non diabétiques, glycosurie urémique, chloroformique, etc.).

D'autre part, il peut y avoir diabète avec suppression momentanée de la glycosurie, par la diète ou par un régime très sévère. C'est un fait important à noter, en particulier pour les certificats en vue de contrats d'assurance sur la vie.

2° On trouve souvent dans le sang des globules blancs à granulations iodophiles (voir p. 313).

3° On constate la présence d'une quantité notable de glucose dans le liquide céphalo-rachidien (1 à 5 gr.), alors qu'il n'y en a que des traces à l'état normal.

4° Quant à l'hyperglycémie, c'est-à-dire l'augmentation de la teneur normale du sang en glucose, elle n'a pas l'importance pratique qu'on serait tenté de lui donner à priori : d'abord parce que les procédés de dosage sont délicats et que leur valeur est discutée : ensuite parce qu'il n'y a pas toujours de rapport entre le degré de la glycémie et la gravité du diabète.

5° On n'oubliera pas enfin de rechercher l'intoxication acide, surtout : quand on fera des essais thérapeutiques (opium, glycérine, etc.) ; quand on donnera un régime plus azoté ; enfin quand on aura quelque raison de craindre l'apparition du coma diabétique (voir p.807).

DIARRHÉES

1° *Examen macroscopique et microscopique des selles.* Recherches particulières en vue du choléra (voir p. 93), de la dysenterie (voir p. 110).

2° *Examen du suc gastrique,* qui peut révéler de l'hypopepsie ou de l'apepsie, cause parfois de diarrhée incoercible.

3° Si l'on soupçonne une diarrhée tabétique : examen du liquide céphalo-rachidien, et séro-réaction de la syphilis (voir *Tabes*).

DILATATION AORTIQUE

Emploi de la séro-réaction, pour dépister la syphilis.

DILATATION DES BRONCHES

1° Pour éliminer la tuberculose, recherche du bacille tuberculeux. Mais on doit se méfier de la *présence possible d'acido-résistants,* qui peuvent être pris pour des bacilles tuberculeux.

2° Pour éliminer le kyste hydatique ouvert dans les bronches : examen de l'expectoration ; recherche des éosinophiles dans le sang (p.305) ; recherche de la réaction de Weinberg-Parvu (p. 479).

3° Séro-réaction de la syphilis, pour voir si l'affection n'est pas d'origine syphilitique, acquise ou héréditaire.

DILATATION DE L'ESTOMAC

1° *Examen du contenu gastrique à jeun*, pour voir s'il n'y a pas rétention alimentaire, par sténose plus ou moins accentuée.

2° *Examen du contenu gastrique après repas d'épreuve*, pour connaitre la nature de la sécrétion.

DIPHTÉRIE

Importance de l'examen bactériologique. — L'examen bactériologique de la diphtérie est au nombre des recherches de laboratoire les plus importantes, les plus fréquemment faites, les plus faciles.

On peut poser en principe que *c'est un devoir absolu de vérifier par le laboratoire tout cas cliniquement soupçonné de diphtérie.*

S'agit-il d'un cas de diphtérie qui paraît certain ? Une erreur clinique étant toujours possible, même avec la présence de fausses membranes, il convient de faire cet examen bactériologique, pour ne pas entreprendre ou continuer un traitement sérothérapique inutile, et par suite nuisible.

S'agit-il d'un cas douteux ? L'examen ne peut être qu'utile, soit pour donner une sécurité complète, si le résultat est négatif ; soit, en cas de réponse positive, pour instituer *sans retard* le traitement et la prophylaxie.

S'agit-il d'un cas cliniquement guéri ? La persistance, souvent signalée, du bacille, rend nécessaire ces examens, pour déterminer avec certitude le moment où le malade n'est plus contagieux.

Prélèvement du produit à examiner. — Dans les différentes manipulations, on doit songer constamment :

1° A ne pas blesser le malade ;

2° A n'être pas contaminé ;

3° A prélever les produits les plus caractéristiques.

La technique diffère suivant l'âge du malade et le siège de la lésion.

1° *Diphtérie de la gorge.* — De toute façon on aura soin, étant donné la possibilité d'un accès de toux réflexe, de se mettre, non pas en face du malade, mais un peu sur le côté, pour éviter une contamination possible.

Chez l'adulte, on détachera un fragment de fausse membrane avec une pince, une sonde cannelée ou un fil de platine.

Si les lésions sont encore peu caractéristiques, on frottera le fond de la gorge avec un tampon d'ouate, tenu par une pince ou monté sur une tige.

Chez l'enfant, à moins de pouvoir s'assurer d'une immobilité absolue, il vaudra mieux, dans tous les cas, se servir d'un tampon d'ouate.

2° *Diphtérie du larynx*. — Recueillir les fragments de fausses-membranes expulsés spontanément. S'il n'y en a pas, recueillir le mucus du fond de la gorge : le bacille s'y trouve presque toujours, même dans le cas de croup primitif.

3° *Diphtérie nasale*. — C'est dans la partie postérieure des fosses nasales, et dans le naso-pharynx, que le bacille est le plus abondant. C'est donc là que l'on doit aller chercher le mucus, quand on pourra le faire, avec un tampon d'ouate tenu par une pince courbe, et que l'on introduit derrière le voile du palais.

4° *Diphtérie des muqueuses externes* (vulve, prépuce, conjonctive). — Le prélèvement est facile.

5° *Diphtérie cutanée*. — Même technique.

Premières manipulations. — Si l'on a auprès du malade le matériel nécessaire, on fait immédiatement les premières manipulations.

D'abord les *cultures* sur sérum solidifié, suivant la technique habituelle (voir cultures, p. 75, et bacille diphtérique, p. 104).

Puis des *préparations sur lames*. Si l'on a prélevé un fragment de fausse membrane, on le débarrasse de la salive et des impuretés qui sont à la surface en la comprimant entre deux feuilles de papier-filtre. On fait ensuite, avec un fragment, des frottis en couche mince et uniforme. — S'il s'agit de mucus ramené par un tampon d'ouate, il faut, bien entendu, faire les frottis directement.

Envoi au laboratoire. — Le plus souvent, c'est au laboratoire seulement que ces manipulations peuvent être faites.

Dans ce cas, il faut y faire parvenir le produit le plus rapidement possible. Il faut aussi en éviter la dessiccation, en le mettant dans un récipient (flacon, tube à essai, etc.) bien bouché.

On ne s'embarrassera pas de la question d'asepsie absolue du récipient. Si l'on a sous la main un flacon ou un tube stérilisé, tout est pour le mieux. — Sinon, on pourra le faire bouillir ou le flamber. On aura soin, de toute façon, de ne pas y mettre d'antiseptiques, pour ne pas empêcher la culture. — A la rigueur, d'ailleurs, un récipient simplement propre peut suffire, puisque l'on a à rechercher des caractères de coloration, et de culture, distinguant très nettement le bacille diphtérique des autres microorganismes, qui peuvent accidentellement venir s'y ajouter dans le cours de ces diverses manipulations.

Recherche et interprétation des résultats. — Il suffit de se reporter maintenant aux notions que nous avons données sur le bacille diphtérique (voir p. 100).

On recherche d'abord les caractères microscopiques *d'aspect* et de *coloration* (bleu de Roux, et méthode de Gram). Si les éléments sont abondants et caractéristiques, on a une certitude presque absolue. On commence le traitement, sans retard. Mais en même temps, on vérifie par la culture.

Si le résultat de l'examen direct est négatif ou douteux, il est nécessaire de le compléter par la *culture*.

Par l'examen direct et la culture, on apprécie en même temps la nature et l'importance des *microbes associés* : c'est l'examen direct surtout qui permet de juger de leur abondance.

DIPLOPIE

1º *Examen du liquide céphalo-rachidien*, pour déceler une origine méningée.

2º Séro-réaction en vue de la syphilis.

DISTOMATOSE

Les parasites (douves) peuvent siéger dans les poumons, le foie, etc. On fera le diagnostic par la recherche des œufs caractéristiques, ou des individus adultes, dans les crachats (voir p. 600), dans les matières fécales (voir p. 743).

L'affection s'accompagne d'*éosinophilie sanguine*.

DOTHIÉNENTHÉRIE

Voir *Fièvre typhoïde*.

DYSENTERIES

Le diagnostic précis et précoce est d'une importance extrême, aussi bien au point de vue de la prophylaxie qu'à celui de la thérapeutique de ces affections.

1º Faire d'abord les *recherches bactériologiques et parasitologiques* nécessaires pour la mise en évidence, directe ou indirecte, de l'agent pathogène, et reconnaître ainsi la dysenterie et sa variété (voir p. 110).

2º *L'examen des éléments figurés du sang* offre aussi de l'intérêt.

La constatation de leucocytose et de polynucléose très marquées, avec réticulum fibrineux phlegmasique franc, peut mettre sur la voie d'un abcès du foie, compliquant la forme amibienne.

D'autre part, l'éosinophilie peut aider à distinguer la forme amibienne de la forme bacillaire. Dans la première elle est habituelle, et n'existe pas dans la seconde. Mais il faut songer à l'association possible d'une autre cause d'éosinophilie, et en particulier à la présence de vers intestinaux ou de filaires. D'ailleurs les dysenteries balantidienne et bilharzienne s'accompagnent aussi d'éosinophilie.

DYSPEPSIE

Pour toute dyspepsie de diagnostic hésitant, faire l'*examen du suc gastrique* (voir p. 645).

Il est bon d'autre part de se rappeler que des troubles dyspeptiques, même persistants et d'allure grave, peuvent être dus à la seule présence de *parasites intestinaux* (voir p. 733).

Enfin, en cas de doute, on devra mettre rapidement en œuvre tous les moyens de dépister le cancer de l'estomac dès son début (voir p. 869).

ÉCHINOCOCCOSE

Voir *Kyste hydatique* (p. 896).

ÉCLAMPSIE

1° *Examen des urines.*

2° *Ponction lombaire*, en vue de lésions méningées possibles.

3° Penser enfin à la possibilité d'une intoxication saturnine professionnelle ou accidentelle. Pour contrôler cette étiologie. (Voir *Saturnisme*).

ECZÉMA

Examen des urines, en vue de la possibilité du diabète.

ÉLÉPHANTIASIS DES ARABES

Il est dû le plus souvent à la présence de filaires adultes dans les lymphatiques.

Leurs embryons sont faciles à trouver dans le sang, pendant la nuit (voir p. 392).

EMBARRAS GASTRIQUE

En cas de doute, différentes recherches peuvent être utiles, pour éliminer la fièvre typhoïde (voir ce mot).

EMPYÈME

1° En l'absence de ponction exploratrice, on peut, par l'*examen du sang*, avoir une certitude presque absolue sur l'existence de pus (voir *Abcès*, p. 857).

2° L'étude bactériologique du pus, obtenu par ponction, sera faite comme pour toute suppuration (voir *Abcès*, p. 857).

ENCÉPHALITE

1° *Ponction lombaire*, pour constater l'existence et la nature d'une lésion méningée (voir *Méningite*)..

2° Examen du sang, au point de vue des globules blancs et du réticulo-diagnostic d'Hayem, qui peuvent révéler une inflammation aiguë, et surtout une suppuration (voir *Abcès*).

3º En vue de la syphilis, séro-réaction. En vue du saturnisme, rechercher les hématies granuleuses (voir *Saturnisme*).

ENCÉPHALITE LÉTHARGIQUE

Dans cette affection, la *ponction lombaire* et *l'examen du liquide* donnent des résultats généralement négatifs : pas d'hypertension, ni d'hyperalbuminose ; pas, ou peu, de réaction leucocytaire (rarement, légère lymphocytose) ; pas d'éléments vivants, ni à l'examen direct, ni à la culture.

D'ailleurs l'hémoculture est également négative.

ENCÉPHALOPATHIE SATURNINE

Vérifier l'atteinte des méninges par l'examen du liquide céphalorachidien ; et la réalité de l'intoxication saturnine, professionnelle ou accidentelle, par l'examen du sang (voir *Saturnisme*).

ENDOCARDITE AIGUË

Ensemencement du sang, qui peut révéler le microbe pathogène.

ENTÉRITES

1º Examen des selles, qui peut mettre en évidence l'agent pathogène : amibes de la dysenterie, bacilles tuberculeux, larves parasitaires, etc.

2º Examen du suc gastrique : l'hypopepsie et l'apepsie pouvant être en effet l'origine d'entérite rebelle à tout traitement intestinal.

ÉPILEPSIE

Elle peut être symptomatique de différentes affections, que les recherches de laboratoire permettront de découvrir :

Syphilis (séro-réaction) ; lésions méningées (ponction lombaire) ; tumeur cérébrale ; urémie ; saturnisme professionnel ou accidentel (forme épileptique de la méningite saturnine) ; parasites intestinaux, etc.

ÉPISTAXIS

L'étiologie peut être mise en évidence par des recherches de laboratoire : voir *Brightisme*, *Hémophilie*, etc.

ÉPITHÉLIOMAS

Voir *Cancers*.

ÉRYTHÈME AUTOMNAL

Voir *Rouget* (p. 248).

ÉRYTHÈME NOUEUX

Étant donné l'origine fréquemment tuberculeuse de cette affection, d'après Landouzy, on pourra faire appel aux recherches propres à mettre en évidence une *septicémie à bacilles tuberculeux* : mais le plus souvent on n'obtient un résultat positif que par la biopsie et l'inoculation.

ÉRYTHRASMA

Diagnostic par la recherche du parasite, microsporoïdes minutissimus (voir p. 202).

ÉRYTHRÉMIE

Voir *Maladie de Vaquez* (p. 321 et 900).

FARCIN

Voir *Morve* (p. 153).

FAUX-CROUP

Recherches pour éliminer la diphtérie (p. 879).

FAVUS

Voir la recherche du parasite, Achorion (p. 218).

FIBROME

Dans le cas de diagnostic hésitant entre fibrome et tumeur d'une autre nature, l'*examen du sang* peut aider à résoudre le problème
Un fibrome, même très volumineux, n'entraînera pas de modifications du côté des globules blancs (ni leucocytose, ni modification de la formule leucocytaire). Il en est autrement dans les cas de cancer, de kyste hydatique, de tumeur leucémique, etc. (Voir ces affections).

FIÈVRE BILIEUSE HÉMOGLOBINURIQUE
FIÈVRE ESTIVO-AUTOMNALE
FIÈVRE INTERMITTENTE
FIÈVRE PALUDÉENNE
FIÈVRE QUARTE
FIÈVRE QUOTIDIENNE
FIÈVRE TIERCE

Voir *Paludisme* (p. 380).

FIÈVRE DUM-DUM

Voir *Leishmanioses* (p. 223).

FIÈVRE DE MADRAS

Voir *Leishmanioses* (p. 223).

FIÈVRE MÉDITERRANÉENNE OU FIÈVRE DE MALTE

1° Le *séro-diagnostic* est le procédé le plus simple, si l'on a à sa disposition une culture de micrococcus melitensis.

On emploie une culture sur gélose, que l'on dilue dans un peu de sérum artificiel ou de bouillon.

On procède comme pour le séro-diagnostic de la fièvre typhoïde (voir p. 460).

On ne doit considérer le résultat comme certainement positif que lorsque le mélange a été fait au moins à 1/150. L'agglutination peut ne se montrer qu'après plusieurs heures.

Lorsque le taux est moindre, c'est-à-dire lorsque la proportion de sérum du malade à employer pour obtenir l'agglutination est plus forte (1/100, 1/50), d'autres infections peuvent provoquer l'agglutination (typhus exanthématique, etc.), et même un sérum normal.

Il convient d'autre part de se rappeler qu'il existe *plusieurs races* de ce microbe, et aussi des *paramelitensis*, qui ne sont pas tous agglutinés au même taux par un sérum donné : on ne doit donc considérer le résultat comme négatif qu'après avoir fait des essais avec ces différentes variétés de microbes.

Le pouvoir agglutinant apparaît vers le 5e jour de la maladie. Il persiste pendant des années.

2° *L'ensemencement du sang* donne une certitude plus absolue, si le résultat est positif, ce qui, dans les deux tiers des cas, se produit de bonne heure (vers le 3e jour de la maladie).

On recueille le sang de préférence en période fébrile, et l'on ensemence 2 à 3 centimètres cubes de sang dans 200 à 300 centimètres cubes de bouillon.

Si le résultat est positif, le micrococcus se développe dans le bouillon en 3 à 5 jours. On réensemence sur gélose, et l'on obtient des colonies qu'il est facile d'étudier par coloration sur lames.

3° L'examen des *éléments figurés du sang* et du *réticulum fibrineux* peut donner des renseignements importants. On trouve des caractères qui n'existent jamais dans les suppurations, et qui sont rares dans les infections : pas de leucocytose, ni de polynucléose, mais plutôt de la leucopénie et de la mononucléose. On voit à peine le réticulum fibrineux.

FIÈVRE NOIRE

Voir *Leishmanioses* (p. 223).

FIÈVRES PARATYPHOÏDES

On sait qu'il existe plusieurs variétés de fièvres paratyphoïdes, qui diffèrent plus ou moins de la fièvre typhoïde, aussi bien par leurs caractères bactériologiques que cliniques.

L'infection due au paratyphique A est peu importante, à cause de sa rareté relative et surtout de sa bénignité habituelle.

Celle due au paratyphique B est beaucoup plus intéressante : tantôt elle ressemble à une fièvre typhoïde type, tantôt à une gastro-entérite grave.

L'infection due au bacille de Gaërtner a généralement l'allure d'une gastro-entérite.

On ne peut, dans ces différents cas, affirmer le diagnostic qu'après les vérifications bactériologiques :

1° *Séro-diagnostic*, montrant que le sérum du malade agglutine l'un ou l'autre des bacilles paratyphiques. Encore faut-il que cette agglutination se produise à un taux élevé. Car, avec une dilution moindre, l'agglutination des microbes paratyphiques peut être obtenue avec du sérum d'un typhique, et même avec du sérum normal (voir p. 457).

Il est essentiel d'autre part de se rappeler que le sérum des sujets vaccinés contre les paratyphoïdes acquiert un pouvoir d'agglutination qui persiste quelques mois.

Nous avons longuement insisté sur ces différentes notions (voir p. 459).

2° *Ensemencement du sang*, et vérification des caractères différentiels du microbe qui se développe (voir p. 377).

FIÈVRE RÉCURRENTE

Le diagnostic se fait par la recherche du *spirochète* dans le sang, avec ou sans coloration. Le sang doit être recueilli au début ou au cours de l'accès fébrile (p. 389).

La constatation du parasite permet de distinguer cette affection d'autres affections qui peuvent offrir une grande ressemblance avec elle, en particulier : *fièvres typhoïde et paratyphoïdes, fièvre méditerranéenne, dengue, grippe, paludisme à forme rémittente*, etc.

FIÈVRE TYPHOÏDE

I. — **Sans complications**. — Plusieurs recherches de laboratoire peuvent et doivent être employées pour le diagnostic de la fièvre typhoïde. Leur importance est très inégale, leur technique plus ou moins compliquée.

Suivant les circonstances, et l'outillage dont on dispose, on commence par l'une ou l'autre :

1° *Examen du sang*, au point de vue des globules blancs et du *réticulo-diagnostic d'Hayem*. C'est en effet une des rares affections aiguës qui présentent de la *leucopénie*, de la *mononucléose*, l'absence de *réticulum fibrineux* (voir p. 292, p. 413).

Ces recherches, simples et rapides, donnent donc un argument important pour ou contre cette affection.

2° Le *séro-diagnostic* (p. 444) a une valeur beaucoup plus grande.

Mais on peut être retardé ou empêché de le faire, par la nécessité d'avoir une culture fraîche de bacilles typhiques.

Il est en outre essentiel de se rappeler qu'une typhoïde antérieure ignorée peut donner un séro-diagnostic positif, de même qu'une vaccination antityphique récente (voir p. 459); que d'autre part le séro-diagnostic *est négatif dans les premiers jours de l'affection* (voir p. 456).

3° *L'ensemencement du sang* donne une certitude absolue, et dès les premiers jours de maladie (voir p. 377).

4° La recherche de la *diazo-réaction* et de l'*aldéhyde-réaction*, qui est d'une simplicité extrême et d'une valeur assez grande (voir p. 819).

5° *L'examen des urines*, par l'acide azotique à froid, montre généralement le syndrome urinaire suivant, caractérisé par 3 cercles superposés : *excès d'indoxyle*, présence d'*albumine*, *excès d'acide urique*.

II. — **Avec complications.** — Les complications suppurées (cholécystite, ostéomyélite, abcès, etc.) entraînent une modification profonde des caractères hématologiques. On constate de la leucocytose, de la polynucléose, un réticulum fibrineux abondant (voir *Abcès*, p. 857).

FIÈVRE ZOSTER

Voir *Zona* (p. 925).

FILARIOSE SANGUINE

1° Il convient de *rechercher les embryons dans le sang*, suivant la technique que nous exposons en détail, p. 392.

On découvre ainsi les embryons, désignés sous le nom de *filaires du sang*, et qui présentent plusieurs variétés.

Nous devons faire remarquer, pour éviter une erreur souvent commise, que, malgré leur nom de filaires du sang, *ce ne sont jamais les individus adultes qui se trouvent dans le sang*, mais seulement leurs embryons. Les adultes, longs de plusieurs centimètres, habitent soit les lymphatiques (filaria nocturna ou Bancrofti) soit le tissu cellulaire sous-cutané (filaria loa ou filaria diurna, et filaria perstans).

Rappelons d'autre part que la *filaire de Médine*, qui habite aussi le tissu cellulaire sous-cutané, a des dimensions beaucoup plus considérables (1 mètre), et *ne rentre pas* dans le groupe des filaires du sang : ses embryons n'y sont jamais visibles.

2° La filariose s'accompagne généralement d'*éosinophilie*, qui peut mettre sur la voie du diagnostic (voir p. 304). C'est la *filaria loa* qui donne d'ordinaire l'éosinophilie la plus élevée (40 à 60 p. 100).

FOIE

Pour la plupart des affections du foie, et en particulier pour les *hypertrophies hépatiques*, dont la clinique seule ne permet pas d'affirmer la nature, on doit faire l'examen du *sang*. On arrive le plus souvent ainsi à reconnaître ou à éliminer différentes affections : abcès, cancer, kyste hydatique, leucémie, syphilis, etc. (voir ces mots).

FRACTURE DU CRANE

Ponction lombaire, et recherche de la présence du sang dans le liquide céphalo-rachidien (p. 544).

FRACTURE DU RACHIS

Examen du liquide céphalo-rachidien (p. 544).

FRAMBŒSIA

Recherche du parasite (p. 226).

FURONCULOSE

Examen des urines, pour rechercher le diabète.

GALE

Voir la *recherche et le diagnostic du parasite* (p. 247).

GANGRÈNES SPONTANÉES OU MÉDICALES

En cas de d ute, pour en préciser l'étiologie :
1° *Examen des urines*, pour rechercher le diabète.
2° Séro-réaction, pour rechercher la syphilis.

GANGRÈNES CHIRURGICALES

Pour le diagnostic étiologique, voir *Plaies de guerre*, p. 576.

GASTRITES

Voir *Dyspepsies* (p. 881).

GIGANTISME

Séro-réaction, en vue de la syphilis héréditaire.
Voir aussi *Tumeurs du cerveau* (p. 921).

GOITRE EXOPHTALMIQUE

Séro-réaction, étant donné l'origine syphilitique possible.

GONOCOCCIE

Voir *Gonocoque* (p. 138).

GOUTTE SATURNINE

Elle est due à l'intoxication saturnine, professionnelle ou accidentelle. Vérifier la réalité de l'intoxication par l'examen du sang (voir *Saturnisme*, p. 916).

GRANULIE

Au point de vue des recherches de laboratoire, les caractères de la granulie sont surtout des caractères négatifs, qui permettent de faire le diagnostic avec d'autres affections, typhoïde, etc.

L'ensemencement du sang permet d'y reconnaître la présence du bacille tuberculeux : recherche longue et délicate.

GRIPPE

Pour le diagnostic bactériologique (voir p. 140).

HELMINTHIASE

1° Examen du sang pour la recherche de l'éosinophilie.

Positive ou négative, cette recherche a une grande valeur, mais qui n'a, bien entendu, rien d'absolu (voir p. 304).

2° Recherche dans les fèces de parasites ou de leurs œufs (p. 732). Un et même plusieurs résultats négatifs ne permettent pas d'affirmer d'une façon certaine, l'absence de parasites.

3° Recherche des *cristaux de Charcot-Robin*, dans les fèces (p. 726).

HÉMATÉMÈSE

1° *Y a-t-il hématémèse ?*

Si le sang est altéré et n'est pas cliniquement reconnaissable, on peut faire appel aux examens chimique (p. 675), microscopique, spectroscopique (p. 49).

2° *Quelle est son étiologie ?*

L'examen du suc gastrique donne des arguments en faveur de cancer (p. 869) ou d'ulcère (p. 923).

L'examen du sang (réaction de la syphilis) peut permettre de reconnaître une syphilis gastrique latente, affection qui peut simuler *absolument* le cancer de l'estomac ou l'ulcère simple.

HÉMATURIE

1° *Est-ce du sang ?*

Faire l'un des examens chimique, spectroscopique ou microscopique, pour s'assurer que la coloration est due à du sang, et non à des pigments biliaires, à des médicaments, etc. (voir p. 675 et p. 840.)

Si le diagnostic est hésitant entre hématurie et hémoglobinurie, l'examen microscopique seul permet de se prononcer, par la recherche des globules rouges, avec ou sans centrifugation, avec ou sans coloration.

2° Quelle est la cause de l'hématurie ?

Les recherches sont orientées dans un sens différent, suivant les causes qui paraissent les plus vraisemblables : examen microscopique pour la recherche de *cylindres* (néphrites), de *cellules cancéreuses*, d'œufs de parasites (hématurie bilharzienne), etc. ; inoculations pour rechercher la tuberculose (l'examen direct est souvent négatif, voir p. 844).

HÉMIPLÉGIE

Dans le cas d'étiologie incertaine, pour essayer de préciser la cause de l'hémiplégie et d'en fixer la thérapeutique, faire appel :

1° A L'EXAMEN DU SANG : on fera une séro-réaction de la syphilis.

D'autre part la réaction d'Abderhalden pourrait aussi permettre d'en découvrir la cause (voir p. 482).

P. Marie et Léri ont, en outre, décrit un aspect particulier du sérum, devenu verdâtre et fluorescent, qui différencierait les hémorragies des autres lésions.

2° A LA PONCTION LOMBAIRE AVEC EXAMEN DU LIQUIDE CÉPHALO-RACHIDIEN. On peut affirmer ainsi ou soupçonner :

L'*hémorragie méningée* ou l'*inondation ventriculaire*, par la constatation d'un liquide franchement hémorragique (p. 544) ; une *méningite aiguë*, par la constatation de polynucléaires et de micro-organismes (pp. 552 et 554) ;

La *méningite tuberculeuse*, par la lymphocytose et la présence fréquente du bacille tuberculeux (p. 554).

La *méningite syphilitique* ou *saturnine*, par la lymphocytose (p. 551).

Le *cancer* de l'axe cérébro-spinal, par la présence de cellules néoplasiques (p. 552).

La compression par *tumeur*, si l'on constate de l'hypertension (p. 545). Mais *quand l'on soupçonne une tumeur cérébrale, la ponction lombaire doit être faite avec une grande prudence.*

HÉMOGLOBINURIE

1° Est-ce de l'hémoglobine ?

Voir recherche chimique (p. 675).

2° Quelle est sa cause ?

L'examen du sang peut être utile, en particulier pour la recherche de la *fragilité globulaire* (voir p. 351), et des *hématozoaires* (voir p. 380).

HÉMOPHILIE

Le diagnostic en sera confirmé par l'étude de la *coagulation du sang* (voir p. 403).

Si l'on croit devoir faire cette recherche, il est bon de se rappeler que l'hémorragie artificielle que l'on provoque peut mettre plusieurs heures à s'arrêter.

HÉMOPTYSIE

Dans le cas d'étiologie incertaine, on peut avoir à faire des recherches dans l'expectoration aux points de vue : tuberculose, kyste hydatique, distomatose pulmonaire, bronchites mycosiques, bronchite sanglante (v ir ces mots), etc.

HÉMORRAGIE CÉRÉBRALE

Le diagnostic peut être confirmé par la présence, s'il y a *inondation ventriculaire*, du sang dans le liquide céphalo-rachidien.

Faire la séro-réaction, si l'on soupçonne l'origine syphilitique.

La *réaction d'Abderhalden* pourrait aider à confirmer le diagnostic d'hémorragie, ou à éliminer le ramollissement (voir p. 482).

HÉMORRAGIE INTESTINALE

1° *Est-ce du sang ?*

Diagnostic par l'examen chimique, spectroscopique, ou microscopique (voir p. 718).

Cet examen est souvent indispensable, pour ne pas se laisser tromper par un *faux melæna*, dû par exemple à l'absorption de *fer* ou d'un sel de bismuth (qui se transforme en sulfure de bismuth noir).

2° *Quelle est l'origine de l'hémorragie ?*

Des recherches bactériologiques u parasitologiques peuvent être utiles, en vue de la *tuberculose intestinale* (voir p. 731), de l'*ankylostomiase* (voir p. 746), de la *dysenterie* (voir p. 110), de la *bilharziose* (voir p. 744), etc.

HÉMORRAGIE MÉNINGÉE

Faire la ponction lombaire, mais avoir soin de ne pas retirer une trop grande quantité de liquide, pour ne pas produire une décompression trop brusque, qui faciliterait le retour de l'hémorragie.

On constate la présence de sang dans le liquide céphalo-rachidien. Mais il convient de se rappeler que l'on fait la même constatation dans l'hémorragie cérébrale avec inondation ventriculaire.

D'autre part, recherche de *l'albuminurie urinaire massive*. C'est un signe inconstant et rare des hémorragies méningées, mais de grande valeur quand il existe. Guillain et Vincent, qui ont attiré l'attention sur lui, en précisent ainsi les caractères :

Il s'agit d'albuminuries massives ou très abondantes, variant de 2 grammes à 20 grammes par litre d'urine. Ces albuminuries atteignent très rapidement leur acmé vingt-quatre ou quarante-huit heures après le début de l'affection ; puis elles diminuent rapidement, et quelques jours plus tard on ne rencontre dans les urines que quelques centigrammes d'albumine, parfois même il n'en existe plus aucune trace : ces albuminuries sont donc transitoires. Elles ne s'accompagnent pas d'œdèmes périphériques et viscéraux comme les grosses albuminuries des néphrites aiguës : il n'y a pas d'hypertension artérielle, pas de bruit de galop cardiaque ; on ne constate pas de polyurie notable ; il n'y a pas de cylindres ni de sang dans les urines ; les symptômes d'insuffisance rénale font défaut. La sémiologie de ces albuminuries est utile à connaître, car ce symptôme a une valeur diagnostique.

La présence d'albumine dans les urines n'a de valeur, pour reconnaître une hémorragie méningée, que si cette albuminurie est abondante, car, pour les cas nombreux où la quantité d'albumine constatée est minime, toute valeur diagnostique du symptôme disparaît.

HÉMORRAGIE RÉTINIENNE

Elle peut être due à une *leucémie* latente (voir ce mot).

D'autre part Onfray et Balavoine ont attiré l'attention sur la relation de ces hémorragies avec l'état de la *viscosité sanguine* et des *éliminations rénales.*

HÉPATITES. HÉPATOMÉGALIES

Voir *Foie* (p. 887), et *Cirrhoses* (p. 874).

HÉRÉDO-SYPHILIS

Recherche de la séro-réaction (voir p. 437).

HERPÈS ZOSTER

Voir *Zona* (p. 925).

HERPÈS CIRCINÉ

Voir (p. 216), la technique de recherche, et le diagnostic du parasite, le trichophyton tonsurans.

HYDARTHROSE

Faire l'examen cytologique et bactériologique du liquide obtenu par ponction (voir p. 512).

Dans le cas d'*hydarthrose chronique,* faire une *séro-réaction,* étant donné la possibilité d'*hérédo-syphilis.*

HYDRARGYRISME

L'intoxication chronique produit généralement de la *mononucléose sanguine.*

C'est un symptôme peu caractéristique, qu'il peut être cependant utile de rechercher, pour connaître le degré d'intoxication d'une collectivité, par exemple dans l'hydrargyrisme professionnel.

HYDROCÈLE

Inoculation du liquide, si l'on soupçonne l'origine tuberculeuse.

HYDROCÉPHALIE

En vue de l'origine syphilitique, séro-réaction.

HYDRONÉPHROSE

Le diagnostic peut être facilité grâce aux *renseignements négatifs* que l'on obtient par les recherches faites en vue d'éliminer d'autres tumeurs, cancer, tuberculose, gommes syphilitiques, leucémie, kyste hydatique, etc. (voir aussi pp. 532, 534).

HYDROPISIE DE LA VÉSICULE BILIAIRE

Voir *Cholécystites* (p. 873).

HYDROTHORAX

L'examen cytologique du liquide est caractéristique (voir p. 522).

HYPERCHLORHYDRIE

Voir examen du suc gastrique (pp. 645, 652), etc.

HYSTÉRIE

Elle peut être due à l'intoxication saturnine professionnelle ou accidentelle. Pour vérifier cette étiologie, voir *Saturnisme* (p. 916).

Elle est aussi associée souvent à l'ulcus gastrique (voir p. 923).

ICTÈRES

En présence d'un ictère, dont la pathogénie est incertaine, ou que l'on veut étudier d'une façon complète, on doit procéder aux recherches suivantes :

1° *Examen des urines :* recherche des pigments biliaires vrais et de l'urobiline (p. 811 et p. 813).

2° *Examen des fèces* (graisses et pigments).

3° *Examen du sang.* D'abord recherche, et au besoin dosage, du pigment biliaire dans le sérum (p. 398).

Puis examen des *globules rouges :* particulièrement, étude de la *résistance globulaire* (p. 351), et recherche des *hématies* à granulations vitales (p. 345) : c'est le seul moyen de découvrir et d'affirmer les ictères hémolytiques.

L'examen des *globules blancs* peut donner des renseignements intéressants pour l'étiologie, suivant que l'on trouve de la leucopénie, ou de la leucocytose, de la polynucléose, de l'éosinophilie, etc.

Faire une séro-réaction, si l'on soupçonne la syphilis.

4° *Examen du liquide céphalo-rachidien.* En présence de troubles nerveux accentués, la recherche des pigments biliaires dans ce liquide est intéressante. Leur passage en quantité notable, qui n'est ni constante, ni proportionnelle au degré de l'ictère, peut expliquer, par imprégnation des centres nerveux, des symptômes que l'on aurait tendance à attribuer à un ictère grave.

ICTÈRE FÉBRILE

Voir *Spirochétose ictéro-hémorragique* (p. 229).

IMPALUDISME

Voir *Hématozoaires* (p. 380).

INFLUENZA

Voir *Grippe* (p. 140).

INSUFFISANCE AORTIQUE

S'il s'agit d'une affection aiguë, la *culture du sang* pourra permettre d'en déterminer l'agent pathogène (p. 372).

S'il s'agit d'une lésion chronique, on pourra chercher à déceler la syphilis par une *séro-réaction.* On tiendra compte, bien entendu, de cette double réserve : un résultat négatif ne permet pas de rejeter la syphilis ; un résultat positif permet d'affirmer l'existence de syphilis, avec une presque certitude, mais ne permet pas de dire que la lésion aortique doit lui être sûrement attribuée.

D'autre part, l'association fréquente à l'insuffisance aortique de la syphilis des centres nerveux, et en particulier du tabes, pourra être décelée par la *ponction lombaire*, et la recherche de la lymphocytose céphalo-rachidienne.

INSUFFISANCE HÉPATIQUE

La multiplicité et l'indépendance relative des fonctions hépatiques exigent des recherches et des épreuves nombreuses, pour apprécier l'insuffisance de ces fonctions.

1° Pour rechercher un trouble de la *fonction glycogénique*, on s'adressera à l'épreuve de la *glycosurie provoquée* (p. 804).

2° Pour la *fonction biligénique*, on étudiera l'urobilinurie (p. 815).

3° Pour le trouble du *métabolisme azoté*, plusieurs recherches peuvent être utilisées :

La recherche de l'*hypoazoturie*, en ayant soin de tenir compte de l'ingestion azotée, et de l'absorption par le tube digestif (p. 782) ;

L'étude du *rapport azoturique*, en tenant compte de la nature des aliments ingérés (p. 791) ;

La recherche de l'*ammoniurie totale* (p. 787) ; et, au besoin, l'*épreuve de l'ammoniurie expérimentale* de P. Carnot, qui consiste à rechercher l'excès d'ammoniaque dans l'urine, après ingestion de 2 à 6 grammes d'acétate d'ammoniaque.

Enfin la recherche de l'*aminoacidurie pathologique* (p. 788), et, au besoin, l'*épreuve de l'aminoacidurie provoquée* (p. 788).

INTOXICATION PAR LA BENZINE

Elle est caractérisée par de l'éosinophilie et de la mononucléose.

Ces altérations pouvant être dues à un grand nombre d'autres causes. Par suite leur constatation n'autorise pas de conclusions formelles dans un cas particulier ; mais il en est tout autrement pour une intoxication collective, par exemple professionnelle.

INTOXICATION MERCURIELLE

Elle est généralement caractérisée par de la mononucléose.

Même remarque à faire que pour l'intoxication précédente par la benzine.

INTOXICATION SATURNINE

Voir *Saturnisme* (p. 916).

IRIDO-CHOROIDITES

Etant donné l'origine syphilitique assez fréquente, faire une séro-réaction (résultat positif dans 27 p. 100 des cas, d'après Liégeard et Offret).

Songer aussi à la possibilité de *sporotrichose*.

KALA-AZAR

Rechercher le parasite dans le sang, et surtout dans le suc splénique : voir *Leishmanioses* (p. 223).

KÉRATITES INTERSTITIELLES

Recherche de la séro-réaction de la syphilis : une statistique de Liégeard et Offret a établi qu'elle est positive dans 80 p. 100 des cas, montrant, à l'appui des acquisitions cliniques antérieures, que la syphilis, et en particulier l'hérédo-syphilis, en est la cause de beaucoup la plus fréquente.

KYSTE DU CORDON

L'examen du liquíde montre la présence de spermatozoïdes (voir p. 592).

KYSTE HYDATIQUE

1° Si l'on n'a pas de liquide :
Faire l'examen du sang pour la recherche de l'*éosinophilie :* posilif ou négatif, c'est un signe important pour ou contre le kyste hydatique. Mais, bien entendu, il ne donne de certitude, ni dans un cas ni dans l'autre. On doit se méfier, en particulier, de l'éosinophilie physiologique des jeunes enfants, et de l'éosinophilie due aux parasites intestinaux (voir p. 304).

Une leucocytose et une polynucléose accentuées feront reconnaître la suppuration du kyste.

La recherche de la réaction de fixation du complément (réaction de Weinberg-Parvu) a une valeur beaucoup plus grande. Si elle est positive, on peut affirmer avec une certitude presque absolue le kyste hydatique. Si elle est négative il est exceptionnel qu'il s'agisse d'un kyste hydatique : la cause d'erreur ne dépasserait pas 10 p. 100 (voir p. 479).

2° Si l'on a du liquide, l'examen microscopique donne une certitude absolue, par la constatation de *crochets*, et parfois de *scolex*. L'examen chimique montre si le parasite est vivant (absence d'albumine) ou mort (présence d'albumine). Voir p. 532.

KYSTE DE L'OVAIRE

Faire examen du liquide, qui montre des caractères très particuliers, permettant de le distinguer des autres kystes, et surtout du liquide d'ascite (voir p. 533).

LADRERIE

1° Examen du sang (éosinophilie).
2° Examen des selles : recherche du parasite adulte (voir p. 737).
3° Recherche de la larve enkystée dans les tissus.

LARYNGITES

Voir *Diphtérie, syphilis, tuberculose*, etc.

LEISHMANIOSES

Voir *Recherche du parasite* (p. 223).

LÈPRE

Etant donnée la fréquence de la *rhinite lépreuse* et la facilité de cet examen, il convient, dans tous les cas, de commencer par re-chercher le bacille de Hansen à ce niveau, en faisant des frottis de mucus nasal : suivant la variété clinique de la lèpre et son ancien-neté, le résultat est positif dans une proportion de 40 à 90 pour 100 des cas. En cas de résultat négatif, on emploiera l'artifice de Leredde et Pautrier (voir p. 143).

On peut d'autre part le rechercher dans les *lésions cutanées*, après biopsie. Le bacille existe généralement en quantité innombrable dans les *tubercules lépreux*. En outre, on en trouve souvent, quoiqu'en moindre abondance, dans les taches érythémateuses et les macules pigmentaires, dont le diagnostic clinique est si difficile.

LEUCÉMIES

On peut grouper les états leucémiques en deux catégories, grou-pement pratiquement utile, mais à la condition de bien spécifier qu'il n'y a pas de démarcation absolue entre les deux, que de nom-breux cas intermédiaires les relient, et que même certains malades passent d'un type à l'autre au cours de leur affection.

I. Leucémies typiques. — Le sang présente (au moins pendant une période de l'évolution de ces leucémies) un caractère essentiel, qui explique et justifie leur nom : l'augmentation énorme du nombre des globules blancs.

On les subdivise en trois variétés :

1º *La leucémie chronique myéloïde.* Souvent son seul caractère clinique manifeste est la *splénomégalie*, avec un état général relati-vement bon. Et lorsque la splénomégalie elle-même, quoique con-sidérable, est ignorée du malade, ce qui n'est pas rare, l'affection peut rester latente, jusqu'à sa découverte accidentelle au cours d'un examen hématologique ou clinique. La splénomégalie leucé-mique est souvent confondue avec les autres variétés de splénomé-galie, et malheureusement même opérée parfois, par erreur de dia-gnostic clinique, auquel on a négligé d'associer un examen de sang.

Dans cette forme, la *leucocytose* est généralement considérable (entre 100.000 et 1 million et même plus), et l'on trouve une abon-dance de *myélocytes*, d'*éosinophiles*, de *globules rouges nucléés*.

2º *La leucémie chronique lymphatique.* Elle ne peut passer clini-quement inaperçue, car elle se manifeste par des *hypertrophies ganglionnaires multiples* et qui deviennent énormes (cou, aisselles, médiastin, abdomen, aines), en même temps que par de la spléno-mégalie, qui peut d'ailleurs être modérée. Aussi la confusion est-elle fréquente avec des adénites tuberculeuses, syphilitiques, néo-plasiques.

Le sang montre une *leucocytose* qui peut être aussi considérable que dans la forme précédente, quoique souvent plus modérée. Mais on constate en outre une formule leucocytaire tout à fait spéciale : presque tous les leucocytes sont identiques les uns aux autres, et mononucléés : petits lymphocytes dans lesquels on ne distingue guère que le noyau; ou mononucléaires ayant un volume plus considérable, avec un noyau arrondi et une bande plus ou moins étroite de protoplasma. Il peut y avoir 99 p. 100 de ces éléments : par suite, polynucléaires, éosinophiles, grands monucléaires sont tout à fait exceptionnels.

3° *La leucémie aiguë.* Elle a l'allure clinique d'une *maladie infectieuse* grave, à marche aiguë, et à évolution fatale, dont on ne découvre pas l'étiologie. Sa nature leucémique peut passer inaperçue, car les hypertrophies ganglionnaires et spléniques sont parfois tardives et peu marquées. Le sang lui-même n'est pas toujours caractéristique, du moins au début : il peut n'y avoir qu'une anémie profonde, sans leucocytose. Quand cette leucocytose apparaît, elle peut être modérée (20.000 à 50.000), mais aussi atteindre les chiffres énormes des leucémies chroniques (500.000; 1 million).

La formule leucocytaire est par contre, même sans leucocytose, caractéristique : c'est presque toujours une *leucémie à grands mononucléaires*, atteignant la proportion de 80 à 90 p. 100. Quant à la *leucémie aiguë* avec un sang semblable à celui de la *leucémie myéloïde* chronique, on n'en a publié que de très rares observations, et certaines d'entre elles sont discutables.

Donc les recherches hématologiques seront conduites de la façon suivante :

1° *Recherche de la leucocytose :* en préparation humide, comme pour le réticulum fibrineux (voir p. 410) ; en préparation sèche, ni fixée, ni colorée ; en préparations fixées et colorées ; enfin par la numération avec un hématimètre.

Nous avons insisté sur ce fait que le simple examen des lames, dans les cas typiques, *impose le diagnostic ;* que d'ailleurs, dans la plupart des cas, il est bon de contrôler les deux méthodes d'examen l'une par l'autre (examen des lames et numération avec l'hématimètre).

On doit se rappeler aussi que, au cours des leucémies chroniques les plus typiques, la leucocytose peut s'atténuer ou disparaître (influence d'une maladie aiguë, action du traitement, ou sans cause apparente). Cette modification est généralement passagère.

2° *Étude de la formule leucocytaire,* sur les lames fixées et colorées : pour déterminer la variété de leucémie ; et parfois, dans les cas de leucocytose modérée, pour préciser un diagnostic douteux.

II. **Leucémies atypiques. États subleucémiques.** — Ce groupe est beaucoup plus disparate, et d'ailleurs mal délimité : il est en effet de nombreux cas que l'on peut en exclure ou y faire entrer, suivant que l'on adopte telle ou telle théorie pathogénique.

Nous n'avons pas à en décrire ici les nombreuses formes cliniques.

La leucocytose peut être modérée ou absente.

Mais on retrouve, dans leur intégralité ou sous une forme voisine, les formules leucocytaires spéciales aux leucémies typiques.

LEUCOPLASIE BUCCALE

Séro-réaction de la syphilis.

LOMBRICOSE

Voir *Parasites intestinaux* (p. 910).

LYMPHADÉNIE ALEUCÉMIQUE

Voir *Adénie* (p. 861).

LYMPHANGITES

Parmi les causes, parfois méconnues, de lymphangites, il faut attirer l'attention sur la *filariose*, que l'on met facilement en évidence par la recherche des embryons dans le sang (voir p. 392).

MAL DE BRIGHT

Voir *Néphrites chroniques* (p. 904).

MAL DE POTT

Voir *Abcès froid* (p. 859), *Tuberculose.*
On songera à la possibilité d'un *mal de Pott syphilitique.*

MAL PERFORANT PLANTAIRE

Voir *Diabète, Syphilis.*

MALADIE D'ARAN-DUCHENNE

Voir *Atrophie musculaire progressive* (p. 866).

MALADIE DE HODGKIN

Voir *Adénie* (p. 861).

MALADIE OSSEUSE DE PAGET

Il est utile de faire une *séro-réaction* (p. 437) en vue de la syphilis acquise ou héréditaire, qui paraît être assez souvent en cause.

MALADIE DU SOMMEIL

Voir *Trypanosomiase* (p. 243).

MALADIE DE VAQUEZ

Lorsque les symptômes cliniques, et particulièrement la teinte rouge violacée et parfois cyanique des téguments, l'hypertrophie de la rate et du foie, les paroxysmes douloureux feront penser à la *maladie de Vaquez* ou *Erythrémie*, on devra chercher dans l'examen du sang les symptômes confirmatifs suivants :

1° *Polyglobulie*, qui peut monter à 13 millions (p. 321).

2° Conservation des caractères normaux des globules rouges, en particulier *pas d'augmentation de volume* (différence avec la polyglobulie des autres cyanoses).

3° Nombre de globules blancs parfois normal, souvent augmenté. Fréquemment de *l'éosinophilie* (3 à 10 éosinophiles p. 100) et de la polynucléose (75 à 85 polynucléaires p. 100).

4° *Présence de globules rouges nucléés* (normoblastes) et de *myélocytes*. C'est une différence capitale avec les autres polyglobulies.

MALARIA

Voir *Hématozoaires* (p. 380).

MAMMITES

Ponction exploratrice et examen cytologique du liquide, permettant le diagnostic de maladie kystique de Reclus.

Pour le diagnostic des formes suppurées (voir *Abcès* p. 857).

MASTITES

Séro-réaction en vue de la syphilis : la *mastite gommeuse* et la *mastite diffuse syphilitiques*, peuvent être confondues avec le cancer du sein.

MASTOÏDITES

Voir *Abcès* (p. 857).

MÉNINGITES

1° *Examen du liquide céphalo-rachidien*, aux points de vue : propriétés physiques et chimiques, cytologie, bactériologie. Voir le chapitre qui traite de ce sujet, et les éléments de diagnostic entre les différentes variétés de méningites aiguës et chroniques (p. 542).

2° *L'examen du sang* peut être utile si l'on croit à la possibilité de méningite syphilitique (séro-réaction), ou de méningite saturnine par intoxication professionnelle ou accidentelle (recherche des hématies granuleuses et nucléées).

3° Chez le nourrisson, on songera à la possibilité *d'azotémie à forme méningée*, qui peut être confondue avec la forme somnolente de la méningite tuberculeuse (voir p. 546). Elle en diffère en particulier par le myosis, la fréquence du rythme respiratoire de Cheyne-Stokes, l'examen du liquide céphalo-rachidien qui montre de l'hypertension, la rareté des éléments cellulaires, l'absence de bacilles tuberculeux, l'excès d'urée (0 gr. 50 à 2 gr.), enfin par le pronostic qui, quoique grave, n'est pas fatalement mortel.

MÉNINGITE CÉRÉBRO-SPINALE
(MÉNINGITES A MÉNINGOCOQUES
ET MÉNINGITES A PARAMÉNINGOCOQUES)

Le diagnostic en est souvent fort difficile, puisque l'on peut les confondre avec des infections générales (*typhoïde, typhus exanthématique, rhumatisme, pneumonie, purpura, endocardite*), et avec d'autres affections méningées (*mén. tuberculeuse, syphilitique, ourlienne, pneumoccocique, mén. de la poliomyélite,* etc.).

La marche à suivre est la suivante :

1º Ponction lombaire et examen du liquide céphalo-rachidien. — *Aspect.* Il est généralement purulent, ou tout au moins trouble. Mais *il peut être clair :* soit au début, soit tardivement, soit même pendant toute la durée de la maladie, et même dans des cas mortels. Netter et Debré, en particulier, ont insisté sur cette notion.

Examen chimique. Augmentation habituelle, comme dans les autres méningites, de la quantité d'albumine (0,5 à 3 p. 1.000). Généralement diminution ou disparition du glucose (voir p. 548).

Examen cytologique. Presque toujours polynucléose au début et à la période d'état, et lymphocytose à la période de déclin. Exceptionnellement lymphocytose prédominante pendant toute la durée de l'affection.

L'altération plus ou moins profonde des cellules, et en particulier des polynucléaires, est importante à constater, comme d'ailleurs pour toute méningite : leur intégrité parfaite doit faire songer aux états méningés aseptiques, parfois d'allure clinique grave, sur lesquels Widal et Philibert ont attiré l'attention (p. 552).

Recherche de la précipito-réaction de Vincent et Bellot. Voir la technique (p. 149). Un résultat positif permet d'affirmer le diagnostic; un résultat négatif n'est qu'un argument contre la méningite méningococcique.

Examen bactériologique direct (voir *Méningocoque,* p. 145). Et, si le résultat paraît positif, faire *immédiatement* la sérothérapie *intra-rachidienne.*

Vérification par culture. Que le résultat soit positif ou négatif, le *vérifier* toujours par culture sur gélose-ascite, ou sur gélose au sang.

Si l'on obtient des colonies, on doit rechercher avec elles les caractères microscopiques du méningocoque, et surtout s'assurer que le microbe qui a poussé agglutine par le sérum antiméningococcique.

Cette dernière épreuve a une importance capitale, car *elle seule* permet de distinguer du méningocoque les *paraméningocoques.* Or, contre ces derniers, le sérum antiparaméningococcique est seul efficace, tandis que le sérum antiméningococcique est sans aucun effet.

2° **Recherche du séro-diagnostic.** — A moins de circonstances spéciales, le séro-diagnostic n'a guère ici d'utilité pratique. Il est en effet indispensable de faire un diagnostic précoce (comme le permet la ponction lombaire) : or le séro-diagnostic est négatif les premiers jours. Il convient aussi de signaler qu'il peut être constamment négatif dans les formes graves, et qu'il redevient souvent négatif peu de jours après la convalescence.

MÉNINGITE OURLIENNE

La méningite ourlienne est importante à connaître, car elle peut cliniquement simuler toutes les autres formes de méningite, surtout quand la fluxion parotidienne a passé inaperçue, ce qui n'est pas rare.

D'autre part l'examen du liquide céphalo-rachidien peut faire penser à une méningite chronique, tuberculeuse ou syphilitique.

En effet, R. Monod, Chauffard et Boidin, Dopter, etc., ont insisté sur la fréquence de la lymphocytose céphalo-rachidienne au cours des oreillons. On devrait même, d'après une communication récente de de Massary, Tockmann et Luce, considérer cette réaction méningée, à type de lymphocytose, comme constante dans les oreillons, qu'ils soient ou non accompagnés de symptômes nerveux.

Quoi qu'il en soit, il s'agit d'une lymphocytose qui peut être *très abondante*, et *exclusive*, et aussi être accompagnée *d'hyperalbuminose* et *d'hypertension du liquide*, de telle sorte que l'on serait porté à faire le diagnostic de méningite tuberculeuse : mais elle en diffère par l'absence de bacilles tuberculeux, par le résultat négatif de l'inoculation, et par l'évolution qui est généralement bénigne.

MÉNINGITE SYPHILITIQUE

Rechercher *l'hyperalbuminose* (voir p. 546), la présence du glucose (voir p. 549), la lymphocytose (voir p. 551), et surtout les *réactions de la syphilis*, obtenues avec le liquide céphalo-rachidien (voir p. 557).

MÉNINGITE TUBERCULEUSE

Rechercher l'hyperalbuminose (p. 546), la lymphocytose (p. 551), la présence de glycose (p. 548), la présence de bacilles tuberculeux.

En l'absence de bacilles, le diagnostic peut être très difficile, ou même impossible, avec d'autres formes, méningite ourlienne, méningite syphilitique (à moins que l'on n'obtienne la réaction de la syphilis), etc.

MENTAGRE

Recherche et diagnostic du trichophyton mentagrophytes (voir p. 216).

MIGRAINES

Examen du liquide céphalo-rachidien. D'après Sicard, au cours de l'accès de migraine simple, le liquide céphalo-rachidien ne présente ni leucocytose ni hyperalbuminose, et garde sa teneur normale en urée et en glucose. Seule sa pression se montre parfois exagérée. Par contre, au cours de la crise de migraine ophtalmique, le liquide céphalo-rachidien peut, soit rester normal, soit présenter de l'hyperalbuminose et de la lymphocytose.

La migraine ophtalmique, avec réaction du liquide céphalo-rachidien, peut se montrer comme unique signe précurseur d'une lésion méningée, plusieurs mois même avant l'éclosion des symptômes classiques de syphilis ou de tuberculose méningée.

MORT APPARENTE DU NOUVEAU-NÉ

Voir (p. 550) l'utilité de la ponction lombaire, pour le diagnostic de la cause, et parfois comme moyen thérapeutique.

MORVE

Voir la technique à suivre, pour la recherche et le diagnostic du bacille, suivant que le produit est pur ou impur (p. 153).

MUGUET

Recherche et diagnostic du parasite, par examen direct et par culture (p. 203).

MYCOSES

Deux écueils sont à éviter dans le diagnostic des mycoses : ne pas reconnaître une mycose qui existe; croire à une mycose qui n'existe pas.

1° Les mycoses sont souvent ignorées. Il n'est pas douteux que beaucoup de malades, traités ou abandonnés comme atteints de lésions syphilitiques rebelles au traitement, de tuberculose, de suppurations chroniques inguérissables, sont en réalité atteints de mycoses, que le traitement ioduré pourrait guérir.

Il convient donc de ne considérer *avec certitude* : comme ulcérations ou suppurations tuberculeuses, que les lésions dans lesquelles on a décelé le bacille tuberculeux par examen direct ou par inoculation; comme syphilitiques, que celles pour lesquelles les étapes de la maladie dûment constatées, ou la présence du tréponème, ou l'efficacité du traitement d'épreuve, ou enfin la séro-réaction ont permis de se prononcer. Et encore devra-t-on, dans certains cas, songer à la possibilité d'une association morbide.

Quand on soupçonne une mycose, les épreuves de laboratoire auxquelles il convient de s'adresser sont : l'examen microscopique direct, la culture, le séro-diagnostic. La marche à suivre est d'ailleurs subordonnée à la nature de la mycose que l'on soupçonne. L'examen direct suffit généralement seul pour l'actinomycose, le muguet, etc. Au contraire, pour l'aspergillose, et *surtout pour les sporotrichoses*, c'est la culture qui doit être employée (voir en particulier *Sporotrichoses* (p. 207).

2° Il convient d'ailleurs de ne pas tomber dans l'excès contraire, et de ne pas conclure trop hâtivement à la nature mycosique d'une lésion : le champignon du muguet et le sporotrichum peuvent être trouvés normalement, dans la cavité buccale, à l'état saprophyte ; ils peuvent d'autre part se développer secondairement sur des lésions d'une autre nature. La constatation de *l'abondance* plus ou moins grande du parasite ; sa recherche, non pas à la surface, mais dans *la profondeur* des tissus ; le *traitement ioduré d'épreuve* : tels sont les moyens qui permettent d'affirmer ou de rejeter la nature réellement mycosique de la lésion.

MYCOSIS FONGOÏDE

La réaction de fixation de Bordet-Gengou (voir p. 481) peut rendre service, en clinique, dans le diagnostic si délicat du mycosis fongoïde, à la période d'érythème. A cette phase, la lésion mycosique peut être confondue avec une poussée d'urticaire ou d'eczéma, avec un psoriasis irrité, ou avec un érythème scarlatiniforme. L'application, au mycosis fongoïde, de la réaction de fixation, a déjà permis plusieurs fois d'affirmer ou de nier, d'une façon précoce, la nature mycosique d'une érythrodermie ou d'une éruption eczématiforme. Auparavant, l'on se basait, suivant la proposition de Besnier, pour établir ce diagnostic, uniquement sur la persistance, la résistance à tout traitement, et le caractère ambigu d'une dermatose prurigineuse (Gaucher).

MYÉLITES

Séro-réaction en vue de la syphilis.

NÉPHRITES CHRONIQUES

Ce qui est important au cours des néphrites, et particulièrement des néphrites chroniques, c'est moins ce qui passe, que ce qui ne passe pas à travers le filtre rénal. Or, la presque totalité des symptômes des néphrites chroniques sont dus, en dehors de ceux attribuables à l'hypertension ou à la dilatation cardiaque, à la rétention uréique et à la rétention chlorurée.

La première est encore plus importante que la seconde à déceler de bonne heure, d'une part parce qu'il est plus difficile de la combattre, quand elle est trop tardivement reconnue, et en outre parce que les symptômes qu'elle provoque peuvent ne pas être rapportés à leur vraie cause (troubles gastro-intestinaux, accidents nerveux, accidents oculaires, etc.).

Par conséquent les recherches de laboratoire qu'il convient de faire chez tout brightique, et que l'on doit répéter à intervalles variables suivant les cas, peuvent être rangées, d'après leur importance, dans l'ordre suivant :

1° *Recherche de la rétention de l'urée.* — L'examen isolé des urines est absolument insuffisant à ce sujet, même avec un régime exactement dosé. Au contraire, la rétention se faisant dans le sang en même temps que dans les tissus, l'examen du sérum donne des renseignements extrêmement précis.

Nous l'avons étudiée en un chapitre spécial (p. 420).

Contentons-nous de rappeler que, pour la pratique courante, l'examen du sérum seul suffit : rien n'est alors plus facile, puisqu'il suffit de recueillir 30 à 40 centimètres cubes de sang, et de faire soi-même, ou de faire faire le dosage de l'urée, dosage qui est d'une grande simplicité.

Mais il est une seconde méthode qui consiste à faire le dosage à la fois dans le sang et dans l'urine (méthode d'Ambard). Elle a l'avantage d'être beaucoup plus précise, et de pouvoir déceler le début de la rétention uréique et ses moindres variations. Par contre, elle ne peut être employée que si l'on se met rigoureusement dans les conditions de récolte et de dosage dont nous avons donné les détails (p. 431). Rappelons enfin que sa valeur exacte, *au point de vue pathologique,* est diversement appréciée.

2° *Recherche de la rétention des chlorures.* — A la différence de l'urée, cette rétention se fait plutôt dans les tissus que dans le sang. Aussi est-il difficile de l'apprécier par l'examen du sérum.

Le plus simple est de comparer les chlorures ingérés aux chlorures éliminés par les urines. Comme la quantité de chlorures ingérés est très différente suivant les circonstances, les aliments et les individus, cette recherche n'offre un intérêt que si l'on connaît le régime suivi (voir la technique à suivre).

Cette recherche est grandement facilitée par l'emploi du chlorurimètre que nous avons imaginé avec Douris. Cet appareil, qui ne comprend qu'un simple tube de verre gradué, et dont l'emploi ne nécessite que deux réactifs, permet le dosage précis des chlorures auprès du malade, en quelques secondes. Le malade lui-même ou quelqu'un de son entourage peut pratiquer le dosage journellement. On peut faire ainsi la courbe journalière d'élimination des chlorures. D'autre part le malade juge par lui-même de l'utilité et de l'effet du régime déchloruré. Et l'on peut, quand il est en état d'équilibre, lui proposer la ligne de conduite suivante facile à comprendre : *il est autorisé à mettre chaque jour dans ses aliments une quantité de sel égale à la quantité de chlorures qu'il a éliminée la veille.* En forçant la dose de temps à autre, il juge par lui-même, au moyen des dosages suivants, si l'infraction qu'il a commise peut être, ou non, tolérée.

3° *Autres examens des urines.* — On doit faire aussi la recherche et le dosage de l'albumine. On recherche ensuite les cylindres, et particulièrement les cylindres granuleux, dont la présence prouve une altération profonde de l'épithélium rénal. Enfin la constatation de leucocytes et d'hématies permet d'affirmer l'hémorragie rénale ou la congestion diapédétique.

Ces différents examens ont une grande importance. Il convient cependant de remarquer que leur importance a diminué depuis la vulgarisation des méthodes précédentes.

Il faut en outre avoir bien soin de se mettre dans des conditions rigoureuses pour éviter les causes d'erreurs dues au mélange à l'urine de sang, de sérosités ou de pus n'ayant pas une origine rénale (cystites, urétrites, vaginites, sang des règles, albuminuries d'origine génitale, etc.). Il n'est pas douteux que beaucoup de sujets sont considérés comme atteints du mal de Bright, parce que l'on a constaté une ou plusieurs fois de l'albumine dans leur urine, et sont traités comme tels, alors que leur albumine a une tout autre origine. La recherche des rétentions uréique et chlorurée permet d'éviter cette erreur, et, en cas de doute, d'y remédier.

4° *Recherche de l'élimination du bleu de méthylène.* — Il peut être utile de faire appel à cette épreuve, qui décèle surtout l'imperméabilité vasculaire, et par conséquent l'existence de la néphrite interstitielle (p. 829).

L'imperméabilité au bleu marche souvent de pair avec la rétention azotée, mais il n'en est pas toujours ainsi.

NEURASTHÉNIE

Recherche du *diabète*, qui peut parfois être à l'origine d'un état neurasthénique.

NÉVRALGIES

1° Examen des urines, en vue du diabète possible ;
2° Séro-réaction de la syphilis, dans le cas de névralgie rebelle.

NÉVRITES

1° Examen des urines, en vue du diabète ;
2° Examen du sang, en vue de la syphilis, du saturnisme, etc. ;

3° Ponction lombaire, pour éliminer le diagnostic de lésion centrale.

ŒDÈMES

1° *Examen des urines.* Recherche de la rétention chlorurée et de la courbe d'élimination journalière du chlorure, comme dans les néphrites chroniques. (Voir en particulier l'emploi du chlorurimètre (p. 767).

2° L'examen du sang sera parfois utile pour révéler l'étiologie dans certains cas : il n'est pas rare que les œdèmes généralisés soient le signe clinique le plus manifeste de l'anémie pernicieuse, et que le diagnostic reste hésitant jusqu'au moment de l'examen du sang (voir *Anémie pernicieuse*, p. 863).

ONYCHOMYCOSE FAVIQUE

Recherche du parasite, *Achorion* (p. 218).

ONYCHOMYCOSE TRICHOPHYTIQUE

Recherche du parasite, *trichophyton tonsurans* (p. 216).

OPHTALMIES

Voir *Gonococcie*, etc. (p. 138).

ORCHITES

Voir *Gonococcie* (p. 138).

OREILLONS

Importance de l'examen du liquide céphalo-rachidien dans les oreillons ; réaction méningée et *méningite ourlienne* (voir ce mot, p. 902).

OSTÉO-MYÉLITE

Voir *Abcès* (p. 857).

OTITES SUPPURÉES

Voir *Abcès* (p. 857).

OXYUROSE

Voir *Parasites intestinaux*
1° Y a-t-il parasitisme ?
Recherche de l'éosinophilie sanguine (voir p. 304). Ou examen immédiat des fèces.
2° Sont-ce des oxyures ? (voir p. 738).
Recherche à l'œil nu des oxyures *femelles* (qui sont seules éliminées) au niveau de l'anus, de la vulve, du scrotum ; et dans les matières fécales délayées. Leur expulsion peut être provoquée par un lavement salé ou sucré.
Recherche des œufs caractéristiques dans les matières (voir p. 746).

PALUDISME

1° Voir *recherche et diagnostic des hématozoaires* (p. 380).

2° Dans la *méningite palustre*, sur l'importance de laquelle on a récemment attiré l'attention, l'état du *liquide céphalo-rachidien* est généralement en relations très étroites avec les phénomènes cliniques observés. La réaction cellulaire méningée est d'un type très uniforme : elle est constituée fondamentalement par des lymphocytes et des moyens mononucléaires, parfois associés à des cellules endothéliales. Simultanément l'albumine du liquide est très notablement augmentée. L'hypertension est habituellement nulle ou modérée (Paisseau et J. Hutinel).

PANCRÉATITES SUPPURÉES

Voir *Abcès* (p. 857).

PARALYSIE FACIALE

Dans le cas d'étiologie incertaine, séro-réaction de la syphilis.

PARALYSIE GÉNÉRALE

1° La première recherche à faire, pour confirmer le diagnostic clinique, est l'*examen du liquide céphalo-rachidien* et la recherche de la *lymphocytose*. En effet un résultat négatif permet d'éliminer presque à coup sûr la paralysie générale, car la lymphocytose céphalo-rachidienne est ici *constante* et *précoce* (p. 551).

Le diagnostic *précoce* de cette affection a une importance extrême, depuis que l'on sait qu'il s'agit d'une affection due à la pullulation des tréponèmes, et non pas d'une manifestation parasyphilitique : la possibilité d'un traitement curatif en est, par là même, démontrée.

Bien entendu un résultat positif n'est pas un signe pathognomonique, et l'on doit éliminer le tabes, les méningites tuberculeuse, syphilitique, saturnine (p. 916).

Il faut se rappeler aussi, qu'au moment des *poussées fébriles*, la lymphocytose peut faire place à de la *polynucléose céphalo-rachidienne* : les commémoratifs, l'examen clinique, les recherches bactériologiques doivent alors intervenir pour éliminer les méningites aiguës (p. 900).

On recherchera également l'*hyperalbuminose céphalo-rachidienne*, et les réactions de la syphilis dans le liquide céphalo-rachidien (voir plus loin) : ce dernier signe est le plus important.

Dans le cas où l'examen du liquide céphalo-rachidien ne pourrait être fait, on recherchera les réactions de la syphilis avec le sérum sanguin.

Un résultat positif, permettant d'affirmer presque à coup sûr la syphilis, donne deux indications précieuses : argument de plus en faveur du diagnostic de paralysie générale, et en outre notion étiologique importante.

Mais un résultat négatif ne permet nullement d'éliminer la paralysie générale, puisque la syphilis peut exister avec une séro-réaction négative. On n'oubliera pas, en effet, que la réaction de la syphilis peut être négative avec le sérum sanguin, alors qu'elle se montre positive avec le liquide céphalo-rachidien. Par conséquent, quand on soupçonne la syphilis nerveuse, c'est avec le liquide céphalo-rachidien que l'on doit rechercher les réactions de la syphilis (voir p. 557).

La constatation que l'on a faite au moment des poussées fébriles de leucocytose et d'éosinophilie sanguine offre pratiquement moins d'intérêt. Il faut cependant être prévenu de leur existence, pour ne pas leur donner une interprétation inexacte.

3° De même l'examen des *urines* peut montrer de l'*albuminurie* et de la *glucosurie*, qu'il ne faudra pas, de parti pris, rattacher à d'autres causes.

4° Elle peut être due (*paralysie générale vraie* ou *pseudo-paralysie générale*, les deux opinions étant soutenues) à l'intoxication saturnine, professionnelle ou accidentelle, associée ou non à la syphilis (*paralysie générale* ou *pseudo-paralysie générale saturnine*).

Pour vérifier cette étiologie, voir *Saturnisme* (p. 916).

D'autre part J. Ramsay Hunt, de New-York, a attiré récemment l'attention sur la *pseudo-paralysie générale de surmenage*, qui peut simuler un début de vraie paralysie générale. Les examens précédents permettent le diagnostic.

PARALYSIES OCULAIRES

1° Examen du sang (séro-réaction de la syphilis) : résultat positif dans 55 p. 100 des cas, d'après Liégard et Offret.

2° Examen du liquide céphalo-rachidien pour dépister une méningite.

3° Les paralysies oculaires peuvent être dues à l'intoxication saturnine, professionnelle ou accidentelle. Pour vérifier cette étiologie, voir *Saturnisme* (p. 916).

PARALYSIE RADIALE

Elle est souvent due à l'intoxication saturnine, professionnelle ou accidentelle.

Faire l'examen du sang, pour vérifier cette étiologie.

On peut aussi, dans le même cas d'étiologie saturnine, constater par l'examen du liquide céphalo-rachidien (rarement d'ailleurs) une réaction méningée intense (lymphocytose abondante) : dans ce cas on peut songer, soit à une méningo-radiculite par névrite ascendante, soit à une paralysie radiale d'origine centrale (Mosny).

Voir *Saturnisme* (p. 916).

PARALYSIE SATURNINE

Faire l'examen du sang, pour vérifier la réalité de l'intoxication saturnine, professionnelle ou accidentelle.

L'examen du liquide céphalo-rachidien montre parfois une réaction méningée (lymphocytose), et l'on peut, dans ce cas, se demander si la paralysie n'est pas d'origine centrale.

Voir *Saturnisme* (p. 916).

PARAPLÉGIE

1° Examen du liquide céphalo-rachidien.

2° Examen du sang (séro-réactions de la syphilis).

PARASITES INTESTINAUX

1° *Y a-t-il des parasites ?*

La recherche de l'éosinophilie sur lame de sang sec, coloré à l'hématéine-éosine, donne, suivant le résultat trouvé, une probabilité pour ou contre ce diagnostic. Mais on n'a pas de certitude, puisque l'éosinophilie peut manquer malgré la présence de parasites, ou exister sans parasites (voir p. 304).

On se rappellera que, chez le jeune enfant, il y a *normalement* 5 à 6 éosinophiles pour 100 (voir p. 300).

L'examen macroscopique et surtout microscopique des fèces (voir p. 733) peut donner une certitude absolue, en faisant découvrir soit des œufs de parasites, soit des embryons, soit des individus adultes entiers, soit des fragments d'individus adultes.

Mais un résultat négatif n'est pas absolument probant, en particulier pour certains parasites qui n'éliminent pas d'œufs isolés (par exemple tœnias, etc.).

2° *Quels sont-ils ?*

Diagnostic basé sur les caractères des éléments visibles dans les selles (voir p. 733).

PARATYPHOÏDES

Voir *fièvres-paratyphoïdes* (p. 885).

PÉRICARDITES

1° Avant la ponction, l'*examen du sang* pourrait révéler que la péricardite est suppurée (voir *Suppuration*).

2° *Examen du liquide*, pour le diagnostic étiologique (voir *Cytologie*, p. 517, et *Abcès*, p. 857).

PÉRITONITES

1° Avant la paracentèse ou la laparotomie, l'examen du sang

pourrait révéler une péritonite suppurée (voir *Abcès*, p. 857), ou cancéreuse (voir *Cancers*, p. 868), etc.

2° Pour l'examen du liquide : s'il n'est pas suppuré, voir *Cytologie* (p. 517); s'il est suppuré, voir *Abcès* (p. 857).

PESTE

La recherche du bacille de Yersin, par examen direct et par culture, donne une certitude absolue.

Elle est facile, mais dangereuse, et tous les produits doivent être maniés avec une extrême prudence.

1° Il convient de faire d'abord la *recherche directe du bacille sur lames colorées :* dans la *forme bubonique*, les bacilles disparaissent des bubons au moment où se produit la suppuration. Il faut donc choisir un bubon non ouvert, et en aspirer le suc avec une seringue stérilisée.

Dans la *forme pneumonique* (qui n'a cliniquement rien d'absolument caractéristique), on fait l'examen des crachats.

Dans la *forme septicémique*, on fait des étalements de sang sur lames.

Cet examen direct est le plus souvent positif, et l'on trouve le bacille avec les caractères que nous avons décrits.

2° Mais, que ce premier examen soit positif ou négatif, il convient de le vérifier par l'inoculation au cobaye, qui seule donne la certitude.

Voir *Recherche et diagnostic du bacille de Yersin* (p. 156).

PHLEGMON

1° Y a-t-il phlegmon?
2° Quelle est sa nature ?
Voir *Abcès*.

PHTISIE

Voir *Tuberculose* (p. 920).

PIAN

Voir recherche et diagnostic du *treponema pertenue* (p. 226).

PIED DE MADURA

Examen du pus, pour la recherche du parasite (p. 200).

PIEDRA DE COLOMBIE

Voir le *diagnostic du parasite* (p. 206).

PIROPLASMOSE

Examen du sang, pour la recherche du parasite (p. 224).

PITYRIASIS

Recherche du microsporon furfur (p. 207).

PLEURÉSIES

1° *Avant la ponction*, l'examen du sang peut permettre de déceler une pleurésie latente suppurée (pleurésie interlobaire, etc.) : voir *abcès*, p. 857.

2° Pour l'examen du liquide : s'il n'est pas suppuré (voir *Cytologie*, p. 517) ; s'il est suppuré (voir *Abcès*, p. 857).

3° Dans le cas d'étiologie incertaine, songer à l'hérédo-syphilis, qui peut simuler la pleurésie tuberculeuse (*forme sèche, forme séro-fibrineuse, forme fibro-adhésive*).

PNEUMONIE FRANCHE AIGUE

1° Aux périodes de début et d'état.

1° On peut être considérablement aidé, dans un cas de diagnostic hésitant, par l'*examen du sang*.

Les modifications en sont nombreuses, caractéristiques, faciles à rechercher.

On fera d'abord la recherche du *réticulo-diagnostic de Hayem* : le réticulum fibrineux est, dans ce cas, du type phlegmasique franc (p. 413).

Puis l'examen des lames de sang sec montre de la leucocytose (p. 295), une polynucléose abondante, jusqu'à 90 p. 100 (voir p. 303), et la présence de globules blancs à granulations iodophiles (p. 313).

La numération des globules blancs avec l'hématimètre permet de trouver souvent jusqu'à 40.000 et 50.000 globules blancs.

Ces caractères hématologiques sont presque semblables à ceux des suppurations aiguës. Ils diffèrent, par leur intensité plus grande, de ceux de la plupart des infections. Ils sont l'opposé de ceux de la fièvre typhoïde (voir p. 886).

2° Les recherches bactériologiques sont les suivantes :

Les *crachats fourmillent de pneumocoques* (p. 158).

La *recherche du pneumocoque dans le sang* n'est pas toujours positive. Elle ne peut être faite par recherche directe des microbes sur lames de sang : ils sont trop peu nombreux pour pouvoir être décelés ainsi. Elle exige la culture du sang en milieux spéciaux (p. 161).

La recherche de l'agglutination présente quelques difficultés, et n'est positive que trop tard (pas avant le 6e jour) pour aider au diagnostic (p. 162).

2° A la période de défervescence.

Le retour brusque du sang à l'état normal est un signe de guérison complète.

La persistance de la leucocytose et de la polynucléose met sur la voie d'une complication suppurée : pleurésie, arthrite, otite, etc. (voir *Suppurations aiguës*).

3° DIAGNOSTIC ÉTIOLOGIQUE.

Le pneumocoque est presque toujours en jeu, facile à déceler dans les crachats, avec ses caractères typiques (voir p. 158), et peut au besoin être recherché par ensemencement du sang.

Mais on pourra, dans certains cas particuliers, avoir à songer à une autre origine :

La *pneumonie à pneumobacille* sera reconnue par la recherche du microbe dans les crachats (voir p. 157).

La *pneumonie grippale* est due à divers microbes (voir p. 140).

La *pneumonie pesteuse* est diagnostiquée par examen direct et inoculation (voir p. 156).

POLIOMYÉLITES

Séro-réaction, en vue de la syphilis possible.

POLIOMYÉLITE INFANTILE

Bien que l'examen du liquide céphalo-rachidien ne puisse permettre d'affirmer le diagnostic, étant donné que nous ne connaissons pas encore l'agent pathogène de cette affection, il fournit cependant d'utiles renseignements.

Il donne des résultats parfois assez semblables à ceux de la méningite tuberculeuse, et de la méningite syphilitique : la recherche du bacille tuberculeux, les réactions de la syphilis permettent de les différencier.

Voici ses principaux caractères.

Le liquide céphalo-rachidien est légèrement hypertendu. Il est clair.

L'augmentation du nombre des *cellules* est très variable, selon les cas et le stade de la maladie ; elle est ordinairement modérée, baisse à la fin de la première semaine, et retombe en général à la normale à la fin de la seconde. Les mononucléaires sont ordinairement prépondérants, on a pourtant dans de rares cas constaté une proportion de 50 p. 100 de polynucléaires. Cet excès de polynucléaires s'observe plus souvent au début de la maladie : finalement il n'y a plus que des mononucléaires. Souvent les cellules sont en voie de destruction, même dans des prélèvements récents, et il est impossible de les identifier. On rencontre de grands mononucléaires rappelant les cellules endothéliales, et il semble que ces formes soient tout particulièrement fréquentes dans la poliomyélite.

L'*albumine* est légèrement augmentée.

La *liqueur cupro-potassique* est toujours bien réduite.

Il paraît n'exister *aucune relation* entre la gravité de la paralysie et les modifications albumino-cytologiques du liquide céphalo rachidien.

PROSTATE (AFFECTIONS DE LA)

L'*examen du sang* peut aider au diagnostic différentiel des affections prostatiques.

Legueu et Morel ont noté en effet des formules leucocytaires variables avec la nature de la maladie.

Ils ont constaté, en particulier, l'augmentation du nombre des éosinophiles chez 90 p. 100 des porteurs d'*adénome*. Indépendante de toute cause parasitaire ou toxique, cette éosinophilie, qui est en moyenne de 5 p. 100 chez les prostatiques non infectés et non hématuriques, semble bien liée à la présence de l'adénome ; en effet, elle disparaît après la prostatectomie, et en outre l'examen histologique de l'adénome montre, dans la zone péri-urétrale, une proportion anormale d'éléments éosinophiles.

L'éosinophilie a permis de préciser des diagnostics hésitants, et de déterminer, chez les « prostatiques sans prostate », la présence d'adénomes minuscules.

Par contre, le *cancer de la prostate* est généralement caractérisé par les caractères suivants : leucocytose, polynucléose, absence d'éosinophilie.

PSEUDO-LEUCÉMIE

Voir *Adénie* (p. 861).

PSYCHOSES

1° Séro-réactions de la syphilis.

2° Elles peuvent être dues à l'intoxication saturnine, professionnelle ou accidentelle.

Pour vérifier cette étiologie, voir *Saturnisme* (p. 916).

PURPURAS

Un examen complet du sang est indispensable, pour en fixer les caractères aux points de vue :

1° État du caillot : irrétractilité ou redissolution (p. 407);

2° Nombre et aspect des hématoblastes (p. 368);

3° État des globules rouges : nombre, caractères, recherche des globules rouges à noyaux ;

4° État des globules blancs : leur nombre, la formule leucocytaire, les myélocytes.

PUSTULE MALIGNE

Examen direct, et au besoin inoculation (voir *Charbon*, p. 92).

PYÉLITES, PYÉLONÉPHRITES

1° Examen microscopique des urines, voir p. 840.
2° Examen du sang (voir *Abcès*, p. 857).

PYOHÉMIE

Voir *Suppurations* (p. 857), *Septicémie* (p. 916).

RAMOLLISSEMENT CÉRÉBRAL

1° Examen du sang (séro-réactions de la syphilis).
2° Ponction lombaire, et examen du liquide céphalo-rachidien.

RÉTINITES

Examen des urines et recherche du sucre (*rétinite diabétique*).
Examen des fonctions rénales, et en particulier de l'élimination de l'urée (voir *Azotémie*, p. 420) : la *rétinite brightique*, qui se voit surtout chez les sujets jeunes, peut être le symptôme révélateur d'une néphrite jusque-là bien tolérée.

RÉTRÉCISSEMENTS ŒSOPHAGIENS OU RECTAUX

Séro-réactions, en vue de la syphilis possible.

RHINITES

Voir *Diphtérie, Syphilis, Lèpre, Morve*, etc...

RHUMATISME ARTICULAIRE AIGU

Dans le cas de diagnostic douteux (par exemple au cours d'un rhumatisme cérébral), l'examen du sang pourrait être utile : le *réticulum fibrineux* a des caractères typiques (voir p. 413).
Dans le *rhumatisme cérébral*, la *ponction lombaire* peut montrer que les symptômes sont dus à une *méningite hémorragique* : on voit de nombreux globules rouges et des lymphocytes (A. Robin et Lyon-Caen).

ROSÉOLE

Dans le cas d'incertitude sur la nature syphilitique :
1° Recherche directe du tréponème.
2° Séro-réactions.

ROUGET

Voir *Recherche du parasite* (p. 248).

SALPINGITE

Voir *Abcès* (p. 857).

SARCOMES

Voir : *Cancers en général*, et les différentes variétés (p. 868).

SARCOME MÉLANIQUE

1° Voir *Sarcomes*.

2° Recherche et diagnostic des pigments urinaires (voir p. 818).

SATURNISME

1° Le saturnisme, même léger ou latent, peut être révélé par l'*examen du sang*.

On trouve fréquemment de la *mononucléose* (p. 302).

Mais plus importante est la recherche des *hématies à granulations basophiles*, et parfois *à noyau* : leur présence est très fréquente et constitue un signe presque pathognomonique (p. 343 et 345).

La recherche des hématies granuleuses est d'ailleurs assez délicate : il faut *savoir les voir* (bonne coloration avec un bleu basique; bon éclairage; fort grossissement; très bonne mise au point).

Dans un article récent (Policlinico, 1914) le Dr E. Bianchi, de Lugano, a donné une intéressante confirmation, clinique et expérimentale, de la valeur diagnostique des hématies à granulations basophiles dans le saturnisme.

2° La présence du plomb dans les *urines* est aussi presque constante, même dans les formes latentes. Mais la recherche en est difficile.

3° L'atteinte des centres nerveux peut être mise en évidence par l'EXAMEN DU LIQUIDE CÉPHALO-RACHIDIEN. On trouve une *lymphocytose* pure ou presque pure, et plus ou moins abondante ; parfois seulement de l'*hypertension* du liquide, sans lymphocytose.

Cette réaction méningée se montre, non seulement associée à des symptômes cérébro-spinaux (céphalée, méningite aiguë, épilepsie, psychose, paralysie générale saturnine), mais souvent même associée à d'autres symptômes nerveux (hystérie saturnine, colique de plomb, paralysie saturnine), ou sans symptômes nerveux (méningite latente).

SCIATIQUE

Dans le cas de sciatique tenace et d'étiologie incertaine :

1° Examen des urines, en vue du diabète ;

2° Séro-réactions, en vue de l'origine souvent syphilitique ;

3° Ponction lombaire, pour déceler une lésion méningée possible (lymphocytose et hyperalbuminose du liquide céphalo-rachidien).

SEPTICÉMIES

Examen du sang pour rechercher l'agent pathogène : on peut employer les 3 méthodes (examen direct, culture, inoculation).

L'examen *direct* ne permettant qu'exceptionnellement de trouver les microorganismes, c'est à la *culture* que l'on doit d'ordinaire avoir recours.

Pour la technique générale et les causes d'erreur à éviter, voir page 372.

Quant au choix des milieux de culture, il est guidé par la nature *présumée* de l'agent pathogène.

SPERMATORRHÉE

Examen des urines, de leur dépôt spontané, et surtout du culot de centrifugation.

Faire d'abord l'examen en *préparation humide,* ni fixée, ni colorée : on voit les mouvements caractéristiques des spermatozoïdes.

Puis, en cas d'un premier examen négatif, ou pour le vérifier, examen de préparations fixées et colorées (voir p. 592).

SPINA VENTOSA

Rechercher si, au lieu de la forme habituelle due au *bacille tuberculeux,* il ne s'agit pas de la *forme sporotrichosique* (voir p. 207).

SPIROCHÉTOSE ICTÉRO-HÉMORRAGIQUE

Voir page 229.

SPLÉNOMÉGALIE

1° On peut poser en *principe absolu* que toute splénomégalie exige un *examen du sang,* pour faire ou pour vérifier le diagnostic clinique.

Il est, bien entendu, plus important encore de ne jamais faire une intervention chirurgicale pour une splénomégalie (laparotomie exploratrice, etc.), sans la faire précéder de cet examen. Cette règle, qui n'est pas discutable, est cependant négligée par quelques chirurgiens : nous connaissons des exemples de malades atteints de leucémie insoupçonnée, qui ont été opérés dans ces conditions et sont morts de l'intervention.

L'examen du sang des splénomégalies sera orienté particulièrement en vue des diagnostics suivants :

Leucémies (voir p. 897) ; *kyste hydatique* (voir p. 896) ; *cancer* (voir p. 868) ; *abcès* (voir p. 857) ; *ictère hémolytique* (voir p. 338) ; *syphilis* (voir p. 919) ; *anémie pernicieuse* (voir p. 863) ; *paludisme* (voir p. 380) ; *leishmaniose* (voir p. 223), etc.

2° *Examen des urines,* en vue de la *dégénérescence amyloïde.*

SPLÉNOMÉGALIE TROPICALE

Voir *Leishmanioses* (p. 223).

SPOROTRICHOSE

Voir dans l'article sur les *Sporotrichoses* la marche à suivre pour le diagnostic (p. 207).

STÉNOSE DU PYLORE

Y a-t-il sténose du pylore ?

Pour faire ou vérifier le diagnostic, et surtout avant toute intervention chirurgicale (c'est une règle qui doit être *toujours* observée) il faut faire le tubage de l'estomac, le matin à jeun, pour chercher la présence de liquide et de débris alimentaires. Les aliments sont reconnaissables à l'examen macroscopique ou microscopique (voir p 643).

Un résultat négatif permet de nier l'existence d'une sténose, ou tout au moins d'une sténose permanente et nécessitant une intervention rapide.

Un résultat positif (en cas de doute il faut que la constatation soit faite 2 à 3 jours de suite) permet presque toujours d'affirmer la sténose.

La principale cause d'erreur est l'existence d'une sténose de l'œsophage avec dilatation et poche sus-jacente. Les symptômes cliniques peuvent être identiques. Mais les *aliments sont mieux conservés*, plus reconnaissables (la viande en particulier) ; le suc est alcalin ou très peu acide (ni acide chlorhydrique, ni abondance d'acides de fermentation) ; la radioscopie lève tous les doutes (voir pp. 622 et 626).

En outre, il convient de signaler qu'*exceptionnellement* un estomac très dilaté et atone peut renfermer à jeun, d'une façon habituelle, des débris alimentaires.

2° Quelle est sa nature ?

Examen du suc gastrique, des matières fécales, du sang : en vue de l'*ulcère*, du *cancer*, de la *syphilis*.

On songera en particulier à la syphilis gastrique, qui peut présenter la *symptomatologie complète* du cancer de l'estomac avec sténose, anémie et cachexie.

STOMATITES

Voir *Examen de la cavité buccale* (p. 606), *Muguet* (p. 203), etc.

SUPPURATIONS AIGUËS

1° Y a-t-il suppuration ?
2° Quelle est sa nature ?
Voir *Abcès chauds* (p. 857).

SUPPURATIONS CHRONIQUES

1° Y a-t-il suppuration ?
2° Quelle est sa nature ?
Voir *Abcès chroniques* (p. 859)

SYCOSIS

Voir examen des teignes, et *trichophyton mentagrophytes* (p. 216).

SYPHILIS EN GÉNÉRAL

1° *Recherche du tréponème* (voir p. 233 la technique, et les cas dans lesquels ce résultat est positif).

2° *Séro-réactions* (voir p. 437 les techniques et l'interprétation des résultats obtenus).

3° *Examen du liquide céphalo-rachidien.*

TABES

Ponction lombaire et examen du liquide, pour rechercher la lymphocytose céphalo-rachidienne, et les réactions de la syphilis. Il convient en effet de ne pas se contenter de rechercher ces réactions avec le sérum sanguin seul, puisque, dans le cas de syphilis nerveuse, la réaction peut être négative avec le sérum, et positive avec le liquide céphalo-rachidien.

TÆNIAS

Voir *parasites intestinaux* (p. 910).

Est-ce un tænia ? L'examen à l'œil nu des matières délayées suffit à faire découvrir le parasite, s'il y a élimination d'anneaux, qui sont facilement visibles et reconnaissables (voir p. 736). Mais il peut ne pas y avoir expulsion d'anneaux, surtout quand le parasite est jeune.

L'examen microscopique ne peut rien montrer, car les œufs ne sont pas expulsés isolément.

Quelle est sa variété ? Voir les caractères distinctifs des tænia solium et tænia inerme (p. 734). Se rappeler en particulier que les anneaux de tænia inerme peuvent sortir isolément, en dehors de la défécation, par leurs propres mouvements de reptation.

TEIGNES

Recherche du parasite, et diagnostic de la variété (voir p. 215).

TÉTANOS

Voir *Bacille du tétanos* (p. 171).

TREMBLEMENT

Peut être dû à l'intoxication saturnine professionnelle ou accidentelle, avérée ou latente.

Voir *Saturnisme* (p. 916).

TRICHINOSE

Examen des fèces, et recherche intra-musculaire (voir p. 249).

On a signalé, comme symptôme pouvant aider au diagnostic,

la constatation d'*éosinophilie sanguine*, et d'une *diazo-réaction positive*.

TRICHOCÉPHALOSE

Recherche des œufs de parasites dans les selles (voir p. 747, 748).

Examen du sang, qui montre de l'éosinophilie (p. 304), et parfois une anémie qui peut atteindre le degré extrême de l'anémie pernicieuse (p. 326).

L'importance de ce parasite et des troubles qu'il provoque a été bien mise en évidence dans une étude du docteur Posada Berrio, de Madellin (Colombie), parue dans la *Revue de Médecine Tropicale*, 1912, n° 3.

TRICHOPHYTIE

Recherche du trichophyton tonsurans (voir p. 216).

TRYPANOSOMOSES

Examens du suc ganglionnaire, du sang, du liquide céphalo-rachidien (voir p. 243).

TUBERCULOSE

1° *Recherche du bacille tuberculeux* dans tous les produits et dans toutes les humeurs de l'organisme, qui paraissent en relation avec un foyer tuberculeux : pus, crachats, sérosités, urines, matières fécales, liquide céphalo-rachidien, et dans le sang (voir technique générale, p. 174).

Il est essentiel de ne jamais affirmer la tuberculose ouverte, malgré les symptômes cliniques les plus nets, si la recherche des bacilles est négative. On doit, dans ce cas, songer aux nombreuses erreurs possibles, en particulier :

Pour la *tuberculose pulmonaire* : pleurésie interlobaire, syphilis, cancer, kyste hydatique, actinomycose, aspergillose, etc.

Pour la *tuberculose intestinale* : actinomycose, abcès sous-phrénique fistulisé dans l'intestin, etc.

Pour la *méningite tuberculeuse* : méningite cérébro-spinale à allure anormale, méningite syphilitique, méningite saturnine, parasites intestinaux, etc.

2° On peut faire appel à la tuberculine : *cuti-réaction* et *intra-dermo-réaction*. (Pour la technique et l'interprétation, voir p. 187.)

TUBERCULOSE RÉNALE

1° Faire la recherche du bacille tuberculeux dans les urines *fraîches obtenues par cathétérisme* : nous avons vu que ces précautions sont essentielles (p. 844).

Un résultat positif permet d'affirmer la tuberculose, et presque toujours la tuberculose rénale.

Mais 4 fois sur 5 cet examen direct est négatif, malgré l'existence d'une tuberculose rénale (Marion).

2° On doit donc associer l'inoculation (voir p. 184).

3° L'examen cytologique est fait en même temps que l'examen bactériologique, pour déceler la *pyurie :* on trouve des leucocytes, et surtout des polynucléaires plus ou moins altérés.

S'il y a en même temps des globules rouges, on doit se demander si la présence des leucocytes n'est pas exclusivement due à l'hémorragie : dans ce cas la proportion est sensiblement la même que celle du sang, c'est-à-dire un leucocyte pour 800 globules rouges.

La pyurie, surtout quand elle n'est pas accompagnée de pullulation microbienne (autre que des bacilles tuberculeux), est un argument important en faveur de tuberculose rénale.

4° Signalons aussi la recherche de la *réaction de l'antigène* (p. 480).

TUMEURS BÉNIGNES

1° *Examen du sang*, pour la recherche d'un signe négatif très important : malgré leur volume souvent considérable, elles ne donnent pas lieu aux réactions sanguines habituelles des cancers (voir p. 868).

Mais certaines d'entre elles présentent des caractères hématologiques particuliers : *tumeurs parasitaires* (voir *parasitisme*) ; *tumeurs leucémiques* (voir *leucémie*) ; *tumeurs mycosiques* (voir *mycoses*); *kystes hydatiques*, etc.

2° Dans le cas de tumeur liquide ou suppurée, *examen du liquide* ou *du pus* (voir p. 530 et 567).

TUMEURS CÉRÉBRALES

1° **Y a-t-il tumeur cérébrale ?** — Si l'on fait la *ponction lombaire* en vue de rechercher l'hypertension du liquide céphalo-rachidien, et d'étudier le liquide au point de vue cytologique, il faut procéder avec une grande prudence. Dans ce cas, en effet, la ponction a été parfois suivie de mort, soit immédiatement, par décompression brusque, soit après 24 à 48 heures, par écoulement persistant du liquide. On doit donc, pour éviter ces accidents, employer une aiguille fine, retirer peu de liquide, imposer le repos au lit pendant 1 à 2 jours.

2° **Quelle est sa nature ?** — *Examen du liquide céphalo-rachidien* (recherche des cellules néoplasiques, des crochets de kyste hydatique, etc.).

Examen du sang : recherche de la séro-réaction de la syphilis, etc.

TUMEURS LEUCÉMIQUES

Voir *Leucémies* (p. 897).

TUMEURS LIQUIDES

Voir *Kystes* (p. 530).

TUMEURS MALIGNES

Voir *Cancers* (p. 868).

TUMEURS PARASITAIRES

Voir *Parasitisme* (p. 910).

TYPHO-BACILLOSE

Les recherches de laboratoire sont peu utiles, ou du moins leur utilité n'existe qu'au point de vue des résultats *négatifs* qu'elles donnent.

Le séro-diagnostic permet d'éliminer la typhoïde, les paratyphoïdes et la fièvre méditerranéenne, du moins dans la mesure que nous avons indiquée (voir *Fièvre typhoïde*, p. 886).

L'ensemencement du sang permet aussi d'éliminer typhoïde, paratyphoïdes, fièvre méditerranéenne, streptococcie, colibacillose, etc.

L'inoculation du sang au cobaye, en vue de la recherche d'une bacillémie tuberculeuse, n'a pas un grand intérêt pratique : son résultat est tardif ; elle est souvent négative, même dans des cas nets de typho-bacillose ; enfin elle peut être positive dans les formes de tuberculose autres que la typho-bacillose.

TYPHOÏDE

Voir *Fièvre typhoïde* (p. 886).

TYPHUS EXANTHÉMATIQUE

1° Examen du liquide céphalo-rachidien, qui montre une formule assez caractéristique : *polynucléose* initiale, puis *mononucléose* à *cellules d'irritation* (voir p. 314) ; et en outre la présence fréquente d'un cocco-bacille (Borrel).

2° *Examen du sang sec coloré.* La formule leucocytaire (leucocytose et polynucléose assez marquées) rapproche le typhus de la plupart des infections aiguës, mais le différencie des infections typhique et paratyphiques, ainsi que de la rougeole, avec lesquelles il peut être cliniquement confondu.

3° *Recherche de la séro-réaction d'agglutination*, suivant la technique de Weil et Félix (voir p. 462).

4° *Inoculation au cobaye.*

ULCÈRE DU DUODÉNUM
(A localisation exclusivement duodénale)

Le diagnostic difficile de l'ulcère du duodénum pourra être facilité par la recherche chimique du sang dans les matières fécales (voir p. 718).

La présence du sang n'est pas constante, mais est fréquente dans les cas d'ulcère.

Sa constatation permet d'éliminer d'autres affections douloureuses, en particulier la lithiase et la péricholécystite, avec lesquelles l'ulcère est souvent confondu.

Bien entendu un résultat positif peut être dû à une autre affection hémorragique du tube digestif, en particulier ulcère ou cancer de l'estomac.

Comme constatation d'un *intérêt secondaire* signalons :

L'altération fréquente du chimisme gastrique avec hyperpepsie, comme dans l'ulcère gastrique (voir p. 652).

Les altérations du sang anémique, si le malade a des hémorragies abondantes ou répétées (voir p. 862). Si l'ulcère se complique de péritonite localisée, avec adhérences et abcès, on aura les signes hématologiques caractéristiques des suppurations (voir p. 857).

Faire une séro-réaction, en vue d'une origine syphilitique possible.

ULCÈRE DE L'ESTOMAC

1° *Examen du suc gastrique*, et recherche des caractères de l'hyperchlorhydrie et de l'hyperpepsie (voir p. 652).

Bien entendu un résultat positif ne permet pas d'affirmer l'ulcère.

Quant à un résultat négatif, il constitue une forte présomption, mais on doit songer à la possibilité d'ulcère cicatrisé, de gastrite médicamenteuse avec hypopepsie passagère, de transformation de l'ulcère en cancer, etc..

2° *Recherche du sang dans les matières fécales*, par les réactions chimiques (voir p. 718).

3° *Examen du sang*, pour déceler les complications : anémie, périgastrite et suppuration.

Une séro-réaction doit être faite, étant donnée la possibilité d'ulcère syphilitique.

ULCÈRE DES PAYS CHAUDS

Recherche du parasite : voir *Leishmaniose cutanée* (p. 225).

URÉMIE

1° *Le dosage de l'urée dans le sang* doit être fait tout d'abord. Il est d'autant plus aisé qu'une saignée s'impose : il permet de fixer le diagnostic et le pronostic (voir *Néphrites*, p. 904, et examen du sang, p. 420).

2° Simultanément, bien entendu, on fera *l'examen des urines* (recherche de l'albumine, des cylindres, des leucocytes et des hématies)

3° *L'examen du liquide céphalo-rachidien* peut être utile, et révéler aussi la rétention azotée. Il permettra en outre d'éliminer les méningites : mais on songera à la possibilité de polynucléose céphalorachidienne par urémie (voir p. 553).

4° D'ailleurs la ponction lombaire offre les mêmes dangers dans ce cas que dans celui de tumeur cérébrale. Il faut donc s'entourer des mêmes précautions (voir p. 542).

4° Enfin, on songera aussi à la possibilité d'une intoxication saturnine, professionnelle ou accidentelle (urémie saturnine). Pour vérifier cette étiologie, voir *Saturnisme*, p. 916.

URÉTRITES

Voir *examen des sécrétions et écoulements urétraux* (p. 591).

Dans les *urétrites chroniques*, le diagnostic du gonocoque avec les autres diplocoques peut être délicat (voir *Gonocoque*, p. 138).

VARICES LYMPHATIQUES

Leur présence doit faire penser à la possibilité de *Filariose* (voir p. 887).

VARIOLE

Examen du sang, qui peut, dans les cas douteux, en particulier dans la période d'invasion ou de rash, permettre le diagnostic, par la constatation d'une formule leucocytaire très particulière : leucocytose, mononucléose, et surtout *myélocytes* et *globules rouges nucléés*.

VERS INTESTINAUX

Voir *Parasites intestinaux* (p. 910).

VITILIGO

Recherche de la syphilis, qui serait fréquemment une cause, d'après les recherches récentes (examen du *sang* et du *liquide céphalo-rachidien*).

VOMIQUES

1° *Examen du pus* ;

2° *Examen du sang*, en particulier si l'on soupçonne un kyste hydatique.

XANTHÉLASMA

S'il s'agit d'ictère net, voir *Ictère*.

Si l'ictère est douteux, il peut être intéressant d'examiner le sérum sanguin pour juger du degré de cholémie (p. 399). En effet les recherches de Gilbert et de Lereboullet ont montré que chez ces malades la cholémie dépasse toujours le taux normal.

ZONA

La pathogénie du zona, encore incertaine, pourra sans doute être élucidée par de nouvelles recherches de laboratoire.

Il y aurait donc intérêt, *à ce point de vue*, à multiplier les recherches cytologiques et bactériologiques sur le contenu des vésicules éruptives, sur le sang et le liquide céphalo-rachidien.

Par contre nos connaissances actuelles ne permettent guère d'apporter, par le laboratoire, un appoint quelconque au diagnostic.

Rappelons seulement que :

Les recherches bactériologiques ont donné des résultats incertains.

L'examen du sang a montré de la leucocytose, de la polynucléose (argument en faveur de la théorie infectieuse), et de l'éosinophilie (altération fréquente dans les affections de la peau).

Enfin, quand on examine le liquide céphalo-rachidien, on rencontre, mais d'une façon inconstante, une lymphocytose légère (Zona à allure infectieuse, fièvre zostée).

TABLE ANALYTIQUE DES MATIÈRES

TABLE DES FIGURES

TABLE DES MATIÈRES

CHAPITRE III

La dimension des éléments microscopiques.

CHAPITRE IV

L'ultramicroscope.

CHAPITRE V

Spectroscopes. Spectroscopie.

CHAPITRE VI

Stérilisation.

CHAPITRE VII

Diagnostic histologique des tumeurs
(biopsie et premières manipulations.)

LIVRE II

NOTIONS
DE BACTÉRIOLOGIE ET DE PARASITOLOGIE
APPLICABLES A LA CLINIQUE

CHAPITRE PREMIER

Principes et techniques.

CHAPITRE II

Diagnostic des principaux microbes pathogènes.

CHAPITRE III

Diagnostic des principaux parasites végétaux.
(Champignons.)

CHAPITRE IV

Diagnostic des protozoaires parasites
à localisations multiples.

CHAPITRE V

Diagnostic de quelques vers et insectes parasites.

LIVRE III

EXAMEN DU SANG EN CLINIQUE

CHAPITRE PREMIER

Généralités. Marche à suivre pour un examen de sang.

CHAPITRE II

Technique de l'examen des éléments figurés.

CHAPITRE III

La ponction veineuse.

CHAPITRE IV

Les globules blancs ou leucocytes. État normal. États pathologiques.

CHAPITRE V

Les globules rouges ou hématies. État normal. États pathologiques.

CHAPITRE VI

Hémolyse. Résistance et fragilité globulaires. Substances hémolysantes et hémolysines.

CHAPITRE VII

Les hématoblastes.

CHAPITRE VIII

Microbes et parasites du sang.

CHAPITRE IX

Les principales propriétés physiques du sang total ou du sérum.

CHAPITRE X

La réaction du sang et ses variations pathologiques.

CHAPITRE XI

Dosage de l'urée dans le sang (mesure de l'azotémie).

CHAPITRE XII

Généralités sur les propriétés du sérum et des humeurs.

**(Les méthodes de séro-diagnostic, ou réactions diverses des sérums
utilisées en vue du diagnostic.)**

CHAPITRE XIII

Le séro-diagnostic de Widal.

(Typhoïde, paratyphoïdes, fièvre méditerranéenne, sporotrichose, etc.)

CHAPITRE XIV

Le phénomène de Bordet-Gengou et la méthode de fixation du complément.

(R. de Wassermann, R. de Weinberg-Parvu, etc.)

CHAPITRE XV

Les autres séro-réactions, avec réactif dérivé de l'agent causal.

CHAPITRE XVI

Les séro-réactions, avec réactif non dérivé de l'agent pathogène.

CHAPITRE XVII

Résumé des renseignements fournis par l'examen du sang en clinique.

LIVRE IV

ÉPANCHEMENTS PATHOLOGIQUES DES SÉREUSES. LIQUIDES KYSTIQUES. LIQUIDE CÉPHALO-RACHIDIEN. LAIT.

CHAPITRE PREMIER

Épanchements pathologiques des séreuses.

CHAPITRE II

Liquides kystiques (kyste hydatique, etc.).

CHAPITRE III

Le liquide céphalo-rachidien.

CHAPITRE IV

L'examen du lait
(Particulièrement du lait de femme.)

LIVRE V

PUS. SÉCRÉTIONS. EXPECTORATIONS

CHAPITRE PREMIER

Le pus. Suppurations et plaies.
**Suppurations spontanées ou médicales. Suppurations traumatiques.
Plaies de guerre.**

CHAPITRE II

Infections et suppurations vaginales et urétrales.

CHAPITRE III

Liquide spermatique.

CHAPITRE IV

Expectorations.

CHAPITRE V

Les fosses nasales. La cavité bucco-pharyngée.

LIVRE VI

LE CONTENU GASTRIQUE

CHAPITRE PREMIER

Importance de son examen. Technique d'extraction.

CHAPITRE II

Examen physique.

CHAPITRE III

Mesure du pouvoir moteur et du pouvoir sécrétoire.

CHAPITRE IV

Microbes et levures. Champignons. Parasites animaux.

CHAPITRE V

Éléments cellulaires. Cytodiagnostic gastrique.

CHAPITRE VI

Examens chimiques et biologiques au point de vue du travail digestif.

CHAPITRE VII

Autres recherches, chimiques ou biologiques.

LIVRE VII

LES MATIÈRES FÉCALES

CHAPITRE PREMIER

Généralités.

CHAPITRE II

Aliments, débris et résidus alimentaires.

CHAPITRE III

Réaction et fermentation des fèces. Les ferments.

CHAPITRE IV

Sang, pigments biliaires et leurs dérivés.

CHAPITRE V

Autres éléments des selles pathologiques.

CHAPITRE VI

Microbes et champignons.

CHAPITRE VII

Parasites animaux.

LIVRE VIII

LES URINES

CHAPITRE PREMIER

Notions préliminaires.

CHAPITRE II

Les chlorures.

CHAPITRE III

Acide phosphorique, phosphates, carbonates, soufre.

CHAPITRE IV

Substances azotées de l'urine normale.

CHAPITRE V

Rapports urologiques ou coefficients urinaires.

CHAPITRE VI

Albumine.

CHAPITRE VII

Sucre, glycosurie et glycuronurie.

CHAPITRE VIII

Intoxication acide et acétonurie.

CHAPITRE IX

Pigments et chromogènes de l'urine.

CHAPITRE X

Recherches de substances ingérées (médicaments, toxiques)

CHAPITRE XI

Épreuves d'appréciation des fonctions rénales.

CHAPITRE XII

Examen microscopique des urines.

CHAPITRE XIII

Bactériologie et parasitologie urinaires.

CHAPITRE XIV

Calculs urinaires.

CHAPITRE XV

Diagnostic d'un trouble ou d'un dépôt urinaire.

LIVRE IX

RÉSUMÉ DES RECHERCHES DE LABORATOIRE